HANDBUCH DER SPEZIELLEN PATHOLOGISCHEN ANATOMIE UND HISTOLOGIE

BEGRÜNDET VON

O. LUBARSCH und F. HENKE

FORTGEFÜHRT VON

R. RÖSSLE

HERAUSGEGEBEN VON

E. UEHLINGER

ZÜRICH

DRITTER BAND

ATMUNGSWEGE UND LUNGEN

HERAUSGEGEBEN VON

E. UEHLINGER

ZÜRICH

VIERTER TEIL

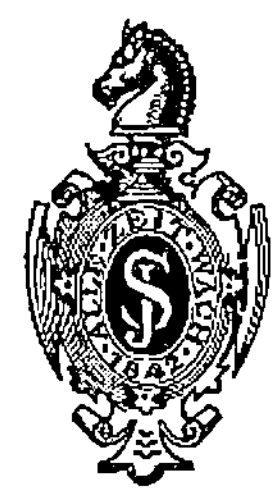

SPRINGER-VERLAG

BERLIN · HEIDELBERG · NEW YORK

1969

ATMUNGSWEGE UND LUNGEN

VIERTER TEIL

DIE GUT- UND BÖSARTIGEN LUNGENGESCHWÜLSTE

BEARBEITET VON

H. ECK · R. HAUPT · G. ROTHE

MIT 181 ABBILDUNGEN

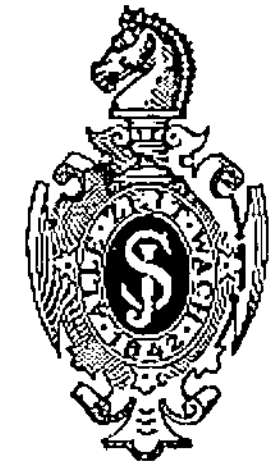

SPRINGER-VERLAG

BERLIN · HEIDELBERG · NEW YORK

1969

© by Springer-Verlag, Berlin · Heidelberg 1969
Softcover reprint of the hardcover 1st edition 1969
Library of Congress Catalog Card Number 25-11247

ISBN 978-3-642-47841-3   ISBN 978-3-642-47840-6 (eBook)
DOI 10.1007/978-3-642-47840-6

Titel Nr. 5347

Vorwort

In diesem Handbuch der „Speziellen pathologischen Anatomie und Histologie", III. Band, 3. Teil, mit der Jahreszahl 1931, hat WALTER FISCHER die Lungen- und Brustfellgeschwülste auf insgesamt 98 Seiten dargestellt. Den Lungencarcinomen sind 38 Seiten gewidmet. Einleitend bemerkt Walter Fischer dazu: „Der Gesamteindruck, der sich aus dem Studium der neuen und neuesten Arbeiten hierüber ergibt, ist zunächst der, daß die bösartigen Lungengewächse etwa von der Jahrhundertwende ab, mehr noch in der Nachkriegszeit, erheblich zugenommen haben und vielleicht immer noch zunehmen. Derartige Mitteilungen liegen so ziemlich aus der gesamten Welt vor. Trotz so vieler einschlägiger Arbeiten ist es heute aber noch keineswegs leicht, ein wirklich zuverlässiges Bild zu bekommen." Die Voraussage von Walter Fischer hat zugetroffen. Heute ist das Lungencarcinom im männlichen Geschlecht die häufigste Carcinomform.

Ich entnehme einer statistischen Untersuchung von U. WYDLER* über die Häufigkeit des Lungencarcinoms im Obduktionsgut des Zürcher Pathologischen Institutes folgende Zahlen: In den Jahren 1901—1905 kamen auf eine Gesamtzahl von 2305 Obduktionen 4 Patienten mit einem Lungencarcinom. In den Jahren 1904, 1905, 1908 und 1909 war keine einschlägige Beobachtung zu verzeichnen. Im Jahre 1968, 60 Jahre später, kamen 141 Patienten mit einem Lungencarcinom zur Obduktion. Dies entspricht 6,14% der Gesamtzahl der Obduktionen und 18,6% der Carcinomfälle (s. Abb.). Der Anstieg in den letzten 70 Jahren ist erschreckend. Wir stehen heute noch keineswegs am Ende dieser Entwicklung.

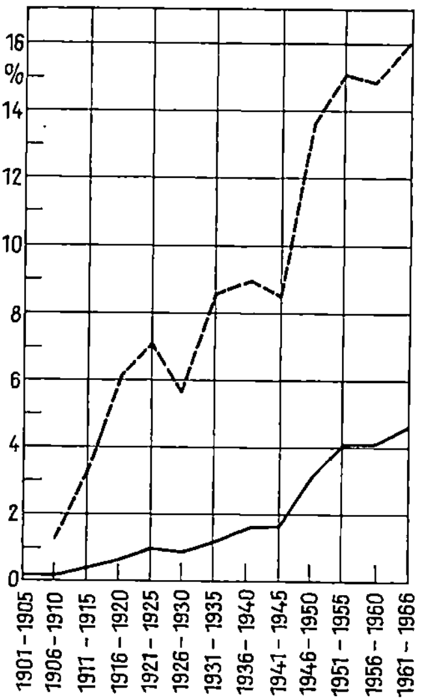

Abb. Häufigkeit des Lungencarcinoms im Sektionsgut des Pathologischen Institutes der Universität Zürich 1901—1966. Gesamtzahl 2227 Fälle.
Abszisse: Jahresfünfte
Ordinate: Prozente aller Sektionen bzw. aller Carcinomfälle
——— Lungen-Ca. in % d. Sektionen
------ Lungen-Ca. in % aller Ca.

Die ungeahnte Zunahme der bösartigen Lungengeschwülste und die Ausweitung der Behandlungsmöglichkeiten, sei es operativ, durch Bestrahlung oder mit Hilfe von Cytostatika, zwingen zu einer erneuten kritischen Auseinandersetzung mit dem Problem der Entstehung, der Formen, der Verhütung des Lungenkrebses. Ich verweise im besonderen auf die carcinogene Auswirkung des Nikotinmißbrauches und der Inhalation von Asbestfasern.

Grundlage jeder kritischen Bearbeitung des Krebsproblems ist eine klare Klassifikation der verschiedenen histologischen Formen. Hierzu hat die Forschung der letzten Jahrzehnte unsere Kenntnisse maßgebend erweitert.

Die Klassifikation von Walter Fischer ist verhältnismäßig einfach. Er unterscheidet 1. die vorwiegend kleinzelligen Krebse, 2. die polymorphzelligen Krebse,

---

* WYDLER, UTA: Lungenkarzinom und Silikose. Eine statistische Studie. Diss. Zürich 1968.

3. Krebse mit starker Differenzierung und zwar a) mehr drüsige Formen, b) Plattenepithelkrebse. Mit dieser vereinfachten Klassifikation ist heute nicht mehr durch-
zukommen. Eine Klassifikation der Krebsgeschwülste muß sowohl der Buntheit
im Erscheinungsbild der Lungengeschwülste gerecht werden, als auch eine zu starke
Aufsplitterung in Unterformen vermeiden. Eine gute Klassifikation bedarf der
Zustimmung aller an diesen Problemen Interessierten. Nur so wird es möglich sein,
vergleichende Studien über Krebsursache und Behandlung durchzuführen. Es ist
das große Verdienst der Weltgesundheits-Organisation, unter Führung von Dr.
TORLONI einen Versuch unternommen zu haben, eine international anerkannte
Klassifikation aller Geschwülste auszuarbeiten. Im Band I des International
Histological Classification of Tumors wird von KREYBERG, Vorsitzender des WHO
International Reference Center of the Histological Definition and Classification
of Lung Tumors, nachstehende Klassifikation vorgeschlagen:

    I. Epidermoide Carcinome

   II. Kleinzellige anaplastische Carcinome
      1. spindeliger Typus
      2. polygonaler Typus
      3. lymphocytenähnlicher Typus (oatcell type)
      4. übrige

  III. Adenocarcinome
      1. bronchogene Adenocarcinome
        a) acinöse
        b) papilläre (mit oder ohne Schleimbildung)
      2. bronchiolo-alveoläre Carcinome

  IV. Großzellige Carcinome
      1. solide Geschwülste mit schleimähnlichem Inhalt
      2. solide Geschwülste ohne Mucin
      3. Riesenzellcarcinome
      4. wasserklarzellige Carcinome
      5. Kombination von epidermoiden und Adenocarcinomen

   V. Kombinierte Epidermoide und Adenocarcinome

  VI. Carcinoide

 VII. Bronchialschleimdrüsengeschwülste
      1. Cylindrome
      2. mucoepidermoide Geschwülste
      3. übrige

VIII. Papilläre Geschwülste des Oberflächenepithels
      1. epidermoide Geschwülste
      2. epidermoide Geschwülste mit Becherzellen
      3. übrige

  IX. Mischgeschwülste und Carcinosarkome
      1. „gemischte" Geschwülste (Kollisionsgeschwülste)
      2. Carcinosarkome vom embryonalen Typus („Blastome")
      3. übrige Carcinosarkome

X. Sarkome

XI. Noch nicht klassifizierbare Geschwülste

XII. Mesotheliome
1. lokalisierte Mesotheliome
2. diffuse Mesotheliome

XIII. Melanome

Als charakterlich benigne Geschwülste, aber im Schnittbild bösartige Geschwülste imitierend werden noch angeführt: 1. das sklerosierende Hämangiom, 2. das Plasmazellgranulom, 3. das Pseudolymphom.

Die von Prof. Kreyberg im Auftrag der WHO vorgenommene Klassifikation deckt sich weitgehend mit der in diesem Buche vertretenen Einteilung. Herr Pros. Eck, Chefarzt des Pathologischen Institutes des St. Georg-Krankenhauses in Leipzig, hat sich der Mühewaltung unterzogen, sein umfassendes Beobachtungsgut kritisch zu verarbeiten und seine Erfahrungen dem weltweiten Schrifttum über das Lungencarcinom gegenüberzustellen. Besonders wertvoll erscheint mir seine kritische Stellungnahme zum Krankheitsbild der primären Lungenadenomatose.

Es ist wohl das erste Mal, daß in einer Krebsmonographie über das Lungencarcinom das gesamte Schrifttum, nicht nur das englische, sondern auch das deutschsprachige in einer zusammenfassenden Arbeit gewürdigt wird. Wir alle haben Herrn Pros. Eck und seinen Mitarbeitern für dieses Werk zu danken. Ich wünsche diesem neuen Band des Handbuchs von Henke, Lubarsch und Rössle eine gute Aufnahme.

Zürich, 1969   E. Uehlinger

Inhaltsverzeichnis

Die gut- und bösartigen Lungengeschwülste[1]

Von

HERMANN ECK, ROLF HAUPT und GERHARD ROTHE, Leipzig

A. Gutartige und vorwiegend gutartige Lungengeschwülste

I. Mesenchymale Geschwülste

1. Retikulocytome und hierher gehörige Geschwülste

a) Das Retikulocytom

Geschwülste, die als Retikulocytom *der Lunge* bezeichnet werden, sind in der Literatur äußerst selten. Sie können aber nach unserer Meinung zum besseren Verständnis mancher eigenartiger Neubildungen in der Lunge beitragen. Deswegen seien sie an den Anfang gesetzt.

Ein hierher gehöriges Beispiel wurde von ECK (1954) als „angioplastische und hämatopoëtische Lungengeschwulst" beschrieben. Ein zweites soll im folgenden erörtert werden.

Im Jahre 1956 wurde bei einem damals 8jährigen Mädchen röntgenologisch ein unklarer Befund erhoben, den man später als Tuberkulom gedeutet hat. Krankheitswertige Erscheinungen lagen nicht vor. Acht Jahre später erfolgte nach Größenzunahme und Hämoptoe die Resektion (OMRat ANSTETT, Zschadraß[2]) (Abb. 1a u. b).

Das *Resektionspräparat* zeigte im dorsalen Segment des linken Oberlappens einen etwa hühnereigroßen Knoten mit ziemlich scharfer und glatter Abgrenzung gegen das Lungengewebe. Schnittfläche glasig-grau mit weißlichen zarten durchflochtenen Bündeln.

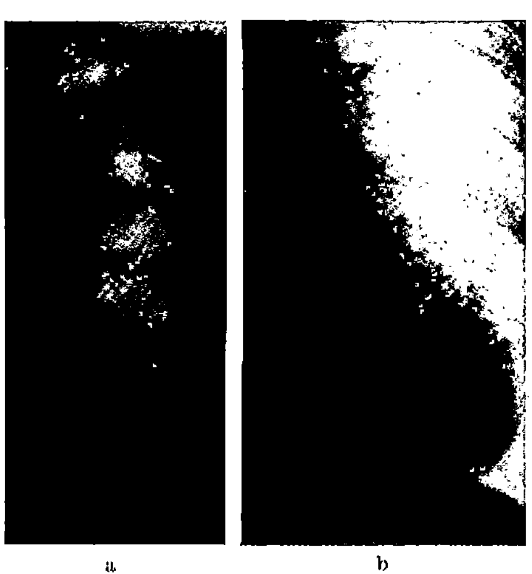

a   b

Abb. 1a u. b. Reticulocytom im Lungenröntgenbild. a Scharf begrenzter paravertebraler Kugelschatten im Oberfeld. b Scharf begrenzter parakardialer Rundschatten im linken Unterfeld (Nach ECK, Zbl. allg. Path. path. Anat. 1954, S. 184)

---

[1] Abgeschlossen im März 1967.

[2] Herrn OMRat Dr. med. habil. ANSTETT danken wir für seine unermüdliche Unterstützung durch Krankengeschichten, Röntgenbilder und Auskünfte.

Die *histologische Untersuchung* ergab folgendes Bild (eingehende Schilderung bei Reech[1]): Der Knoten ist von einer kollagen-faserigen Kapsel umgeben, in der sich Lymphocyten und Plasmazellen befinden. Lungenstruktur im Tumorbereich völlig aufgehoben. An ein zartes Netzwerk argyrophiler Fasern (Abb. 2a u. b) schmiegen sich kurzspindelige Zellen an. Diese besitzen helles unstrukturiertes Plasma und einen relativ großen ovalen chromatinarmen Kern.

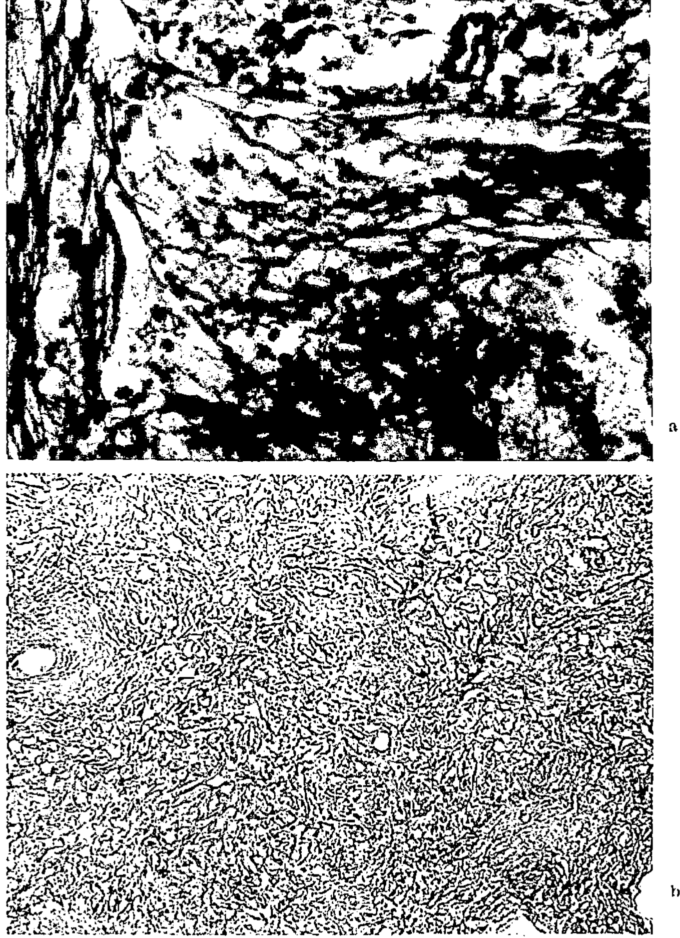

Abb. 2a u. b. Reticulocytom der Lunge. a Argyrophiles Fasernetz, Bielschowsky-Färbung. Vergr. 400:1 (4092/64). b Vergr. 70:1 (168/53, nach Eck, Zbl. allg. Path. path. Anat. 1954)

Vorherrschend sind Zellen mit basophilem Protoplasma und oft hellem Hof um den Kern. Dieser liegt exzentrisch und enthält häufig grobscholliges Chromatin. Manche Zellen besitzen zwei bis vier Kerne oder manche auch kernleere Cytoplasmaleiber. Bei Methylgrün-Pyronin-Färbung erweisen sie sich als Plasmazellen. Darüber hinaus kommen zahlreiche Russelsche Körperchen, fettspeichernde Histiocyten und große sudanophile Schaum- oder Xanthomzellen mit leicht basophilem bis acidophilem wabigem Cytoplasma vor (Abb. 3a u. b). Intra- und extracellulär finden sich wetzsteinartige doppelbrechende Kristalle. Während unmittelbar unter der Kapsel kleine Arterien mit elastischen Lamellen auftreten, befinden sich im Zentrum große weite Lichtungen, die nur Endothelschläuche darstellen. Manchmal lagern sich auch Plasmazellen dem Gefäßendothel an (Abb. 4). In der Umgebung von Blutungen sieht man große hämosiderinhaltige Zellen. Kalkkonkremente finden sich vor allem in der Tumorperipherie.

---

[1] Die Autoren unseres eigenen Arbeitskreises sind mit einem + versehen.

Das Grundgerüst des Tumors besteht aus zarten Retikulumfasern begleitet von Retikulumzellen. Die deutlich polymorphen Plasmazellen sind wahrscheinlich Übergangsformen von Retikulumzellen zu Plasmazellen. Histiocyten speichern Hämosiderin, Fettsubstanzen und Cholesterinkristalle. Viele dünnwandige Capillaren mit spaltförmigen oder auch fast kavernösen Lichtungen liegen beson-

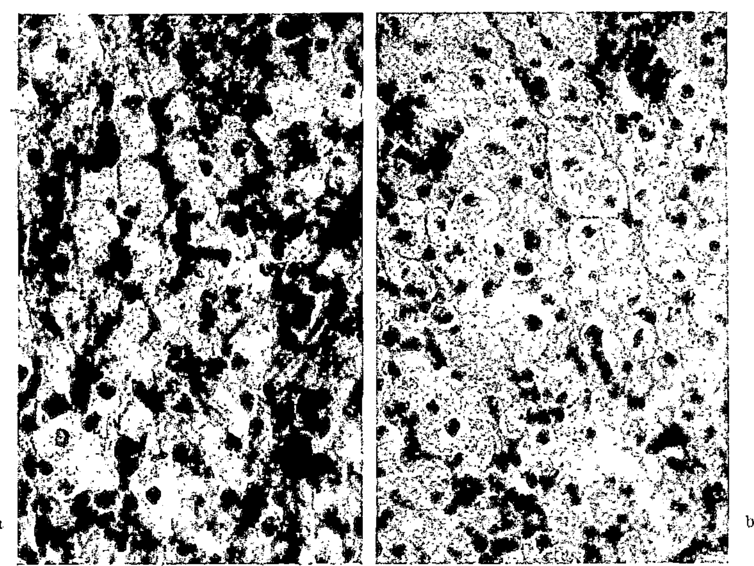

Abb. 3a u. b. Reticulocytom der Lunge. a Xanthomzellreicher Ausschnitt, Van Gieson-Färbung, Vergr. 400:1 (4092/64). b Xanthomzellenreicher Ausschnitt. Van Gieson-Färbung, Vergr. 400:1 (168/53, nach EOK, Zbl. allg. Path. path. Anat. 1954, S. 184)

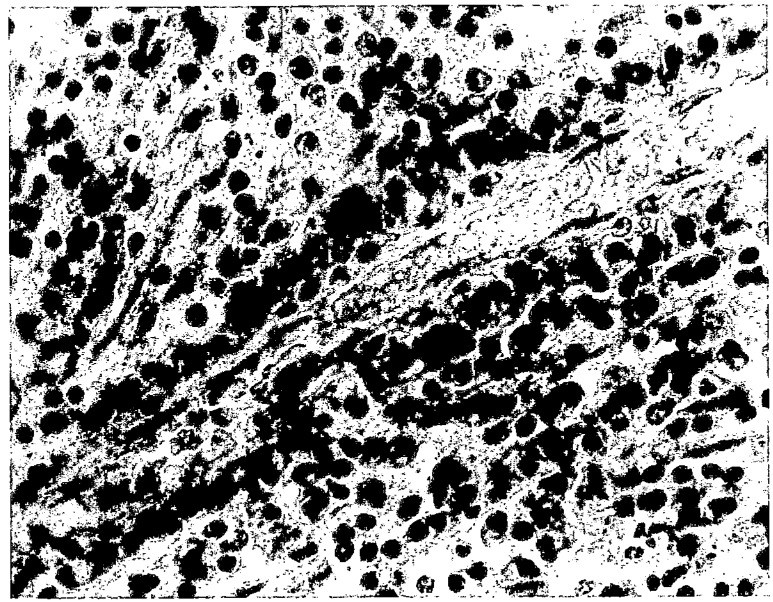

Abb. 4. Reticulocytom der Lunge. Schmales, von Endothel und Plasmazellen eingefaßtes Gefäß. Van Gieson-Färbung, Vergr. 600:1 (4092/64)

ders im Zentrum. *Diese Hauptbestandteile des Tumors sind am ehesten mit Elementen des RHS vergleichbar, so daß die Retikulumzellen mit ihrer Ausbildung retikulären Fasergewebes als Matrix angesehen werden können. Unser Tumor entspricht also rein deskriptiv einem Retikulocytom.*

Dieser Geschwulsttyp scheint im Respirationstrakt äußerst selten zu sein. Im Nasen-Rachenraum wurde er von Tuch (1957) sowie Luy u. Lüchtrath (1965) beschrieben. Als Retikulocytom der Lunge fanden wir nur eine Mitteilung von Panchina (1962). Allerdings müssen wir auch die Geschwülste berücksichtigen, die neben Gitterfasern verschiedenartige Differenzierungsprodukte des RHS enthalten. Dazu rechnen wir alle Neubildungen, die Plasma- und Xanthomzellen sowie Gefäße in einer solchen Anzahl enthalten, daß sie ihnen ein besonderes histologisches Gepräge geben. Auch dann bleiben die oberen Luftwege bevorzugt. Für die überwiegend *plasmacellulären Wucherungen* (Sperling u. Wendt 1962; Thierbach u. Huth 1964; Windler 1966) hat man hierfür eine besondere Erklärung. Die chronische Einwirkung von Antigenen soll die Plasmazellproliferation auslösen, weil sie für die Antikörperbereitung in Anspruch genommen wird. Es handelt sich also um eine Anpassungshyperplasie (Gastpar 1963). Auf diese Weise sollen die *Plasmocytome* entstehen.

Als *Xanthofibrom* (Csemerly 1942), Xanthogranulom (Alegre u. Denst 1958; Ficari u. Riceri 1959), Fibroxanthom (Ising u. Lindner 1961), sklerosierendes Hämangiom (Liebow u. Hubbel 1956; Turunen u. Mitarb. 1957), Histiocytom (Obiditsch-Mayer u. Mitarb. 1960) oder als „postinflammatory tumors" (Umiker u. Iverson 1954; Fisher u. Beyer 1959) werden Geschwülste beschrieben, die sich durch einen Reichtum an Xanthomzellen auszeichnen. Weitere charakteristische Elemente sind in Parallele zu unserem Tumor das retikuläre und kollagene Faserwerk, eine nahezu entzündungsmäßige Zellzusammensetzung aus Lymphocyten, Plasma- und Retikulumzellen sowie Capillaren. Ausgedehnte Blutungen sind bei dem Gefäßreichtum nichts Ungewöhnliches.

Die *Xanthome* werden als eigenständige Geschwülste im allgemeinen abgelehnt. Vielmehr sollen sich irgendwelche präexistente oder in Bildung begriffene Blastome erst nachträglich in mehr oder minder großem Ausmaß als Regressionsfolge oder Stoffwechselstörung xanthomatös umwandeln (Kirch 1922; Gruenfeld u. Seelig 1934; Letterer 1938 u. a.). Die Xanthomzelle gilt als Histiocyt. Gelegentlich aber wird „das isolierte Xanthom der Lunge wegen seiner cytochemischen, morphologischen und histogenetischen Characteristica als nosologische autonome Einheit" angesehen (Fasanotti u. Zannini 1955).

Im Gegensatz zu dem Xanthom sind Retikulocytome, Plasmo-, Lympho- und Histiocytome als selbständige Geschwülste anzuerkennen, während die Lungenhämangiome meist als kongenitale, manchmal auch als familiäre Mißbildungen gedeutet werden (Rubin u. Mitarb. 1958). Unverkennbar neoplastische Angiome gelten als große Seltenheit.

Diese Bemerkungen unterstreichen erneut die allgemeine Unsicherheit in der Definition und der nosologischen Stellung der in Frage stehenden Geschwülste oder geschwulstähnlichen Neubildungen. Die Fülle der Erscheinungen, insbesondere der echten Tumoren pflegt nicht nur mannigfaltig, sondern vor allem inkonstant zu sein.

Wenn wir damit auf die Beschreibung und die Diagnose unserer eigenen Tumoren zurückkommen, so möchten wir als Ausgangspunkt das interalveoläre

---

Abb. 5a—c. Gefäßreiches, zartfaserig kollagenisiertes Reticulocytom der Lungen, das durch Lymphocytenreichtum, zahlreiche Histiocyten und Schaumzellen seine Herkunft erkennen läßt. a Übersicht. Van Gieson-Färbung, Vergr. 105:1. Mann, 72 Jahre (SN 278/67). b Ausschnitt mit zahlreichen Russelschen Körperchen nahe am oberen Rand. Van Gieson-Färbung, Vergr. 460:1 (1092/67). c Grobe fibromartige Verfaserung. Van Gieson-Färbung, Vergr. 90:1 (1092/67, gleicher Fall wie b)

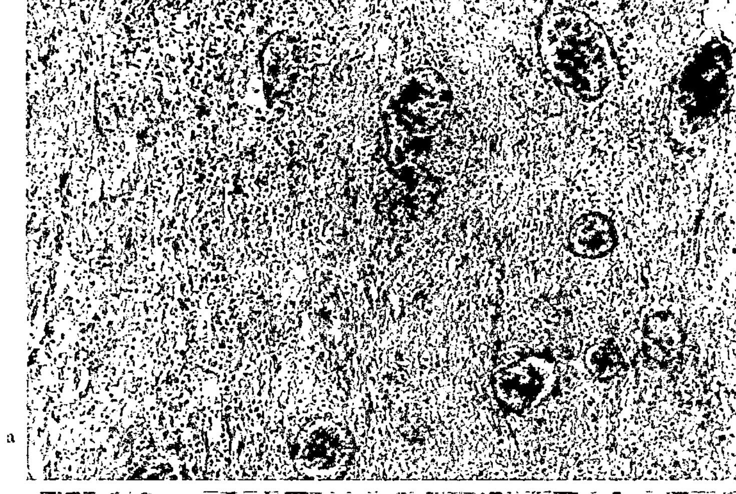

a

b

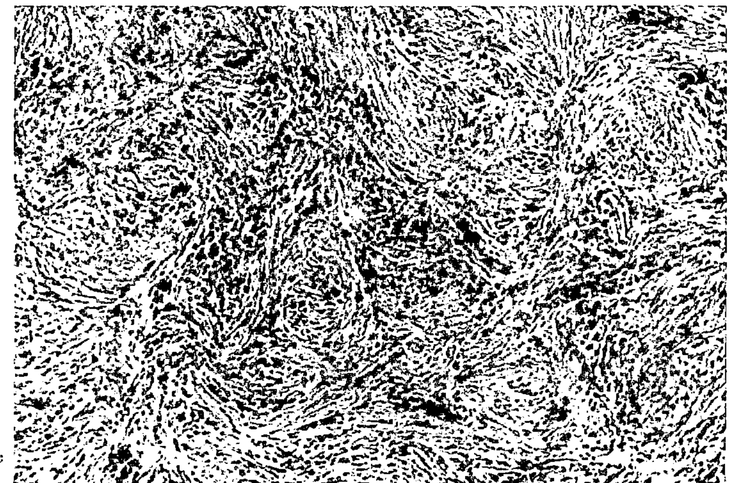

c

retikulumzellige Gewebe annehmen. Die sog. Alveolarzellen sind sowohl zur Phagocytose und Speicherung als auch zu einer schnellen fakultativen Bildung funktionell und feingeweblich gut zu charakterisierender histiocytärer Elemente befähigt. Die Gefäßbeteiligung findet ihre Erklärung in den variablen Reaktionen der mobilen, in der perivasculären und subendothelialen Indifferenzzone vorhandenen und gebildeten Histiocyten (Fresen 1954).

Alle jene Geschwülste, die einer Matrix mit der Fähigkeit zur Ausdifferenzierung von argyrophilen und kollagenen Fasern, von Gefäßen, phagocytose- und speicherungsfähigen Zellen entstammen, sollten unter dem Begriff „Retikulocytom" zusammengefaßt werden.

Mit der bekannten prospektiven Potenz ihrer Stammzellen lassen sich die abwechslungsreichen Tumorbilder am besten erklären. *Ohne* celluläre Ausdifferenzierung hätten wir dann in Anlehnung an Obiditsch-Mayer u. Mitarb. (1960) fibromähnliche oder angiomatöse Geschwülste vor uns (Abb. 5a—c). Die *cellulären* sind je nach vorherrschendem Bild histiocytär, lymphocytär und plasmacellulär. Die reinen Formen sind selten, häufiger die Mischformen (eigene Beispiele), wenn auch eine Zellart oder Gewebsstruktur so stark überwiegen kann, daß eine entsprechende Namensgebung gerechtfertigt ist. In der histogenetisch-deskriptiven Nomenklatur heißt demnach ein Plasmazelltumor „plasmacellulär differenziertes Retikulocytom", die xanthomatöse Geschwulst „histiocytär differenziertes Retikulocytom", capilläre und sklerosierende Hämangiome „angiomatös differenzierte Retikulocytome". Zu diesen gehört die früher von Eck (1954) veröffentlichte „angioplastische und hämatopoetische Lungengeschwulst". Unsere jetzige Beobachtung entspricht einem „vorwiegend plasmacellulär differenzierten Retikulocytom mit histiocytärer und angiomatöser Komponente". Damit ist dieser Fall seiner Singularität entkleidet und kann unter die Spielarten der bis jetzt im Schrifttum niedergelegten retikulären Geschwülste gerechnet werden. Die Frage, ob echter Tumor oder nicht, soll hier nicht ausführlicher erörtert werden.

Die *biologische Wertigkeit* dieser Geschwülste ist schwer einzuschätzen. Allgemein wird man sie als gutartig betrachten dürfen, mindestens die mit Fettspeicherung und Gefäßbildung. Dagegen wurden bei plasmazellreichen Geschwülsten Rezidive und Fernmetastasen gesehen. Der eigene Tumor wird klinisch für gutartig gehalten. Histologisch allein wagten wir ihn nicht sicher einzustufen.

Über die *Ätiologie* läßt sich keine allgemein gültige Aussage machen. Sicher können ähnliche Bildungen auf lokal *entzündlicher* Grundlage entstehen. Wenn aber, wie in unserem Fall, ein ausgeprägt abgekapselter Knoten vorliegt, in dessen Bereich die orthologische Lungenstruktur vollständig zugrunde gegangen ist und zahlreiche Plasmazellen in Erscheinung treten, denkt man weniger an eine reaktive granulomatöse Wucherung, als an *echten* Tumor.

Über *Alter und Geschlecht* der Befallenen sowie den *Sitz* der Tumoren läßt sich bei der geringen Anzahl der Beobachtungen keine verbindliche Aussage machen. Sie treten aber sicher vorwiegend in den mittleren Altersklassen in Erscheinung. Über ihre wirkliche Entstehungszeit ist damit keine Klarheit zu schaffen, weil sie meist *zufällig* als „Rundherde" entdeckt werden und sehr langsam wachsen.

b) Das Plasmocytom

ist nach unserer Betrachtungsweise unter diese Geschwülste zu rechnen. Bei ihm liegt eine übermäßige Wucherung von Plasmazellen vor. Im oberen Respirationstrakt sind sie in den letzten Jahren von Webb u. Mitarb. (1962), Fruhling u. Chadli sowie Gastpar (1963) beschrieben worden. Intrathorakale Plasmocytome wurden schon frühzeitig mitgeteilt (Klose 1911; Diviš u. Šikl; Harmer u. Sorgo 1928; Harmer 1929). Neuerdings finden wir sie überwiegend in der angloamerikanischen Literatur (HILL u. WHITE, PLENK u. PRETL, ROSZA u. FRIEMAN 1953; SPERLING u. WENDT 1962). „Bei kritischer Sichtung enthält das Schrifttum bisher etwa 20 Fälle mit primärem intrapulmonalem Plasmocytom" (THIERBACH u. HUTH 1964).

Der letzte uns zugängliche Fall wurde von THIERBACH u. HUTH mitgeteilt. Er betraf einen 51jährigen Mann, der unter der Diagnose Bronchialcarcinom operiert worden war. Auch im Resektionspräparat unterschied sich die Geschwulst in nichts von den bekannten bösartigen epithelialen Bronchialtumoren.

Im 6. Segment des rechten Unterlappens befand sich ein 3 cm im Durchmesser haltender pleuranaher harter, ziemlich kugeliger Knoten. Ein 1,5 cm langer cylindrischer Geschwulstzapfen füllt den Segmentbronchus aus. Infiltration der Pleura liegt nirgends vor.

Mikroskopisch erinnerte der Tumor bei geringer Vergrößerung und flüchtiger Betrachtung an ein kleinzelliges undifferenziertes Bronchialcarcinom. Die stärkere Vergrößerung aber läßt verschiedene Zelltypen erkennen, unter denen die Plasmazellen überwiegen. Einzelne enthalten zwei Kerne. Kernteilungsfiguren vermehrt und zum Teil atypisch. Öfters Russelsche Körperchen. „Neben diesem vordinglichen Zelltyp finden sich Lympho-, Mono- und Histiocyten, pyknotische Einzelkerne und Zelltrümmer sowie undifferenzierte, miteinander netzig verbundene Retikulumzellen mit chromatinarmem Kern". Dazwischen auseinandergedrängte Gitterfasern und nur wenige Kollagenfasern. Zentral wenige, am Rand viele Blutgefäße mit umgebender Blutung. Kein lokales Amyloid bzw. Paramyloid (MARMER 1929; HINZ 1941; u. a.). *Diagnose:* Infiltrierendes pulmonales Plasmocytom. Der Patient ist nunmehr über 3 Jahre nach der Operation und etwa 4 Jahre nach den ersten Krankheitszeichen (Hustenreiz, vermehrter Auswurf) gesund.

In ausführlicher Nomenklatur bezeichnen die Autoren ihre Geschwulst als „plasmacellulär differenziertes Retikulom", das von dem lymphoretikulären Gewebe der Lunge ausgeht. In dem Plasmazellreichtum sehen sie eine Bestätigung der Annahme, daß genetische Beziehungen zwischen Lymphocyten und Plasmazellen vorhanden sind (HEINE 1957; BRAUNSTEINER 1964).

Diese Bildungen zählen wir wie andere zu den echten Geschwülsten (FRIED 1958; TITUS 1962). Freilich macht uns die Abgrenzung gegenüber herdförmigen Entzündungen Schwierigkeiten. Doch glauben wir bei dem ausgesprochenen Geschwulstcharakter von Tumor sprechen zu müssen. Die Bezeichnung „plasmacelluläres Granulom" (FISCHER 1931; OBIDITSCH-MAYER u. Mitarb. 1960; MASON u. Mitarb. 1963) zielen nach unserer Meinung zu sehr auf einen Entzündungsprozeß ab, der zumindest im Endprodukt unserer Vorstellung von Geschwulst und Entzündung Gewalt antut.

Von der eigentlichen Myelomkrankheit (Plasmocytom-Krankheit) sind die hier gemeinten Geschwülste streng zu trennen. Es soll aber nicht übergangen sein, daß KULEY u. KUNTMANN (1951) bei einem Plasmocytom von Bence-Jones-Albuminurie berichten.

Über einen weiteren Lungentumor, der vom lymphoretikulären Gewebe ausgeht, haben 1963 ebenfalls THIERBACH u. HUTH berichtet. Gemeint ist das

c) Das Lymphoretikulom

Auf diese Geschwulst kommen wir auf S. 296 ausführlich zurück. Vorläufig soll sie mit allen Vorbehalten, Einschränkungen und Zweifeln als gutartiger Tumor abgehandelt werden. Wir tun es gegen unsere Überzeugung, weil er von anderen als mehr oder weniger gutartig eingeschätzt wird und zwanglos aus dem RHS abzuleiten ist. Bei der ersten Geschwulst, die uns in dieser Form begegnete, waren wir der Meinung, es handele sich um eine Teilerscheinung einer Systemerkrankung mit herdförmiger Manifestation in der Lunge. Die weitere Untersuchung und Beobachtung sowie nachfolgende Beispiele haben uns eines besseren belehrt (vgl. „Das Lymphosarkom").

Die histologischen Bilder scheinen bei den meisten Untersuchern ziemlich gleichartig zu sein. Immer liegt eine Wucherung recht monomorpher lymphoidzelliger Elemente vor, die nicht selten deutliche follikelartige Anhäufung zeigen. Sie wird deswegen von denen, die Gutartigkeit oder nur bedingte und geringe Bösartigkeit annehmen, als Lymphocytom (Heine 1957; Horányi u. Mitarb. 1961) und Lymphoblastom (v. Albertini 1955; Opitz 1958; Gläser 1962) bezeichnet. Unter „Lymphom" werden maligne Formen verstanden (Sternberg u. Mitarb. 1959; Prichard u. Bradshaw 1961). Für histomorphologisch gleichartige Neubildungen finden wir auch Namen wie Retothelsarkom (Holzner u. Zeitlhofer, Keibl u. Mitarb. 1962), Lymphocytosarkom, (Brouet u. Mitarb. 1963), Lymphosarkom (Schulze 1959; Ergin u. Kemler 1960; Baron u. Whitehouse, Kress u. Brantigan 1961; Havard u. Mitarb. 1962). Mit der Namensgebung ist bereits die ganze Problematik um diese Geschwülste angerissen.

Im weiteren folgen wir zu diesem Fragenkomplex der sehr kritischen Arbeit von Thierbach u. Huth (1963/1964). Ihre Geschwulst bietet die Besonderheit einer Mucoproteidspeicherung, im übrigen aber denselben Befund aller hierher gehörigen Mitteilungen. Sie verdient damit das Attribut „speichernd" und wird deswegen nach den Vorschlägen von v. Albertini (1955/1956) für eine histologisch-histogenetische Nomenklatur mit der Bezeichnung „speicherndes Lymphoretikulom der Lunge" versehen.

In Hinsicht auf seine biologische Wertigkeit entspricht der Tumor „weitgehend den morphologischen Äquivalenten der klinischen Gutartigkeit", die aus der drei Jahre langen Beobachtungszeit abgeleitet wird. „Die unscharfe Begrenzung am Tumorrand und umschriebener Einbruch von Tumorzellen in vorwiegend intakte Bronchuli zeigen jedoch die Schwierigkeit einer nur gestaltlichen Beurteilung der biologischen Wertigkeit".

Heine (1957) hat ein Lymphocytom der Lunge beschrieben, das uns in besonderer Weise berechtigt, solche Geschwülste an dieser Stelle als Variante retikulocytärer Neubildungen unterzubringen. Es war in eine generalisierte Plasmocytose übergegangen und weist damit auf formalgenetische Beziehungen zwischen lymphocytär und plasmacellulär differenzierte pulmonale Retikulome hin (Hill u. White 1953; Kilburn u. Schmidt 1960; Romanoff u. Mildwidsky, Sperling u. Wendt 1962).

Die isolierten lymphoretikulären Geschwülste der Lunge sind verhältnismäßig selten und insbesondere im Vergleich mit der Häufigkeit epithelialer Tumoren.

d) Das Histiocytom (und Angiome)

Die mit dieser Bezeichnung belegten Geschwülste stehen dem eingangs beschriebenen Modelltumor („Retikulocytom") am nächsten. Sie stellen mit ihren verschiedenen Differenzierungsmöglichkeiten so komplexe Bildungen dar, daß es ganz unmöglich ist, sie unter einem einheitlichen Ordnungsprinzip abzuhandeln. Sogenannte Xanthome, Lymphocytome, Granulome, Plasmocytome und auch Angiome können in diesen Rahmen einbezogen werden. Es sind tumoröse oder tumorähnliche Rundherde, denen gewisse Eigenschaften gemeinsam sind. Ihr histologischer Bau aber und ihre Zusammensetzung kann in Einzelfällen außerordentlich verschieden sein. Teile des Ganzen sind ein Netz argyrophiler und kollagener Fasern, Fettspeicherzellen (Neutralfette und doppelbrechende Lipoide), siderophore Zellen, Gefäßreichtum, Plasmazellen, weniger Lymphocyten, reichlicher Mastzellen. Daraus lassen sich die verschiedenen Spielarten einschließlich der Mischformen ableiten. Titus u. Mitarb. (1962) sondern sie ähnlich wie Ising u. Lindner (1961) je nach vorherrschendem Zellbestand und sonstigen Eigenarten in Xanthome, Xanthofibrome, Xanthogranulome, (sklerosierende) Hämangiome, entzündliche Granulome. Nicht einmal über die Frage, ob echte Geschwülste oder reaktive regulierte Neubildungen vorliegen, kann man sich heute Klarheit verschaffen. Bei diesem Mangel an einem übersichtlichen System ist es fraglich, ob alle diese Gebilde unter den Geschwülsten abzuhandeln sind.

Die Hämangiome gehören z. T. zu den *Fehlbildungen*, so das von ESSBACH beschriebene Angioretikulom. Zum Teil sind es einschließlich der sklerosierenden Hämangiome Varianten der sog. Histiocytome. Ihre vielseitigen Entfaltungsmög-

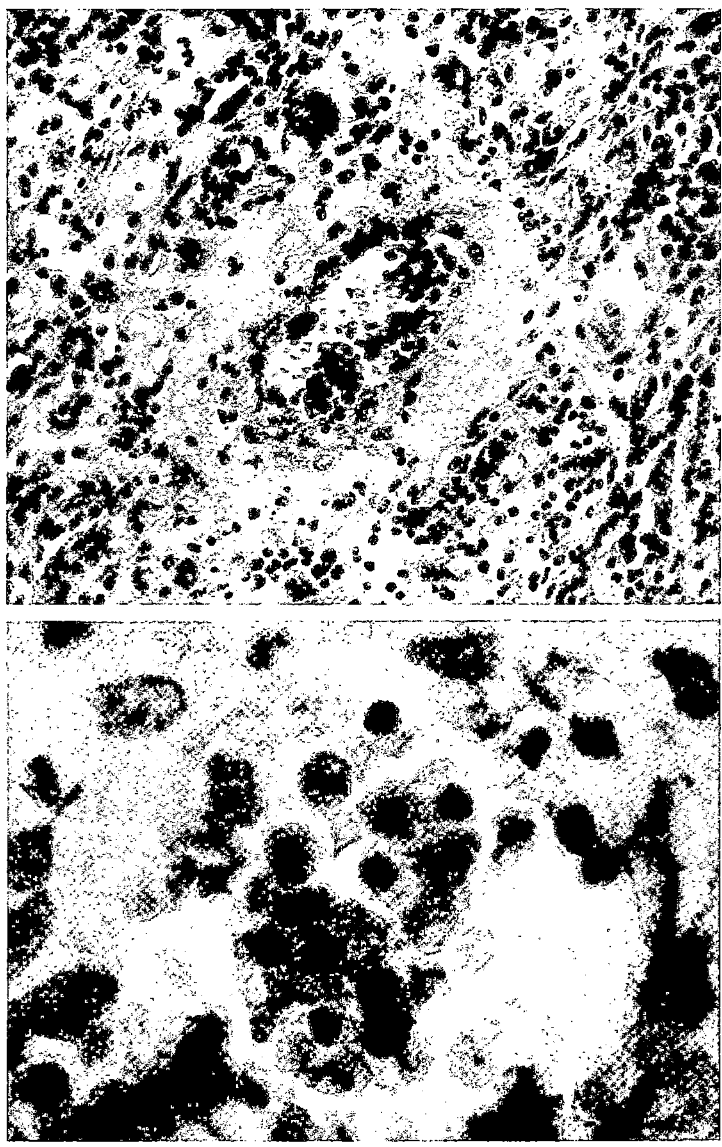

Abb. 6a u. b. Histiocytom der Lunge mit starker angioplastischer und hämatopoetischer Ausdifferenzierung. Blutbildung in einer Capillare. a Übersicht. Van Gieson-Färbung, Vergr. 260:1. b Van Gieson-Färbung, Vergr. 300:1 (168/53, nach ECK, Zbl. allg. Path. path. Anat. 1954)

lichkeiten finden Ausdruck in der Tatsache, daß in dem Fall von ECK die mesenchymale Leistung auch die Capillarendothelien betraf, indem Blutzellen gebildet wurden (Abb. 6a u. b).

Die Speicherung ist als Unterscheidungsmerkmal ganz und gar ungeeignet, auch wenn sie, wie bei Thierbach u. Huth, als interessanter Stoffwechselvorgang eine allgemeine biologische Bedeutung haben kann. Schließlich aber ist sie eine allgemeine physiologische Funktion des retikulären Gewebes. „Es ist deshalb nicht verwunderlich, wenn sie auch in retikulohistiogenen Tumoren beobachtet wird. Für Lungenherde dieser Struktur, die pathogenetisch teils als echte Geschwülste, teils als Entzündung bzw. entzündliche Granulome aufgefaßt werden, ist die Speicherung von Fettsubstanzen ein charakteristisches Merkmal der als Histiocytom und (Fibro-) Xanthom (Csemerly 1941; Fingerland 1948; Obiditsch-Mayer u. Mitarb. 1960; Ising u. Lindner 1961; Titus u. Mitarb. 1962) oder Angioretikulom (Essbach 1939) beschriebenen Formen." Auch Speicherungen anderer Art sind möglich (Heine 1957; de Man u. Meiners 1962).

Weitgehende Einigkeit herrscht nur in der Auffassung über die Bedeutung dieser Bildungen für den Geschwulstträger. Sie werden beinahe ausnahmslos als gutartig bewertet, auch wenn die Möglichkeit maligner Entartung nicht ganz ausgeschlossen werden kann.

Die Therapie der Wahl wird schon wegen der röntgenologischen Unmöglichkeit einer sicheren Abgrenzung gegenüber bösartigen Geschwülsten die radikale chirurgische Entfernung sein. Dazu kommt bei den Hämangiomen, auch wenn sie selten in den Bronchien sitzen (Hochberg u. Schacter 1955) die Blutungsgefahr. Bei arteriovenösem Kurzschluß (besonders bei den nicht hierher gehörigen kavernösen Hämangiomen) komplizieren sich die Erscheinungen durch hämodynamische Auswirkungen, die ein Cor pulmonale zur Folge haben können (Galy u. Mitarb. u. a.).

2. Fibrome, Lipome und Leiomyome

a) Fibrome

der Lunge sind nur sehr wenige veröffentlicht. Nach einer Zusammenstellung von Michas (1953) wurden bis zum Zeitpunkt seiner Veröffentlichung insgesamt 54 intra*thorakale* Fibrome beschrieben. Intra*pulmonale* nur 7. Seit dieser Mitteilung wurden nur vereinzelte einschlägige Beobachtungen bekannt (Thomas 1955; Galy u. Touraine 1956). Inwieweit man sich damit ein Bild über die tatsächliche Häufigkeit der Lungenfibrome machen kann, ist nicht mit Gewißheit zu sagen. Es muß aber angenommen werden, daß sie nicht ganz so selten sind, wie man aus der spärlichen Anzahl der Mitteilungen schließen könnte. Wir haben in einem Zeitraum von einigen Jahren mehrere intrapulmonale Lungenfibrome gesehen.

Histogenetisch werden die Fibrome von den Bindegewebszellen der interlobulären Pleura visceralis, des Lungenstromas und der Bronchialwand abgeleitet.

Die Größe der Tumoren ist sehr unterschiedlich. Es wurden Fibrome beschrieben, die riesige Ausmaße hatten und mehr als ein Kilogramm wogen (Michas, Scheibe 1952). Damit steht die Symptomatik und das Schicksal des Betroffenen in mittelbarem Zusammenhang. Durch Verdrängung und Erschwerung der Herztätigkeit in Verbindung mit hinzukommenden Lungenveränderungen kann, wie bei anderen gutartigen Geschwülsten, der Tod eintreten. Gelegentlich aber werden sie wie in den eigenen Fällen als belanglose Nebenbefunde entdeckt.

Über Geschlechtsdisposition und Lokalisation läßt sich bei den wenigen Beobachtungen nichts Sicheres sagen. Von 10 intrapulmonalen Fibromen war 8mal das weibliche Geschlecht betroffen. Vier fanden sich in der rechten, 6 in der linken Lunge. Die Fibromträger waren 25—55 Jahre alt. Das Durchschnittsalter beträgt etwa 35 Jahre.

Über die biologische Wertigkeit der Lungenfibrome gilt das gleiche wie über die entsprechenden Geschwülste anderer Standorte. Sie sind gutartig. Ein möglicher Übergang zur Bösartigkeit (Lyssukin 1935; Scheidegger 1932; Michas) dürfte diese Aussage kaum einschränken. Lyssukin führt in einem Fall die sarkomatöse Entartung auf Einwirkung von Röntgenstrahlen zurück. Wegen möglicher Cancerisierung und Rezidivgefahr wird die radikale chirchurgische Entfernung gefordert (Eskelund 1951; Thomas, Michas, Galy u. Touraine). Nach unserer Meinung ist die Gefahr der malignen Entartung eines wirklichen Fibroms geringer als die einer Verwechslung mit einem Fibrosarkom.

Die eigenen Beispiele seien kurz geschildert.

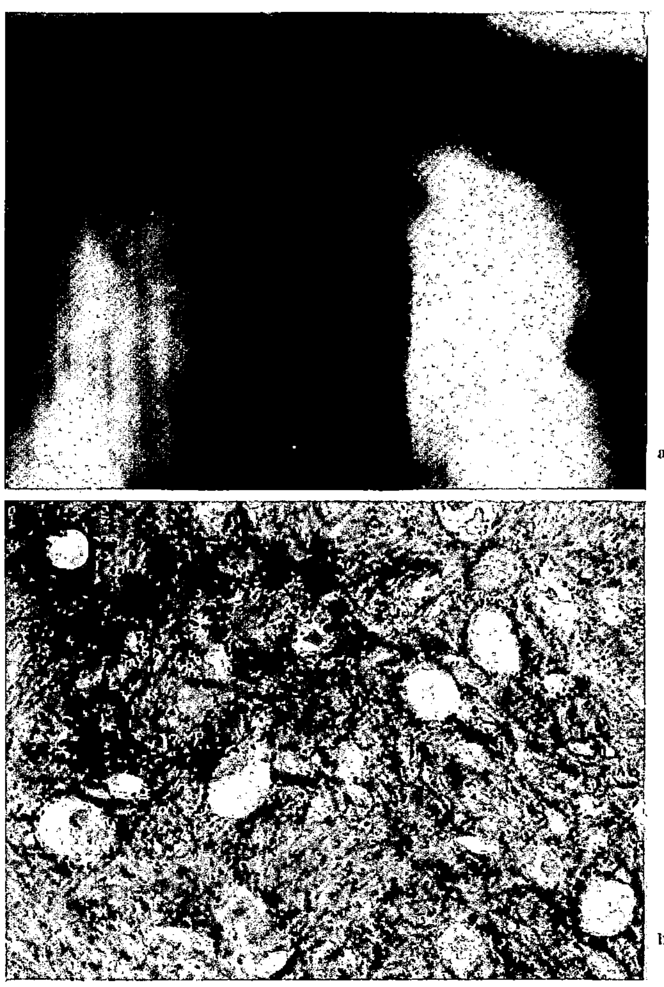

Abb. 7a u. b. Lungenfibrom. a Scharf begrenzter Rundschatten in der Spitze des linken Unterlappens. b Schnittbild. Ziemlich zellreiches, zartfaseriges Tumorgewebe mit zahlreichen Gefäßen (sog. Fibroma teleangiectaticum). Van Gieson-Färbung, Vergr. 90:1 (1081/65)

Bei einem 1907 geborenen Mann wurde 1961 eine zweifelhafte Verschattung im rechten Unterlappen festgestellt. Die Vorgeschichte war bis auf den Hinweis eines starken Zigarettenverbrauchs leer (25 Stück am Tag). Zwei Jahre lang trat keine Änderung des Befundes ein (Abb. 7a u. b).

Unterlappen-Lobektomie am 12. 11. 63. Unter der Pleura, die etwas eingezogen war, liegt ein scharf begrenzter rundlicher Knoten von 1,4 cm ∅. Nur ganz zart fascikulierte, fast glatte Schnittfläche von grau-brauner Farbe im formalinfixierten Präparat. *Histologisch* (10181/63) besteht der Knoten aus kollagenem Bindegewebe und einem sehr dichten zarten retikulären Fasernetz. Im Interstitium stellenweise basophile schleimige Massen. Geringer bis mäßiger Zellreichtum mit langspindeligen Kernen. Auffällig sind neben regelrechten Gefäßen zahlreiche lacunäre scharf begrenzte Bluträume, die nur abschnittweise eine endotheliale Auskleidung erkennen lassen. *Diagnose: Fibroma teleangiectaticum.*

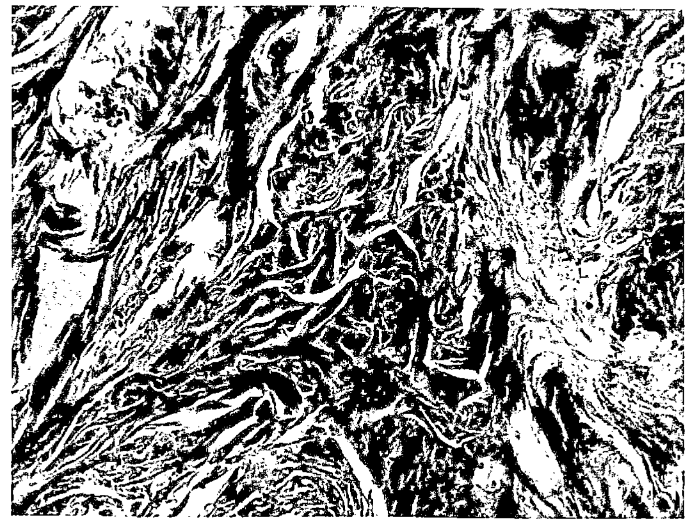

Abb. 8. Zellarmes grobfaseriges Fibrom der Lunge. Van Gieson-Färbung, Vergr. 200:1, Mann, 72 Jahre (1818/66)

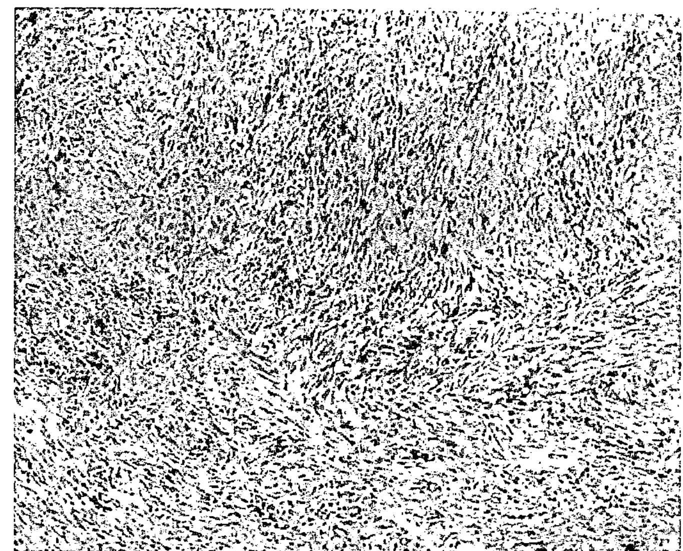

Abb. 9. Zellreiches Fibrom der Lunge. Van Gieson-Färbung, Vergr. 90:1, Frau, 63 Jahre (756/65)

Die *biologische Wertigkeit* läßt wohl keinen Zweifel zu. Das Lungengewebe der Umgebung legt sich als wechselnd dichte Schicht konzentrisch um die Geschwulst und macht den Eindruck einer Kapsel. Stellenweise findet sich zwischen Tumor und Umgebung ein optisch leerer Spaltraum. Es liegt also ein rein expansives

Wachstum vor. Auch der Zellbestand gibt keinen Hinweis auf Bösartigkeit. Desgleichen spricht der klinische Verlauf für Gutartigkeit. Der Mann lebt 5 Jahre nach der Erstbeobachtung in voller Gesundheit. Ein Rezidiv ist nicht aufgetreten. Wie lange die Geschwulst im ganzen bestanden hat, kann nicht gesagt werden, weil sie eine röntgenologische Zufallsentdeckung war.

Wir müssen die Fibrome auf der einen Seite von den faserreichen Sarkomen abgrenzen und auf der anderen von Narben, besonders wenn sie von geringem Ausmaß sind. Jenes ist in Grenzfällen in den Lungen ebensowenig mit apodiktischer Sicherheit möglich wie andernorts. Dieses hingegen macht keine allzu großen Schwierigkeiten. Hierfür ein Beispiel von einem 71 Jahre alten Mann, der an den Folgen einer essentiellen Hypertension verstorben war (SN 1818/66). Im seitlichen Abschnitt des rechten Unterlappens fand sich ein haselnußgroßer kugeliger subpleuraler harter Knoten, der leicht auslösbar war. Das histologische Bild ist eindeutig und dürfte unsere Diagnose bestätigen (Abb. 8). Abb. 9 zeigt ein zellreiches Fibrom einer 63jährigen Frau (756/65); sie ist bis jetzt (1969) gesund.

b) Lipome

sind seltene Geschwülste des Respirationstraktes, scheinen aber häufiger vorzukommen als die Fibrome. Ihr Ausgangsort ist das regelhaft in Bronchien enthaltene Fettgewebe. BERGMANN (1959) kommt in einer umfassenden Arbeit über Bronchuslipome auf 35 Literaturbeispiele in der Zeit von 1927—1958. Vom 3. Dezennium ab sind alle Lebensalter betroffen. Der Altersgipfel liegt mit 54% um das 58. Lebensjahr. Bisher ist ein eindeutiges Überwiegen des männlichen Geschlechts zu verzeichnen. Die 35 Fälle verteilen sich mit zwei eigenen Beobachtungen von BERGMANN auf 30 Männer und 7 Frauen (Abb. 10). Die Lokalisation ist an das Vor-

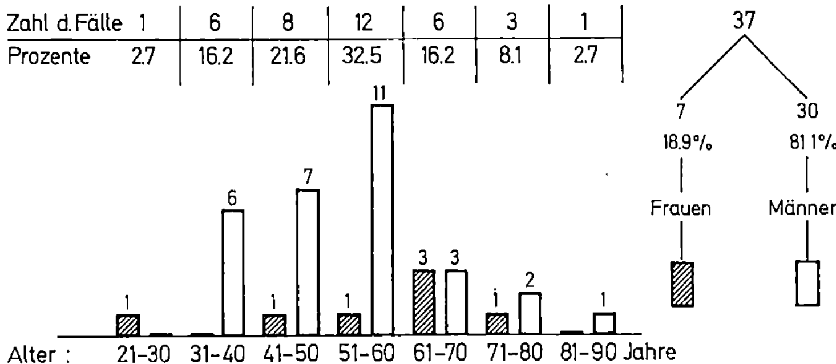

Abb. 10. Verteilung der Lungenlipome nach Alter und Geschlecht nach BERGMANN

kommen von Fettgewebe gebunden. Dieses nimmt mit der Aufteilung der Bronchien ab. So ist es erklärlich, daß uns die meisten Lipome in den großen zentralen Luftwegen begegnen (Abb. 11). Ihre zahlenmäßige Verteilung auf die rechte und linke Seite unterscheidet sich nicht. Die Lipome hängen als glatte kugelige Gebilde in die Bronchiallichtungen und geben sich durch ihre Beschaffenheit und Farbe schon makroskopisch als Fettgeschwülste zu erkennen. Die Größe schwankt zwischen einer Erbse und einem kleinen Apfel.

Der Eisbergtyp, bei dem sich der eine Tumorteil innerhalb, der andere außerhalb der Bronchialwandung befindet, ist bei den Lipomen ausnehmend selten. Sie können sich bei ihrer weichen Beschaffenheit ohne infiltrierendes Wachstum nur in Richtung des geringsten Widerstandes entwickeln. Dadurch führen sie zwar wie andere Tumoren, die die Bronchiallichtung verlegen, zu allen Folgen der Obstruktion, können aber mit gutem Erfolg bronchoskopisch entfernt werden. Die Prognose ist also gut (Bergmann, Heizer u. Kross 1952; Touroff u. Seley 1951; Whalen 1947; Honig 1934).

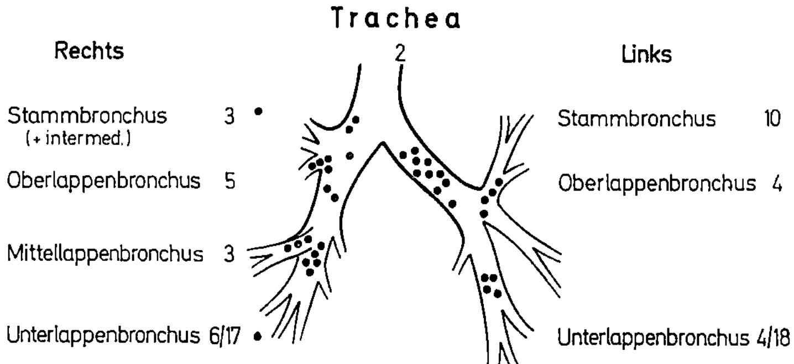

Abb. 11. Sitz der Lungenlipome nach Bergmann

c) Leiomyome

haben ihren Ausgangsort meist in der glatten Muskulatur der Bronchialwand und Lungengefäße, aber auch der Alveolen, seltener in der Pleura. Bisher wurden von Aakhus u. Mylius (1962, Lit.) mit einer eigenen Beobachtung 18 Leiomyome der Lunge beschrieben. Davon gingen angeblich 9 eindeutig von der Bronchialwand

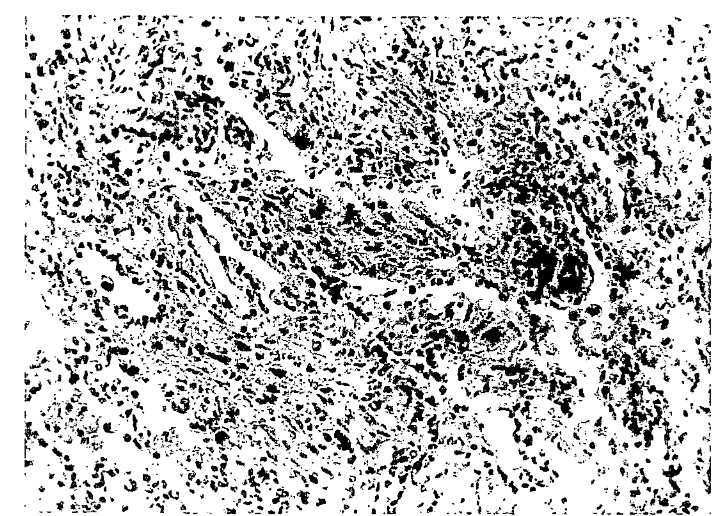

Abb. 12. Angioleiomyomatose der Lungen. Angiomartige Wucherungen in der Wandung eines kleinen Gefäßes. Van Gieson-Färbung, Vergr. 140:1 (Präparat Dr. Wuketich, Path. Institut der Stadt Wien—Lainz)

aus. Aus der Verteilung auf beide Lungen (7 und 11) ist bei der kleinen Zahl noch keine Schlußfolgerung möglich. Das Alter der Tumorträger reicht von 5—63 Jahren, und beträgt im Durchschnitt 34,5. Nach dem Geschlechterbefall überwiegen bis jetzt mit 15 Fällen die Frauen.

Diese Leiomyme sind von einer Kapsel umgeben, metastasieren nicht und besitzen auch keine sonstigen Malignitätszeichen. Sie können aber durch Bronchus-

verschlüsse gefährlich werden (TURKINGTON u. Mitarb. 1950; PROCHÁZKA u. FIN-
GERLAND 1957; WEIL u. Mitarb. 1962; HIROSE u. HENNINGAR 1955).

HASPER wies 1964 auf eine bemerkenswerte Beobachtung hin. Bei einem 72 Jahre alten
Mann fanden sich zahlreiche, kaum stecknadelkopfgroße knötchenartige Wucherungen in allen
Lungenlappen, besonders in den pleuranahen emphysematischen Abschnitten. Die mit elasti-
schen Fasern untermischten glatten Muskelzellen bildeten strahlige Ausläufer entlang den

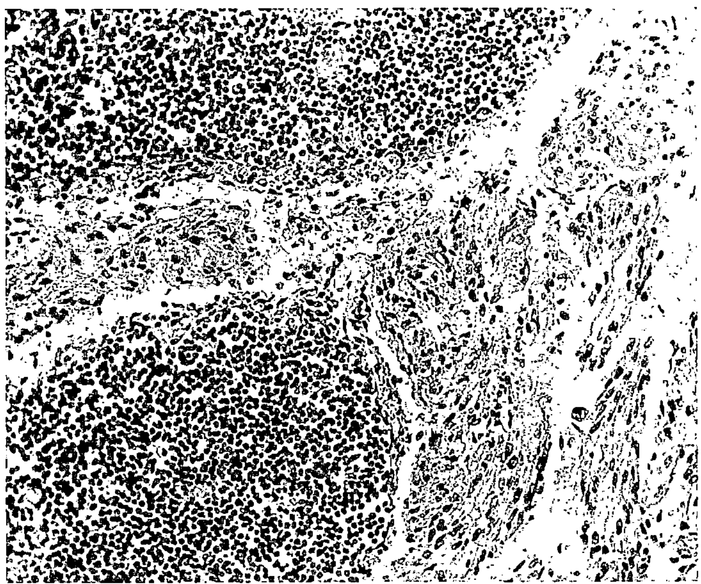

Abb. 13. Angioleiomyom der Lungen. Retroperitonealer Lymphknoten des gleichen Falles mit Verdrängung des
lymphatischen Gewebes durch die glatte Muskulatur, die in Bündeln und Wirbeln angeordnet ist. Van Gieson-
Färbung, Maßstab 140:1 (Präparat Dr. Wuketich, Path. Institut des Krankenhauses der Stadt Wien—Lainz)

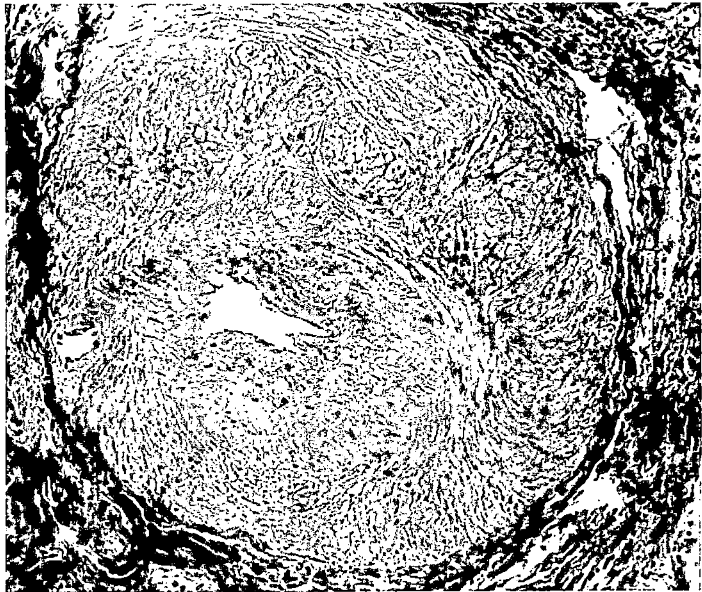

Abb. 14. Gefäßgebundenes Leiomyofibrom (Sperrarterie?). Van Gieson-Färbung, Vergr. 140:1 (10898/66)

Alveolarsepten. Im Zentrum dieser scharf begrenzten Gebilde stellte sich oft ein muskelstarkes Gefäß dar, das als Ast der Bronchialarterie gedeutet wird. Hasper bezeichnet seinen Befund als benigne *disseminierte Leiomyomatose* der Lunge, die bisher wahrscheinlich noch nicht beschrieben wurde. Indessen ist nach Mülly (1956) von Cruickshank u. Harrison (1953) das Bild einer *Leiomyomatosis* der Lunge im Sinne einer Hamartie beobachtet worden. Diffus verteilte Leiomyome bei einem Neugeborenen wurden von Harris u. Schattenberg (1942), eine Myomatosis mit Cystenbildung von Rosendahl (1942) beschrieben. Wahrscheinlich geht die erste Beobachtung vielfacher Fibromyome auf Rindfleisch (1880) zurück. Auch Franco (1929) berichtet über multiple Leiomyome.

Die neueste Mitteilung stammt von Wuketich (Verh. dtsch. path. Ges., 51. Tagung 1967). „Morphologisch handelt es sich um eine systematisierte angiomyomatöse Wucherung in Lunge und Lymphknoten" mit spontanem Chylothorax bzw. Chylopneumothorax (Abb. 12, 13). „Die Veränderungen sind als *Hamartose* aufzufassen, zumal praktische identische Lungen- und Lymphknotenveränderungen bei tuberöser Sklerose (eigene Beobachtung) vorkommen." Er rechnet sie also nicht zu den echten Geschwülsten. Brandt (Lit.) berichtete 1952 über eine ähnliche Angiomyomatose der Lungen mit hochgradigen „reaktiven" muskulären Wucherungen in thorakalen Lymphknoten und Chylothorax, ohne sich über eine Zuordnung seines Befundes eindeutig auszusprechen.

Ob das sog. Granularzellmyoblastom (Liebow 1952) als seltenste intrabronchiale Geschwulst in diesen Rahmen gehört, kann nach neuerer Ansicht bezweifelt werden, so auch bei Weil u. Mitarb. (1962).

Wir haben ein gefäßgebundenes Leiofibromyom als *Einzelknötchen* in der Lunge eines 32jährigen Maschinisten gesehen (10898/66). Es war ein Zufallsbefund bei Lappenresektion wegen Tuberkulose und hatte ohne biologische Bedeutung lediglich Seltenheitswert (Abb. 14).

II. Das Hamartochondrom

Nach den Begriffsinhalten der allgemeinen Pathologie gehört das Hamartochondrom nicht zu den echten Geschwülsten. „Mehr gewohnheitsmäßig als mit gutem Grunde werden die nicht seltenen Chondrome der Lungen vielfach den echten Geschwülsten zugerechnet... Zumindest wird man die entfernt von knorpelhaltigen Bronchien oder gar subpleural gelegenen Chondrome auf abgetrennte Keime (Chorista) zurückführen müssen." So schreibt Heinrich Müller 1928 in seinem Handbuchartikel über Mißbildungen der Lunge und Pleura. Trotzdem sind sie weiterhin unter den gutartigen Geschwülsten abgehandelt worden. In Wirklichkeit handelt es sich um *geschwulstähnliche Mißbildungen*, um *Hamartome*, die der vor mehr als 60 Jahren von Albrecht gegebenen Definition vollauf entsprechen. *Sie sind also von den echten Geschwülsten abzugrenzen.* Theoretische Gesichtspunkte aber müssen heute mehr denn je zurücktreten, weil gerade diese Bildungen gegenüber früheren Jahren eine ständig wachsende praktische Bedeutung bei der Untersuchung von Biopsiematerial erlangt haben. Dazu kommt ein gewichtiges klinisches Interesse, denn gerade sie sind es, die als schwer deutbare isolierte Rundschatten erhebliche differentialdiagnostische Schwierigkeiten gegenüber bösartigen primären und sekundären Tumoren sowie Tuberkulomen bereiten. Nach Frenzel u. Papageorgiou (1963) ist jedes fünfte Bronchialcarcinom ein Rundherd, und die Rundherde stellen zu 50—70% bösartige Geschwülste dar (Kutschera 1964). Deswegen sind sie über dem 40. Lebensjahr, sofern nicht in kürzester Zeit Gutartigkeit zu erweisen ist, als bösartige Geschwülste zu betrachten und einer entsprechenden Behandlung zuzuführen.

Infolge der Vielgestaltigkeit und wechselnden Ausbildung der einzelnen Gewebsteile hat man die geschwulstähnlichen Fehlbildungen unterschiedlich bezeichnet: Adenochondrome, Lipochondroadenome, Fibroadenome, bronchiale Hamartome, adenomatöse Mißbildungen, Bronchioma verum und Mischgeschwülste als Sammelbegriff. Mit der Namensgebung „Hamartom" bringt man diese Gebilde in eine gemeinsame Gruppe und weist auf ihre dysontogenetische Entstehungsweise hin.

Nicht nur in der geweblichen Zusammensetzung, sondern auch im makroskopischen Bild weichen sie voneinander ab. Die diffusen Hamartome werden bei Neugeborenen beobachtet (Hochberg u. Schacter 1955). Hier tritt die Störung in der normalen Entwicklung des

Bronchopulmonalbaumes zu einem sehr frühen Zeitpunkt auf, so daß ganze Lungenlappen oder gar Lungenflügel betroffen sind. Wir haben also die foetalen Bronchialadenome in engerem Sinne vor uns. Sie setzen sich aus tumorartig gewucherten embryonalen Bronchien zusammen.

Den diffusen Hamartomen stehen die örtlich begrenzten Fehlbildungen gegenüber (klinisch isolierte „Rundherde"). Eine Abgrenzung zu den Choristomen würden wir nur dann vornehmen, wenn ein solches Gebilde außerhalb der Lungen gefunden würde. In den Lungen selbst sind die Schwierigkeiten einer säuberlichen Trennung zu groß. Diese Meinung wird unter Berufung auf Durst auch von anderen Autoren vertreten (Bikfalvi, Molnar, Horányi 1954).

In der Mehrzahl der Beobachtungen stehen die Knorpelanteile im Vordergrund. Deswegen wurden sie früher zu den Chondromen gerechnet. Heute müssen sie einer präziseren Nomenklatur zuliebe als Hamartochondrome bezeichnet werden. Ist ihr Hauptbestandteil Fett (Chiari 1878; Feller 1922; Matras 1959; Bikfalvi u. Mitarb. 1956), so sind es Hamartolipome bzw. Hamarto-Chondro-Lipome (Abb. 15). Diese aber werden, wie solche, die eine andere vorherrschende mesenchymale Komponente enthalten, nur in geringer Anzahl beschrieben. Auch die vorwiegend epithelialen Hamartome gehören zu den Seltenheiten. Die zahlreichen Drüsenschläuche und gebuchteten Gänge mit Papillenbildungen geben ihnen ein adenomartiges Aussehen.

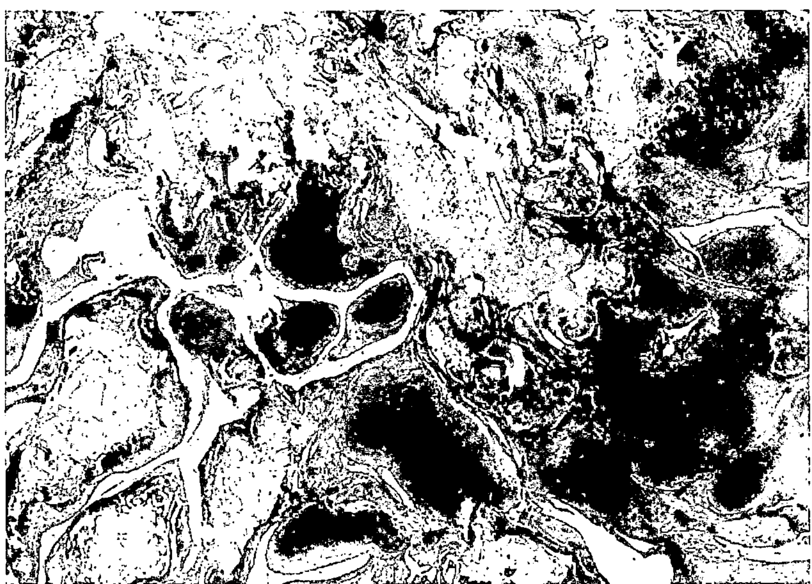

Abb. 15. Hamartochondrolipom der Lunge. Knorpelgewebe vorwiegend rechts basal, Fettgewebe vorwiegend links oben. Van Gieson-Färbung, Vergr. 9:1 (11181/65)

Wir unterscheiden also unter den „Mischtumoren der Lunge" mit Womack u. Graham (1938) zwei Hauptgruppen dieser Fehlbildungen. Zur ersten gehören die vorwiegend *mesodermalen* „Geschwülste", zur zweiten die aus hauptsächlich *epithelialen* Anteilen bestehenden Tumoren. Wiklund (1958) hat das Lungenhamartom als „Bronchiom" bezeichnet und darauf hingewiesen, daß es sich nicht um einen gemischten „Tumor", sondern um eine Mißbildung handelt.

In Hinsicht auf die *Pathogenese der Lungenhamartome* sollen nur neuere Anschauungen erwähnt werden, während ältere und außenseiterische Ansichten unberücksichtigt bleiben. Die gewebliche Zusammensetzung der Hamartome weist bereits auf eine Entwicklungsstörung der bronchialen Keimanlage hin. Sie stellen also geschwulstmäßig verbildete kleine Abschnitte des Bronchialbaumes dar und können von einer versprengten Bronchialknospe oder von einem fehlerhaft angelegten Bronchialsproß ausgehen. Bayer (1929) schlug daher die Bezeichnung Bronchialhamartom vor. Etwas anders Möller (1933). Nach ihr ist primär ausschließlich das Bronchialepithel beteiligt. Die anderen Gewebskomponenten haben nur nebengeordneten Charakter. Bindegewebe (oft verschleimendes), Knorpel und Fett werden als Folge einer induktiven Wirkung des proliferierenden Epithels auf das umgebende Mesenchym angesehen. Willis (1953) schließt sich der Meinung Möllers an, nach der die Annahme einer Entwicklungsanomalie als Grundlage dieser Geschwülste nicht erforderlich ist. Einigkeit hingegen besteht in der foetalen Genese. Diese wird mit dem gleichzeitigen Auftreten anderer Lungenmißbildungen zusätzlich begründet. Schon Chiari berichtet über ein Lipochondroadenom mit foetaler Bronchiektasie. Schwyter (1928) betonte in seiner Veröffentlichung „über das Zusammentreffen von Tumoren und Mißbildungen der Lunge", daß gerade diese Kombination sehr häufig sei. Bei einer Frühgeburt beschrieb Lotter (1940) eine adenomartige Wucherung, die sich im linken hyperplastischen Oberlappen befand, während die rechte Lunge eine ausgesprochene Hypoplasie zeigte. Auch das multiple Auftreten von Hamartomen spricht für eine Absprengung und isolierte Entwicklung von embryonalen Gewebsanteilen. Hasche u. Haenselt (1961) konnten zwei chondromatöse Hamartome in verschiedenen Lungenlappen feststellen. Über multiple Rundschatten in beiden Lungen bei einer 50jährigen Frau berichtet Ranninger (1961). Die rechtsseitige Thorakotomie ergab vier Hamartochondrome. Haslhofer (1961) fand in der ektomierten rechten Lunge eines 34 Jahre alten Mannes zwei papierdünne Cysten, ein endobronchiales Hamartom sowie eine Anzahl hanfkorn- bis haselnußgroße Hamartome im Lungengewebe.

Über die Ursachen der Dysontogenese und die Entwicklung zu einem geschwulstartigen Gebilde haben wir keine sicheren Kenntnisse. Eine Gewebsverlagerung oder eine Versprengung von Zellverbänden bedingen noch keine Geschwulst. Dazu sollen nach Oudendal (1923) intrauterin entstandene Pleuraverwachsungen oder Entzündungsreize beitragen. Chronische Reizzustände spielen auch bei Durst (1957) eine Rolle, da er bei 23 in der Literatur beschriebenen Endobronchialhamartomen eine bevorzugte Lokalisation im Haupt- und Unterlappenbronchus feststellen konnte. Inwieweit jedoch chronische Entzündungen das Wachstum eines im Gewebe ruhenden Geschwulstkeimes anzuregen vermögen, kann heute noch nicht gesagt werden.

Die Chondro-Hamartome sind die *häufigsten gutartigen Lungengeschwülste*.

Vor der Einführung der systematischen Röntgenuntersuchung stellten sie allerdings nur seltene Obduktionsbefunde dar. Nach neueren Angaben aber machen die Hamartome 55% aller gutartigen Lungentumoren aus (Taiana u. Mitarb. 1962). Ihre chondromatöse Form steht weitaus an erster Stelle. Dann folgen die überwiegend lipomatösen und fibromatösen Varianten (Otto 1958). Hodges berichtete 1958 von 200 im Schrifttum bekannten Beobachtungen, während bereits 2 Jahre *früher* etwa 400 Veröffentlichungen geschätzt wurden. In den Jahrzehnten vorher waren sie Seltenheiten und wurden noch als Einzelfälle veröffentlicht (Hickey u. Simpson 1926; Bayer 1929; Verga 1932; Postlethwait 1948). Indessen sind gerade diese Tumoren ein Beispiel dafür, wie eine zahlenmäßige Veränderung eintritt, sobald das Augenmerk auf einen bestimmten Gegenstand gerichtet wird. Im Autopsiematerial allerdings sind sie nach wie vor Raritäten. So gibt Schaefer (1955) einen Wert von 1:6000 (0,016%) an. Andere haben sie sehr viel häufiger gefunden, aber die Angaben liegen im Höchstfalle bei 0,3% (Jones 1949; McDonald u. Mitarb. 1945; Stein u. Poppel 1955; Rubin u. Berkman 1952; Matras 1929; Altmann 1929). Mit der häufigeren röntgenologischen Untersuchung und der operativen Entfernung wird in Zukunft mit immer weniger Hamartomen auf dem Sektionstisch zu rechnen sein.

Seitdem sich der solitäre Rundschatten durch die Röntgenologen infolge moderner Behandlungsmöglichkeiten in den Vordergrund gespielt hat, werden die Hamartome sehr viel häufiger gesehen. Aber auch hier schwanken die Zahlen ganz erheblich. Sie liegen zwischen 0,5 und 16% aller Rundherde (HAUSFELDT u. CARLSEN 1950; HOOD u. Mitarb. 1953; THOMAS 1954; TUTTLE 1955; GOOD u. WILSON 1958; VIERECK 1959; LINDNER u. JAGDSCHIAN 1959).

Bei diesen Angaben sind die intra*pulmonalen* Hamartome gemeint. Die endo*bronchialen* sind mit kaum mehr als 50 Literaturmitteilungen viel seltener (POSTLETHWAIT 1948; YOUNG u. Mitarb. 1954; KASSEY 1954; HASCHE 1956; DURST 1957; ROTHE u. MELZER+ 1959; KANIAK u. KÜMMERLE 1959; HASCHE 1960; HORÁNYI u. Mitarb. 1960; GUDBJERG 1951; BLAIR u. McELVEIN 1963).

Bei anlagemäßiger Bedingtheit ist kein *Prädilektionsort* für die Hamartome in den Lungen zu erwarten. Dem aber steht die Erfahrung entgegen, nach der sie bei den verschiedenen Autoren eine ganz verschiedene Seiten- und Ortverteilung in beiden Lungen finden (W. FISCHER 1931; BIKFALVI u. Mitarb. 1954; GASCH 1960; HORÁNYI u. Mitarb. 1960).

Die Hamartome liegen größtenteils hilusfern im Lungengewebe. Sie können unmittelbar unter der Pleura sitzen und Buckel auf der Oberfläche bilden. Unter Umständen ragen sie in den Pleuraraum hinein und sind nur strangförmig mit dem Lungenüberzug verbunden (MATRAS 1929). Die Tatsache des peripheren Sitzes ist von klinisch-diagnostischer Bedeutung.

Das für die Bronchialadenome typische gleichzeitige intra- und extrabronchiale Wachstum wird bei den Hamartomen nur selten beobachtet. Doch sind solche Beispiele bekannt (ZEITLHOFER 1954; HASCHE 1957).

Im Gegensatz zu dem peripheren Sitz der intra*pulmonalen* befinden sich die intra*bronchialen* Hamartome im allgemeinen in den großen hilusnahen Bronchien (DURST 1957; POSTLETHWAIT u. Mitarb. 1948).

Ganz allgemein wird ein gehäuftes Vorkommen der Hamartome im höheren *Lebensalter* gefunden. Dabei ist jedoch zu bedenken, daß sie oft Jahre lang unbemerkt bleiben. Es ist anzunehmen, daß durch den Ausbau groß angelegter Reihenuntersuchungen der Häufigkeitsgipfel in dem Maße dem jüngeren Lebensalter zustrebt wie die gesamte Bevölkerung einer ständigen Röntgenkontrolle unterzogen wird.

Das *Häufigkeitsmaximum* scheint zwischen 45 und 60 Jahren zu liegen (JENSEN u. SCHIØDT 1958). Sie kommen aber in allen Lebensaltern vor (McDONALD u. Mitarb. 1945; HOOD u. Mitarb. 1953; ROSENSTRAUCH 1956; GUDBJERG 1961; BLAIR u. Mitarb. 1963). Die Kurve der Altersverteilung verschiebt sich natürlich nach unten, wenn man anstelle des Operationstermins den der ersten röntgenologischen Feststellung wählt. Mit Obduktionsserien (METYŠ u. Mitarb. 1964) ist dieses Material nicht zu vergleichen. Eine Gruppe der Patienten von JENSEN u. SCHIØDT befand sich zum Zeitpunkt der Operation im Durchschnittsalter von 49, zum Zeitpunkt der Entdeckung aber von 43 Jahren. Nach Untersuchungen von HORÁNYI u. Mitarb. (1963) könnte man mindestens 17 Jahre zur Ausbildung eines Hamartoms für erforderlich halten. Diese Annahme ergibt sich aus Untersuchungsbefunden, nach denen am häufigsten mit 29 Jahren vereinzelte Knorpelplättchen und Bronchialkeimreste histologisch festgestellt werden können, während die Hamartomträger ein Durchschnittsalter von 46 Jahren hatten.

Es liegen auch Mitteilungen von *Hamartomen bei Neugeborenen* bzw. kleinen Kindern vor (JONES 1949; BIKFALVI u. Mitarb. 1954; GRAHAM u. SINGLETON, GOODYEAR 1959). Diese können Lappen oder ganze Lungen einnehmen und werden von BALÓ (1959) als „Pulmoma" bezeichnet. BATESON u. ABBOTT (1960) berichten direkt von einem infantilen Typ des Hamartoms, das während der embryonalen Entwicklung entsteht. Solche seltenen Befunde werden von JACKSON u. Mitarb. (1956) damit erklärt, daß Sektionen und Röntgenuntersuchungen in diesen Altersstufen kaum vorgenommen werden. Bei uns aber werden seit Jahren alle Neugeborenen seziert und Kinder ab 12 Jahren einer Röntgenuntersuchung zugeführt. Trotzdem liegen keine Mitteilungen vor, die auf ein gehäuftes Auftreten von Hamartomen bis zum 20. Lebensjahr hinweisen, wie man nach Jackson u. Mitarb. erwarten müßte.

Nach W. Fischer, Rosenstrauch, Zeitlhofer u. a. kommen die Hamartochondrome bei beiden *Geschlechtern* gleich häufig vor. So auch bei 6 Beobachtungen von Rothe u. Melzer[+]. Bei größerem Zahlenmaterial ergibt sich ein zwei- bis dreifaches Überwiegen der Männer (McDonald u. Mitarb., Rubin, Simonetta, Hood u. Mitarb., Blair). Noch unkoordinierter ist das Verhältnis bei Horányi u. Mitarb., die unter 13 Hamartomen elfmal Männer fanden. Bei Bragg u. Levene (1950) sind Männer drei- bis viermal häufiger als Frauen befallen. Böhmer (1959) hingegen errechnete ein Überwiegen der Frauen im Verhältnis von 1:3.

Bei Neugeborenen und kleinen Kindern stammt die Mehrzahl der Hamartome von Mädchen. Nach Weicker (1962) sollen sie zweieinhalbmal häufiger betroffen sein als Knaben. Das Verhältnis bei Kindern und Erwachsenen ist in dieser Hinsicht also umgekehrt.

Die *eigenen Untersuchungen* beziehen sich auf 42 Beobachtungen in der Zeit von 1954 bis September 1965. Bis auf zwei, die dem Sektionsmaterial entstammen, wurden sie in resezierten Lungenteilen festgestellt. Das sind gegenüber 600 operierten Lungencarcinomen über 6%. Die Literaturangaben können in diesem relativ großen Material in Bausch und Bogen bestätigt werden.

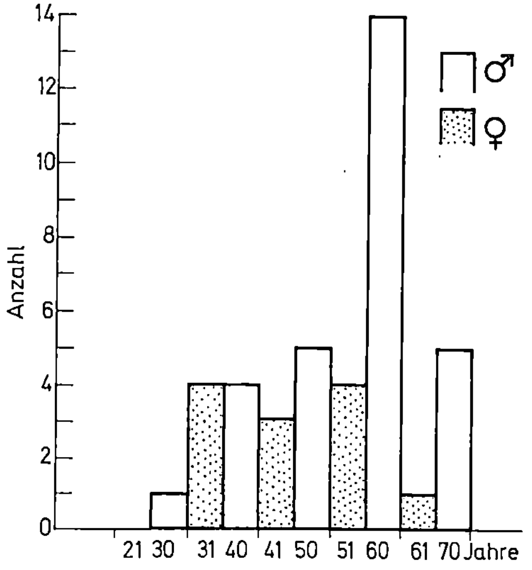

Abb. 16. Alters- und Geschlechterverteilung der Lungen-Hamartochondrome

Das *Geschlechterverhältnis* betrug 2,42 Männer:1 Frau. Als *Durchschnittsalter* errechneten wir für Männer 50,8, für Frauen 47 Jahre. Berücksichtigen wir das Alter der Erstbefunderhebungen, das allerdings nicht in jedem Fall ausfindig zu machen war, so erhielten wir für die Männer ein Durchschnittsalter von 48,4, für Frauen von 45,5 Jahren. Der jüngste Patient war zum Zeitpunkt der Operation 26, der älteste 68 Jahre alt. Die *Altersverteilung* ergibt sich aus dem Säulendiagramm (Abb. 16). Die *Größenverhältnisse* schwanken zwischen einer Erbse und 4 cm im Durchmesser. Sehr häufig blieben sie in Form und Größe in langen Zeiträumen gleich und begannen dann plötzlich an Umfang zuzunehmen, so daß unter dem Verdacht auf Bösartigkeit die Resektion erfolgte. Mehrfach waren offenbar Infekte der Luftwege Anlaß zu einem Wachstumsreiz. Dreimal lagen in unmittelbarer Nähe tuberkulöse Veränderungen vor. Einmal wurde nach einer Pneumonie schnelleres Wachstum festgestellt.

Die *Lokalisation* geht aus Abb. 17 hervor. Auffällig war in unserer Untersuchungsreihe die Bevorzugung der Oberlappen. Das Verhältnis zwischen rechter und linker Lunge betrug 1,1:1. Die *Lage* war überwiegend peripher, meist subpleural. Nur einmal lag ein *intra*bronchiales Hamartom vor, das auch regelrechte Knochenbildung zeigte, Fettmark enthielt und zur Stenose des rechten Hauptbronchus geführt hatte.

Eine genauere Beschreibung unseres Materials liegt von HAUPT u. Mitarb. (1967) vor. Dort finden sich auch die ausführlichen histologischen Befunde. Allen gemeinsam sind schlauchförmige Hohlräume, die von kubischen und zylindrischen Zellen mit oder ohne Flimmerhaare ausgekleidet sind (Abb. 18). Meist beherrscht Knorpel in sehr unterschiedlicher Reife das Bild. Die „Tumoren" wiesen eine zarte bindegewebige „Kapsel" auf. Dabei scheint es sich vorwiegend um verödetes fibrös umgewandeltes Lungengewebe zu handeln. Gelegentlich aber liegen auch Kapseln vor, die offenbar aus dem Tumorgewebe hervorgegangen sind (Abb. 19).

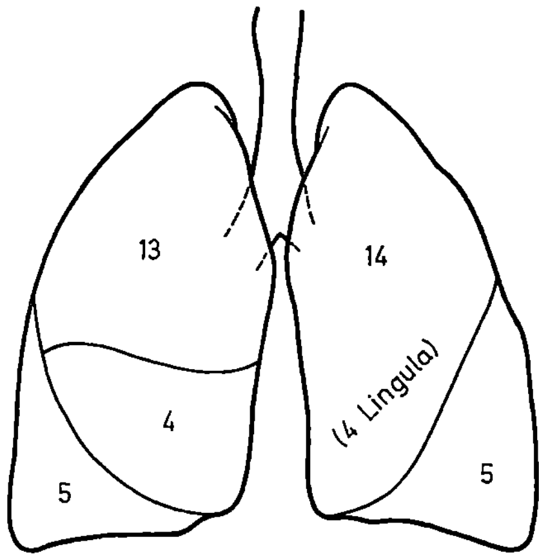

Abb. 17. Lokalisation von 41 Hamartochondromen

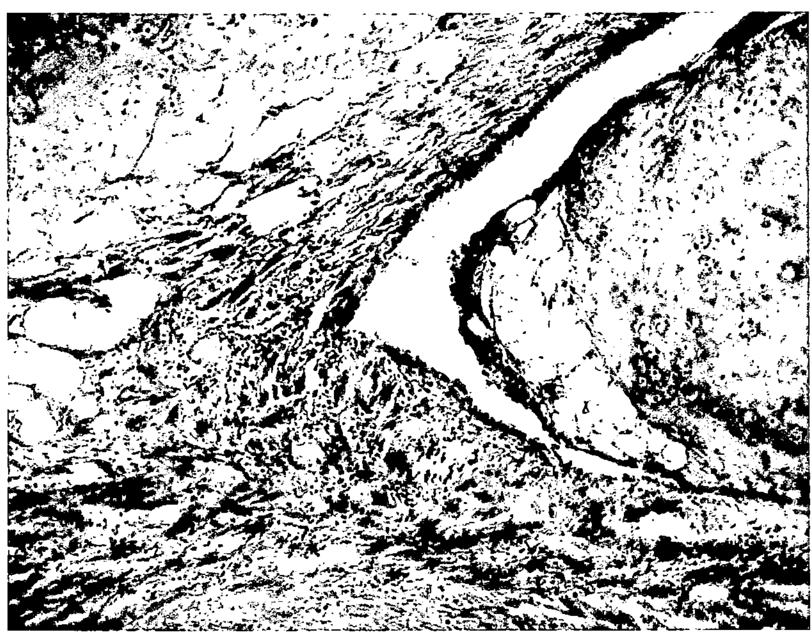

Abb. 18. Hamartochondrom der Lunge mit hyalinem Knorpel und glatter Muskulatur. Schläuche von Cylinderepithel ausgekleidet, das teilweise von Flimmerhaaren besetzt ist. Van Gieson-Färbung, Vergr. 75:1 (6065/59)

Eine etwas eingehendere Würdigung verdienen die sehr seltenen *knorpelfreien Hamartome*, die wir dreimal sahen. Es sei aber gleich bemerkt, daß wir keinen grundlegenden Unterschied zwischen diesen und den vorwiegend chrondromatösen

Hamartomen machen möchten. Beide werden als unterschiedliche Entwicklungs-
stufen einer gleichen anlagemäßig bedingten Fehlbildung betrachtet.

Unsere *adenomartigen (knorpelfreien) Hamartome* betreffen Erwachsene und
seien kurz geschildert.

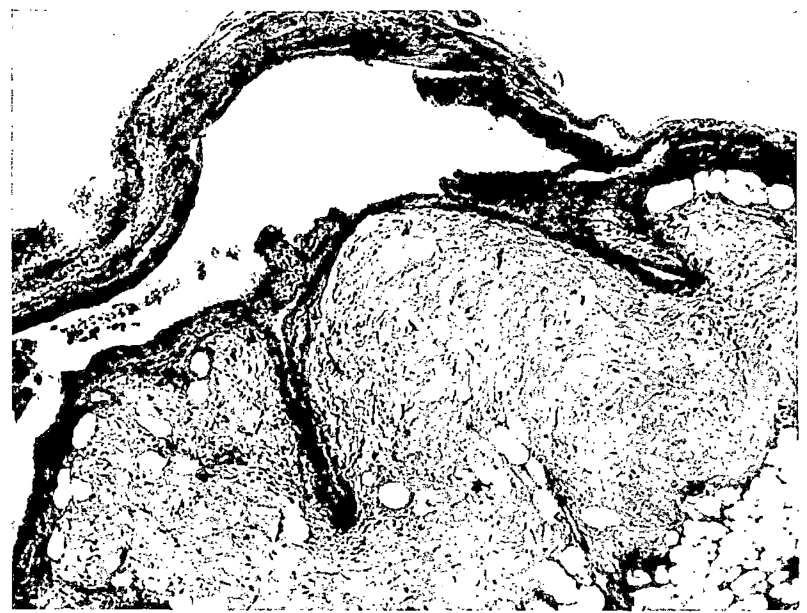

Abb. 19. Hamartochondrom (Knorpelblasteom und reichlich Fettgewebe) mit geschwulsteigener Kapsel. Die
Pseudokapsel komprimiert das Lungengewebe, ist abgehoben. Van Gieson-Färbung, Vergr. 80:1 (5901/57)

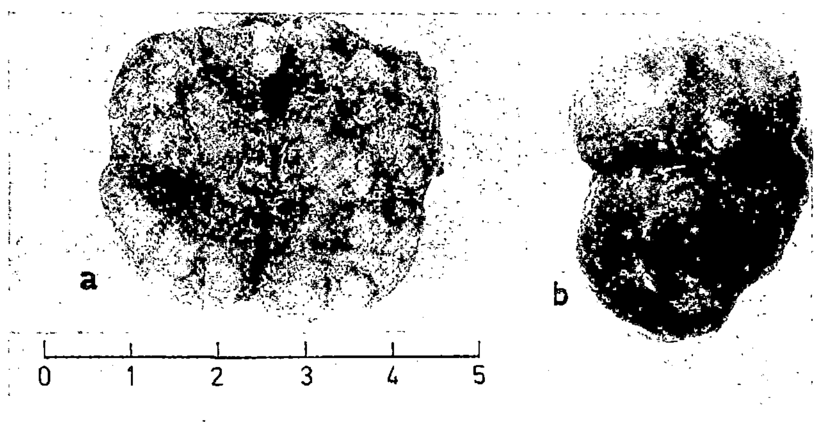

Abb. 20a u. b. Knorpelfreies Hamartom. a Oberfläche. b Schnittfläche

Fall 1: Bei einer 31jährigen Frau wird 1961 ein subpleuraler walnußgroßer weicher Knoten
aus dem Unterlappen enucleiert (Abb. 20a u. b).

Histologischer Befund (6377/61): Epitheliale und mesenchymale Bestandteile. Stellenweise
erweitern sich die unregelmäßig begrenzten Drüsenschläuche; in die erweiterten Lumina ragen
zahlreiche Papillen, die teilweise wieder kleine Tochterpapillen bilden (Abb. 21 a). Regelmäßi-
ges Cylinderepithel, stellenweise Flimmerbesatz (Abb. 21 b). Die Kerne liegen im basalen
Drittel der Zellen und sind sehr chromatinreich. Unter dem Epithel eine Basalmembran. Im
Elasticaschnitt elastische Fasern. Gelegentlich Fettzellen, die zu größeren Inseln zusammen-

fließen. Kaum einmal ein kleines Knorpelplättchen. Ziemlich reichlich Capillaren. Lumina der Drüsengänge meist leer. Scharfe Begrenzung gegenüber dem umgebenden Lungengewebe. Kapsel durch komprimiertes Lungengewebe.

Fall 2: 51 Jahre alte Frau, bei der 1960 zwei cystenartige Gebilde von Erbs- bis Walnußgröße enucleiert wurden.

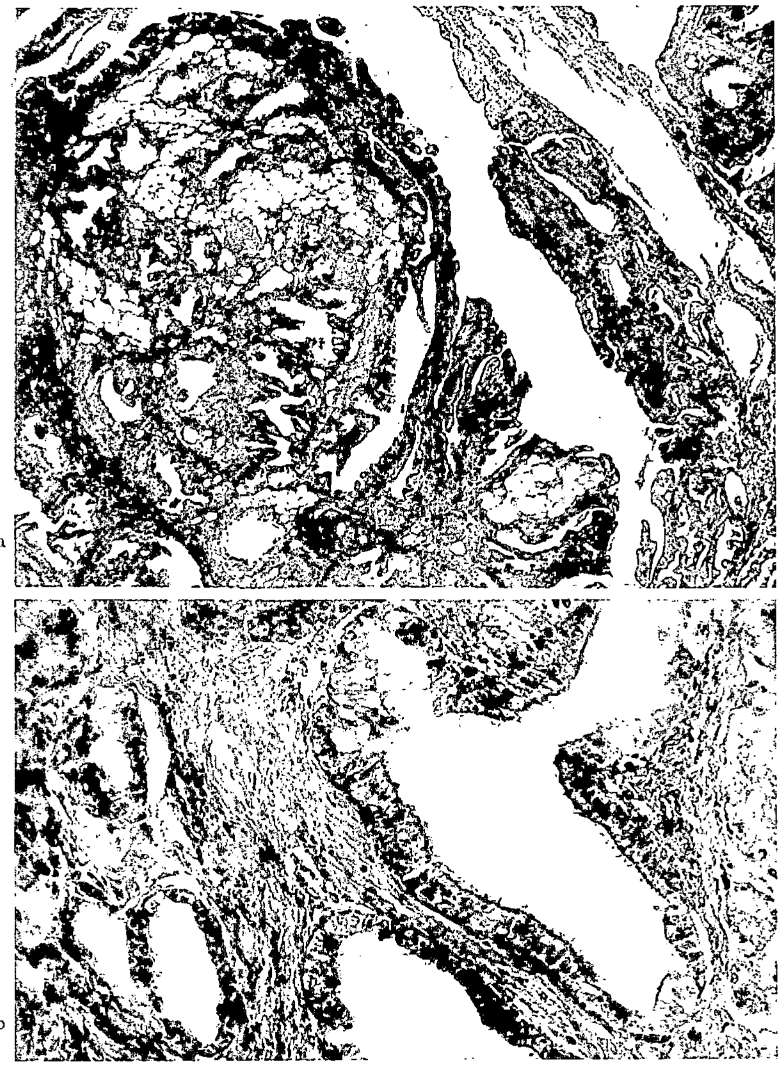

Abb. 21a u. b. Adenomartiges Hamartom der Lunge aus einem Gebiet mit zahlreichen Fettinseln. Van Gieson-Färbung. a Vergr. 25:1. b Vergr. 200:1 (6377/61)

Histologischer Befund (8547/60): Das Grundgewebe bildet plumpe Papillen, die von einem regelmäßigen kubischen bis zylindrischen Epithel bedeckt sind. Tubuläre Drüsenschläuche von gleichartigem Epithel. Kein Flimmerbesatz. Unter dem Epithel eine Basalmembran. Öfters weite cystische Bildungen ohne Inhalt oder mit einer geringen Menge einer dünnen eosinophilen Masse. Grundgewebe zellreich, mäßig faserbildend. Auch faserreiche und weniger zellhaltige Stellen, wechselnder Gefäßgehalt. Scharfe Begrenzung gegenüber dem komprimierten Lungengewebe (Abb. 22). Das andere Präparat (8635/60) zeigt einen etwa 3×1×0,8 cm großen Cystenausschnitt, der eine dünne durchscheinende gräulich-gelbliche Wandung besitzt. Oberfläche und Innenauskleidung ziemlich glatt.

Mikroskopisch ist der Wandausschnitt mäßig faserhaltig und zellreich. Dicht gelagerte spindelige Zellen, vereinzelt elastische Fasern. An der Außenseite der Wand stellenweise Flimmerepithel, an anderen Stellen Epithellosigkeit. Von der Oberfläche senken sich verzweigte Drüsenschläuche in das Stroma ein. Vereinzelt auch Drüsenschläuche, die nicht bis zur Oberfläche verfolgt werden können (Abb. 23). Epithel der Drüsenschläuche kubisch bis zylindrisch, darunter eine feine Basalmembran. Zahlreiche zarte Capillaren, gelegentlich ein dickwandigeres Gefäß.

Es finden sich also bei einer 31- und 51jährigen Patientin „Rundherde" der Lunge. Röntgenologisch sind es scharf begrenzte Rundschatten ohne jede Umgebungsreaktion. Die Diagnose war erst nach Thorakotomie und histologischer Untersuchung zu sichern.

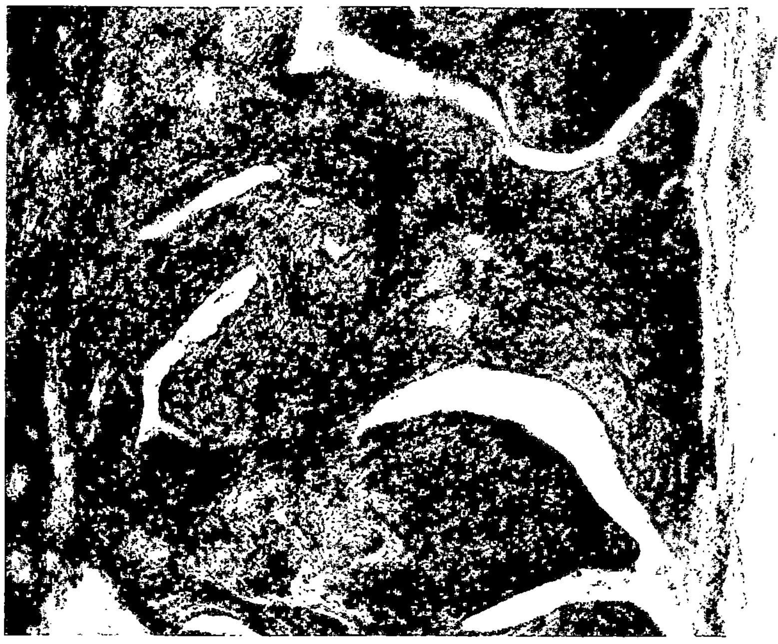

Abb. 22. Cystenwand mit tubulären Drüsenschläuchen. Zellreiches Stroma. Van Gieson-Färbung, Vergr. 80:1
(8747/60)

Bei der 31jährigen Patientin lag ein walnußgroßer Tumor vor, der sich histologisch aus epithelialen und mesenchymalen Anteilen zusammensetzt. Außer glatter Muskulatur sind in ihm alle Bestandteile der Bronchialwand enthalten, wobei es jedoch zu einer ganz überwiegenden Ausbildung von Drüsenschläuchen gekommen ist. Diese Drüsenschläuche und gebuchteten Gänge stellen mißbildete Bronchien dar. Dafür spricht der teilweise Flimmerbesatz des Cylinderepithels und die unter dem Epithel liegende Basalmembran. Das Fettgewebe kann auf eine Vermehrung der vereinzelt in der normalen Bronchialwand vorkommenden Fettzellen zurückgeführt werden. Es sind also die in der Bronchialwand vorkommenden Gewebe in einem abnormen Mischungsverhältnis sowohl in Menge, Anordnung als auch nach dem Grad der Ausbildung vorhanden. Dabei verleihen die zahlreichen verzweigten und papillenbildenden Drüsenschläuche dem Gewächs ein adenomartiges Aussehen. *Diese verzweigten Epithelgänge und Papillenbildungen weisen auf ein aktives Wachstum der embryonalen Bronchien hin, so daß man nicht von einer einfachen Fehlbildung, sondern von einem adenomartigen Hamartom oder von einem foetalen Bronchialadenom „im bildlichen Sinne" sprechen kann.* Die Ausbildung von Flimmerepithel, elastischen Fasern und von gelegentlichen

Knorpelplättchen läßt eine Entwicklung des Tumors nach dem 4. Embryonalmonat vermuten (LINSER, STOERK).

Im zweiten Fall dürfte es sich ebenfalls um foetale Bildungen handeln. Die
Drüsenschläuche sind auch hier als mißbildete Bronchien anzusprechen. Außer
dem Bindegewebe sind keine weiteren Bronchialbestandteile zur Ausbildung
gekommen. Bemerkenswert ist auch das Auftreten von zwei solchen „Gewächsen"
bei ein und derselben Patientin. Das multiple Vorkommen von Hamartomen
deutet auf eine Absprengung und isolierte Entwicklung embryonaler Gewebsanteile hin (BIKFALVI). Diese Gebilde besitzen zwar die gleichen Bestandteile,
weisen aber einen unterschiedlichen Bau auf. Einmal ist ein kleines Knötchen
gebildet worden, das hauptsächlich aus plumpen Papillenbildungen besteht und
stellenweise mäßig weite Hohlräume besitzt. Das andere Mal besteht ein zentraler
Hohlraum, der mit einer gallertigen Masse angefüllt war. Die Ausbildung von
Flimmerepithel läßt auch hier die Entwicklung auf den 4. Embryonalmonat
zurückführen.

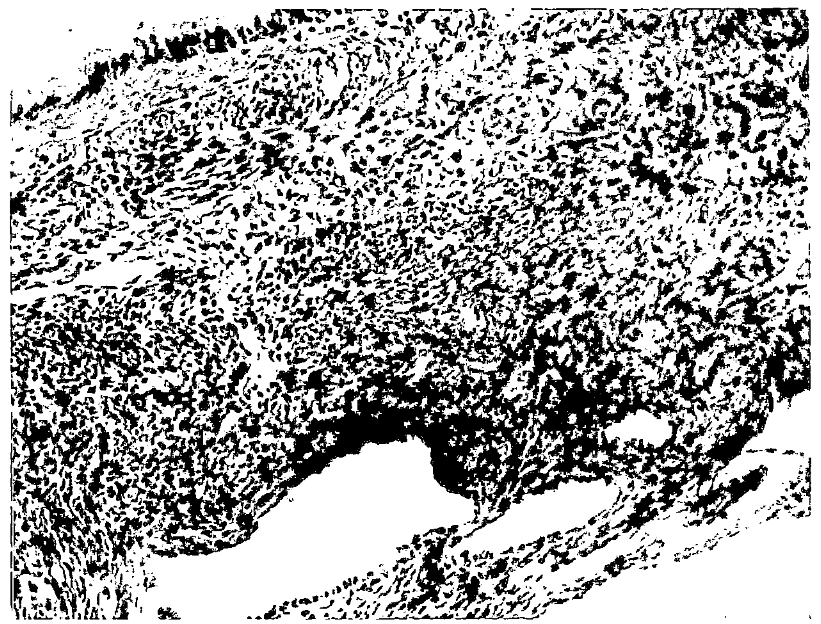

Abb. 23. Lungenhamartom. Cystenwand mit zellreichem Stroma und spärlichen Drüsenschläuchen. In der linken
oberen Ecke Flimmerepithel. Van Gieson-Färbung, Vergr. 220:1 (8635/60)

Das geschwulstartige Wachstum versprengter Bronchialknospen führt also zu
Gebilden, die sich sowohl in der geweblichen Zusammensetzung als auch im Bau
sehr erheblich unterscheiden können. *Alle drei Gebilde kann man als gutartige
adenomatöse Hamartome bezeichnen. Im Gegensatz zu den chondromatösen Hamartomen sind es adenomartige oder adenomatöse Hamartome.*

Ähnliche Bildungen von größeren Ausmaßen wurden auch bei *Neugeborenen*
beschrieben. Diese Tumoren zeigen histologisch das Bild adenomartig gewucherter
embryonaler Bronchien. Die Störung in der normalen Entwicklung des Bronchopulmonalbaumes tritt hier schon sehr frühzeitig auf, so daß größere Lungenabschnitte betroffen werden. Entsprechend der frühzeitigen Entstehung kommt es
in ihnen nicht zur Ausbildung von Knorpel. Damit stehen die diffusen Hamartome
der Neugeborenen im Gegensatz zu den Formen der Erwachsenen, bei denen in
der Mehrzahl der Fälle die Knorpelbildung in den Vordergrund rückt.

Adenomartige Hamartome sind bei Erwachsenen selten. Bei den Beobachtungen aus früheren Jahren handelt es sich um zufällige Obduktionsbefunde, während die der letzten Jahre bei Röntgenuntersuchungen festgestellt und operativ entfernt wurden. Die Verteilung auf die Geschlechter zeigt ein Verhältnis von 5 männlichen zu 3 weiblichen Patienten. Bei der Lokalisation ergab sich fünfmal ein Befall der rechten und zweimal der linken Lunge, wobei in einem Fall die Ortsangabe fehlte.

Die in der Literatur aufgefundenen *örtlich begrenzten* adenomartigen Hamartome sind in folgender Tabelle zusammengestellt (Tab. 1). Neben Hamartomen, die vorwiegend aus Knorpel oder drüsigen Bildungen bestehen, haben wir in einem

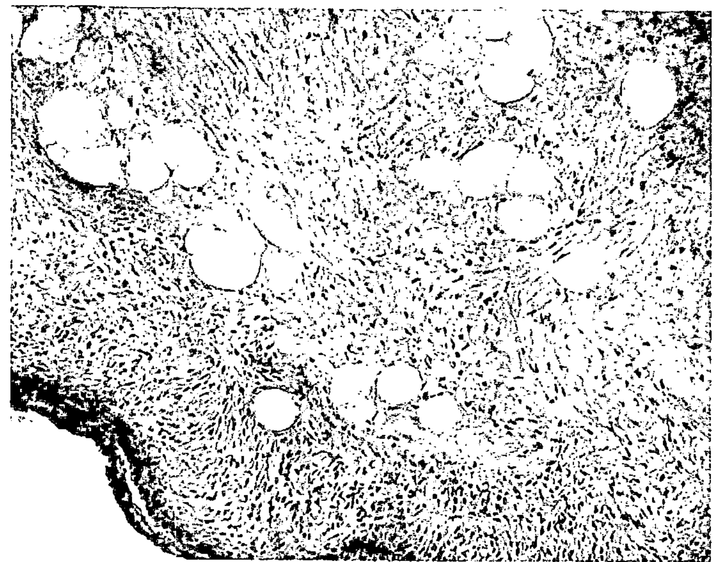

Abb. 24. Lungenhamartom mit vorwiegender Ausdifferenzierung von Schleim- und Fettgewebe. Van Gieson-Färbung, Vergr. 95:1 (5699/65)

Einzelfall fast ausschließlich myxomatöses Grundgewebe mit kleinen Fettträubchen festgestellt. Der einzige Drüsenschlauch ist als rudimentäres Gebilde an die Peripherie abgedrängt und bildet die „Kapsel" (Abb. 24).

Weitere Besonderheiten stellen die *intrabronchialen Hamartome* dar.

Tabelle 1

Nr.	Fall	Jahr	Alter	Geschlecht	Größe	Lokalisation	Entdeckung
1	Knoflach u. Marchesani	1922	69 J.	männl.	walnußgroß	re. UL	Sektion
2	Quendal	1923	22 J.	weibl.	erbsgroß	re. UL	Sektion
3	Altmann	1929	12 Tg.	männl.	4 cm ⌀	re. OL	Sektion
4	Möller	1933	44 J.	männl.	haselnußgroß	—	Sektion
5	Lotter	1940	Frühgeb.	männl.	kirschgroß	li. OL	Sektion
6	Zeitlhofer	1954	52 J.	männl.	intrabronchial, kirschgroß u. intrapulm. 3 cm ⌀	re. OL	Röntgen
7	eig. Beobacht.	1960	51 J.	weibl.	1. erbsgroß, 2. walnußgroß	re. ML	Röntgen
8	eig. Beobacht.	1961	31 J.	weibl.	walnußgroß	li. OL	Röntgen

51jähriger Patient, Ofenarbeiter (889/54). Seit 1947 starke Atemnot, Husten, Auswurf und intermittierende Temperaturen um 38 Grad. 1951 und 1952 Pneumonie, Invalidisierung. 1952 Verschlimmerung, deswegen 1953 Operation vorgeschlagen. Operation am 22. 2. 1954: Starke Verwachsungen zwischen hinterer und seitlicher Brustwand sowie zwischen Unterlappenbasis und Zwerchfell der rechten Lunge.

Im Resektionspräparat fand sich im Unterlappenbronchus an der Aufteilung in die Segmentbronchien ein etwa halbbohnengroßer breit aufsitzender, sich stark vorwölbender Knoten von ganz glatter weißlich-gelblicher Oberfläche und knorpel-knochenfester Beschaffenheit. Diffuse Bronchiektasie der peripheren Bronchialabschnitte.

Mikroskopisch findet sich ein Tumor aus lappigem sehr regelmäßigem Knorpel, in dem sich größere Inseln von verkalktem spongiösem Knochen feststellen lassen. In den Markräumen zellarmes Fettmark. Kapsel aus fibrillärem Bindegewebe. In den peripheren Bronchien Umwandlung des Epithels in mehrschichtiges Plattenepithel, Zeichen der chronischen Bronchitis. *Diagnose:* Stenosierendes Osteochondrom. Bronchiektasie und chronische Bronchitis.

Der Patient litt seit 1947 an Lungenbeschwerden im Sinne von Bronchiektasen, die bei späteren Untersuchungen beidseitig in den Unterlappen festgestellt wurden.

W. FISCHER nimmt für die endobronchialen Knorpelgeschwülste eine *echte Enchondrombildung* an. Die von Bronchialschleimhaut überzogenen Bildungen sollen nur Knorpel enthalten. ROUJEAU (1961) stellt fest, daß die endobronchialen Hamartome nur aus mesenchymalen Gewebsanteilen bestehen (Knorpel, metaplastischer Knochen, embryonales Bindegewebe, Fett), während die intrapulmonalen noch eine epitheliale Komponente besitzen. Nach den Untersuchungen von ZEITLHOFER, OTTO, HASCHE u. HAENSELT kann aber auch bei den intrabronchialen Knorpelgeschwülsten ein Hamartom mit allen bekannten Bestandteilen vorliegen. Einen Mittelweg beschreiten auch BIKFALVI u. Mitarb., die die endobronchialen knorpelhaltigen Tumoren in Hamartome und Enchondrome einteilen. Die gleiche Meinung vertritt SACK (1964). Er schreibt, daß es sich bei den Knorpelgeschwülsten des Bronchialbaumes zumeist um Hamartome handele, daß jedoch auch Beobachtungen über echte Chondrome vorlägen, die nach JACKSON u. Mitarb. (1956) häufiger sein sollen. In der Regel sind aber enge histologische Beziehungen zum Bronchialknorpel nicht nachweisbar. Indessen glauben einige Autoren, solche festgestellt zu haben (SPIESS 1910; KLAGES 1931; KANIAK u. KÜMMERLE 1959).

HASCHE u. HAENSELT (1960) grenzen zwei histologische Typen ab: Den Typ der *intrapulmonalen* und den der *endobronchialen Hamartome.* Beide setzen sich aus den gleichen Bestandteilen zusammen. Während aber bei den intrapulmonalen Hamartomen der adenomartige Charakter und die organoide Struktur deutlicher hervortreten, sind die endobronchialen Neubildungen durch Abnahme der epithelialen und geschwulstartigen Vermehrung der mesenchymalen Komponente gekennzeichnet. Die Hamartome der Lunge zeigen also auf der einen Seite Übergänge zu den echten Neubildungen (z. B. reine Chondrome), andererseits enge Beziehungen zu den reinen Mißbildungen. Die intrapulmonalen Hamartome stehen den Mißbildungen näher, die intrabronchialen den Geschwülsten.

Über die *Ätiologie* der Hamartome läßt sich anhand unserer Übersicht keine beweiskräftige Aussage machen. Immerhin weisen einige unserer Beispiele auf eine entzündlich bedingte *Wachstumsbeschleunigung* hin. Das endobronchiale Chondrom könnte sogar seine *Entstehung* chronischer Entzündung verdanken. Hier liegen nämlich Bronchiektasen vor, die nicht nur auf der Seite der Geschwulst, sondern auch auf der Gegenseite nachgewiesen wurden. Trotzdem können wir nicht mit einiger Sicherheit den Beweis führen, daß die Bronchiektasen *vor* dem endobronchialen Hamartom vorhanden waren, oder ob das Hamartom sie verursacht hat. Wahrscheinlich jedoch ist es in einem bereits krankhaft veränderten Bronchialbaum entstanden. Aber auch dann müssen wir uns mit einer ursächlichen Deutung Zurückhaltung auferlegen. Einige intrapulmonale Hamartome weisen ebenfalls auf möglicherweise fördernde entzündliche Einflüsse hin. Im folgenden sollen sie kurz geschildert werden.

Ein 47jähriger Patient erkrankte 1942 an einer Pleuritis. Dabei röntgenologische Feststellung eines mandarinengroßen Verdichtungsherdes im linken Oberlappen. Sputumuntersuchungen auf Tuberkelbakterien bis 1954 im Wechsel positiv und negativ. Keine Befundänderung bis 1954.

Am 18. 11. 1954 Aufnahme in die Klinik für Lungenkrankheiten in Zschadraß (OMRat Dr. med. habil. Anstett). Husten und Auswurf, gelegentlich Hämoptysen. Im Thoraxröntgenbild unscharf begrenzter Kugelschatten im linken Oberlappen (Abb. 25).

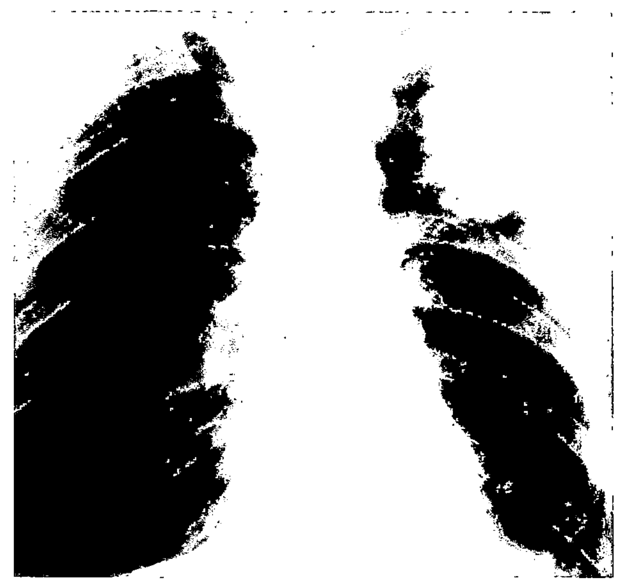

Abb. 25. Kugelförmiges Hamartochondrom des linken Lungenoberlappens. Unscharfe Begrenzung, weil von tuberkulösem, z. T. verkäsendem Narbengewebe umgeben. Mann, 47 Jahre (407/65)

Thorakotomie, Resektion des Oberlappens. In narbiger Umgebung ein kleinapfelgroßer gut auslösbarer knolliger knorpelähnlicher Knoten, der histologisch ein typisches Hamartochondrom darstellt (307/55). Die Kapsel besteht aus anthrakotischem Narbengewebe mit ausgedehnten Verkäsungen. *Es liegt also, wie in drei weiteren Beispielen des eigenen Untersuchungsgutes, eine örtliche und offensichtlich zeitliche Beziehung von Hamartom und Tuberkulose vor.*

Nicht weniger bemerkenswert ist folgende Beobachtung bei einer 41jährigen Frau. Seit 1957 Rundherd im linken Oberlappen bekannt. In halbjährlichen Kontrollen bis Dezember 1961 kein Wachstum. Zu diesem Zeitpunkt Pneumonie im linken Oberlappen. Danach eindeutige Vergrößerung des Rundherdes, die den Entschluß zur Operation reifen läßt. Bei der Lobektomie am 9. 4. 1962 zeigten sich als Überbleibsel der abgelaufenen Pneumonie Pleuraverwachsungen. Resektion des 1.—3. Segmentes. Histologisch typisches Hamartochondrom. Größe 2,5×1,6 cm (3136/62).

Wir sind weit entfernt, aus diesen Beobachtungen unzulässige Schlüsse zu ziehen. In drei Fällen aber lag eine Kombination von Hamartom und Tuberkulose in unmittelbarer räumlicher Verknüpfung vor. Dazu kommt, daß in unserem Sammelgut die überwiegende Mehrzahl der Hamartome dort gefunden wurde, wo sich auch am häufigsten die Tuberkulose abspielt, nämlich in den Oberlappen. Diese Feststellung soll deshalb unserer Aufmerksamkeit nicht entgehen, weil auch einige französische Forscher auf die ätiologische Bedeutung der Tuberkulose für das Hamartom hinweisen (Roujeau, Laumonier u. Mitarb. 1962).

Die andere Beobachtung, wo nach jahrelangem Wachstumsstillstand im zeitlichen Zusammenhang mit einer Pneumonie eine zweifelsfreie Vergrößerung des Tumors eingetreten war, verstärkt den Eindruck, daß Entzündungsreize von

Bedeutung sein können. Vorläufig aber vermögen wir nur eine rasche Größenzunahme zu registrieren, die gelegentlich auch einmal ohne erkennbare Einflüsse in Erscheinung tritt. Eine endgültige Aussage in dieser Zusammenhangsfrage wird erst nach weiteren einschlägigen Beobachtungen möglich sein. Wir selbst möchten uns heute schon auf die Seite derer stellen, die in entzündlichen Vorgängen einen

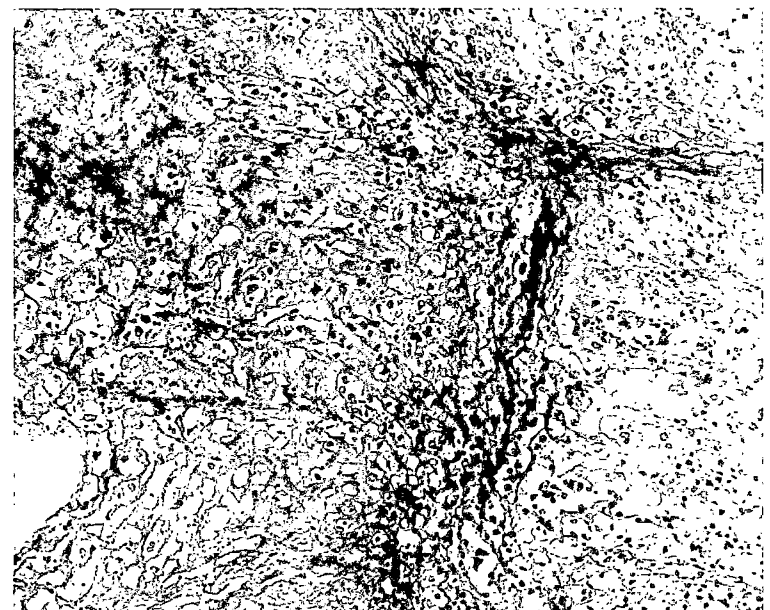

Abb. 26a. Zum Teil noch gutartiges Hamartochondrom. Van Gieson-Färbung, Vergr. 130:1. (10657/65)

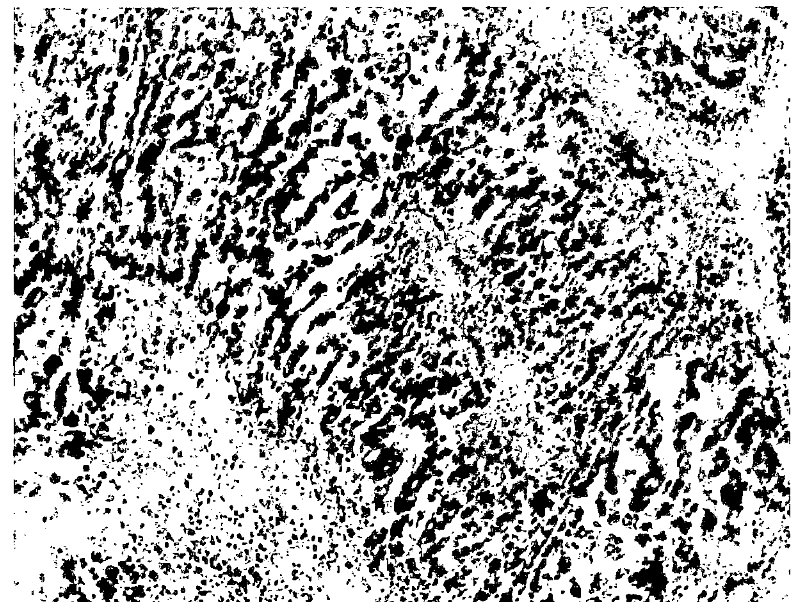

Abb. 26b. Vollendete sarkomatöse (?) Entartung. Wegen jahrelangem Bestand kann ein primäres Chondrosarkom ausgeschlossen werden. Van Gieson-Färbung, Vergr. 130:1. (10657/65)

ursächlichen Faktor für die Proliferationsneigung an Hamartomen sehen. In dieser Auffassung werden wir dadurch bestärkt, daß offenbar seit der ersten Hälfte der fünfziger Jahre eine reale Häufigkeitszunahme der Hamartochondrome zu verzeichnen ist. Mindestens weist ein Vergleich unseres Vorkriegsmaterials mit dem der Nachkriegszeit darauf hin. Wenn sich diese Feststellung durch weitere Untersuchungen bestätigen ließe, läge es nahe, den häufigeren chronisch entzündlichen und vernarbenden Vorgängen, die auf eine erfolgreichere Therapie zurückzuführen sind, eine ursächliche Rolle zuzuerkennen. Wir hätten es dann mit einem Seitenstück zum Narbencarcinom zu tun.

Morphologisch gleichen unsere Beobachtungen grundsätzlich den Literaturbeispielen. Nur ein Fall unterscheidet sich von allen anderen in quantitativer Hinsicht ganz erheblich. Bis auf einen an den Rand verdrängten und schmal zusammengepreßten Drüsenschlauch wird das Bild ausschließlich von myxomatösem Gewebe mit einigen kleinen Fettinseln beherrscht. Sein regelmäßiger Aufbau macht es unwahrscheinlich, daß es sich nicht um ein Degenerationsprodukt von Knorpel handelt, wie früher öfters angenommen wurde (KNOFLACH u. MARCHESANI 1922; FELLER 1922; ALTMANN 1929). Es wird vielmehr umgekehrt die Matrix für die Knorpelbildung sein, wie schon HART 1906 hervorhob. Dieser Fall ist als weitere Bestätigung dafür aufzufassen, daß aus der verschiedenartigen geweblichen Zusammensetzung kein genetisches Prinzip abgeleitet werden darf. Der Drüsenschlauch als embryonaler Bronchus fehlt nie. Alle übrigen Bestandteile sind Zusatzmerkmale, die in der Benennung zum Ausdruck kommen können. Entscheidende Einteilungsmerkmale hingegen sind sie nicht. Alle Bildungen dieser Art fassen wir als Fehlentwicklungen aus der Bronchialanlage auf. So lassen sich sämtliche Gewebsanteile in allen Mischungsverhältnissen einschließlich der Cystenbildungen am einleuchtendsten erklären.

In einem einzigen Fall konnten wir eine Plattenepithelmetaplasie des Cylinderepithels nachweisen. ZEITLHOFER berichtet sogar über *verhornendes* Plattenepithel.

Wie andere Autoren (HASCHE u. HAENSELT, HOOD u. Mitarb., McDONALD, KIRSCHNER, JENSEN und SCHIØDT) haben wir gelegentlich nach langem Wachstumsstillstand eine Größenzunahme festgestellt. Unter Umständen setzte sie aus unbekannten oder nur vermuteten Gründen sogar ziemlich plötzlich ein. Maligne Entartung haben wir in einem Fall gesehen (Abb. 26 a u. b). Sie kann in Richtung Sarkom eintreten (CAVIN u. Mitarb., SIMON u. BALLON, FASSKE) oder in Richtung Carcinom (ZEITLHOFER).

Gleichzeitiges Vorkommen von intrapulmonalen und endobronchialen Hamartomen werden nur von wenigen Autoren mitgeteilt (BIKFALVI, ZEITLHOFER, HASLHOFER). In unserem Material konnten solche Befunde nicht erhoben werden.

III. Neurogene Tumoren

Mit diesem Sammelbegriff bezeichnen wir nach dem Vorschlag von HOMMA (1949) Geschwülste, die auch als Neurinome, Neurofibrome oder Neurilemmome benannt werden. Wir umgehen dabei die Frage, ob sie ekto- oder mesodermaler Herkunft sind. In erster Linie sollen hier die Geschwülste der Nervenscheiden, also die Neurinome und besonders die Neurofibrome interessieren. Unseres Wissens sind mit Ausnahme des Falles von DE WITT (Neuroepitheliom) nur hierher gehörige Tumoren in der Lunge beschrieben worden. Sie leiten sich von den Zellen der Schwannschen Scheide ab und entstammen dem weit verzweigten vegetativen Nervensystem in der Umgebung der Blutgefäße. Sie können aus Schwannschen Zellen und Gitterfasern bestehen (Neurinome) oder, wie meist, auch kollagene Fasern enthalten (Neurofibrome). Histologisch unterscheiden sie sich nicht von Tumoren dieser Art an anderen Örtlichkeiten. Während sie im Thoraxraum nicht ganz selten sind, stellen sie innerhalb der Lungen ausgesprochene Raritäten dar. Den Mitteilungen der letzten Jahre konnten wir noch keine 40 *intrapulmonale* neurogene Tumoren entnehmen (GALY u. TOURAINE 1956; DREWES u. GEMMEL 1959; DOESEL 1961). Davon wuchsen 4 intrabronchial.

Aus der Übersicht von DREWES u. GEMMEL geht hervor, daß alle Altersschichten in gleichmäßiger Verteilung betroffen werden können. Nach HECKENBACH (1961) überwiegt das mittlere Alter. Soweit Angaben über den Geschlechterbefall vorliegen, entfielen 17 auf Männer und 12 auf Frauen. Bei der niedrigen Anzahl von Beobachtungen kommt dieser Angabe kein Aussagewert zu. Ähnlich verhält

es sich mit dem Fundort. Bisher sah man sie in der Mehrzahl in der rechten Lunge. Hier wurden sie in 21, links in 11 Fällen festgestellt (2:1). Die Lage soll mehr peripher sein.

Die Möglichkeit der malignen Entartung besteht besonders dann, wenn das Vorkommen von Neurofibromen an die Systemerkrankung des Morbus Recklinghausen gebunden ist.

Klinische Symptome fehlen oder entsprechen einer raumfordernden Bildung im Brustraum. Heute werden sie meist zufällig bei der Röntgenuntersuchung entdeckt, ohne daß man dann ihre möglicherweise viele Jahre zurückliegende Entstehungszeit einschätzen kann. Anders freilich bei intrabronchialem Wachstum. Dann treten alle Erscheinungen des Bronchusverschlusses auf. Die damit naheliegende Probeexcision kann zu Komplikationen führen, weil diese Tumoren abschnittsweise weite Gefäße enthalten und stark bluten können (HOCHBERG u. SCHACTER 1955).

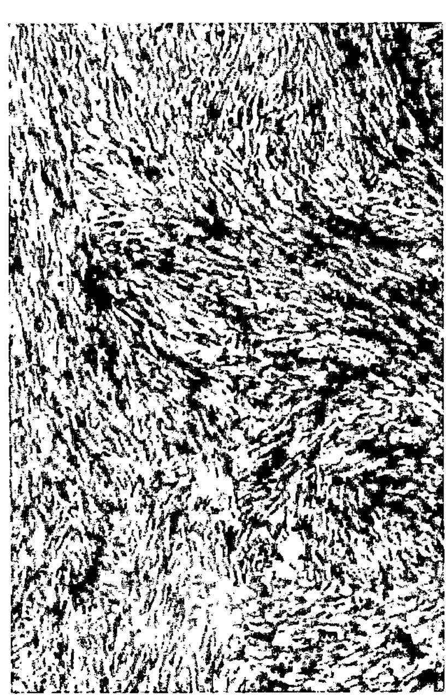

Abb. 27. Typisches Neurofibrom der Lungen

Die primäre Gutartigkeit darf nicht darüber hinwegtäuschen, daß die Gefahr der bösartigen Umwandlung besteht (SEBESTENY u. HORÁNYI 1953).

Unsere eigene Erfahrung erstreckt sich auf ein einziges Beispiel von Neurofibrom. Dieses wurde 1961 bei einer 65 Jahre alten Frau durch die gewohnheitsmäßige Röntgenuntersuchung als „Rundherd" in der Lingula des linken Oberlappens gefunden. Während einer zweijährigen Beobachtung nimmt die Verschattung sehr langsam an Größe zu. Bei der Thorakotomie am 26. 11. 63 (OMRat Dr. med. habil. ANSTETT, Zschadraß) wird ein walnußgroßer, harter, rundlicher Knoten aus der Lingula ausgeschält. Größe 3,3×2 cm (10633/63).

Zarte bindegewebige Kapsel. Schnittfläche gräulich-gelblich, fasciculiert. *Mikroskopisch* besteht der Tumor aus Nerven- und Bindegewebe, das in fischzugartiger Anordnung gebündelt und durchflochten ist. Die Kerne zeigen reichlichen Chromatingehalt und je nach Schnittrichtung Stäbchen- oder Spindelform. Die typische Palisadenstellung und ihre rhythmische Anordnung ist stellenweise deutlich. Nach VAN GIESON ergibt sich eine blaß-gelbliche bis leicht graue Anfärbung des dicht gefügten Gewebes. Rote Bindegewebsfasern sind spärlich, weite Capillaren dagegen mancherorts sehr reichlich vorhanden (Abb. 27). Zarte bindegewebige Kapsel. Infiltration oder entzündliche Reaktionen der Umgebung fehlen. Auch keine sonstigen Zeichen für Bösartigkeit.

Die Diagnose Neurofibrom ist nach dieser Beschreibung und den Abbildungen nicht zu bezweifeln. Sein Sitz war, wie bei den meisten neurogenen Tumoren der

Lungen, peripher. Im Gegensatz zu der überwiegenden Mehrzahl handelt es sich um eine Frau mit dem Sitz des Tumors in der linken Lunge. Indessen übersehen wir mit dem eigenen Fall nur 38 Beobachtungen mit teilweise unzulänglichen Daten, so daß diese Angaben als irrelevant zu betrachten sind.

Ganglioneurome, paraganglionäre Geschwülste, Sympathicoblastome usw. können durchaus erwartet werden, sind uns aber bisher nicht begegnet. Das Neuroepitheliom von DE WITT wurde bereits genannt.

IV. Fibroepitheliale Polypen und Papillome

In den Bronchien und Lungen kommen alle gutartigen Neubildungen vor, die das Grundgewebe zuläßt. Das heißt, wir haben die gleichen Geschwülste zu erwarten, wie sie uns an vielen anderen Orten im Körper und an den äußeren Bedeckungen begegnen. Ihre Bedeutung für den Betroffenen aber kann viel größer sein als an anderer Stelle. Dafür soll folgende Beobachtung als Beispiel dienen.

Bei einem 73 Jahre alten Mann (SN 105/66) fand sich ein gut saubohnengroßer Polyp im Hauptbronchus des rechten Unterlappens. Durch seine Größe und vielleicht auch vorübergehende Schwellungen war er imstande, Sekretstauungen zu verursachen. Es lag nämlich im ganzen Unterlappen eine chronische Obstruktionsbronchitis mit zylindrischen Bronchiektasen und chronischer Pneumonie vor. Dazu bestand eine anthrakotische Cirrhose beider Lungenspitzen und ein chronisches Lungenemphysem. Der Tod trat bei ausgeprägtem Cor pulmonale an Rechtsherzinsuffizienz ein. Der Polyp führte also als biologisch harmlose Neubildung zu tödlichen, mindestens zu lebensverkürzenden Folgeerscheinungen.

Das *histologische Bild* der Polypen und Papillome ist höchst einfach. Als Muster soll der eigene Befund dienen (Abb. 28 a u. b). Die Hauptmasse besteht aus exstruktiv gewuchertem subepithelialem kernarmem Bindegewebe. Die zahlreichen capillären Gefäße sind von unterschiedlicher Weite und oft prall mit Blut gefüllt. Die epithelialen Anteile entstammen den Drüsenausführungsgängen und dem Bronchialepithel. Ihre Proliferationstendenz ist an den tiefen Einsenkungen von der Oberfläche her und an den Verzweigungen der Drüsenschläuche zu erkennen. Das Epithel ist ganz vorwiegend zylindrisch, gelegentlich aber in einen mehrschichtigen plattenepitheligen Belag umgewandelt. Zeichen einer Entzündung sind nicht in nennenswertem Ausmaß festzustellen. Wir sind geneigt, eine *echte* gutartige Neubildung im Sinne eines leicht papillären Polypen der Bronchialschleimhaut anzunehmen.

Bildungen dieser Art sind vorzugsweise im oberen Respirationstrakt, vor allem im Kehlkopf zu finden (JAKOBI 1954; MAYER 1959; ZEHMISCH 1963). Selten reichen sie weit bis in den Bronchialbaum hinab (HITZ u. OESTERLIN 1932; HOLINGER u. Mitarb. 1950; KIRCHNER 1951; STEIN u. VOLK 1959). Häufig sind Kinder befallen. Sie kommen aber auch bei anderen Altersklassen in der Ein- und Mehrzahl vor. Das männliche Geschlecht soll überwiegen (GARDIOL 1959). ZEHMISCH allerdings konnte keine Geschlechtsdisposition feststellen. Leider belegt er seine Aussage nicht mit Zahlen.

Die Fibroepitheliome bestehen aus gewuchertem Epithel des Standortes und bindegewebigem Stroma. Sie grenzen sich gut gegen die Umgebung ab, wachsen sehr langsam und setzen keine Metastasen. Bösartige Umwandlungen kommen kaum vor. Es handelt sich ihrer Natur nach um gutartige Geschwülste. Freilich können sekundäre Vorgänge an ihnen selbst (Blutungen) oder Bronchialverschluß gefährlich werden. Blutungen sind bei den prall gefüllten Gefäßen, die oft in großer Zahl vorhanden sind, gut erklärbar. Sie werden durch die nicht seltenen entzündlichen Arrosionen begünstigt.

Die Polypen und Papillome wachsen gestielt. Jene haben eine einheitliche glatte, diese eine gelappte Oberfläche, die von einfachem oder flimmerndem

Cylinderepithel bedeckt wird. Plattenepithelmetaplasien sind nicht ungewöhnlich. Das bindegewebige Grundgerüst kann ödematös und entzündlich infiltriert sein.

Papillome können primär in der Vielzahl entstehen (HOCHBERG u. SCHACTER; STEIN u. VOLK). Wenn sie in dichter Lagerung aufsprossen, spricht man von

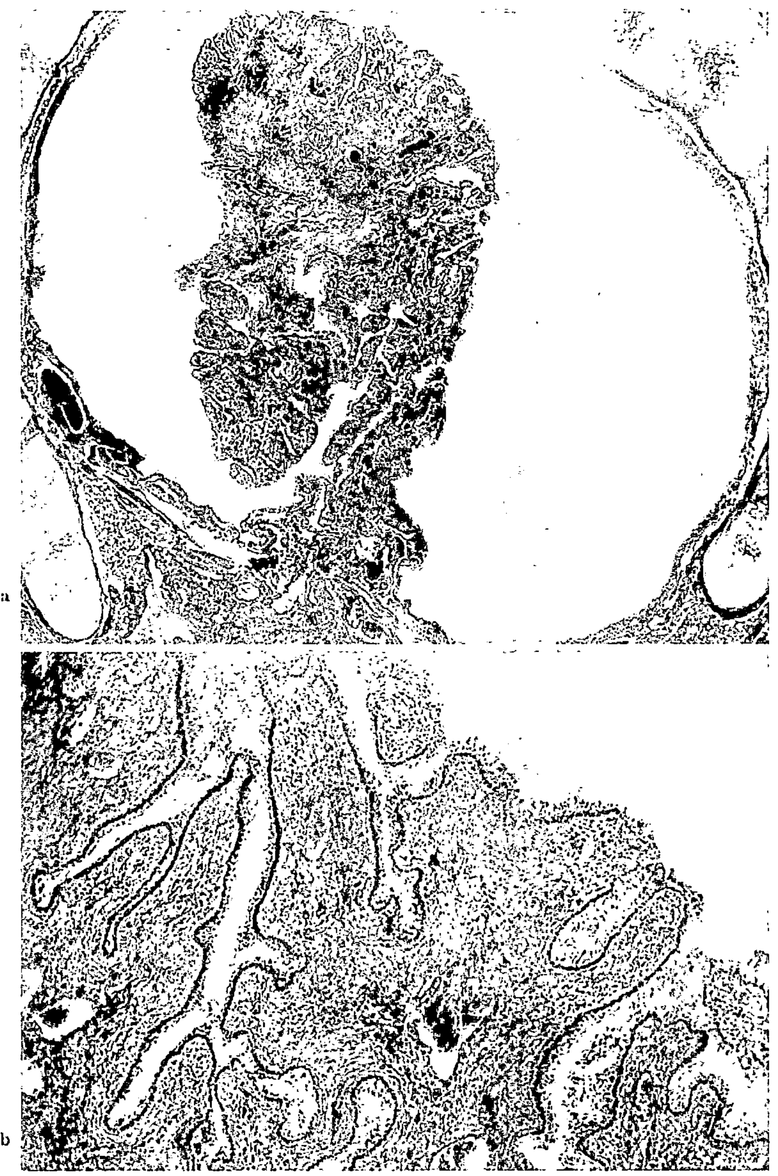

Abb. 28a u. b. Papillärer Bronchialpolyp. a Übersicht. Van Gieson-Färbung, Vergr. 7:1. b Ausschnitt. Van Gieson-Färbung, Vergr. 55:1 (SN. 105/66)

Papillomatose. Dann aber liegen wohl keine echten Geschwülste im engeren Sinne vor (ASHMORE 1953; ROWLANDS 1960). Sie können aufgrund chronisch entzündlicher Reizzustände bzw. Innervationsstörungen entstehen. Im allgemeinen nimmt man heute eine komplexe Ätiologie an. Virusinfektionen, Umweltfaktoren

(Klima, Luftverunreinigung), konstitutionelle Gegebenheiten sollen eine ursächliche Rolle spielen (Zehmisch). Einen möglichen Zusammenhang zwischen tuberkulöser Infektion und Papillomatose sehen Uzzan u. Mitarb. (1960). Sie schildern ein Beispiel von diffuser tracheo-bronchialer Papillomatose bei einem 5 Jahre alten Knaben mit gleichzeitiger primärer Lungentuberkulose. Im übrigen aber besteht keine Übereinstimmung in der Auffassung über Ätiologie und Klassifizierung der Papillome. Unsere geringen eigenen Erfahrungen lassen eine Stellungnahme zu dieser Frage nicht zu.

Meyer u. Liot (1954) haben „eine neue Varietät von Bronchialepitheliomen aus verwandeltem Stroma" beschrieben. Dieses besteht aus myoepithelialen Zellen.

B. Semimaligne Geschwülste

I. Bronchialadenome vom Carcinoid- und Cylindromtyp

Hamperl schreibt in seinem Lehrbuch „Cylindrome und Carcinoide werden vielfach unter dem nicht ganz zutreffenden Namen Bronchialadenome zusammengefaßt; sie werden mit Erfolg operativ entfernt." Der zweite Teil dieses Satzes, dem sich unmittelbar die Abhandlung des primären Lungencarcinoms anschließt, ist nicht nur durch seine Stellung im Text, sondern auch durch seine Formulierung bemerkenswert. Aus beidem scheint hervorzugehen, daß sich der Autor an dieser Stelle nicht auf die biologische Wertigkeit dieser Geschwülste verbindlich festlegen möchte. Daraus schließen wir, daß er den Bronchialadenomen eine Sonderstellung zuerkennt. Worauf diese beruht, wird sich im folgenden zeigen.

Das heutige Interesse an den Bronchialadenomen hängt im wesentlichen mit zwei Erscheinungen zusammen. 1. Ein geringer Prozentsatz dieser Geschwülste ist wie die Darmcarcinoide von endokriner Wirksamkeit. Diese findet ihren Ausdruck im Carcinoidsyndrom. 2. Seitdem der Pathologe durch das tägliche Biopsiematerial in die Lungendiagnostik entscheidend eingeschaltet ist, hat er in hohem Maße ärztliche Verantwortung zu übernehmen. Gerade in dieser Hinsicht ist das Bronchialadenom trotz seiner relativen Seltenheit zu einer sehr belangvollen Geschwulst geworden.

Das Schrifttum geht, wenn wir von unsicheren bzw. nicht überprüfbaren Mitteilungen (Laennec 1831; Müller 1882) absehen, nur auf wenige Jahrzehnte zurück. Ein unzweifelhaftes Bronchialadenom wurde aber bereits im Jahre 1917 von Jackson bronchoskopisch festgestellt und entfernt. Über die Diagnose indessen wurde man sich erst 1941 einig. Sie lautete jetzt „benign bronchial adenoma", nachdem 24 Jahre vorher der Tumor von Ewing als „Endothelioma" des Bronchus beschrieben worden war. Geipel berichtete 1931 über 6 Bronchialadenome und fügte diesen 2 eigene Beobachtungen hinzu. Rein morphologisch hat er sie den „gutartigen Basalzellenkrebsen" Krompechers an die Seite gestellt. Die endgültige Abgrenzung von den Bronchialcarcinomen erfolgte nach den Arbeiten von Masson (1924) und Feyrter (1934) durch Hamperl (1937). Er unterteilte sie in Carcinoide und Cylindrome. Den Begriff Carcinoid begründete er mit dem zutreffenden Vergleich zu den entsprechenden Geschwülsten des Magen-Darmkanals. Hamperl benutzte ihn ganz im Sinne von Oberndorfer (1907), auf dessen Vorschlag jene teilweise metastasierenden, d. h. bedingt gutartigen Geschwülste von den Carcinomen unterschieden wurden. Es soll also im wörtlichen Sinne die Krebsähnlichkeit zum Ausdruck kommen.

Wie Hamperls Arbeit für das deutsche Schrifttum, so wurde die von Womack u. Graham (1938) bestimmend für den angelsächsischen Sprachbereich. Ihre Bezeichnung lautet „Bronchialadenom". Sie geht aber nach Baló auf Kramer zurück, der zwei polypöse Adenome im Jahre 1930 beschrieben hat. Brunn u. Goldman konnten sich 1941 bereits auf 19 eigene Beobachtungen berufen. Auf diese stützen sich Zamora u. Schuster (1937, 1948) und nennen die Bronchialadenome wegen ähnlicher histologischer Befunde und der Neigung zu Spontanblutungen „vascular adenoma of the bronchus". Bredt (1950) spricht von einem „angiomatoiden Bronchialadenom".

Die zahlreichen kasuistischen Mitteilungen nach der grundlegenden Veröffentlichung HAMPERLS werden mit 824 Beispielen von JAEGER (1954) zusammengefaßt (285 eindeutige Carcinoide, 57 Cylindrome und 482 wahrscheinliche Carcinoide).

Die *Nomenklatur* der bedingt gutartigen epithelialen Bronchialtumoren ließ sich allmählich auf eine einigermaßen verständliche Vereinheitlichung zurückführen. Um sie nicht von neuem zu verwirren, wählen wir die heute wohl gebräuchlichste und nennen die in diesem Kapitel gemeinten Geschwülste „Bronchialadenome". Darunter fallen also zunächst die Carcinoide (HAMPERL), die neben anderen unter folgenden sinnverwandten aber auch sinnwidrigen Benennungen laufen: Vasculäres Adenom (ZAMORA u. SCHUSTER 1937), Epistom (PRUVOST u. Mitarb. 1941), angiomatöses oder angiomatoides Adenom (BREDT 1950), Fibroepitheliom (MANZ 1951), polypöser Bronchialtumor mit langsamer Entwicklung (DUMONT u. Mitarb. 1951), Argentaffinoma (JOSEPH 1960), Polypoidadenoma; benign glandular bronchogenic tumor; rest tumor; Endotheliom des Bronchus (WEISS u. INGRAM 1961).

Die Synonyma der Cylindrome (HAMPERL) sind schwerer zu ordnen, weil nicht nur die Uneinheitlichkeit der Benennung zu berücksichtigen ist, sondern auch verschiedenartige Geschwülste in dieser Gruppe zusammengefaßt zu sein scheinen. So wissen wir nicht genau, was hinter den folgenden Ausdrücken zu suchen ist: Mixed tumor (CLERF 1942; HOLLEY 1946; DOTY 1951), mucous gland type (WEINBERGER u. Mitarb. 1955, zit. FUCHS), schleimbildende Adenome (LESCHKE 1956, 1957), mucipares Adenom (FEYRTER 1959), adenoid cystic carcinoma (REID 1952).

Unsere Bezeichnungen lauten „Bronchialadenom vom Carcinoidtyp" und „Bronchialadenom vom Cylindromtyp". Ob der Oberbegriff Bronchialadenom richtig ist — HAMPERL mißfällt er — sei dahingestellt. Wir glauben aber keinen schlechten Tausch zu machen, wenn man für die Vereinheitlichung und internationale Verständigung eine weniger genaue Namensgebung in Kauf nimmt.

In der von der WHO herausgegebenen internationalen Klassifikation maligner Geschwülste gibt L. KREYBERG in dem Fascikel I, Histological Typing of Lung Tumours, von den *Carcinoiden* folgende Definition:

Die Mehrzahl der Carcinoide ist im Lungenkern lokalisiert und zeigt histologisch eine mosaikartige trabeculäre oder drüsenartige Anordnung der Geschwulstzellen. Die Tumorzellen sind polygonal. Das Cytoplasma ist leicht granuliert, der Kern regulär, ovalär. Die Carcinoide sind gelegentlich auch aus Spindelzellen zusammengesetzt, besonders wenn sie von den subsegmentalen Bronchen ihren Ausgang nehmen. Die Spindelzellen können auch in Wirbeln angeordnet sein, die an ein Schwannom erinnern. Mitosen sind in allen Varianten selten. Einzelne dieser Carcinoide enthalten argyrophile Granula, welche den elektronenoptisch nachgewiesenen „neurosekretorischen Granulationen" entsprechen. Die im Lungenkern gelagerten Carcinoide metastasieren am ehesten in die regionalen Lymphknoten. Gesamthaft haben die Carcinoide eine wesentlich bessere Prognose als die bronchogenen Carcinome.

Nach FEYRTER sind aufgrund *histogenetischer Betrachtungen* von vornherein zwei Typen zu erwarten. Er rechnet mit einem Typ, der sich aus dem örtlichen Helle-Zellen-Organ ableitet (Carcinoid) und mit einem zweiten, der sein Vorbild in den muzinös oder serös secernierenden Drüsen, vielleicht auch in den flimmernden Elementen der Örtlichkeit hat und histologisch als drüsiges Adenom in Erscheinung treten müßte. Unter Cylindrom versteht er allerdings eine besondere Erscheinungsform des Carcinoids, das sich durch eine „schleimige Durchtränkung und Verquellung des Interstitiums mit Entwicklung eigenartiger sog. zylindrischer Figuren" auszeichnet.

Die von Hamperl vorgenommene Zweiteilung in Carcinoide und Cylindrome hat sich allmählich im europäischen und amerikanischen Schrifttum durchgesetzt. Wir verzichten also auf die verschiedenartigen Klassifizierungen sowohl in der ganzen Gruppe dieser Geschwülste, als auch in den Untergruppen. Damit bekennen wir uns zu den Bemühungen von zahlreichen anderen Autoren (v. Albertini, Leschke, Weiss u. Ingram, Holle u. Schautz, Steger u. a.).

Die von Ratzenhofer (1957) aufgestellte Einteilung der Darmcarcinoide in ausgereifte, Wirkstoff bildende und unreife, nicht Wirkstoff bildende, die beide metastasierende und nicht metastasierende Formen aufweisen können, hat wegen der Seltenheit der hormonell aktiven Bronchialadenome bisher noch keine Anwendung gefunden. Sack (1964) rechnet letztere überhaupt nicht zu den Bronchialadenomen, vielmehr zu einer Sondergruppe endokrin aktiver Tumoren. Besser als eine allzu große Aufgliederung, die schließlich zu einer uferlosen Indivadualisierung der Geschwülste führen müßte, finden wir noch die allzu starke Vereinfachung von Engelbreth-Holm, der ohne Beifügungen nur von Bronchialadenomen spricht.

Wir schließen uns also mit guter Begründung der überwiegenden Mehrheit an, indem wir den Autoren folgen, die nur eine cylindromatöse und eine carcinoide Form unterscheiden (Jaeger 1954; Masson 1954; Schreiber u. Dietmann 1956; Weiss u. Ingram 1961; Tucker u. Yodaiken 1963; Güthert 1964; Langston 1964).

Statistische Angaben über die Häufigkeit der Bronchialadenome sind mit einer sicher nicht unerheblichen Fehlerbreite belastet. Das schließen wir, ohne auf naheliegende Gründe, die sich allein aus der Nomenklatur ergeben einzugehen, aus den großen Literaturübersichten von Jaeger, Leschke, Kähler und Heilmeyer. Sie verzeichnen in aufsteigender Jahresfolge (1954, 1956, 1961) eine absteigende Fallsammlung (824, 776, 600), obwohl kein Zweifel an der fortlaufend häufigeren Beobachtung besteht. Eine echte Zunahme soll damit nicht unterstellt werden. Genau wie bei den Hamartomen liegt die Ursache wahrscheinlich in der schnellen Entwicklung der Lungenchirurgie, die eine verbesserte präoperative Diagnostik verlangt. Die größere Aufmerksamkeit von Klinikern und Pathologen ist also dafür verantwortlich zu machen. Die Adenome sollen heute etwa 5% aller Lungentumoren betragen (Grunze 1962; Langston 1964; Sack 1964). Einige Autoren gaben vordem Werte bis zu 10% an (Kugel u. Lüdeke 1956; Holle u. Schautz 1956). Shinton (1963) fand unter 694 Lungentumoren die Bronchialadenome nur in 1,7%. Wenn wir in folgenden Fallzahlen, die weitaus häufigste Lungengeschwulst, das Bronchialcarcinom, als Bezugsgröße nehmen, so ergibt sich folgendes Bild: Peräsalo (1953) 4 Bronchialadenome unter 118 Carcinomen = 3,4%, Langer u. Gusmano (1955) 4 Bronchialadenome unter 194 Carcinomen = 2,1%, Baranova u. Uglov (1959) 2 Bronchialadenome unter 107 Carcinomen = 1,9%, Süssmann (1959) 7 Bronchialadenome unter 100 Carcinomen.

Auf alle Lungentumoren bezogen fand sie Hasche (1956) in 1,6%, Kugel u. Lüdeke (1956) bei allen *resezierten* Lungentumoren in 5,6%, Kreyberg (1962) in 9,1%.

Unter den gutartigen Lungengeschwülsten schwanken die Prozentzahlen in gleicher Weise. Kirschner u. Kny (1954/55) berichten von 75%, Junkenitz (1956) von 90% Bronchialadenomen unter den gutartigen Lungengeschwülsten. Wesentlich geringer ist der Anteil der Bronchialadenome in einer Fallsammlung von Adler, die sich wie folgt aufgliedert: 9 Adenome (41%), 5 Hamartome, 2 Leiomyome, 2 Fibrome, 1 Bronchuspapillom, 1 Chondrom, 1 endobronchiales Lipom, 1 Hämangiom.

Von besonderem Interesse ist das Verhältnis von Bronchialadenomen vom Carcinoidtyp und den Bronchialadenomen vom Cylindromtyp, das etwa mit 10:1 angenommen wird (Stöcker 1949; Berger u. Mitarb. 1953; v. Albertini 1955;

ROTHE u. KLÄRING[+] 1955; FUCHS 1958; GOODNER u. Mitarb. 1961). WEISS u.
INGRAM (1961) kommen zu etwas abweichenden Ergebnissen. Im eigenen Untersuchungsmaterial (19 Fälle) finden sie die Bronchialadenome vom Carcinoidtyp
in 76% und die Bronchialadenome vom Cylindromtyp in 24%, in der Literatur
in 85 und 15%. JAEGER (1954) diagnostiziert unter 800 Sammelfällen 285 eindeutige Carcinoide und 57 Cylindrome (5:1). OVERHOLT u. Mitarb. (1957) finden
unter 64 Bronchialadenomen nur 2 vom Cylindromtyp.

Über das Verhältnis von *hormonell aktiven* und *hormonell unwirksamen Bronchialadenomen* sind keine Angaben zu machen, weil diese im Gegensatz zu jenen
nur in einem verschwindenden Prozentsatz veröffentlicht werden. Bei den hin und
wieder bekannt gewordenen Carcinoidsyndromen sind fast nie Angaben gemacht
über das Untersuchungsgut, aus dem sie stammen. WEISS u. INGRAM finden bei
ihren Bronchialadenomen einmal das Carcinoidsyndrom. WARNER u. Mitarb. (1961)
haben angeblich unter 15 von 22 Fällen Hinweise auf hormonelle Aktivität beobachtet. KÄHLER u. HEILMEYER (1961) finden unter ihren 600 gesammelten Carcinoiden des Intestinums, der Gonaden und des Respirationstraktes das Carcinoidsyndrom in 138 Fällen. Diese Angaben zeigen, daß noch keine verläßliche
Übersicht zu dieser Frage gegeben werden kann. Wahrscheinlich aber ist das Carcinoidsyndrom, zumindest in abortiver Form, sehr viel häufiger als heute angenommen wird.

Die *Geschlechterverteilung* scheint bei den Bronchialadenomen im Gegensatz zu
den Bronchialcarcinomen ziemlich gleich zu sein (STÖCKER 1949; MOERSCH u.
McDONALD 1950; REID 1952; HOLLE u. SCHAUTZ 1956; OVERHOLT u. Mitarb.
1957; FUCHS 1958; WEISS u. INGRAM 1961).

Auch KÄHLER u. HEILMEYER bestätigen dies in ihrer ansehnlichen Fallsammlung. Das öfters festgestellte Überwiegen des einen oder anderen Geschlechtes
halten wir für Zufallsbefunde, die auf zu kleinen Zahlen beruhen. Die folgende
Tabelle mag dies veranschaulichen.

Tabelle 2. *Geschlechterverteilung beim Bronchialadenom*

Autor	Jahreszahl	Fallzahl	Verh. weibl. : männl.
Brunn	1942	19	weibl. überwiegt
Stöcker	1949	84	1:1
Moersch und McDonald	1950	86	15:45
Reid.	1952	50	22:28
v. Albertini.	1955	—	1:1
Holle	1956	8	5:3
Kugel	1956	25	15:10
Baló	1957	23	16:7
Overholt	1957	60	33:27
Goodner	1961	27	11:16
Kähler u. Heilmeyer	1961	600	1:1
Warner	1961	23	13:10
Weiss u. Ingram	1961	—	weibl. überwiegt
Grunze	1962	—	1:1
Kreyberg	1962	55	20:35
Schmidt	1962	16	12:4

Die *Altersverteilung* der Bronchialadenome ist gleichfalls mit der der Bronchialcarcinome nicht zu vergleichen. HAMPERL hat bereits vor 30 Jahren den Altersgipfel in das 4. Dezennium verlegt und betont, daß sie auch in späteren Altersstufen vorkommen können. Die Bestätigung dafür wurde in zahlreichen späteren
Arbeiten erbracht (REID, MOERSCH u. McDONALD, HOLLE u. SCHAUTZ, OVERHOLT

u. Mitarb., Weiss u. Ingram). Danach wäre das Durchschnittsalter etwa 40 Jahre. Bei v. Albertini sowie Goodner u. Mitarb. liegt es mit 45 bzw. 48 Jahren etwas höher. Aus der tabellarischen Altersgruppierung von Kreyberg ist zu ersehen, daß zwei Drittel aller Patienten jünger als 50 Jahre sind. Die meisten Autoren beobachten sie zwischen dem 50. und 70. Lebensjahr (Baló, Holle u. Schautz, Kreyberg, Moersch u. McDonald, Reid, Schmidt, Stoecker, Warner u. Mitarb.). Auch bei wesentlich jüngeren Menschen kommen sie vor. Bei 5 Fällen von Süssmann ist kein Patient älter als 25 Jahre. Als große Ausnahmen können Mitteilungen über Befall von Kindern zwischen 4 und 13 Jahren angesehen werden (Berger u. Mitarb. 1953; Roberts 1954; Sherman 1956; Weisel u. Lepley 1951).

Der *Tumorsitz* ist nach Hamperl immer der *zentrale Abschnitt des Bronchialbaumes*. In den letzten Jahren ist aber öfters über periphere Bronchialadenome berichtet worden („pulmonale" Carcinoide Feyrters). Overholt u. Mitarb. finden beispielsweise neben 46 zentralen Bronchialadenomen 14 periphere. Bei Holle u. Schautz zeigen 3 von 7 Fällen ein peripheres Wachstum. Über ihre Häufigkeit liegen nur wenige Angaben vor. Man darf jedoch annehmen, daß es weniger als 10% sind. Periphere Bronchialadenome finden Grunze (1962) in 5—10%, Peräsalo (1953) in 2—4% und Rate (1963) in 4—10%. Über 90% der Bronchialadenome zeichnen sich also durch ihren zentralen Sitz aus.

Bei Reid verteilen sich 50 Bronchialadenome zu 40% auf die Trachea, 36% auf die Hauptbronchien und zu 24% auf die Lappenbronchien. Wesentlich gesicherter scheint die Angabe, daß der Prädilektionsort der Bronchialadenome die Carina und die Teilungssporne der großen Bronchien sind (Jaeger, Overholt u. Mitarb.).

Einige Autoren (Fuchs 1958; Wiklund 1958; Langston 1964) sind der Meinung, daß die Bronchialadenome vom *Cylindromtyp mehr proximal* und vor allem in der *Trachea* sitzen, während die Bronchialadenome vom Carcinoidtyp die Lappen- und Segmentbronchien bevorzugen sollen (Schreiber u. Dietmann 1956; Weiss u. Ingram 1961; Grunze 1962).

Bei einem Literaturvergleich über den Sitz in den beiden Lungen werden die Bronchialadenome etwas häufiger rechts als links gefunden (Jaeger, Goodner). Die Erklärung dafür könnte die größere Oberfläche des rechten Bronchialsystems sein. Ferner sei noch erwähnt, daß die Bronchialadenome gehäuft in den Oberlappen vorkommen (Goodner u. Mitarb.; Overholt u. Mitarb.; Jaeger).

Einige Male wird auch das gleichzeitige Vorkommen von *mehreren Bronchialadenomen* vom Carcinoidtyp erwähnt (Felton u. Mitarb. 1953; Overholt, Bernheimer u. Mitarb. 1960).

Das *Aussehen* der Bronchialadenome ist verschiedenartig. Schon die Größe schwankt in weiten Grenzen. Erbs- bis Kirschgröße mögen den gewöhnlichen Maßen entsprechen. Der Umfang einer Mandarine ist bereits Übergröße und der einer Faust große Ausnahme (Kugel u. Lüdeke 1956). Weaver (1961) beschreibt ein Riesenadenom von 520 g. Es hat den Anschein, daß die peripher sitzenden Adenome im allgemeinen größer werden. Die Erklärung hierfür könnte darin liegen, daß sie oft über Jahre hinaus klinisch stumm bleiben. Die viel häufigeren zentralen Tumoren sind gestielt oder sitzen breitbasig der Bronchialwand auf. Ihre Konsistenz ist meist weich, die Schnittfläche glatt und von grau-weißer bis grau-roter Farbe. Die Oberfläche kann ebenfalls glatt sein, aber auch ein fein gelapptes Relief zeigen. Nach Schreiber u. Dietmann (1956) ist die bedeckende Schleimhaut aufgequollen und läßt bei der endoskopischen Besichtigung prall gefüllte Gefäße durchscheinen. Es handelt sich um umschriebene, mehr oder weniger deutlich kapsulierte Geschwülste. Kleine Ulcerationen an der Oberfläche kommen vor.

Im *Verhalten gegenüber der Bronchialwand* unterscheidet man *endobronchiale, intramurale* und *extrabronchiale Adenome.* In Wirklichkeit aber kann die gleiche Geschwulst für alle drei Örtlichkeiten in Frage kommen. Der intramurale Tumor kann zwei gleichgroße Anteile zeigen, von denen der eine im Bronchus, der andere außerhalb wächst. Das sind die Sanduhrformen (CRAFOORD u. LINDGREEN 1945) oder der „dump-bell-type" (HAZEL u. Mitarb. 1949). Wenn der extrabronchiale Anteil überwiegt, spricht man auch vom sog. Eisbergphänomen (GRAHAM u. WOMACK 1945; HASCHE u. GLEICHMANN 1956) oder von einem „collar-button-type" (JACKSON u. Mitarb. 1945). Manche Autoren halten diese Wachstumsart, die Neigung zu Doppelbildungen, charakteristisch für die Bronchialadenome (ROTHE u. KLÄRING† 1955; SÜSSMANN 1959).

Die variable *histologische Struktur* der Bronchialadenome veranlaßte GOODNER und Mitarb. (1961), von einem Pleomorphismus zu sprechen. Scharfe Begrenzung, vor allem die Verdrängung und Kompression des umgebenden Gewebes deuten auf ein expansives Wachstum hin. Im Geschwulstparenchym selbst sind solide Zellgruppen und netzartige Epithelstränge charakteristisch. Die Trabekel können aus zwei oder auch aus mehreren Zellreihen bestehen. Mitunter werden drüsenartige Formationen vorgetäuscht. Nach FEYRTER (1959) finden sich, wenn auch sehr selten, echte epitheliale mukoproteidige Sekretionserscheinungen. Verschleimung einzelner Zellen in den soliden Zellgruppen ist gar nicht so selten (BALÓ 1957). Die Trabekel und ebenso größere solide Zellkomplexe zeigen eine charakteristische palisadenartige Stellung jener Zellen, die dem Stroma aufsitzen und dann Zylinderform annehmen. Neben diesen sog. Palisadenzellen sind kleinere polygonale Zellen mit relativ großen chromatinreichen Kernen und scharfen Zellgrenzen wie bei den enteralen Carcinoiden charakteristisch. Kerne regelmäßig, meist rundlich, seltener länglich. Teilungsfiguren treten kaum in Erscheinung (v. ALBERTINI 1955; TEMME 1958; KÄHLER u. HEILMEYER 1961; MARKEL u. Mitarb. 1964). Das Cytoplasma ist meist auffallend hell und teilweise oxyphil gekörnt (FEYRTER 1959). Nach LANGER (1960) finden sich im Cytoplasma neben sehr verschiedenartigen granulierten Cytosomen eigenartige ringförmige Strukturen, die der Mikrosekretion entsprechen sollen. Möglicherweise handelt es sich hierbei um die manchmal nachweisbaren versilberbaren Granula. Ferner konnte LANGER einen außerordentlichen Capillarreichtum im Tumorgewebe feststellen, wobei die Zellen von den Capillaren nur durch eine 35—150 μ breite Basalmembran getrennt sind. Zahlreiche Endothelfenster wurden beobachtet. LANGER wertet diese Befunde im Sinne einer sekretorischen Leistung der Zellen.

Das Stroma kann zart oder verbreitert und dann gegebenenfalls schleimighyalin erscheinen (FEYRTER 1959). Meist handelt es sich dabei um eine Verdickung der Gefäße, seltener um eine vermehrte Bildung von faserigem Bindegewebe. Nekrosen sind selten.

Eine Besonderheit der Bronchialadenome vom Carcinoidtyp besteht in dem gelegentlichen Vorkommen von *Onkocyten* (HAMPERL 1937). v. ALBERTINI und BALÓ konnten diese Zellen nicht nachweisen, während sie von anderen Autoren bestätigt wurden (IWEMA 1943; LIEBOW 1952). Die auffallend großen Zellen grenzen sich scharf gegeneinander ab und besitzen einen zentralen „wie pyknotischen, chromatinreichen Kern" (HAMPERL). Im Cytoplasma finden sich regelmäßig oxyphile Körnchen. Wie in anderen Organen erklärt man sich die Onkocyten mit einer Umdifferenzierung der Epithelzellen. Dabei verlieren sie „ihre jeweilige organspezifische Besonderheit zugunsten einer neuen Differenzierung".

Da Onkocyten auch in den Anhangsdrüsen der Bronchialschleimhaut nachgewiesen sind, ist das Vorkommen in den Bronchialadenomen nicht ungewöhnlich. Ihre Bedeutung aber liegt darin, daß sie zu eigentümlichen Überlegungen Anlaß

gegeben haben. Goodner wertet sie als Zeichen besonderer Bösartigkeit. Nach
Moersch u. McDonald (1950) kann man nach ihnen noch die Herkunft der Adenome vermuten. Liebow mißt ihnen so große Bedeutung bei, daß er eine „onko-
cytische Variante" dieser Tumoren kreiert. Wahrscheinlich aber sind die Onco-
cyten der unwesentlichste Bestandteil der Bronchialadenome.

Eine weitere Eigentümlichkeit der Bronchialadenome vom Carcinoidtyp ist
die Entwicklung von *Knochenbälkchen* im Stroma oder eine Verknöcherung des
Bronchialknorpels bzw. osteoide Umwandlung des perichondralen Bindegewebes
(Womack u. Graham 1938; Langer 1952; Langer u. Gusmano 1955; Baló 1957;
Thompson u. Mitarb. 1957; Sano u. Meade jr., Altmann u. Schütz 1959;
Feyrter 1959; Rate 1963; A. Stanulla u. H. Stanulla 1964; Wolff 1964).
Feyrter fand in einem Fünftel seiner Bronchialadenome vom Carcinoidtyp
Knochenbildung, Markel sogar in 14 von 61. Im Vergleich zu anderen epithelialen
Tumoren ist dieser Befund also relativ häufig. Ein ausführlicher Bericht stammt
von Altmann u. Schütz. Sie führen die Knochenentstehung auf eine metaplastische Umwandlung straffen Bindegewebes in Faserknochen und auf dessen sekundären Ersatz durch Lamellenknochen zurück. Langer u. Gusmano beobachteten
3 Bronchialadenome mit Knochenbildung. Dabei vermuteten sie hinsichtlich der
Knochenentstehung eine stoffliche aber morphologisch nicht faßbare Induktions-
wirkung des Tumorparenchyms auf das bindegewebige Stroma. Feyrter meint,
daß die „häufige fettige, insbesondere mucoproteidige Durchtränkung" des Stromas einen Kalkfang darstelle und dann die Knochenbildung eintreten könne. Sie
ist nach ihm keineswegs ein geschwulstiger Vorgang. Baló führt die Knochenbildung auf einen metaplastischen Umbau des von den Tumorzellen erreichten
Bronchialknorpels zurück. Die Ansicht von Graham u. Womack, daß die Bronchialadenome als Mischgeschwülste zu bewerten seien, wird daher mit Recht abgelehnt. Eine eindeutige Erklärung dieser merkwürdigen Erscheinung aber vermag
die allgemeine Geschwulstlehre heute noch nicht zu geben.

Die *Histogenese der Bronchialadenome* hat man vor allem aus dem histologischen
Aufbau und dem histochemischen Verhalten der Einzelzellen hergeleitet. Doch
schreibt v. Albertini, daß „die histogenetischen Probleme dieser an sich sehr
einfachen und leicht zu diagnostizierenden Geschwulst zum schwierigsten gehören,
das es auf dem Gebiet der histologischen Geschwulstforschung gibt". Wenn er
damit auch die Darmcarcinoide meint, so gilt dies in gleicher Weise für die der
Bronchien. Er warnt davor, aus der bloßen Ähnlichkeit einer Zelle Rückschlüsse
auf die Cytogenese zu ziehen. Ein Beweis für die Herkunft der Tumoren, also für
ihren Mutterboden, liegt hierin noch nicht. Diese Einschränkung sei den folgenden
Erörterungen deswegen vorausgestellt, weil wir vor der Überbewertung der einen
oder anderen Theorie warnen möchten. Jede für sich betrachtet mag einleuchtend
sein. Aber die Gründe, die die Autoren für diese oder jene Entscheidung anführen,
sind an methodische Voraussetzungen gebunden und haben immer nur für einen
Teil der Geschwülste ihre volle Gültigkeit.

Von wenigen Autoren werden die Bronchialadenome heute noch als *dysontogenetische Geschwülste* aufgefaßt.

Womack u. Graham verglichen sie mit den Hamartomen im Sinne Albrechts, weil sie
Abkömmlinge von zwei Keimblättern enthielten. Sie sollen danach aus rudimentären Bron-
chusknospen entstanden sein. Diese Anschauung wird begründet durch ihre histologische Ähnlichkeit mit den Lungen 16 Wochen alter Foeten und das gleichzeitige Auftreten von Bronchialadenomen in Verbindung mit Lungenanomalien. Epstein (1951) sah eine solche Geschwulst in einem überzähligen Lappen der rechten Lunge und Siedschlag (1959) in einer
rechten Lunge, die nur aus zwei Lappen bestand. Auch die Mannigfaltigkeit der histologischen
Elemente (Gefäßreichtum, Knorpel- und Knochenbälkchen, glatte Muskulatur) trug zu der
Vorstellung einer Dysontogenese bei, die durch den häufigen Sitz an Aufteilungen der Bron-

chien, also ehemaligen Knospungsstellen, unterstrichen wird. Indessen sind in der Mehrzahl der Beobachtungen diese Merkmale nicht vorhanden. Zudem läßt das Auftreten von mesodermalen Bestandteilen sich auch anders erklären. So kann man in dem gelegentlich vorkommenden Knorpel Spangenreste und in den Knochenbälkchen verknöcherten Bronchialknorpel sehen. Die außerordentlich selten vorkommende glatte Muskulatur ist zwanglos als Normalgewebe der Örtlichkeit zu erklären.

Ähnlich steht es mit der Hypothese des Bronchialadenoms als *exokrine Geschwulst*. Danach sollen die gemischten submukösen Drüsen des Bronchialbaumes der Herkunftsort sein.

„Pseudodrüsige Strukturen" (SÜSSMANN 1959), die Tendenz zu regelmäßigem acinösem Aufbau (ROTHE u. KLÄRING[+] 1955) und mehr oder weniger reichliche Schleimabsonderung sowie der bevorzugte Sitz in den größeren Bronchien, also dort, wo auch die gemischten Bronchialdrüsen reichlich auftreten, stehen für diese Ansicht Pate. Von manchen Autoren (z. B. WOMACK u. GRAHAM) wird keine scharfe Trennung zwischen dem Carcinoid und dem Cylindrom durchgeführt. Aber nur für die Bronchialadenome vom Cylindromtyp ist die Abstammung von Bronchialdrüsen wahrscheinlich gemacht worden. LESCHKE trennt scharf zwischen beiden Typen und kommt aufgrund eigener Untersuchungen zu der Annahme, daß sich die Carcinoide „von den bronchialen Schleimdrüsen oder von einem Blastem mit gleicher Entwicklungsmöglichkeit ableiten". In Anlehnung an RIBBERT u. BORST sieht er in den Bronchialadenomen eine „unharmonisch verzerrte Wiederholung der normalen Drüsenentwicklung". Dementsprechend faßt er die Schleimbildung und Sekretstauung als eine „teilweise Ausreifung des Tumorgewebes" auf. Eine Analogie zwischen den Bronchialadenomen vom Carcinoidtyp und den enteralen Äquivalenten lehnt LESCHKE demnach ab.

Auf eine *endokrine Geschwulst* weist der histologische Vergleich zwischen Bronchialadenomen und der Struktur bestimmter innersekretorischer Drüsen hin (Epithelkörperchen, Nebennierenrinde). Gleichermaßen die aus ihnen hervorgehenden gutartigen Tumoren. Auch pharmakologische Untersuchungen führten zu der heute allgemein anerkannten Auffassung, die Bronchialadenome vom Carcinoidtyp unter gewissen endokrinologischen Gesichtspunkten zu sehen.

v. ALBERTINI hat die auffälligen Ähnlichkeiten der Bronchialadenome mit den soliden Adenomen der Epithelkörperchen, der Schilddrüse (trabekuläres Adenom), zu den Adenomen des Pankreas und gewissen Hypophysenadenomen sowie Nebennierengeschwülsten klar herausgestellt. Auffällig ist dabei auch der häufig innige Kontakt von Tumorzelle und Capillare (LANGER) und die Neigung der Gefäße zur hyalinen Degeneration (SÜSSMANN). Schon hierin findet die Anschauung FEYRTERS, nach der die Bronchialadenome von den *„peripheren endokrinen (parakrinen) Drüsen"* des Bronchialbaumes herzuleiten sind, eine gute Stütze. Das Helle-Zelle-Organ ist neben der äußeren Haut inzwischen in fast allen Schleimhäuten des menschlichen Körpers nachgewiesen, auch in den Bronchien bis in die engsten Verzweigungen. Dazu kommt, daß die Identität von enteralen und bronchialen Carcinoiden durch das Auffinden des gleichen hormonellen Wirkstoffes in beiden Organen gewichtig untermauert worden ist. So erklärt sich, daß die Lehre FEYRTERS heute von den meisten Autoren auch auf die Bronchialadenome vom Carcinoidtyp übertragen wird. Nur wenige Untersucher lehnen sie ab (LESCHKE 1956; STEGER 1957; RATZENHOFER 1957).

BALÓ bekennt sich weiterhin zu KROMPECHER. Nach seiner Meinung stimmen die Bronchialadenome in ihrer Struktur mit den von KROMPECHER untersuchten Geschwülsten in der Nase, Trachea und Larynx überein. Danach stammen die Bronchialadenome beider Typen von den *Basalzellen der Bronchien* ab. Eine Unterscheidung beider Tumorformen (Carcinoide und Cylindrome) nimmt er nicht vor. Hier darf vermerkt werden, daß KROMPECHER in späteren Jahren seinen Basalzellenkrebs und damit auch die Bronchialadenome nicht mehr histogenetisch, sondern nur morphologisch verstanden wissen wollte.

Nach Büngeler (1952, 1963) sind die Carcinoide des Bronchialbaumes wie die anderen gutartigen Geschwülste Anpassungshyperplasien. Im speziellen Falle also, eine tumorförmige Hyperplasie (Struma) des Helle-Zelle-Organs, „ein Reaktionsprodukt auf eine Störung in der diesem System übergeordneten Regulationseinrichtung".

Die Frage nach der *biologischen Wertigkeit* der Bronchialadenome war schon in der grundlegenden Arbeit von Hamperl im Jahre 1937 ein Problem. Er fand in all seinen Bronchialadenomen ein „ausgesprochen infiltrierendes Wachstum" in die Bronchialwand. Mit Recht hat er deshalb die Einbeziehung des klinischen Verhaltens der Tumoren bzw. das Lebensschicksal des Patienten zur Beurteilung gefordert. „Klinische Gutartigkeit" kann also im Gegensatz zum morphologischen Befund stehen. Eine unwiderlegliche Antwort auf die Frage nach der Gut- oder Bösartigkeit dieser Tumoren ist allein auf pathologisch-anatomischer Grundlage nicht möglich.

Bald nach der Veröffentlichung von Hamperl, in der noch nicht von Metastasenbildung die Rede ist, wurden „krebsig entartete" Bronchialadenome bekannt (Schneider 1941). Dabei stimmten histologisch die *Lebermetastasen* mit dem Primärtumor, der eindeutig als Bronchialadenom vom Carcinoidtyp zu diagnostizieren war, vollständig überein, d. h. die Metastasen sahen genau so „gutartig" aus wie das Primärgewächs. Da immer häufiger metastasierende Bronchialadenome auftauchten, stellten einige Autoren die benigne Natur dieser Tumoren in Frage (Goldman 1949; Graham 1949; Goodner u. Mitarb. 1961; Weiss u. Ingram 1961; Kreyberg 1966). Rabin u. Neuhof haben bereits 1949 in 8 % der eigenen 64 Operationsfälle Metastasen gefunden. Trotzdem sind sie der Meinung, daß man auch weiterhin von Bronchial*adenomen* sprechen dürfe; denn selbst bei Metastasen war eine mittlere Verlaufsdauer von 20 Jahren gegenüber von 28 Metastasen zu erwarten.

Overholt u. Mitarb. (1957) beobachteten in ihren 60 Fällen eine *Metastasierungsquote von 15%*. Ihre Angaben zur Häufigkeit von lokal infiltrativem Wachstum und Fernmetastasen seien an dieser Stelle wiedergegeben. Sie betreffen das Bronchialadenom vom Carcinoidtyp: Direkte Infiltration der Bronchialwand 67%, direktes Übergreifen auf benachbarte Lymphknoten 3%, Lymphknotenmetastasen 10%, Fernmetastasen 9%.

Baló beschrieb zweimal Bösartigkeit in seiner Zusammenstellung von Bronchialadenomen. In einem dieser Fälle beobachtete er eine Vergröberung der histologischen Struktur. Die Zellkerne entbehrten der sonst üblichen Gleichförmigkeit. Mitosen und Geschwulstknoten auf der Pleura waren weitere Zeichen der Bösartigkeit.

Bei Goodner u. Mitarb. waren von 27 Bronchialadenomen vom Carcinoidtyp 44% maligne entartet. Sie graduierten die Bronchialadenome hinsichtlich des biologischen Verhaltens nach Kernmerkmalen und kamen zu dem Ergebnis einer gleitenden Skala, die von gut bis bösartig reichte. Die Verfasser sahen aber in der Vielgestaltigkeit des histologischen Bildes den begrenzten Wert ihrer eigenen Methode. Sie gibt den Anschein, als ob sie exakter sei, als sie sein kann. Ähnlich drückt sich v. Albertini aus, der der Meinung ist, daß die endobronchial wachsenden Adenome keine Zeichen der Bösartigkeit aufweisen.

Schon aus diesen wenigen Beispielen geht hervor, wie unterschiedlich die Anschauungen zum Malignitätsproblem sind. Das hängt einmal mit der Heterogenität des Materials zusammen und ist andererseits eine Frage der Definition, inwieweit man einen Tumor noch als Bronchialadenom oder schon als Carcinom betrachtet. Besondere Schwierigkeiten ergeben sich bei der Geschwulst, die als *Bronchialadenom vom oat-cell-Typ* bezeichnet wird (v. Albertini).

Diese Schwierigkeiten suchte Leschke (1956, 1957) durch die Untersuchung von 600 Literaturbeispielen unter Hinzufügung eigener Beobachtungen zu ent-

wirren. Nach ihrem biologischen Verhalten unterteilt er die Bronchialadenome in
drei Gruppen: 1. gutartige Tumoren (entsprechen den von HAMPERL beschriebenen
Adenomen). 2. Regionär bösartige Tumoren (Ausdehnung der Tumoren auf Organe
und Gewebe der Nachbarschaft, Metastasen in regionären Lymphknoten, Gefäßeinbrüche). 3. Krebsig entartete Bronchialadenome mit Fernmetastasen. Von der
zweiten Gruppe liegen 56, von der dritten 18 Fälle vor. Somit kann nach LESCHKE
jeder zehnte als Bronchialadenom bezeichnete Tumor eine regionär bösartige
Geschwulst sein. Dies ist aber nicht so folgenschwer, wie man befüchten könnte,
da in der Krankheitsdauer kein gesicherter Unterschied zwischen erster und zweiter Gruppe besteht. Eine mikroskopische Unterscheidung beider Gruppen ist nicht
möglich. Die fernmetastasierenden Bronchialadenome der dritten Gruppe (3%)
sollen in ihrem Zell- und Strukturbild gegenüber den ersten beiden Gruppen eine
„zunehmende Vielgestaltigkeit" zeigen. Sie werden aber nicht schlechthin zu den
Bronchialcarcinomen gezählt, weil man im Zentrum der Geschwulst noch Reste
des ehemals gutartigen Adenoms nachweisen könne. Zudem ist der Verlauf gegenüber den Bronchialcarcinomen unter Umständen erheblich verlängert. LESCHKE
kommt abschließend zu demselben Ergebnis wie HAMPERL: Eine biologisch
richtige Bewertung dieser Geschwülste *allein* von der Morphologie her ist unzu-
reichend. Von größter Wichtigkeit ist die Einbeziehung des Krankheitsverlaufes,
also des Zeitfaktors.

KÄHLER u. HEILMEYER vermieden die Begriffe der Benignität und Malignität,
indem sie einfach von lokalisierten und metastasierenden Bronchialadenomen
sprachen. Mehrfache Rezidive in langen Zeiträumen sind beobachtet worden,
ohne daß Bösartigkeit im klinischen Sinne (Schicksal des Geschwulstträgers) oder
nach dem Gewebscharakter anzunehmen war (KLEIN 1950; STÖCKER 1949).

Bisher waren die Bronchialadenome vom Carcinoid- *und* Cylindromtyp
gemeint. Die Mehrzahl der Autoren schreibt aber diesem eine wesentlich stärkere
Neigung zu maligner Entartung zu (30%). So HOLLEY (1946), KIRSCHNER u. KNY
(1954/55), FUCHS (1958), GOULD u. Mitarb. (1964).

Die *hormonal aktiven Bronchialadenome* machen durch ihre biologische Anders-
artigkeit eine gesonderte Besprechung dieser Geschwulstgruppe notwendig. Die
Morphologie entspricht vollkommen den inkretorisch unwirksamen Bronchialadenomen vom Carcinoidtyp.

Das Carcinoidproblem geht in seinen Grundlagen auf die Untersuchungen von
CIACCIO (1906), MASSON (1924), VIALLI u. ERSPAMER (1933), FEYRTER u. UNNA
(1936), ERSPAMER u. ASERO (1952), LEMBECK (1953), RATZENHOFER u. LEMBECK
(1954) zurück. Es handelt sich bei diesen Arbeiten um die endokrine Funktion der
Hellen Zellen und der aus ihnen abstammenden Darmcarcinoide. Die hormonell
wirksamen Bronchialadenome sind diesen gleichzusetzen.

Das erste mit Carcinoidsyndrom einhergehende Bronchialadenom vom Carcinoidtyp wurde 1958 von DOCKERTY u. Mitarb. beschrieben. Die in den folgenden
Jahren veröffentlichten Fälle dieser Art sind zahlenmäßig gering im Vergleich zu
inkretorisch aktiven Carcinoiden im Magen-Darm-Kanal. Bei HÜSSELMANN u.
WENDT (1961) findet sich eine Zusammenstellung von 14 metastasierenden
Bronchialadenomen mit Carcinoidsyndrom. TUCKER u. Mitarb. sind bis 1963 auf
21 Beobachtungen gekommen, zu denen man noch zwei oat-cell-carcinoids rechnet,
die klinisch das von CASSIDY u. SCHOLTE (1930/31) charakterisierte Krankheitsbild
zeigten. Unterdessen sind noch einige Beispiele hinzugekommen (Lit. bei LEMBECK
u. Mitarb. 1963; WUKETICH, BERNHEIMER 1964).

Die *Prognose* dieser *hormonell aktiven Bronchialadenome* ist wesentlich ungünstiger als die der anderen. Es handelt sich fast immer um metastasierende Geschwülste (Ausnahmefall BERNHEIMER u. Mitarb. 1960), wobei am häufigsten

Leber- und Lymphknotenabsiedlungen vorkommen. Selten sind die Schilddrüse, die Nebennieren, das Skelett und das Myokard (Wuketich u. Bernheimer 1964) Sitz von Tochtergeschwülsten.

Der Tod tritt an einer progressiven Herzinsuffizienz ein, die in erster Linie auf die fibrotischen Endokard- und Klappenveränderungen zurückzuführen ist. Der Fibrosierungsfaktor wirkt sich hier als Dauersymptom in gleicher Weise aus wie bei dem übereinstimmenden Darmcarcinoid. Davor schützt nur die frühzeitige Entdeckung verdächtiger klinischer Erscheinungen und die anschließende operative Geschwulstresektion.

Eigene Untersuchungen: Wir haben von 1953—1964 24 Bronchialadenome vom Carcinoidtyp untersucht (Haupt u. Weiske+ 1967). Bei der Verteilung auf die Zeitenfolge sehen wir eine deutliche Zunahme. Diese wird wohl nicht echt sein. Sie findet ihre Erklärung hauptsächlich darin, daß in den letzten Jahren die operativen und diagnostischen Voraussetzungen der Lungenchirurgie erheblich verbessert worden sind. Damit gelangten mehr Operationspräparate zur patholo-

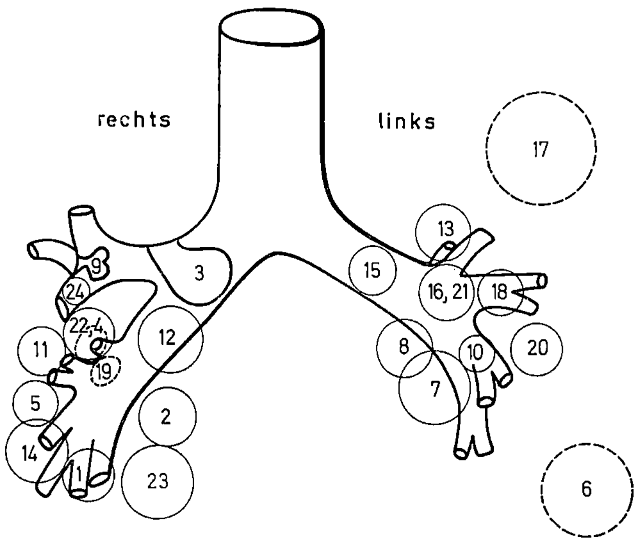

Abb. 29. Sitz und Verhalten der Bronchialadenome zur Bronchialwand. Die Geschwülste sind maßstabgerecht gezeichnet. Die Zahlen entsprechen den Fallnummern

gisch-histologischen Untersuchung. Wesentlich mag für diese Erscheinung auch der Volksröntgenkataster sein; denn mit der Früherkennung von Tumoren steigt ihre Operabilität, so daß sich das Einsendegut zwangsläufig vergrößern muß. Im nahezu gleichen Zeitraum (1953—1963) sind in demselben Untersuchungsmaterial 561 Bronchialcarcinome und 32 Hamartochondrome gefunden worden. Letztere zeigen aus den gleichen Gründen eine kontinuierliche Zunahme. Unsere Bronchialadenome machen etwa 4% der resezierten Bronchialcarcinome aus.

Die Übereinstimmung in der *Geschlechterverteilung* bei unseren Bronchialadenomen ist im Vergleich mit den Literaturangaben bei 12:12 als ideal zu bezeichnen. Es gibt also im Gegensatz zum Bronchialcarcinom und in geringerem Maße auch zu den Hamartochondromen keine Bevorzugung des männlichen Geschlechts. Ebenso charakteristisch ist die *Altersverteilung*. Der Häufigkeitsgipfel liegt in den jüngeren Jahrzehnten. Auch hierin decken sich unsere Feststellungen mit dem Schrifttum. Das Durchschnittsalter der Männer betrug 38,8 Jahre das der Frauen lag mit 51,1 wesentlich höher. Unser jüngster Patient war 15, der älteste 69 Jahre alt. Der Gesamtdurchschnitt liegt bei 45 Jahren.

Der *Sitz der Tumoren* in der Lunge geht aus Abb. 29 hervor. Wir sehen, daß die Tumoren fast ausschließlich von den Lappen- und Segmentbronchien ihren Ausgang nehmen. Ihr Lageverhältnis zum Bronchus und ihre *Größe* ist maßstabgerecht schematisiert dargestellt. Die Tumoren befanden sich neunmal intrabronchial. Sie saßen breitbasig der Wand auf oder bildeten gestielte Polypen. Die häufige Folge davon waren Bronchiektasen oder Atelektasen (Abb. 30). Eine gleich-

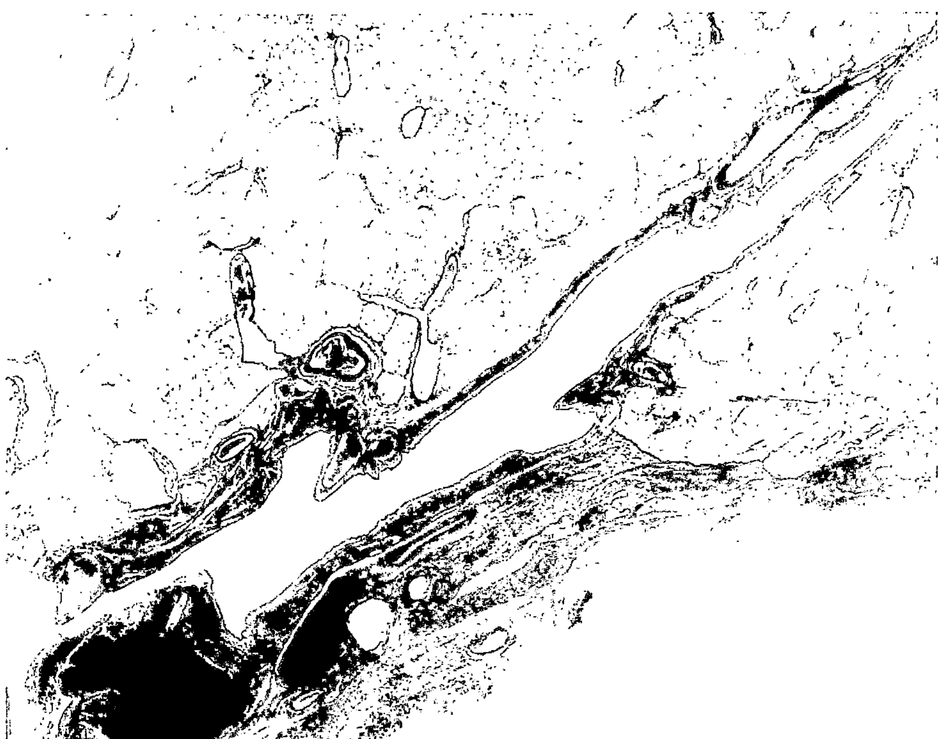

Abb. 30. MB. 2272/64. F., Irma, 26jährig. Bronchus-Adenom linker Unterlappen mit Verschluß des linken Unterlappen-Bronchus und sekundären Bronchiektasen. Vergr. 3:1 (E. UEHLINGER, Zürich)

zeitige intra- und extrabronchiale Tumorentwicklung verzeichneten wir in 7 Fällen. Bei 6 Beobachtungen war makroskopisch keine Verbindung des Tumors mit einem Bronchus zu erkennen, jedoch fanden sich bei der mikroskopischen Untersuchung gelegentlich Reste kleiner Knorpelspangen mitten in der Geschwulst. Dadurch kommt der ursprüngliche Ausgang von kleineren Bronchien zum Ausdruck. Sie waren also weit über das Lumen ihrer Entstehungsbronchien hinausgewachsen und hatten diese verdrängt oder zerstört. Auch für die zwei subpleuralen Adenome (periphere Adenome) nehmen wir als Ort ihrer Entstehung kleinste knorpellose Bronchien an, die im Schnitt nicht mehr nachweisbar waren. Ihr histologisches Bild stimmte vollkommen mit den übrigen überein. Wir können also ohne eine strenge Unterscheidung in zentrale und periphere Adenome die allgemein bekannte Tatsache bestätigen, daß sie im Bronchialsystem nach der Peripherie hin sehr rasch seltener werden.

Das *histologische Bild der Bronchialadenome* ist so abgerundet, daß wir uns auf eine summarische Beschreibung der charakteristischen Befunde anhand des eigenen Materials beschränken möchten. Einige Besonderheiten sind in Einzelfällen hervorzuheben. Im *Übersichtsbild* finden wir alle Tumoren in einer Binde-

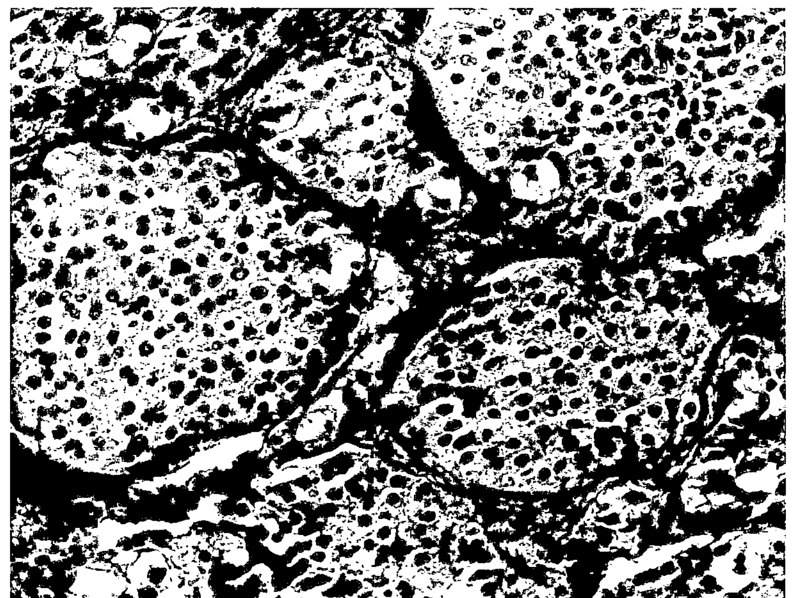

Abb. 31. Bronchialadenom, alveoläre Strukturform. Van Gieson-Färbung, Vergr. 300:1 (10008/62)

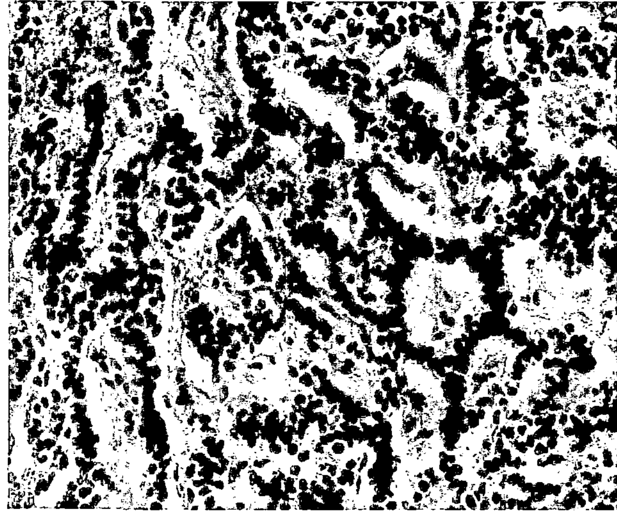

Abb. 32. Bronchialadenom, netzartige Strukturform (ribbon-like). Van Gieson-Färbung, Vergr. 300:1 (4103/60)

gewebskapel oder von komprimiertem Lungengewebe umgeben. Bei den intrabronchialen ist die Kapsel an der Oberfläche von metaplastischem Schleimhautepithel überzogen. Das Cylinderepithel geht am Tumorstiel in ein kubisches bis flaches Epithel über. Das Tumorparenchym besteht überwiegend aus den charakteristischen polygonalen, meist blassen Zellen. Diese liegen entweder in soliden alveolären Gruppen zusammen (Abb. 31) oder bilden Stränge unterschiedlicher

Breite, die netzartig verbunden sein können (Abb. 32). Die Trabekel können auch parallel in ein- und mehrreihigen Säulen vorliegen und durch zarte gefäßführende Bindegewebssepten begrenzt sein (Abb. 33). Auffällig ist die *palisadenartige Anordnung am Stroma*, die durch artefizielle Ablösung und Dissoziation der Tumorelemente mitunter an Deutlichkeit einbüßt. Die dem Stroma aufsitzenden Zellen sind meist überhöht bis ausgesprochen zylindrisch. Die trabekuläre, retikuläre und alveoläre Anordnung des epithelialen Tumorteils ist das bezeichnende Baumerkmal. Meist finden sich sowohl alveoläre als auch trabekuläre Formationen im gleichen Schnitt (Abb. 34a u. b). Diese verschiedenen Strukturen beruhen keineswegs immer auf der Schnittführung.

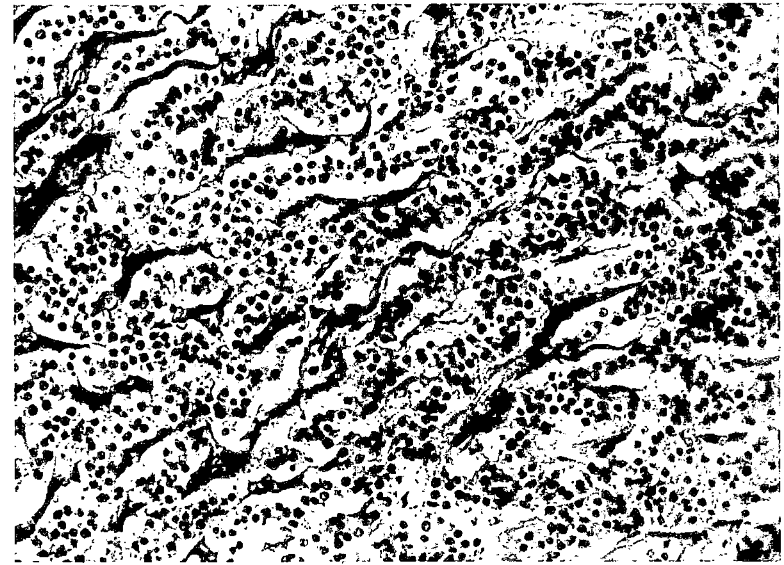

Abb. 33. Bronchialadenom, trabekuläre Strukturform. Spaltbildung zwischen Tumorzellen und Stroma artefiziell. Van Gieson-Färbung, Vergr. 300:1 (11468/64)

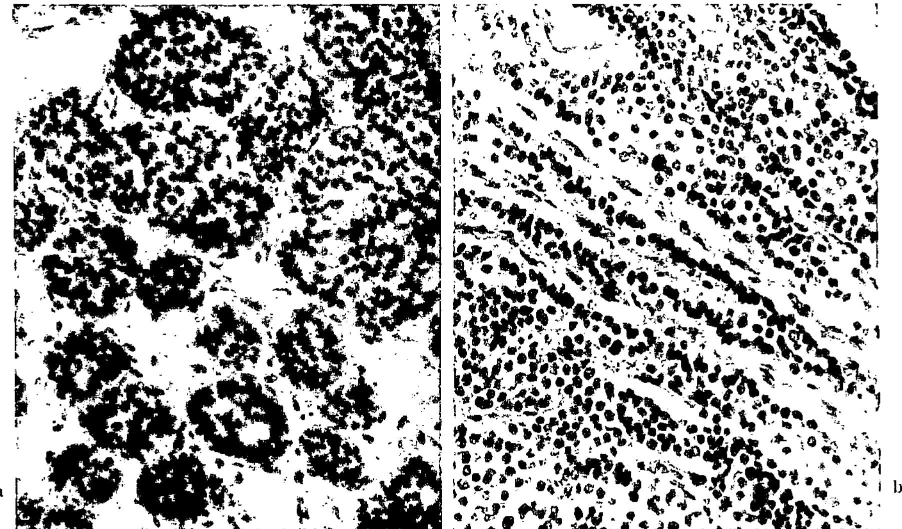

Abb. 34a u. b. Bronchialadenom mit gemischten Strukturformen in der gleichen Geschwulst. a Alveolär. b Trabekulär. Van Gieson-Färbung, Vergr. 300:1 (5672/62)

Hin und wieder beobachtet man Lichtungen. Bei den kleinsten handelt es sich um drüsenartige Gebilde (Abb. 35). Wir sehen zylindrische Tumorzellen mit basal abgerückten Kernen radiär um kleine teils mit eosinophilrotem Inhalt erfüllte Hohlräume angeordnet. Größere Hohlräume, die zur Verwechslung mit

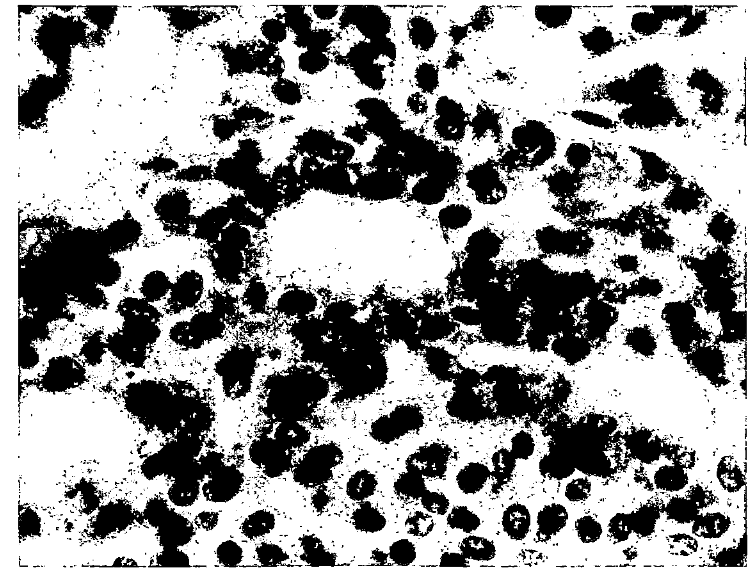

Abb. 35. Bronchialadenom mit drüsigen Strukturen. Van Gieson-Färbung, Vergr. 700:1 (5695/61)

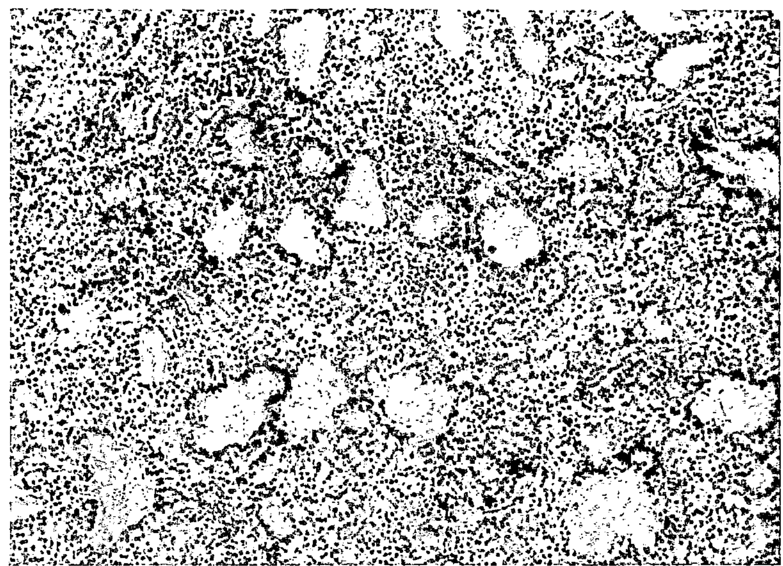

Abb. 36. Bronchialadenom mit cylindromartigen Strukturen. Van Gieson-Färbung, Vergr. 130:1 (11468/64)

Bronchialadenomen vom Cylindromtyp Anlaß geben könnten, sind in einigen Schnitten des Falles zwei nachweisbar (Abb. 36). Bei genauer Betrachtung sieht man aber darin Bindegewebszellen (Abb. 37a) eines ganz zartfaserigen Stromas oder teilweise dichte Lagerung von Erythrocyten, jedoch kein Capillarendothel.

Wahrscheinlich handelt es sich hierbei um aufgequollene zartfaserige Bindegewebsstränge, die von den Tumorzellen palisadenartig umschlossen werden.

Auffällig ist im gleichen Fall noch eine ausgeprägte Entwicklung kavernöser Hohlräume, die dicht von Erythrocyten angefüllt sind. Die Begrenzung wird durch Tumorzellen selbst gebildet. Ein Endothel ist nicht zu sehen (Abb. 37b). Zunächst dachten wir an eine „Gefäßbildung" durch die Tumorzellen. Bei genauerer Betrachtung aber fällt auf, daß nicht alle kavernösen Räume von Erythro-

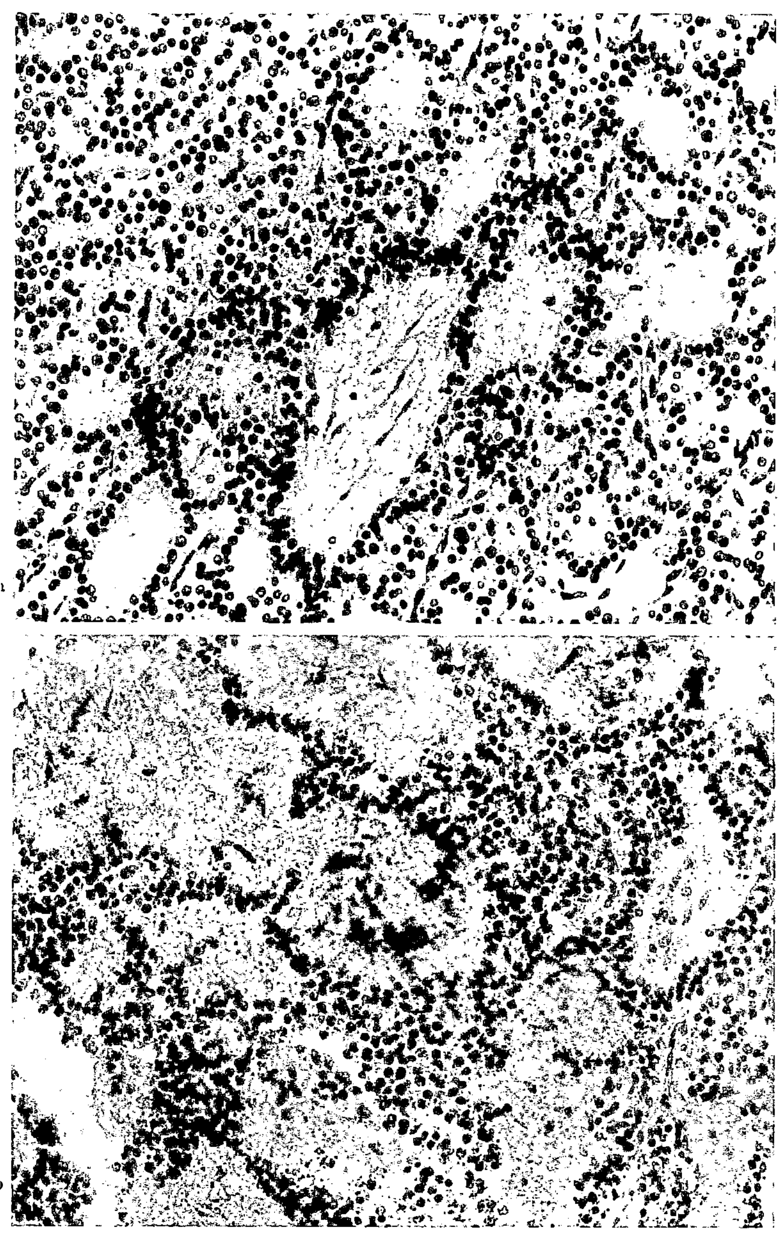

Abb. 37a u. b. Bronchialadenom mit Strukturauflockerung. a Strukturauflockerung durch Einschaltung von Inseln aus lockerem retikulärem Bindegewebe. Van Gieson-Färbung, Vergr. 300:1. b Strukturauflockerung durch kavernöse Hohlräume, die mit Erythrocyten gefüllt sind. Van Gieson-Färbung, Vergr. 300:1 (11468/64)

cyten erfüllt sind. Die Lichtungen rechts in Bildmitte haben beispielsweise große Ähnlichkeit mit den „Hohlräumen" in Abb. 37a. Es liegt also nahe, in diesen Hohlräumen wiederum jenes in breiten Strängen angeordnete zartfaserige Bindegewebe zu vermuten, in welches es ganz massiv hineingeblutet hat. Das ist bei der reichhaltigen Capillarisierung der Bronchialadenome nicht verwunderlich.

Zwei weitere Besonderheiten der Bronchialadenome vom Carcinoidtyp bestehen in dem Auftreten von *Onkocyten* und der *Knochenbildung*.

Wie schon oben erörtert, sollen in Bronchialadenomen Onkocyten vorkommen.

Zellen, die diesen Gebilden entsprechen dürften, fanden wir nur in unserem Fall 11 (Abb. 38). Sie sind gegenüber anderen erheblich vergrößert und zeigen ein helles eosinophil gekörntes Cytoplasma. Wir sahen sie nur in so geringer Anzahl, daß eine Abgrenzung einer „onkocytischen Variante" von Bronchialadenomen nicht zu rechtfertigen wäre.

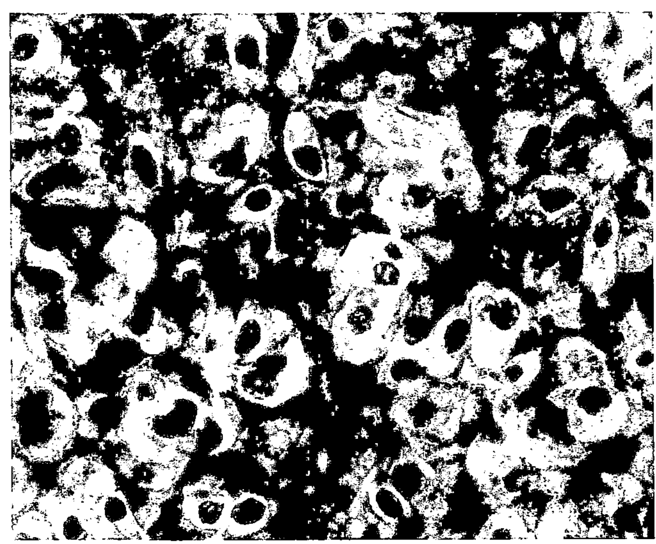

Abb. 38. Bronchialadenom mit großen hellen Zellen (Onkocyten). Van Gieson-Färbung, Vergr. 107:1 (3158/64)

Knochenbildung in Bronchialadenomen konnten wir im eigenen Material viermal sehen (WOMACK u. GRAHAM 1938; RAPPORT u. Mitarb. 1948; LANGER u. GUSMANO 1955; BALÓ 1957; ALTMANN u. SCHÜTZ 1959). Sie betraf zwei Frauen im Alter von 54 und 57 Jahren sowie zwei männliche Patienten mit 15 und 29 Jahren. Die Mehrzahl derartiger Beispiele betrifft bisher ältere Frauen.

Die Knochenbildung hat in unseren Tumoren meist nur eine geringe Ausdehnung. Sie besteht einmal in einer osteoiden Umwandlung von perichondralem Bindegewebe, so daß der Knorpel von osteoiden Säumen gegen das Tumorgewebe abgegrenzt wird. Aber auch im Stroma der Geschwülste ist sie ohne erkennbare Beziehung zum Bronchialknorpel zu sehen. Serienschnitte, die zu einer sicheren Beurteilung nötig wären, standen uns allerdings nicht zur Verfügung. Es handelte sich um lamellären Knochen in Form von geschwungenen Spangen oder unregelmäßigen Inseln (Abb. 39). Die Tumorzellen reichen direkt bis an den Knochen heran und sind von diesem nur durch zartes Bindegewebe getrennt. Im Fall 23 war die Knochenbildung am ausgeprägtesten. Sie läßt ausgesprochen faserige Strukturen erkennen (Abb. 40). Auch sind die Knochenspangen hier breiter und nach Art von spongiösem Knochen angeordnet. Ihre Begrenzung ist weniger scharf als in den anderen Beispielen. Wir halten die Knochenbildung nicht für eine tumoröse Gewebskomponente, sondern für einen beiläufigen Vorgang, dessen Ursache einstweilen ungeklärt ist.

Die histologische Struktur der Bronchialadenome vom Carcinoidtyp ist nach der bisherigen Darstellung außerordentlich mannigfaltig. Die letzten beiden Bilder sind so verschieden, daß man sie für zweierlei Geschwülste halten könnte. Die

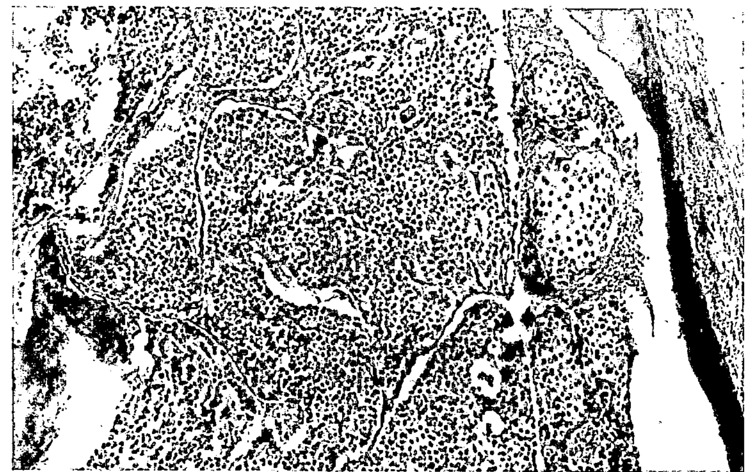

Abb. 39. Bronchialadenom mit Stromaossifikation. Van Gieson-Färbung, Vergr. 130:1 (3383/58)

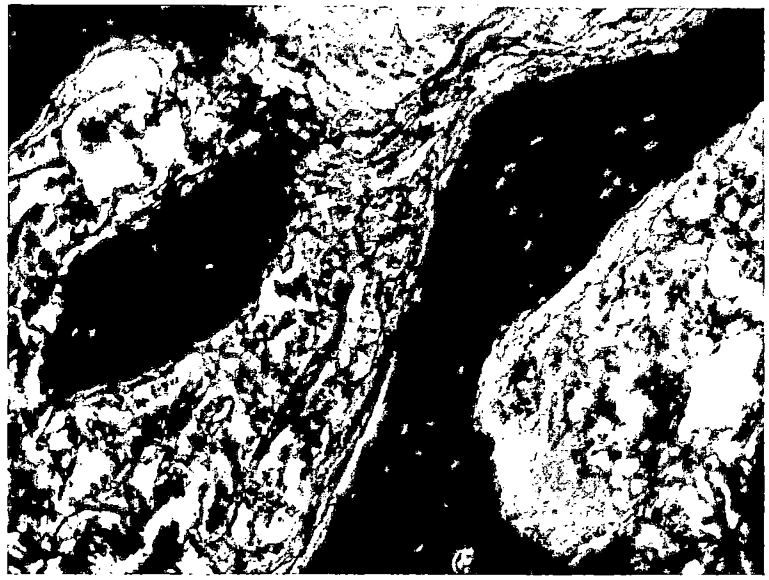

Abb. 40. Stromaossifikation in Bronchialadenom. Van Gieson-Färbung, Vergr. 130:1 (3160/64)

„Ruhe und Regelmäßigkeit" (HAMPERL) in Zellbestand und Anordnung, seien es Stränge oder alveoläre Bildungen, ist zwar eine ganz charakteristische Eigenschaft dieser Geschwülste, aber keineswegs immer vorhanden. Deswegen bringt die histologische Beurteilung den Untersucher mitunter in schwere Verlegenheit. Das sehr häufig infiltrative Wachstum erhöht das Kopfzerbrechen (Abb. 41 u. 42).

Doch sind nur ganz selten Zelluntergänge oder gar größere Nekrosen vorhanden, noch seltener Mitosen. Die rundzellige Stromainfiltration fehlt.

Bis auf eine Ausnahme, auf die wir noch zu sprechen kommen, wurden in den stets mitentfernten regionären Lymphknoten niemals Metastasen verzeichnet. Auch die klinischen Kontrolluntersuchungen an 14 Patienten ergaben in keinem Fall Hinweise auf ein Tumorrezidiv.

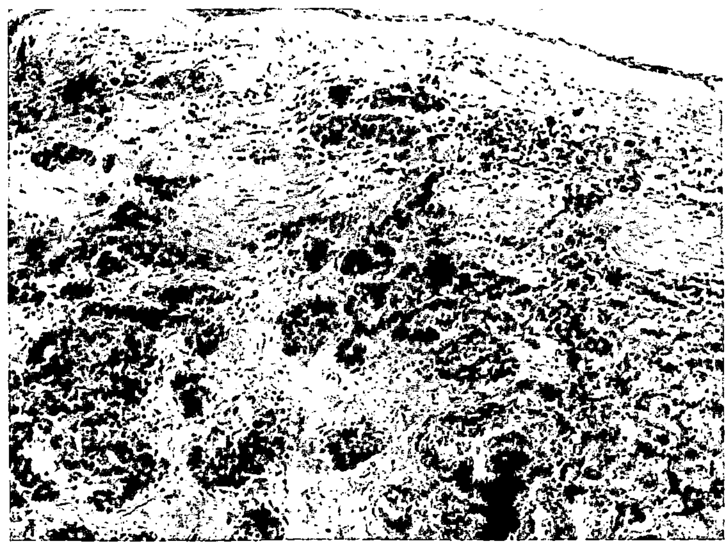

Abb. 41. Bronchialadenom. Subkapsulärer Abschnitt mit Kapselinvasion. Ausgesprochen unruhiges Gesamtbild. Van Gieson-Färbung, Vergr. 130:1 (4103/60)

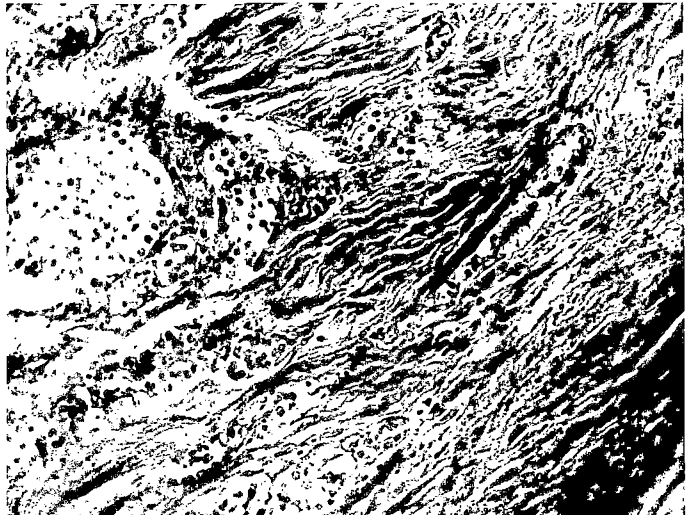

Abb. 42. Verwildertes Bronchialadenom mit infiltrativem Einwachsen in den Geschwulststiel bei im übrigen typischen Adenom. Van Gieson-Färbung, Vergr. 170:1 (2124/60)

In zwei Fällen (18 und 19) wurden polypenartige Tumoren endobronchial abgetragen. Nach 1—3 Monaten waren bereits *Rezidive* aufgetreten. Histologisch unterschieden sie sich nicht von anderen Bronchialadenomen. Beide Patienten sind nach Resektion über 5 und über 11 Jahre gesund geblieben. Die Bronchialadenome können also sehr schnell rezidivieren, müssen aber deswegen bei entsprechender Behandlung keine schlechtere Prognose haben. Einzelmerkmale reichen somit für Gesamteinschätzung ihrer biologischen Wertigkeit nicht aus. Bindende Aussagen über Gut- und Bösartigkeit können aus dem eigenen viel zu kleinen Material nicht gemacht werden. Immerhin ist zu bestätigen, daß sie operativ mit Erfolg entfernt werden können (HAMPERL).

Um unser Bild über die biologische Wertigkeit der Bronchialadenome zu erweitern, haben wir versucht, anamnestische Angaben aus den Krankenblättern zu bekommen. In 9 Fällen gingen sie auf etwa 1 Jahr zurück. In den übrigen bestanden etwa 5—10 Jahre und darüber Erscheinungen, die von der Geschwulst verursacht worden sein dürften. Sie bestanden vor allem in rezidivierenden Pneumonien und Pleuritiden. Die kürzeste Zeit bis zur Diagnose betrug 3 Monate.

Die Sicherung der *Diagnose* mit Hilfe des Pathologen erfolgte bei 16 Probeexcisionen nur in drei Fällen. Viermal war keine diagnostische Stellungnahme möglich, weil zu wenig oder histologisch nicht verwertbares Material zur Verfügung stand. Kein Tumorgewebe ergab sich in 3 Fällen, während zweimal die Diagnose Carcinom gestellt wurde. Vergleiche Abb. 43 und 31, die der gleichen Geschwulst

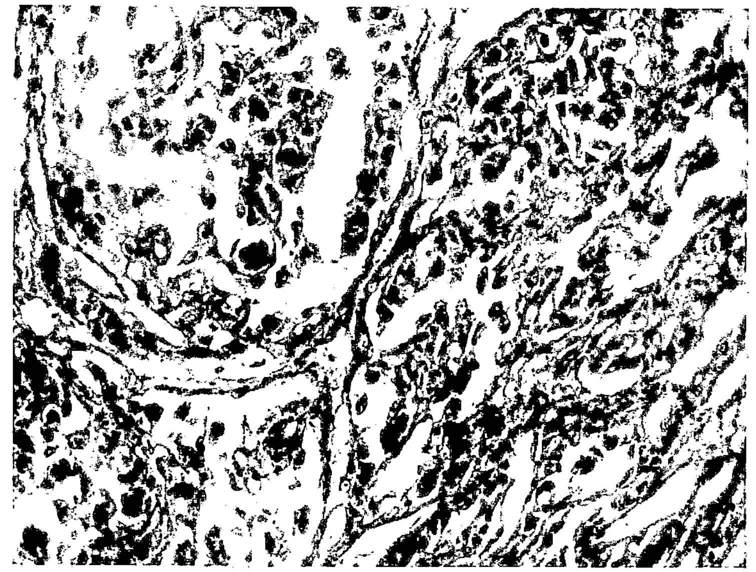

Abb. 43. Bronchialadenom. Biopsie, die zunächst als Carcinom interpretiert wird. Van Gieson-Färbung, Vergr. 300:1 (8043/62). Vgl. dazu das Resektionspräparat Abb. 31

zugehören. Die größte Schwierigkeit bestand offenbar darin, histologisch geeignetes Material zu gewinnen. Als ganz und gar ungeeignet hat sich die Untersuchung von Spülwasser gezeigt. Nur wenn genügend Tumormaterial vorlag, war eine sichere Diagnose zu stellen. Hierin unterstreichen wir die Forderung VOLLHABERS (1957), der nachdrücklich empfahl, „bei der Bronchoskopie den Tumor weitgehend abzutragen . . .“.

Auch wenn genügend Material vorliegt, können diagnostische Zwangslagen auftreten.

Bei einem zum Zeitpunkt der Operation (1964) 57jährigen Mann, dessen Lungenanamnese auf das Jahr 1958 zurückgeht, wird folgendes Präparat beschrieben: 6 cm im Durchmesser betragender Knoten mit strukturloser gräulich-rötlicher Schnittfläche. Histologisch bietet er das Bild eines carcinoiden Adenoms. Zweifel und Überlegungen begannen erst bei der Untersuchung eines beigegebenen Lymphknotens. Hier zeigte sich ein Bild, das einem clear-cell-Carcinom oder auch Hypernephrom sehr ähnlich war (Abb. 44a u. b). Nach dreijähriger strenger klinischer Beobachtung liegen keine Zeichen einer Geschwulsterkrankung vor. Wir nehmen also eine atypische Metastase eines Bronchialadenoms an. Es ist uns aber mehr als zweifelhaft, ob die richtige Diagnose durch die Untersuchung der Metastase *allein* und ohne klinische Unterstützung möglich gewesen wäre.

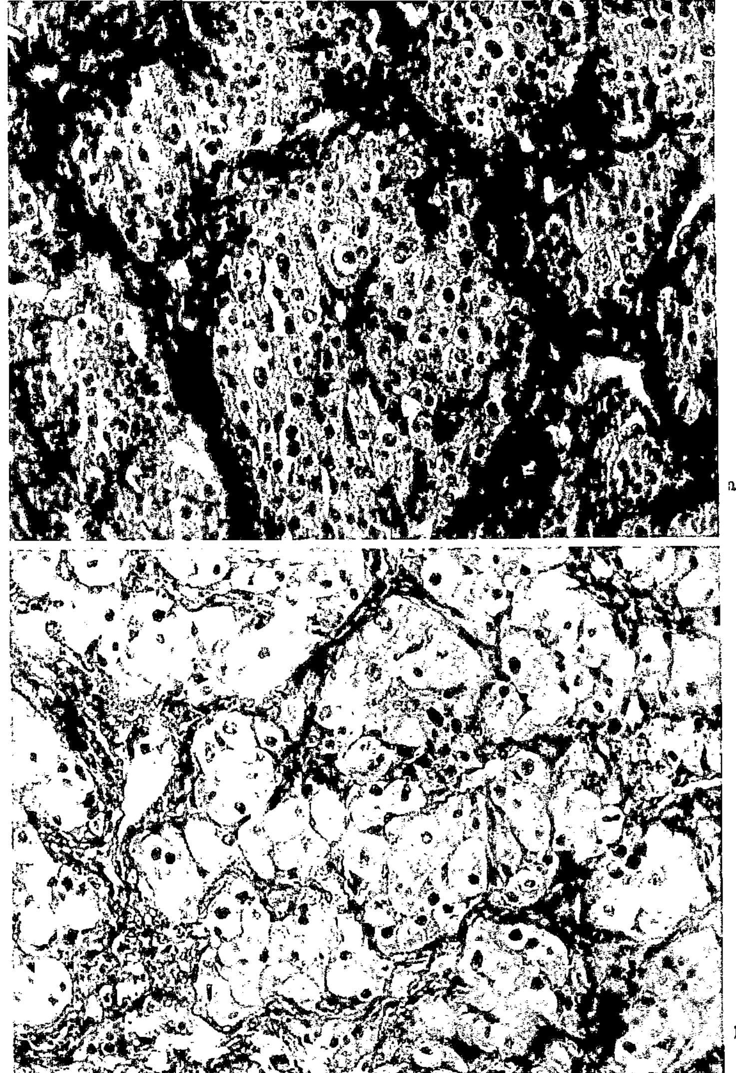

Abb. 44a u. b. Wasserklarzelliges Bronchialcarcinom. a Biopsie, als Bronchialadenom angesprochen. Van Gieson-Färbung, Vergr. 300:1. b Lymphknotenmetastase, Vergr 300:1 (3160/64)

Damit werden *Fehldiagnosen* verständlich. Eine solche wurde im Fall 13 gestellt. Nach der histologischen Untersuchung einer reiskorngroßen Probeexcision hatten wir ein Carcinom angenommen (Abb. 43). Mit der Abb. 31, die dem Operationspräparat entstammt, mußten wir unsere Diagnose ändern. Es handelt sich um ein typisches Bronchialadenom vom Carcinoidtyp. Wenn wir diesen Fall auch nicht allzu tragisch nehmen, so liegt in der folgenden Beobachtung eine *echte* Fehldiagnose vor. Allerdings war uns die Vorgeschichte nicht bekannt, die deswegen auch hier an das Ende gesetzt werden soll. Das makroskopische Bild des Tumors zeigt die Röntgenaufnahme (Abb. 45a) vom Jahre 1959. Dieser scharf begrenzte Knoten bot das histologische Bild, wie es in dem Foto (Abb. 45 b) zu sehen ist. Aufgrund dieses Befundes und der beigegebenen Röntgenaufnahme entschieden wir uns für „Bronchialadenom vom Carcinoidtyp mit deutlichen Zeichen potentieller Malignität". Nachdem am 4. 11. 1959 durch ausgedehnte Metastasierung der Tod des 39jährigen Mannes eingetreten war, konnte durch die Vorgeschichte die richtige Diagnose gestellt werden. Im November 1958 war ein „Naevus" hinter dem linken Ohr bestrahlt worden. Bereits im Januar des folgenden Jahres begann sich eine ausgedehnte Geschwulstabsiedlung bemerkbar zu machen. *Es handelte sich um ein fast vollkommen pigmentloses Melanoblastom.*

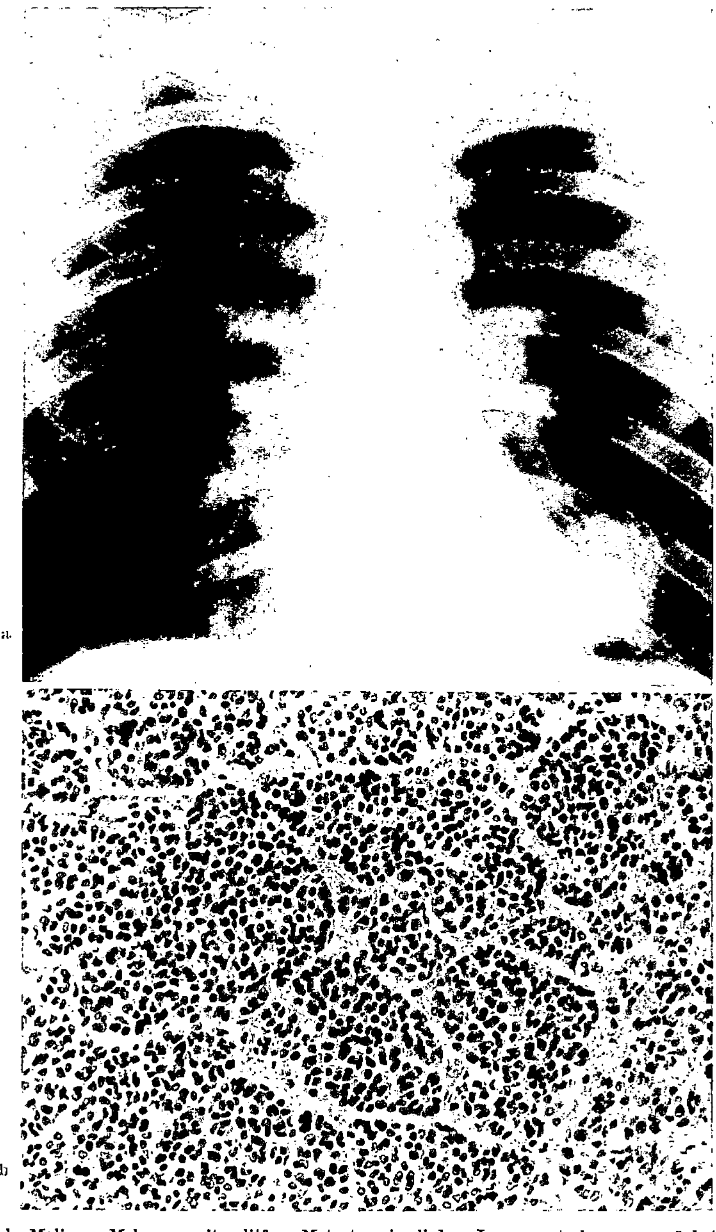

Abb. 45a u. b. Malignes Melanom mit solitärer Metastase im linken Lungenunterlappen, zunächst als primäres Lungenadenom angesprochen. a Thoraxröntgenbild mit parakardialem Kugelschatten im linken Unterfeld, als Primärgeschwulst angesprochen. b Schnitt durch die Lungenmetastase, zunächst wegen der endokrinen Struktur, Auflösung in polygonale Felder und geringe Pleomorphie der Tumorzellen, als Bronchialdenom vom Carcinoidtyp angesprochen. Van Gieson-Färbung, Vergr. 300:1 (4809/59)

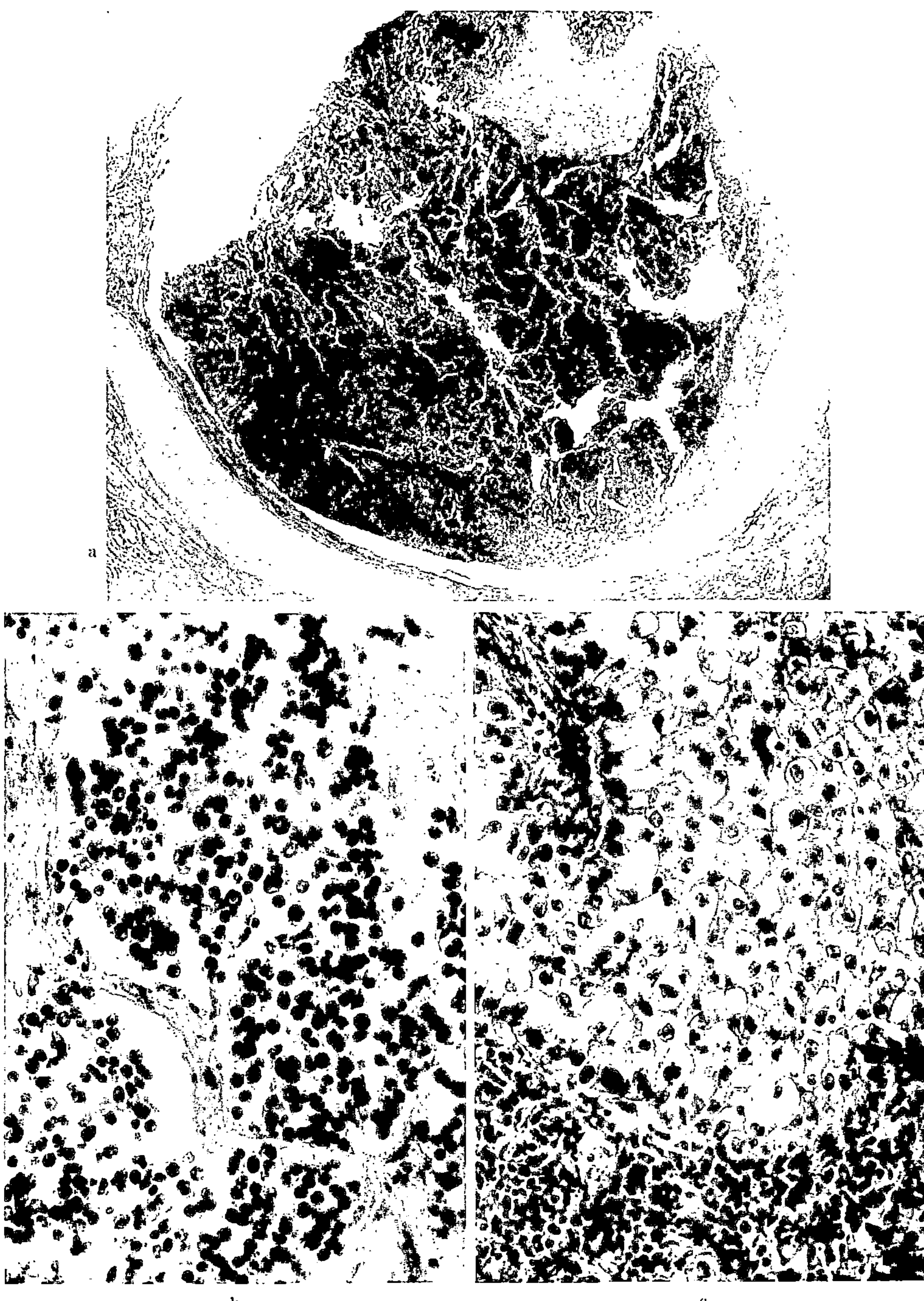

Abb. 46a—c. Vorwiegend intrabronchial wachsendes, teils differenziertes, kleinzelliges Lungencarcinom, zunächst ein Bronchialadenom vortäuschend. a Schnitt durch Bronchus mit intrabronchial wachsendem Carcinom. Van Gieson-Färbung, Vergr. 11:1 (10296/64). b Schnitt durch den undifferenzierten Geschwulstanteil vom Struktur-bild des kleinzelligen Carcinoms. Van Gieson-Färbung, Vergr. 320:1. c Intrapulmonale Metastase des Carcinoms mit Ausdifferenzierung im Sinne eines wasserklarzelligen Pflasterzellcarcinoms. H-E-Färbung, Vergr. 300:1 (10296/64)

Weiterhin brachte uns ein polypöser Tumor in diagnostische Bedrängnis, der makroskopisch kaum einen Zweifel an einer gutartigen Bronchialgeschwulst zuließ (Abb. 46 a). Das histologische Bild bietet die Abb. 46 b, die durchweg einen alveolären Aufbau zeigt. Sein Zellbestand ist zwar hinreichend carcinomverdächtig, aber in der Zusammenschau mit dem makroskopischen Befund waren wir unsicher und konnten erst, als in der gleichen Lunge ein kleiner Geschwulstknoten gefunden worden war, den wir als Metastase auffaßten, die richtige Diagnose stellen. Ihre histologische Untersuchung gibt das charakteristische Bild eines kleinzelligen unreifen Carcinoms mit partieller Differenzierung in Richtung Plattenepithelkrebs (Ab. 46 c).

Ein Adenom kann also mit einem kleinzelligen Carcinom verwechselt werden. Dann ist auch das umgekehrte anzunehmen. Deswegen versehen wir den Bericht über ein bronchogenes Haferzellcarcinom mit Carcinoidsyndrom (KINLOCH u. Mitarb. 1966 u. a.) einstweilen mit einem Fragezeichen.

Schwierig war auch die Entscheidung in dem folgenden nachträglich untersuchten Fall. Die Abb. 47 a u. b zeigen den Primärtumor. Wir nahmen ein Adenom an, obgleich die Abb. 47 a u. b ein recht unruhiges Bild mit beginnender Zerstörung einer Knorpelspange erkennen läßt. Die Lebermetastase (Abb. 47 c) indessen bietet in Struktur und Zellbestand wieder ein typisches Adenom vom Carcinoidtyp.

Zusammenfassend dürfen wir also sagen, daß die Bronchialadenome vom Carcinoidtyp im allgemeinen als gutartige Tumoren zu betrachten sind. Auch wenn sie Metastasen bilden, kann die Überlebenszeit 10 Jahre weit überschreiten. Eine Einschränkung betrifft lediglich das sehr seltene hormonal aktive Äquivalent und das Bronchialadenom vom Cylindromtyp.

Die *Klinik der Bronchialadenome* beruht auf mittelbaren Folgeerscheinungen. Sie ist bestimmt durch die Lokalisation im proximalen Bronchialabschnitt. Reizhusten, Brustschmerzen, Dyspnoe, chronisch rezidivierende Lungenentzündung, Lungenabscesse und Pleuritiden erklären sich dadurch von selbst. Spontane Haemoptysen, die in 60% auftreten sollen (ROTHE u. KLÄRING[+] 1955), finden mit der ausgeprägten Capillarisierung dieser Tumoren eine einleuchtende Erklärung. Nicht Malignität im üblichen Sinne, sondern der Tumorsitz wird in erster Linie entscheidend für das Schicksal des Patienten. All dies betrifft das *hormonell inaktive Bronchialadenom*, wenn es sich selbst überlassen bleibt, also nicht operiert wird. Es handelt sich um einen heimtückischen Tumor, für den SÜSSMANN das Attribut „insidiös" gebildet hat (insidiae = Hinterhalt, hinterlistiger Anschlag). Wir halten diese Bezeichnung für zutreffender als „semimaligne" (BAUER 1963), „potentiell maligne" (WOMACK u. GRAHAM 1938), „halbreif" (HUECK 1947). Grenzfälle und „Nahtstellen", die lediglich das starre Gefüge unserer künstlichen Systeme gegenüber der spielerischen Vielfalt der Natur offenbaren, gibt es überall in der Pathologie.

Die *cytologische Sputumuntersuchung* ist nicht anwendbar, weil durch die Schleimhautbedeckung keine Abschilferung von Tumorzellen möglich ist. Durch die Probeexcision kann nur dann die Diagnose gestellt werden, wenn reichlich Material vorliegt, am besten der ganze intrabronchiale Tumorteil. Dabei aber muß man bei der oft starken Vascularisierung unter Umständen mit erheblichen Blutungen rechnen (JUNKENITZ 1956). Als Therapie kann die intrabronchiale Abtragung nicht gelten. Das läßt sich aus dem Tumorwachstum schließen. Ein Teil der Geschwulst befindet sich nämlich oft in der Bronchuswandung oder außerhalb. Daraus erklären sich die Rezidive, die sich vielfach wiederholen können (STÖCKER 1949).

Auf Schwierigkeiten der histologischen Diagnose wird am Beispiel von zwei eigenen Beobachtungen hingewiesen. Ob sie in der Natur der Sache liegen oder an der Unzulänglichkeit des Untersuchers, mag der Leser entscheiden.

Abb. 47a—c. Metastasierendes Bronchialadenom. a Schnitt durch die Primärgeschwulst. Van Gieson-Färbung, 130:1 (12517/66). b Invasion des Bronchialknorpels. Van Gieson-Färbung, 130:1 (12517/66). c Lebermetastase mit charakteristischem Strukturbild. Van Gieson-Färbung, 90:1 (12517/66)

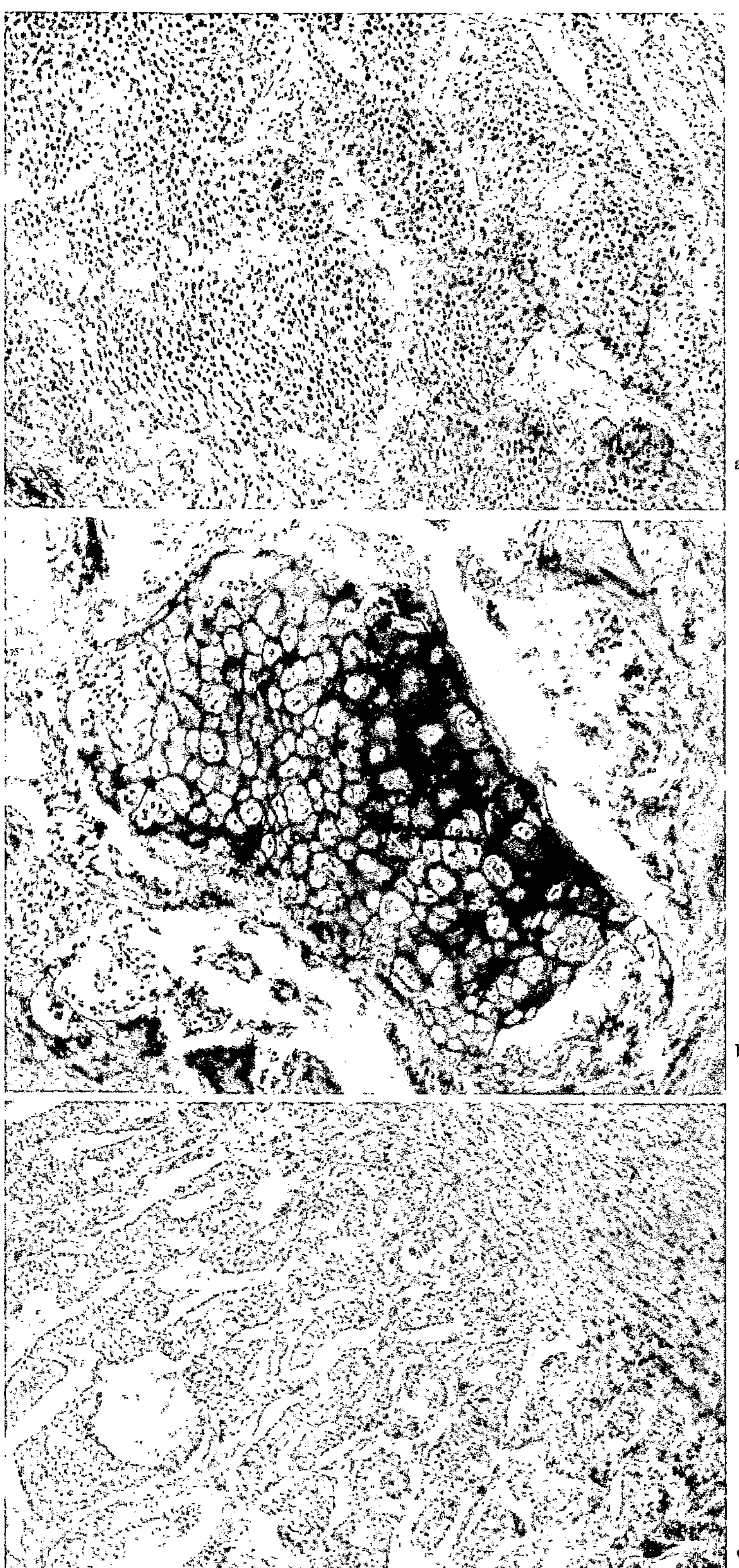

Abb. 47 a—c

II. Schleimbildende cystische Bronchialadenome

Den Bronchialadenomen vom Carcinoid- und Cylindromtyp wird neuerdings auch im deutschen Schrifttum eine *„schleimbildende cystische"* *Variante* hinzugefügt (Görich 1965). Es handelt sich nach amerikanischen Autoren (Ramsey u. Reimann 1953; Weinberger u. Mitarb. 1955; Gilman u. Mitarb. 1956) um voll ausdifferenzierte Adenome der Bronchialschleimdrüsen. Sie sollen daher aus den vorwiegend soliden Bronchialadenomen als Sondergruppe herausgelöst werden. Auch mit den von Feyrter u. Leschke beschriebenen Tumoren von alveolär drüsigem Aufbau unter Bildung von mucinartiger Substanz stimmen sie vermutlich nicht überein. Sie bilden echtes Mucin (saure Mucopolysaccharide) und entstammen, wie Görich schreibt, den mucösen Drüsenendstücken. „Die morphologische Variabilität dieser Tumoren, das Dominieren dieses oder jenen Zelltyps, der Grad oder die Art der Verschleimung könnte, wollte man alle gutartigen epithelialen Neubildungen nach der bisherigen Nomenklatur unter dem Begriff des Bronchialadenoms zusammenfassen (Feyrter), als eine Frage der Differenzierung, der Ausreifung des Tumorgewebes, nicht aber als eine Frage der Tumormatrix betrachtet werden" (Görich). In biologischer Hinsicht wird ihnen die günstigste Prognose gestellt.

Kreyberg gibt im 1. Fascikel des Histological Typing of Lung Tumours WHO von den Geschwülsten der bronchialen Schleimdrüsen folgende Klassifikation:

1. Die *Cylindrome* der Bronchen gleichen formal den Geschwülsten, welche sich von mucösen und serösen Drüsen in anderen Organen ableiten. Die sekretorische Leistung führt zur Ausscheidung von hyalinen Massen oder Schleim. Zur Metastasierung kommt es in weniger als der Hälfte der Fälle und in der Regel erst sehr spät. Die Metastasen liegen oft außerhalb des Brustkorbes.

2. Die *mucoepidermoiden Geschwülste* bestehen z. T. aus schleimproduzierenden Zellen, z. T. aus verhornenden Zellen. Das örtliche Wachstum kann zur Polypenbildung führen, ist aber gelegentlich auch invasiv.

3. Weitere Geschwülste, welche sich eindeutig von den bronchialen Schleimdrüsen ableiten lassen, zeigen eine ungemein starke Variation in der Erscheinungsform. Man findet alle Spielformen von der einfachen Hyperplasie bis zum wenig differenzierten, offensichtlich invasiv wachsenden Carcinom.

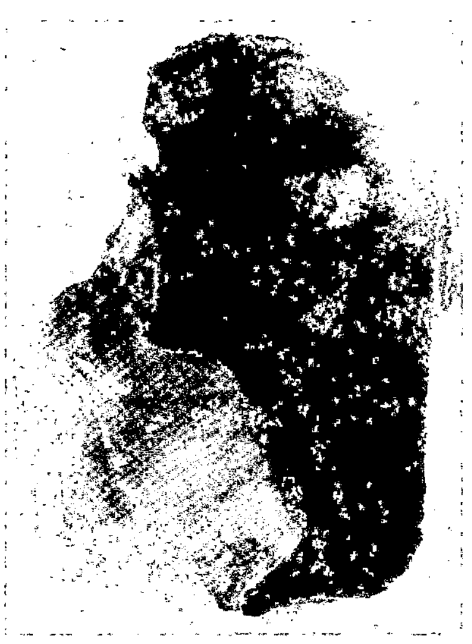

Abb. 48. Schleimbildendes cystisches Bronchialadenom. Große Schleimklumpen im aufgeschnittenen Unterlappenbronchus. Scharfe Begrenzung. Geschwulstgröße 2,5:2 cm. Mann 64 Jahre (7135/66)

Görich hat ein schleimbildendes cystisches Adenom genau beschrieben und überzeugend bebildert. Die Übersicht der bisher veröffentlichten Fälle von voll ausdifferenzierten Bronchialadenomen entnehmen wir der Mitteilung von Görich und fügen ein weiteres Beispiel hinzu (Tab. 3).

Bei uns handelt es sich um eine Geschwulst des rechten Unterlappenbronchus bei einem 64jährigen Mann (Abb. 48). Histologisch besteht sie aus cystisch erweiterten Schleimdrüsen, die, soweit erhalten, von hohem zylindrischem Epithel ausgekleidet sind. Seine dunklen Kerne liegen an der Basis, während der größere helle schleimbildende Zelleib dem Lumen zugekehrt ist. In diesem finden sich Schleimmassen, die als saure Mucopolysaccharide zu identifizieren sind (Abb. 49 a). Ein ganz ähnliches Bild bietet die schmale Tumorbasis. Die Drüsenlichtungen aber sind wesentlich enger (Abb. 49 b). Weiter nach der Tiefe zu folgt ein Bronchialdrüsenkonvolut (nicht im Bild).

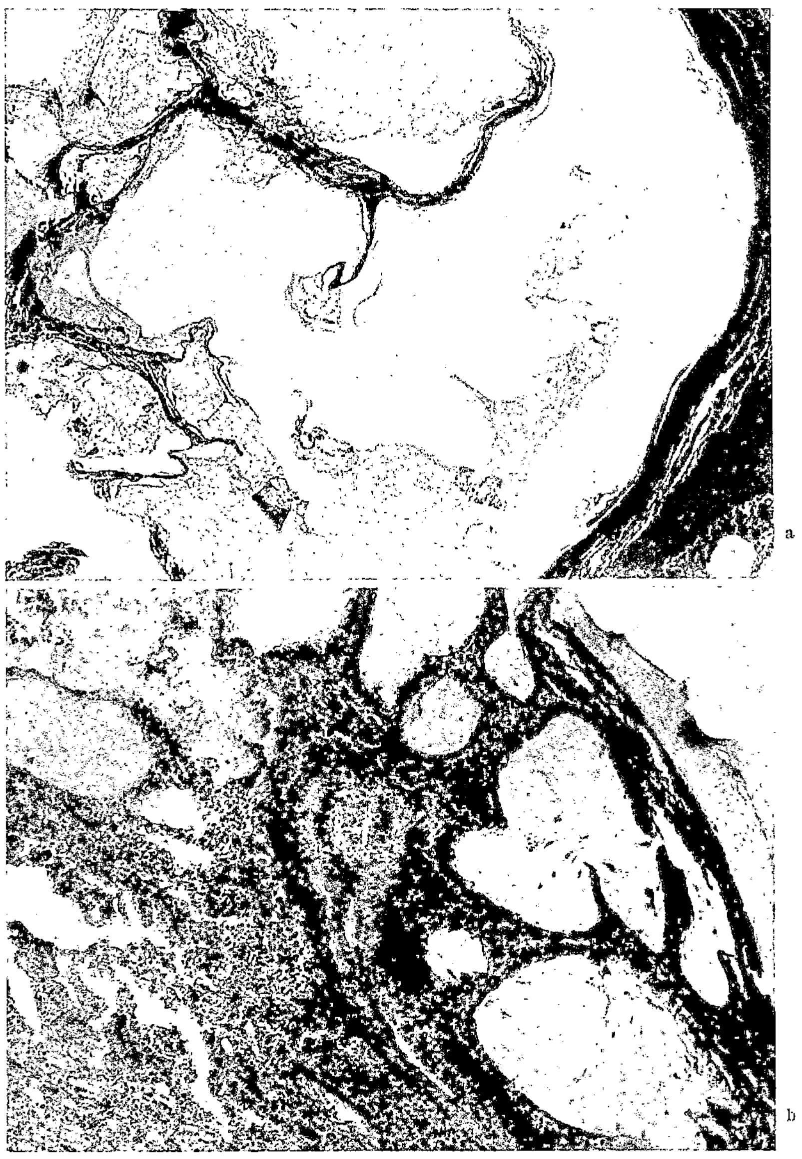

Abb. 49 a u. b. Schleimbildendes cystisches Bronchialadenom. a Übersichtsbild. Van Gieson-Färbung, 7:1 (7135/66) b Detailbild aus der Geschwulstbasis. Van Gieson-Färbung, 96:1 (7135/66)

Nach dieser bündigen Beschreibung und den bezeichnenden Bildern, die den wenigen bisher im Schrifttum vorgelegten in jedem Punkte gleichen, haben wir es mit dem äußerst seltenen *gutartigen schleimbildenden cystischen Bronchialadenom* zu tun. Wir grenzen es wie GÜRICH u. a. von der großen Gruppe derer vom Carcinoid- und Cylindromtyp ab und sehen in ihm eine Geschwulst eigener Art. Es handelt sich in unserem Fall um ein aus voll ausdifferenzierten mucösen Drüsenendstücken und, wie wir meinen möchten, aus cystisch erweiterten und gewucherten Drüsenausführungsgängen aufgebautes gutartiges Gewächs, wobei die sekretorische Leistung des Tumorgewebes der des Muttergewebes voll entspricht. Nicht eine bestimmte Zelle im Bronchialepithel oder der Bronchialdrüsen („Helle-Zelle") wird als Ursprungsort angesehen, sondern der Drüsenschlauch als *gewebliche Einheit.* Hierin besteht ein wesentlicher Unterschied zu dem Bronchialadenom vom Carcinoidtyp. Deswegen kann bei dieser Geschwulstform auch keine inkretorische Wirkung erwartet werden.

Tabelle 3. *Übersicht bisher beschriebener voll ausdifferenzierter Bronchialadenome*

Autor, Fallzahl Alter, Geschl.	Lokalisation	Größe	Histologischer Aufbau	Nomenklatur
Autor (1) Fallzahl: 1 54 J., ♀	Hauptbronchus re. OL (endobronchial)	1,3 cm ⌀ pendelnd	Mucöse Drüsen mit muco-carmin-positiver Sekretion	Bronchialadenom mucous gland Type
Autor (2) Fallzahl: 1 66 J., ♂	kl. Bronchus peripher re. ML ($^1/_3$ endo-, $^2/_3$ intramur.)	2,0 cm ⌀ nicht pendelnd	Mucöse Drüsen mit muco-carmin-positiver Sekretion	Bronchialadenom mucous gland Type
Autor (3) Fallzahl: 1 28 J., ♂	Hauptbronchus re. OL (?)	1,5×2,5 cm, am Stiel, 0,2 cm, pendelnd	Mucöse Drüsen, zylindr., bis plattenepithelzellig begrenzte, schleimgefüllte Hohlräume; histochem. saure Mucopolysaccharide	Mucous gland Adenoma of the Bronchus
Autor (4) Fallzahl: 1 55 J., ♂	Bronchus principalis dext.	6×2×2 cm pendelnd	Mucöse Drüsen, cyst. dilat. Ausführungsgänge; histochem. saure Mucopolysaccharide	Schleimbildendes cystisches Bronchialadenom
Eig. Beob. Fallzahl: 1 64 J., ♂	re. Unterlappenbronchus	taubeneigroß	wie bei GÜRICH (s. Autor 4)	wie bei GÜRICH (s. Autor 4)

Autorenverzeichnis: (1) = RAMSEY u. REIMANN (1953); (2) = WEINBERGER, KATZ u. DAVIS (1955); (3) = GILMAN, KLASSEN u. SCARPELLI (1956); (4) = GÜRICH (1965) und eigene Beobachtung (1966).

Der ganze Tumor projiziert sich unter Bildung von Schleimcysten nach der Richtung des geringsten Widerstands in die Bronchiallichtung. Diese ist prall ausgefüllt und im Geschwulstbereich spindelig erweitert.

Bemerkenswert scheint uns der Umstand, daß bei der Spülwasseruntersuchung 1 Monat vor der Radikaloperation (Pulmektomie) der starke Verdacht auf Tumor ausgesprochen wurde. Wir vermuteten ein sog. Alveolarzellcarcinom. Von diesem unterscheidet sich der Zellbestand tatsächlich in keiner Weise. Seine cytologische Diagnose aber, die ohnehin äußerst problematisch ist, muß durch diese, wenn auch seltene Geschwulst eine weitere Einschränkung erfahren.

III. Mucoepidermoidtumoren

Der Mucoepidermoidtumor (STEWART u. Mitarb.) ist unter dieser Bezeichnung als besondere und seltene Variante der Speicheldrüsenmischgeschwülste erst seit 1945 bekannt. An anderen Stellen, dazu gehören die Bronchien, wird er noch seltener gefunden. Man hält ihn für gutartig oder auch semimaligne, weil er zu Rezidiven neigt. Daneben gibt es einen absolut bösartigen Typ, der Metastasen nicht nur in den regionären Lymphknoten bildet, sondern auch auf dem Blutweg in entfernten Körperorganen. In der Lunge wurde er nach einer tabellarischen

Erfassung von den amerikanischen Autoren Reiche u. Rosemond (1966) unter Einbeziehung der 3 unsicheren Fälle von Leschke 29mal gefunden. Rechnen wir letztere ab und 2 eigene hinzu, so beträgt die Gesamtzahl 28. Davon sind 7, also genau ein Viertel bösartig. Sie wurden in einem Zeitraum von 16 Jahren veröffentlicht. Daraus können wir schließen, daß sie uns in Zukunft öfters begegnen werden (s. vorletzter Abschnitt).

Ein zuverlässiges Bild über *Gut- und Bösartigkeit* sowie Geschlechterverteilung und sonstige allgemeine Gesichtspunkte wird sich erst später entwerfen lassen. Männer sind etwas häufiger als die Frauen betroffen. Im Altersbefall liegen sie tiefer als die Bronchialcarcinome. Die Anamnese geht, wenn wir von Extremen nach oben und unten absehen (Sniffen u. Mitarb. 1958; Weiss u. Ingram 1961) meist auf mehrere Jahre zurück und läßt sich durchschnittlich länger verfolgen als bei den Carcinomen. Der Sitz ist häufiger in der rechten als in der linken Lunge.

Es handelt sich um 1,5—5,5 cm im größten Durchmesser betragende gut begrenzte beetförmige oder kugelige Tumoren. Die Oberfläche ist glatt. Die markige Schnittfläche kann kleine Cysten mit zäh-schleimigem Inhalt aufweisen. Konsistenz meist fest, Farbe im Grundton grau-weiß mit gelblichen und rötlichen Nuancen.

Histologisch liegt, wie bei den entsprechenden Tumoren der Speicheldrüsen, eine innige Vermischung von schleimbildenden und plattenepithelähnlichen „epidermoiden" Zellen vor. Daher der Name. Dazwischen finden sich wenig differenzierte basalzellenähnliche, intermediäre Zellen und solche mit einem wasserklaren oder feinwabigen aufgeblähten Cytoplasma mit „scharfer Abgrenzung gegen die Nachbarzelle" (Fasske u. Morgenroth 1964). Neben soliden und drüsigen Tumorabschnitten sind wechselnd große Hohlräume mit zähem Schleim zu sehen. Dieser färbt sich mit Mucikarmin, PAS, Alzianblau und Astrablau. Bei einem überwogen bei weitem die epidermoiden Anteile mit Intercellularbrücken und Keratinisierung (Ozlu u. Mitarb. 1961). In wenigen Beobachtungen zeigten die sonst gut begrenzten und teilweise von Bronchialschleimhaut bedeckten Geschwülste lokale Invasion (Liebow 1952; Ozlu u. Mitarb.; Payne u. Mitarb. 1959; Weiss u. Ingram 1961).

Die bösartigen Mucoepidermoidtumoren (Mucoepidermoid*carcinome*) zeigen *feingeweblich* in allen Geschwulstmanifestationen ein pleomorphes Gewebe. Schleimbildende Zellen mit Mikrocysten und Schleimseen beherrschen jedoch das Bild. Die in Strängen und Nestern angeordneten intermediären Zellen wechseln in ihrer Häufigkeit von Tumor zu Tumor und in den einzelnen Abschnitten (Ozlu u. Mitarb.).

Die letzte Beobachtung von Dowling u. Mitarb. (1962) unterscheidet sich in verschiedener Hinsicht von den übrigen Beispielen. Bei einer 32jährigen Frau wurde seit 7 Jahren eine Atelektase des linken Unterlappens röntgenologisch verfolgt. Die Autopsie ergab einen Tumor des Unterlappens, der zum kleineren Teil im linken Hauptbronchus entwickelt war. Metastasen in regionalen Lymphknoten, Lungen, Knochen, Nebennieren. Histologisch waren gut- *und* bösartige Partien zu sehen. Der gutartige Abschnitt bestand aus epidermoiden und schleimbildenden Zellen und grenzte sich durch eine Kapsel scharf von dem bösartigen ab. In diesem fanden sich, wie in den Metastasen, ausschließlich epidermoide Zellen.

Bei einem der 5 Fälle von Sniffen u. Mitarb. soll nach einer Veröffentlichung von Wilkins u. Mitarb. (1963) nach der Lobektomie ein Rezidiv aufgetreten sein.

Larson u. Mitarb. (1965) berichten über eine hierher gehörige maligne Geschwulst der Trachea bei einer 26jährigen Frau.

Die *eigenen Beobachtungen* (Ziegan+ 1966) betreffen *bösartige* Mucoepidermoidtumoren der Lunge. Wir beschreiben sie trotzdem an dieser Stelle, weil nach den Literaturbeobachtungen weitaus die überwiegende Mehrzahl als gutartig angesehen wird. Ein weiterer Grund besteht darin, daß diese Geschwülste meist nicht morphologisch, sondern erst biologisch a posteriori der einen oder anderen Gruppe zugeteilt werden können. Zudem dürften sie histogenetisch den schleimbildenden Bronchialadenomen nahestehen.

1. Fall: Bei einem am 25. 8. 1908 geborenen Mann wurde 1955 bei einer röntgenologischen Reihenuntersuchung zufällig ein Rundherd im Mittelfeld der rechten Lunge festgestellt. Vergrößerung bei den jährlichen Kontrollen (Abb. 50a—c). Keine Beschwerden, keine Gewichtsabnahme. Stationäre Aufnahme in gutem Allgemeinzustand am 25. 11. 1959 in die Chirurgische Klinik des Krankenhauses St. Georg, Leipzig. Rö.: Rundherd von Mandarinengröße mit streifiger Verbindung zum verbreiterten Hilus. Bronchoskopisch kein Anhalt für Tumor. Am 4. 12. 1959 Resektion des rechten Unterlappens.

Makroskopischer und histologischer Befund des Resektionspräparates: Im zentralen Abschnitt des gut lufthaltigen rechten Unterlappens ein scharf begrenzter fast radiergummifester auslösbarer gräulich-gelblicher etwas transparenter Knoten von gut 4 cm ⌀ (Abb. 50c). Mehrere bis kleinkirschgroße Lymphknotenmetastasen am Hilus. Die histologische Untersuchung zeigte im Bereich des Knotens meist ein gut erhaltenes, in größeren Abschnitten fibrös verdicktes Alveolargerüst. Dieses war von zylindrischen, aber auch abgeplatteten Epithelien ausgekleidet, oft Papillenbildungen (Abb. 51a u. b). Entgegen dem makroskopischen Eindruck ist die Begrenzung gegen die Umgebung unscharf. Gelegentlich Gefäßeinbrüche. Beziehung zu Bronchien nicht sicher erkennbar.

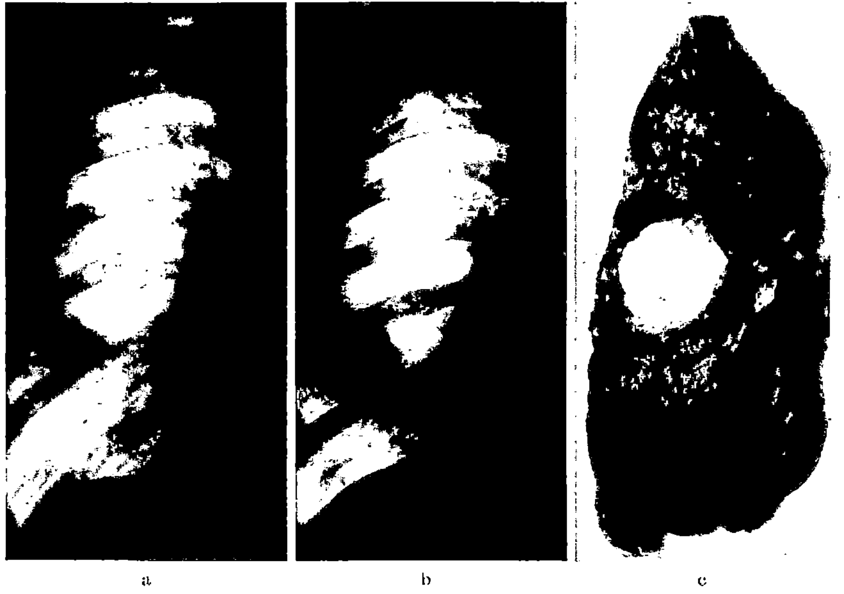

Abb. 50a—c. Mukoepidermoider Bronchialtumor. a Thoraxröntgenbild Anfang 1957. Scharf begrenzter Kugelschatten im linken Unterfeld. b Thoraxröntgenbild Ende 1959. Geschwulstvergrösserung. c Lichtbild durch das Unterlappenresektat

Neben den drüsigen Abschnitten mit Cystenbildungen kleine solide Bezirke mit plattenepithelähnlichen und wasserklaren oder bläulichen Zellen bei HE-Färbung. Dazwischen finden sich in Streifen und Nestern angeordnete kleine runde Zellen mit chromatinreichen Kernen, sog. Intermediärzellen (Abb. 51c). In den Lymphknoten solide Geschwulstnester, die stark an Hypernephrom erinnern. Gelegentlich treten sie als kleine Inseln inmitten weniger differenzierter Zellen auf. Mitunter finden sich Bänder plattenepithelähnlicher Elemente (Abb. 51a u. e).

Bereits 13 Monate später wurde röntgenologisch der Verdacht auf Geschwulstrezidiv ausgesprochen. Im Juni 1962 Aufnahme in reduziertem Allgemeinzustand in ein auswärtiges Krankenhaus. Rö.: Fortgeschrittener infiltrativer Lungenprozeß mit multiplen Herden (Metastasen in beiden Lungen). Dichte Hili. Tod am 20. 7. 1962.

Die Leichenöffnung (SN 623/62) wurde im Pathologischen Institut am Krankenhaus Eisenhüttenstadt (Leiter: Prof. Dr. Rahn) vorgenommen. Bestätigung eines Rezidivtumors. Mächtige Metastasierung in den Hiluslymphknoten, unter den Pleuren in Form kirschgroßer Knoten, im Peri- und Epikard, im Septum interventriculare, in der Leber, in den Nieren und im Gehirn. Weiterhin schwere Bauchfellcarcinome mit Lymphknotenbefall in der Umgebung des Magens und Pankreas. Ein Nebennierenkeim in der rechten Niere wird ausdrücklich erwähnt. Erhebliche Tumorkachexie.

Die Vorgeschichte war dem Obduzenten nicht bekannt. So wurde ein kleinzelliges Carcinom diagnostiziert. Es besteht jedoch kaum ein Zweifel, daß es sich um ein metastasierendes Rezidiv des bereits 1955 festgestellten Mucoepidermoidcarcinoms handelt. Jetzt aber lagen offenbar nur wenig differenzierte Intermediärzellen vor. Der „Nebennierenrindenkeim" in einer Niere könnte allerdings mucoepidermoider Natur gewesen sein.

2. Fall: Betrifft eine am 23. 10. 1911 geborene Frau. Bei Röntgenkatasteruntersuchung 1962 kleine wolkige Verschattung im rechten Oberfeld. Im folgenden Jahr an gleicher Stelle etwas größerer Rundherd. Weitere Vergrößerung 1964, starker Reizhusten. Im Februar 1965 ein etwa enteneigroßer scharf umschriebener Schatten. Die cytologische Untersuchung des

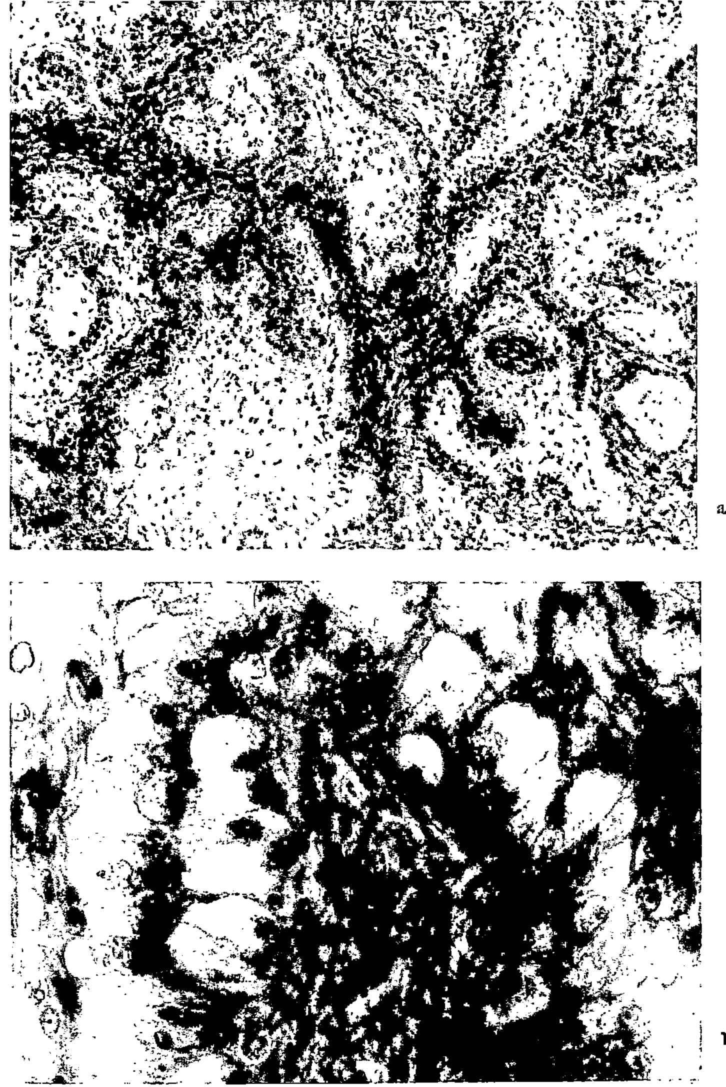

Abb. 51a—e. Mukoepidermoider Bronchialtumor. Schleimgefüllte Hohlräume, die von zylindrischen Tumorzellen ausgekleidet werden. Lungengerüst weitgehend erhalten. a Van Gieson-Färbung, Vergr. 120:1 (1226/60). b Van Gieson-Färbung, Vergr. 550:1 (1226/60). c Solider Abschnitt mit Intermediärzellen, durch Zwischenlagerung von Schleim in trabekuläre Strukturen übergehend. Van Gieson-Färbung, 120:1 (1226/60). d Plattenepithelähnliche Verbände. Van Gieson-Färbung, Vergr. 480:1 (1226/60). e Pflanzenzellartiger Abschnitt. Van Gieson-Färbung, Vergr. 550:1 (1226/60)

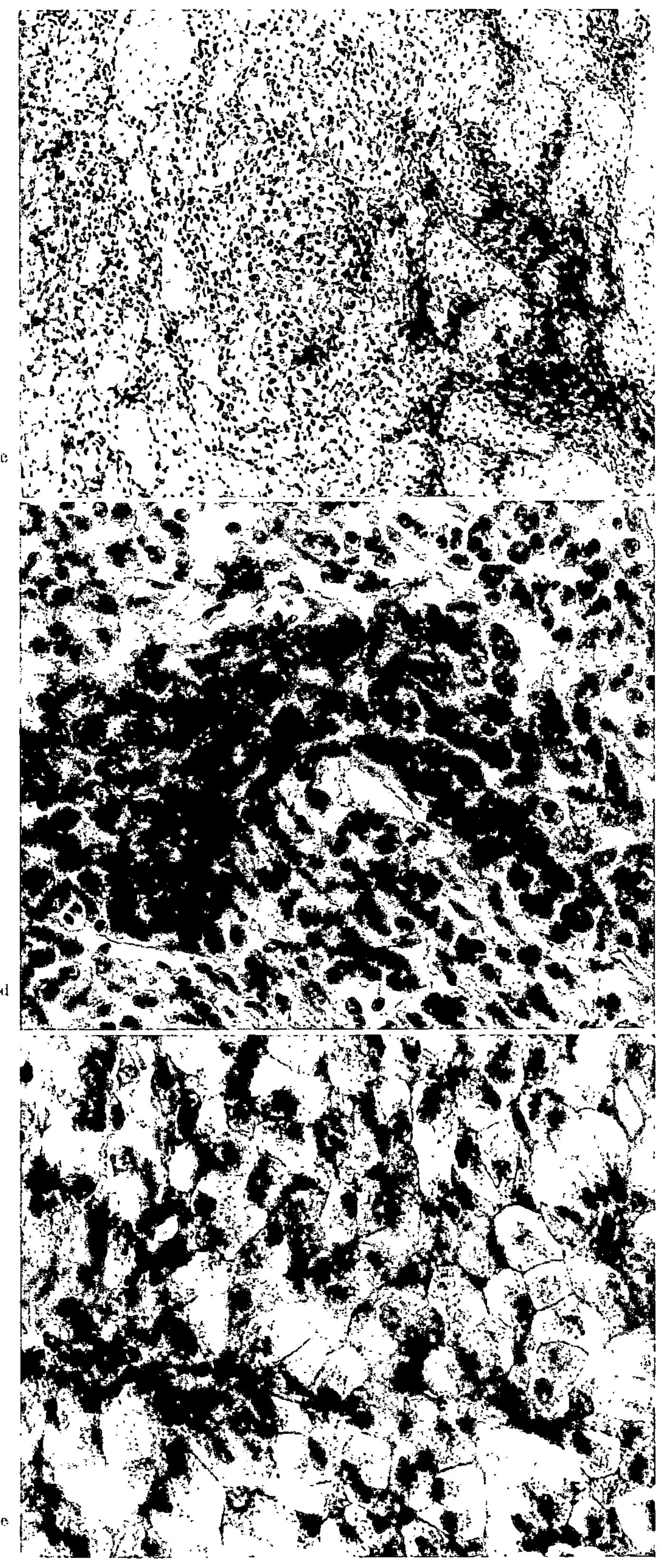

Abb. 51 c—e

Bronchialsekretes ergab dringenden Tumorverdacht (2337/65). Am 18. 3. 1965 Resektion des linken Oberlappens. Ein größeres „Drüsenpaket" war ziemlich fest mit dem Arcus aortae verwachsen. Im oberen Mediastinum bis kastaniengroße Knoten (OMRat Dr. med. habil. Anstett, Zschadraß). Telekobaltnachbestrahlung. Mit 72,5 kg bei einer Größe von 157 cm gegenüber 74 kg bei Krankenhausaufnahme entlassen. Im Jahre 1966 trat weitere Metastasierung auf, die durch Operation (Niere) gesichert werden konnte.

Makroskopischer und histologischer Befund des Resektionspräparates: Im rechten Oberlappen eine 4,5 cm ⌀ betragende gräuliche Masse mit zentraler Zerfallsneigung. Zur histologischen Dokumentation sei hier nur ein Schnitt aus einem hilären Lymphknoten wiedergegeben (Abb. 52). Er zeigt am rechten Bildrand noch einen kleinen Rest von lymphatischem Gewebe. Im übrigen liegt ein pflanzenzellenähnliches verschleimtes Gewebe mit kleinen Hohlräumen vor.

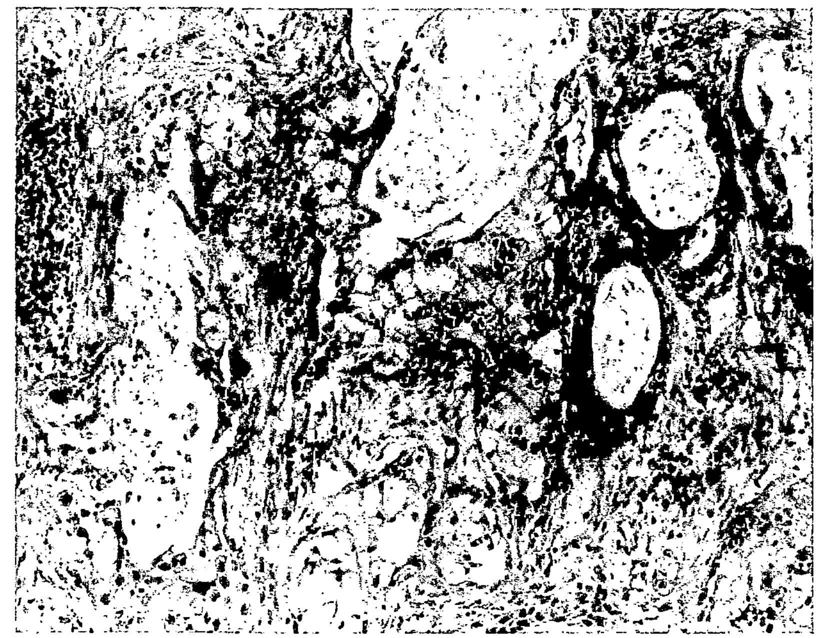

Abb. 52. Mukoepidermoidtumor aus pflanzenzellähnlichen Zellen. Lymphknotenmetastase. Van Gieson-Färbung, Vergr. 120:1 (2864/65)

Beide Geschwülste zeigen ein Bild, wie es seit längerer Zeit von Mucoepidermoidtumoren anderer Örtlichkeiten wohl bekannt ist. Sie wurden zufällig röntgenologisch 4 und 3 Jahre vor der Operation im rechten Ober- und linken Unterlappen entdeckt und in ihrer Größenzunahme bis auf 4—4,5 cm ⌀ verfolgt. Die vergleichbaren Beobachtungen des Schrifttums liegen in der gleichen Größenordnung. Der Mann (1. Fall) hatte keinerlei klinische Erscheinungen, während die Frau (2. Fall) von Reizhusten geplagt war. Dies deutet zusammen mit dem cytogischen Befund des Bronchialsekretes auf die Beteiligung eines Bronchus hin. Im ersten Fall besteht kein entsprechender Hinweis. Beide Male waren bereits bei der Operation Lymphknotenmetastasen festgestellt worden. Der Mann bekam bald ein örtliches Rezidiv und verstarb $2^1/_2$ Jahre nach der Lobektomie an Tumorkachexie bei ausgedehntester Metastasierung. Bemerkenswerterweise deuteten jetzt die Geschwulststrukturen nicht mehr auf die wahre Natur des Tumors hin, der als Erstlingsgewächs überwiegend drüsige schleimbildende Wucherungen geboten hatte. Freilich waren auch hier, besonders in den Lymphknoten hypernephromähnliche solide Bildungen zu sehen. Die Sektionspräparate aber ließen nicht mehr an einen Mucoepidermoidtumor denken. Danach kann angenommen werden, daß die wenig differenzierten epidermoiden und intermediären Zellen vorherrschten. Diese waren auch bereits im Primärtumor zu sehen, gaben ihm aber keineswegs sein entscheidendes histologisches Gepräge. Der abweichende Bau der Metastasen ist auch bei den Sialo-Mucoepidermoidtumoren bekannt (FASSKE u. MORGENROTH, GLÄSER, RAUCH).

Bei dem zweiten Tumor standen solide Geschwulstformationen mit kleinen Schleimcysten im Vordergrund. Auch bei ihm wurden bereits zum Zeitpunkt der Operation Metastasen festgestellt. Über das weitere Schicksal der Geschwulstträgerin ist uns bekannt, daß 1966 eine Generalisierung der Geschwulst aufgetreten ist.

Die Begrenzung gegen die Umgebung war zumindest in den histologischen Präparaten bei beiden Beobachtungen unscharf. Aber auch bei den Beschreibungen der *gutartigen* Geschwülste wird gelegentlich ein infiltratives Wachstum erwähnt.

Für die Mucoepidermoid*carcinome* an anderen Stellen wird behauptet, daß die epidermoiden und intermediären Zellen vorherrschen (FOOTE u. FRAZELL, GLÄSER, RAUCH, STEWART u. Mitarb.). Bei den entsprechenden Geschwülsten der Lungen, die allerdings in sehr kleiner Anzahl bis jetzt beobachtet wurden, trifft dies nur für das Beispiel von DOWLING u. Mitarb. zu. Bei unserem ersten Fall nur für das zu Tode führende Rezidiv. Auch bei *gutartigen* Mucoepidermoidtumoren der

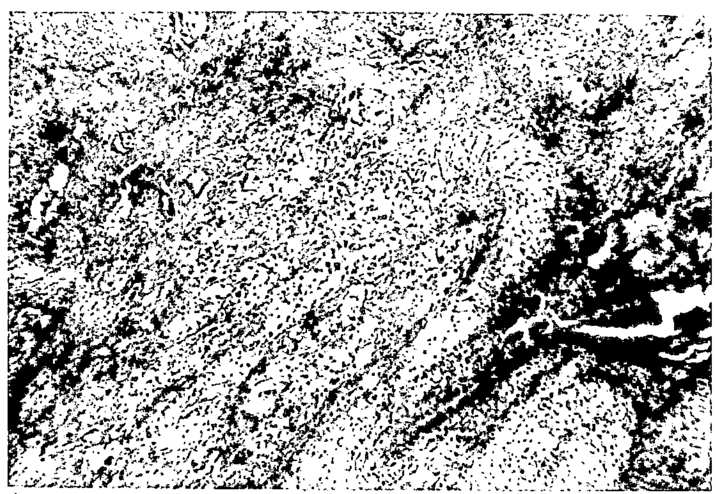

Abb. 53. Mukoepidermoidtumor mit Überwiegen der wasserklaren Zellen. Van Gieson-Färbung, Vergr. 60:1
(6519/65)

Bronchien können die epidermoiden Zellen das Feld beherrschen (OZLU u. Mitarb.). Wir können somit nach eigenen Beobachtungen die Auffassung anderer übernehmen (MÁRK u. Mitarb.; GALLAGER u. Mitarb.), nach der die *biologische Wertigkeit dieser Geschwülste aus ihrem histologischen Verhalten nicht abzulesen ist.* Jeder Mucoepidermoidtumor ist also auch bei langer Vorgeschichte *als potentiell bösartig* zu betrachten. Das zeigen von neuem unsere zwei Beispiele, die wir den wenigen Beobachtungen des Schrifttums vergleichend anfügen können.

Die erneute Durchsicht unserer Präparate, die mit dem Vermerk ,,eigenartig" ausgesondert worden waren, ergab noch *zwei weitere Mucoepidermoidtumoren.* Wir verfügen also über *vier* hierher gehörige Beobachtungen. Merkwürdigerweise waren sie *alle* bösartig. Es fanden sich bereits zum Zeitpunkt der Resektion histologisch bestätigte Lymphknotenmetastasen.

Der 69jährige Mann verstarb 1 Jahr nach der Operation (6510/65) durch Metastasierung an Geschwulstkachexie. Der Primärtumor saß im 6. Segment des linken Unterlappens und erreichte in den größten Ausmaßen 3,5 × 3,0 cm. Die 36jährige Frau, deren 2,6 × 2,0 cm großer Tumor im 8. Segment des rechten Unterlappens saß, ist noch am Leben. Es wurden aber bei der röntgenologischen Nachuntersuchung im August 1966 Pleurametastasen vermutet, die ein baldiges Ende erwarten ließen. Bis April 1969 haben wir 7 Mukoepidermoidtumoren beobachtet. Drei Tumorträger haben die Operation zum jetzigen Zeitpunkt 3 Jahre, 9 und 6 Monate überlebt. — Die histologischen Bilder unterscheiden sich qualitativ in keiner Weise von den übrigen. Die quantitativen Relationen im Zellbestand aber waren bei der Frau stark zugunsten der wasserklaren Elemente verschoben (Abb. 53).

Über die *Herkunft* dieser seltenen Lungengeschwülste besteht keine einheitliche Auffassung. Sie werden sowohl vom Oberflächenepithel des Bronchialbaumes (Sniffen u. Mitarb.) als auch von dem der Schleimdrüsen hergeleitet (Payne u. Mitarb.; Dowling u. Mitarb.). Ozlu u. Mitarb. finden es nicht überraschend, daß solche Geschwülste in den Bronchien vorkommen, da eine „große Ähnlichkeit zwischen Bronchialdrüsen und Speicheldrüsen der Mundschleimhaut besteht". Sie verweisen auf das Beispiel der Cylindrome und der Mischtumoren, die ebenfalls an beiden Orten vorkommen. Von Payne u. Mitarb. wurden 1965 zwei polypöse Mischtumoren der Lunge beschrieben, die genau wie Speicheldrüsengeschwülste gebaut waren. Nach Ansicht der Verfasser sind dies erstmalige Beobachtungen. — Daß der kleinste Brutherd die pluripotente Epithelzelle ist (Hellweg u. Ricken), wird man wohl nach dem vielgestaltigen Endprodukt nicht in Abrede stellen können.

C. Bösartige und überwiegend bösartige Lungengeschwülste

I. Das Bronchialcarcinom

1. Klassifikation

Die pauschale Bezeichnung „Lungencarcinom" ergibt ein recht verwaschenes Bild dieser pathologisch-anatomisch und klinisch sehr differenten Geschwulst. Die Verschiedenheiten liegen in der außerordentlich bunten und abwandlungsfähigen Histologie, von der Prognose, Behandlung und Verlauf des Tumorleidens abhängen. Wir betrachten es deswegen als eine ebenso vordringliche wie schwierige Aufgabe, mit diesem Hauptpunkt in der Pathologie des Lungencarcinoms den Anfang zu machen.

Bei dem Versuch einer Einteilung der Carcinome müssen wir uns zunächst ihrer *Histogenese* zuwenden. Als Matrix der Lungenkrebse werden drei Möglichkeiten anerkannt: Entstehung aus dem Epithel der Bronchialschleimhaut, Entstehung aus den bronchialen Schleimdrüsen, Entstehung aus dem Epithel der Lungenalveolen.

Viele Forscher leiten heute wohl die meisten Lungenkrebse vom Bronchialepithel ab. Als Mutterboden werden im allgemeinen die Basalzellen betrachtet (Marchesani 1924; Brandt 1926; Geschickter u. Denison 1934; Walther 1948 u. a.). Halpert u. Pearson (1940) nennen sie „reserve cells". Fabris (1937) beschreibt sie als Mikrocyten. Die Hypothese, daß die Lungencarcinome aus den „*reserve cells*" hervorgehen, wird durch folgende Beobachtung begründet: Vorkommen von Lungenkrebsen, die nur aus Reservezellen bestehen. Nachweisbare Umwandlung von Reservezellen zu Plattenepithelien oder Cylinderzellen. Existenz von Krebsen, in denen alle drei Zellarten nebeneinander vorkommen.

Man schreibt also den jungen Basalzellen pluripotente Eigenschaften zu. BRANDT weist auf starke Wucherungen von Basalzellen hin, die unter bestimmten Umständen auftreten und nennt diese Erscheinungen „präcanceröse Unruhe".

FEYRTER (1953) sieht den gemeinsamen Mutterboden in dem „*Helle-Zellen-System*", mindestens für die kleinzelligen und plattenepitheligen Bronchialcarcinome. Die Hellen Zellen kommen vor allem an den Teilungsspornen der Bronchien vor. So ließe sich erklären, warum die Carcinome gerade diese Örtlichkeit bevorzugen. Die drüsigen Carcinome aber sind nicht genannt.

Verschiedene Autoren vertreten die Ansicht, daß dem Carcinom eine *Plattenepithelmetaplasie* vorausgehe (ASKANAZY 1919; BERBLINGER 1925; WEGELIN 1942 u. a.). Andere glauben, daß die Bedeutung der Metaplasie in der Vergangenheit überschätzt worden sei (NISKANEN 1949; WITTEKIND u. STRÜDER 1957; CAROLL 1961). NISKANEN begründet seine Ansicht durch folgende Feststellung: 1. Die Plattenepithelmetaplasie bei Männern und Frauen ist gleich häufig. 2. Die Obduktion von Leichen mit chronischen Lungenleiden ergab in 50% eine metaplastische Umwandlung der Bronchialschleimhaut. Ein Vergleich dieses Sektionsgutes mit der „normalen" Bevölkerung zeigte jedoch keinen Unterschied in der Häufigkeit der Lungencarcinome. Nach KAHLAU (1954) können Plattenepithelcarcinome wohl aus einer Metaplasie hervorgehen; sie müssen es aber keineswegs .WITTEKIND u. STRÜDER sehen gemäß dem embryologischen Ursprung der Lunge aus dem Vorderdarm in der metaplastischen Umwandlung der Bronchialschleimhaut eine natürliche Neigung zu diesem Vorgang. Damit erklärt auch KAHLAU, warum das organeigene Cylinderzellcarcinom nicht häufiger ist als das Plattenepithelcarcinom.

Solche Vorstellungsinhalte führen CAROLL (1961) zu folgendem Ergebnis: Die Assoziation von Plattenepithelmetaplasien und Plattenepithelcarcinomen ist wahrscheinlich gleichzeitig; aber Basalzellenhyperplasie und intraepitheliale Carcinome sind Stufen der Entwicklung eines invasiven Carcinoms.

Unklar ist immer die Bedeutung der *Schleimdrüsen* als möglicher Ausgangspunkt der Bronchialcarcinome gewesen. FREY u. LÜDEKE (1958) leiten von ihnen einen Teil der Adenocarcinome und speziell die Gallertkrebse ab. Ähnlich viele andere (z. B. SEYFARTH 1924; SIEGENTHALER 1955; BALÓ 1957). Diese Hypothese ist mit der Erfahrung belastet, daß sich adenomatöse Krebse vorwiegend peripher entwickeln. Schleimdrüsen aber sind in den Endaufzweigungen der Bronchien selten oder fehlen ganz.

Am umfassendsten und vorstellungsmäßig wie auch morphologisch begründbar ist für uns die Annahme, daß die Lungencarcinome im allgemeinen ihren Ursprung von den *unreifen* und damit *pluripotenten Basalzellen* nehmen.

Als dritte Möglichkeit der Lungencarcinomentwicklung kommt die maligne Entartung des *Alveolarepithels* in Frage. Hiervon ist in einem späteren Kapitel über das sog. Alveolarzellcarcinom die Rede.

Nach diesen uneinheitlichen Ansichten ist die Virchowsche Einteilungsgrundlage nach einem histogenetischen System für ein *Klassifizierungsschema* nicht anzuraten. Nach BORST sollte man eine solche Betrachtungsweise mit der Morphologie kombinieren und das biologische Verhalten nach seiner Bedeutung als Einteilungskriterium hinzuziehen. So auch v. ALBERTINI (1957). WILLIS (1948) verlangt von einer Gruppierung, daß sie einfach und grundlegend sei. Schaffung künstlicher Untergruppen soll vermieden werden. Die Schwierigkeiten aber liegen in der Vielgestaltigkeit der Lungencarcinome. Sie findet ihren Niederschlag in der verwirrenden Systematik, die in einer Übersicht der bekannteren Einteilungsmöglichkeiten ihren Ausdruck hat.

Klassifizierungsschemata liegen infolge der außerordentlichen histologischen Wechselhaftigkeit der Lungencarcinome in großer Anzahl vor. Die folgende Übersicht erhebt keinen Anspruch auf Vollständigkeit, bietet aber ein Bild über die Schwierigkeiten einer sinnvollen Ordnungslehre. Diese beruhen darauf, daß man oft *in ein- und demselben Tumor unterschiedlich differenzierte Zellbestände und Gewebsstrukturen* vorfindet.

Marchesani hat als erster im Jahre 1924 anhand von 26 Lungencarcinomen vier Gruppen aufgestellt: Basalzellenkrebse, polymorphzellige Krebse, verhornende Plattenepithelkrebse und cylinderzellige Krebse.

Diese Aufteilung ist ebenso einfach wie natürlich und zweckmäßig, wurde aber bereits 1925 von Krompecher zu einer Neuordnung umgearbeitet. Er unterscheidet Lungenkrebse mit undifferenzierten Zellen und solche mit differenzierten Zellen. Jene sind die Basalzellenkrebse, diese die Plattenepithel- und Cylinderepithelkrebse. Dieses Schema wurde von vielen Forschern übernommen, wenn es sich auch Modifikationen gefallen lassen mußte. So bei Brandt. Er ordnet folgendermaßen:

I. Differenziertzellige Krebse:
  1. cylinderzellige Krebse, 2. Pflasterepithelkrebse.

II. Undifferenzierte Krebse:
  1. vorwiegend aus Basalzellen, 2. Übergangskrebse.

III. Kleinzellige sarkomähnliche Krebse.

Die sarkomähnlichen kleinzelligen Krebse leitete Brandt histogenetisch von überstürzt gebildeten Basalzellen ab. Bei den Basalzellenkrebsen treten hin und wieder Höherdifferenzierungen auf. Sind sie so erheblich, daß die Geschwulst ein neues Gepräge bekommt, bezeichnet er sie als Übergangskrebse.

Wenn wir chronologisch ohne Berücksichtigung des Ordnungsprinzips weitergehen, folgt Probst (1927) mit seinen 11 Gruppen. Er glaubt, durch weitgehende Unterteilung der Vielgestaltigkeit der Lungencarcinome am besten Rechnung zu tragen: 1. Carcinoma simplex, 2. Carcinoma solidum medullare, 3. Scirrhus, 4. Cylinderzellkrebs, 5. Adenokrebs, 6. Plattenepithelkrebs, 7. Cancroid, 8. polymorphzelliger Krebs, 9. kleinzelliger („schneebergähnlicher") Krebs, 10. primärer Lungenparenchymkrebs, 11. großzelliger Krebs. Diese Einteilung bietet gegenüber der vorigen keinen Vorteil. Abgesehen davon ist es schwer zu sagen, welche cytologischen Typen sich hinter den drei ersten Gruppen verbergen.

Huguenin (1928) reduziert wieder auf sechs Gruppen: 1. Epithélioma malpighien (Plattenepithelkrebs), 2. Epithélioma paramalpighien (wahrscheinlich unreifes Plattenepithelcarcinom), 3. Epithélioma cylindrique, 4. Epithélioma glandulaire, 5. Epithélioma atypique (wahrscheinlich polymorphzellige Krebse des deutschen Schrifttums), 6. Tumeurs à petites cellules.

Weller (1929) baute in anschaulicher Weise die Typen Brandts in eine Y-Figur ein. An der einen Branche sitzen die gut differenzierten Drüsenkrebse, an der anderen die Plattenepithelkrebse. Am Stamm sind die kleinzelligen sarkomähnlichen untergebracht. Die unsicher zu bestimmenden „poorly differentiated cell carcinomas" konzentrieren sich an der Aufteilungsstelle.

Bei W. Fischer (1931) finden wir ebenfalls eine erfreuliche Vereinfachung der Gruppierung, wenn er diese auch häufig für „Geschmacksache" hält. Er unterscheidet drei Haupttypen: 1. Vorwiegend kleinzellige Krebse, 2. Polymorphzellige Krebse, 3. Krebse mit stärkerer Differenzierung: a) mehr drüsige Formen, b) Plattenepithelkrebse mit mehr oder weniger deutlicher Verhornung. Im Jahre 1949 wird eine Übergangsform zwischen den kleinzelligen und Plattenepithelkrebsen als selbständige Gruppe hinzugefügt.

Lindberg (1935) benutzt in seiner Monographie nachstehendes Schema:
Gruppe 1: Krebse, deren Parenchym ganz oder zum stark überwiegenden Teil aus anscheinend undifferenzierten Zellen, meistens des kleinzelligen Typus bestehen,
Gruppe 2: Krebse, die ganz oder zum größten Teil differenzierte Zellen aufweisen.
A: Krebse, in denen anscheinend der größere Teil der Zellen sich mehr oder weniger weit auf der Plattenepithellinie differenziert hat und meist Schichtungskugeln in größerer Menge zu beobachten sind.
B: Krebse, in denen die Zellen sich anscheinend in größerer Ausdehnung mehr oder weniger weit auf der Cylinderzellen- bzw. Adenocarcinomlinie differenziert haben.
C: Carcinome des adenocancroiden Typus.
Abrikossow (1947) beschrieb die „in Differenzierung begriffenen" Carcinome als Sondergruppe. Sein Schema:

I. Undifferenzierte Carcinome: 1. kleinzellige, 2. polymorphzellige;

II. In Differenzierung begriffene: 1. großzellige, sich zu Plattenepithel differenzierende, 2. großzellige, sich zu Drüsenepithel differenzierende Carcinome;

III. Differenzierte Carcinome: 1. Plattenepithelcarcinome ohne, 2. Plattenepithelcarcinome mit Verhornung, 3. Adenocarcinome, 4. solide Carcinome, 5. Adenocancroide.

Die Klassifikation von WEGELIN, KOCH, SIEGENTHALER und KAHLAU ähneln im wesentlichen der von LINDBERG. Gemeinsam ist ihnen die Trennung von differenzierten und undifferenzierten Tumoren, unterschiedlich die Auffassung über die Untergruppen der undifferenzierten Krebse. Bei KAHLAU erfahren sie eine Aufspaltung in kleinzellige und polymorphzellige Krebse. Alle aber konnte er nicht in eine dieser Gruppen einordnen. Deswegen sieht er sich gezwungen, ein Sammelbecken für undifferenzierbare „atypische Formen" zu schaffen. WEGELIN gliedert die undifferenzierten Carcinome in kleinzellige, großzellige und Mischformen auf. WALTHER unterteilte die Gruppe der kleinzelligen Carcinome nicht weiter. Er nannte sie Carcinoma microcellulare und stellte sie an den linken Flügel der Plattenepithelcarcinome. Seine Einteilung: I. Carcinoma planocellulare: microcellulare, anepidermoides, epidermoides. II. Carcinoma cylindrocellulare: adenomatosum, adenomatosum multiloculare.

BALÓ (1957): 1. Plattenepithelcarcinom, 2. kleinzelliger Krebs, 3. großzelliger Krebs, 4. Adenocarcinom, 5. Alveolarzellcarcinom, 6. Carcinoma gelatinosum, 7. Psammocarcinom, 8. Adenoacanthom, 9. malignes Papillom. — Hier kommt wieder deutlich der Versuch zum Ausdruck, der Wirklichkeit Rechnung zu tragen und möglichst viele histologische Typen in einem Schema zu vereinigen. ·

Im gleichen Jahr unterscheidet v. ALBERTINI drei Hauptgruppen, in denen Gruppe II und Gruppe III in Untergruppen aufgespalten sind:

I. Kleinzelliges, nicht differenziertes anaplastisches Lungencarcinom;

II. Pflasterepithelcarcinom: 1. epidermoide Variante, 2. anepidermoide Variante;

III. Adenomatöses Carcinom: 1. Carcinoma adenomatosum cylindrocellulare gelatinosum, 2. Carcinoma adenomatosum cylindrocellulare papilliferum, 3. Carcinoma adenomatosum cylindrocubocellulare papilliferum diffusum (sog. Alveolarzellcarcinom).

v. ALBERTINI verlieh der biologischen Wertigkeit der Blastome besondere Bedeutung für ihre Klassifizierung. Deswegen die zwei Gruppen von Pflasterepithelcarcinomen, deren Varianten in dieser Beziehung ein unterschiedliches Verhalten aufweisen.

Die konkretisierteste Einzelgestaltung wurde 1958 von der WHO vorgeschlagen:

I. Epidermoid-carcinomas: 1. hochdifferenziert, 2. von unterschiedlicher Differenzierung, 3. wenig differenziert;

II. Small-cell anaplastic carcinomas: 1. oat-cell-Struktur, 2. polygonale Zellstruktur. Übergangsformen zwischen 1. und 2. sind möglich;

III. Adenocarcinomas: 1. acinär, 2. papillär, 3. Tumoren mit einem Vorherrschen von large cells, die Drüsenformation mit oder ohne Schleimbildung zeigen;

IV. Large cell indifferentiated carcinomas;

V. Combined epidermoid and adenocarcinomas;

VI. Bronchiolo-alveolar-cell-carcinomas: 1. nicht lokalisiert, 2. lokalisiert;

VII. Carcinoid tumors;

VIII. Tumors of mucous glands: 1. cylindromas, 2. muco-epidermoid tumors, 3. other tumors of mucous glands;

IX. Papillomas of the surface epithelium: 1. epidermoid, 2. epidermoid with goblet cells.

Wenn, wie FISCHER sagt, die Zuordnung der einzelnen Lungentumoren und damit jedes Einteilungsschema oft „Geschmacksache" ist, dann trifft das Schema der WHO am wenigsten von allen unseren Geschmack. Wir neigen eher zu der Ansicht von WILLIS (1961), ohne sie in Bausch und Bogen zu übernehmen. Richtig aber ist sein Hinweis auf die heterogenen Strukturen im Aufbau der Lungencarcinome. Er fordert deshalb eine beschreibende Übereinkunft für die Namen der hauptsächlichsten baulichen Spielarten des Bronchialcarcinoms. Dies sind Adeno- und Plattenepithelcarcinome sowie oat-cell-Carcinome. Damit kann man einverstanden sein; denn jedes Schema, das alle Formabweichungen zu erfassen sucht, muß scheitern, weil es die Natur selbst ad absurdum führt. Letztlich aber kommt Willis durch eigene Bemühungen enttäuscht zu der Aussage, daß die Zuordnung der Krebse zu der einen oder anderen Gruppe willkürlich und wenig sinnvoll sei. Die logische Folgerung hieraus ist seine Feststellung, daß es nur einen einheitlichen Begriff *Bronchialcarcinom* gebe. Hier führt ihn seine Resignation zu weit, wie wir später beweisen möchten.

Die Ausweglosigkeit veranlaßte Kreyberg (1962), das Prinzip der bisherigen Einteilung aufzugeben. Seine Gruppierung bezieht sich nicht mehr auf irgend welche histologische Verwandtschaften, sondern auf die Ätiologie. Dabei kommt es ihm auf möglichste Vereinfachung an. Dies gelingt ihm durch strenge Beachtung eigens hierzu aufgestellter Kriterien.

Zunächst bestätigt Kreyberg die bekannte Tatsache, daß der Lungenkrebs bei Männern sehr viel häufiger auftritt als bei Frauen. Diesen Unterschied aber fand er nicht für alle histologischen Typen. Adenocarcinome sind bei beiden Geschlechtern gleich häufig, während die kleinzelligen und plattenepitheligen Krebse in den letzten Jahrzehnten bei den Männern im Vergleich zu den Frauen überstürzt zugenommen haben. Auf diese beiden Wuchsformen also geht das Anwachsen der Lungencarcinome zurück. Sie werden von Kreyberg in der Gruppe I zusammengefaßt. Die Gruppe II enthält die restlichen zahlenmäßig unveränderten Typen. Demnach gibt der Quotient Gruppe I zu Gruppe II direkten Aufschluß über die Häufigkeitszunahme der Lungenkrebse. Die Gruppe I umfaßt nach Kreyberg u. a. die Reizcarcinome (Siegenthaler, Doll u. Hill, Ferrari, Saxén, Walther, Dungal). Ein gewisser, im einzelnen noch unbekannter „external factor", in erster Linie wohl das Zigarettenrauchen, wird als Ursache ihrer Entstehung angegeben. Demzufolge hat die Einteilung Kreybergs folgendes Aussehen:

Gruppe I: 1. Small cell anaplastic carcinomas
            2. Epidermoid carcinomas

Gruppe II: 1. Adenocarcinomas
            2. Bronchiolo-alveolar-cell-carcinomas
            3. Carcinoids
            4. Mucous-gland-tumors.

In einem späteren gesonderten Abschnitt müssen wir uns im einzelnen mit diesem Schema auseinandersetzen. Vorläufig soll nur seine Gruppenkonzeption eine kurze Erläuterung erfahren.

In an sich undifferenzierten Geschwülsten zog Kreyberg nur die nicht selten vorhandenen differenzierten Anteile zur Diagnose heran, selbst wenn ihre Ausdehnung sehr begrenzt war. Als „undifferenziert" bezeichnet er nur solche Krebse, in denen keinerlei Differenzierungen angetroffen werden. Dabei ist zu berücksichtigen, daß der Begriff „undifferenziert" in seinem Gehalt nicht dem des deutschen Schrifttums entspricht. Bei Kreyberg steht undifferenziert anstelle von *unklassifiziert*. Demgemäß gehört das oat-cell-Carcinom nicht zu den undifferenzierten Krebsen. Bei Vorhandensein von mehr oder weniger deutlichen Drüsenstrukturen, in denen Schleimbildung gefunden werden kann, wurde ein großer Teil jener „undifferenzierten" Krebse (large-cell-carcinomas und giant-cell-carcinomas) zu den Adenocarcinomen gerechnet, ein kleinerer bei Keratinnachweis zu den Plattenepithelcarcinomen.

Dieses Einteilungsschema ist nicht ohne Widerspruch geblieben. Doch die Einwände entkräftigen sich von selbst, weil sie gegenüber der Betrachtungsweise von Kreyberg auf histogenetisch-histologischen Prinzipien beruhen (z. B. bei

Willis). Benigne und maligne Tumoren allerdings machen sich schlecht in *einer* Gruppe. Hierin könnte man die Begründung sehen, daß das Forscherteam Poche, Mittmann u. Kneller die Kreybergsche Zweigruppenteilung als „krank" bezeichnet.

Die Amerikaner Herman u. Crittenden beschäftigten sich sehr sachlich mit Kreyberg. Sie untersuchten ihr Material in zwei Versuchsreihen. Der ersten lag eine rein morphologische Betrachtungsweise zugrunde (A-Kriterien nach Liebow), der zweiten eine Kombination von Morphologie und Histochemie. Jene sollte zum Vergleich dienen, während dieser die tragende Rolle beigemessen wurde (B-Kriterien nach Kreyberg).

Bei Benutzung der A-Kriterien stimmten die Ergebnisse im wesentlichen mit denen des Schrifttums überein. Adenocarcinome fanden sie in 10,9%. Unter Anwendung histochemischer Methoden (Mucopolysaccharide, Keratinnachweis) trat ein erstaunlicher Wechsel in der Häufigkeit der einzelnen Typen ein. Im gleichen Material fanden sich nun 29% Adenocarcinome.

Die Zusammenstellung der wichtigsten Einteilungsmuster, die bis in die neueste Zeit reichen, geben uns ein Bild von den Schwierigkeiten, die verwickelte Vielfalt der naturgegebenen Typen des Lungencarcinoms einem allgemein gültigen Ordnungsprinzip zu unterwerfen. Dies enthebt uns aber nicht der Aufgabe eines Versuches.

Wir waren der Ansicht, daß bei den *eigenen Untersuchungen* ein größeres Material ad hoc Verwendung finden müsse.

Dies wurde uns durch die freundliche und bereitwillige Unterstützung mehrerer Institute möglich. Dadurch konnten wir 225 Lungenkrebse aus einem kurzen Zeitraum im Jahre 1964 nach vorgegebenen Gesichtspunkten genau aufgliedern. Sie wurden mit Hilfe der Protokolle in den formalinfixierten Lungenpaketen nach Sitz, Größe, Ausbreitungsform und Metastasen einheitlich registriert. Die Zahl der aus dem Tumor entnommenen Blöcke war von seiner Größe abhängig. In der Regel wurden vier Blöcke aus verschiedenen Abschnitten in Paraffin eingebettet und wie folgt gefärbt: HE, van Gieson, PAS, Astrablau und Kernechtrot, Elastica.

Die Astrablau-Färbung ist nicht standardisiert und macht deswegen eine besondere Beschreibung nötig: Wir benutzten das Verfahren von Pioch (1957) und Lindner (1965). Auf unspezifische Anfärbungen wurde genau geachtet. Nur überzeugende Blaufärbung wurde als positiver Nachweis saurer Mucopolysaccharide gewertet und eine Fehldeutung so gut wie unmöglich gemacht. Farbkonzentration 1%, Lösungsmittel 1%, $CH_3 COOH$ (pH 3). Methode: 1. Astrablau-Färbung 5—10 min, 2. Farbüberschuß im Wasser abspülen, 3. Gegenfärbung mit Kernechtrot. *Ergebnis:* Saure Mucopolysaccharide blau, Kerne rot.

Die Leitprinzipien unserer Klassifikation, die zunächst blind (ohne klinische Unterlagen und Kenntnis des makroskopischen Befundes) vorgenommen wurde, gehen auf Borst zurück: Histogenetische Betrachtungsweise unter besonderer Berücksichtigung der biologischen Wertigkeit. Bei stark entdifferenzierten Carcinomen ohne zusammenhängende Verbände stützte sich die Diagnose nur auf den Zellbestand. *Je mehr Schnitte aus verschiedenen Regionen des Tumors untersucht wurden, um so häufiger finden sich heterogene Strukturen. Hinter dem Namen der einzelnen histologischen Typen verbergen sich oft keine einheitlichen Bilder. Neben einem vorherrschenden Typ können alle denkbaren Variationsmöglichkeiten vorkommen.* Dafür stellen wir ein extremes Beispiel voraus (Abb. 54a, b, c). In drei Abschnitten aus verschiedenen Regionen des Tumors kommen unterschiedliche Differenzierungsgrade zur Darstellung. In kleinzelligen Carcinomen fallen die Differenzierungsschwankungen besonders dann ins Auge, wenn bereits ausgeprägte Reifungsgrade erreicht sind. In drei verschiedenen Abschnitten läßt sich ein lückenloser Übergang der oat-cells zu Plattenepithelinseln verfolgen. Abb. 55 stammt ebenfalls aus einem kleinzelligen Carcinom. In der Mitte des Präparates ist eine partielle Differenzierung zu sehen, indem sich die kleinen Zellen palisadenartig auf zarte Bindegewebsfasern aufreihen. Gerade auch in Krebsen, deren Parenchym hauptsächlich aus mittelgroßen und großen undifferenzierten Zellen besteht, kommen gern solche Ausgestaltungen vor.

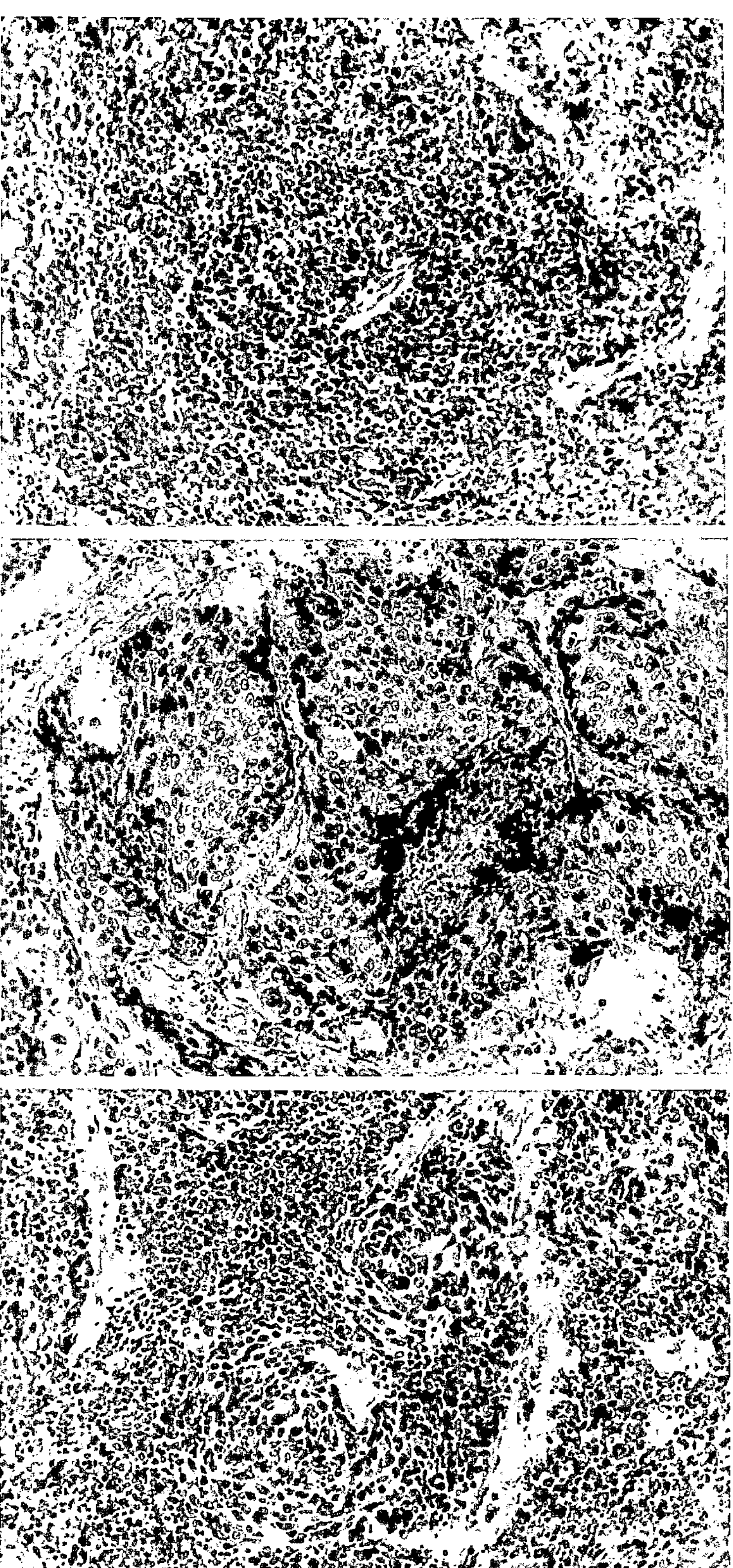

Keine Seltenheit stellen in Plattenepithelcarcinomen undifferenzierte Anteile dar (Abb. 56a, b). In einzelnen Fällen treten adenomatöse Bildungen so stark in den Vordergrund, daß die Zuordnung zu dieser oder jener Gruppe auf größte Schwierigkeiten stößt. *Nur wenn wir die vorherrschenden Formationen zum Repräsentationstyp des Carcinoms erheben, ist überhaupt eine histologische Klassifikation möglich.* Bei strenger Beachtung dieses Grundsatzes wird es möglich sein, alle Tumoren zu kategorisieren. Wir müssen also unserer Namensgebung das Adjectivum „vorwiegend" hinzufügen. Zugegebenermaßen aber kann selbst der „vorherrschende" Typ mitunter schwer ermittelt werden.

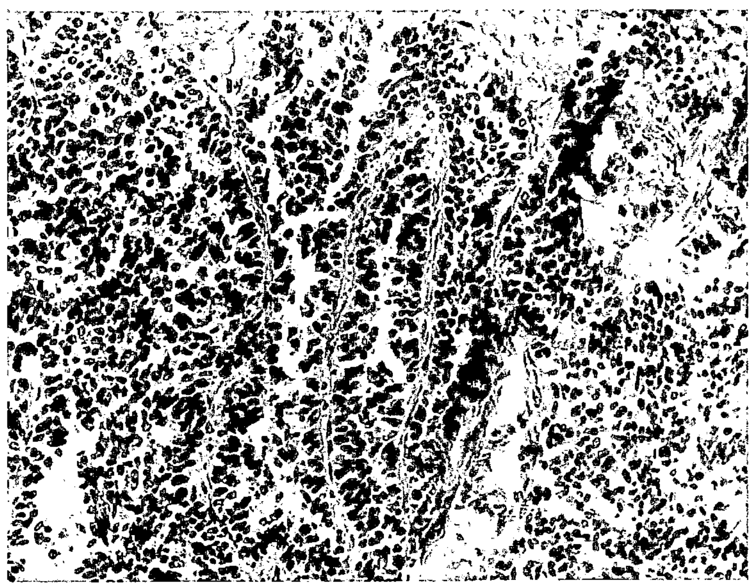

Abb. 55. Kleinzelliges Bronchialcarcinom. Tendenz zu Palisadenstellung der randständigen Tumorzellen. Van Gieson-Färbung, Vergr. 190:1 (SN 2383/64)

Trotz aller Schwierigkeiten besteht eine Ordnungsmöglichkeit, die wir in der folgenden *eigenen Klassifikation* sehen: I. Krebse, deren Parenchym *vorwiegend* aus undifferenzierten Zellen besteht: 1. vorwiegend kleinzellige undifferenzierte Carcinome, 2. vorwiegend polymorphzellige undifferenzierte Carcinome. II. Krebse, deren Parenchym aus differenzierten Zellen besteht: 1. *vorwiegend* Plattenepithelcarcinome a) ohne Verhornung (einschl. clear-cell-carcinom Abb. 57), b) mit Verhornung, 2. vorwiegend Adenocarcinome, 3. Alveolarzellcarcinome.

Das Alveolarzellcarcinom unterscheidet sich, wenn es sich in „klassischer" Weise darstellt, von anderen Typen in Struktur, Zellform und Zelleistung so sehr, daß ihm ein eigener Platz gebührt. Dabei ist es gleichgültig, welche Ansichten über seine wahre Natur vertreten werden.

Wir haben also für jede der genannten Gruppen die führenden Eigenschaften herausgestellt. Ihre einzelnen Kriterien für Zellbestand und Wuchsform sind bekannt. Nur über die vorwiegend *polymorphzelligen undifferenzierten Krebse* könnten Mißverständnisse aufkommen. Deswegen soll diese Gruppe begrifflich genau bestimmt werden. Die Zellen sind mittelgroß bis groß. Sie besitzen einen deutlichen, z. T. sogar breiten Cytoplasmasaum und sind höher differenziert als

Abb. 54a—c. Kleinzelliges Bronchialcarcinom mit örtlich verschiedenen Ausdifferenzierungen. a Undifferenzierter kleinzelliger Abschnitt, Vergr. 180:1. b Hochgradig im Sinne des mehrschichtigen Pflasterepithels ausdifferenzierter Abschnitt, Vergr. 150:1. c Zwischenform. Vergr. 180:1, Van Gieson-Färbungen (SN 2290/64)

die oat-cells. Die Kerne zeichnen sich durch schwankenden Chromatingehalt aus. Häufiges Vorkommen von Riesenzellen. Das Stroma ist stärker entwickelt als das der kleinzelligen Carcinome. Die Zellen liegen weniger in dichten strukturlosen Teppichen vor. Einzelne Komplexe sind von Stroma abgegrenzt. Differenzierungs-

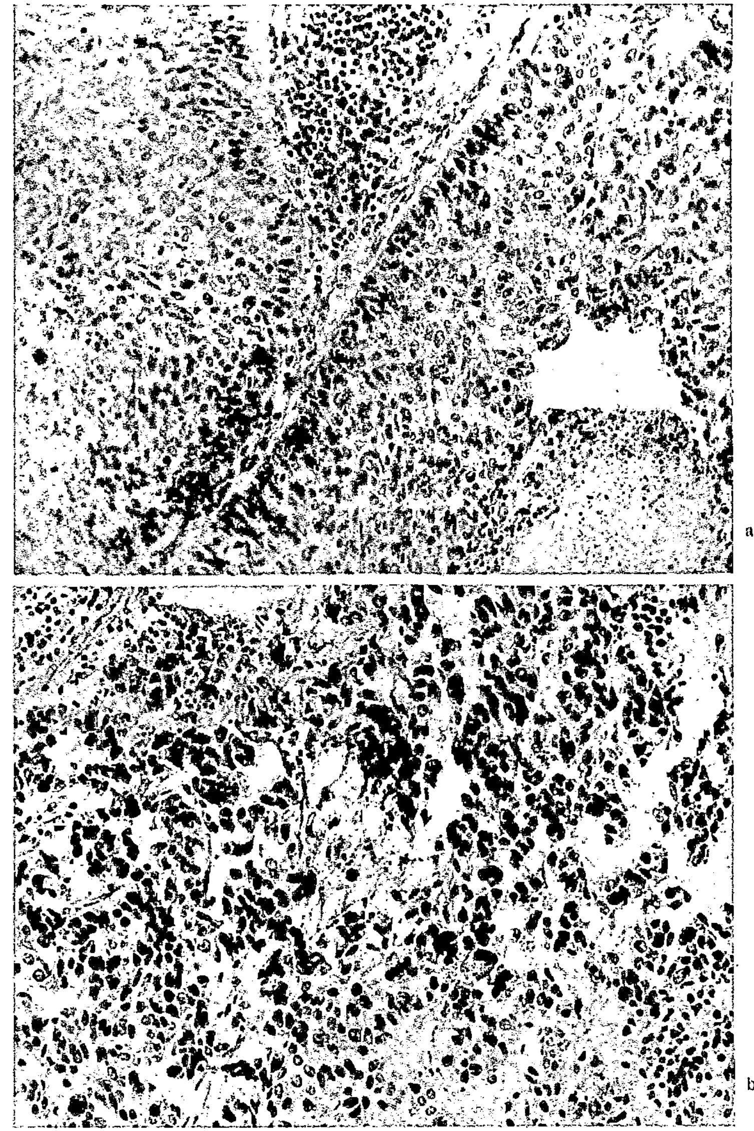

Abb. 56a u. b. Pflasterzellcarcinom eines Bronchus. a Differenzierter Abschnitt. Van Gieson-Färbung, Vergr. 200:1. b Undifferenzierter Abschnitt. Van Gieson-Färbung, Vergr. 200:1 (SN 340/64, Path. Inst. Halle)

schwankungen jeder Art sind möglich. *Polymorphzellige Carcinome betreffen nicht nur solche Krebse, die im eigentlichen Sinne hierher gehören, sondern all diejenigen, die zwischen den kleinzelligen und plattenepitheligen liegen.* Es handelt sich also um eine Gruppendiagnose.

Damit glauben wir, jenen drei Forderungen von Kreyberg gerecht zu werden, die eine brauchbare Klassifizierung erfüllen sollen. Diese sind „comprehensiveness, reproducibility, biological consistency." Das Einteilungsmuster soll also umfassend sein und möglichst alle Tumoren umschließen. Es muß gut reproduzierbar und von allen Pathologen anwendbar sein. Gleiche biologische Eigenarten der Tumoren sind zu berücksichtigen.

Bei den *vorwiegend kleinzelligen undifferenzierten Krebsen (oat-cell-Carcinome)* wird das Bild beherrscht von relativ kleinen Zellen mit runden und ovalen hyperchromatischen Kernen. Diese erscheinen völlig nackt oder sind nur von einem schmalen Cytoplasmasaum umgeben. Ihre Ähnlichkeit mit einem Haferkorn, die durchaus nicht immer gegeben ist, hat der ganzen Gruppe den Namen eingebracht. Die Lymphocytenähnlichkeit ihrer Zellen kann erhebliche diagnostische Schwie-

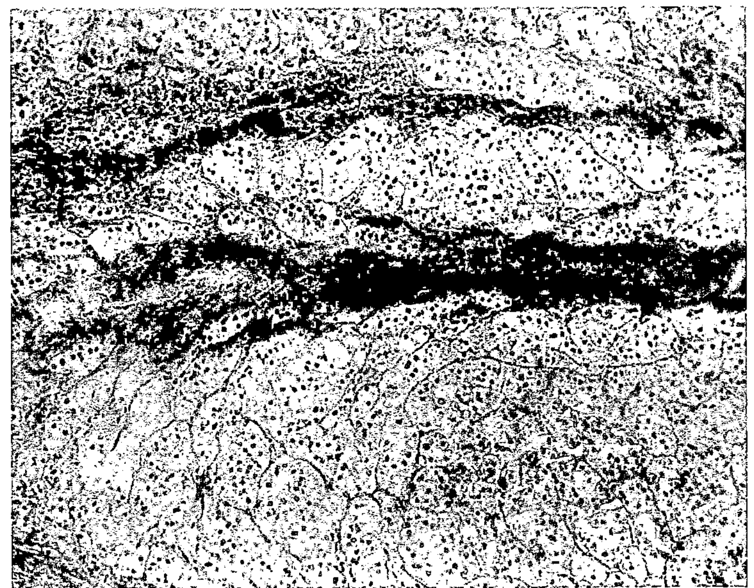

Abb. 57. Klarzellige Anteile in einem Plattenepithelcarcinom eines Bronchus, Vergr. 90:1 (4995/65)

rigkeiten zur Folge haben (Probeexcisionen, Absaugen!). Ihre mittlere Kerngröße liegt unter derjenigen der Basalzellen des normalen Bronchialepithels (LINDBERG). Bereits nach KRAFT (1935) unterscheiden sie sich von diesen nur durch ihren größeren Polymorphismus.

Viele Autoren berichten von *heterogenem Aufbau* dieser Gruppe (BARNARD 1926; W. FISCHER 1931; LINDBERG 1935; HOESSLY 1947; WALTHER 1948; WILLIS 1948). Schon BARNARD wies auf das Vorkommen großer polygonaler Zellen und die Existenz glandulärer Strukturen bei dieser vermeintlich eintönigen histologischen Wuchsform hin. LINDBERG fand in 36% glanduläre und in 30% Plattenepithelstrukturen. WILLIS beobachtete in 15%, WALTER u. PRYCE (1955) in 48% ihrer vorwiegend kleinzellig undifferenzierten Krebse drüsige Differenzierungen.

Wir können diese Untersuchungsergebnisse im Prinzip bestätigen. Deutlich größere Zellen kommen vor. Adenomatöse Formationen registrierten wir in 13,2%, Plattenepithelanteile dagegen nur in 4,2%. In einem Fall konnte ein direkter Übergang von oat-cells zu plattenepithelähnlichen Strukturen verfolgt werden (Abb. 58a—c). Unter Umständen aber liegen unmittelbar neben kleinen Zellen verhornende Zellkomplexe vor. Diese Übergangslosigkeit bezeichnen wir in Analogie zu den Hämatologen als *Hiatus*. Das Stroma dieser Krebse mit seinen zarten

Gefäßen ist meist recht spärlich. Daher ihre weiche Beschaffenheit. Typischerweise besteht ein dichter Zellteppich ohne Gliederung in Verbände und Nester. Das Alveolargerüst kann erhalten bleiben, meist ist es zerstört. Häufige kleinere Nekroseherde sind von vollständig intaktem Tumorgewebe umgeben. Sie fallen gelegentlich dadurch auf, daß sie sich z. T. mit Astrablau intensiv anfärben.

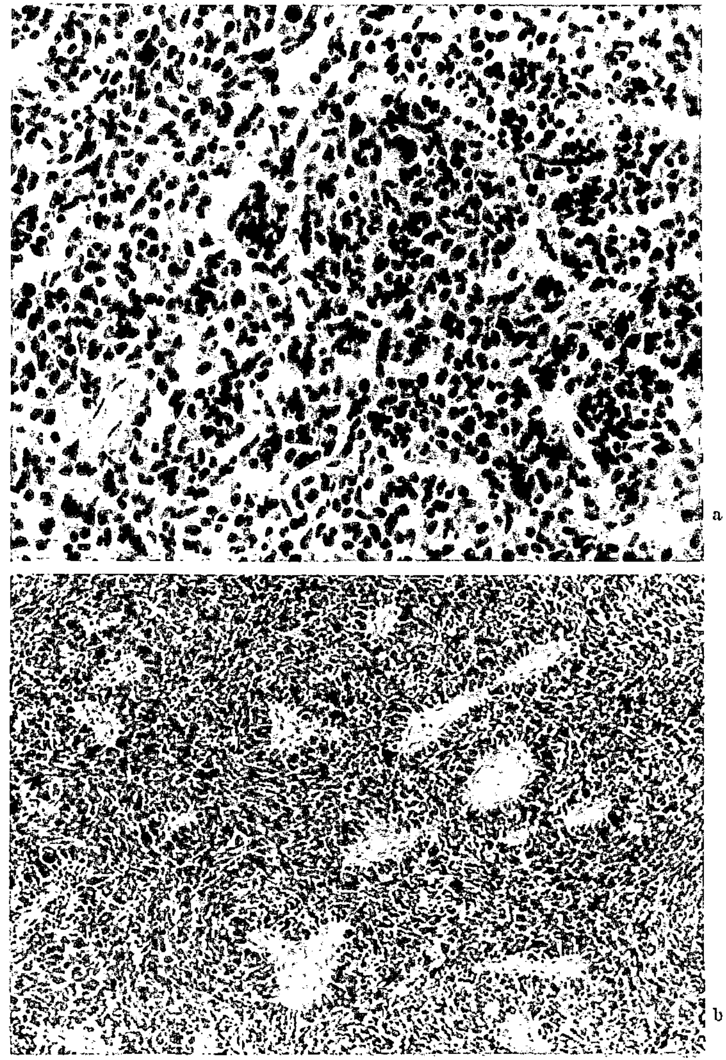

Abb. 58a—c. Kleinzelliges Bronchialcarcinom mit verschiedener Differenzierungstendenz. a Typisch kleinzelliges Carcinom mit meist nackten, chromatinreichen Kernen. Van Gieson-Färbung, Vergr. 260:1 (SN 1201/64). b Kleinzelliges Bronchialcarcinom mit Rosettenbildung und angedeuteter Drüsenbildung. c Unmittelbarer Übergang des kleinzelligen Carcinoms in ein Plattenepithelcarcinom. Gleicher Fall wie b. Van Gieson-Färbung, Vergr. 130:1 (SN 521/64, Path. Inst. Magdeburg)

Sehr oft sind Einbrüche der Krebszellen in kleinere Gefäße zu beobachten. Durch ihr ausgesprochen lymphangiotisches Wachstum in ihrer Peripherie ist eine Abgrenzung gegenüber dem Gesunden unmöglich. Mitunter aber sehen wir auch haarscharfe Begrenzungen.

Die *vorwiegend polymorphzelligen undifferenzierten Krebse* sind in ihrem Zellbestand ein wirres Durcheinander vielgestaltiger Einzelelemente von verschiedener Größe. Dadurch wird der Formmangel des Ganzen bestimmt (Abb. 59, 60). Charakteristisch sind zahlreiche Kernteilungsfiguren und oft vielkernige Riesenzellen. Diese geben wie die anscheinend auch gewöhnlichen Krebszellen gelegentlich eine positive Astrablau-Färbung. Die Ungleichartigkeit aber betrifft keineswegs nur die einzelnen Bausteine, sondern auch das Strukturbild dieser Geschwulstgruppe. Dabei ist hervorzuheben, daß gegenüber den kleinzelligen Krebsen im weit höheren Prozentsatz plattenepithelige als adenomatöse Differenzierungen vorkommen. In unserer Untersuchungsreihe zeigen sie 53% Plattenepithelanteile, 31,1% Adenostrukturen und 18,8% kleinzellige Areale (Abb. 61 a—c).

Solche Auseinanderentwicklungen können eine relativ hohe Reife erreichen, treten aber stets nur in geringer Ausdehnung in Erscheinung. Nekrosen finden wir hier wie dort, doch bei den polymorphzelligen etwas ausgedehnter als bei den vorwiegend undifferenzierten Krebsen. Auch hier soll auf die mögliche positive Astrablau-Färbung der abgestorbenen Zellen hingewiesen werden.

Die *vorwiegend plattenepitheligen Carcinome* zeichnen sich durch charakteristische Anordnung ihrer Zellen aus. Sie liegen nicht diffus, sondern ordnen sich zu Nestern, Bändern, Schichtungen. Die Plattenepithelnester können die erhaltenen Alveolen ausfüllen und das Bild einer carcinomatösen „Pneumonie" hervorrufen. Die Entscheidung abgeschilfertes Alveolarepithel oder Krebszellen ist oft schwierig und im Grenzfall ganz und gar unmöglich. Intercelluläre Brücken sind bei den mittelgroßen, großen und sehr großen polyedrischen oder unregelmäßig geformten Zellen selten. Die Nukleolen sind durchweg groß, die Kernfärbbarkeit ist gering. Stärker ist sie in Randzonen, wo die überhöhten Zellen palisadenförmig aufgereiht sind. Nicht allzu selten findet man retikuläre Gewebsstrukturen, vor allem in der nicht verhornenden Variante. Die mittelgroßen Tumorzellen sind

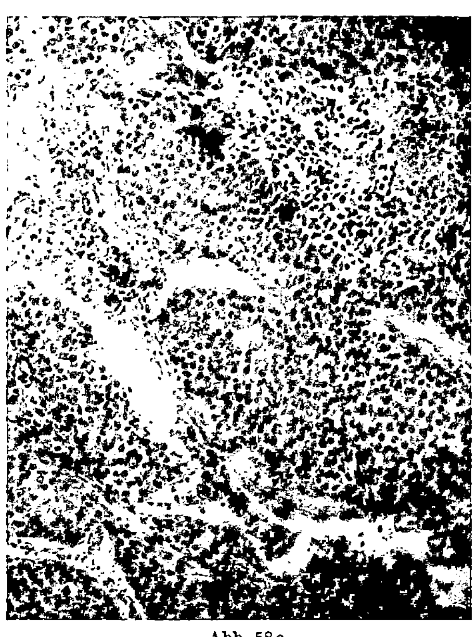

Abb. 58 c

durch Protoplasmaausläufer miteinander verbunden. Es liegt ein „retikuliertes Epithel" vor (KROMPECHER), das dadurch entstehen soll, daß sich Flüssigkeit zwischen den Zellen ansammelt, die auseinandergesprengt werden und Sternform annehmen (Dégénération stellaire bei Ulcus rodens nach DUBREUILH u. AUCHÉ).

Wie das Epithel der äußeren Haut besitzen auch die Plattenepithelcarcinome der Lunge das Vermögen, *Keratin* zu bilden. Teils sind es Einzelzellverhornungen, teils größere Herde, die Schichtungskugeln aufweisen. Ihre chromatindichten Kerne sind geschrumpft. Weniger häufiger finden sich richtige Hornlamellen, in denen pures Keratin vorliegt. Die verhornenden Plattenepithelkrebse werden als besonders reif angesehen und von den übrigen Plattenepithelcarcinomen abgetrennt.

Manchmal kann die Gruppendiagnose nur mit Zurückhaltung erfolgen. Dann zeigen die Zellen dieser Carcinome einen ziemlich einheitlichen Differenzierungsgrad. Sie sind verhältnismäßig klein und dunkel, legen sich verschiedentlich zu

Nestern zusammen, in denen die Zellgrenzen undeutlich sind und einen syncytialen Eindruck erwecken (Abb. 62). Die Alveolarstruktur ist weitgehend erhalten. Für die vorwiegend kleinzelligen undifferenzierten Carcinome spricht die relative

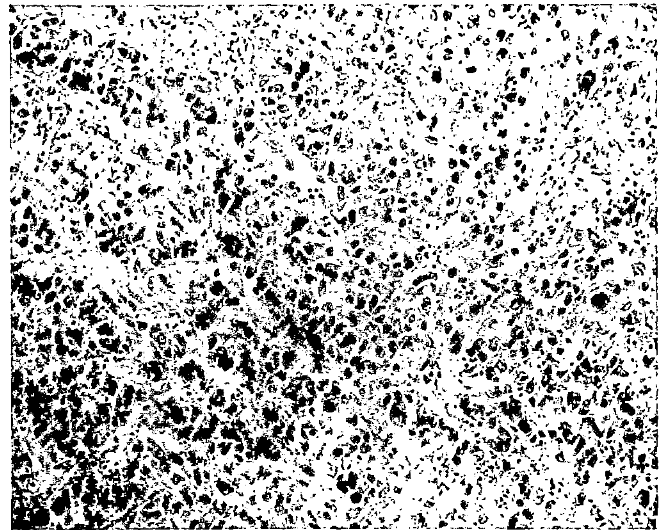

Abb. 59. Polymorphzelliges Bronchialcarcinom (large cell carcinoma). Van Gieson-Färbung, Vergr. 130:1 (SN 2682/64)

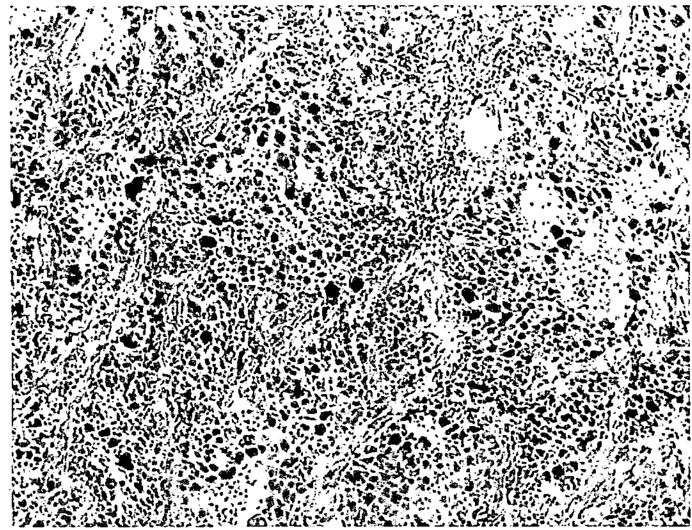

Abb. 60. Polymorphzelliges Bronchialcarcinom mit reichlich vielkernigen Riesenzellen. Van Gieson-Färbung, Vergr. 90:1 (6660/64)

Gleichförmigkeit und die intensive Färbbarkeit der Kerne; für Plattenepithel die Anordnung in Nestern und die allgemeine Wuchsform unter teilweiser Unversehrtheit der Alveolarsepten. An diesen kann die äußerste Zellage mehr oder weniger deutlich reihenförmig aufsitzen.

Abb. 61a—c. Polymorphzelliges Bronchialcarcinom mit verschiedenen Ausdifferenzierungen. a Ausgesprochen polymorphzelliges Carcinom, Vergr. 200:1. b Ausdifferenzierung in Plattenepithel-ähnlichen Strukturen bei Erhaltung der Alveolarscheidewände, Vergr. 200:1. c Ausdifferenzierung adenomatöser Strukturen. Van Gieson-Färbung, Vergr. 160:1 (6/64)

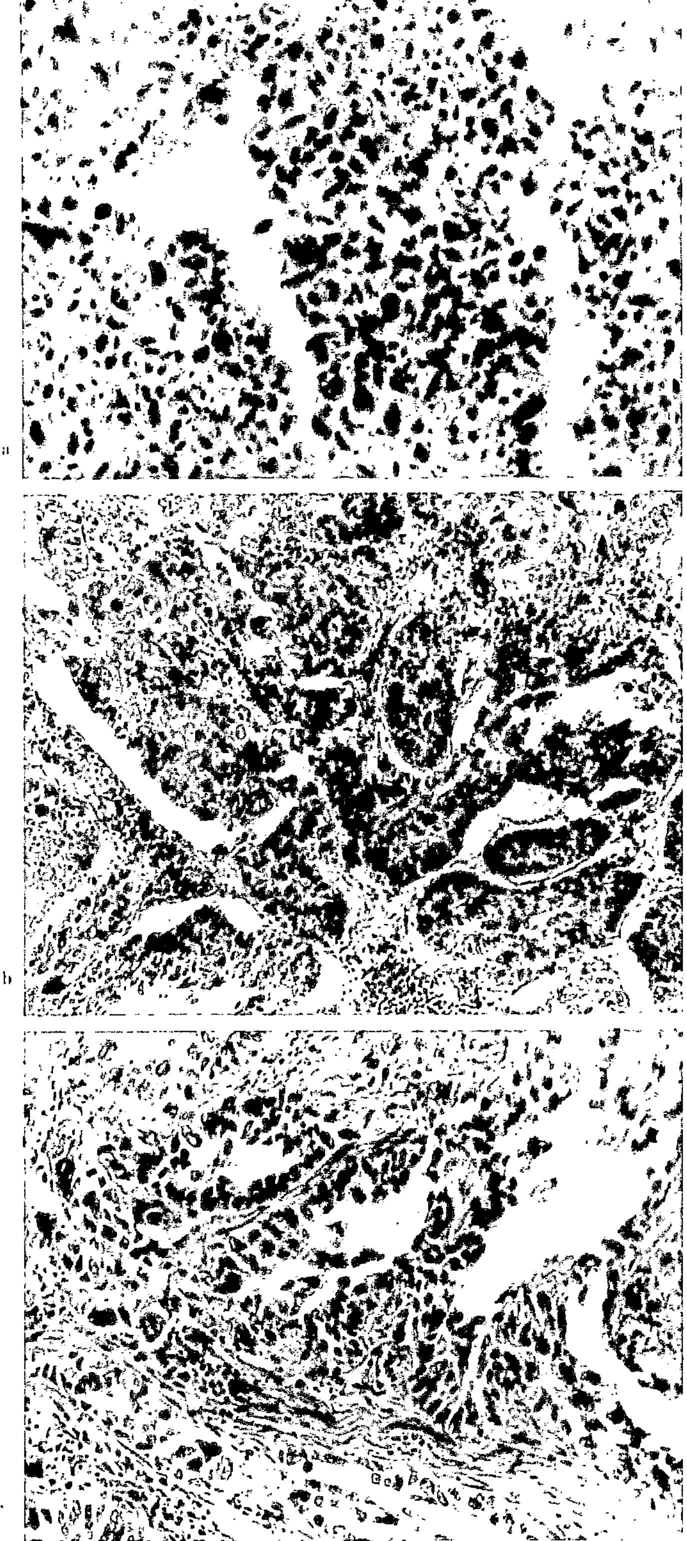

Abb. 61 a—c

Entsprechend unserer Bezeichnung „vorwiegend" Plattenepithelcarcinom handelt es sich hierbei nicht um eine uniforme morphologische Gruppe. Neben dem vorherrschenden Zelltyp können in geringerer Ausdehnung alle denkbaren Umformungen auftreten. In nahezu jedem Plattenepithelkrebs der Lunge sind die schon von W. Fischer erwähnten unterschiedlichen Differenzierungsgrade zu bestätigen. Sie stellen eines ihrer fast konstanten Merkmale dar. Die heterogenen Anteile waren bei uns folgendermaßen vertreten: Kleinzellige Bildungen registrierten wir in nicht verhornenden und verhornenden Plattenepithelcarcinomen zusammen in 11—14%; drüsige in 22—25%, sonstige in 11—12%. Nennenswerte Unterschiede zwischen verhornenden und nicht verhornenden Plattenepithelcarcinomen wurden nicht festgestellt.

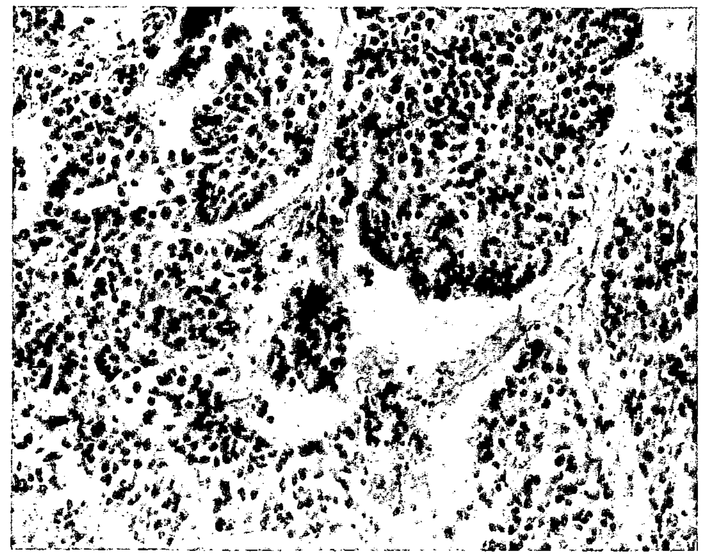

Abb. 62. Kleinzelliges Bronchialcarcinom mit beginnender Differenzierung in Pflasterzellcarcinom. Einordnung in eine bestimmte Gruppe schwierig. Van Gieson-Färbung, Vergr. 200:1 (SN 676/64)

Einige unserer Fälle würden vielleicht von anderer Seite als Adenocancroide aufgefaßt. Dabei ist die Differenzierung nicht nur in größeren Gewebsstücken unterschiedlich, sondern in ein und demselben Schnitt wechseln mittelgroßes Plattenepithel im Sinne Lindbergs und gut formierte adenomatöse Ausgestaltungen miteinander ab. Eigentümlicherweise wird in diesen „Kombinationstumoren" meist ein Vorherrschen der Plattenepithelanteile beobachtet.

Das *Stroma* ist in den vorwiegend auf der Plattenepithellinie entwickelten Krebsen stärker ausgebildet und gefäßärmer als in den vorwiegend undifferenzierten. Wiederholt war festzustellen, daß sich das Bindegewebe mit Astrablau deutlich anfärbt.

Häufiger als andere Krebse neigen die Plattenepithelcarcinome zum nekrotischen Zerfall. Die einzelnen Nester zeigen oft zentrale Nekroseherde. Weiten sich diese bis in die Randbezirke aus, kann die Gruppendiagnose Schwierigkeiten bereiten, vor allem deswegen, weil die randständigen Zellen nicht selten den Eindruck von Cylinderzellen machen. Bei solchen Befunden sollte man sich eher für Plattenepithelcarcinom als für Adenocarcinom entscheiden. Besondere Bedenken für die richtige Rubrizierung entstehen dann, wenn das untergegangene Gewebe eine *positive Schleimfärbung* aufweist. Auch in vermeintlich intakten Zellverbänden färben sich zuweilen mit Astrablau saure Mucopolysaccharide an, die sich im Cytoplasma als runde scharf begrenzte blaue Gebilde darstellen. Ebenso wie Nekrosen werden bei der Plattenepithelgruppe häufiger als bei Geschwülsten anderer histologischen Aufbaues großflächige hämorrhagische Bezirke beobachtet.

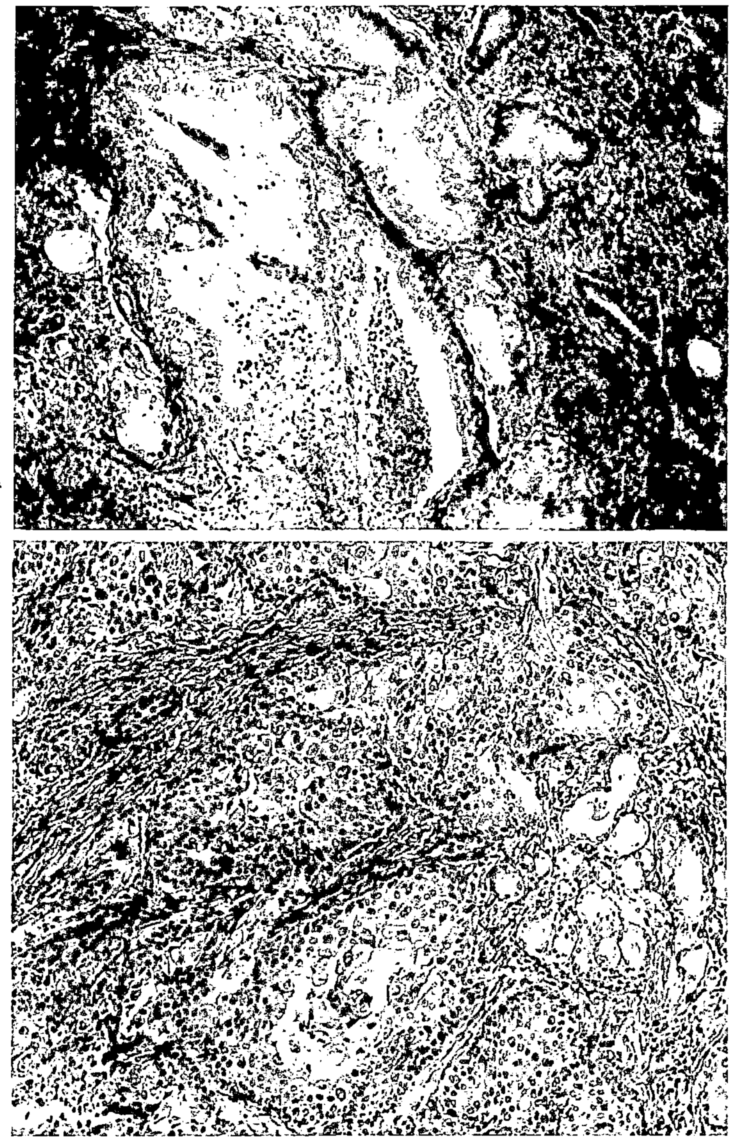

Abb. 63a u. b. Adenoakanthom. a Ausschließliche Ausdifferenzierung drüsiger Strukturen. Van Gieson-Färbung, Vergr. 130:1. b Gemischter Abschnitt mit Pflasterepithelinseln und drüsigen Strukturen. Van Gieson-Färbung, Vergr. 59:1 (SN 2449/64)

Die *vorwiegend drüsigen Krebse* zeigen ein- oder mehrschichtiges Epithel, möglicherweise mit echten oder Pseudopapillen. Die Zellen sind zylindrisch bis kubisch oder polyedrisch und weisen scharfe Konturen auf. Der Kern steht oft basal und ist meist von stärkerem Chromatingehalt als bei den Plattenepithelcarcinomen. Die spezifische funktionelle Leistung der Adenocarcinome besteht in

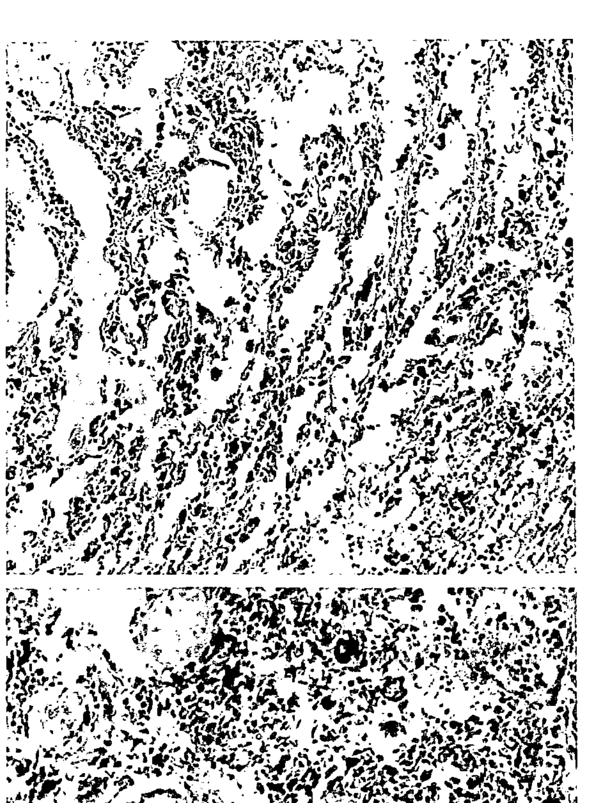

Abb. 64a—c.

a Bronchialcarcinom mit adenomatös-papillären Differenzierungen. Van Gieson-Färbung, Vergr. 80:1.

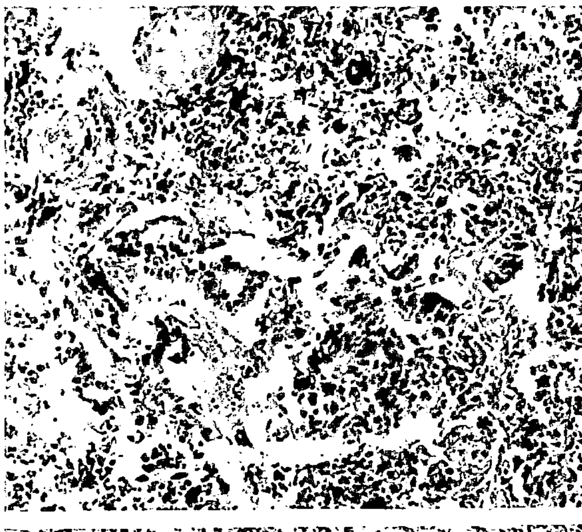

b Undifferenzierte drüsige und platten-epithelähnliche Abschnitte. Van Gieson-Färbung, Vergr. 100:1.

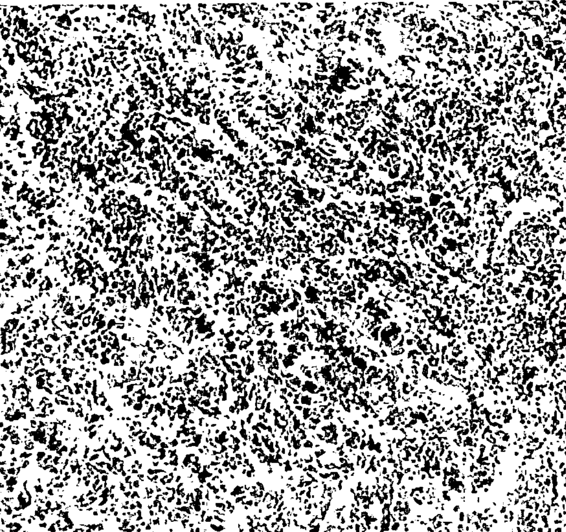

c Kleinzellige, undifferenzierte Abschnitte. Van Gieson-Färbung, Vergr. 100:1 (SN 295/64, Path. Institut Cottbus)

der vielerorts beobachteten *Schleimbildung*. Oft fand die Verschleimung in Form kleiner Sekrettröpfen statt. Ausgedehnte Schleimproduktion treibt den Zellleib auf und drängt den Kern an die Paripherie (Siegelringzellen). Neben den ausgesprochen drüsigen Strukturen kommen auch Abschnitte zur Darstellung, in denen die zylindrischen und kubischen Zellen palisadenartig auf zarten Basalmembranen aufgereiht sind. Hier ist die Astrablau-Färbung meist negativ.

Von unseren 15 Adenocarcinomen zeigen 8 mehr oder weniger deutliche Differenzierungen in Richtung Plattenepithel (Abb. 63 a, b). In ihnen findet sich, wie auch beim Plattenepithelcarcinom selbst, ein hoher Prozentsatz von polymorphzelligen undifferenzierten Anteilen. Ein Beispiel ist hinsichtlich seiner Heterogenität besonders interessant. Es läßt alle morphologischen Möglichkeiten der epithelialen Lungentumoren erkennen (Abb. 64 a—c). Als nicht seltene Erscheinung der adenomatösen Krebse beschreiben mehrere Forscher Psammomkörperchen (BORST 1902; W. FISCHER 1931; STOBBE[+] 1952; BALÓ 1957). Wir selbst haben sie in der gezielt untersuchten Reihe von 225 Krebsen nicht gesehen, sonst aber öfters beobachtet (Abb. 65).

Es soll nicht versäumt werden, auf die relativ häufige Lymphangiosis carcinomatosa hinzuweisen. Nach LINDBERG kommt sie bei den Adenocarcinomen wesentlich häufiger vor als in den Geschwülsten der übrigen Gruppen.

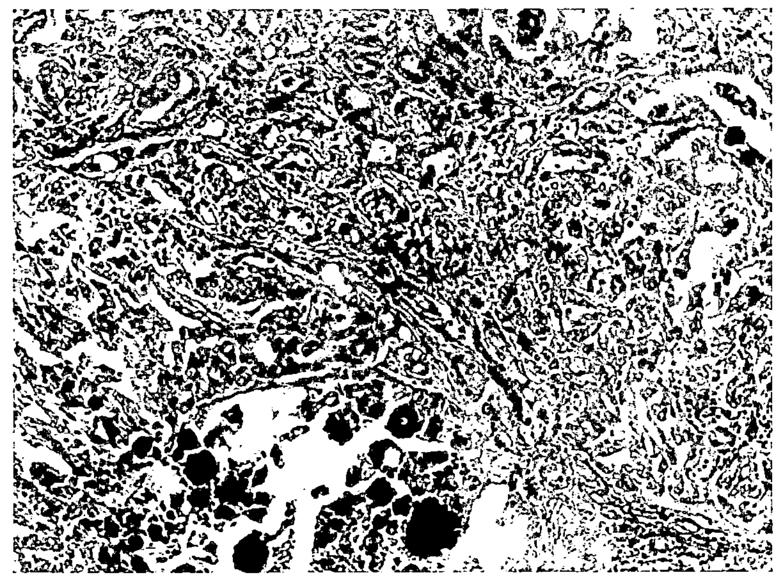

Abb. 65. Bronchiales Adenocarcinom mit klein- und grobkörniger Verkalkung (sog. Psammocarcinom). H-E-Färbung, Vergr. 150:1 (SN 205/65)

Das *Alveolarzellcarcinom* wird an anderer Stelle ausführlich behandelt (S. 90ff.).

Unsere Untersuchungsreihe bezieht sich ausschließlich auf Sektionsmaterial. Vergleiche mit Ergebnissen der Biopsie scheiden aus bekannten Gründen von vornherein aus. Wo dies geschehen ist, entstehen Fehler. Wenn KAHLAU z. B. die Angaben KULVINS (1948) nicht bestätigen kann, dann liegt es wohl daran, daß beide Arbeiten nicht vergleichbar sind. Prozentzahlen von Untersuchungen gemischter Serien dürfen ebenfalls mit keiner anderen in ein direktes Verhältnis gesetzt werden. Ein Vergleich unserer Zahlen mit denen von KREYBERG und BALÓ ist somit unmöglich.

Die von uns untersuchten 225 primären Lungencarcinome stammen aus einem Zeitraum von etwa 6 Monaten im Jahre 1964. Sie verteilen sich auf die histologischen Gruppen in nachstehender Weise:

I. Vorwiegend undifferenzierte Carcinome	54,6%
1. vorwiegend kleinzellige Carcinome	40,4%
2. vorwiegend polymorphzellige Carcinome	14,2%
II. Vorwiegend differenzierte Carcinome	45,3%
1. vorwiegend Plattenepithelcarcinome	38,2%
a) nicht verhornend	22,2%
b) verhornend	16,0%
2. Adenocarcinome	6,7%
3. Alveolarzellcarcinome	0,4%

Ehe unsere Zahlen den Ergebnissen der Literatur gegenübergestellt werden, möchten wir die Resultate unserer Untersuchungsreihe mit denen vergleichen, die die Auswertung von 1259 primären Lungencarcinomen des alltäglichen Sektionsgutes unseres Instituts der Jahre 1953—1963 ergeben hat (Haupt u. Fuchs+ 1967).

Tabelle 4

	Routinematerial in %	speziell untersuchte Fälle in %
kleinzellige Carcinome	35,59	40,4
polymorphzellige Carcinome	20,57	14,2
Plattenepithelcarcinome	34,55	38,2
nicht verhornende	25,18	22,2
verhornende	9,37	16,0
Adenocarcinome	7,94	6,7
Alveolarzellcarcinome	0,87	0,4
ohne Diagnose	0,56	0,0

Die Gegenüberstellung dieser Zahlen läßt keine einschneidenden Differenzen erkennen. Die etwas größeren Unterschiede bei den polymorphzelligen und kleinzelligen Krebsen zwischen den ad hoc untersuchten und dem Routinematerial dürfte ihren Grund in Einteilungsschwierigkeiten und individuellen Beurteilungen haben. Deswegen ist es auch nicht verwunderlich, wenn in Vergleichen mit anderen Untersuchern zahlenmäßige Übereinstimmungen nicht immer vorhanden sind. Dies kommt in der folgenden Tabelle zum Ausdruck. Wir haben die histologischen Typen in drei Gruppen zusammengefaßt und erhalten folgendes Ergebnis:

Tabelle 5

Autoren	Fallzahl	undifferenz. Carcinome in %	Plattenepithelcarcinome in %	Adenocarcinome in %
Lindberg (1935)	40	35	45	20
Wätjen (1940)	128	58	37	5
Wegelin (1942)	113	61	26,6	12,4
Cathie (1945)	308	54	35	10
Knorr (1947)	60	68,5	26,3	5,3
Walther (1948)	280	55,4	36,1	8,6
Fischer (1949)	2350	53,5	34,5	12,1
Koch (1950)	185	63,3	22,1	4,4
Kahlau (1954)	190	56,9	36,3	6,8
v. Albertini (1955)		54	35,5	10
Siegenthaler (1955)	356	32,9	57,3	9,8
Walter u. Pryce (1955)	159	47,8	20,1	28,3
Strauss u. Weller (1957)	296	28,04	36,15	35,81
Henderson u. Curwen (1961)	623	56	22,5	20,7
Eigene Ergebnisse	225	54,6	38,2	6,7

Die Tab. 6 zeigt die prozentuale Verteilung der vorwiegend undifferenzierten Krebse in vorwiegend kleinzellige und vorwiegend polymorphzellige bei 9 Autopsieserien der Literatur und unserem eigenen Untersuchungsgut.

Tabelle 6

Autoren	Gesamtzahl der Fälle	kleinzellige Carcinome in %	polymorphzellige Carcinome in %
Fischer (1931)	787	21,9	17,5
Knorr (1949).	60	43,9	24,6
Koch (1950)	185	45,6	17,7
Bryson u. Spencer (1951)	866	36,0	40,2
Stobbe[+] (1952)	159	37,1	12,5
Kahlau (1954)	190	46,3	7,4
Walter u. Pryce (1955)	159	37,1	10,7
Strauss u. Weller (1957)	296	18,58	9,46
Henderson u. Curwen (1961)	623	31,0	25,0
Eigene Ergebnisse	225	40,4	14,2

Aus den drei Tab. 4—6 ist ersichtlich, daß unsere Ergebnisse mit denen der Literatur im großen und ganzen übereinstimmen, mindestens gut vergleichbar sind. Auffallend sind allerdings die hohen Prozentsätze angloamerikanischer Forscher für das „schicksalsmäßig bedingte" Adenocarcinom. Ein absolutes Vorherrschen der überwiegend undifferenzierten und überwiegend plattenepitheligen Krebse aber wird bis auf wenige Ausnahmen von allen Autoren bestätigt. Die Plattenepithelcarcinome machen ungefähr 35% aller Lungenkrebse aus und zeigen lediglich bei Siegenthaler mit 57,3% ein erhebliches Abweichen von diesem Wert. Das Verhältnis nicht verhornender zu verhornenden Plattenepithelcarcinomen beträgt in unserem Material 1,8:1, bei Bryson u. Spencer 1,6:1.

Die Klassifizierungsergebnisse nach der Kreybergschen Methode und der eigenen sollen hier angefügt und miteinander verglichen werden:

Tabelle 7

	nach Kreyberg in %	nach der eigenen Methode in %
kleinzellige Carcinome	40,4	40,4
Plattenepithelcarcinome	40,9	38,2
Adenocarcinome	13,3	6,7
Alveolarzellcarcinome	0,4	0,4
unklassifizierte Krebse (polymorphzellige im engeren Sinne)	4,9	14,2

Wie nicht anders zu erwarten, ist der Unterschied besonders deutlich in der Gruppe der „unklassifizierten" (polymorphzelligen) Krebse und der Adenocarcinome. Eine kurze Erörterung hierüber findet weiter unten statt.

Das *Geschlechterverhältnis* der gesondert untersuchten 225 Lungenkrebse betrug bei Männern:Frauen = 9,3:1. Viele Autoren geben fünf- bis sechsmal häufigeres Befallensein der Männer an. Die Geschlechterverteilung der einzelnen histologischen Typen geht aus der Tab. 8 hervor.

Weitaus am stärksten ist das Überwiegen der Männer in den Gruppen der undifferenzierten und Plattenepithelcarcinome. Beim „schicksalsbedingten" Adenocarcinom ist der Unterschied geringer. Diese Carcinomform ist im Gesamtmaterial mit 6,7% vertreten. Für die Frauen allein macht sie aber 22,9% aus. Höhere Prozentsätze finden sich bei Henderson u. Curwen (31%), Christiansen (52,5%) sowie Strauss u. Weller (66,7%). Deswegen wird dieser Typ gelegentlich als *der* Lungenkrebs der Frau bezeichnet.

Tabelle 8

Autoren	undifferenzierte Carcinome	Plattenepithelcarcinome	Adenocarcinome
Cathie[1] (1945)	8,9:1	—	3,4:1
Walther (1948)	9,0:1	13,0:1	2,0:1
Christiansen (1953)	7,0:1	3,3:1	6,0:7
Jakobsen (1953)	23,0:1	5,3:1	1,0:1
Siegenthaler (1955)	24,0:1	10,0:1	1,3:1
Strauss u. Weller (1957)	5,1:1	36,0:1	2,8:1
Henderson u. Curwen (1961)	5,7:1	16,5:1	4,0:1
Eigenes Material	14,5:1	6,5:1	2,5:1

[1] Kleinzellige und Plattenepithelcarcinome gemeinsam.

Der Lungenkrebs kann in *jedem* Alter auftreten. Als jüngsten Fall der Literatur beschreibt ihn Schwyter (1928) bei einem 16 Monate alten Mädchen. Baló berichtet von einer 19jährigen Frau. Wir selbst verfügen über ein Plattenepithelcarcinom eines 25jährigen Mannes. Vor dem 40. Lebensjahr aber darf er als selten bezeichnet werden. Wie Probst (1927) finden wir die größte Häufigkeit im 7. Lebensjahrzehnt. Das Durchschnittsalter beträgt für alle Lungenkrebse 64,7 Jahre. Dabei besteht für Männer (64,6 Jahre) und Frauen (65,2 Jahre) kein Unterschied. Signifikante Altersunterschiede bezüglich der histologischen Struktur treten ebenfalls nicht hervor. Lediglich der Altersgipfel der vorwiegend kleinzellig undifferenzierten Carcinome lag etwa um 3 Jahre früher. Die besondere Häufigkeit der oatcell-Carcinome bei jüngeren Jahrgängen geht aus der Tab. 9 hervor (Haupt u. Fuchs[+]).

Tabelle 9. *Prozentuale Aufteilung der histologischen Carcinomtypen auf bestimmte Altersgruppen*

Altersgruppen	oat-cell-Carcinome in %	polymorphzellige Carcinome in %	nicht verhornende Plattenepithelcarcinome in %	verhornende Plattenepithelcarcinome in %	Adenocarcinome in %
bis 60	31,8	25,0	20,0	22,0	38,4
61—70	47,7	43,8	50,0	50,0	15,4
über 71	20,4	31,2	30,0	27,8	46,2

Die *Metastasierungshäufigkeit* ist bei den verschiedenen histologischen Typen recht unterschiedlich (Walther 1948; Stobbe[+] 1952; Siegenthaler 1955; v. Albertini 1957 u. a.). Mit Ausnahme der Adenocarcinome scheint vielmehr ein reziprokes Verhältnis zwischen Differenzierungsgrad und Malignität vorzuliegen. Das Adenocarcinom steht in seiner biologischen Wertigkeit zwischen den vorwiegend kleinzelligen und den vorwiegend plattenepitheligen Carcinomen. Gegensätzliche Mitteilungen (Lindberg) dürften auf der wenig aussagefähigen kleinen Untersuchungszahl beruhen. Über die Metastasenbildung im eigenen Material gibt Tab. 10 Auskunft, in der die Zahlen mit denen Kahlaus verglichen werden:

Tabelle 10

	kleinzellige Carcinome		polymorphzellige Carcinome		Plattenepithelcarcinome[1] nicht verh.	verhornend		Adenocarcinome	
	a)	b)	a)	b)	a)	a)	b)	a)	b)
	%	%	%	%	%	%	%	%	%
Keine Metastasen[2]	0,0	—	15,6	—	12,2	16,6	—	7,7	—
nur Lnn[2]	5,6	—	18,8	—	20,5	34,3	—	15,4	—
Lnn insges.	84,9	86,4	78,1	78,5	59,2	71,7	54,0	84,6	77,7
Leber	54,6	59,0	21,8	28,5	28,5	20,0	21,7	46,1	30,7
NN	30,2	28,4	21,8	35,7	12,2	11,4	8,7	30,7	23,1
Hirn	15,1	15,9	18,8	21,4	20,5	2,8	14,5	14,4	38,4
Knochen	39,5	46,6	18,8	21,4	30,2	25,7	19,0	36,4	30,7

a) = eigenes Material in Prozent; b) = Ergebnisse von KAHLAU in Prozent.

[1] Bei KAHLAU erfolgte keine Aufteilung in nicht verhornende und verhornende Plattenepithelcarcinome.

[2] nicht von KAHLAU mitgeteilt.

Diese Ergebnisse bestätigen die Anschauung über die *abgestufte Metastasierungsneigung* der einzelnen histologischen Typen. Mit Ausnahme der Adenocarcinome gilt: Je unreifer desto bösartiger. Augenscheinlich ist der Unterschied zwischen den kleinzelligen und Plattenepithelcarcinomen. Die vorwiegend polymorphzelligen Carcinome stehen hinsichtlich ihrer Malignität zwischen den undifferenziert kleinzelligen und den Plattenepithelcarcinomen. Auch eine Vorliebe in bestimmte Organe zu metastasieren (Gehirn, Nebennieren und Knochenmark), kommt gegenüber Krebsen anderer Organe zum Ausdruck.

Die bisherigen Untersuchungsergebnisse genügen für eine hinreichende Begründung einer ausführlichen Darstellung der histologischen Klassifizierung der Lungengeschwülste. Das Einteilungsmuster muß nicht nur einfach und möglichst vollständig, sondern auch für vergleichende Untersuchungen verschiedener Materialien gültig sein und das biologische Wesen der Tumoren weitgehend erfassen. Diese letztere Forderung wird nachdrücklich von klinischer Seite erhoben, weil nur so eine ungefähre prognostische Aussage über den Verlauf des Geschwulstleidens möglich ist. Die Überwindung der praktischen und theoretischen Schwierigkeiten wird belohnt durch die Früchte, die in der Zusammenarbeit der Pathologen mit den behandelnden Ärzten reifen. Wir können deswegen die oben erwähnte Ansicht von WILLIS nicht teilen, nach der wegen der Vielzahl heterogener Strukturen im histologischen Bild eines jeden Lungenkrebses eine Unterteilung ungerechtfertigt sei. Auch die Feststellung von REID u. CARR (1961), daß nur 37 % aller Bronchialcarcinome vorwiegend einheitliche Strukturen enthalten, kann uns nicht hindern, zweckdienliche und akademische Bedürfnisse gleichermaßen ins Auge zu fassen. Die zahlreichen Versuche mit umfassenden und vereinfachenden Mitteln, diesem Bestreben Rechnung zu tragen, kommen unserer eigenen Ansicht entgegen. Wir haben ein möglichst unkompliziertes und kompendiöses Schema gewählt. Wieweit es — natürlich ist es auch ein Kunstprodukt — Anklang findet, wird sich später erweisen.

Wir müssen an dieser Stelle noch genauer begründen, weswegen wir die neue und neuartige Einteilung von KREYBERG bzw. der WHO nicht übernehmen konnten.

HAUPT[+] (1965) sowie HAUPT u. FUCHS[+] (1967) haben sich ausgiebig mit den Intentionen KREYBERGs beschäftigt. Wir können im folgenden ohne allzu ausführlich zu werden, ihre Untersuchungsergebnisse übernehmen. Zum Teil sind sie schon oben genannt.

Kreyberg u. Mitarb. haben in einer großen Zahl von Einzeluntersuchungen in verschiedenen Ländern eine Vereinfachung des 1958 von Mitarbeitern der Weltgesundheitsorganisation aufgestellten Einteilungsschemas angestrebt. Es war das Ziel Kreybergs, die Gruppe der großzelligen undifferenzierten Carcinome (large cell carcinoma) durch Inanspruchnahme kleinster Differenzierungen einerseits den Adenocarcinomen und andererseits den Plattenepithelkrebsen zuzuordnen. Sie bedienten sich dazu der speziellen Nachweismethoden für Schleimstoffe (saure Mucopolysaccharide), die mit Hilfe der Alciangreen-Färbung nachgewiesen wurden. Kleinste Bezirke, die schon in Verhornung übergegangen waren, wurden mittels Saffron-Färbung ermittelt. Fanden sich in vorwiegend großzelligen und undifferenzierten Krebsen kleinste Differenzierungsbezirke, die nur mit Hilfe der Spezialfärbung nachweisbar waren, so ordnete Kreyberg diese Krebse den jeweiligen speziellen Gruppen zu. Dadurch blieben als sog. Reizkrebse nur das Plattenepithelcarcinom und die kleinzelligen undifferenzierten Carcinome übrig. Für ihre Entstehung werden vorwiegend äußere Faktoren (Luftverunreinigung, Zigarettenrauchen) angeschuldigt. Sie werden zu einer Gruppe I zusammengefaßt. Ihnen wird eine Gruppe II gegenübergestellt, die sich aus den Adenocarcinomen, den semimalignen Geschwülsten (Carcinoide und Cylindrome) zusammensetzt. Das Vorkommen der letztgenannten Geschwülste soll konstant sein und nicht durch äußere Schädlichkeiten verändert werden. Diese sollen einschließlich geographischer Einflüsse und beruflicher Disposition durch das Verhältnis von Gruppe I:II zum Ausdruck gebracht werden. Kreyberg benutzte zu seinen Untersuchungen ein gemischtes, vorwiegend chirurgisches Material.

Kreybergs Einteilungsschema hat den grundsätzlichen Vorteil eines Strebens nach Vereinfachung und den Nutzen, mit der Aufstellung der Gruppe I gewisse Entstehungsursachen des Lungencarcinoms zu erfassen. Leider aber wird es durch die Zusammenfassung von Adenocarcinomen *und* semimalignen Geschwülsten sowie die Vermischung von Operationsmaterial und Sektionsgut fragwürdig, weil damit vergleichbare Aussagen über die Häufigkeit einzelner Tumortypen unmöglich sind.

Die Gruppe der groß- und polymorphzelligen undifferenzierten Carcinome kann nicht durch histochemische Maßstäbe ausgemerzt werden. Sie muß sowohl nach ihrem histologischen Bild als auch nach ihrer biologischen Wertigkeit erhalten bleiben. Die Zuordnung zu den Plattenepithelcarcinomen aufgrund geringfügiger Verhornungen oder zu den drüsigen Krebsen durch den Nachweis von Schleimstoffen ist unzulässig. Für diese ist die Struktur, für jene der überwiegende Zelltyp maßgeblich. Nach den Gesichtspunkten Kreybergs aber würde jeder Gruppierungsversuch scheitern, weil heterogene Zusammensetzungen und Bauprinzipien zum Wesen *aller* Lungencarcinome gehören. Durch die Zurechnung von vielen polymorphzelligen Krebsen zu den adenomatösen Formen, obwohl sie größere Verwandtschaften zu Plattenepithelcarcinomen zeigen, würde die Gruppe II zu groß und der Index von Gruppe I:II zu niedrig.

So begrüßenswert also Kreybergs Versuch auch sein mag, die Uneinheitlichkeit des Materials und die widersprüchliche Beurteilung erfährt durch seine eigene Methode eine Wertminderung, die unserem Bedürfnis nach überzeugenden Begriffsbestimmungen nicht mehr entspricht.

2. Das sogenannte Alveolarzellcarcinom („Lungenadenomatose")

Es gibt keinen zwingenden *inneren* Grund, die „Lungenadenomatose" gesondert abzuhandeln. Ihr morphologisches Erscheinungsbild jedoch ist so eigenartig, daß sich über ihre Entstehung und Entwicklung gegensätzliche und absonderliche Meinungen gebildet haben. Diese sind zum Gegenstand einer umfangreichen Literatur geworden.

Die Morphologie der Lungenadenomatose wurde bereits vor mehr als 90 Jahren von dem Franzosen Malassez (1876) so treffend umrissen, daß sich *wesentliche* Zusätze erübrigen. Ergänzungen werden sich später ergeben. Um die Historie zu würdigen, sei zunächst die mustergültige Beschreibung des französischen Forschers übernommen:

Eine 47 Jahre alte Frau erkrankte 1 Monat vor ihrem Tod an Dyspnoe. Bei der Sektion waren beide Lungen vergrößert und gleichmäßig mit erbs- bis kirschgroßen Knoten übersät. Stellenweise sind diese zu größeren Geschwülsten verschmolzen. Absiedelungen lagen nur in den regionären Lymphknoten vor. *Histologisch* fand sich in den Alveolen eine einreihige oder mehrschichtige Auskleidung von kubischen bis zylindrischen Zellen. Papilläre Einstülpungen in die Lichtungen, die meist reichlich Schleim enthielten, kamen vor. Daneben fielen Cystenbildungen auf, die wohl durch Schwund von Alveolarsepten entstanden waren. — Genau wie diese Beschreibung hat auch die Anschauung über den Ursprung des „Epithelioms" heute noch ihre Gültigkeit. MALASSEZ nämlich läßt die Frage offen, ob sie bronchialen oder alveolären Ursprungs ist. Daß sie viele Jahrzehnte später einmal die Geister zur Siedehitze bringt, konnte er nicht ahnen.

Im deutschsprachigen Schrifttum wird dem Pathologen HELLY (1907) die erste Veröffentlichung eines „seltenen primären Lungentumors" in der klassischen Form des sog. Alveolarzellcarcinoms zuerkannt. Er war sich indessen nicht im klaren, ob er von einem Carcinom oder von einer adenomähnlichen Wucherung sprechen solle. Auch dieser Zweifel hat sich bei manchen Autoren bis heute erhalten, wie aus der Gegenüberstellung von Carcinom und Adenomatose hervorgeht.

In den Erstbeschreibungen liegt somit bereits der Keim für das, was kommen mußte: Die Flut von Veröffentlichungen mit ihren gegenteiligen Meinungen über Grundsatzfragen und der damit verbundenen Benennungen der Geschwulst. Die 37 Namen (LIEBOW 1952) reichen nicht aus, um die Verwirrung zu kennzeichnen. Unseres Erachtens erfüllt der Ausdruck „Alveolarcarcinose" (HOMMA 1958) weitaus am besten die Ansprüche an einen wissenschaftlichen Terminus. Wie nicht ganz selten aber hat sich die falscheste Bezeichnung eingebürgert: *Lungenadenomatose*. Warum und weswegen sie falsch ist, wird sich am Ende dieses Kapitels zeigen. Zunächst müssen allgemeine Gesichtspunkte unter die Lupe genommen werden, weil die Lungenadenomatose in ihrem „Verhalten fast in jeder Beziehung von dem Bronchialcarcinom abweiche" (KAHLAU). Dazu gehöre die *Häufigkeit*. Vor mehr als 10 Jahren hat ECK bereits an einem ziemlich großen Material nachgewiesen, daß die Lungenadenomatose zahlenmäßig gleichsinnig, ja noch schneller als das gewöhnliche Lungencarcinom zunimmt. Seine Zahlen übertreffen die der früheren Untersucher sehr erheblich (NEUBUERGER u. GEEVER 1942; GRIFFITH u. Mitarb. 1950; GAGNÉ 1952; FARBER u. Mitarb. 1954; KAHLAU 1954; DECKER 1955). Die aus der Literatur gesammelten 25 Fälle von NEUBUERGER u. GEEVER wurden 20 Jahre später von VIRAGH u. WOODS (1962) um 834 vermehrt. ROTTE konnte 1 Jahr später 44 neue Beobachtungen hinzufügen. Damit können wir auf eine nochmalige Zusammenzählung verzichten, denn es kommt nicht mehr auf die Anzahl einschlägiger Beispiele an, sondern lediglich auf die Feststellung ihrer sehr raschen Zunahme.

Die Häufigkeitsquote unter allen primären Lungencarcinomen ist nach Angabe vieler Untersucher ziemlich gering und schwankt etwa bis 1 und 5%. Mehrmals werden auch wesentlich höhere Prozentzahlen angegeben. Alle zusammen sind in ansteigender Reihenfolge tabellarisch zusammengefaßt:

Tabelle 11. *Häufigkeitsangaben*

Autor	Jahr	Häufigkeit
BOYD, SMEDAL, KIRTLAND, KELLEY and TRUMP	1954	0,6%
CRAMER	1937	0,6%
SWAN	1949	1,0%
SIEGENTHALER	1955	1,0%
STOREY, KNUDTSON and LAWRENCE	1953	1,7%
ROELSEN u. Mitarb.	1959	3,5%
IKEDA	1945	3,9%
DIKSTEIN	1939	4,3%
ADLER zit. bei SMITH, KNUDTSON u. WATSON		3,4%
LÜDERS	1959	5,7%
v. ALBERTINI	1955	10,0%
FRÜHLING u. HORRENBERGER	1952	17,0%
LINDBERG	1935	20,0%
PAUL	1946	20,0%

Die voneinander abweichenden Prozentzahlen liegen sicher vorwiegend in der unterschiedlichen Definition und in der Aufmerksamkeit. Dort, wo sich die Untersuchung auf eine größere Zahl von Lungencarcinomen im Vergleich zur Lungenadenomatose stützt, ergab sich folgendes Bild:

Tabelle 12. *Häufigkeitsangaben im Vergleich zur Gesamtzahl der primären Bronchialcarcinome*

Autor Nr. (s. Verz.)	Institut bzw. Klinik	primäre Bronchialcarcinome	Alveolarzellcarcinome
1	Armed Forces Inst. Path. Washington	900	9 (1,0%)
2	Mayo Clinic Rochester	275	7 (2,5%)
3	Chirurgische Klinik Düsseldorf	1000	1 (0,1%)
4	Path. Institut Zürich und St. Gallen	1095	11 (1,0%)
5	Chir. Klinik Würzburg	450	1 (0,2%)
6	Path. Institut Budapest	200	10 (5,0%)
7	Path. Inst. St. Georg Leipzig	650	30 (4,6%)
8	Städt. Krankenhaus Berlin-Neukölln	500	11 (2,2%)
9	Chir. Klinik Leipzig	200	1 (0,5%)
10	Chir. Klinik Kiel	521	3 (0,6%)
11	Wiener Path.-anat. Universitätsinstitut	1036	5 (0,5%)
12	Robert-Rössle-Klinik Berlin	1500	18 (1,2%)

Autorenverzeichnis: 1 = Swan (1949); *2* = Good, McDonald u. Mitarb. (1950); *3* = Langer u. Willmann (1955); *4* = Fanconi (1956); *5* = Josef (1956); *6* = Baló (1957); *7* = Eck[+] (1957); *8* = Zadek u. Look (1957); *9* = Uebermuth (1962); *10* = Walther u. Heuck (1962); *11* = Jellinger u. Zeitlhofer (1963); *12* = Rotte (1963).

Die Geschlechterverteilung wird bei dem Alveolarzellcarcinom im Gegensatz zu dem Bronchialcarcinom annähernd gleich sein (Hamperl 1950; Gornak u. Mitarb. 1954; Storey 1955; Spencer u. Raeburn 1956; Roelsen u. Mitarb. 1959; Fitzpatrick u. Mitarb. 1961). Decker (1955), Eck sowie Schlungbaum (beide 1957) stellen ein geringes Überwiegen der Männer fest (etwa zwischen 1,2 und 1,5:1). Gröbere Unterschiede zugunsten der Männer (Smith u. Mitarb. 1949; Look u. Krückemeyer 1958) besagen infolge der zu kleinen Zahlen ebensowenig wie umgekehrt (Griffith u. Mitarb. 1950; Strance 1952; Kahlau 1954). Die verschiedenen, im ganzen aber nicht allzusehr differierenden Berechnungen können sich mit größeren Sammelstatistiken noch weiter angleichen. Es wäre aber auch möglich, daß sich, wie beim Bronchialcarcinom, geographische Unterschiede herausstellen.

Die *Altersverteilung* schwankt ebenfalls in kleinen Grenzen. Umfangreiche Untersuchungsergebnisse hierüber wurden von Eck mitgeteilt. Bei 291 auswertbaren Fällen beträgt das Grenzalter 16 und 89 Jahre. Davon standen 92 Patienten (31,6%) z. Z. der Erkrankung im 6. Dezennium, 56 (19,2%) im 5., 54 (18,6%) im 7., 34 (11,7%) im 3. Lebensjahrzehnt. Das ergibt insgesamt ein *Durchschnittsalter* von 53 Jahren, das für beide Geschlechter nicht ganz gleich ist. Für 160 Männer liegt es mit 51 Jahren gegenüber 131 Frauen mit 55 Jahren um 4 Jahre niedriger. Storey (1955) gibt bei der recht beachtlichen Zahl von 218 ausgewerteten Erkrankungen ein Durchschnittsalter von 54 Jahren an. Kleinere Zahlen mit gelegentlich extremen Werten können außer acht gelassen werden. Die Altersverteilung von 1000 Bronchialcarcinomen und 150 Lungenadenomatosen nach Masson soll Tab. 13 wiedergeben.

Aus der Tab. 13 und den Altersangaben für das Bronchialcarcinom (W. Fischer, Kahlau, Felix, Koch, Brunner u. a.) ist ersichtlich, daß das Durchschnittsalter für beide Geschwulstformen annähernd übereinstimmt. Es bewegt sich mit den höchsten Prozentsätzen zwischen dem 40. und 70. Lebensjahr.

Bei dem Versuch, die *Krankheitsdauer* beim Alveolarzellcarcinom festzustellen, befinden wir uns auf schwankendem Boden. Die mitunter lange Symptomlosigkeit läßt es oft nicht zu, den Beginn der Geschwulstentstehung mit einiger Sicherheit zu bestimmen. Wie beim Bronchialcarcinom lassen sich für die Anfänge des Geschwulstwachstums keine typischen Symptome kennzeichnen, obwohl im Röntgenbild häufig schon ein Befund erhoben werden kann. Darüber liegen heute eindrucksvolle Erfahrungen durch den Volksröntgenkataster vor. Klinische Angaben allein besagen wenig. Lange Krankheitsdauer und kurze Verläufe beruhen vielfach auf Irrtümern, wenn sie nicht durch kontinuierliche Röntgenuntersuchung kontrolliert sind (s. S. 115).

Tabelle 13. *Altersverteilung von 1000 Bronchuscarcinomen und bei 175 Lungenadenomatosen nach* MASSON

Altersgruppen	Bronchial-carcinome	Lungen-adenomatosen
bis 30 Jahre	2,2%	4,0%
31—40 Jahre	9,6%	13,7%
41—50 Jahre	30,9%	21,7%
51—60 Jahre	37,6%	36,0%
über 61 Jahre	19,7%	24,6%

Für das Bronchialcarcinom werden in einem gleitenden Unsicherheitsbereich Krankheitsverläufe von 1—2 Jahren angegeben (KAHLAU, GEBAUER). Anfang des Krankheitsverlaufes bedeutet aber nicht Beginn des Geschwulstwachstums. Die Angaben über die Krankheitsdauer beim Alveolarzellcarcinom variieren viel stärker als die für das Bronchialcarcinom. STOREY (1955) hat eine Vielzahl von Patienten vom Zeitpunkt der ersten Symptome bis zur sicheren Diagnose untersucht. Für 70% ergab sich eine Zeitspanne von mehr als 6 Monaten, für 41% von mehr als 1 Jahr. Bei 23% konnte die Diagnose erst nach 2 Jahren gestellt werden. LANGER u. WILLMANN (1955) berichten über eine Krankheitsdauer von 1—4 Monaten und von 5—6 Jahren.

LOOK u. KRÜCKEMEYER unterscheiden zwischen den metastasierenden Geschwülsten, für die sie eine Dauer vom Auftreten der ersten Krankheitszeichen bis zum Tode von 12,9 Monaten errechnen. Das nicht metastasierende Alveolarzellcarcinom soll erst nach 30 Monaten zum tödlichen Ende führen. Auch nach ECK (1957) scheinen mit zunehmender Dauer der Erkrankung die Metastasen etwas seltener zu werden. Die Angaben über die Krankheitsdauer von WALTHER (1963, 6—18 Monate) und vordem von FANCONI (12 Monate bis $3^1/_2$ Jahre), GORNAK, TIMOFEEVA u. ŠTYREN (einige Wochen bis 2 Jahre) beruhen auf einer zu kleinen Zahl von Beobachtungen und sollen nur der Vollständigkeit halber angeführt werden.

Aus diesem Rahmen fallen einige Mitteilungen mit ungewöhnlich langer Krankheitsdauer heraus. So beschreibt UPENSKY (1937) einen durch Autopsie bestätigten „alveolaren Lungenkrebs", der 8 Jahre lang unter dem Röntgenschirm beobachtet worden war. Bei ZIEGLER (1955) waren es gar 14 Jahre. Hier handelt es sich um eine 69jährige, dort um eine 20jährige Frau. Diese und auch andere Beobachtungen, über die heute im Zeitalter des Massenröntgens vielerorts verfügt wird, fallen sowohl für das Alveolarzellcarcinom wie für das Bronchialcarcinom, das ähnlich lange Verlaufszeiten aufweisen kann (ECK), in das Gebiet der Ausnahmen.

ECK hat bei 137 Beispielen versucht, die Krankheitsdauer beim Alveolarzellcarcinom einigermaßen zu bestimmen. Die kürzeste betrug 1 Monat, die längste 6 Jahre. Der resultierende Durchschnitt von 14 Monaten weicht von dem des Bronchialcarcinoms nicht ab.

Die Lungenadenomatose besitzt eine geringere *Metastasierungsneigung* als das Bronchialcarcinom. Nicht ganz selten werden überhaupt keine Metastasen gefunden. Aus dieser Tatsache wurde eine benigne und maligne Form der Lungenadenomatose abgeleitet (Swan 1949; Kahlau 1954; Siegenthaler 1955 u. a.). Fehlende Absiedelungen sollen das entscheidende Kriterium für die Lungenadenomatose gegenüber dem histologisch sehr ähnlichen malignen metastasierenden Alveolarzellcarcinom sein.

Von verschiedenen Autoren (Griffith u. Mitarb., Schlungbaum u. Stein 1958; Swan, Walther, Seidel 1961) wird eine Metastasierungshäufigkeit von 40—55% angegeben. Diese Zahlen stimmen bei verhältnismäßig kleinem Material mit dem weit größeren von Decker (117 Fälle) ziemlich gut überein. Die Aussagen von Look u. Krückemeyer sowie Fanconi aber beziehen sich mit 64% nur je auf 11 Obduktionen. Bei Eck, dem eine wesentlich größere Zahl (218) von Lungenadenomatosen zur Verfügung stand, zeigten 132 Fälle Tochtergeschwülste (61%).

In der *Lokalisation der Metastasen* des sog. Alveolarzellcarcinoms ergibt sich eine auffallende Kongruenz mit der des Bronchialcarcinoms. So verteilen sich die in 48% gefundenen Ableger bei Griffith u. Mitarb. zu 67% auf die regionalen Lymphknoten, zu 30% auf die Leber und zu 18% auf das Gehirn. Zu einem ähnlichen Ergebnis kommt Eck bei der Aufschlüsselung seiner 61%

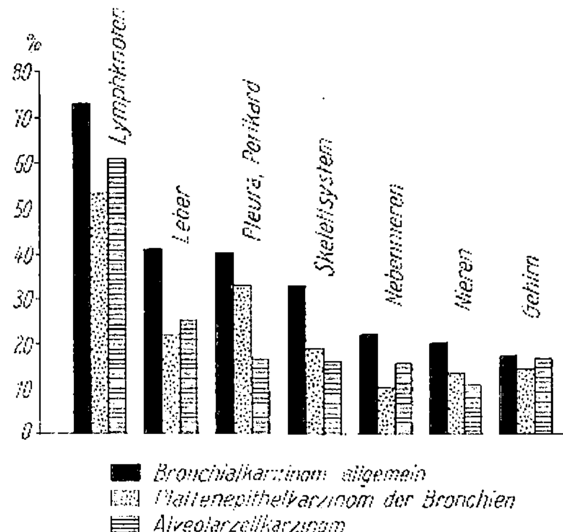

Abb. 66. Metastasenlokalisation bei Alveolarzellcarcinom der Lungen. Prozentuale Häufigkeit des Organbefalles für 132 metastasierende Fälle gegenüber 169 von Prof. Kahlau gesammelten metastasierenden Bronchialcarcinomen

auf die einzelnen Organe (Abb. 66). Hieraus sehen wir, daß sich die Metastasen des Alveolarzellcarcinoms und des Bronchialcarcinoms annähernd in gleicher Häufigkeit auf die verschiedenen Organe verteilen.

Bei der Frage über die Häufigkeit der Metastasierung des sog. Alveolarzellcarcinoms darf ein entscheidender Hinweis nicht unterbleiben, wenn wir damit auch ein späteres Untersuchungsergebnis vorwegnehmen. Es ist nämlich *mit Sicherheit anzunehmen, daß die meisten dieser Geschwülste gar nicht primärer Natur waren.* Sie stellen vielmehr bereits selbst Metastasen nicht erkannter Tumoren anderer Örtlichkeiten dar. In diesen Fällen ist es widersinnig, von Metastasen der Lungenadenomatose zu sprechen.

Häufigkeit, Geschlechter- und *Altersverteilung, Krankheitsdauer* und *Metastasierung* mußten deswegen ausführlicher behandelt werden, als es das Thema verdient, weil man gerade hieraus den schlüssigen Beweis ziehen wollte, daß sein „Verhalten fast in jeder Beziehung von dem Bronchialcarcinom abweiche" (Kahlau). Eck hat im Jahre 1957 dieses Kapitel mit folgenden Worten abgeschlossen: „*Zusammenfassend sehen wir also in der Altersverteilung des Alveolarzellcarcinoms, in seiner Metastasierungsneigung und seinem Krankheitsverlauf ebensowenig wie vorher in seiner Häufigkeit und Geschlechterverteilung eine auch nur einigermaßen schlüssige Beweisführung für eine Unterschiedlichkeit zwischen Alveolarzellcarcinom und Bronchialcarcinom. Auf dem Wege der Deduktion ist es also nicht möglich, eine Trennung beider Geschwulstformen vorzunehmen. Die Übereinstimmungen sind zu handgreiflich, die Unterschiede zu nichtssagend oder durch andere Erklärungen zu paralysieren, so daß es uns nicht möglich ist, aufgrund versuchter Ableitungen vom Allgemeinen her das Spezielle zu erkunden und im Ausschlußverfahren zwei Geschwülste eigener Art zu erkennen. Dieses Mittel hat versagt. Alles Bisherige spricht vielmehr eher für die Wesensgleichheit beider Geschwulstformen, so daß wir im weiteren zu altbewährten Untersuchungsmethoden zurückzugreifen gezwungen sind."*

Nach dem makroskopischen Befund unterscheidet man eine *noduläre* und eine *diffuse Form* der Lungenadenomatose. Sie tritt aber in allen denkbaren Vermischungen und Übergängen auf. Ein Primärtumor ist im *Endzustand* häufig nicht zu erkennen. Der Einfachheit halber soll den verschiedenen Erscheinungsbildern die schematische Darstellung von E. LANGER zugrunde gelegt werden (Abb. 67). Eine nicht ganz seltene Form ist in diesen Abbildungen nicht berücksichtigt. Wir haben sie aber in den letzten Jahren oft gesehen: Der *solitäre* Knoten, wie er schon früher von anderen Untersuchern erwähnt wurde (LÖHLEIN 1908; OBERNDORFER 1929; DIVIS u. ŠKORPIL 1941; DUPREZ u. MATTHEIEM 1956; SPAIN 1957; SEIDEL 1961).

Die multiplen Herde schwanken in allen Größenordnungen. Aber auch sehr gleichmäßige Knotenbildungen kommen vor, die in ihrer miliaren Form von der Miliartuberkulose makroskopisch kaum zu unterscheiden sind. Die weniger scharfen Herdgrenzen und die Einfügung in die Lungentextur jedoch lassen hier wie auch bei den größeren Knoten an Tumor denken.

Mehr noch als die knotige Lungenadenomatose besteht bei der diffusen der Verdacht auf einen entzündlichen Prozeß. Wenn ganze Lappen gleichmäßig befallen sind,

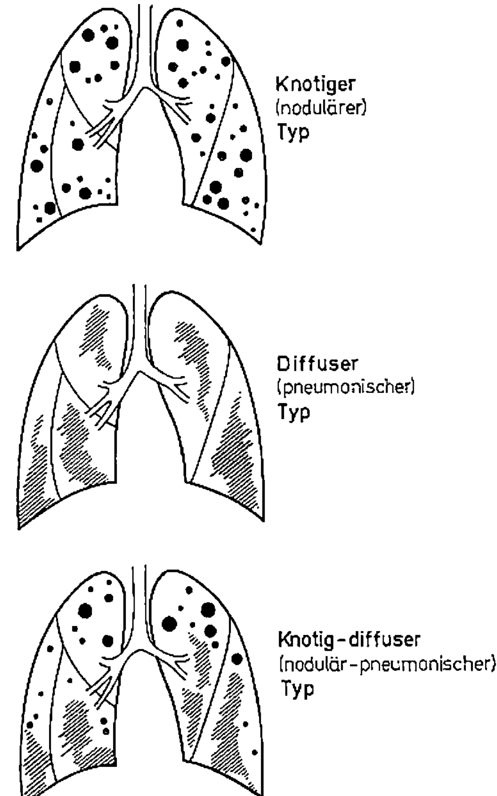

Abb. 67. Formen der Lungenadenomatose (nach E. LANGER)

kann makroskopisch die Unterscheidung von einer Lobärpneumonie unmöglich werden. Schleimbildung verstärkt den Eindruck einer Friedländer-Pneumonie. An der Peripherie aber ist häufig die ursprüngliche knötchenartige Form zu erkennen (W. WERNER+ 1951). Es wird sich also nur um einen fortgeschrittenen Prozeß der nodulären Lungenadenomatose handeln (HUTCHISON 1953; DECKER 1955; WEICKSEL u. CAIN 1958).

Von ECK wurden 232 Fälle hinsichtlich des makroskopischen Verhaltens analysiert. Danach gehören 130 (57%) dem knotigen, 60 (26%) dem lobären und 42 (17%) dem Übergangs- oder Mischtyp des Tumors an.

Die *Farbe* der Krebsknötchen und ausgedehnten Geschwulstherde hängt von Blutbeimischungen und Schleimbildung ab. Der graue Grundton herrscht vor, kann aber gelbliche und rötliche Nuancen aufweisen. Durch Nekrosen kann es zu Gewebseinschmelzungen und durch Aushusten gelegentlich zu Höhlenbildungen kommen. Auch dadurch sind makroskopische Fehlbeurteilungen möglich. Indessen handelt es sich hier um große Ausnahmen. Kavernen wurden von Dietrich (1941), Lapp u. Lütgerath (1954) und Fanconi beobachtet. Die Beschaffenheit der *Pleuren* ist unterschiedlich, meist aber sind sie völlig unbeteiligt, glatt und spiegelnd. Stärkere Lymphgefäßzeichnungen und leichte Unebenheit mit Einziehungen kommen vor, auch Fibrinauflagerungen und kleine Ergüsse in den Pleuraraum (Gödel 1923; Decker, Schlungbaum u. Stein 1958; Riemann 1961; Walther u. Heuck 1962).

Schließlich wäre noch die *Lokalisation* des Tumors zu erwähnen. Auch in diesem Punkt wurde von Eck das umfangreichste Material bearbeitet, so daß wir uns auf seine Angaben beschränken wollen. Die Geschwulst wurde 55mal in der rechten, 51mal in der linken Lunge festgestellt. Auf beide Lungen verteilen sich die Krebsherde 126mal. Befall des rechten Ober- und linken Unterlappens bestand je 158mal. Der rechte Unterlappen war in 156, der Mittellappen in 144 Fällen ergriffen. Daraus läßt sich schließen, daß es keine Prädilektionsorte für die Lungenadenomatose gibt.

Die *Feinstruktur* läßt sich in ihren beachtenswerten Charakteristica folgendermaßen zusammenfassen: Es liegt kein eigenes Geschwulststroma vor. Das Alveolargerüst wird als Schablone für die Krebsausbreitung und gleichzeitig als Ernährungsquelle benutzt. Unter Schonung der Lungenarchitektur kleidet der Tumor die Alveolarwandungen tapetenartig aus. Die regelmäßige Bedeckung der unbeschädigten Zwischenwände mit einreihigem Cylinderepithel gilt als „klassische" Beschreibung. Dieser Befund wird von Saphir (1960) treffend mit folgenden Worten formuliert: „Wenn man die mikroskopischen Präparate typischer Fälle betrachtet, gewinnt man den Eindruck, als ob sämtliche Alveolarwände mit einem Pinsel angestrichen worden wären, der in ein Carcinogen getaucht war, das nun alle Alveolarwandzellen in Geschwulstzellen umgewandelt hat."

Alles, was über diese Beschreibung hinausgeht, ist nichtessentielle Beigabe. Dazu gehört die bindegewebig verdickte und rundzellig infiltrierte Alveolarwand mit vermehrten (Baló) oder verminderten (Eismayer 1924) elastischen Fasern. Auch das Geschwulstparenchym kann in Form und Anordnung Abweichungen zeigen. Mehrschichtige Zellagen bis zur vollständigen Anfüllung der Alveolen oder Papillenbildungen sind nichts ungewöhnliches. Neben regelmäßigen hohen Cylinderzellen sind auch ausgesprochen vielgestaltige bis plattenepithelähnliche Elemente zu sehen. Kahlau nennt auch Riesenzellen. Recht kennzeichnend, aber keineswegs immer vorhanden, ist starke Schleimbildung. Daher die Bezeichnung „diffuses schleimbildendes Cylinderzellencarcinom der Lunge" von Lapp u. Lütgerath. Oft sind auch intraplasmatische Schleimvakuolen festzustellen (Divis u. Škorpil 1941). In den Schleimseen oder in Lymphbahnen finden sich neben zelligen Bestandteilen (Alveolarepithelien, seltener Lymphocyten, Leukocyten, Plasmazellen und Erythrocyten) hin und wieder rundliche geschichtete Kalkkörperchen mit einem Durchmesser von etwa 150 μ (Stobbe[+] u. a.). Wir haben sie wie andere fast nur im Zusammenhang mit starker Schleimbildung gesehen. Stobbe[+] erklärt sich ihre Entstehung durch verstärkte Phosphataseaktivität, die infolge erhöhter fermentativer Aufspaltung der Phosphorsäureester reichliche Mengen von Po_4^{--}-ionen freigesetzt hat. Diese schlagen sich mit den vorhandenen Ca^{++}-ionen bei Erreichung des Löslichkeitsproduktes in Form von Kalkkörperchen nieder (Tricalciumphosphat).

Eine genauere Beschreibung der Aus- und Umgestaltung der einzelnen Geschwulstzellen soll unterbleiben. Erwähnenswert aber erscheint der Hinweis auf die *Flimmerhaare* am apikalen Pol der Cylinderzellen, auf die einige amerikanische Autoren aufmerksam machen (FISHER ·u. HOLLEY 1953; FITZPATRICK u. Mitarb. 1961; LAIPPLY u. Mitarb. 1961 u. a.). SPENCER u. RAEBURN (1956) sehen in dem Flimmersaum einen der wichtigsten Befunde für die Lungenadenomatose. FERRIER u. CHAUVET (1956) gehen sogar so weit, daß sie ihn als Kriterium für ein Alveolarzellcarcinom fordern.

Eine eigentümliche Beobachtung teilt DIETRICH mit. Im Randgebiet des Tumors, am Übergang in lufthaltige Lungenbläschen, lag den Alveolarwandungen zunächst eine feine homogene Schicht auf, an die sich die Geschwulstzellen lumenwärts in lockerer Lagerung anschlossen. Er faßt diese Schicht als fibrinartiges Reaktionsprodukt zwischen Alveolarwand und Geschwulstbestandteilen auf, das wahrscheinlich das Haften und Angehen der eingeschwemmten aspirierten Krebszellen begünstigt hat.

Die Bronchioli respiratorii sind sehr oft in den Tumor einbezogen (KNIERIM 1909; EISMAYER, ECK, HANBURY u. HILL 1957; ROELSEN u. Mitarb. 1959 u. a.), indem sie gleichermaßen wie die Alveolen von carcinomatösem Epithel austapeziert oder angefüllt werden. Von anderen konnte dieser Befund nicht bestätigt werden (BRIESE 1920; DIVIS u. ŠKORPIL, FRIEDERICI u. SOLBACH 1952; FANCONI).

Agressives Wachstum mit Gewebszerstörung und Gefäßeinbrüchen sind Ausnahmen (HERBUT 1940; CAIN 1958; SAPHIR). WEICKSEL u. CAIN unterscheiden deswegen zwei Formen der Lungenadenomatose. Eine geht mit Adaption und Schonung des Lungengerüstes einher; die andere soll kaum vom schleimbildenden Adenocarcinom zu unterscheiden sein. Die Bronchien sind nach Beschreibung der meisten Autoren intakt. Krebswucherungen in Gewebsspalten und Blutgefäßen sind vielfach beobachtet worden (ECK).

Eine bemerkenswerte Eigentümlichkeit, die hinsichtlich der Morphogenese des Alveolarzellcarcinoms besondere Aufmerksamkeit verdient, zeigen Befunde von HELLY (1907), NICHOLSON (1906), OBERNDORFER (1929) sowie ECK. Inmitten carcinomatöser Alveolengruppen finden sich Alveolen, die nur eine unvollständige Auskleidung von Krebszellen aufweisen. Das Tumorepithel grenzt sich dabei scharf ab. „Der Übergang von den Cylinderzellen zu den respiratorischen Alveolarepithelien ist dabei ein unmittelbarer und plötzlicher" (HELLY). „Übergänge von Alveolarepithel und Krebszellen konnten nirgends nachgewiesen werden" (GUTZEIT 1923).

Öfters wurde festgestellt, daß die Carcinomtapeten benachbarter Alveolen über die Cohnschen Poren ihren Zusammenhang herstellen und so ohne Unterbrechung die Lungenbläschen auskleiden (DIETRICH, W. WERNER⁺, ECK u. a.). GUTZEIT schreibt dazu wörtlich: „So wuchern von bereits mit Krebszellen bekleideten Alveolen durch die Interalveolarlöcher Krebszapfen in Gestalt von knopfartigen Bildungen in noch nicht befallene Alveolen hinein."

Ein weiterer histologisch interessanter Befund ist die Tatsache, daß sich bei muciparen Krebsen der Schleim nicht nur in den krebsigen, sondern auch in den benachbarten tumorfreien Alveolen befindet (HELLY, NICHOLSON, ECK).

An dieser Stelle müßte eine Erörterung über die Frage erfolgen, ob es histologische Unterscheidungsmerkmale gibt, die es zulassen, ein „echtes" von dem metastatischen „sog." Alveolarzellcarcinom abzutrennen. Nach Ansicht vieler Autoren soll dies möglich sein (FANCONI, JOSEF 1956; BALÓ, WEICKSEL u. CAIN). Die später folgenden Erörterungen über die Pathogenese dieser Geschwulst und zahlreiche Abbildungen werden zeigen, daß eine Diskussion hierüber gegenstandslos ist. Ihre haarscharfe Kongruenz wird keinen Zweifel zulassen. Abweichungen treten hier wie dort in gleichem Maße auf. Die typische Eigenart aber, die „ausgesprochene Tendenz, Oberflächen zu bekleiden" (Gutzeit), bleibt stets gewahrt.

Über die *histogenetische* Frage, ob die Lungenadenomatose gleichzeitig, gleichsinnig, multizentrisch oder holoblastisch entsteht (Kahlau), brauchen wir eigentlich heute kein Wort mehr zu verlieren. *Alles, was zur Verteidigung dieser Ansicht geschrieben wurde, beruht auf dem fundamentalen Irrtum, aus einem Endzustand die Entstehung ablesen zu wollen.* Büngeler (1956) sagt dazu: „Holoblastosen sind Endzustände. Wie sie entstanden sind, kann nur entschieden werden, wenn man sie von Anfang an in ihrer Entwicklung verfolgen kann." Die Anfänge aber wurden von Eck schon vor 10 Jahren und lange vordem oft genug gezeigt. Unterdessen liegen dutzende Beobachtungen, vor allem von Röntgenologen vor, die eindeutig zeigen, daß die Lungenadenomatose unifokal entsteht und kontinuierlich oder diskontinuierlich große Lungenabschnitte, mitunter sogar die ganze Lunge befällt, bis sie endlich durch respiratorische Insuffizienz zum Tode

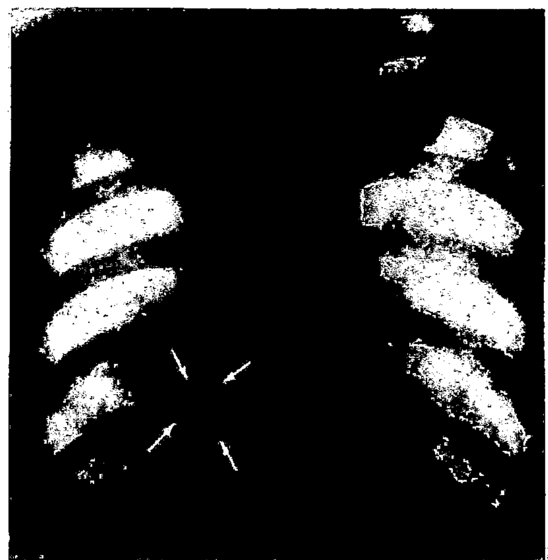

Abb. 68a

führt. Demgegenüber ist die Erörterung über den Entstehungsort in der Lunge von sekundärer Bedeutung. Deswegen seien einige Abbildungen für viele, die uns aus eigenen Untersuchungen und noch mehr aus der Literatur zur Verfügung stehen, vorangestellt. Die ersten entstammen aus der Monographie von Eck und waren schon von H. Werner+ (1951) benutzt worden. Die zweite entnehmen wir einem Sektionsprotokoll (SN 2520/65, 82jährige Frau) neueren Datums. Sollte es heute noch einen Untersucher mit hinreichend großem Material geben, der solche oder ähnliche Bilder nicht gesehen hat, so müßte man mangelnde Sorgfalt im Aufklärungsgang unterstellen (Abb. 68a—c, 69a u. b).

Die Lungenadenomatose entsteht also genau wie die meisten anderen Krebse im allgemeinen an einem umschriebenen Ort. Ausnahmen s. S. 101.

In den letzten Jahren wird der *Ursprung des sog. Alveolarzellcarcinoms* von vielen Autoren in die Bronchien verlegt (Herbut 1946; Eck 1950; Lüdeke 1953; Tauchi u. Goto 1953; Dufourt u. Mitarb. 1954; Gornak u. Mitarb. 1954; Hofmann+ 1960; Heimann u. Gompel 1960; Obiditsch-Mayer 1962/1963). Andere vermuten den Ausgangspunkt der Lungenadenomatose eher in den Bronchioli respiratorii (Fisher u. Holley 1953; v. Albertini 1955; Langer u. Gusmano 1955; Laipply u. Mitarb. 1955; Molnar 1955; Storey 1955; Liebow 1960; Saphir 1960). Deswegen wurde von Storey die Bezeichnung „bronchiolar-carcinoma" und von Liebow „bronchiolo-alveolar carcinoma" vorgeschlagen. Neben diesen beiden Möglichkeiten wird auch der alveoläre Ursprung angenommen (Divis u. Škorpil, Smith u. Mitarb. 1949; Fasano u. Miceli 1954; W. Fischer 1956; Roelsen u. Mitarb. 1959). Ausgesprochen schleimbildende Krebse, zu denen das sog. Alveolarzellcarcinom gehört, wurden schon immer gern auf die Schleimdrüsen der Bronchien zurückgeführt.

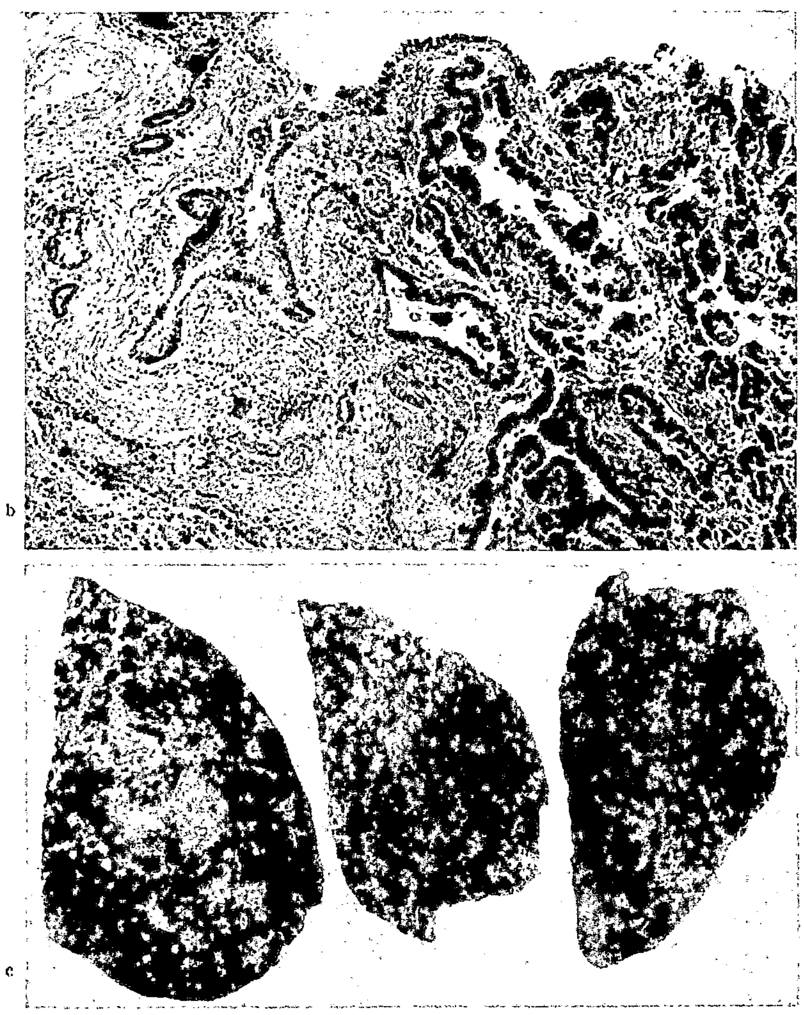

Abb. 68a—c. Sogenanntes Alveolarzellcarcinom. a Röntgenbild mehrere Jahre vor dem Tode. b Histologisches Schnittbild aus dem primär befallenen Bronchus („Adenocarcinom"), Vergr. 80:1. c Knotige Dissemination über alle Lungenlappen. Aus Eck „Das sog. Alveolarzellcarcinom" (Lungenadenomatose). Leipzig 1957

Am umstrittensten, aber vielfach vertreten ist die Ansicht, daß die Lungenadenomatose aus dem Alveolarepithel hervorgehe. Zu den neueren Verfechtern dieser Ansicht gehören Kahlau, Siegenthaler, Fanconi, Gardiol u. Jallut (1956), Josef, Baló, Feyrter (1957), Stein (1957), Cain, Pohl (1958) u. a. In der Tat kann diese Anschauung vom Tierversuch her eine Stütze erhalten. Bei weißen Mäusen traten 5 Wochen nach subcutaner Injektion von Dibencanthracen oder Methylcholanthren Lungentumoren auf, die offenbar alveolären Ursprungs waren (Grady u. Stewart 1940; ähnlich Kahlau 1954 u. a.). Diese Carcinome, die primär aus dem Alveolarepithel entstehen, sollen die einzigen wirklichen Lungenadenomatosen, die „echten" Alveolarzellcarcinome darstellen. Für die Abgrenzung von anderen Lungentumoren wird die Einhaltung der von Swan (1949) aufgestellten drei Kriterien gefordert. Danach muß eine Proliferation von

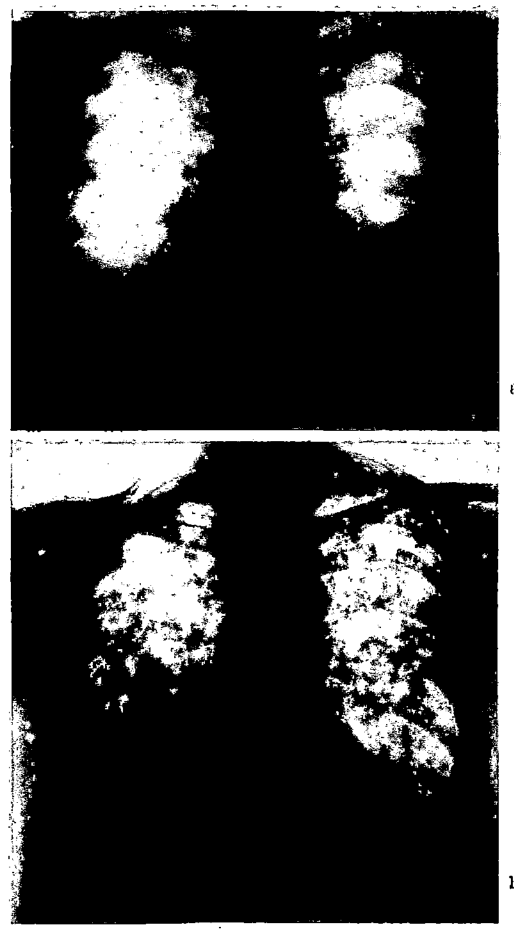

Abb. 69a u. b. Sogenanntes „Alveolarzellcarcinom". a Thoraxröntgenbild mit rundlichem Geschwulstschatten im rechten Unterfeld vom 1. 2. 1961. b Knotige Dissemination in alle Lungenfelder kurz vor dem Tode am 6. 10. 1965

Alveolarzellen zu hohen schleimproduzierenden Cylinderzellen vorhanden sein und eine bronchiale Geschwulst ausgeschlossen werden können. Weiterhin darf kein primäres extrapulmonales Adenocarcinom irgendwo im Körper vorliegen.

Infolge der massiven und diffusen Geschwulstausbreitung und in Ermanglung eines nachweisbaren Primärtumors in der Lunge oder in einem anderen Organ entschied sich eine große Anzahl von Autoren für die multizentrische Entstehung der Lungenadenomatose (Schmincke 1922; Oberndorfer 1929; Effert 1959; Davis u. Simon 1950; Kahlau, Fanconi, Langer 1961 u. a.). Als Beweis für die *multizentrische Krebsentstehung* aus den Alveolen sieht Kahlau neben anderem

den von SCHÄFER (1939) beschriebenen Fall einer Cystenlunge an. Hier soll es ohne
Primärtumor gleichzeitig multizentrisch zu einem Geschwulstwachstum in Form
des Alveolarzellcarcinoms gekommen sein. Ein ähnliches Beispiel bringt SEIDEL
(1961). Diese Beobachtungen sind nicht mit einiger Sicherheit zu beurteilen.
Keinesfalls aber soll in Abrede gestellt werden, daß unter solchen besonderen
pathologischen Voraussetzungen multizentrische Carcinome entstehen können.
Genau wie bei der Lungenfibrose, Lebercirrhose oder bei der Polyposis adenomatosa des Magen-Darm-Kanals könnten sich hier umschriebene Prädilektionsherde
für die Entwicklung von Präcancerosen und fertigem Carcinom herausbilden. Von
solchen Ausnahmen aber kann keine Regel, oder gar eine Gesetzmäßigkeit abgeleitet werden. Die wesensgleiche multizentrische Genese aus den Bronchiolen soll
nicht übergangen werden (FISHER u. HOLLEY, LANGER u. GUSMANO, MOLNAR,
SAPHIR u. a.).

Die Röntgenaufnahmen, die beim ersten Auftreten der klinischen Erscheinungen bereits vielherdige Geschwulstmanifestationen oder ausgedehnte diffuse Ver-
schattungen aufweisen, sind absolut ungeeignet für eine Beweisführung in obigem
Sinne. Denn gerade die Röntgenogramme zeigen uns heute durch die vielerorts
durchgeführten Reihenuntersuchungen von klinisch Gesunden, daß bei der Lungenadenomatose zunächst *solitäre* Herdschatten vorliegen. Das obige Beispiel
wiederholt sich im eigenen Untersuchungsgut des öfteren und wird von vielen
anderen bestätigt. ROTTE z. B. entdeckte 1963 13mal ein solitär knotiges Alveolarzellcarcinom. Eine Ausbreitung der herdförmigen Verschattung ließ sich von einer
bedeutenden Anzahl von Untersuchern röntgenologisch nachweisen (EISMAYER
1924; SWAN 1949; H. WERNER[+] 1951; KAHLAU 1964; STOREY 1955; FANCONI
1956; KOYE 1956; ZSCHIESCHE[+] 1957; ZIEMER 1959; RANFT[+] 1960 u. a.). Nur eine
einzige ungewöhnlich charakteristische und eindrucksvolle Beobachtung sei
geschildert: LAPP u. LÜTGERATH (1954) konnten ein „diffuses schleimbildendes
Cylinderzellcarcinom", das fälschlicherweise für eine kavernöse Lungentuberkulose gehalten worden war, bei einem 25jährigen Mann über $2^1/_4$ Jahre klinisch
und röntgenologisch verfolgen. Es hatte mit einer isolierten Kaverne im linken
Oberlappen begonnen und breitete sich allmählich über beide Lungen aus.

ŠKORPIL (1941) beobachtete in einem Fall außer einem größeren solitären Knoten eine
miliare Aussaat in beiden Lungen. „Daraus ist ersichtlich, daß die Annahme einer vielherdigen
Entstehung des Alveolarepithelcarcinoms entschieden nicht für alle Fälle zulässig ist."

Die häufiger als bei allen anderen Lungencarcinomen erzielten Fünfjahresheilungen bei
dem sog. Alveolarzellcarcinom nach Resektionen (z. B. bei ROTTE und bei eigenen Beobachtungen) belegen überzeugend unsere schon immer vertretene Meinung. Nur auf diesem Weg
sind schlüssige Aussagen über die Entstehung und Entwicklung des sog. Alveolarzellcarcinoms
möglich.

An dieser Stelle ist auch zu erörtern, welche histologischen Typen von Bronchialcarcinomen als Mutterboden für die Lungenadenomatose infrage kommen. Nach allen bisherigen
Erfahrungen sind es ganz vorwiegend die Adenocarcinome, doch nicht ausschließlich, wie man
nach LÜDEKE annehmen könnte. ECK hat 1957 eine Beobachtung mitgeteilt, wo ein polymorphzelliges, z. T. aber vollreifes verhornendes Plattenepithelcarcinom in ein sog. Alveolarzellcarcinom überging (Abb. 70a—e). Das Alveolargerüst bietet sich für *alle* Carcinomformen
auf dem Weg des geringsten Widerstandes, die innere Oberfläche auszukleiden, an. Dabei
können die Krebszellen nach dem ihnen innewohnenden Gestaltungsprinzip die schönsten
Zylinderformen annehmen. Es ist heute nicht mehr zu bestreiten, daß kleinste Krebse frühzeitig zu mächtiger Ausbreitung und Metastasierung führen können. Sie gehen dann in den
Metastasen unter und sind nicht mehr zu erkennen. Auch außerhalb der Lungen entgehen die
Kleinstkrebse mitunter dem Nachweis.

In einem Fall von STOBBE[+] (1952) wurde ein reiskorngroßes Carcinom in einem Bronchus
III. Ordnung als Primärtumor einer Lungenadenomatose angesehen. Selten aber können Mikrocarcinome wirklich als Erstlingsgewächse einwandfrei bestätigt werden. Meist ist der Einwurf,
daß sie sekundärer Natur sind, nicht zu entkräften, vor allem, wenn sie ihren Sitz in der Lunge
haben. Es gibt nämlich Carcinome mit „absonderlicher Neigung", im Bronchialbaum multipel
zu metastasieren (RÖSSLE 1949). Deswegen sei eine zweifelsfreie Beobachtung von ECK (1957)

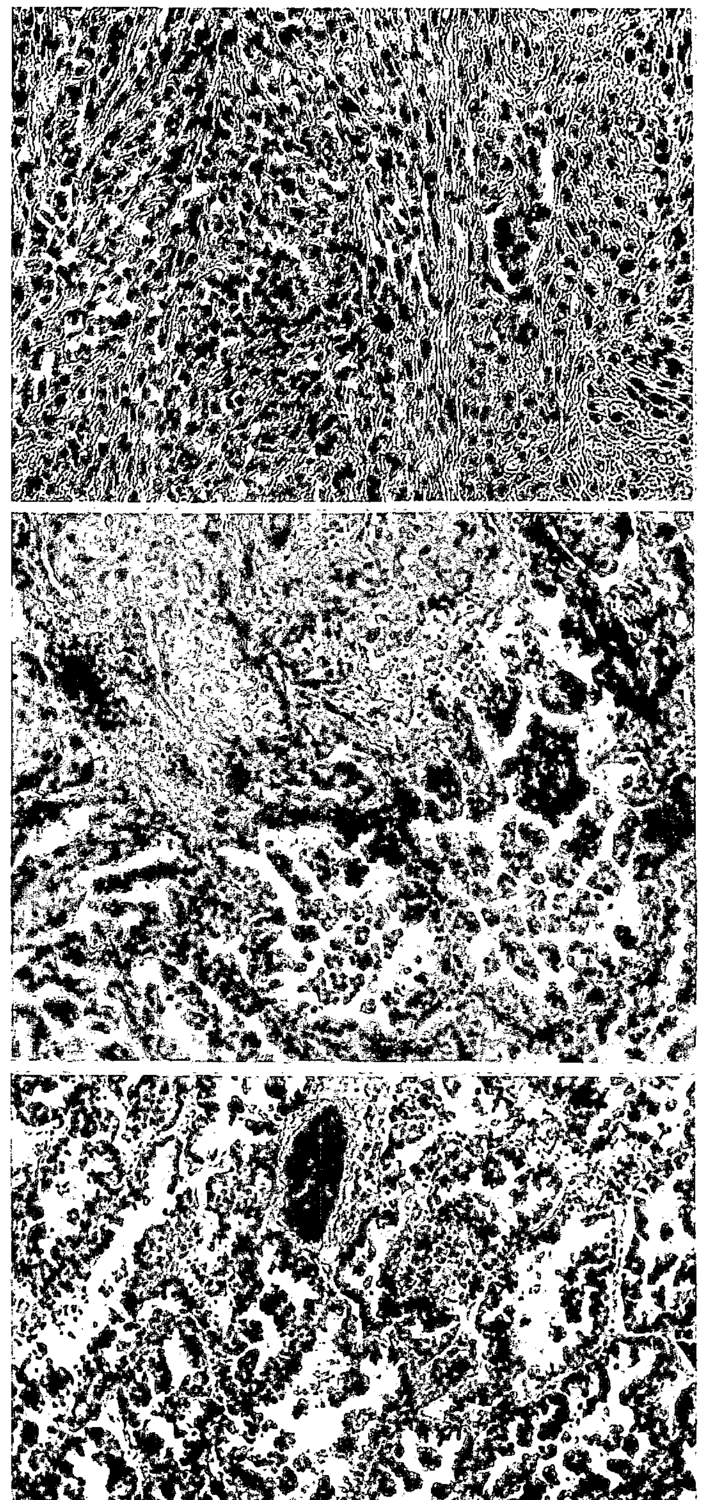

Abb. 70 a—c

kurz geschildert: Eine „sagoartige" Unebenheit im rechten Hauptbronchus erwies sich als oat-cell-Carcinom mit Riesenzellbildung. Von hier aus erfolgte nach Röntgenkontrollen eine sehr schnelle von Stufe zu Stufe verfolgbare Ausbreitung des Tumors, der ausschließlich die rechte Lunge betraf. Das spätere Operationspräparat zeigte das typische Bild des sog. Alveolarzell-carcinoms. Ein Primärtumor außerhalb der Lunge offenbarte sich nach nunmehr jahrelanger Beobachtung nicht (Abb. 71a u. b). Ähnlich war in zwei weiteren Fällen ein Kleinstcarcinom der Bronchien eindeutig als Erstlingsgewächs auszumachen. Die unscheinbaren leicht zu über-sehenden Carcinome der Lunge verhalten sich also nicht anders wie die anderer Organe, die jedem erfahrenen Pathologen hinreichend bekannt sind. Hierzu soll eine briefliche Mitteilung von UEHLINGER (1958) nicht unterbleiben, weil sich aus seinem Institut gerade FANCONI

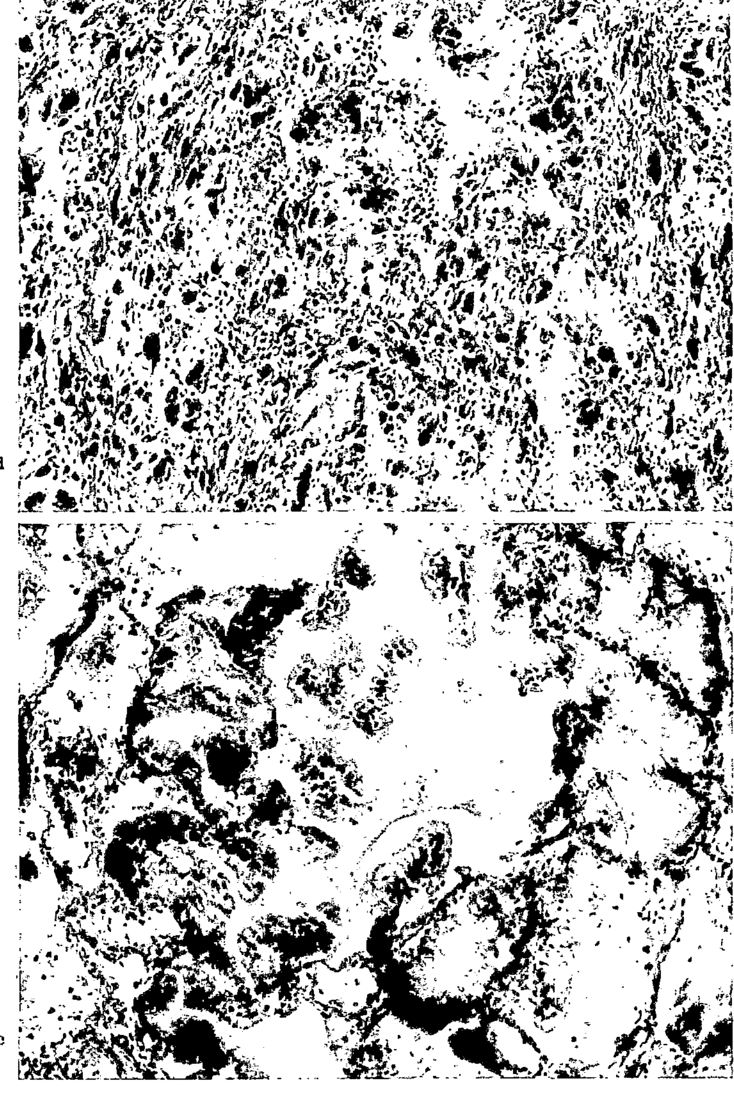

Abb. 70a—e. Variationen eines sog. „Alveolarzellcarcinoms". a Solides, an anderen Stellen voll ausgereiftes Plattenzellcarcinom aus dem Bronchialtumor, Vergr. 30:1. b Differenzierung im Sinne eines peripheren Platten-epithelcarcinoms (oben), im Sinne des papillären Alveolarzellcarcinoms (unten). Vergr. 130:1. c Differenzierung im Sinne des typischen Alveolarzellcarcinoms mit ausgeprägter Papillenbildung, Vergr. 130:1 (Aus ECK: Das sogenannte „Alveolarzellcarcinom", Lungenadenomatose, Leipzig 1957). d Äußerst bösartiges polymorphzelliges Riesenzellsarkom im rechten Lungenunterlappen. Zahlreiche Metastasen zeigen das gleiche Strukturbild. Van Gieson-Färbung, Vergr. 130:1. e Übergreifen des Tumors auf den rechten Oberlappen in Form eines „harmlosen" Alveolarzellcarcinoms. Van Gieson-Färbung, Vergr. 130:1 (SN 104/67)

recht bestimmt gegen die metastatische Natur des sog. Alveolarzellcarcinoms ausgesprochen hat. Es lag ein mikroskopisch kleines Ovarialcarcinom vor, das Uehlinger als Primärtumor ansah. Solche Funde konnten „die empfindliche und störende Lücke der unbekannten Primärtumoren" (W. Werner† 1953) schließen helfen. Wenn ein Primärtumor nicht gefunden wird, weist manchmal die Art der Ausbreitung des Carcinoms darauf hin, daß irgendwo ein Erstlingsgewächs übersehen wurde (Abb. 72). Das Mikro- und Miniaturcarcinom ist somit bei der Ent-

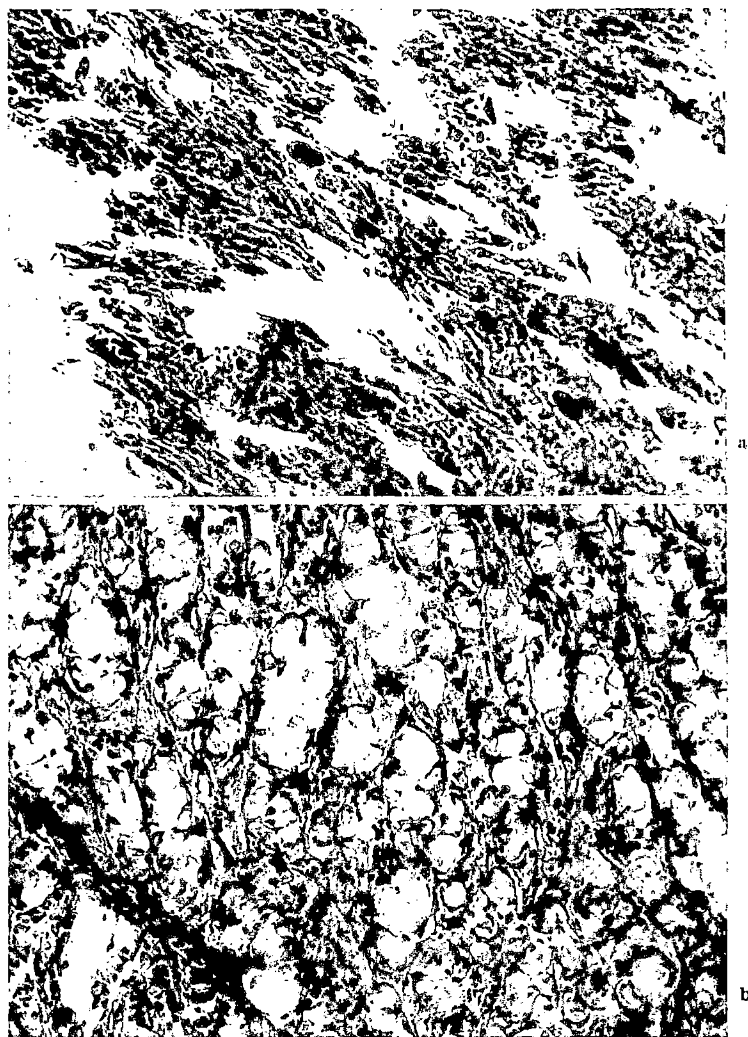

Abb. 71. a Polymorphzelliges Carcinom (Probeexzision aus der Bronchialwand) mit Riesenzellen. Vergr. 120:1. b Schnitt aus dem Lappenresektat. Klassisches Bild des Alveolarzellcarcinoms. Vergr. 120:1. (Aus Eck: Das sogenannte „Alveolarzellcarcinom", Lungenadenomatose, Leipzig 1957)

stehung des Alveolarzellcarcinoms keine selbst- und zweckdienliche Forderung, sondern eine Realität (s. Abschnitt Miniatur- und Mikrocarcinome S. 134). Wenn also Swan verlangt, daß man für die Anerkennung eines echten „Alveolarzellcarcinoms" ein primäres extrapulmonales Adenocarcinom im Körper ausschließen müsse, so kann man ihm nur halb und nur theoretisch zustimmen. Denn es muß nicht unbedingt ein Adenocarcinom sein, das eine Lungenadenomatose erzeugen kann. Es ist aber bei aller Akribie der Untersuchung zu leicht möglich, daß ein Kleinstcarcinom unentdeckt bleibt. Man kann es also nicht immer ausschließen. Wie schwierig der Nachweis einer primären Erstlingsgeschwulst sein kann, zeigt einer der drei Fälle von „Cancers alvéolaires du poumon" (Delarue u. Roujeau 1957). Durch *Serien*schnitte stellte sich ein winzig kleines Magenepitheliom mit Invasion des Oesophagus heraus. Im Einzelfalle wird man also gut tun, die eigene Findigkeit nicht zu überschätzen. Ein nicht erkannter oder nicht erkennbarer Primärtumor in und außerhalb der Lungen als Ausgangsort des sog. Alveolarzellcarcinoms ist immer in Erwägung zu ziehen.

Lungenmetastasen in Form des sog. Alveolarzellcarcinoms bei großen nicht übersehbaren extrapulmonalen Primärtumoren liegen in so erheblicher Menge vor, daß wir uns mit einer Auswahl besonders markanter Mitteilungen und Meinungen begnügen müssen. Wenn wir bis in die Anfänge der Auseinandersetzungen über die Pathogenese des Alveolarzellcarcinoms zurückgehen, so deswegen, weil damit gezeigt werden kann, daß dieses Thema keineswegs neu, vielen aber unbekannt ist.

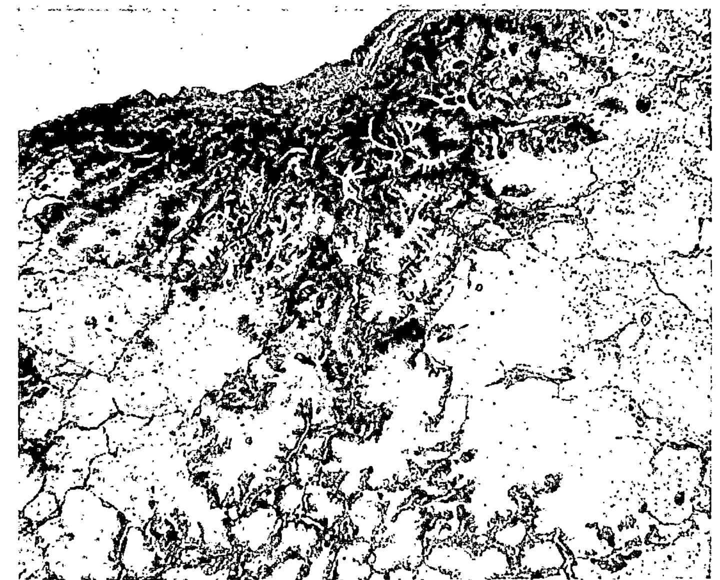

Abb. 72. Schnitt aus einem Alveolarzellcarcinom, das uns von einem anderen Institut mit der Bemerkung zur Verfügung gestellt wurde, daß „garantiert" kein Primärtumor vorhanden sei. Übersichtsaufnahme. Vergr. 30:1

Im Jahre 1884 hat bereits Erbse in einer Inaugural-Dissertation die Entwicklung sekundärer Carcinome durch Implantation behandelt. Dabei wird ein Plattenepithelcarcinom des Oesophagus geschildert, das in die Trachea eingebrochen war. Von hier aus hat es sich in exquisiter Weise in die Alveolen und die kleinen Bronchien ergossen. In einem Fall von Nicholson (1909) lag bei einem „Pseudomucincystom" des Ovars ein typisches Alveolarzellcarcinom vor. Nach Pick (1909) stimmt diese Beobachtung morphologisch vollkommen überein mit dem „seltenen primären Lungentumor", der 1907 von Helly veröffentlicht worden war. Die Zweifel Picks an Hellys Auffassung sind damit gut zu verstehen. Erst ein halbes Jahrhundert später ging man den umgekehrten Weg und hat offensichtliche Primärtumoren als Einbrüche oder Metastasen eines Alveolarzellcarcinoms gedeutet. So ein Bronchialcarcinom Herbuts durch Kahlau (1954). Offenbar unter diesem Einfluß spricht Stein (1957) von einem multizentrischen Alveolarzellcarcinom, das in den Oesophagus eingebrochen sein soll. Finestone (1953) gar glaubt bei einer ähnlichen Beschreibung an das Vorliegen zweier Primärtumoren. Er nimmt eine Lungenadenomatose *und* ein *schleimbildendes* Oesophaguscarcinom an.

Nach Untersuchungen von Barbolini (1957) können wir annehmen, daß der Standpunkt von Eck (1957) seine Richtigkeit hat: „Indessen kann nach den bisherigen Erfahrungen jedes Organ als Sitz des Primärtumors für das sog. Alveolarzellcarcinom in Frage kommen." Doch scheinen sich die Carcinome der Bauchspeicheldrüse mit besonderer Vorliebe in den Lungen unter dem Bild des sog. Alveolarzellcorcinoms anzusiedeln (Haslhofer 1953; Willis 1953; Eck 1955; Hambach 1956; Rossmann 1959). Hewer (1961) sah sich durch zwei Fälle von „primärem diffusem Alveolarzellcarcinom", die sich als Tochtergeschwülste kleiner Primärtumoren des Pankreas entpuppten, veranlaßt, eine Reihe von Pankreascarcinomen auf ihre Metastasierung gründlich zu untersuchen. Bei 66 Krebsen des Pankreas fanden sich 12mal Lungenmetastasen. 5mal bestand ein typisches „Alveolarzellcarcinom", das bei nicht ermitteltem Primärtumor, also bei einem isolierten Lungenbefund, als primäres echtes Alveolarzellcarcinom deklariert

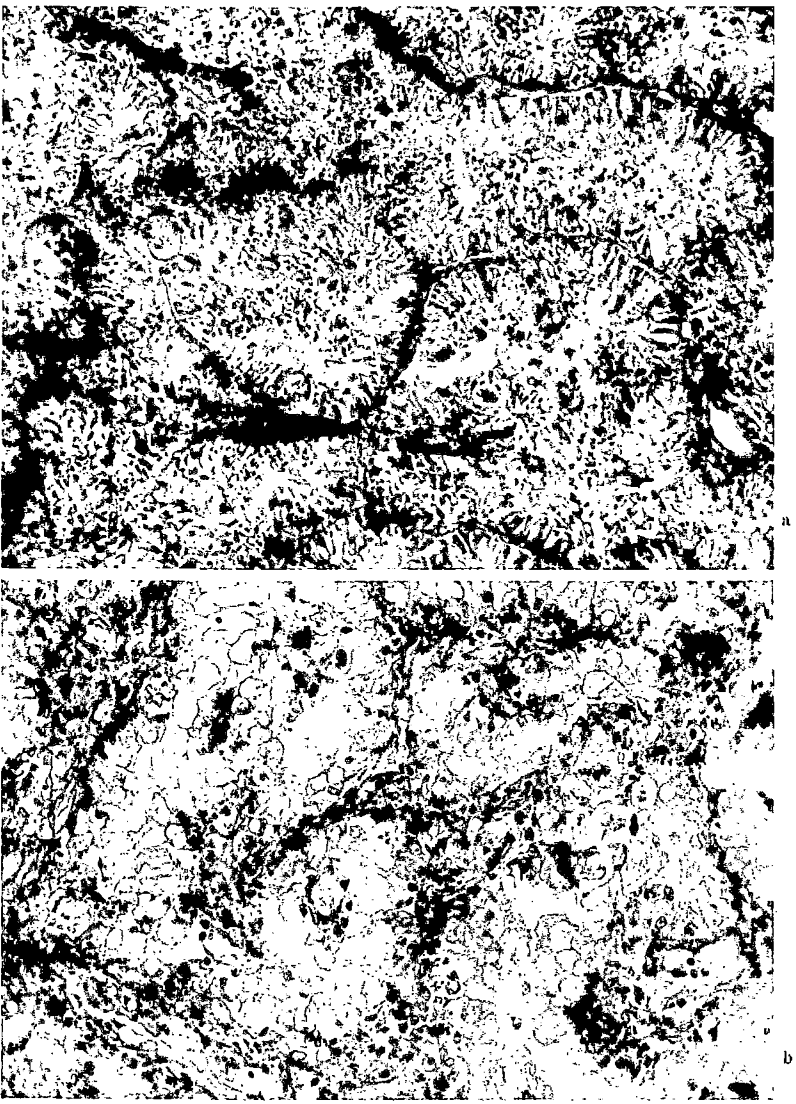

Abb. 73. a Pulmonale Hypernephrommetastase unter dem Bild des sog. „Alveolarzellcarcinoms". H-E-Färbung, Vergr. 100:1 (SN 300/64). b Pulmonale Hypernephrommetastase bei der im Gegensatz zu Abb. 73a die blasige Form der Hypernephromzellen noch deutlich zum Ausdruck kommt. H-E-Färbung, Vergr. 180:1 (2419/65)

worden wäre. Aber auch alle anderen Organe, die nicht im einzelnen genannt werden sollen, kommen in Frage (Rossmann u. Vortel 1961; Herbut). Nur die von uns mehrfach gemachte Beobachtung, daß auch Hypernephrome in dieser Weise in die Lunge absiedeln können, erscheint ungewöhnlich. Indessen wurden von Kischkel[+] bereits 1958 zwei derartige Fälle beschrieben. Einige weitere haben wir später gesehen (Abb. 73a u. b).

Der wichtigste und am eindrucksvollsten sichtbare *Ausbreitungsweg an Ort und Stelle* ist das rasenförmige kontinuierliche Wachstum auf der inneren Oberfläche der Lunge. Dies kann von einem Bronchus über die Bronchiolen, Ductus alveolares in die Alveolen und umgekehrt erfolgen. Am klarsten aber liegen die Verhältnisse beim Fortkriechen von Alveole zu Alveole, wobei ein Übergreifen auf die Alveolargänge keine Seltenheit ist. Durch die Ausbreitung *per continuitatem* läßt sich besonders das Zustandekommen der „holoblastischen" Form des

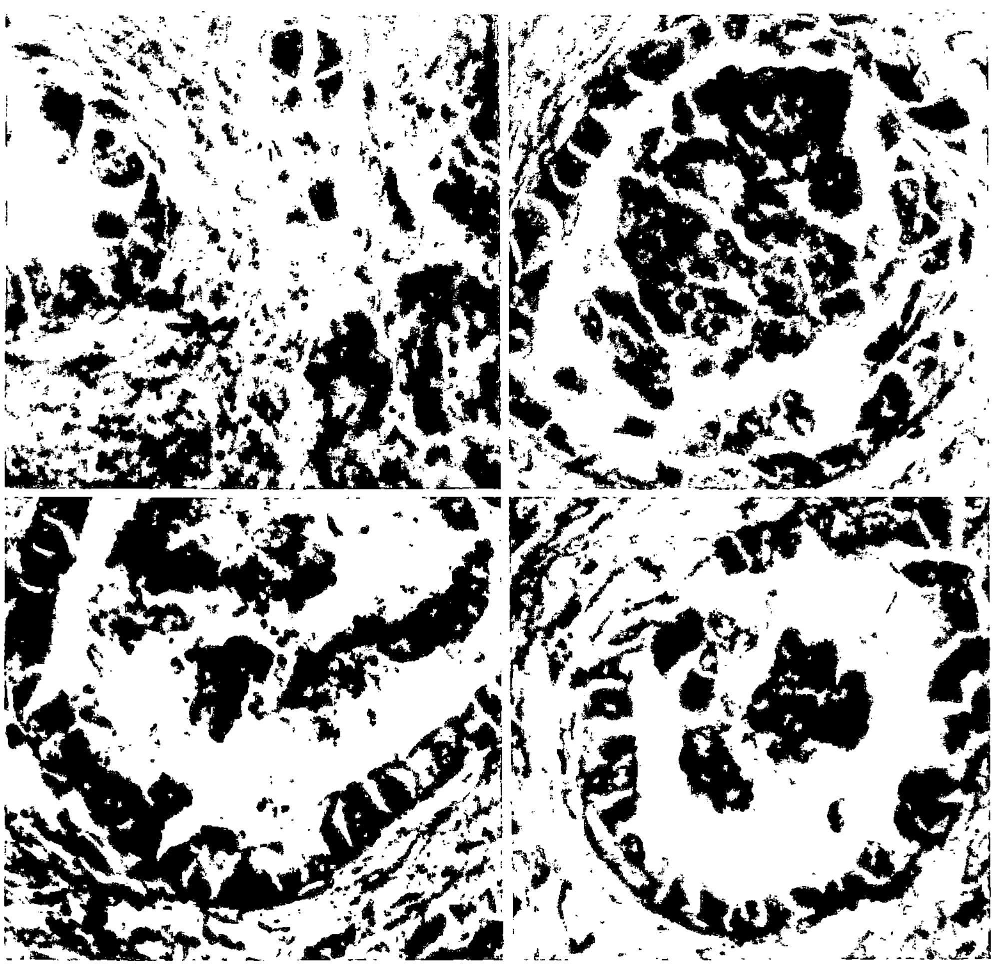

Abb. 74. Ausbreitung eines Alveolarzellcarcinoms in den Ästen der Pfortader nach Einbruch eines krebsigen Lymphknotens in den Stamm der Vena portae. Die Gefäße sind genau wie die Alveolen von einer zylindrischen Krebszellschicht ausgekleidet. (Aus ECK: Das sogenannte „Alveolarzellkarzinom", Lungenadenomatose, Leipzig 1957)

Alveolarzellcarcinoms erklären. Hierin sehen wir die Neigung zu exzessiver flächenhafter Ausbreitung, die gelegentlich auch an anderen Primärcarcinomen (STRAUSS 1953) beobachtet werden kann.

Die dem sog. Alveolarzellcarcinom innewohnende Neigung, innere Hohlräume auszukleiden, sehen wir hin und wieder bei Metastasierung auch außerhalb der Lungen. Ein ungewöhnliches und seltenes Beispiel konnte ECK (1955) erbringen. Bei einer Lungenadenomatose war ein Einbruch eines krebsigen Lymphknotens in den Stamm der Pfortader erfolgt. Diese und ihre sämtlichen Äste zeigten genau wie die Alveolen einen kontinuierlichen Rasen von Krebszellen (Abb. 74). Ein weiteres Beispiel sei mit der Ausbreitung in Nierenkanälchen gegeben (Abb. 75).

Einen vergleichbaren Fall beschrieb Hofmann[+] (1960). Ein hilusnahes Bronchialcarcinom, das sich in der Lunge als sog. Alveolarzellcarcinom ausgebreitet hatte, führte zu Hirnmetastasen. „Die Krebszellen sind hier in den perivaskulären Räumen angeordnet und reihen sich in gleicher Weise wie in den Alveolen meist einschichtig palisadenförmig auf. Sie umgeben somit auf Querschnitten kranzförmig die Gefäße bis zu den kleinsten Capillaren ... Die von ihnen eingeschlossenen intracerebralen Gefäße sind durchweg erhalten und zeigen nirgends Tumorinvasion in ihren Wandungen". Niemals ließ sich feststellen, „daß sich der Tumor von den Gefäßwänden als Gleitbahn entfernt, vielmehr genau wie auf den Alveolarwandungen in einschichtiger Lage fortkriecht." „Die besondere *Tendenz zu oberflächlichem Wachstum mit fehlender Aggressivität zum Wirtsgewebe*" kommt auch in einer sehr bemerkenswerten Beobachtung von Schmidt u. Kahlau (1965) zum Ausdruck. Ein von einem Adenocarcinom (sub-

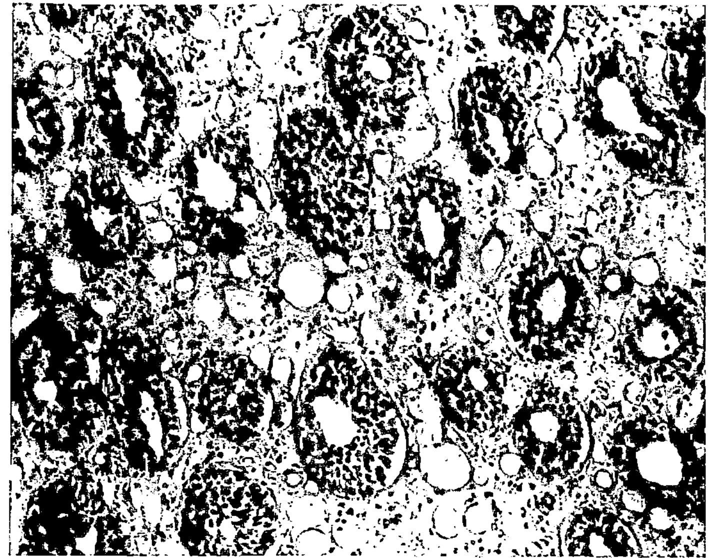

Abb. 75. Nierenmetastase eines sog. Alveolarzellcarcinoms. Ausgesprochene Tapetenbildung im Lumen der Nierenkanälchen. Van Gieson-Färbung, Vergr. 100:1 (10700/64)

pleurales Narbencarcinom) ausgegangenes „schleimbildendes Alveolarcarcinom" hatte sich ausschließlich auf Innenauskleidungen von Blutgefäßen angesiedelt und „in Form einer Intimacarcinose weiter Gefäßstrecken (Lunge, Leber, Nieren, Milz und vermutlich Gehirn)" Metastasen gesetzt. Diesem Fall kommt deswegen eine besondere Bedeutung zu, weil Kahlau für den pathologisch-anatomischen Teil der Veröffentlichung verantwortlich zeichnet. Er war nämlich bisher der Vertreter der Ansicht, daß das sog. Alveolarzellcarcinom gleichzeitig, gleichsinnig, multizentrisch oder holoblastisch aus den Alveolarepithelien hervorgehe. In der genannten Arbeit aber ist ohne Hinweis auf seine früher so kompromißlos formulierte Ansicht wie selbstverständlich nur von „Ausbreitung" die Rede.

Solche Beispiele sind deswegen von außerordentlicher Wichtigkeit, weil sie zeigen, daß es sich bei diesen Krebsen um eine immanente spezifische Fähigkeit zu einer einseitig gerichteten Funktion, nicht um eine determinierende Eigenschaft handelt.

Neben der kontinuierlichen intraalveolären Ausbreitung wird von vielen Autoren wie in anderen Röhrensystemen (Borst 1902; Rössle 1949) eine Streuung auf dem Bronchialweg angenommen (Erbse 1884; Eismayer 1924; Lindberg 1935; Dietrich 1941; Hamperl 1951; Battaglia 1953; Hutchison 1953; Lapp u. Lütgerath 1954; Wätjen 1954; Johansen u. Olsen 1957; Cain 1958 u. a.). Diese Vorstellung ist nicht nur durch überzeugende Befunde an menschlichen

Organen gut begründet (Abb. 76a—c), sondern auch im Tierversuch mehr als wahrscheinlich gemacht (FURTH 1946; FUX 1957).

Die *Ausbreitung auf dem Lymphweg* ist mitunter durch ein feines Netzwerk zwischen den Tumorknoten bereits makroskopisch deutlich sichtbar. Darauf wies schon im Jahre 1907 MORELLI hin. Von späteren Untersuchern wurde die lymphangiotische Tumorausbreitung vielfach bestätigt. Nach FISHER u. HOLLEY breiten sich die Tumorzellen gern in den Lymphgefäßen aus, indem sie diese auskleiden. Die Infiltration der Lymphbahnen wird bei typischem Alveolarzellcarcinom oft erwähnt. STOREY sah sie in mehr als 50% seiner 218 Fälle von „bronchiolar-carcinoma", ähnlich LIEBOW und in kleinerem Material noch wesentlich häufiger SMITH u. Mitarb. (75%). Einige Autoren räumen der lymphogenen Aussaat einen vorrangigen Platz ein. Unter 30 genau untersuchten sog. Alveolarzellcarcinomen fand sich bei ECK kaum ein einziges, bei dem Befall von Lymphbahnen und Blutbahnen ganz fehlte. Sie ist auch von anderen oft genannt, so daß sich weitere Hinweise erübrigen. Nur für KAHLAU ist sie zu selten, um eine Ausbreitung des Alveolarzellcarcinoms zu erklären.

Die *Ausbreitung auf dem Blutweg* wurde schon von NICHOLSON beschrieben. Die Geschwulstzellen wurden von dem Ovarialcystom in die kleinsten Äste der Lungenarterie eingeschleppt. Hier wuchsen sie weiter, haben die Gefäßwände durchbrochen und sind in den Alveolen weitergewuchert. Dieser Vorgang konnte in peripheren Abschnitten der metastatischen Knötchen allerorts ohne Schwierigkeit aufgezeigt werden. Unterdessen sind ähnliche Vorgänge oft genug beschrieben worden. Nicht selten aber kann der Weg der Metastasenbildung absolut verborgen bleiben. Hierzu ein Beispiel von KISCHKEL[+]: Bei einer 66jährigen Frau, die 1952 wegen eines Hypernephroms nephrektomiert worden war, traten 1958 erstmalig Lungenerscheinungen auf. Durch einen Hustenstoß wurde ein Gewebsbröckel zutage befördert, das das eindeutige Bild des Hypernephroms bot. Trotz aller Sorgfalt aber ließ sich der „gedanklich vorgezeichnete Weg der Ausbreitung nicht nachweisen." Unter anderen Umständen hätten manche Untersucher gewiß nicht an der primären Entstehung der Lungenadenomatose aus den Alveolarepithelien gezweifelt. Weder an Blut- noch an Lymphgefäßen konnten morphologische Anzeichen für die Geschwulstpropagation festgestellt werden.

Aus den bisherigen Ausführungen ziehen wir folgendes Fazit: In der überwiegenden Mehrzahl scheint das sog. Alveolarzellcarcinom metastatischer Natur zu sein, auch wenn es nicht immer gelingt, den Primärtumor aufzudecken. Der unauffindbare Primärtumor ist kein Kriterium für die primäre Entstehung der Lungenadenomatose aus den Alveolen, gleichgültig ob es sich als eine unifokale, multizentrische oder holoblastische Geschwulst offenbart. „Tatsächlich ist es von allen Organen nur die Lunge, bei welcher primäre Multiplizität bei kleinen und kleinsten Krebsknötchen bei sehr dichter Aussaat angenommen wurde, wenn man um einen Primärtumor verlegen war" (STOBBE[+]).

Die Ätiologie des Alveolarzellcarcinoms ist nach unserer Auffassung wesensgleich mit der aller anderen Carcinome. Doch können bestimmte Vorstellungen, die ausschließlich auf die Lungenadenomatose zugeschnitten sind, nicht übergangen werden. Zudem werden mit der gesonderten Abhandlung von Ursachenfragen auch die Aspekte zur Pathogenese erweitert.

Zunächst bietet sich eine Tierkrankheit, die *Jaagsiekte*, zum Vergleich mit der Lungenadenomatose an. Beide zeigen im klinischen Bild wie im pathologisch-anatomischen Befund Ähnlichkeiten, die immer wieder zu Vorstellungsverknüpfungen führen. Während wir aber für die Entstehung der Lungenadenomatose eine Unikausalität nicht kennen, wird die Jaagsiekte auf ein Contagium zurückgeführt. Dieses ist nach allgemeiner Ansicht ein Virus. Es liegt eine von Tier zu Tier übertragbare Lungenerkrankung vor. Eine Übertragungsmöglichkeit der Lungenadenomatose von Mensch zu Mensch oder auf Versuchstiere ist aber bisher nicht nach-

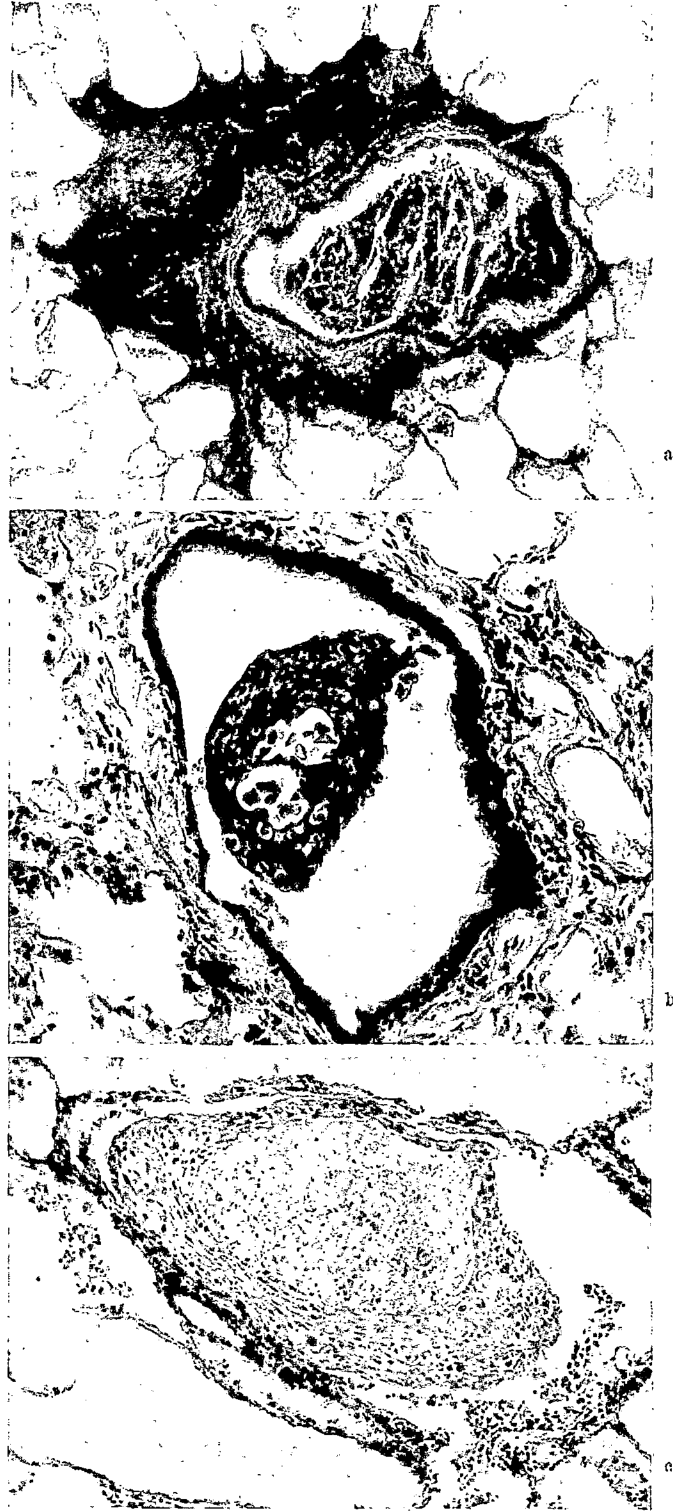

Abb. 76 a—c

gewiesen. Umgekehrt werden gelegentliche Beispiele menschlicher Erkrankungen durch das Tier genannt.

STEPHENS u. SHIPMAN (1950) berichten über eine Lungenadenomatose, die bei einer Frau nach Kontakt mit Schafen aufgetreten sein soll, ähnlich HILDEBRAND (zit. BALÓ). Andererseits weist DUNGAL (1946) darauf hin, daß Schäfer, die sich längere Zeit mit erkrankten Tieren in geschlossenen Räumen aufhielten, niemals an Jaagsiekte erkrankten. Er sah nie menschliche Fälle, die der Jaagsiekte glichen. Die Seltenheit einschlägiger Beobachtungen macht den Zufall sehr wahrscheinlich.

Von einem Teil der Autoren wird die Jaagsiekte für eine echte virusbedingte *Geschwulstbildung* gehalten. Die überwiegende Mehrzahl wertet sie jedoch als *Infektionskrankheit*, die sich als pathologischer Wachstumsprozeß „mit geschwulstartigen regeneratorischen und metaplastischen Vorgängen im Sinne der indirekten Metaplasie mit neo- und metaplastischer Phase" manifestiert (PALLASKE 1954).

In *histologischen Bildern* erscheinen entzündliche Veränderungen zusammen mit Epithelproliferationen. Jene betreffen die Interalveolarsepten und gehen offenbar der Proliferation des Alveolar- und Bronchialepithels voraus (BALÓ). Diese besteht in einer kubischen bis hohen zylindrischen schleimsezernierenden Zellschicht und kleidet die Alveolen aus. Papilläre Erhebungen sind nicht selten. Der entzündliche Vorgang im Lungengerüst scheint für die Jaagsiekte von entscheidender Bedeutung zu sein.

Bei Menschen kommen zweifellos zylinderzellige Umwandlungen des Alveolarepithels unter entzündlichen Voraussetzungen vor. OBERNDORFER berichtet über ein Alveolarzellcarcinom, bei welchem anscheinend unter dem Einfluß einer septisch-hämorrhagischen Pneumonie plötzlich Zellmutationen aufgetreten waren, die er als ein präcanceröses Stadium ansieht. BALÓ beschreibt Sprossung der alveolären Deckzellen an Rändern von hämorrhagischen Infarkten; später auch PANSA u. MOLLO (1961) im Tierversuch. Unter anderen Versuchsbedingungen erzeugte W. FISCHER adenomatöse und carcinomatöse Epithelwucherungen in ätiologischem Zusammenhang mit chronischen pneumonischen Veränderungen. Die Befunde im Tierexperiment sollen ganz und gar den krebsigen Umwandlungen in Fällen chronischer Pneumonien beim Menschen entsprechen. In einer von EFFERT beschriebenen Lungenadenomatose (1949) war in aufeinanderfolgenden Schüben dreimal eine Pneumonie aufgetreten. Der rezidivierenden bzw. chronischen Lungenentzündung soll die geschwulstauslösende Wirkung zukommen. Die gleiche Anschauung vertreten BUBIS u. ERWIN (1951). Freilich wird nicht immer Ursache und Wirkung zu trennen sein. Andererseits entspricht es einer allgemeinen Erfahrung, daß in Narbennähe und im Rahmen einer interstitiellen diffusen Lungenfibrose zylinderzellige Metaplasien des Alveolarepithels nicht ungewöhnlich sind. Ein ursächlicher Zusammenhang der in peripheren Bronchien und Alveolen beobachteten Metaplasien neben den fibrotischen Bezirken wird jedoch von WILLIAMS (1957) abgelehnt.

WEICKSEL u. CAIN bezeichnen adenomartige alveoläre zylinderzellige Proliferationen bei der diffusen progressiven Lungenfibrose als *Pseudoadenomatose*. „Es handelt sich hierbei nicht nur pathologisch-anatomisch, sondern auch klinisch um ein anderes Krankheitsbild als die echte Lungenadenomatose, da die charakteristischen Merkmale der Lungenadenomatose fehlen."

Im Gegensatz hierzu sehen FERRIER u. CHAUVET (1956) *fibröse Lungenveränderungen* als eine Vorbedingung für die Entstehung eines Alveolarzellcarcinoms an. SPAIN (1957) glaubt in 12 Fällen „the association of terminal bronchiolar carcinoma with chronic interstitial inflammation and fibrosis" nachgewiesen zu haben. Regenerative hyperplastische Wucherungen sind Zwischenstadien auf dem Weg

Abb. 76. a Aspirationsmetastase eines Alveolarzellcarcinoms, das „in einem kleinen Bronchus rechts bereits mit der Bronchialwand verwachsen ist". Van Gieson-Färbung, Vergr. 72:1 (1164/64). b Vitaler Krebszellverband in einem erweiterten Bronchiolus, noch nicht der Wandung verhaftet. Van Gieson-Färbung, Vergr. 240:1 (595/63). c Aspirationsmetastase in einer Alveole. Van Gieson-Färbung, Vergr. 150:1 (10141/63)

zur Carcinogenese. Meister (1964) bezieht in einem Fall, bei dem 13 Jahre lang eine progrediente interstitielle Lungenfibrose vorgelegen hatte, einen ähnlichen Standpunkt. Auf dem Boden der Lungenfibrose soll es zu einer zylinderzelligen Metaplasie und anschließender maligner Entartung des metaplastischen Epithels mit Herausbildung einer Lungenadenomatose gekommen sein. Auch Liebow hält wie Fitzpatrick u. Mitarb. (1961) eine Beziehung zwischen atypischer Epithelproliferation bei Lungenfibrose und der Entwicklung eines bronchiolo-alveolären Carcinoms für möglich. Dafür spricht auch eine Beobachtung von Heck (1963). Im gleichen Sinne gehören hierher Beispiele, wo bei visceraler Sklerodermie mit Lungenbefall entsprechende Vorgänge in den Alveolen gesehen wurden (Zatuchni u. Mitarb. 1953; Caplan 1959; Collins u. Mitarb. 1959; Pernod u. Mitarb. 1962).

Das Zusammentreffen von interstitiellen Fibrosen bzw. Narben mit dem Bild des sog. Alveolarzellcarcinoms stellt also keinen seltenen Befund dar. Ursächliche Zusammenhänge möchten wir in dem Sinne annehmen, daß durch Fibrosen und Narben günstige Voraussetzungen für die Entwicklung eines Carcinoms geschaffen werden (s. Narbencarcinom S. 120). Den Zeitpunkt der Cancerisierung, d. h. den Übergang von harmloser reversibler Epithelmetaplasie zu einem carcinomatösen Stadium müssen wir offen lassen. Die Morphologie ist nicht immer maßgeblich.

Obgleich wir über ähnliche Beobachtungen vor zehn Jahren noch nicht verfügten, schrieb Eck 1957: „Selbst den mit dem Gewicht der schwersten Problematik belasteten Begriff der primären Multiplizität eines (nicht *des*) Alveolarzellcarcinoms wollen wir nicht in Bausch und Bogen ablehnen, aber wie auch in manchen anderen Punkten fehlen die Beweise, wenn auch Beobachtungen an Mensch und Tier (Experimente mit Carcinogenen, Jaagsiekte) die *Möglichkeit* der multizentrischen Carcinomentwicklung aus den Alveolarepithelien nahelegen."

Die *Röntgendiagnostik* würde uns nicht interessieren, wenn nicht auch sie zur Pathogenese des Alveolarzellcarcinoms beitragen würde. Darauf wurde oben hingewiesen. Aus dem gleichen Grunde ist auch die *Therapie* des Alveolarzellcarcinoms nicht ohne Bedeutung. Sie wurde ebenfalls oben erwähnt. Wir selbst übersehen bis zum Jahre 1964 46 resezierte sog. Alveolarzellcarcinome. Von diesen erreichten 44,4% die Fünfjahresgrenze, während die anderen histologischen Typen nur mit 23,3—31,2% beteiligt waren. Darunter überlebten abgesehen von verhornenden Plattenepithelcarcinomen bemerkenswerterweise am längsten die von Adenocarcinom Befallenen (31,2%). Die besten Aussichten für die Therapie bietet also das sog. Alveolarzellcarcinom. Dies könnte nicht der Fall sein, wenn es multizentrisch entstehen würde.

Im Interesse einer zusammenhängenden Darstellung wurde im Vorhergehenden auf einiges verzichtet, das als Abrundung des Gesagten nicht unter den Tisch fallen sollte. Unter unserem eingesandten Material des Jahres 1964 bis einschließlich März 1965 befinden sich 330 Bronchialcarcinome und 29 sog. Alveolarzellcarcinome. Diese relativ hohe Zahl kommt dadurch zustande, daß der vergebliche Versuch, ein Adenocarcinom von einem Alveolarzellcarcinom zu unterscheiden, aufgegeben wurde. Für das Adenocarcinom nämlich scheint die Lungenstruktur das naturgegebene Muster seiner Formgestaltung zu sein. Auch Baló kann einer mündlichen Unterhaltung zufolge (1965) beide Krebsformen nicht immer trennen.

Sehr bemerkenswert ist uns die Tatsache, daß unter 29 Alveolarzellcarcinomen 5mal offenbar ein *Narbencarcinom* vorlag und in weiteren 6 Fällen eine auffallende Narbenbildung beobachtet wurde. In den fibrösen Verödungsbezirken wurden vielfach adenomatöse Bezirke gesehen. Sie können aber nie mit Sicherheit von Restalveolen, die nach Ausschaltung aus der Ventilation eine zylinderzellige Auskleidung erhalten haben, unterschieden werden. Wir halten es aber für wahrscheinlich, daß hier das *echte* Alveolarzellcarcinom vorliegt.

In dieser Anschauung werden wir bestärkt durch die Untersuchung einer Lunge, die uns von Herrn Prosektor Dr. HAMMERBECK, Dösen bei Leipzig, freundlichst zur Verfügung gestellt wurde (SN 145/61). Es handelt sich um eine 67jährige Verkäuferin, bei der, wenn auch noch nicht sicher erkannt, im Jahre 1957 eine beiderseitige Lungenfibrose nachgewiesen worden war. Vier Jahre später erfolgte der Tod an cardiorespiratorischer Insuffizienz. Das Bild der chronischen interstitiellen Pneumonie wird unterbrochen, indem erhaltene Alveolengruppen von hohen schleimbildenden ziemlich sicher carcinomatösen Cylinderzellen ausgekleidet sind.

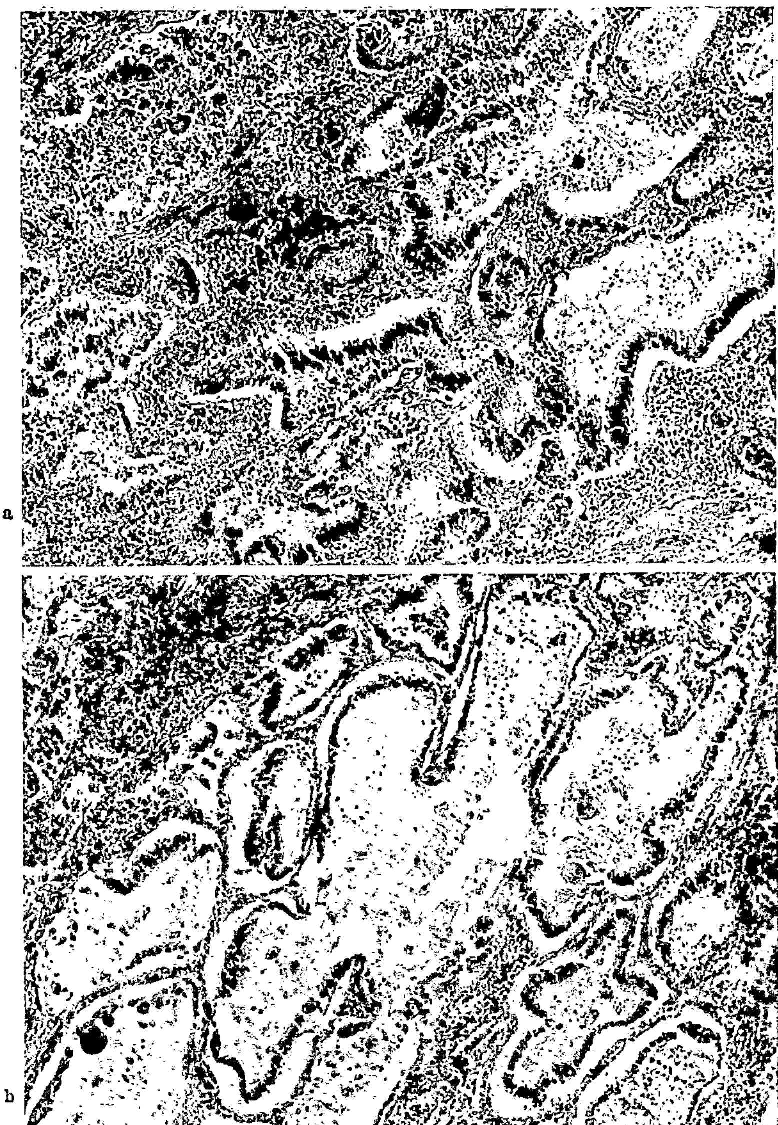

Abb. 77a u. b. Alveolarzellcarcinom mit Lungenfibrose. a Restalveolen von carcinomatösem Zylinderzellepithel ausgekleidet, Vergr. 85:1. b Aus der Nachbarschaft. Starke Ausweitung der Alveolen durch Schleimbildung, Vergr. 85:1 (SN 145/61)

Durch die Schleimmassen sind die Alveolarlumina gelegentlich cystenartig ausgeweitet (Abb. 77a u. b). „Die Grenzen zwischen atypischen Epithelwucherungen, ausgesprochenen Zellmutationen und Tumorentwicklungen sind so verwaschen, daß es im bestimmten Fall unmöglich sein kann, eindeutige Stellung in der Diagnose zu nehmen" (OBERNDORFER). Das gleiche gilt für die von Narben ausgehenden Alveolarzellcarcinome. Trotzdem haben uns die sehr dicht

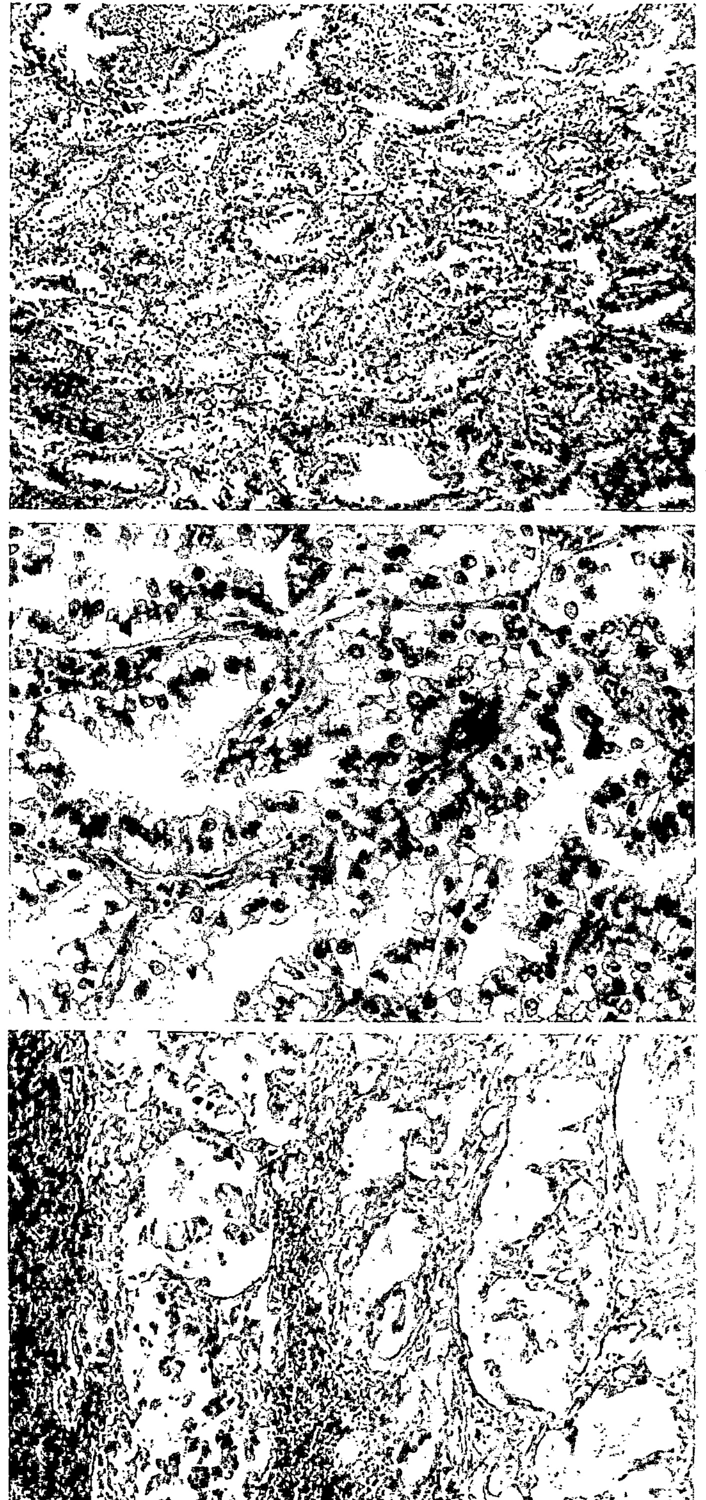

Abb. 78 a—c

gestellten Cylinderzellen mit ihren polymorphen polychromatischen Kernen bewogen, ein Carcinom anzunehmen, dessen Gestaltungsprinzip mit dem Alveolarzellcarcinom anderer Genese übereinstimmt. Die Frage nach der multizentrischen Entstehung kann in einem solchen Fall möglicherweise positiv beantwortet werden. Es ist aber sehr bemerkenswert, daß gerade in dieser Beobachtung die multiplen carcinomatösen Bezirke oft um Gefäße und Bronchien angeordnet sind. Dieser Befund deutet auf lymphangische Ausbreitung hin. Außerdem konnte an mehreren Stellen eine kontinuierliche Krebswucherung von Alveole zu Alveole durch die Cohnschen Poren beobachtet werden.

Ein weiteres Beispiel, das einen 64 Jahre alten Mann (SN 2582/66) betraf, ist aufschluß-reicher, weil durch regionäre Lymphknotenmetastasen an der Carcinomnatur kein Zweifel be-steht. Auch hier lag eine Lungenfibrose vor, in der das Carcinom entstanden war (Abb. 78 a—c).

Ein Adenocarcinom, das bronchoskopisch festgestellt worden war, sahen wir bei einer 51 Jahre alten Frau. Seine Ausbreitung konnte röntgenologisch verfolgt werden. Erstmalig war bereits 1959 eine Atelektase aufgefallen. Die langsam fortschreitende Verschattung links unten legte Tumorverdacht nahe (Abb. 79 a u. b). Bei der bronchoskopischen Untersuchung (1964) wurde Verlegung des Unterlappenbronchus durch einen blumenkohlartigen Tumor festgestellt (OMRat Dr. med. habil. ANSTETT, Zschadraß). Das histologische Bild zeigte ein lehrbuch-mäßiges Adenocarcinom (Abb. 80). Ähnlich liegen die Beispiele von LUCAS u. POLLACK (1931), HERBUT (1946), H. WERNER[+] (1951), ECK (1955, 1956), HOFMANN[+] (1960), HEIMANN u. GOMPEL (1960).

Am 24. 11. 1964 erfolgte die Resektion des linken Unterlappens, der von uns untersucht wurde. In gekürzter Form ergab sich folgendes: Zerfallender inhomogener grauweißer markiger Knoten mit einem größten Durchmesser von 5 cm. Unscharfe Begrenzung mit bis gut linsen-großen dicht gestellten Knötchen in der Umgebung. Diese zeigten histologisch ein muster-haftes Alveolarzellcarcinom (Abb. 81). Die carcinomatösen Noduli sind höchstwahrscheinlich durch Verschleppung der Tumorzellen auf dem Lymphweg entstanden. Die Lymphspalten sind nämlich vielfach von Tumorzellen prall gefüllt und wie die Alveolen mit krebsigen Belägen versehen. Gegenüber den Interlobularsepten schneiden die krebsigen Partien oft scharf ab (Abb. 82). Umschriebene carcinomatöse Bezirke in der Umgebung von Gefäßen und kleinen Bronchien (Abb. 83). Die unizentrische Entstehung dieses Carcinoms aus einem Bronchus steht für uns fest. Der Ausbreitungsvorgang ist zu offensichtlich, um eine multizentrische Genese zu erörtern. Die Bilder aber gleichen haargenau den Wiedergaben auf S. 105, Abb. 72, wo von anderen Untersuchern ein *echtes* Alveolarzellcarcinom angenommen wurde, weil ein Primärtumor fehlen sollte.

Die *Histogenese des sog. Alveolarzellcarcinoms* ist oder war zu umstritten, als daß wir hiermit den Schlußstrich ziehen könnten. Wir wollen deswegen nochmals aufgrund von unbestreitbaren Beobachtungen unsere Leitgedanken unmißver-ständlich im Zusammenhang herausstellen.

Intra- und extrapulmonale Primärtumoren sind imstande, ein sog. Alveolar-zellcarcinom hervorzurufen. Dieses ist zwar in seinem Erscheinungsbild höchst eigenartig, kann aber seinem Wesen nach deswegen nicht als Sonderform eines Lungencarcinoms betrachtet werden. Carcinome jeglichen Sitzes — meist sind es Adenocarcinome — können sich bei Erreichung des Alveolargerüstes auf der Innenfläche der Lungenbläschen rasenförmig ausbreiten und das Bild des sog. Alveolarzellcarcinoms hervorrufen. Diese Behauptung stützt sich auf vielfältige Beobachtungen zahlreicher Autoren. Der Primärtumor ist am Beginn der Vor-gänge oft festgestellt worden. Im Endzustand ist er häufig nicht mehr zu erkennen. Die serienmäßigen Röntgenuntersuchungen haben wesentlich dazu beigetragen, unsere Anschauung über die Histogenese der Lungenadenomatose zu stützen. Von vielen Untersuchern konnte durch fortlaufende Röntgenkontrollen die Größen-zunahme eines kleinen umschriebenen Herdes verfolgt werden, bis endlich eine ausgedehnte knotige oder krebsig pneumonische Verschattung in den Lungen erreicht war. Aber auch die histologische Untersuchung allein läßt schon gewisse Rückschlüsse auf die Entstehung der sog. holoblastischen Lungenadenomatose zu. Am Rand der pneumonieartigen Infiltration ist fast immer die ursprüngliche

---

Abb. 78. a Alveolarzellhyperplasie in Alveolarzellcarcinom übergehend. In der Ecke rechts unten noch deutliche Fibrose mit Alveolarzellhyperplasie. Van Gieson-Färbung, Vergr. 65:1. b Dasselbe, Vergr. 220:1. c Lymphknoten-metastase. Van Gieson-Färbung, Vergr. 105:1 (SN 2582/66)

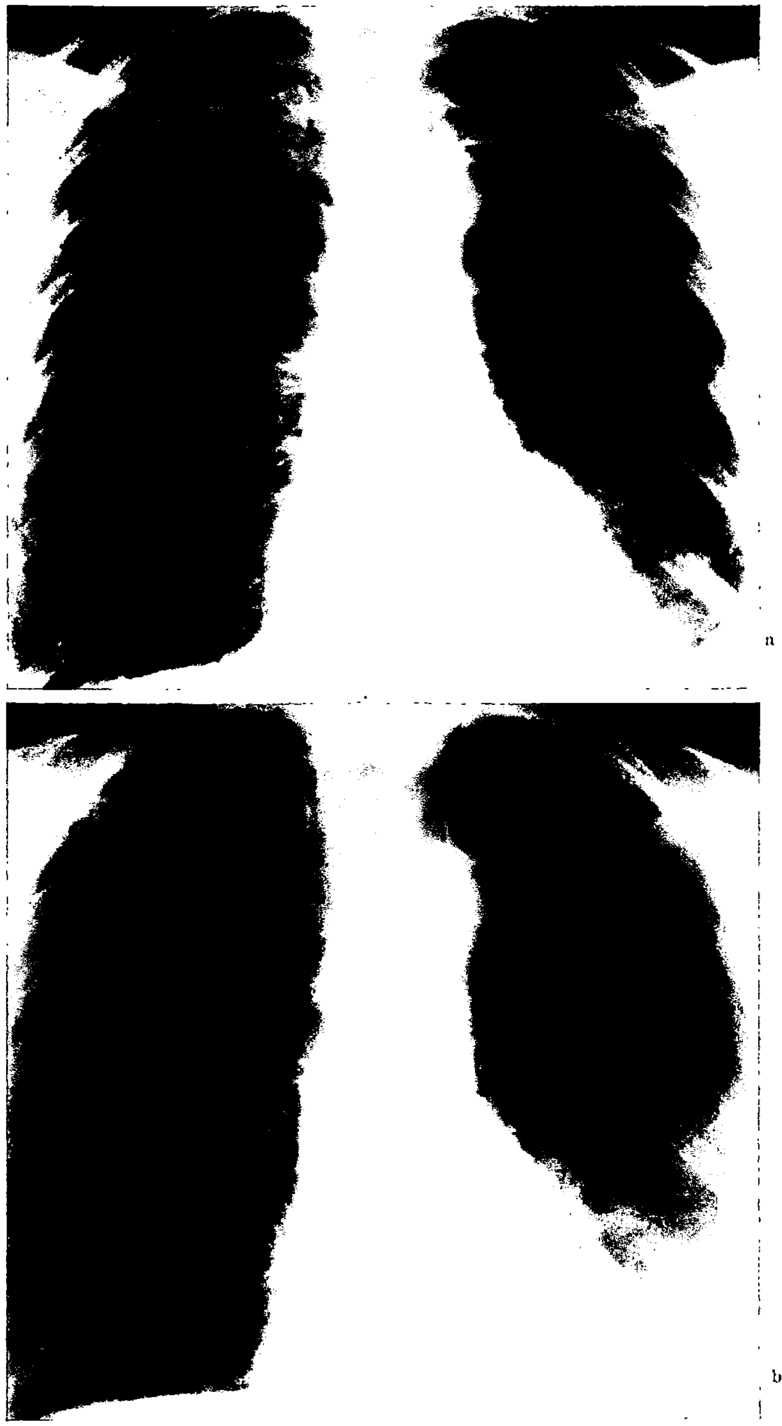

Abb. 79a u. b. Alveolarzellcarcinom. a Thoraxröntgenbild vom 13. 11. 59. Fleckige Verschattung des linken Unterfeldes. b Kontrollaufnahme vom 17. 11. 64. Deutliche Größenzunahme der Unterfeldverschattung links

knötchenartige Form zu erkennen. Es handelt sich also bei dem nodulären und pneumonischen Alveolarzellcarcinom um den gleichen pathologischen Prozeß in unterschiedlich fortgeschrittenem Stadium. Dafür spricht auch das seltenere Vorkommen der diffusen Alveolarcarcinose.

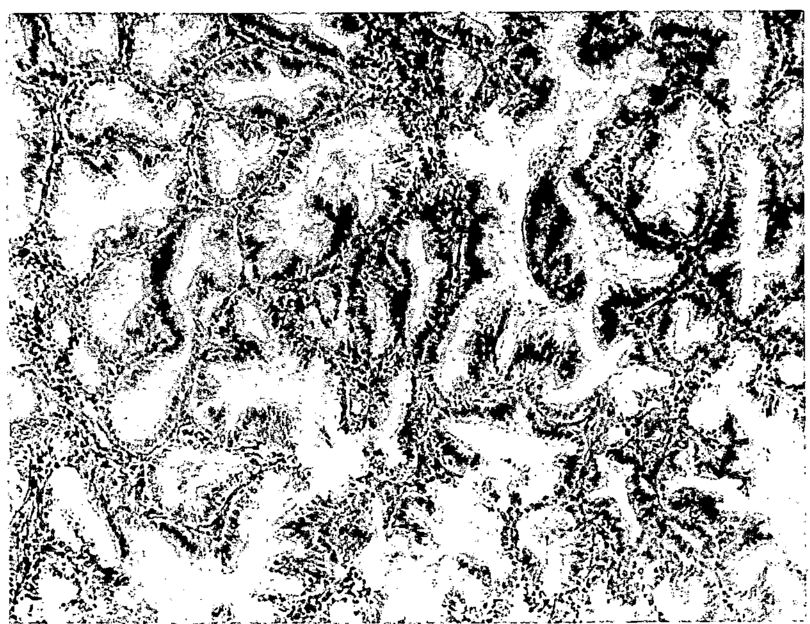

Abb. 80. Probeexcision: Adenocarcinom des Bronchus. H-E-Färbung, Vergr. 95:1 (10073/64)

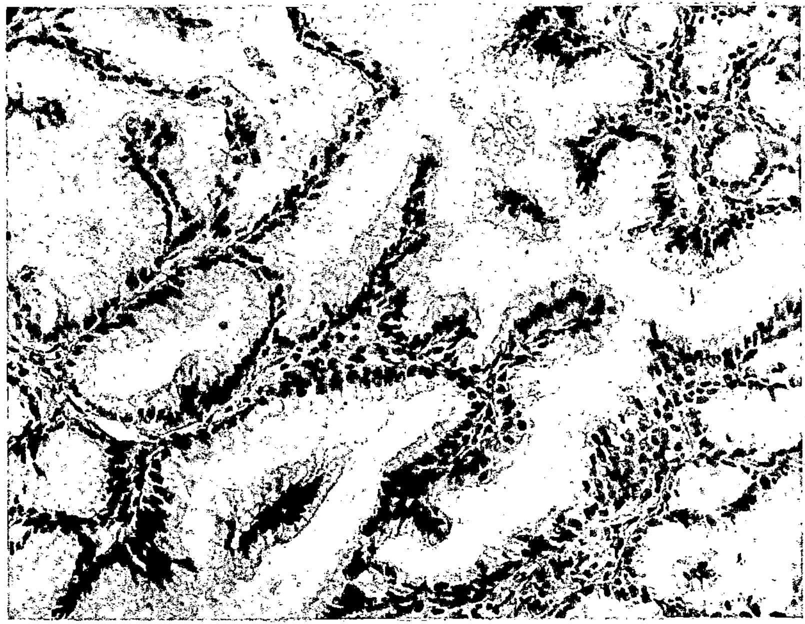

Abb. 81. Typisches Alveolarzellcarcinom. Van Gleson-Färbung, Vergr. 200:1 (10073/64)

Der Ursprung der Lungenadenomatose erschöpft sich nicht, wie oft genug hervorgehoben, in den intrapulmonalen Primärtumoren. In der folgenden Tabelle, die als Ergänzung zu den Untersuchungen von Barbolini (1957) dienen soll, ist ein jüngst von uns beobachtetes primäres Magen- und Pankreascarcinom nicht enthalten und erhebt auch im übrigen keinen Anspruch auf Vollständigkeit. Trotzdem zeigt sie, daß dutzendfach extrapulmonale Carcinome in allen möglichen Organen bei Absiedlung in den Lungen zum Bild des sog. Alveolarzellcarcinoms führen können:

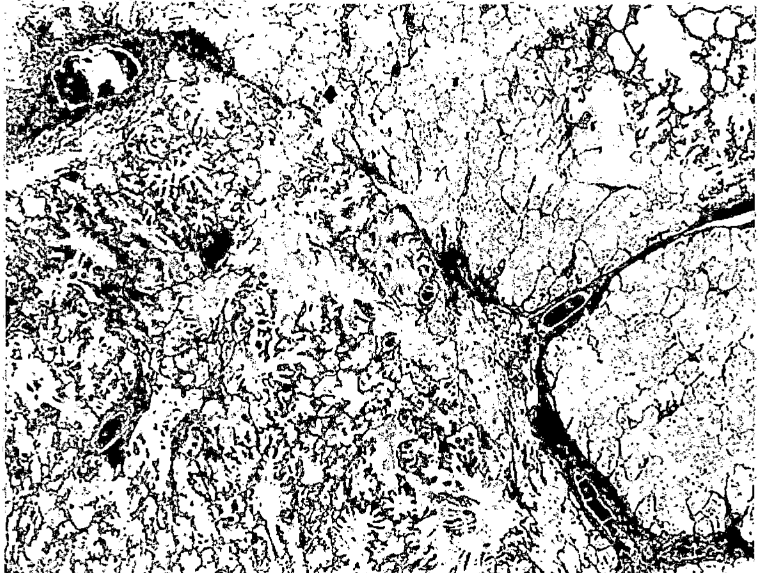

Abb. 82. Typisches Alveolarzellcarcinom. Begrenzung des Carcinoms an den Interlobularsepten. Vorfluten des Schleimes jenseits des Septums. Van Gieson-Färbung, Vergr. 15:1 (10783/64)

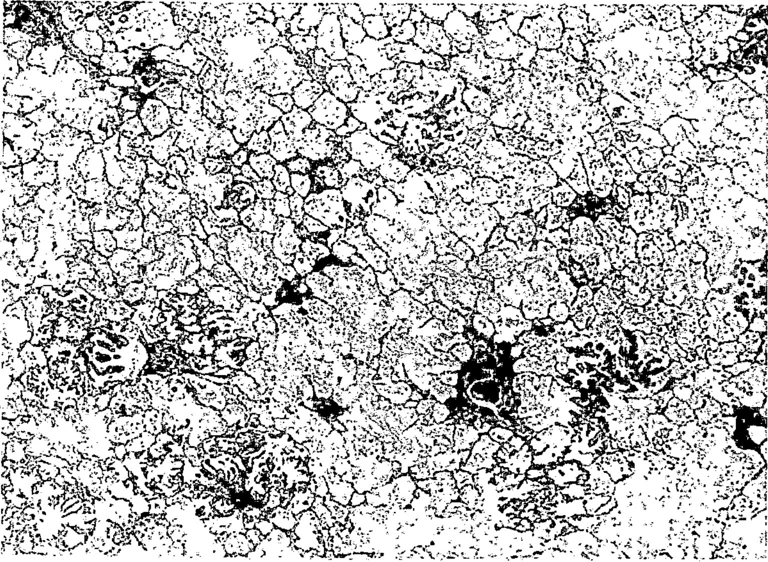

Abb. 83. Typisches Alveolarzellcarcinom. Lymphogene Ausbreitung um Gefäße und kleine Bronchen. Van Gieson-Färbung, Vergr. 15:1 (10783/64)

Tabelle 14

Autor	Jahreszahl	Sitz des Primärcarcinoms
NICHOLSON	1909	Ovar
HERBUT	1946	Pankreas, Rectum (2 Fälle, Colon (2 Fälle), Gallenblase
FINESTONE	1953	Oesophagus (vom Autor als Doppelcarcinom interpretiert)
HASLHOFER	1953	Pankreas
WILLIS	1953	Pankreas
ECK	1955	Pankreas
HAMBACH	1956	Pankreas
BALÓ	1957	Thyreoidea (2 Fälle)
BARBOLINI	1957	Pankreas
DELARUE u. ROUJEAU	1957	Magen (3 Fälle)
JOHANSEN u. OLSEN	1957	Pankreas
CAIN	1958	Mamma, Dickdarm, Ovar, Pankreas
KISCHKEL+	1958	Niere (Hypernephrom) (2 Fälle)
HEWER	1961	Pankreas (7 Fälle), Magen, Ovar, Mamma
ROSSMANN u. VORTEL.	1961	Pankreas, Colon, Thyreoidea, Mamma, Rectum

Daß auch Carcinome außerhalb der Lungen als Primärtumoren der Lungenadenomatose infolge ihrer geringen Größe übersehen werden können, wurde bereits gesagt. Auch auf die falschen Auslegungen, indem Erstlings- und Tochtergeschwülste verwechselt werden, wurde hingewiesen.

Der direkte Nachweis des Metastasierungsvorganges extra- und intrapulmonaler Primärtumoren gelingt oft nicht. Indessen wurde von vielen Untersuchern ein carcinomatöser Befall der Lymph- und Blutgefäße gesehen, womit die Metastasierungswege aufgezeigt sind. Das Fortschreiten im Alveolarsystem läßt sich an vielen Kriterien erkennen, am eindrucksvollsten und überzeugendsten durch die lineare Begrenzung des carcinomatösen Prozesses an den bindegewebigen Septen. Auch bei unbekanntem Primärtumor fehlen Hinweise auf eine progressive Tumorinfiltration nie. Bei dem sog. Alveolarzellcarcinom liegt also nur eine eigenartige Wuchsform vor, deren Gestaltungsprinzip auch außerhalb der Lungen in zahlreichen Hohlräumen und Kanälchen nicht selten zum Ausdruck kommt (Abb. 74, 75).

Über die Frage, ob es auch *echte* Alveolarzellcarcinome gibt, ist damit nichts gesagt. Wir möchten es annehmen. Dafür sprechen Beobachtungen bei Narbenkrebsen und Lungenfibrose. Unter den besonderen Voraussetzungen der Lungenfibrose und wahrscheinlich auch bei der Cystenlunge ist sogar die multizentrische Evolution des Epithels nicht in Abrede zu stellen. Diese Alveolarzellcarcinome aber sind die Ausnahmen und waren bei allen bisherigen Auseinandersetzungen über das sog. Alveolarzellcarcinom nicht gemeint. Für das, was wir im allgemeinen unter Alveolarzellcarcinom oder Lungenadenomatose verstehen, gilt nach wie vor die Feststellung ECKS (1950), „daß von einer primären Multiplizität oder Holoblastose keine Rede sein kann." Wir haben es vielmehr mit einem „ordinären Krebs" innerhalb und außerhalb der Lungen zu tun, der durch seine „immanente Eigenschaft, innere Hohlräume auszukleiden", so auffällige Strukturen erzeugt, daß er in seinem Wesen sehr oft verkannt wurde. Bis jetzt ist jedenfalls kein Lungencarcinom nachgewiesen, das in dem unterstellten Sinne als Alveolarzellcarcinom oder Lungenadenomatose bezeichnet werden kann, hundertfach aber das Gegenteil. Ob in Zukunft einmal wirkliche Lungenadenomatosen auftreten, die denen der Tiere vergleichbar sind, bleibt abzuwarten.

Nach unserer Anschauung über die Histogenese des sog. Alveolarzellcarcinoms erübrigt sich eine Erörterung über „gutartige" und „bösartige" Lungenadenomatosen. Gutartig sind nur die Alveolarzellhyperplasien in Entzündungsgebieten und Narben. Diese könnte man als „Adenomatosen" bezeichnen. Ihre Unterscheidung vom sog. Alveolarzellcarcinom ist mitunter schwierig oder gar unmöglich. Alle übrigen „Lungenadenomatosen" sind echte Krebse, auch wenn sie sich im Verlauf von Jahren nur sehr langsam entwickeln und ohne Metastasen einhergehen.

Eine Namensgebung wollen wir nicht „vorschlagen". Für den eigenen Gebrauch bezeichnen wir die immer noch umstrittene Geschwulst als Carcinoma effusum superficiale (tapetoideum aut alveolare), ein Ausdruck, der nur Bewiesenes beinhaltet und in seiner beschreibenden Eigenschaft begriffliche Erweiterungen zuläßt. Falsch aber ist „Lungenadenomatose" und meist auch „Alveolarzellcarcinom". Indessen werden beide, durch Gebrauch und Tradition geheiligt, nicht mehr auszurotten sein.

3. Das Narbencarcinom

a) Aus natürlicher Ursache

Wir sind, wie die Mehrzahl anderer Untersucher, der Meinung, daß es zweifelsfreie *Narbenkrebse* gibt. Einer objektiven Beweisführung aber sind die Zusammenhänge zwischen Narbe und Krebs meist sehr schwer zugängig (vgl. Veröffentlichungen von Haupt u. Kühn[+] Narben und Vernarbungen in Bronchialcarcinomen in Z. Krebsforsch. *71*, 301—307 [1968] und Z. Krebsforsch. *73*, 93—97 [1969]. Wir können nur feststellen, daß ein Krebs im Bereich von Narbengewebe vorliegt. Ursächliche Zusammenhänge vermutete man schon lange (Schmorl 1925). Erst durch Friedrich (1939) wurde der „Narbenkrebs" der Lunge Gegenstand eingehender Untersuchungen. Vor allem in den letzten 15 Jahren, in denen sich die Ursachenforschung auf alle Einzelheiten erstreckte, wurde ihm besondere Aufmerksamkeit gewidmet. Dahlmann (1951) schreibt hierzu: „Gegenüber der Masse von Spontankrebsen der Lunge mit mehr oder weniger unklarer Ätiologie nehmen die Narbenkrebse einen zwar zahlenmäßig kleinen, aber wegen des möglichen Zusammenhangs von beiden und im Hinblick auf die Pathogenese der Lungenkrebse überhaupt einen nicht minder bedeutungsvollen Platz ein".

Der traumatische Narbenkrebs, der weiter unten erörtert wird, bringt uns bereits über die rein örtliche Übereinstimmung hinaus. Aus ihm können genetische Koppelungen abgeleitet werden. Er läßt, zumindest in Einzelfällen, die grundsätzliche Entscheidung zu, daß die Narbe älter ist als der Krebs.

Von zahlreichen Untersuchern wurden besondere Merkmale des Narbenkrebses herausgearbeitet (Friedrich 1939; Rössle 1943; Lüders u. Themel 1954; Busch, Gelzer, Leicher 1956; Baló 1957, 1959 u. a.). Es erübrigt sich, die verschiedenen Kennzeichen einzeln aufzuführen, weil keinem einzigen eine entscheidende Bedeutung zukommt. Das zeigt am eindrucksvollsten der häufige Hinweis auf die „charakteristische" Einziehung der Pleura über dem Krebs. In Wirklichkeit besagt dieser Befund zu unserer Fragestellung kaum mehr als der Krebsnabel bei einem beliebigen anderen Krebs, der eine innere oder äußere Oberfläche erreicht. Rothe u. Kurpat[+] (1966) schreiben hierzu: „Der Krebsnabel dürfte durch Nekrosen und spätere Vernarbung im Tumorzentrum entstanden sein. Ob es sich bei der anthracotischen Narbenbildung immer um die Folge eines Carcinoms handelt oder ob eine vorher bestehende subpleurale Narbe zur Ausbildung eines echten Narbencarcinoms Anlaß gegeben hat, kann nachträglich mit den Mitteln der pathologischen Anatomie nicht immer sicher entschieden werden."

Nach unserer Meinung sind *alte* tuberkulöse Überreste im Narbenbezirk und der *Beginn* eines krebsigen Wachstums noch am sichersten für die Ableitung eines Carcinoms aus der vorbestehenden Narbe verwertbar. Weniger Sicherheit bietet uns ihre Kohlenstaubablagerung allein, auch wenn sie stärkere Ausmaße annimmt. Die Beweisführung birgt immer subjektive Momente in sich. Sie kommt erst dann in den Bereich der Objektivität, wenn *Anfänge* der

Carcinomentstehung vorliegen. Bei der mikroskopischen Untersuchung also müssen die Krebszellen im Narbengewebe oder in seiner unmittelbaren Umgebung vorhanden sein. Größere Ausmaße des Krebses bringen bereits einen Unsicherheitsfaktor in unserer Deduktion mit sich.

Wenn wir trotz aller Vorsicht, die weniger die Tatsache als die Beweisführung betrifft, Narbencarcinome anerkennen, so interessiert die Frage, welche narbenbildenden Lungenerkrankungen Krebse zur Folge haben können. Grundsätzlich wird man keine ausschließen. Die Schwierigkeit aber liegt in der Erkennbarkeit der Narbenätiologie.

Von den meisten Untersuchern wird der *tuberkulösen Narbe* eine besondere Bedeutung bei der Entstehung des Narbenkrebses zugeschrieben (LÜDERS u. THEMEL 1954; GELZER 1956; HEINICKE 1966). Die Gründe dafür sind einleuchtend. Ihr tuberkulöser Ursprung ist verhältnismäßig oft histologisch zu erkennen oder wahrscheinlich zu machen. Sie liegt meist in den cranialen Abschnitten der Oberlappen. Lieblingssitz der Narbencarcinome und der spezifischen Narbe stimmen somit überein (POHL 1940; BÜRGEL u. THEMEL 1958; LÜDERS 1959; HEINICKE). „Wären die beiden Krankheiten nicht kausal verknüpft, so müßten sich die Bronchialcarcinome bei Lungentuberkulose nach der sonstigen Verteilungsregel gleichmäßig auch in allen anderen Lungenabschnitten etablieren" (K. H. BAUER 1963). Als morphologisches Kennzeichen der tuberkulösen Narbe wird von FRIEDRICH die Knotenform und gelegentliche konzentrische Anordnung der Kollagenzüge hervorgehoben. Mehr besagen vielleicht Verkalkungen, vor allem florides spezifisches Granulationsgewebe (GELZER). Weiterhin wird auf die stärkere Anhäufung von anthracotischem Pigment hingewiesen.

Eine besondere Beziehung zwischen Tuberkulose und Krebs glaubt SCHWARTZ (1950, 1956, 1964) in zentralen Bronchialtumoren nach Perforation tuberkulöser Lymphknoten in die großen Bronchien zu sehen. Solche Einbrüche stellt SCHWARTZ in 25% seines Istanbuler Sektionsmaterials fest. Andere sehen sie sehr viel seltener (SUTER u. INSELIN 1952; DUFOURT u. DEPIERRE 1954; KÜHN+ 1965). Eine Ursachenverbindung beider Vorgänge liegt nach den ausgedehnten Untersuchungen von KÜHN+ nicht vor. Vorher haben sich bereits BEITZKE (1954) und WURM (1962), ausgezeichnete Kenner dieses Sachgebietes, gegen die Anschauungen von SCHWARTZ ausgesprochen.

Die Sonderfälle von Krebs in einer tuberkulösen Kaverne (NACHTIGALL 1949) und nach einem chronischen Absceß (SSIPOWSKI 1932) sollen nur der Vollständigkeit halber erwähnt werden.

In zweiter Linie nach der Tuberkulose werden *Infarkte* als Ursache von Lungennarben genannt (GELZER, KAHLAU, BÜRGEL u. THEMEL, LÜDERS, BALÓ u. a.). Ihre Entstehung aber ist kaum mit einiger Sicherheit aus dem Endzustand abzulesen. Hinweiszeichen werden zwar verschiedentlich gegeben (CASTLEMAN 1940; GELZER). sind aber nicht entscheidend (BUSCH 1956; YOKOO u. SUCKOW 1961). So dürfte z. B. die geringere Ablagerung von Kohlepigment (GELZER) höchstens für eine differentialdiagnostische Erwägung zwischen Tuberkulose und Infarktnarbe Bedeutung haben. Auch die sonstigen indirekten Beweise stehen auf schwachen Füßen. Die klinische Angabe, daß ein Krebs an der Stelle eines früheren Infarktes entstanden sei (BALÓ), wäre sehr wertvoll, kann aber so gut wie nie gemacht werden. Da sich Infarkte vorwiegend in den Unterlappen ereignen, läßt hier eine keilförmige Narbe den Schluß zu, daß sie infarktbedingt ist (LÜDERS u. THEMEL). Sekundäre Vorgänge aber verunstalten den Infarkt, daß er von spezifischen und unspezifischen Narben anderer Art nicht mehr zu unterscheiden ist.

Bereits vor 30 Jahren hat FLECKSEDER (1936) als eine der Entstehungsbedingungen für den Lungenkrebs auch die *syphilitische Narbe* erwähnt. Diese aber kann morphologisch kaum einmal identifiziert werden. Anamnestische Angaben, luische Befunde in anderen Organen, positive Luesreaktionen können bestenfalls als Diskussionsgrundlage dienen. Damit kommt der Annahme, daß manche Narbenkrebse syphilitischen Ursprungs seien, keine nennenswerte Bedeutung zu. Zudem ist die Lungensyphilis heute so selten, daß sie bei den häufigen Lungencarcinomen keine Rolle spielen kann.

Einige Autoren beschreiben durch *chronische Pneumonien* entstandene Narben, in deren Bereich sich später ein Krebs entwickelt hat (HEINE 1952; LEICHER 1956 u. a.).

Am sichersten, aber wahrscheinlich am seltensten ist der Narbenkrebs nach *traumatischen Gewebszerstörungen*. Er stellt die beweisbare Urform des Narbenkrebses dar.

Allen möglichen Narbenzuständen wird also die Möglichkeit zuerkannt, daß sie einen Krebs induzieren können. Um so erstaunlicher ist es, daß man der Anerkennung eines Krebses auf dem Boden einer *Silicose* so heftigen Widerstand entgegensetzt (EHRHARDT 1949; RÜTTNER 1949; WESTERMANN 1951; BODEN 1960 u. a.). Man wird wohl GROSSE (1956) beistimmen müssen: „Nach unseren Erwägungen stellt auch die silicotische Narbe keine Ausnahme von dem Gesetz der allgemeinen Pathologie dar, daß aufgrund von Narben und chronischen Regenerationsprozessen maligne Tumoren entstehen können." SCHAUTZ u. KLEIN (1960) beschreiben 8 Beispiele von Silicose und Krebs. Auch von OTTO (1963) werden mindestens in Einzelfällen ursächliche Beziehungen zwischen beiden angenommen (s. Ätiologie).

Bei der *Asbestose* der Lunge befinden wir uns in einer ganz ähnlichen Lage. Jacob u. Bohlig (1955) finden nur für das weibliche Geschlecht eine höhere Häufigkeit von Lungenkrebs bei Asbestose. „Auch in pathologisch-anatomischer Hinsicht sind die bisher als charakteristisch herausgestellten Besonderheiten des Lungenkrebses bei Asbestose wie Unterlappenlokalisation, Plattenepithelkrebse usw. bei der Zusammenstellung aller bisher bekannt gewordenen Fälle nicht mehr so überzeugend." Um so überzeugter glauben Nordmann (1939), Böhme (1959) u. a. die von der Asbesteinwirkung hervorgerufene Fibrose der Lunge als krebsfördernd betrachten zu dürfen.

Die Frage nach einem ursächlichen Zusammenhang zwischen Lungenkrebs und Pneumokoniose deutet noch keine Entscheidung an.

Wenn über grundsätzliche Gesichtspunkte keine Einigkeit vorhanden ist, so kann sie auch in attributären Fragen nicht bestehen. Das sehen wir vor allem in den Angaben über die *Häufigkeit* des Narbenkrebses. Die Überprüfung von 1950 bis 1965 zeigt weit auseinanderliegende Ergebnisse. Sie bewegen sich etwa zwischen 5 und 35%. Die niedrigsten Hundertsätze errechnen Muntean u. Amon (1950) sowie Kahlau (1954). Bürgel u. Themel (1958) verzeichnen 35% Narbenkrebse, etwas weniger Lüders (knapp 33%). Der erstaunlich hohe Anteil wird von Lüders durch seine gezielt ausgerichtete Untersuchungsmethodik erklärt. Heinicke, der über das bisher größte Untersuchungsgut verfügt, fand 13,7% Narbenkrebse. Andere Angaben schwanken zwischen 6 und 8% (Busch 1956; Gelzer 1956; Lüdeke 1958; Baló 1959). Zwischen den höchsten und niedrigsten Prozentsätzen steht das Ergebnis von Yokoo u. Suckow (1961) mit 17,7%. Raeburn u. Spencer (1957) schließen aus ihren Untersuchungen, daß ein Viertel aller Lungenkrebse gegenwärtig Beziehungen zu Lungennarben habe.

Die exakte Häufigkeit kann also nicht zahlenmäßig festgestellt werden. Dazu verfügen wir nicht über genügend allgemein anerkannte Gegebenheiten. Daß die Zahl der Beobachtungen nur sehr klein ist, „liegt offenbar nicht an der Seltenheit des Krankheitsprozesses, sondern lediglich an seiner Kleinheit, so daß er, wie alle Autoren eigens angeben, nur zufällig entdeckt wird" (Kahlau). Frey u. Lüdeke (1958), die unter 400 resezierten Lungenkrebsen 22 sichere Narbenkrebse (5,6%) finden, sind der Meinung, daß sie unter den *peripheren Lungenkrebsen* sehr viel häufiger seien als bisher bekannt ist.

Einige Autoren weisen darauf hin, daß die Narbenkrebse der Lunge zunehmen. „Mit Verbesserung der Heilergebnisse und häufigerer Überführung der Lungentuberkulose in das Narbenstadium erreicht eine zunehmende Zahl Betroffener das Krebsalter. Wir haben somit in Zukunft öfter mit Erkrankungen an Lungennarbenkrebs zu rechnen" (Bürgel u. Themel). „Diese Entwicklung hat und wird zwangsläufig weiter zu einer Zunahme des peripheren Lungencarcinoms führen" (Lüders 1959). Für Pohl (1960) ist die statistische Zunahme der Narbenkrebse auf das besondere Augenmerk zurückzuführen, das ihnen in letzter Zeit geschenkt wird.

Bei der *Alters- und Geschlechterverteilung* des Narbenkrebses ist zu berücksichtigen, daß das vergleichsweise kleine Beobachtungsgut nur mit Vorbehalten eine Aussage zuläßt. Immerhin fällt in größeren Fallsammlungen auf, daß das Alter der Betroffenen gegenüber anderen Lungenkrebsen höher ist. Beziehen wir uns nur auf die Untersucher, die über 30 Fälle bearbeiteten, so liegt das Durchschnittsalter nahe bei 65 Jahren (Gelzer, Lüders, Heinicke). Bei Heinicke, der 132 Beispiele vorlegen kann, beträgt es 64,6 Jahre. Wenden wir das gleiche Verfahren mit den nötigen Einschränkungen auf die Geschlechterverteilung an, so ergibt sich ein ähnliches Verhältnis wie beim gewöhnlichen Lungenkrebs. Es beträgt 5:1.

Eine auffallende Abweichung aber findet Busch bei seinen 12 Narbenkrebsen. Das Verhältnis von Männern zu Frauen entspricht 1:3, obwohl im gesamten Untersuchungsgut sich 53,7% Männer befinden. Wir erwähnen diesen Sachverhalt

deswegen, weil der Autor glaubt, hierfür eine stichhaltige Erklärung gefunden zu
haben. Die Männer sollen nämlich deswegen in der Minderzahl sein, weil sie bereits
vorher von dem Bronchialcarcinom dahingerafft werden und den Narbenkrebs
nicht mehr erleben.

Recht aufschlußreich ist die *Geschwulstlokalisation* für diejenigen, die der tuberkulösen Narbe eine vorrangige ursächliche Bedeutung zuschreiben. Während
RÖSSLE (1943) eine regelhafte Verteilung der Narbenkrebse auf bestimmte Lappen
oder Lappenabschnitte nicht feststellte, fällt allen späteren Untersuchern eine
deutliche Bevorzugung der Oberlappen auf. Diese sind bei HEINICKE 102mal Sitz
des Narbenkrebses, während die Unterlappen nur 25mal befallen sind. Die 5
übrigen betreffen den Mittellappen. Bei LÜDERS beträgt das Verhältnis Oberlappen
zu Unterlappen und Mittellappen 37:20; bei GELZER 18:2. LÜDERS gibt dafür
folgende Erklärung: „Die Schwerpunkte der mit Narbenbildung einhergehenden
Reinfekttuberkulose stimmen mit den Prädilektionsstellen der Narbenkrebsbil-
dung überein." Danach soll noch eine differenziertere lokalisatorische Einteilung
möglich sein. Die Narbenkrebse der Oberlappen werden als Spitzenfeldindurations-
typ, als infracluviculärer Typ und als Primärinfekttyp bezeichnet. Demgegenüber
werden die viel selteneren Narbenkrebse der Unterlappen in erster Linie auf
Infarkte zurückgeführt. Daraus ergibt sich der vorwiegend periphere Sitz, auf den
viele Untersucher nachdrücklich hinweisen (FRIEDRICH, THEMEL u. LÜDERS,
POHL). Dagegen betonen SCHWARTZ, GELZER und BALÓ, daß der Krebs nicht nur
von peripheren, sondern auch von zentralen Vernarbungen ausgehen könne. Nach
GELZER beschränkt sich das Problem Narbe—Krebs keineswegs nur auf Geschwülste in der Peripherie.

Bezüglich der *Seitenverteilung* können bei der kleinen Zahl keine verbindlichen
Angaben gemacht werden. Während einige Untersucher ein Überwiegen der rech-
ten Lunge feststellen (LÜDERS, BALÓ), finden andere eine Häufung in der linken
(GELZER, BUSCH).

Auch in der *Geschwulstgröße und Geschwulstform* wurden bei dem Narbenkrebs
gegenüber sonstigen Lungencarcinomen Besonderheiten herausgestellt. „Die
Größe der Narbenkrebse ist ebenso wie ihr bevorzugter Sitz charakteristisch"
(LÜDERS). Die Größenangaben schwanken, wenn wir von den Kleinsttumoren
absehen (HEINE, RAEBURN u. SPENCER) zwischen einer Kirsche und einem
Hühnerei. POHL betont, daß der Primärtumor auch beim Ableben selten über
walnußgroß sei. LÜDERS u. THEMEL sehen in der Narbe eine Schranke gegen die
Krebsausbreitung. Die gleiche Ursache wird auch für die Formbeeinflussung der
Narbenkrebse angeschuldigt. Der ausgeprägte Rundtumor soll fehlen (POHL). Es
herrschen besonders „unrunde Formen" vor, die sprudelige, buckelige oder auch
netzförmige Bilder ergeben. Formbestimmende Einflüsse werden in dem anatomischen Tumormilieu, in den Ernährungsbedingungen und der unterschiedlichen
Vitalität der Tumorzellen gesehen (BÜRGEL u. THEMEL).

Nach der *Geschwulstausbreitung* der peripheren Narbenkrebse werden von
LÜDERS u. THEMEL drei Formen unterschieden: 1. eine hiluspetale Form, die zu
einer lymphangiotischen Ausbreitung in die regionären Lymphknoten führt,
2. eine pleuropetale Form mit der Neigung, in die Brustwand einzuwachsen,
3. eine isolierte Form. Beide Autoren sowie ESCHBACH (1948) sehen in den hilus-
gerichteten alten Narbensträngen und andererseits in den narbigen Pleuraverwachsungen mit ihren weiten Lymphbahnen eine Art Leitschiene für die Krebsausbreitung. LÜDERS weist auf ein eindeutiges Überwiegen der hiluspetalen Form
hin (80,7%), das von GELZER (44%) nicht bestätigt werden kann. Er ist der Meinung, daß die Pleurabeteiligung auch bei nicht pleuropetalen Formen eine Einordnung in das Schema von LÜDERS und THEMEL schwierig mache.

Bei der *Metastasierung* soll für die Narbenkrebse infolge ihres langsamen Wachstums die frühzeitige Absiedelung in Beziehung zur Tumorgröße stehen. Das heißt, der Primärtumor kann sehr klein sein. Der Sitz der Tochtergeschwülste entspricht dem der übrigen Lungencarcinome. Davon weicht nur Lüders ab, indem er signifikante Unterschiede feststellen möchte. Sie erscheinen uns aber unwesentlich und können übergangen werden. Auch in den viel größeren Statistiken des allgemeinen Lungenkrebses finden wir beträchtlich auseinanderliegende Angaben, so daß kleine Zahlen erst recht keine endgültige Entscheidung zulassen.

Für die *histologische Klassifizierung* der Narbenkrebse müssen wir eine einfache Unterteilung in Plattenepithel-, Adeno- und undifferenzierte Carcinome vornehmen. Sonst wird ein Vergleich der verschiedenen Untersuchungsergebnisse unmöglich. Nötigungen müssen dabei in Kauf genommen werden.

Während Adenocarcinome beim Lungenkrebs meist einen geringen Prozentsatz ausmachen (bis höchstens 15%), finden einige Untersucher unter den Narbenkrebsen ein Überwiegen dieser seltenen Form. Friedrich u. Rössle 48%, Lüders 63,6%. Baló hebt die Häufigkeit der Alveolarzellkrebse hervor, ähnlich Yokoo u. Suckow. Diese können wir wie Lüders ohne Bedenken den Adenocarcinomen zuschlagen. Die Ursache für die Häufung der adenoiden Formen erklärt er damit: „Die feingewebliche Struktur der Narben bildet nicht nur für das Bronchialepithel, sondern auch für den konstant darin enthaltenen respiratorischen Epithelanteil (Alveolen, Ductuli alveolares, Bronchioli respiratorii) ein terrain canuereux, so daß die Zahl der Adenocarcinome bronchialen Ursprungs durch Hinzukommen von Alveolarkrebsen vermehrt wird."

Gelzer dagegen sieht bei seinem Material ein Vorherrschen der Plattenepithelcarcinome (44,5%). Dabei aber machen die Adenocarcinome ebenfalls einen hohen Anteil aus (38,8%). Auch Kahlau vertritt die Ansicht, daß das Plattenepithelcarcinom etwas häufiger sei als das kleinzellige und adenoide. Zum gleichen Ergebnis kommt Heinicke mit 30% Plattenepithelcarcinomen und 24% Adenocarcinomen.

Fasske u. v. Windheim (1965) konnten an Resektionspräparaten Frühstadien des Narbenkrebses studieren und berichten: „Histologisch handelt es sich bei den Frühfällen um intracanaliculär wachsende solide Krebsstränge. Durch histochemische Manipulationen können wenig differenzierte Adenocarcinome vorgetäuscht werden, jedoch kommen hier auch echte Drüsenkrebse vor."

Einen Überblick über die z. T. abweichenden Ergebnisse zeigt Tab. 15 (Zahlenangaben in Prozent):

Tabelle 15. *Histologische Typen bei narbenfreiem Lungenkrebs im Vergleich zum Narbenkrebs*

Histologischer Typ	primär narbenfreier Lungenkrebs			Narbenkrebs		
	KAHLAU	FISCHER	HAMPERL	LÜDERS	GELZER	RÖSSLE u. FRIEDRICH
Plattenepithel-Carcinome	36,3	34,4	13,0	21,4	44,5	28,0
Adeno-Carcinome	6,8	12,2	15,0	53,6	38,8	48,0
undifferenzierte Carcinome	59,9	53,4	55,0	25,0	8,3	24,0

Zusammenfassend wird man sagen dürfen, daß beim Narbenkrebs im Gegensatz zu anderen Lungenkrebsen eine auffallende Häufung von Adenocarcinomen zu finden ist.

Zur Frage der *Ätiologie und Pathogenese* können nur einige bekannte Gesichtspunkte der allgemeinen Pathologie herausgegriffen werden. Die Narbe allein ist nicht die Ursache der Cancerisierung. Sie kann aber das Tumorwachstum anregen und unterstützen (Rink 1965). Nach K. H. Bauer ist sie ein präblastogener

Faktor. Es besteht also eine irgendwie vorhandene örtliche Disposition zur Krebsentwicklung.

Einige Autoren glauben, ein vermehrtes Vorkommen von Tuberkulose und Krebs feststellen zu können (SEYFARTH 1952; CREMER u. KAUFMANN 1953; BALÓ u. a.). Eine direkte ursächliche Bedeutung aber kommt nach vielen Untersuchern der Tuberkulose nicht zu (UEHLINGER u. BLANGEY 1937; W. FISCHER 1947; ATTINGER 1950; ICKERT u. KEUTZER 1953). Nicht die Spezifität der Entzündung ist der entscheidende Punkt, sondern ihr Narbenzustand (THEMEL u. LÜDERS). Narben jeglicher Genese können zu Krebsen in der Lunge führen (LEICHER 1956).

Als hauptsächlichster pathogenetischer Faktor wird ein chronischer Entzündungsreiz mit nachfolgenden atypischen regenerativen Wucherungen der in der Narbe enthaltenen epithelialen Bestandteile angeschuldigt. Mit dieser 1922 von FISCHER-WASELS entwickelten Theorie über die „Tumorentwicklung auf dem Boden wiederholter und geschädigter Regeneration" wird meist die Entstehung dieser Geschwülste erklärt (FRIEDRICH, RÖSSLE, RAEBURN u. SPENCER, LÜDERS, LEICHER, BUSCH, KAHLAU, GELZER u. a.). RÖSSLE, FRIEDRICH und auch BUSCH verweisen auf die Cholesterineinlagerungen im Narbengebiet. Die enge Verwandtschaft des Cholesterins zu den cancerogenen aromatischen Kohlenwasserstoffen könnte krebsbegünstigend wirken. Mit Recht aber betonen LÜDERS, THEMEL und BUSCH, daß sich Cholesterin durchaus nicht bei allen Narbenkrebsen vorfinde. KAHLAU nimmt wie vordem RAEBURN u. SPENCER an, daß die Vernarbung mittelbar zur Krebsbildung führe, „indem sie ein mit der Atmungsluft oder hämatogen in die Lunge gelangtes cancerogenes Agens verschiedener Qualität dank ihrer derben Gewebsbeschaffenheit und der dadurch bedingten Starre und trägen Durchblutung dauerhaft fixiert und daß deshalb der Krebs an dieser Stelle entsteht." FASSKE u. v. WINDHEIM heben nachdrücklich hervor, daß der Hypoxie keine Bedeutung zukomme.

Auf die Frage, warum bei so häufigen Lungennarben so selten Krebs entstehe, antworten BÜRGEL u. THEMEL: „Offensichtlich kommt nur selten eine Bündelung der Teilbedingungen solcher Art und Dauer zustande, daß ein cancerogener Effekt manifest wird." Nicht Reizart und Reizgestalt sind ausschlaggebend, sondern einzig und allein das betroffene Gewebe. Und das sind die epithelialen Einschlüsse in narbigen Lungenveränderungen in Form kleiner Bronchien, Alveolargängen und Alveolen. Hier beobachten wir „ein Nebeneinander von chronischen Entzündungen mit atypischen regeneratorischen Epithelproliferationen und fertigem Krebs" (LÜDERS u. THEMEL).

Die *Histogenese* des Narbenkrebses kann insofern als lehrreich angesehen werden, als es den Anschein hat, daß hier, wie LÜDERS u. THEMEL meinen, echte Alveolarkrebse vorkommen. „Der Beweis einer alveolären Krebsgenese kann in den peripheren Narbenkrebsen wegen der Kleinheit der Tumoren durch Ausschluß eines bronchialen Ursprungs direkt geführt werden" (LÜDERS). Dies aber scheint nicht ganz so leicht zu sein (RÜDIGER+ 1960). Eine Häufung von Alveolarzellkrebsen findet BALÓ, der 8 seiner 16 Narbenkrebse den Alveolarzellkrebsen zuordnet. „Eine von adenocarcinomatösem Gewebe umgebene Narbe begünstigt die Diagnose eines Alveolarzellcarcinoms" (YOKOO u. SUCKOW). Ähnliche Vorstellungen werden durch eingehende Untersuchungen von RAEBURN u. SPENCER begründet, indem sie vor allem auf die Tierversuche von MONTGOMERY verweisen. Dieser hat die Wundheilung in der Lunge verfolgt und in manchen Narben exzessive Proliferationen von Bronchiolen gesehen, daß sich Ähnlichkeit mit Fibroadenomen herausbilden konnte. „Das ist die letzte Möglichkeit des Reparationsprozesses, den wir fortgeschrittener in einigen Fällen bis zum malignen Umschlag gefunden haben" (RAEBURN u. SPENCER).

W. Fischer berichtet von „geradezu adenomatösen Bildungen" durch Wucherung der Alveolarepithelien bei chronischer Lungentuberkulose und chronischer Pneumonie. So auch Baló u. Mitarb. in der Umgebung von Lungeninfarkten. Der endgültige Krebs entsteht aber erst durch Einwirkung eines Cancerogens, das nach Wittekind u. Strüder (1953) mindestens 100 Duplikanten in diesen Zellen schädigen muß.

Inwieweit bei der *Syncarcinogenese* der Narbenkrebse auch die Therapie der narbenbildenden Lungenerkrankungen eine Bedeutung hat (Juhász u. Mitarb. 1957; Béla u. Heim 1962; Berkheiser 1963), wird heute wohl noch nicht sicher beurteilt werden können.

Wir versuchten uns durch eine Stichprobe an unserem Material ein *eigenes Bild* von dem Narbenkrebs zu machen. Dazu durchmusterten wir 294 primäre Lungenkrebse in der Zeit vom 1. 1. 1964—31. 5. 1965. Unter diesen bezeichneten wir 25 (8,5%) als Narbenkrebse.

Das Durchschnittsalter der Narbenkrebsträger war mit 67,5 Jahren nicht wesentlich verschieden von Menschen mit nicht narbenbedingten Lungencarcinomen im gleichen Zeitabschnitt. Es fiel aber auf, daß mit zwei Ausnahmen alle Personen über 60 Jahre alt waren. Von den anderen Krebsen war eine größere Anzahl zum Teil wesentlich jünger.

Männer und Frauen waren bei den primär narbenfreien Lungenkrebsen im Verhältnis von 7:1 befallen. Demgegenüber war die Verteilung der Narbenkrebse auf beide Geschlechter erheblich anders. Auf 16 Männer kamen 9 Frauen (1,78:1).

Die Lappenverteilung ließ mit 19 Fällen eine deutliche Bevorzugung der Oberlappen erkennen (76%). In den Unterlappen fanden sich 3 Narbenkrebse (12%), nur einer war im Mittellappen. Zwei hatten einen zentralen Sitz. Auffallend war die Tatsache, daß die am häufigsten vernarbten Lungenspitzen in unserem Untersuchungsgut keinesfalls besonders oft Sitz von Narbenkrebsen waren. Es ließ sich eher eine bevorzugte Lokalisation in den infraclaviculären Abschnitten feststellen. Ein Befall der rechten Lunge fand sich 15mal (60%), der linken 10mal (40%).

In 14 Fällen (56%) war die Geschwulst größer als 3 cm, in 11 Fällen (44%) war sie kleiner. Erwähnenswert aber ist dabei, daß die größten Krebse nicht über hühnereigroß waren. Sie ließen also noch deutliche Beziehungen zur vorbestehenden Narbe erkennen.

Soweit Metastasen vorlagen, waren stets die regionären Lymphknoten (68%) befallen. Die Leber und das Skelett enthielten in 20%, das Gehirn und die Nebennieren in 16 und 8% Tochtergeschwülste.

Die Verteilung auf die einzelnen histologischen Typen ergab 9 Plattenepithelkrebse (36%), 8 undifferenzierte (32%) und die gleiche Zahl Adenocarcinome. Bei diesen machen wir keinen Unterschied zu den Alveolarzellcarcinomen, weil sie nicht sicher von ihnen zu trennen sind.

In 12 Fällen (48%) glauben wir, aus der Beschaffenheit der Narbe auf eine tuberkulöse Ätiologie schließen zu dürfen. Bei einer nahmen wir einen alten Infarkt an. In je einem Fall lag eine Silicotuberkulose und eine carnifizierte Pneumonie vor. Bei 10 Narben (40%) wagten wir uns nicht zu entscheiden. Einige Bilder mögen zeigen, was wir als Narbencarcinom angesehen haben (Abb. 84, 85, 86).

Sofern man sich zu dem Vorkommen von Narbencarcinomen bekennt, dürfte an den vorgelegten Abbildungen kaum ein Zweifel aufkommen. Ebenso steht fest, daß in Abb. 87 a u. b ein Alveolarzellcarcinom und in Abb. 88 ein Plattenepithelcarcinom vorliegt. Anders ist es bei den übrigen. Solche Carcinome werden im allgemeinen als Adenocarcinome bezeichnet. In Wirklichkeit ist ihr Typ gar nicht zu bestimmen, weil es sich so gut wie sicher um Krebstapeten in vorgebildeten Hohlräumen wie Bronchiolen oder in Alveolen (?) handelt. Diese Carcinome können bei weiterer Ausbreitung solide oder auch adenomatöse Formationen bilden oder auch in Form eines Alveolarzellcarcinoms wachsen. Derartige Schwierigkeiten lassen sich nur bei größerer Ausdehnung oder in den Metastasen umgehen. Für uns waren stets die Tochtergeschwülste für die histologische Einordnung maßgeblich. Dabei aber offenbart sich das sog. Alveolarzellcarcinom so gut wie immer als Adenocarcinom.

Die Abb. 89 zeigt ein Carcinom in einer silicotischen Narbe.

Zusammenfassend möchten wir uns zu folgendem Standpunkt bekennen:

Eine Abtrennung der Narbenkrebse von den übrigen Lungenkrebsen ist gerechtfertigt. Sie können einstweilen als ätiologische Sonderform betrachtet werden. Krebsdisponierend ist allein der Narbenzustand, nicht die Spezifität der narbenbildenden Lungenerkrankung. Spezifische Agentien können aber möglicherweise epitheliale Wucherungen begünstigen. So Produkte des Cholesterinstoffwechsels, Metalleinschlüsse oder Medikamente.

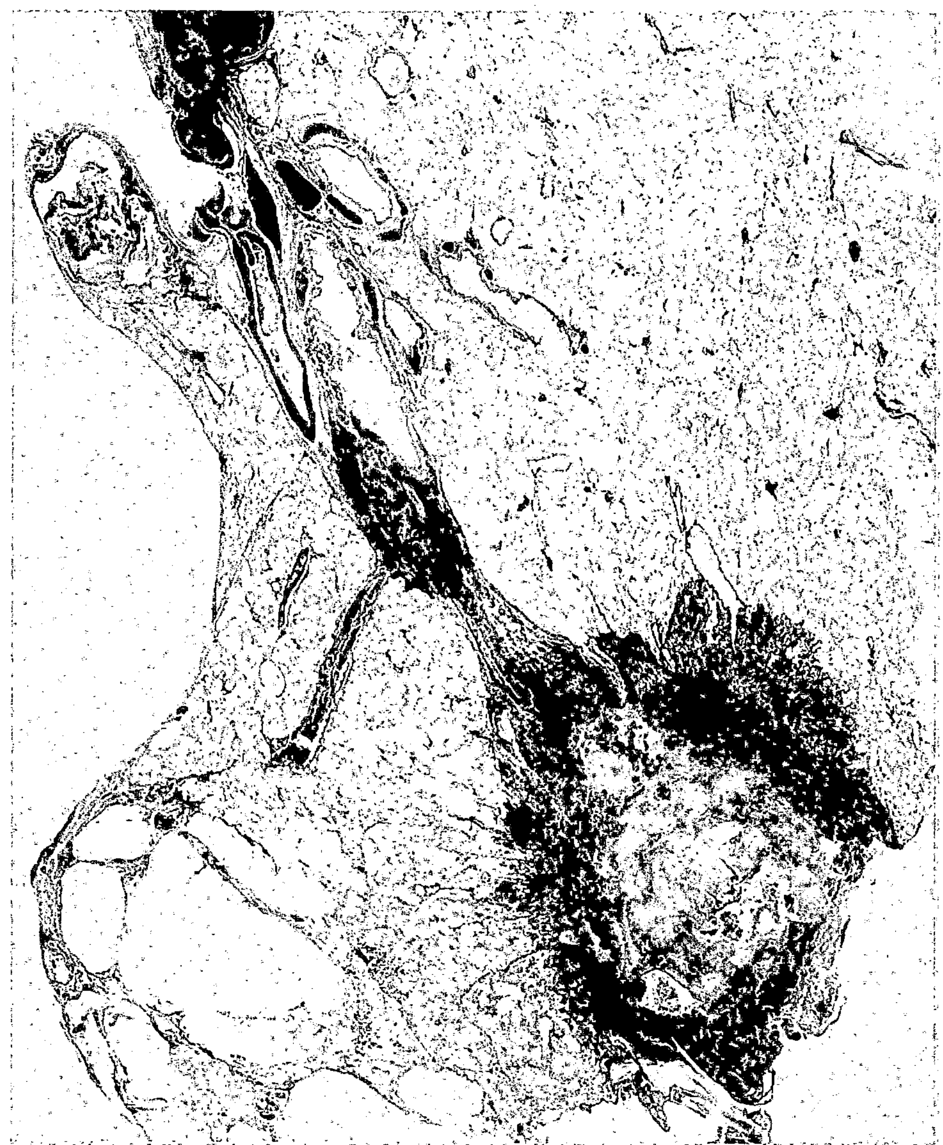

Abb. 84. MB. 6110/68. D. Josef, 65jährig. Kastaniengroßes, subpleurales Adeno-Carcinom des linken Lungen-Unterlappens (Narben-Carcinom). Vergr. 3:1 (E. UEHLINGER, Zürich)

Der Narbenkrebs tritt meist als Zweiterkrankung nach der am häufigsten zur Narbenbildung führenden Lungentuberkulose auf. Sichere Verkrebsungen kommen auch im Bereich von chronischen Pneumonien und von Pneumokoniosen vor. Bei Infarktnarben liegt die Schwierigkeit in der Erkennung der Narbenätiologie. Nur ganz ausnahmsweise wird man für eine luetische Narbe überzeugende Anhaltspunkte oder gar Beweise haben.

Zentrale Narbenkrebse kommen vor. Sie können sicher auch einmal auf Perforationsnarben nach Einbrüchen tuberkulöser Lymphknoten in große Bronchien beruhen. Dieser Vorgang hat jedoch bei uns keine Bedeutung, wie Kühn[+] an umfangreichen Untersuchungen nachweisen konnte. Auch die auf S. 111 erwähnten Alveolarzellcarcinome bei Lungenfibrose gehören zu den Narbencarcinomen und im besonderen Fall auch die bei der progressiven und systematisierten Sklerodermie (Montgomery u. Mitarb. 1964). Mit 8,5% Narbenkrebsen befinden wir

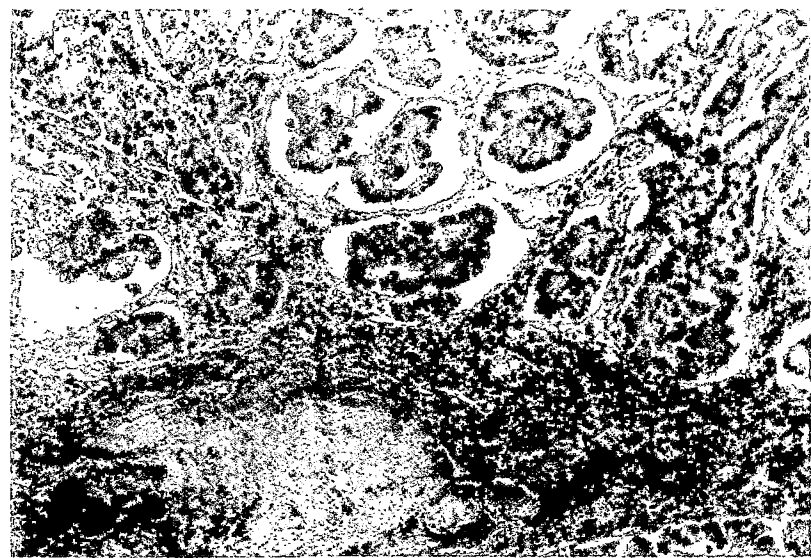

Abb. 85. Lungennarbencarcinom in unmittelbarer Nachbarschaft einer tuberkulösen Schwiele. Alveolarzellcarcinom. Van Gieson-Färbung, Vergr. 100:1 (SN 190/65)

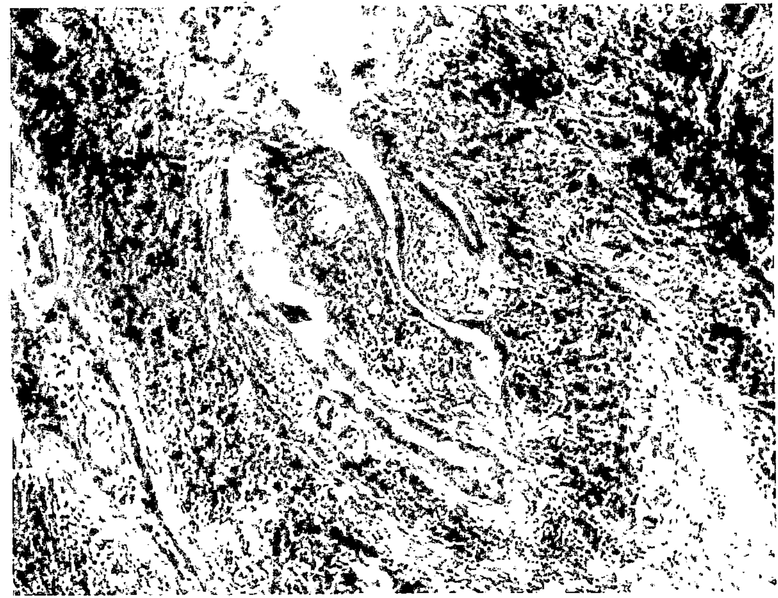

Abb. 86. Lungennarbencarcinom. In der Narbe schlauchähnliche Spaltbildungen, von carcinomatösem Gewebe ausgekleidet. Van Gieson-Färbung, Vergr. 100:1 (8363/64)

uns in einer Mittellage im Vergleich zu anderen Untersuchern. Die extrem hohe Häufigkeit der Forschergruppe am Wenckebach-Krankenhaus in Berlin können wir nicht bestätigen. Ein verbindlicher Häufigkeitswert aber ist nicht zu erreichen, solange allgemein gültige Merkmale für den Narbenkrebs fehlen.

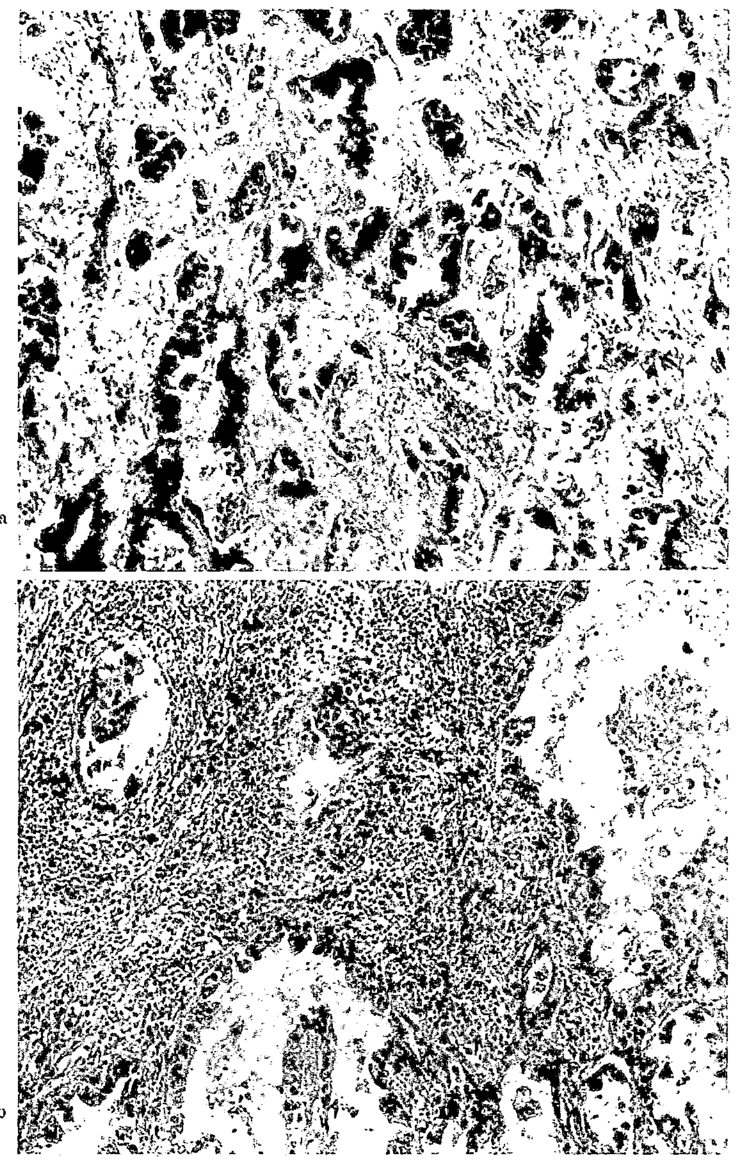

Abb. 87 a u. b. Lungennarbencarcinom. a In der Umgebung als Alveolarzellcarcinom weiterwachsend. H-E-Färbung, Vergr. 100:1 (11115/64). b Bronchiales Pflasterzellcarcinom, das mit einem Adenocarcinom verwechselt werden könnte, in den Metastasen aber das reine Bild des Pflasterzellcarcinoms darbietet. Van Gieson-Färbung, Vergr. 150:1 (4339/65)

Der Narbenkrebs befällt in der Mehrzahl höhere Altersklassen als das auf andere Weise entstandene Lungencarcinom. Die Erklärung dafür könnte in der längeren Latenzzeit nach einer narbenbildenden Lungenerkrankung liegen. Zeiträume von Jahrzehnten sind uns bei Narbenkrebsen nach Schußverwundungen bekannt.

Eine auffällige Eigenart des Narbenkrebses fanden wir, wie einige andere Untersucher, bei der Geschlechterverteilung. Die Differenz zwischen Männern und Frauen ist gegenüber den gewöhnlichen Lungenkrebsen sehr viel geringer. Frauen wurden vergleichsweise viel häufiger befallen. Der Grund hierfür wird darin zu

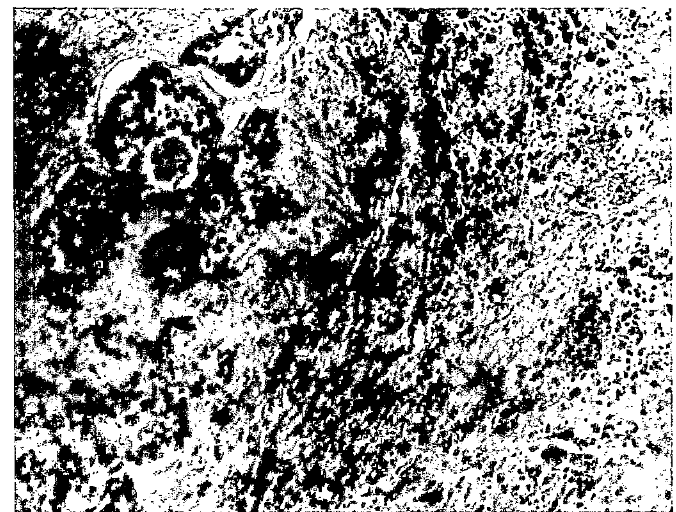

Abb. 88. Lungennarbenplattenepithelcarcinom. Van Gieson-Färbung, Vergr. 100:1 (SN 1403/65)

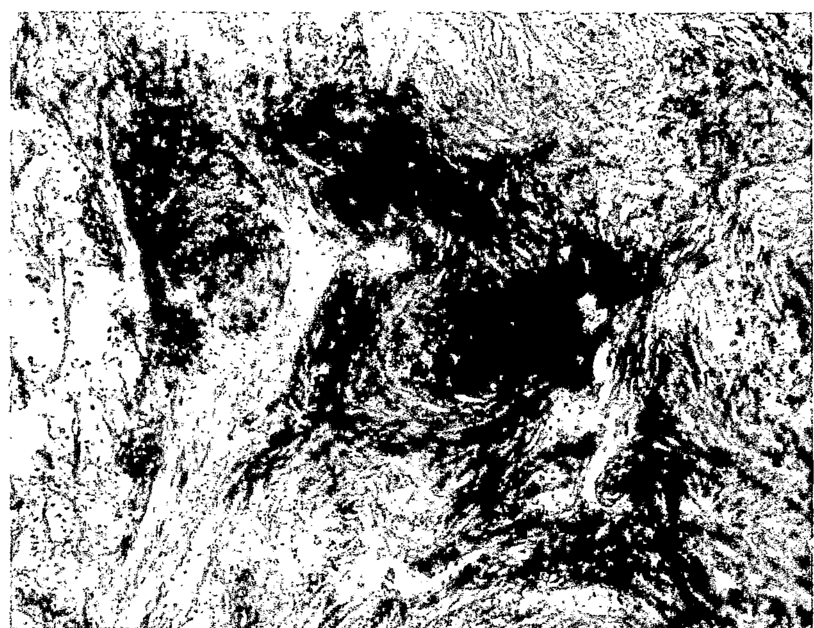

Abb. 89. Lungennarbencarcinom in silikotischer Schwiele. Van Gieson-Färbung, Vergr. 80:1 (SN 2682/66)

erblicken sein, daß sich in der Narbe die Voraussetzungen für die Krebsentstehung bei Mann und Frau angleichen. Andere meinen, daß die krebsdisponierten Männer im höheren Alter bereits ausgeschieden seien.

Die Oberlappen sind entsprechend der Häufigkeit der tuberkulösen Spätzustände fast bei allen Untersuchern in der überwiegenden Mehrzahl Sitz der Narbenkrebse. Dabei steht die rechte Lunge an erster Stelle. Die Größe der Narbenkrebse soll einige Zentimeter nicht überschreiten, weil dem Narbengebiet eine Hemmung in der örtlichen Geschwulstausbreitung zugeschrieben wird. Bezüglich der Metastasierungsneigung in die verschiedenen Organe besteht gegenüber anderen Lungenkrebsen offenbar kein Unterschied. Gelegentliche Abweichungen können nur durch größere statistische Erfahrungen einen Aussagewert erlangen. Bei der histologischen Typisierung ist bemerkenswert, daß neben den Plattenepithelcarcinomen die Adenocarcinome einen sehr hohen Anteil einnehmen. Die Ursache soll in dem vom Reiz betroffenen respiratorischen Epithel liegen, das in die Narbe eingeschlossen ist, nicht in der Reizart.

Unsere eigenen Untersuchungen stimmen in allen wesentlichen Punkten mit den Arbeiten Anderer überein. Sollten aber noch Zweifel an der Existenz von Narbenkrebsen bestehen, so können sie durch die nachfolgende Mitteilung von Peter[+] (1966) endgültig zerstreut werden. Er hat ein

b) „Lungencarcinom nach Projektilverletzung als Sonderfall eines Narbencarcinoms"

beschrieben, das in einzigartiger Weise dazu geeignet ist.

Das erste *Lungen*carcinom, das sich in einem Schußkanal entwickelt haben soll, wurde von Luckow (1933) mitgeteilt. Gerade dieses aber läßt, wie auch einige andere, durch seine Größe kaum mit genügender Sicherheit den genauen Entstehungsort bestimmen. Wir möchten daher bezweifeln, daß *alle* Tumoren, die auf die Einwirkung von Granatsplittern (6mal) bzw. Projektilen anderer Art (2mal) zurückgeführt werden, mit diesen in einem ursächlichen Zusammenhang stehen. Desgleichen dürfte die Beurteilung nach glatten Durchschüssen oder bei ausschließlich klinischen Unterlagen auf Schwierigkeiten stoßen. Unter diesen Vorbehalten sollen die uns zugängigen Veröffentlichungen in Tab. 16 zusammengefaßt werden:

Tabelle 16. *Kasuistik kriegstraumatisch verursachter Narbencarcinome der Lunge*

Autor Nr. (s. Verz.)	Latenzzeit (Jahre)	Tumorgröße	Metastasen	Geschoß-splitter	festgestellt durch	histologischer Carcinomtyp
1	14	Straußenei	+	+	Sektion	kleinzellig
2	26	Apfelsine	+	—	Sektion	versch. strukt.
3	29	Gänseei	+	+	Sektion	kleinzellig
4	30	?	+	(+)	klinisch	?
5	34	groß	+	+	Sektion	Plattenepithel
6	32	Hühnerei	+	+	Sektion	kleinzellig
7	32	Hühnerei	+	+	Sektion	versch. strukt.
8	32	groß	—	+	klin.-biopt.	Plattenepithel
9	34	groß	?	—	klin.-rö.	?
10	37	Gänseei	—	+	bioptisch	versch. strukt.
11	41	mikr.	—	—	bioptisch	Plattenepithel
12	20	mikr.	—	+	bioptisch	Plattenepithel

Autorenverzeichnis: 1 = Luckow (1933); *2* = Kalbfleisch (1941); *3* = Kalbfleisch (1948), ausführlicher mitgeteilt von Kunze; *4* = Cornil u. Mitarb. (1949); *5* = Haslhofer (1950); *6* = Dahlmann (1951); *7* = König (1952); *8* = Siddons et al. (1952); *9* = Siddons et al. (1952); *10* = Schütz u. Stein (1956); *11* = Schütz (1956); *12* = Peter (1966).

Einhellig wird bei der Annahme eines Kausalzusammenhanges zwischen Trauma und Tumor zu großer Vorsicht gemahnt (v. Hansemann 1921; Fischer-Wasels 1939; Gruber 1944; Büngeler u. Kloos 1955). Krebs und Sarkom kommen erfahrungsgemäß in glatten Narben nicht zur Entwicklung (Dietrich 1950). Seltene Ausnahmen sind bekannt (Ch. Eck[+] 1959). Selbst nach schweren penetrierenden Traumen gehört Geschwulstentwicklung zu den größten Seltenheiten (Scheid 1938). Aber jegliche kausale Beziehung besonders schwerer Kriegsverletzungen mit der Tumorgenese leugnen zu wollen, wäre „erweisbar falsch" (Fischer-Wasels).

Diese zurückhaltenden und mit großen Zweifeln behafteten Formulierungen veranlassen uns (Peter+), eine eigene Beobachtung aus jüngster Zeit ausführlicher zu schildern. Wir glauben damit den sicheren Beweis erbringen zu können, daß es trotz vieler Bedenken im Einzelfall und aller einschränkenden Überlegungen hinsichtlich des Gesamtproblems Beispiele gibt, bei denen die *Krebsentstehung in der Lunge auf Geschoßeinwirkung zurückgeführt werden muß*. In unserem Fall wurde erst durch die histologische Untersuchung das Carcinom im Bett des Lungensplitters entdeckt:

58 Jahre alter Gastwirt. 1945 Granatsplitterverletzung der linken Thoraxseite mit primärer Heilung. Vor 5 Jahren erstmals Hustenanfälle und geringe Hämoptysen. In der Folgezeit noch viermal in größeren Abständen ähnliche Attacken, zuletzt Anfang Mai 1964. Nichtraucher. Röntgenkatasteruntersuchung: Granatsplittersteckschuß (Abb. 90a). Operationsbefund (Auszug): Lediglich an der Basis des linken Unterlappens Adhaerenzen mit dem Zwerchfell. Im Bereich des 8. Segmentes tastet man durch das unauffällig erscheinende Lungengewebe den Fremdkörper. Lobektomie. Granatsplittersteckschuß linker Unterlappen (Abb. 90b). Pathologisch-anatomischer Befund (6513/65): Lufthaltiger Unterlappen. In der Umgebung von B 8 ein etwas verfestigtes, im ganzen aber recht unauffälliges Gewebe. Der an dieser Stelle gelegene, etwa 1,8×0,5 cm messende Granatsplitter war bereits entfernt. *Mikroskopisch:* Granatsplitterlager in unmittelbarer Nähe mittelgroßer Bronchien mit Übergreifen auf deren Lichtung. Erhebliche Gerüstfibrose. Im Bereich des Splitterlagers und zum Teil der Bronchialwand sowie dem umgebenden Lungengewebe wild wuchernde Pflasterzellcarcinomstränge. Invasion aller Bronchialwandschichten und Zerstörung des Bronchialknorpels. Außerhalb des Splitterlagers geringe Ausbreitung nach Art eines sog. Alveolarzellcarcinoms. Nekrosen und rundzellige Infiltrationen im Stroma. Daneben grobkörnige Eisenpigmentablagerungen in granulomartig gruppierten Histiocytenhaufen. *Diagnose:* Narbenlager eines Granatsplitters mit infiltrierendem nicht verhornendem Plattenepithelcarcinom (Abb. 90c), Übergang in sog. Alveolarzellcarcinom (Narbencarcinom).

Das Bemerkenswerte an unserem Fall ist die mikroskopische Kleinheit des als Überraschungsbefund erst histologisch in diskret entwickeltem Narbengewebe entdeckten Carcinoms. Der Krebs überschreitet das verhältnismäßig schmale Narbengewebe des Splitterlagers kaum. Ein Teil von diesem wird von der Wand eines Segmentbronchus gebildet.

In selten schöner anschaulicher Weise läßt die enge örtliche Übereinstimmung von Granatsplitter, Narbe und Tumor die Carcinomentwicklung auch pathogenetisch eindeutig auf das Splitterlager beziehen und damit die Tumorentwicklung letztlich aus den Folgen der Kriegsverwundung herleiten. Für den hier unterbreiteten Fall dürfen die von K. H. Bauer aufgestellten Forderungen an eine kausale Verknüpfung von Trauma und Tumor wegen der eindeutigen räumlichen Beziehung als erfüllt betrachtet werden: *Der Splitter gestattet als wertvolles Indiz nicht nur den einwandfreien Nachweis einer Kriegsverletzung an sich, sondern auch die genaue Festlegung des Verletzungsortes. Der Tumor liegt in dem umschriebenen Narbenfeld der Splitterumgebung. Die Latenzzeit entspricht mit 20 Jahren den Erfahrungen des Schrifttums.*

Nach glatter Primärheilung des Lungensteckschusses vergingen 15 Jahre symptomlos. Es bestanden also über lange Zeit keine Brückensymptome. Sie sind auch nicht erforderlich (Büngeler u. Kloos). Es hieße aber den Verhältnissen Zwang antun, wollte man die Verletzung mit ihren Folgen aus der Tumorentwicklung ausschließen.

Die Tumorgenese in der unmittelbaren Umgebung intrapulmonaler Fremdkörper läßt sich analytisch auf drei jeweils unterschiedlich stark beteiligte Komponenten zurückführen: 1. entzündlich regeneratorische Prozesse im Narbengewebe, wie sie beispielsweise im Bereich tuberkulösen Narbengewebes für die Ausbildung eines Narben- oder Kavernencarcinoms verantwortlich gemacht werden (FRIEDRICH, GRÄFF 1947; KALBFLEISCH 1948; LÜDERS u. THEMEL). 2. entzündlich-regeneratorische Prozesse durch mechanische Alteration in unmittelbarer Umgebung eines scharfkantigen unregelmäßig geformten Fremdkörpers (KÖNIG 1952; BÜNGELER u. KLOOS). 3. durch die chemischen Konstituenten eines metallischen Fremdkörpers veranlaßte, entzündlich regeneratorische und granulomatöse Prozesse. Diese sind uns durch die Veröffentlichung von KANDT u.

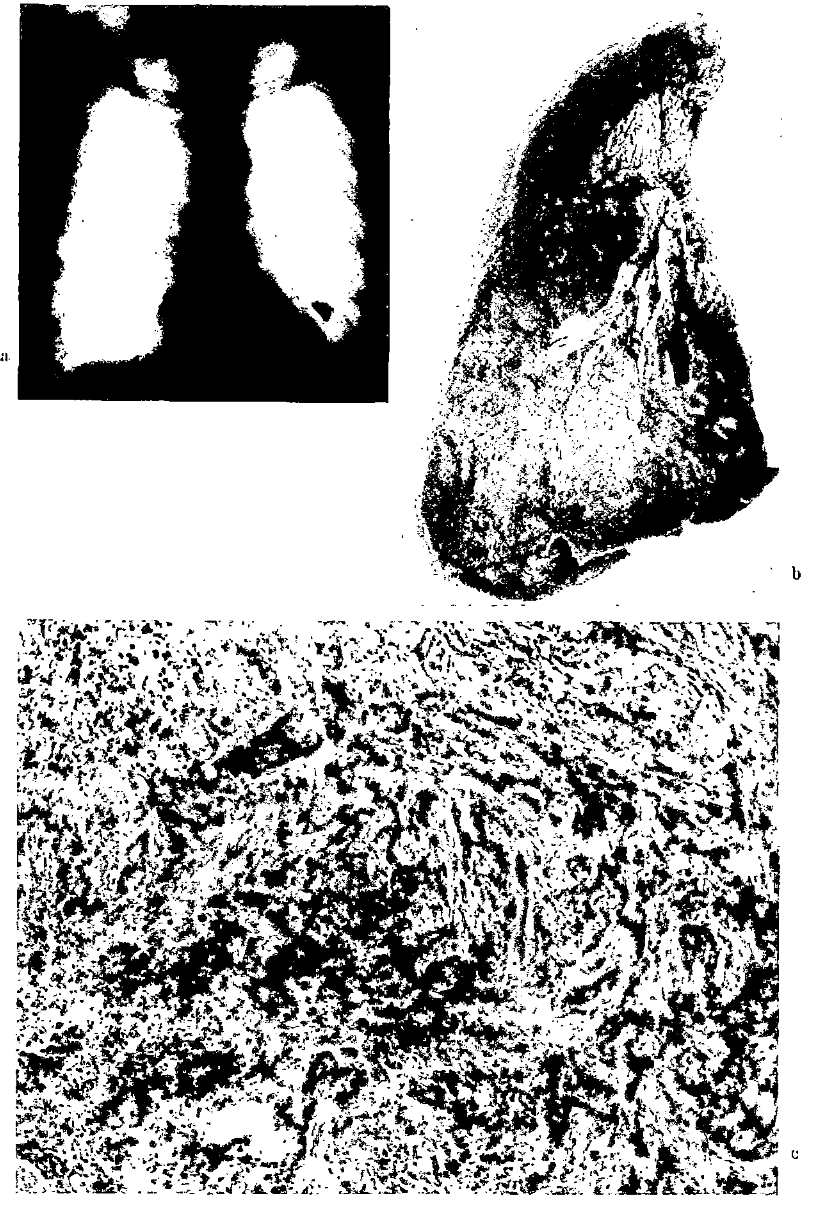

Abb. 90. a Narbencarcinom in Granatsplitterlungennarbe. Röntgenkatasteraufnahme vom 6. 5. 1965. Granatsplitter im linken Unterlappen, ohne Umgebungsreaktion. b Aufgeschnittenes Unterlappenresektat: Stecksplitter in situ (längliches schwärzliches Gebilde in der Verlängerung eines Stammbronchus medial). c Ausschnitt aus der Wand des Splitterlagers mit nicht verhornendem Pflasterzellcarcinom, das netzig in unregelmäßigen Strängen angeordnet ist. Dazwischen rundzellig infiltriertes Stroma. Van Gieson-Färbung. Vergr. 130:1 (6513/65)

Schoefer (1964) über sog. Rostgranulome in der Umgebung von Lungenstecksplittern bekannt. Dreyfus hatte schon 1936 über die Entstehung von Lungencarcinomen im Vorkrebsalter nach jahrelanger Einwirkung eisenoxydhaltigen
Polierstaubes bei zwei Geschwistern berichtet. Danach darf Eisen nicht generell
als inertes Material betrachtet werden.

Wir möchten bei der vorliegenden Beobachtung im Sinne der Syncarcinogenese von K.H. Bauer alle *drei Komponenten* als *wesentlich für die Carcinomentwicklung* verstanden wissen. Den vielfach in den Vordergrund gerückten entzündlich regenerativen Vorgängen im Narbengewebe an sich dürfen hier vielleicht die
entzündlich regenerativen Veränderungen durch den mechanischen und chemischen
Reiz des metallischen Fremdkörpers (K.H. Bauer, Dietrich) als gleichbedeutend
an die Seite gestellt werden.

In den bisherigen Veröffentlichungen wurde eine auch nur partielle intrabronchiale Lage des Metallsplitters nicht angegeben. Es ist darum bei uns zu
erwägen, ob nicht dem Kontakt des metallischen Fremdkörpers mit dem Bronchialepithel als dem Muttergewebe der meisten Bronchialcarcinome in der Carcinogenese eine besondere Bedeutung zukommt.

*Es handelt sich in unserem Beispiel also um den kriegstraumatisch bedingten
Spezialfall eines Narbencarcinoms, kompliziert durch die mechanische und chemische
Reizwirkung eines metallischen Fremdkörpers (Granatsplitter).*

Im Vergleich mit den einschlägigen Fallmitteilungen des Schrifttums gestatten
die besonderen lokalen Gegebenheiten eine ungewöhnlich eindeutige Ableitung
der Tumorentstehung aus den Verletzungsfolgen. *Das erst durch feingewebliche
Untersuchung nachgewiesene Lungencarcinom ist infolge seiner geringen räumlichen
Ausdehnung eindeutig dem Stecksplitterlager und nur dieser Örtlichkeit zuzuordnen.*

Offenbar ist dies die erste Beobachtung eines Narbencarcinoms der Lunge, das
aus den Verwundungsfolgen des *zweiten* Weltkrieges abgeleitet werden muß.
Unter Berücksichtigung der Latenzzeit nach dem ersten Weltkrieg sind weitere
Beobachtungen zu erwarten.

4. Mikro- und Miniaturcarcinome

Kleinstkrebse sind in allen möglichen Organen schon lange bekannt. Auch auf
ihre Bedeutung als Ausgangspunkt massiver Metastasierung wurde oft genug
hingewiesen. Merkwürdigerweise war man gegenüber diesen unscheinbaren Neubildungen in der Lunge bei uns lange Zeit sehr zurückhaltend. Aber bereits eine
Beobachtung von Gray u. Cordonnier (1929) ist dadurch bemerkenswert, daß
ein zufällig entdecktes Carcinom mit einem Durchmesser von 1 mm einen Einbruch in Lymphgefäße und Metastasen in Lymphknoten gesetzt hatte. Auch
W. Fischer schreibt schon 1931, daß man gelegentlich erst durch krebsige Veränderungen in der Pleura, den Lymphknoten oder auch durch Lymphangitis
carcinomatosa auf einen Primärtumor hingewiesen würde. Bei gründlichem
Suchen käme er dann gewöhnlich als erbsgroße oder kleinere Geschwulst in der
Submucosa eines Bronchus zum Vorschein.

Das erste Musterbeispiel eines Kleinstkrebses, der von einem Bronchus aus
zur ausgedehnten Metastasierung geführt hat, stammt von Turner u. Willis
(1938) und soll etwas ausführlicher wiederholt werden.

Bei einem 60jährigen Mann trat plötzlich Lähmung der Beine auf. Es wurde ein Rücken-
markstumor angenommen. Bei der Sektion fand man dann auch an der erwarteten Stelle eine
Tumormasse, durch die von außen das Rückenmark gepreßt wurde. Weitere Metastasen lagen
vor in den bronchialen und mediastinalen sowie tiefen unteren Halslymphknoten rechts.
Außerdem bestand eine subpleurale Tumorschicht. Der Primärtumor wurde zunächst vollkommen übersehen. Erst nach Untersuchung anderer Organe durchmusterte man die Bron-

chien noch einmal mit aller Sorgfalt. Im rechten Hauptbronchus sah man ein kleines schlecht abgegrenztes helles Gebiet, das in gleicher Ebene mit der Schleimhautoberfläche lag. Es unterschied sich nur durch eine leichte Blässe und geringe Höckerigkeit von der umgebenden Mucosa. Histologisch handelte es sich um ein sehr kleines oat-cell-Carcinom, das nur in wenige submucöse Lymphgefäße eingedrungen war. Die Verfasser führen diesen Fall mit Recht als Paradigma dafür an, daß die gründliche Suche nach einem Primärtumor beim Vorliegen eines Neoplasmas von zweifelhaftem Ursprung häufig von Erfolg gekrönt sei. *Man kann hinzufügen, daß dies nirgends häufiger zutrifft als gerade für die Lungen.*

FROBOESE (1951) ist in einer vergleichbaren Beobachtung (48jähriger Mann) auch erst durch den carcinomatösen Befall eines Hiluslymphknotens auf ein hilusnahes Miniaturcarcinom (Plattenepithelcarcinom) aufmerksam geworden. Er hält dieses Beispiel für typisch zur Charakterisierung des „Versteckspielens der Bronchialkrebse" gegenüber frühzeitig auftretenden Metastasen. Diese machen die ersten klinischen Symptome, während das Primärcarcinom in den Hintergrund tritt. „Zuweilen möchte man paradoxerweise sagen, es metastasiert, selbst wenn es gar nicht vorhanden ist." Einen ähnlichen Fall beschrieb PREISSNER (1948) bei einem 60jährigen Mann.

JAMES u. PAGEL (1944/45) veröffentlichten zwei Fälle (60- und 62jährige Männer), bei denen mikroskopisch kleine Carcinome in tuberkulösen Narben der Lungenspitze gefunden worden waren. Sie hatten in unmittelbarer Umgebung Metastasen gebildet mit den klinischen Erscheinungen des „Pancoasttumors" (Plattenepithelcarcinome). Die Untersucher sahen darin den Beweis, daß der sog. Pancoasttumor durch winzige Narbencarcinome der Lunge verursacht wird. Auch AUERBACH (1949) schilderte ein sehr kleines Carcinom in einem Bronchiolus eines Oberlappens bei chronischer Lungentuberkulose. Die Suche danach ergab sich aus Pleurametastasen und Krebsabsiedlungen in den rechtsseitigen Lymphknoten der Trachea und Bronchien. Der Autor hält eine solche ausgedehnte Metastasierung bei mikroskopisch kleinem Primärtumor für einen außerordentlich interessanten Fund und verweist auf ähnliche Beispiele von WOMACK u. GRAHAM, STEWART u. ALLISON, TURNER u. WILLIS, GRAY u. CORDONNIER. Auch andere amerikanische Autoren haben sich zu dieser Zeit bereits mit der Bedeutung der Kleinstcarcinome in den Lungen befaßt (RAEBURN 1951).

In Deutschland haben sich besonders ECK u. Mitarb. (ab 1950) mit dem Problem der Miniatur- und Mikrocarcinome in den Bronchien beschäftigt. Es konnte nachgewiesen werden, daß auch das sog. Alveolarzellcarcinom gelegentlich auf ein kleines Bronchialcarcinom zurückzuführen ist (ECK 1950; H. WERNER[+] 1951; W. WERNER[+] 1953; STOBBE[+] 1954). Allerdings muß nachdrücklich davor gewarnt werden, Metastasen in der Bronchialwand als Erstlingsgewächse anzusehen. Andererseits kann bei einem Metastasierungstyp, der dem des Bronchialcarcinoms entspricht, auf ein Mikrocarcinom der Lungen auch dann geschlossen werden, wenn es nicht gefunden wird.

AUFSES u. NEUHOF (1952) erwähnen zwei Fälle, bei denen Mikrocarcinome in großen Bronchien bei der Entnahme einer Gewebsprobe vollständig entfernt wurden. Trotz Resektion trat bei dem einen Patienten 5 Jahre später ein Rezidiv mit ausgedehnter Metastasierung auf.

WILLIS (1953) unterscheidet ihrem Verhalten nach zwei Arten von Lungencarcinomen. Die einen sind sehr groß, wachsen sehr schnell, setzen aber nur unbedeutende Metastasen; die anderen sind sehr klein, fast mikroskopisch. Sie können über Jahre relativ klein bleiben und nur in Form einer diffusen Verdickung der Bronchialwand in Erscheinung treten. Diese setzen in der Regel sehr große Metastasen. Als Beispiel für die zweite Art führt er den Fall eines 49jährigen Mannes an, der wegen eines „Hirntumors" in die Klinik kam. Bei der Autopsie fanden sich zwei Adenocarcinome im Gehirn. Deshalb wurde die Lunge genau untersucht und schließlich im linken Oberlappen ein kleines Adenocarcinom mit einem Durchmesser von 0,4 cm gefunden.

KAHLAU (1954) ist der Meinung, man müsse zwischen den klinisch völlig symptomlosen Kleinkrebsen, die reine Zufallsbefunde darstellen, und dem frühzeitig metastasierenden Kleinkrebs unterscheiden. In seinen beiden Fällen (47jährige Frau und 49jähriger Mann) konnten aufgrund der Metastasierung nach gründlicher Untersuchung kleine Bronchialcarcinome gefunden werden. Später beschreibt er nochmals zwei sehr kleine Carcinome, die ohne cytologische Untersuchung übersehen worden wären. Beide führten durch Metastasierung zum Tode.

Wir selbst haben zu den früher veröffentlichten Fällen (ECK 1957) noch mehrere neue Beobachtungen gemacht, die hierher gehören. 1. Ein kirschkerngroßes Carcinom in einem Segmentbronchus des linken Unterlappens führte durch ausgedehnte Metastasierung zum Tod (Hist. undifferenziertes unreifzelliges Carcinom, SN 2673/63). 2. Bei einer 73 Jahre alten Frau glaubten wir, ein Pleuraendotheliom vor uns zu haben. Bei der histologischen Untersuchung stellte sich ein verhornendes Plattenepithelcarcinom heraus. Sein Ausgangsort wurde erst nach schmaler Lamellierung der Lunge als buntstecknadelkopfgroßes Knötchen in einer alten Narbe gefunden (SN 640/64). Der 3. Fall ist ebenso bemerkenswert wie zweifelhaft. Ein 58jähriger Mann, bei dem der linke Oberlappen entfernt worden war, zeigte in einem winzigen fibrös verdichteten Bezirk Strukturen, die als sog. Alveolarzellcarcinom angesehen wurden.

Daneben fand sich in einem Bronchus eine ganz umschriebene Insel von absolut atypischen Plattenepithelien, die fast nur lumenwärts proliferieren, aber doch wohl carcinomatöser Natur sind (Abb. 91). Wir waren nach früheren Erfahrungen geneigt, diesen Befund als Primärtumor zu betrachten. Zwei weitere Beispiele sind in dem Kapitel „Zur cytologischen Diagnose des Lungenkrebses aus dem Bronchialinhalt" nachzulesen (s. S. 273). Ein letzter Fall betraf

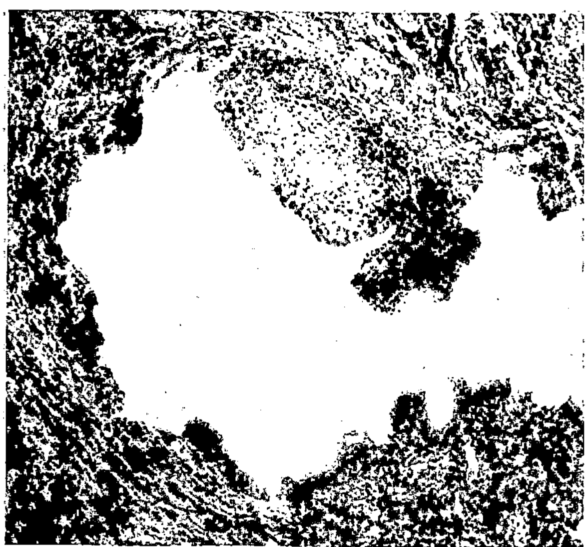

Abb. 91. Mikrocarcinom. Plattenepithelinsel in einem Bronchus, die als Primärtumor angesprochen wird. Van Gieson-Färbung, Vergr. 80:1 (8772/63)

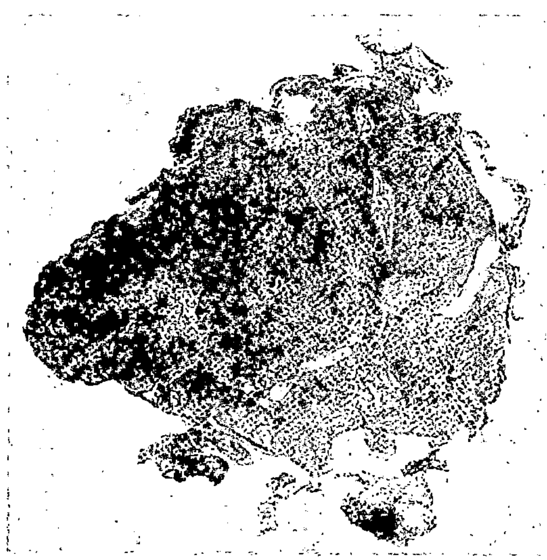

Abb. 92. Reiskorngroßes nicht verhornendes Mikroplattenepithelcarcinom in einem Bronchus (Biopsie). Van Gieson-Färbung, Vergr. 23:1 (10158/64)

einen 57jährigen Mann. Bei der Bronchoskopie wurde eine krümelige Masse zutage gefördert, die einem Reiskorn entsprach. Histologisch ergab sich ein nicht verhornendes Plattenepithelcarcinom (Abb. 92). Der daraufhin resezierte linke Unterlappen ließ in seinem Hauptbronchus an der Aufteilung in die basalen Segmentbronchien noch deutlich die klinisch bestätigte Stelle der Probeentnahme erkennen. Ein Carcinom aber war durch eine große Zahl von Schnitten nicht mehr aufzufinden. Metastasen liegen bis heute nicht vor. Doch sind wir mit KRÜCKE-MEYER (1955) der Meinung, daß diese Mikrocarcinome wegen der Möglichkeit einer frühzeitigen Absiedelung von außerordentlicher Bedeutung sind.

Wir haben viele Mitteilungen übergangen, weil oft eine sichere Grenze zwischen einem sog. Carcinoma *in situ* oder „umgewandeltem Epithel mit deutlicher Neigung zum Tiefenwachstum" (LINDBERG) und dem bereits ausgewachsenen Carcinom nicht zu ziehen ist (CURETON u. HILL 1955; „tumourlets" von WHITWELL 1955; VOLUTER 1956; HACKENSELLNER 1957 u. a.). Zweifellos ließen sich manche dieser Befunde unter die echten Mikrocarcinome einordnen.

Mikrocarcinome mit Metastasen sahen wir in der Prostata, im Magen, in der Mamma und in den Ovarien. Die Lungen aber halten wir für das Vorzugsorgan der Kleinstkrebse. Hier kommen sie in Bronchien, Bronchiolen und Narben vor und werden meist als Miniatur- bzw. Mikrocarcinome bezeichnet.

Sinnverwandte Namen sind „mikroskopisches Carcinom" (STEWART u. ALLISON, AUERBACH, HORELL u. HOWE), „winzige (minute) Carcinome" (SPAIN u. PARSSONNET, RAEBURN), „winzige Tumoren" (PRIOR, PRIOR u. JOHNES), „frühe (early) Carcinome" (GRAY u. CORDONNIER, PETERSEN u. Mitarb.). AUERBACH u. Mitarb. sehen in ihnen „frühe invasive Carcinome", TURNER u. WILLIS nennen ihren Tumor „symptomloses, fast unsichtbares Carcinom eines Bronchiolus". Auch als „atypische epitheliale Hyperplasie" (W.H. WHITWELL) „atypische Proliferation" (WHITWELL, KING) oder als „Carcinoma *in situ* mit tieferer Infiltration in die Bronchialwand" (WOOLNER, ANDERSEN, BERNATZ) werden sie angesehen.

Wir glauben, daß die Begriffe Miniatur- oder Mikrocarcinom die kleinen Tumoren am besten charakterisieren, weil damit ihre geringe Ausdehnung und maligne Natur gekennzeichnet ist. Sie sind also nach unserer Meinung als Carcinome zu betrachten, obgleich aus der Namensgebung hervorgeht, daß nicht alle Autoren diese Ansicht teilen. Die Schwierigkeiten liegen in der Abgrenzung gegenüber Hyperplasien und Metaplasien. Die Skala geht daher von „bösartig" über „relativ gutartig" bis „absolut gutartig". Dieser Widerspruch liegt nicht allein im histologischen Bild, sondern auch im klinischen Verhalten. Wir befinden uns hier nämlich in jener Phase der Krebsentwicklung, in der unter sonst gleichen Umständen noch ein Gleichgewicht zwischen mesenchymaler Abwehr und neoplastischer Aggression besteht. Schwankungen in dieser Gegenseitigkeit bestimmen das Verhalten und sind einerseits maßgeblich für die lange Latenz („gebremste Tumoren", VOLUTER u. KAPANCI 1956) und andererseits für die frühzeitige und ausgedehnte Metastasierung. Diese Schlußfolgerung leiten wir aus dem *gleichartigen* histologischen Bild der „gutartigen" und „bösartigen" Kleinstkrebse ab.

CURETON u. HILL sehen in den Miniatur- und Mikrocarcinomen eine besondere Tumorklasse, weil angeblich *Frauen* häufiger als *Männer* betroffen sind. Wir übersehen mit den eigenen Fällen 164 kleinste Lungencarcinome. Soweit das Geschlecht angegeben ist, verteilen sie sich auf 71 Männer und 68 Frauen. Diese Verschiedenheit gegenüber dem gewöhnlichen Lungencarcinom möchten wir darauf zurückführen, daß die Krebsdisposition bei beiden Geschlechtern von vornherein gleich ist. Zur vollen Ausbildung des Krebses aber kommt es beim Mann deswegen häufiger, weil bei ihm die realisierenden Schädlichkeiten in stärkerem Maße vorliegen.

Das durchschnittliche *Alter* der Betroffenen konnten wir nach 151 Angaben mit 58,5 Jahren berechnen. Bei den eigenen Untersuchungen betrug es 59,3 Jahre. Hätten wir nur die Sektionsfälle berücksichtigt, so läge das Durchschnittsalter höher und wäre mit dem der großen Bronchialcarcinome gleich. Die Tatsache, daß 27% der Literaturbeispiele unter 50 und 12,5% unter 40 Jahren liegen, bestätigen nur, daß diese Carcinome meist zufällig entdeckt werden und lange Zeit unauffällig bleiben können.

Der *Lokalisation* nach befanden sich 42 Kleinstkrebse in der rechten und 39 in der linken Lunge. Die Ober- und Unterlappen waren 41- bzw. 26mal, der Mittellappen 3mal befallen. In 63 Fällen fehlen Lokalisationsangaben. Sie kommen in großen und kleinen Bronchien vor, sollen aber häufiger peripher, meist subpleural sitzen.

Bei insgesamt 98 Beobachtungen lagen neben den tumorösen Befunden zusätzlich eine oder mehrere andere Lungenerkrankungen vor. Am häufigsten wurden Bronchiektasen gefunden (37). Auch Lungenfibrose (11), pneumonische Vorgänge (6), Atelektasen, Lungenabscesse, alte Lungentuberkulose, Lungeninfarkte und Bronchitis werden angegeben. Besonders auf das häufige Vorkommen von Bronchiektasen wird von sehr vielen Untersuchern immer wieder hingewiesen. Kahlau hält sie für „Veränderungen, in denen gern Mikrocarcinome zur Entwicklung kommen"; in gleicher Weise Krückemeyer. Eine gegensätzliche Ansicht vertreten Cureton u. Hill. Sie stimmen mit Niskanen (1949) und Giese (1960) überein. Diese Untersucher fanden trotz der Häufigkeit von Bronchiektasen nur sehr selten kleine Carcinome.

Die Frage nach unizentrischer Entstehungsweise oder primärer *Multiplizität* ist kaum mit Sicherheit zu entscheiden. Da diese Geschwülstchen aber oft in andersartig erkrankten Lungen entstehen sollen, kann durchaus eine multilokuläre Entstehung angenommen werden. Indessen wird man Metastasen nie ausschließen können, so daß diese Frage mit einem „non liquet" beantwortet werden muß.

Der *histologische Typ der Kleinstcarcinome* war in 77 Fällen angegeben. An erster Stelle stehen die kleinzelligen undifferenzierten Krebse (31). Dann folgen die Plattenepithelcarcinome (28). Adenocarcinome lagen in 8 Fällen vor. Der Rest wurde als mittel- bis großzellig, polymorph- und gemischtzellig bezeichnet. Unter den zuletzt untersuchten eigenen Fällen befinden sich 4 Plattenepithelcarcinome; nur 2 gehörten zu den unreifzelligen. Im ganzen aber entspricht die zahlenmäßige Verteilung der histologischen Typen ähnlich wie ihre Lokalisation ungefähr den großen Lungencarcinomen.

Die Metastasierungsfähigkeit dieser kleinen Carcinome ist durch zahlreiche Beobachtungen erwiesen. Die Größe des Bronchialtumors steht nach Hamperl in keinem gesetzmäßigen Abhängigkeitsverhältnis zur Größe der Metastasen. Kleinste Primärtumoren können den Körper mit Metastasen überschwemmen und zu einem Zeitpunkt klinische Erscheinungen hervorrufen, in dem er selbst noch vollständig verborgen ist und unter Umständen sogar bei der Sektion nicht gefunden wird. Darauf beruhen klinische und nicht ganz selten auch pathologisch-anatomische Fehldiagnosen.

Die Verborgenheit und schwere Auffindbarkeit von Carcinomen hat eine große Bedeutung für die allgemeine Pathologie. Darauf wurde von Eck mehrfach hingewiesen. Zum Beispiel kann das „Alveolarzellcarcinom" von einem solchen kleinen Tumor seinen Ursprung nehmen, in gleicher Weise das Pleuraendotheliom. Eck (1953) ist auch der Überzeugung, daß die „neurogene Gruppe der Tumoren mit Pancoastsyndrom" (Löblich 1952) auf übersehene Lungenkrebse zurückzuführen ist.

5. Sitz und Ausbreitungsform des Bronchialcarcinoms

a) Im Sektionsgut

Unsere bisherigen Kenntnisse über Entstehungsort und Ausbreitungsform des Bronchialcarcinoms gehen bis in die jüngste Zeit auf Sektionsbefunde zurück. Ursprung und Sitz werden daher von Pathologen in die Haupt- und Lappenbronchien verlegt (Büchner 1962). Durch die Thoraxchirurgie und Röntgenreihen-

untersuchungen aber wurden zunehmend Frühfälle erfaßt. Diese haben uns ge-
lehrt, daß Endzustände zu Irrtümern über den Ablauf der Geschwulstentwicklung
führen können. In Gegenüberstellung zum Schrifttum sollen daher die eigenen
Untersuchungen am Sektionsgut und im Operationsmaterial getrennt dargestellt
werden. Nur die Zusammenschau beider Untersuchungsmaterialien in Verbindung
mit den klinischen Ergebnissen der Früherkennung und -behandlung ergibt ein
vollständiges Bild von Ursprungsort und Ausbreitungsform des Lungenkrebses.

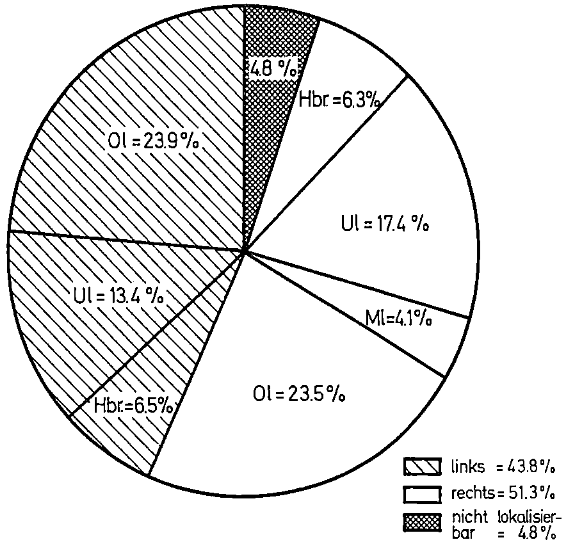

Abb. 93. Lappenlokalisation von 1452 Bronchialcarcinomen des Sektionsgutes der Jahre 1930—1939 und 1950
bis 1963

Wir untersuchten an 31794 *Sektionen* der Jahre 1930—1939 und 1950—1963
die *Lokalisation des Bronchialcarcinoms*. Von 1572 Bronchialcarcinomen (4,96%
aller Sektionen) betrafen 1379 Lungenkrebse das männliche (8,2% aller Sektionen)
und 193 das weibliche Geschlecht (1,3% aller Sektionen). Ausgewertet wurden
1264 Bronchialcarcinome der Männer und 188 der Frauen. Bei den übrigen waren
die Angaben lückenhaft. Die *Lappenverteilung* sämtlicher Bronchialcarcinome geht
aus Abb. 93 hervor. Von 1452 Sektionsfällen mit Bronchialcarcinom entfielen 746
(51,3%) auf die rechte und 637 (43,8%) auf die linke Lunge. In 59 Fällen ließ sich
eine sichere Seiten- und Lappenlokalisation nicht mehr bestimmen. Die Ergebnisse zeigt im Vergleich zum Schrifttum Tab. 17.

Tabelle 17. *Seitenverteilung der Bronchialcarcinome*

Autor	Jahr der Mitteilung	Anzahl	rechte Lunge	linke Lunge
FISCHER	1949	5833	53,6%	46,4%
KAHLAU	1954	193	60,5%	37,6%
DÜBEN	1955	619	58,5%	41,5%
BALÓ	1957	200	60,5%	38,5%
LULU u. LAWSON	1964	321	56,4%	42,7%
SCHILL	1964	207	59,4%	38,2%
Eigene Ergebnisse (HAUPT u. STOLPER)	1968	1459	51,3%	43,8%

Bei der *Lappenlokalisation* überwiegen eindeutig die Oberlappen. Nach unseren Untersuchungen ist der linke Oberlappen dabei häufiger befallen als der rechte (Tab. 18 Haupt u. Stolper).

Tabelle 18. *Lappenverteilung von 1452 Bronchialcarcinomen*

Lappen	rechte Lunge		linke Lunge		zusammen	
	absolut	%	absolut	%	absolut	%
Oberlappen	341	23,5	347	23,9	688	47,4
Mittellappen	60	4,1	—	—	—	4,1
Unterlappen	253	17,4	195	13,4	448	30,8
Stammbronchus.	92	6,3	95	6,5	187	12,8
nicht sicher lokalisierbar	—	—	—	—	69	4,8
Summe	746	51,3	637	43,8	1452	—

W. Fischer, Kahlau, Zadek u. Look (1957), Lulu u. Lawson, M. Düben u. Schill geben einen etwa gleich häufigen Befall beider Oberlappen an. Demnach befinden sich etwa 50% sämtlicher Bronchialcarcinome in beiden Oberlappen. Einen erweiterten Überblick gibt die Tab. 19.

Tabelle 19. *Prozentuale Häufigkeit der Lokalisation von Bronchialcarcinomen*

Autor	Jahr der Mitteilung	Oberlappen rechts	links	Unterlappen rechts	links	Stammbronchi rechts	links	Mittel-lappen
Fischer	1949	18,8	16,7	16,4	13,4	18,1	14,6	1,9
Kahlau	1954	26,6	16,2	15,0	10,5	14,7	10,9	4,2
Baló	1957	23,5	22,0	21,5	11,5	7,5	4,0	4,5
Schill	1964	27,0	19,8	20,8	14,5	—	—	3,9
Eigene Ergebnisse (Haupt u. Stolper)	1968	23,5	23,9	17,4	13,4	6,3	6,5	4,1

Vergleicht man die beiden Zeitabschnitte der Vor- und Nachkriegszeit, so ergeben sich deutliche Verschiebungen in der Lappenverteilung (Tab. 20). Die rechte Lungenseite erscheint in der zweiten Untersuchungsperiode gegenüber der Vorkriegszeit häufiger als Sitz eines Carcinoms. Der Unterschied läßt sich jedoch nicht statistisch sichern. In beiden Zeiträumen überwiegt das Bronchialcarcinom

Tabelle 20. *Lappenverteilung der Bronchialcarcinome im Sektionsmaterial*
a) = Untersuchungszeitraum 1930—1939, b) = 1950—1960

Lappen		rechte Lunge absolut	%	linke Lunge absolut	%	ohne Angabe absolut	%	zusammen absolut	%
Oberlappen	a)	33	20,5	44	27,3	—	—	77	47,8
	b)	308	23,9	303	23,5	—	—	611	47,4
Mittellappen	a)	3	1,9	—	—	—	—	3	1,8
	b)	57	4,4	—	—	—	—	57	4,4
Unterlappen	a)	26	16,1	24	15,0	—	—	50	31,1
	b)	227	17,5	171	13,2	—	—	398	30,7
Stammbronchus . . .	a)	10	6,2	12	7,4	—	—	22	13,7
	b)	82	6,3	83	6,4	—	—	165	12,7
Unsichere Lokalisierg.	a)	4	2,5	2	1,2	3	1,9	9	5,6
	b)	8	0,7	6	0,5	46	3,6	60	4,7
Summe 1930—1939 . . .	a)	76	47,2	82	50,9	3	1,9	161	100,0
1950—1960 . . .	b)	683	52,8	563	43,6	46	3,6	1291	100,0

in den Oberlappen im Vergleich zu den Unterlappen. Der linke Oberlappen war zwischen 1930 und 1939 mit 27,3% am häufigsten Sitz eines Bronchialcarcinoms. Nur 20,5% aller Lungenkrebse saßen im rechten Oberlappen. In der Nachkriegszeit sind beide Oberlappen mit etwa 24% gleich häufig befallen.

Die Ober- und Unterlappen werden von Plattenepithelcarcinomen und von kleinzelligen Krebsen etwa gleich häufig befallen (Tab. 21). Der linke Oberlappen aber scheint bevorzugter Sitz von Plattenepithelcarcinomen zu sein.

Die Verschiebung der Häufigkeiten zugunsten der rechten Lunge im eigenen Sektionsgut läßt sich am ehesten mit ähnlichen Untersuchungen von DÜBEN (1955) vergleichen. Die Autorin fand von 1930—1939 ein Verhältnis der Häufigkeit des Bronchialcarcinoms in der rechten zur linken Lunge von 51:49%. In der Nachkriegszeit (1945—1954) hatte sich das Verhältnis auf 62,5:37,6 zugunsten der rechten Lunge verschoben.

Bevorzugung eines *histologischen* Types in der *Lappenverteilung* besteht nicht. Nur die Adenocarcinome scheinen von dieser Regel abzuweichen. Sie werden etwas häufiger in den Oberlappen gefunden. Kleinzellige und plattenepithelige Krebse kommen in gleicher Anzahl vor (je 50%). Aus den Arbeiten von WALTHER und mit Einschränkung auch von KAHLAU (1954) ist eine ähnliche Verteilung bezüglich des histologischen Typs zu erkennen. DELARUE u. PAILLAS (1955) geben einen häufigeren Befall der Oberlappen durch das Plattenepithelcarcinom gegenüber den undifferenzierten Krebsformen an. Die undifferenzierten Carcinome sollen öfter ihren Sitz in den Unterlappen haben. Entsprechende Angaben werden auch von WIKLUND (1951), WALTER u. PRYCE (1955) sowie von MÜLLY (1956) gemacht. Plattenepithelcarcinome sollen also in den cranialen Lungenabschnitten überwiegen.

Tabelle 21. *Beziehungen zwischen Lappenlokalisation und histologischem Typ bei 1452 Bronchialcarcinomen des Sektionsgutes*

Lappen-lokalisation	kleinzelliges Carcinom		polymorphzell. Carcinom		Plattenepithel-Carcinom		Adeno-Carcinom		AZK	ohne Histologie	Summe
	abs.	%	abs.	%	abs.	%	abs.	%	abs.	abs.	abs.
Rechte Lunge:											
Oberlappen. . .	115	24,5	87	23,6	98	21,5	29	27,1	5	7	341
Mittellappen . .	18	3,8	21	5,6	17	3,7	2	1,9	1	1	60
Unterlappen . .	80	17,1	59	15,8	88	19,2	17	15,9	4	5	253
Stammbronchus	32	6,8	28	7,5	22	4,8	6	5,6	—	4	92
Linke Lunge:											
Oberlappen. . .	107	22,8	69	18,7	129	28,0	28	26,2	6	8	347
Unterlappen . .	67	14,3	63	17,4	56	12,2	8	7,5	—	1	195
Stammbronchus	31	6,6	26	7,0	31	6,8	6	5,6	—	1	95
Nicht lokalisierbar	19	4,1	16	4,2	16	3,5	11	10,3	2	5	69
Rechte + linke Lunge für einzelne Lappen:											
Oberlappen. . .	222	47,3	156	42,3	227	49,5	57	53,3	11	15	688
Unterlappen . .	147	31,3	122	33,5	144	31,4	25	23,4	4	6	448
Stammbronchus	63	13,4	54	14,5	53	11,6	12	11,2	—	5	187
Summe	469		369		457		107		18	32	1452

Eine Einteilung in periphere und zentrale Krebse ermöglicht gute Vergleiche mit dem Resektionsmaterial. Wir haben uns ähnlich wie SALZER und auch RINK zu folgender Einteilung entschlossen: *Als zentral gelten Krebse, die bei der Sektion Haupt- und Lappenbronchien sowie die Segmentcarinen befallen oder mitbefallen hatten. Weiter distale, nur auf den Segmentbronchus beschränkte oder im Lungenmantel gelegene Carcinome werten wir als periphere Lungencarcinome.* Ausdrücklich sei schon hier betont, *daß mit dieser Einteilung nichts über den Ausgangspunkt des Carcinoms gesagt wird,* sondern nur das Endstadium zum Zeitpunkt des Todes gekennzeichnet ist. Abb. 114 läßt die unterschiedliche Lokalisation in zentrale und periphere Carcinome im eigenen Sektionsgut erkennen. Für den gesamten Untersuchungszeitraum fanden sich 958 (65,7%) zentrale und nur 431 (29,6%) periphere Krebse. Bei 37 (2,5%) lag eine diffuse Carcinose vor, die eine Zuordnung unmöglich machte. Getrennt nach Geschlechtern fanden sich unter den 1264 Lungenkrebsen bei Männern 845 zentral (66,8%) und 29,2% peripher. Das Verhältnis

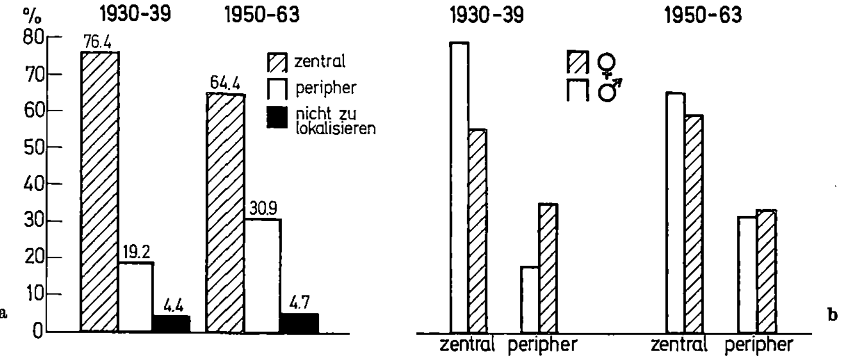

Abb. 94a u. b. Verteilung von 1264 Lungencarcinomen des Sektionsgutes des Path. Inst. des St. Georg-Krankenhauses Leipzig nach zentralem und peripherem Sitz. a Vergleich der Untersuchungszeiträume von 1930—1939 und 1950—1963. b wie a, getrennt nach Geschlechtern

zentral zu peripher betrug also 2,23:1. Bei den Frauen berechneten wir ein Verhältnis von 1,8:1 (110:62 oder 58,4:32,9%). Die übrigen Lungencarcinome der Männer (8,7%) konnten nicht sicher lokalisiert werden. Dieser zahlenmäßig so augenscheinliche Unterschied zwischen zentralem und peripherem Sitz bei den Bronchialcarcinomen der Männer und Frauen ließ sich statistisch nicht sichern. Die Häufigkeitsunterschiede der zentralen und peripheren Lungenkrebse bei Frauen und Männern getrennt nach der Vor- und Nachkriegsperiode ergaben eine statistisch signifikante Zunahme der peripheren Krebse von 19% im ersten Zeitraum auf 31% in der Untersuchungszeit von 1950—1963. Vor allem betrifft dies die Männer (Abb. 94). Vergleichende Angaben des Schrifttums gehen in summa aus Tab. 22 hervor.

Tabelle 22. *Häufigkeit des zentralen und peripheren Lungencarcinoms*

Autor	Jahr der Mitteilung	zentral	peripher	z : p
Baló	1957	80,0%	20,0%	4:1
Salzer u. Mitarb.	1952	75,5%	24,5%	3:1
Hamperl	1950	70,0%	30,0%	7:3
Lüders	1959	59,77%	40,23%	3:2
Lüders u. Themel	1953	64,87%	35,13%	—
Prévot	1959	70—80%	20—30%	—
Frissel u. Knox	1937	—	6,5%	—
Björk	1947	—	12,0%	—
Pohl	1940	—	16,0%	—
Edwards	1938	—	20,0%	—
Mayer u. Ackermann	1951	—	25,0%	—
Gelzer	1956	—	13,0%	—
Anacker	1955	—	25,0%	—
Schill	1964	63,0%	—	—
Eigene Ergebnisse (Haupt u. Stolper)	1966/67	65,7%	29,6%	2,2:1

Der *Altersgipfel* sämtlicher Bronchialcarcinome liegt bei Männern zwischen dem 61. und 65. Lebensjahr (23% aller Bronchialcarcinome), während bei den Frauen zwei Jahrfünfte, nämlich das zwischen 55 und 60 und das zwischen 66 und

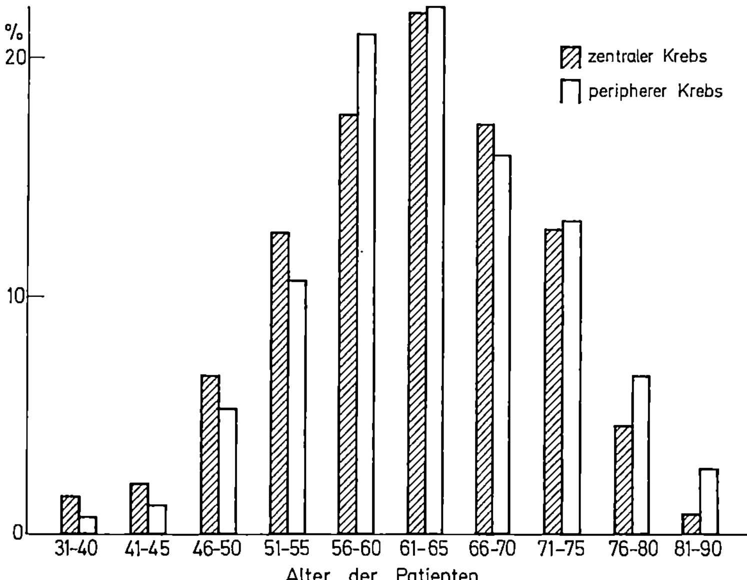

Abb. 95. Altersverteilung von 1452 obduzierten Bronchialcarcinomen des Path. Inst. des St. Georg-Krankenhauses Leipzig in Abhängigkeit von zentralem und peripherem Sitz

70 Jahren mit je 18% an erster Stelle liegen. In Abb. 95 werden sämtliche 1452 Lungencarcinome in ihrer Altersverteilung bezüglich des peripheren und zentralen Sitzes dargestellt. Periphere und zentrale Krebse zusammen entsprechen dabei 100%. In fast allen Altersklassen überwiegen die zentralen Bronchialcarcinome

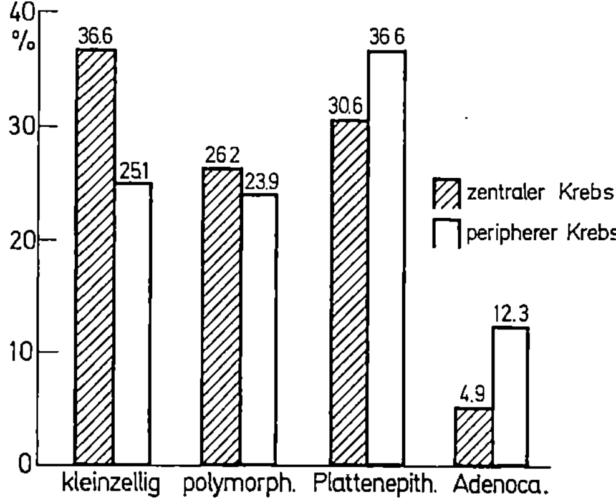

Abb. 96. Verteilung von 955 zentralen und 431 peripheren Bronchialcarcinomen (jeweils 100%) des Sektionsgutes des St. Georg-Krankenhauses Leipzig nach histologischen Typen

die peripheren. Die *Relation verschiebt sich mit zunehmendem Alter mehr zugunsten des peripheren Krebses.* Dies gilt für die Gesamtheit der Lungencarcinome und gesondert für die der Männer, während sich für die der Frauen keine festen Beziehungen erkennen lassen (HAUPT u. STOLPER[+] 1967).

Unter *Berücksichtigung des histologischen Types* in Beziehung zum zentralen und peripheren Sitz fanden wir das kleinzellig undifferenzierte Carcinom dreimal häufiger zentral. Auch unter den Plattenepithelkrebsen werden mehr zentrale Carcinome nachgewiesen. Bei den Adenocarcinomen dagegen fanden sich etwa gleich häufig periphere und zentrale Krebse. Die zahlenmäßige Aufgliederung geht aus Tab. 23 hervor. Die Aufteilung der gesamten Bronchialcarcinome nach zentralem und peripherem Sitz wird auch durch Abb. 96 verdeutlicht, bei der alle

Tabelle 23. *Aufteilung von 1452 Bronchialcarcinomen unseres Sektionsgutes nach histologischen Typen und Beziehung zum zentralen und peripheren Sitz*

Histologischer Typ	zentral		peripher		diffuses Carcinom absolut	nicht lokalisierb. absolut	z : p	Summe absolut
	abs.	%	abs.	%				
kleinzell. Carcinom	349	36,6	108	25,1	6	6	3,2:1	469
polymorphzell. Ca.	250	26,2	103	23,9	15	1	2,5:1	369
Plattenepithel-Ca.	292	30,6	158	36,6	4	3	1,8:1	457
Adeno-Carcinom	47	4,9	53	12,3	6	1	1,0:1,1	107
Alveolarzell-Ca.	—	—	—	—	—	—	—	18
ohne Histologie	17	1,7	9	2,1	6	—	—	32
Summe	955		431		37	11		1452

zentralen Krebse (955) sowie alle peripheren (431) jeweils als 100% angenommen worden sind. Unter den peripheren Carcinomen finden sich am häufigsten mit 36,6% das Plattenepithelcarcinom. Kleinzellig undifferenzierte und polymorphzellige undifferenzierte Krebse wurden in etwa gleicher Häufigkeit (25,1% bzw.

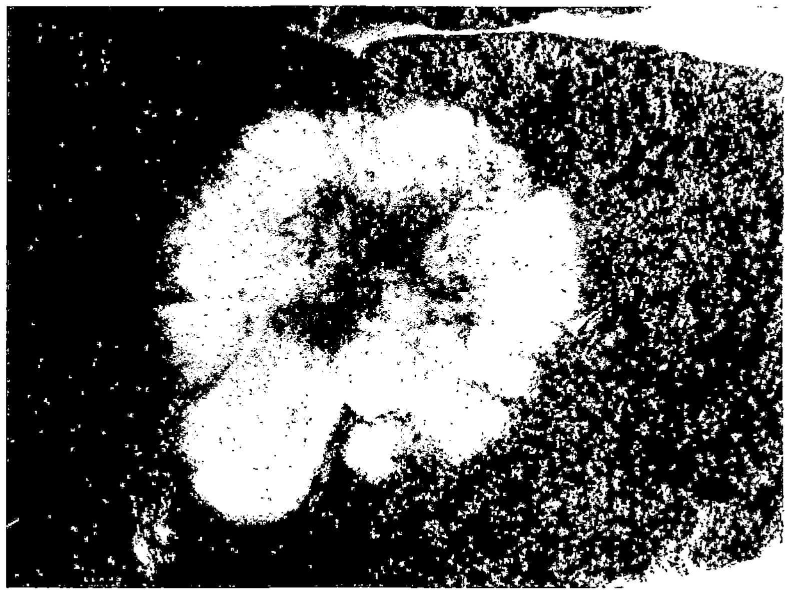

Abb. 97. Peripheres knotiges nicht verhornendes Pflasterzellcarcinom im dorsalen Segment des rechten Oberlappens. Durchmesser 4,0 × 3,5 cm. Rosettenform (Resektionspräparat)

23,9%), Adenocarcinome in 12,3% angetroffen. Den größten Teil der zentralen Krebse bilden dagegen die kleinzellig undifferenzierten (36,4%), während die Plattenepithelcarcinome mit 30,6% an zweiter Stelle folgen. Diese zusammenfassenden Angaben betreffen mit unwesentlichen Verschiebungen auch alle Bronchialcarcinome der Männer. Bei Frauen aber ist das Adenocarcinom in der Peripherie 1,5mal häufiger. Die Verteilung der übrigen histologischen Typen bei den weiblichen Tumorträgern entspricht etwa der des gesamten Untersuchungsgutes.

Nach BALÓ (1957) sind in Übereinstimmung mit den eigenen Ergebnissen die peripheren Carcinome zahlenmäßig am häufigsten Plattenepithelkrebse. Die kleinzelligen sitzen überwiegend zentral. STRAUCH, GEBAUER (1941) u. a. beobachteten die undifferenzierten Formen häufiger am Lungenhilus, die differenzierten mehr in der Lungenperipherie. Zahlreiche Autoren (MÜLLY, BALÓ, WIKLUND, WALTER u. PRYCE u.a.) fanden das Adenocarcinom häufiger in der Lungenperipherie. BERKHEISER (1962) stellte sämtliche Tumortypen häufiger zentral fest. KAHLAU und auch THEISS (1951) konnten keine festen Beziehungen zwischen histologischem Tumorbild und Sitz nachweisen. Beim Vergleich beider Untersuchungszeiträume (STOLPER[+] 1966) fällt eine Zunahme der kleinzelligen Krebse auch in der Peripherie auf. Während in der Untersuchungsserie von 1930—1939 unter sämtlichen zentralen Krebsen das Plattenepithelcarcinom an erster Stelle stand, haben sich von 1950—1963 die kleinzelligen Carcinome unter den zentralen Krebsen an die erste Stelle geschoben. Auf den vorwiegend zentralen Sitz des kleinzelligen undifferenzierten Bronchialcarcinoms weisen auch BLAHA u. Mitarb. (1965) in ihrer Monographie über kleinzellige Bronchialcarcinome hin. Es muß in diesem Zusammenhang jedoch ausdrücklich betont werden, daß das Sektionsgut besonders im zweiten Untersuchungszeitraum bereits eine Auslese darstellt, da die resezierten Krebse, wie später darzustellen sein wird, entfallen und prognostisch ungünstigere Tumoren zahlenmäßig häufiger in Erscheinung treten müssen.

Bei der *Ausbreitung des Lungenkrebses* haben wir eine diffuse und knotige Wuchsform unterschieden. Das periphere Carcinom scheint mehr zur knotigen Form zu neigen. Unter *diffusem lymphangiotischem Wachstum* verstehen wir Krebse, die in der Bronchialwand fortkriechen und in Lymphspalten sowie Interlobärsepten sich fingerförmig in das Lungengewebe ausbreiten (Abb. 97, 98, 99, 100).

Die Abb. 101 verdeutlicht die unterschiedliche Verhaltensweise der einzelnen histologischen Typen bezüglich des diffusen und knotigen Wachstums. In dieser Abbildung sind insgesamt 989 Bronchialcarcinome ausgewertet worden, bei denen eine zuverlässige Einteilung in beide Wuchsformen vorgenommen werden konnte. Selbstverständlich gibt es Übergangsformen. Etwa zwei Drittel aller zentralen Krebse im Sektionsmaterial zeigten ein diffus infiltratives Wachstum. Unter den peripheren Carcinomen fanden sich etwa 50:50% knotige und mehr diffuse Tumorformen. Die Plattenepithelkrebse wachsen zentral und peripher häufiger als umschriebene Knoten, alle anderen histologischen Typen weit öfter mit unscharfer Begrenzung. Für die kleinzelligen undifferenzierten Bronchialcarcinome konnten wir nahezu bei 90% ein diffus infiltratives Wachstum nachweisen, bei den Adenocarcinomen in etwa 74%. Die Verhältniszahlen innerhalb jeder histologischen Tumorgruppe bezüglich der Wachstumsform ergeben sich aus Tab. 24:

Tabelle 24. *Verhältnis der Wuchsformen der Bronchialcarcinome unterschiedlicher histologischer Typen*

Histologischer Typ	Wuchsform	Verhältnis
Kleinzelliges Carcinom	infiltrierend : knotig	8,6:1
Polymorphzelliges Carcinom	infiltrierend : knotig	6,6:1
Plattenepithel-Carcinom.	infiltrierend : knotig	1,0:3,8
Adenocarcinom	infiltrierend : knotig	2,8:1

In Übereinstimmung mit diesen Ergebnissen wurden auch von ARMSTRONG u. Mitarb. (1955) und STOBBE[+] (1952) im Sektionsmaterial häufiger knotige Wuchsformen beim Plattenepithelcarcinom und lymphangiotische Ausbreitungsart bei undifferenzierten Carcinomen angegeben. ARMSTRONG u. Mitarb. fanden für das Adenocarcinom ebenso wie wir eine vorwiegend infiltrative Ausbreitungsart.

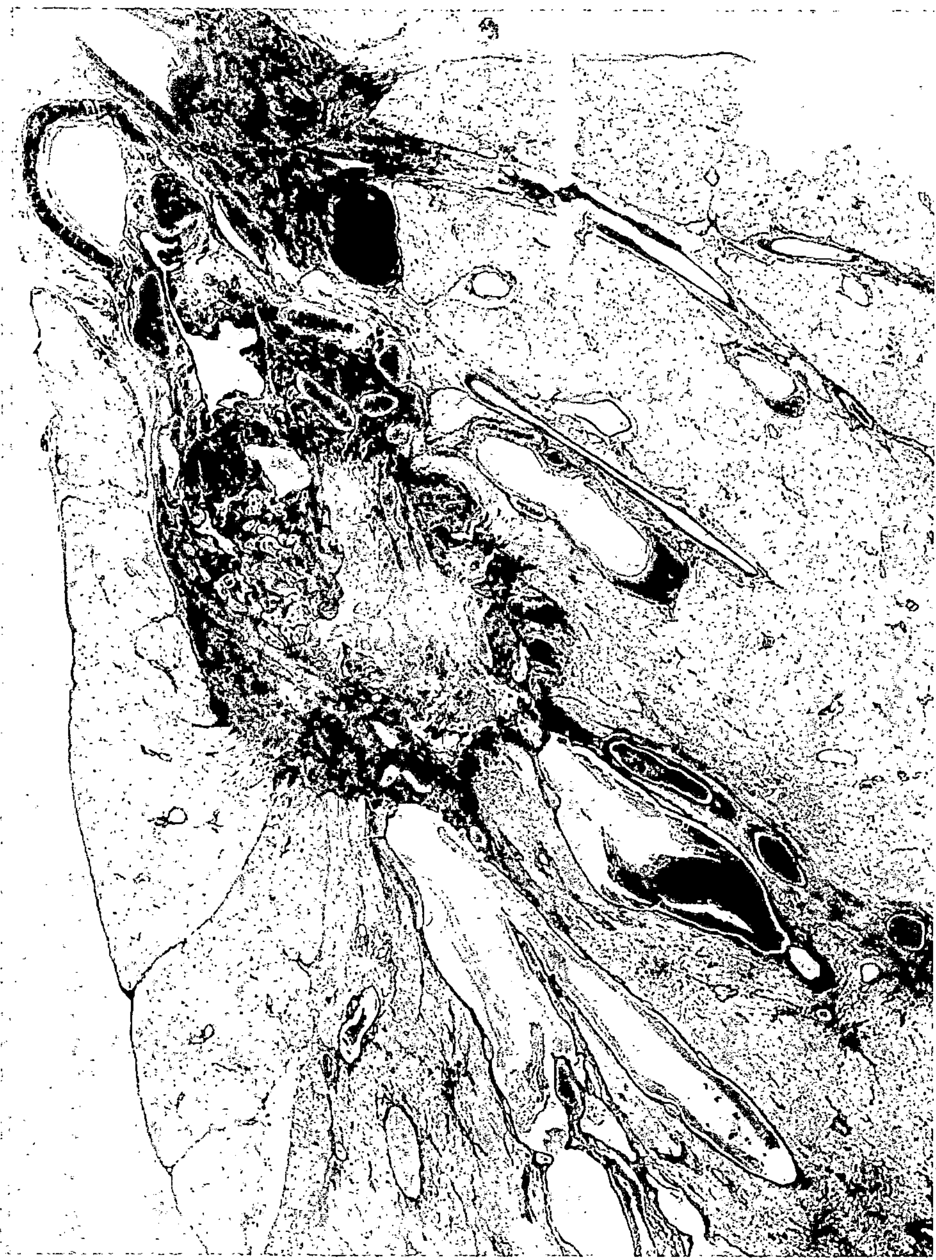

Abb. 98. MB. 109/65. I. Armin, 53jährig. Röhrenförmig hilusnahes, in den Unterlappen fingerförmig auswachsendes, verhornendes Pflasterzell-Carcinom, linker Unterlappen-Bronchus. Cylindrische Bronchiektasen linker Unterlappen-Mantel. Vergr. 3:1 (E. Uehlinger, Zürich)

→

Abb. 99. MB. 3312/64. D. Fidel, 51jährig. Anaplastisches Pflasterzell-Carcinom, rechter Mittellappen-Bronchus. Mittellappenatelektase. Vergr. 3:1 (E. Uehlinger, Zürich)

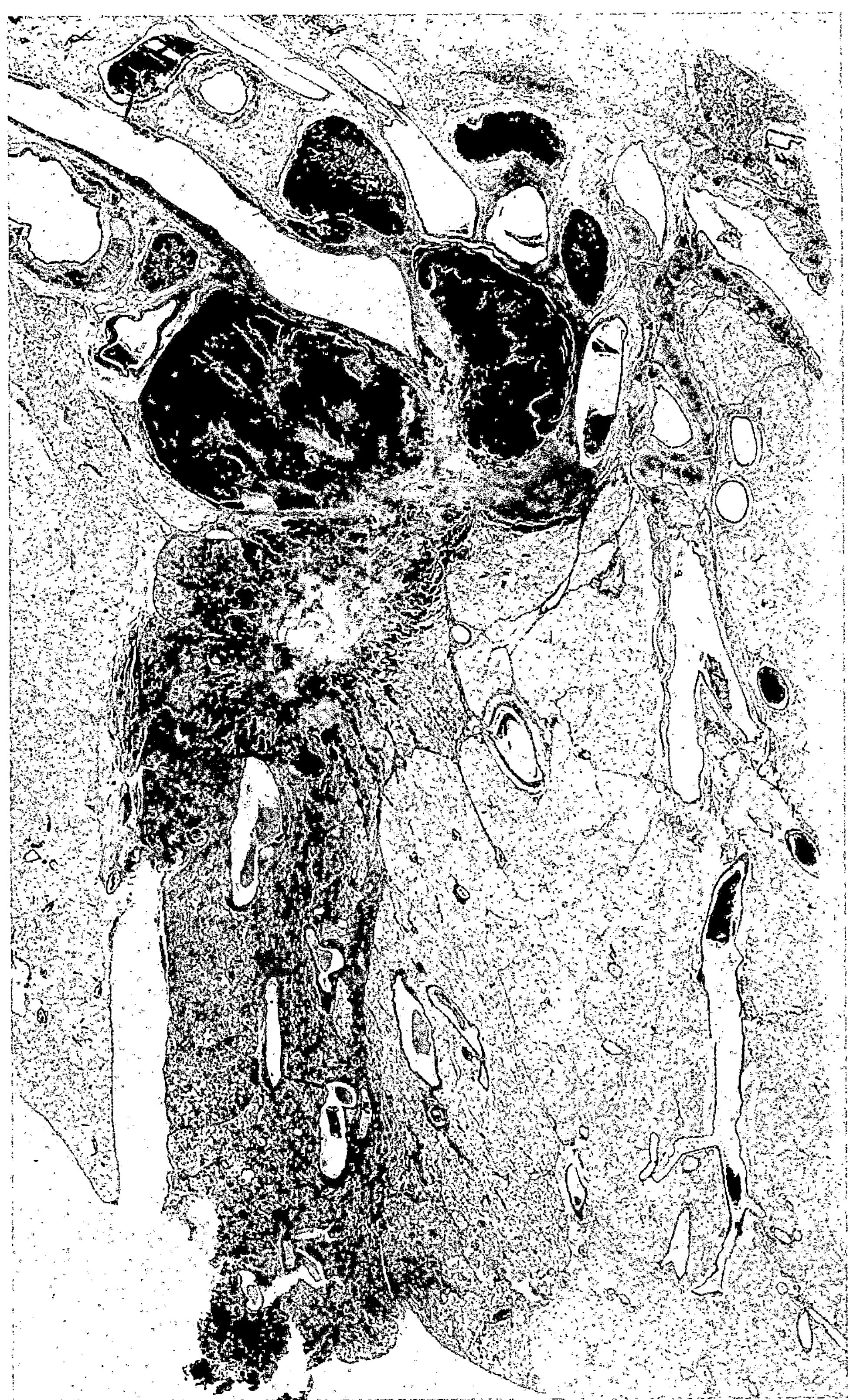

Abb. 99

Als Sonderform kann man nach Sitz (subpleural) und Wachstumsrichtung den sog. *Ausbrecherkrebs* (Eschbach 1948) betrachten. Wenn er in den Oberlappen entsteht, ruft er unter bestimmten Voraussetzungen das Pancoastsyndrom hervor (Abb. 102). Histologisch handelt es sich vorwiegend um plattenepithelige bzw. großzellig undifferenzierte Krebse (Eck 1954).

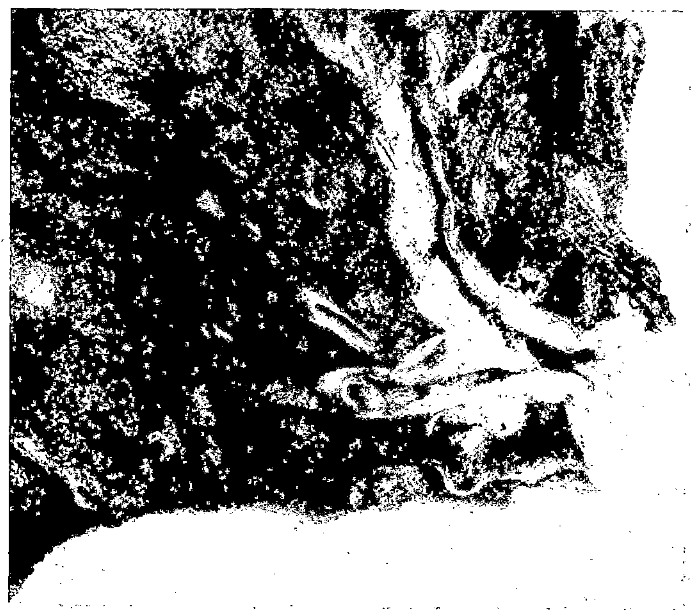

Abb. 100. Zentrales, vorwiegend lymphangiotisch und intramural wachsendes, polymorphzelliges, undifferenziertes Carcinom des rechten Oberlappenbronchus (Resektionspräparat)

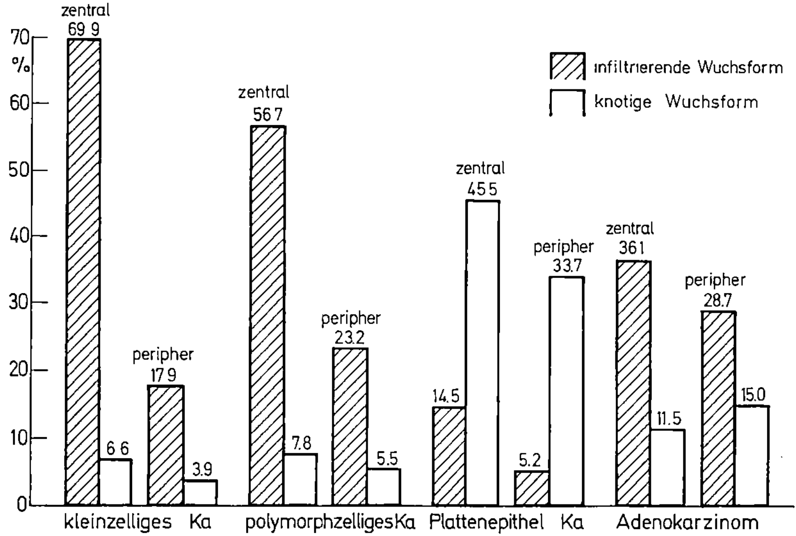

Abb. 101. Wuchsform von 989 obduzierten Bronchialcarcinomen des St. Georg-Krankenhauses Leipzig in Abhängigkeit von zentralem und peripherem Sitz sowie vom histologischen Typ (Jeder histologische Typ = 100 %)

Zusammenfassend darf aus den eigenen Ergebnissen im Vergleich zum Schrifttum folgendes festgestellt werden: *Die rechte Lunge wird häufiger vom Carcinom befallen als die linke. Die Oberlappen überwiegen in der Häufigkeit des Befalls deutlich die Unterlappen.* Die peripheren Lungenkrebse nehmen offenbar in den höheren Altersklassen im Sektionsgut zu.

Die Plattenepithelcarcinome wachsen weit häufiger knotig und sind vorwiegend in den Lappenzentren anzutreffen, nehmen jedoch unter den peripheren Krebsen der Lunge in der Häufigkeit ebenfalls die erste Stelle ein.

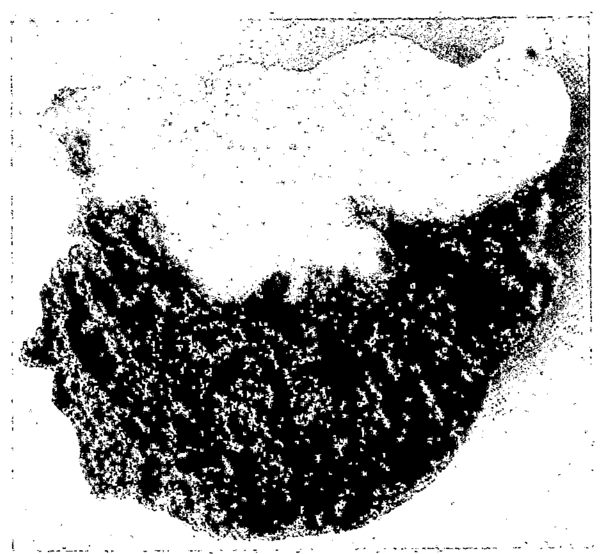

Abb. 102. Ausbrecherkrebs (nicht verhornendes Plattenepithelcarcinom) im rechten Oberlappen (Resektionspräparat)

Die kleinzelligen undifferenzierten und die polymorphzelligen Carcinome breiten sich vorwiegend diffus infiltrativ aus und stehen unter den zentralen Lungentumoren zahlenmäßig an erster Stelle.

Die Adenocarcinome sind etwa gleich häufig peripher und zentral anzutreffen. Lediglich beim weiblichen Geschlecht begegnen sie uns etwas häufiger in der Peripherie.

b) Im Resektionsmaterial

Im Zeitraum von 1950—1963 untersuchten wir 649 Operationspräparate von Lungencarcinomen. 120 Carcinomträger wurden später von uns seziert. Von den 649 Operationspräparaten konnten 593 statistisch verwendet werden.

Tabelle 25. *Lappenverteilung von 593 resezierten Bronchialcarcinomen*

Lappen	rechte Lunge absolut	%	linke Lunge absolut	%	Summe absolut	%
Oberlappen	180	30,4	162	27,3	342	57,7
Mittellappen	29	4,9	—	—	29	4,9
Unterlappen	114	19,2	93	15,7	207	34,9
Stammbronchien	7	1,2	7	1,2	14	2,4
diffuse Carcinose	—	—	1	—	1	
Summe	330	55,7	263	44,3	—	—

Die Lappenverteilung der operierten Lungencarcinome geht aus Abb. 103 hervor. Dabei betrafen 55,7% die Lappen der rechten Lunge und 44,3% die der linken. Die Carcinome der Oberlappen überwogen deutlich die der Unterlappen.

  ' Im Schrifttum wird von Frey u. Lüdeke im Operationsgut ein Verhältnis von rechter zu linker Lunge von 56:44 angegeben. Bei Haber beträgt es 53,2:46,8, bei Ochsner u. Mitarb. 53,4:46,6. Im Operationsgut von Maassen u. Mitarb. fand sich abweichend davon die linke Lunge häufiger betroffen (48:52). Während im eigenen Resektionsmaterial kein signifikanter

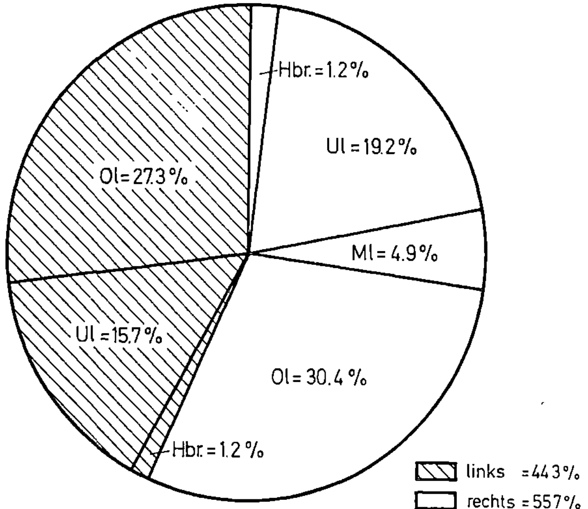

Abb. 103. Lappenlokalisation von 593 Bronchialcarcinomen des Resektionsgutes der Jahre 1950—1963 des St. Georg-Krankenhauses Leipzig

Unterschied zwischen den Häufigkeiten des resezierten Bronchialcarcinoms im rechten und linken Oberlappen vorliegt, wird von anderen Autoren ein häufigerer Befall des linken Oberlappens angegeben (Kiriluk, Boser, Thomas, Brunner, Lüthi-Michaud, Düben).

Die Lappenverteilung in Abhängigkeit vom histologischen Zelltyp geht aus der Tab. 26 hervor.

Tabelle 26. *Beziehungen zwischen Lappenlokalisation und Histologie der 593 operablen Bronchialcarcinome von 1950—1963. Jeder histologische Typ = 100%*

Lappen	kleinzelliges Carcinom		polymorphzell. Carcinom		Plattenepithel-Carcinom		Adenocarcinom		AZK	Summe
	abs.	%	abs.	%	abs.	%	abs.	%	abs.	abs.
Oberlappen	9	20,3	34	33,4	110	29,6	18	32,1	9	180
Mittellappen	—	—	5	4,9	16	4,29	7	12,5	1	29
Unterlappen	8	18,2	20	19,6	74	19,9	10	17,9	2	114
Stammbronchien	4	9,1	1	1,0	2	0,5	—	—	—	7
Oberlappen	16	36,4	23	22,5	106	28,5	12	21,4	5	162
Unterlappen	5	11,4	16	15,7	61	16,4	9	16,0	2	93
Stammbronchien	1	2,3	3	2,9	3	0,8	—	—	—	7
Diffuse Carcinose	1	2,3	—	—	—	—	—	—	—	1
Summe:	44	100,0	102	100,0	372	100,0	56	100,0	19	593
Oberlappen	25	56,7	57	55,9	216	58,1	30	53,5	14	342
Unterlappen	13	29,6	36	35,3	135	36,3	19	33,9	4	207
Stammbronchien	5	11,4	4	3,9	5	1,3	—	—	—	14

Aus der Tab. 26 geht hervor, daß die Oberlappen im Resektionsmaterial von allen histologischen Krebstypen etwa gleich häufig befallen werden. In beiden Unterlappen dagegen fanden wir etwas mehr Plattenepithelcarcinome (36,3%) als kleinzellige Krebse (30,0%). Diese saßen besonders häufig in den Stammbronchien, während die Plattenepithelcarcinome dort stark zurücktreten. Im Mittellappen überwiegen die Adenocarcinome. Hier jedoch mag die kleine Fallzahl eine Scheinhäufung vortäuschen. In den Stammbronchien wurden drüsige Krebse nicht gefunden.

Die *Kriterien für zentrale und periphere Lokalisation* waren die gleichen wie im Sektionsgut. Dabei entfallen 223 Fälle (37,6%) auf zentrale, aber 350 (59%) auf periphere Lungencarcinome. Daneben lagen 19 Alveolarzellcarcinome und eine diffuse Carcinose vor. Somit ergibt sich ein Verhältnis von zentralen zu peripheren Carcinomen von 1:1,59. Die peripheren Krebse treten also im Operationsgut 1,6mal häufiger auf als die zentralen. Das zeigt Tab. 27.

Tabelle 27. *Aufteilung von 592 operierten Bronchialcarcinomen nach zentralem und peripherem Sitz, getrennt nach Geschlechtern*

Sitz	männliche Fälle		weibliche Fälle		Gesamtfallzahl	
	absolut	%	absolut	%	absolut	%
zentral	211	38,1	12	30,0	223	37,6
peripher	327	59,1	23	57,5	350	59,0
Verhältnis p:z	1,55:1		1,9:1		1,59:1	
Alveolarzellcarcinome . .	14		5		19	
diffuse Carcinose	1				1	
Summe	553		40		593	

Im Schrifttum sind die Angaben über peripheren und zentralen Sitz der resezierten Bronchialcarcinome erheblich verschieden (Tab. 28).

Tabelle 28. *Bronchialcarcinome im Resektionsmaterial anderer Untersucher*

Autor und Jahr der Mitteilung		peripher	zentral	p : z
SALZER u. Mitarb. . . . 1952	. . . .	67,5%	32,5%	2:1
LÜDEKE. 1953	. . . .	13,6%	83,2%	1:6,1
MEESSEN 1954	. . . .	30,0%	70,0%	1:2,3
WALTER u. PRYCE . . . 1955	. . . .	53,4%	42,3%	1,3:1
WURNIG 1961	. . . .	28,3%	71,7%	1:2,5
JENNY u. BUCHBERGER 1962	. . . .	36,2%	63,9%	1:1,76
MAASSEN u. Mitarb. . . 1964	. . . .	52,0%	48,0%	1,1:1

Die *Altersverteilung* im Zusammenhang mit dem peripheren und zentralen Sitz wird durch Abb. 104 verdeutlicht. Daraus ist zu ersehen, daß periphere Carcinome in höheren Altersklassen verhältnismäßig häufiger vorkommen als bei jüngeren Menschen. Für Männer ergeben sich die gleichen Verhältnisse wie für die Gesamtcarcinome. Bei den Bronchialcarcinomen bei Frauen ist die Zahl zu klein, um Verschiebungen in den einzelnen Altersklassen als echte Unterschiede verwerten zu können.

Die Abb. 105 gibt die histologische Aufteilung der operierten Bronchialcarcinome getrennt nach Geschlechtern und die Abhängigkeit vom zentralen und peripheren Sitz wieder. Danach sind Plattenepithelcarcinome mit 62,8% am häufigsten vertreten. Dagegen werden die kleinzelligen undifferenzierten Krebse im Gegensatz zum Obduktionsgut sehr selten angetroffen (7,4%). Drei Viertel aller Plattenepithelcarcinome (47,6%) gehören der nicht verhornenden Variante an, ein Viertel (15,2%) der verhornenden. In der niedrigen Zahl der undifferenzierten kleinzelligen Carcinome spiegelt sich die durch den häufigeren zentralen Sitz und das rasche Wachstum bedingte schlechtere Operabilität wider. Plattenepithelcarcinome betreffen wesentlich häufiger Männer als Frauen (65:35%), umgekehrt die Drüsenkrebse (27% bei Frauen: 8% bei Männern).

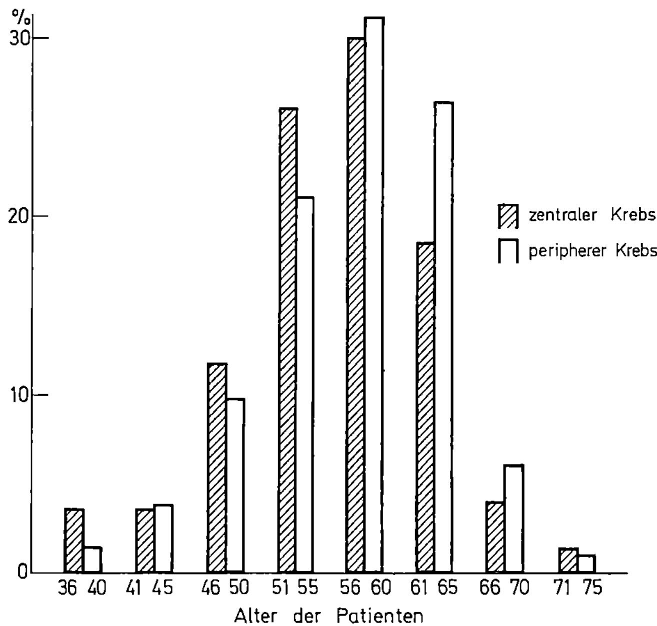

Abb. 104. Altersverteilung von 593 resezierten Lungenkrebsen, getrennt nach zentralem und peripherem Sitz, zentrales und peripheres Carcinom je 100 % (Path. Inst. des St. Georg-Krankenhauses Leipzig)

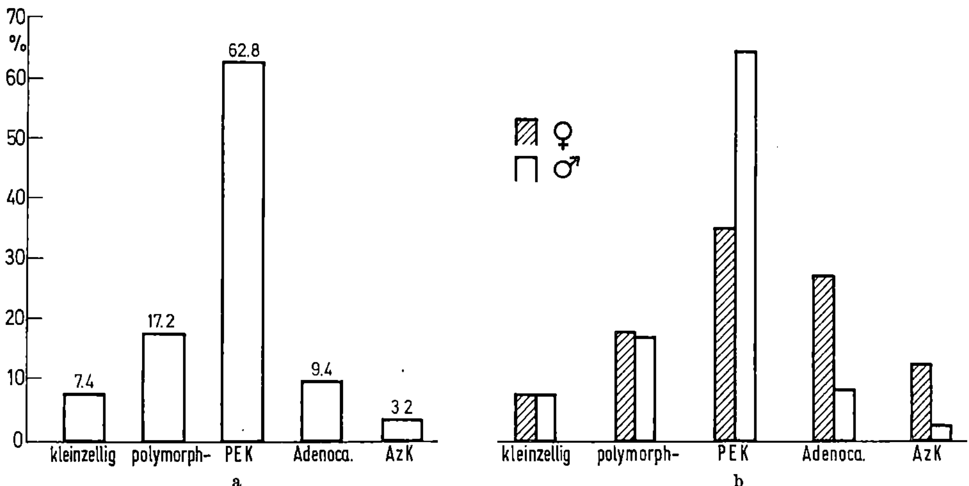

Abb. 105a u. b. Histologische Aufteilung von 593 Bronchialcarcinomen. a nach histologischem Typ. b getrennt nach Geschlechtern. 553 Krebse der Männer = 100%, 40 Krebse der Frauen = 100% (Path. Inst. des St. Georg-Krankenhauses Leipzig)

Nach der *Wuchsform* fanden sich unter 593 operativ entfernten Bronchialcarcinomen 581 Knotenkrebse. Nur 12mal lagen diffus wachsende Carcinome vor. Die Beziehungen zwischen histologischem Typ und Wuchsform der zentralen und peripheren Krebse im Resektionsmaterial geht aus Tab. 29 hervor:

Tabelle 29. *Aufteilung der operierten Bronchialcarcinome nach histologischen Typen in Beziehung zum zentralen und peripheren Sitz: 1. Gesamtfallzahl = 593 = 100,0%, 2. getrennt nach Geschlechtern (männlich 553 = 100,0%, weiblich 40 = 100,0%). Jeder histologische Typ ist jeweils 100,0%*

Histologischer Typ	zentral absolut	%	peripher absolut	%	diff. Carc. absolut	AZK absolut	z : p	Summe absolut
Männliche + weibliche Fälle:								
kleinzelliges Carcinom	22	50,0	21	47,7	1	—	1:1,0	44
polymorphzelliges Ca.	39	—	63	—	—	—	—	102
Plattenepithelcarcinom	147	39,6	225	60,4	—	—	1:1,5	372
Adenocarcinom	15	26,8	41	73,2	—	—	1:2,7	56
Alveolarzellcarcinom	—	—	—	—	—	19	—	19
Summe	223		350		1	19		593
Männliche Fälle:								
kleinzelliges Carcinom	19	46,4	21	51,1	1	—	1:1,1	41
polymorphzelliges Ca.	37	—	58	—	—	—	—	95
Plattenepithelcarcinom	142	39,7	216	60,3	—	—	1:1,5	358
Adenocarcinom	13	29,0	32	71,0	—	—	1:2,5	45
Alveolarzellcarcinom	—	—	—	—	—	14	—	14
Summe	211		327		1	14		553
Weibliche Fälle:								
kleinzelliges Carcinom	3	—	—	—	—	—	—	3
polymorphzelliges Ca.	2	—	5	—	—	—	—	7
Plattenepithelcarcinom	5	—	9	—	—	—	1:1,8	14
Adenocarcinom	2	—	9	—	—	—	1:4,5	11
Alveolarzellcarcinom	—	—	—	—	—	5	—	5
Summe	12		23		—	5		40

Kleinzellige Krebse kamen etwa gleich häufig zentral und peripher vor, Plattenepithelcarcinome dagegen 1,5mal häufiger peripher. Die Drüsenkrebse der Lungen bevorzugten im Resektionsmaterial eindeutig die Peripherie (1:2,7). Dabei ergaben sich keine wesentlichen Unterschiede der Geschlechter.

Vergleichen wir die zentralen Carcinome (223) und die peripheren (350) jeweils getrennt nach histologischen Typen, so finden sich in der Häufigkeit sowohl zentral als auch peripher vorwiegend Plattenepithelcarcinome. Es folgen die polymorphzelligen undifferenzierten Carcinome vor den Drüsenkrebsen und dem kleinzelligen Carcinom (Abb. 106). Bei den zentralen Krebsen dagegen findet sich folgende Reihenfolge: Plattenepithelcarcinom, polymorphzelliges, kleinzelliges undifferenziertes Carcinom und Drüsenkrebs. Die Plattenepithelcarcinome stehen demnach unter den operierten Krebsen sowohl zentral als auch peripher an erster Stelle.

Die Angaben bezüglich des Zelltyps und des Tumorsitzes im Resektionsmaterial schwanken in den Mitteilungen des Schrifttums beträchtlich. So fanden WALTER u. PRYCE im eigenen chirurgischen Material die in Tab. 30 wiedergegebene Aufteilung.

Tabelle 30. *Aufteilung der resezierten Bronchialcarcinome nach histologischem Typ und Sitz* (nach WALTER u. PRYCE)

Histologischer Typ	zentral %	peripher %	intermediär %	total %
Plattenepithelcarcinom.	34,2	21,7	3,1	39,0
Adenocarcinom . . . . . :	—	16,8	—	16,8
kleinzelliges Carcinom	8,1	14,9	1,2	24,2
Summe	42,3	53,4	4,3	100,0

Im Operationsmaterial von Ochsner u. Mitarh. fanden sich sämtliche histologischen Typen häufiger peripher. Lüthi-Michaud fand Plattenepithelcarcinome gleichmäßig über die resezierten Lappen verteilt, die kleinzelligen Carcinome dagegen nur zentral. In statistischen Erhebungen von Jenny u. Buchberger (1962) werden kleinzellige Carcinome häufiger zentral

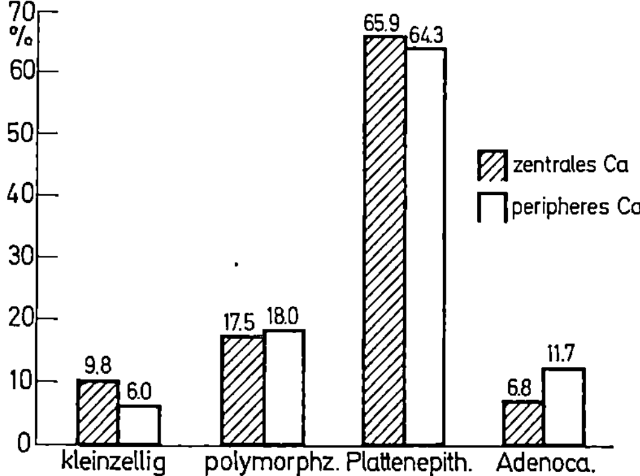

Abb. 106. Verteilung von 573 resezierten Bronchialcarcinomen nach histologischem Typ und nach zentralem und peripherem Sitz. 223 zentrale Krebse = 100%, 350 periphere Krebse = 100% (Path. Inst. des St. Georg-Krankenhauses Leipzig)

und Adenocarcinome überwiegend in der Lungenperipherie gefunden. In einer Resektionsserie von Obiditsch-Mayer u. Strahberger (1952) waren unter 115 Krebsen alle Geschwulstformen mehr zentral als peripher lokalisiert.

In unserem Operationsgut wurde bei 528 resezierten Lungenkrebsen eine *Zuordnung zu den einzelnen Lungensegmenten* versucht. Dies ließ sich bei 427 kleineren Tumoren durchführen. Die Aufteilung ist aus Abb. 107 zu ersehen. Besonders bei den 317 peripheren Geschwülsten war die Segmentzuordnung gut vorzunehmen, während bei den zentralen Tumoren häufig mehrere Segmentbronchien betroffen waren.

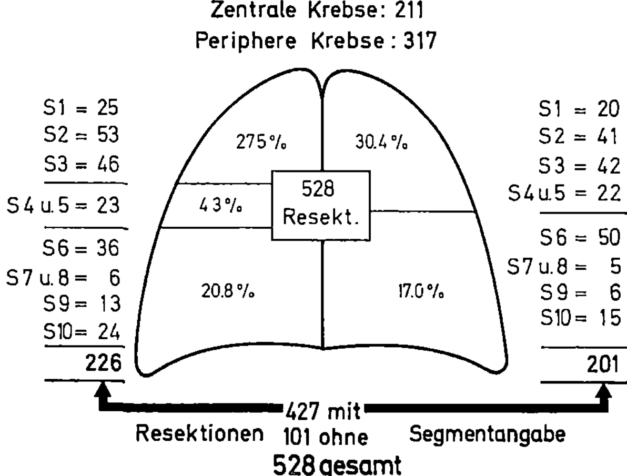

Abb. 107. Schema. Lappen- und Segmentlokalisation bei 528 resezierten Lungenkrebsen, Resektionen bis 1964 (Path. Inst. des St. Georg-Krankenhauses Leipzig)

Beachtenswert sind die Segmentaufteilungen besonders in Gegenüberstellung zum Befall einzelner Lungensegmente durch die Tuberkulose. Nach Haeflinger u. Mark (1956) bevorzugt die Tuberkulose die rechte Lunge (51,2:48,8%). Diese

Angaben beziehen sich vorwiegend auf die kavernöse Tuberkulose. Unterschiede ergeben sich beim Vergleich zwischen Tuberkulose und Krebsbefall bezüglich der Lappenlokalisation und des Segmentbefalls. Sowohl die tuberkulösen Kavernen als auch die tuberkulösen Rundherde liegen vorwiegend im Bereich der Oberlappen, seltener im Mittel- bzw. Unterlappen (Oberlappen 74,5%, Mittellappen 1,2%, Unterlappen 24,3%). Diese Angaben werden durch zahlreiche Mitteilungen aus dem Schrifttum bestätigt (ROTHE u. Mitarb. 1960; SCHOLTZE u. STENDER 1960; BRUNS u. Mitarb. 1961). Auch die Bronchialcarcinome finden sich häufiger im Ober- als im Unterlappen. Das Überwiegen der Oberlappen ist jedoch nach den Erfahrungen aus dem Operationsgut nicht so deutlich wie bei der Tuberkulose (Oberlappen 57,9%, Mittellappen 4,3%, Unterlappen 37,8%). Nach RINK liegt im Resektionsmaterial ein Verhältnis von Ober- zu Unterlappenkrebs bei 65:35%, nach Mitteilungen von LÜDEKE bei 61:39%.

Sehr auffallende Differenzen ergeben sich beim Vergleich der befallenen Segmente. Während die Tuberkulose die mehr dorsal und cranial liegenden Segmente 1, 2 und 6 bevorzugt — nach HAEFLINGER u. MARK sind in diesen Segmenten 82% der tuberkulösen Kavernen lokalisiert — zeigt der Bronchialkrebs eine

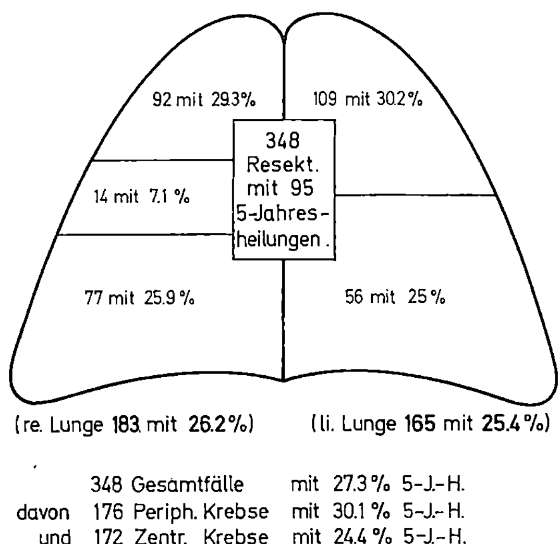

Abb. 108. Schema. Fünfjahresheilungen bei 348 resezierten Lungenkrebsen (Resektionen bis 1960) des Untersuchungsgutes des Path. Inst. des St. Georg-Krankenhauses Leipzig

etwas andere Verteilung. Zwar finden sich mehr als 50% der Lungenkrebse, nämlich 225 von 427 ebenfalls in diesen Segmenten, doch besteht nicht der Eindruck einer so ausgesprochenen Segmentbezogenheit wie bei der Tuberkulose. *Neben den basalen Segmenten der Unterlappen ist besonders auch das anteriore Oberlappensegment weit häufiger Sitz eines Carcinoms als einer Tuberkulose.* In unserem Resektionsmaterial fanden sich allein 88 Bronchialcarcinome von 727 in diesem Oberlappensegment. Auch das 6. Segment, das von der Tuberkulose häufig erst sekundär befallen wird, scheint häufiger Sitz eines Carcinoms zu sein. BRUNS u. Mitarb. bezeichneten daher das linke apikale Unterlappensegment als „krebsfreudig". Die beträchtlichen Unterschiede in den Lokalisationen machen aber einen ätiologischen Zusammenhang zwischen Tuberkulose und Bronchialcarcinom unwahrscheinlich.

Den bevorzugten Befall der anterioren Segmente der Oberlappen sowie des superioren Unterlappensegmentes beiderseits bestätigen auch Lisa u. Mitarb. (1965) an einer Serie von 79 resezierten Lungencarcinomen, bei denen eine segmentale Zuordnung der Geschwulst möglich war.

Sowohl für den Kliniker als auch für den Pathologen sind *prognostische Aussagen im Zusammenhang mit der Lokalisation und Wuchsform* eines Carcinoms von besonderer Bedeutung. Aus unserem Schema (Abb. 108) geht hervor, daß die Carcinome des Mittellappens bezüglich einer Fünfjahresheilung eine besonders schlechte Prognose haben. Die Tumoren der Oberlappen haben bei frühzeitiger Resektion die günstigsten Heilungsergebnisse. Bei Untergliederung der Lungenlappen in ihre Segmente finden sich besonders häufig Fünfjahresheilungen bei den Carcinomen des anterioren Segmentes der Oberlappenkrebse. Bronchialcarcinome der Unterlappen sind in ihrer Prognose wesentlich ungünstiger, besonders das Carcinom des *linken Unterlappens.* Diese Tatsache wird mit dem Lymphabfluß dieses Lappens in Zusammenhang gebracht. Prognostisch besser dagegen sind die Tumoren im apikalen Unterlappensegment. Hier fanden sich ca. 30% Fünfjahresheilungen (19 von 59). Die geringere Überlebenszeit bei Sitz in den basalen Segmenten scheint durch den engen Kontakt mit dem Mediastinum und den Lymphabfluß zu den Bifurcationslymphknoten bedingt zu sein. Die Zahlen sind allerdings zu klein, um statistisch sichere Aussagen zuzulassen.

Die *Prognose der Wuchsform* ergibt sich aus Tab. 31.

Tabelle 31. *Anatomischer Befund und Fünfjahresheilung*

Wuchsform	Resektionen bis 1964	Resektionen bis 1960	Fünfjahresheilung Fälle	%
vorwiegend knotig	308	165	50	30,3
knotig diffus	125	104	24	23,0
vorwiegend diffus	95	79	21	26,5
davon kavernisierte Krebse	103	67	15	22,3

Daraus geht hervor, daß die vorwiegend knotigen Geschwülste eine wesentlich bessere Prognose haben als die überwiegend diffus wachsenden Bronchialcarcinome. Die Kavernisierung einer Lungengeschwulst mindert die Heilungsaussichten sehr beträchtlich (Rothe 1964). Auch mit der zunehmenden Größe der Geschwulst verschlechtert sich die Prognose. Bei 158 Bronchialcarcinomen mit einem Durchmesser zwischen 1 und 4 cm ergeben sich 30% Fünfjahresheilungen, bei 86 mit Durchmessern zwischen 5 und 7 cm liegt der Prozentsatz unter 20.

Die einzelnen *histologischen Typen der Lungengeschwülste* bringen ebenfalls sehr erhebliche Unterschiede in der Fünfjahresheilung mit sich. 528 Carcinome sind unter diesem Gesichtspunkt in Tab. 32 zusammengestellt.

Tabelle 32. *Histologie und Fünfjahresheilung*

Geschwulsttyp	Resektionen bis 1964	Resektionen bis 1960	Fünfjahresheilung Fälle	%
vorwiegend Plattenepithelcarcinome	360	—	—	27,0
verhornend	—	*49*	*19*	*38,7*
nicht verhornend	—	*203*	*51*	*25,1*
Adenocarcinome	31	16	5	31,2
Polymorphzellige Carcinome	69	43	10	23,3
Kleinzellige Carcinome	20	17	—	—
Alveolarzellcarcinome	46	18	8	44,4
Maligne Adenome	2	1	2	
Gesamt	528	348	95	27,3

Dabei ergeben sich besonders für die Adenocarcinome und die Plattenepithel-carcinome häufigere Fünfjahresheilungen. Die Alveolarzellcarcinome in dieser Statistik entsprechen nicht dem Bild der Lungenadenomatose schlechthin. In der Mehrzahl der Fälle sind es vielmehr gut begrenzte periphere Rundherde, die durch Reihenuntersuchung entdeckt wurden und im histologischen Bild vorwiegend den Aufbau des Alveolarzellcarcinoms aufweisen, teilweise jedoch auch Platten-epithel- oder Adenocarcinome darstellen, die sich in ihren Randabschnitten in Form des sog. Alveolarzellcarcinoms ausbreiten. Diese Gruppe des Operations-materials nimmt bezüglich der Fünfjahresheilung eine Sonderstellung ein, wobei jedoch die verhältnismäßig kleinen Zahlen berücksichtigt werden müssen. In jüngster Zeit werden derartige Alveolarzellcarcinome häufig aus langsam wachsen-den peripheren Rundherden abgeleitet (HEWLETT u. Mitarb. 1964; RINK 1965).

Unter *Berücksichtigung des Lebensalters* fanden sich im Resektionsgut besonders häufig Tumoren in den Altersgruppen der 51—65jährigen. Der Altersgipfel fand sich in der Gruppe der 51—60jährigen (Tab. 33).

Tabelle 33. *Lungenkrebs und Alter*

Altersgruppe	Resektionen bis 1964	Resektionen bis 1960	Fünfjahresheilungen Fälle	%
31—40	11	3	0	0,0
41—50	81	67	21	31,3
51—60	273	205	61	29.7
61—65	124	59 ⎫	8 ⎫	
66—70	35	12 ⎬ 73	5 ⎬ 13	17,8
71 und mehr	4	2 ⎭	0 ⎭	
	528	348	95	27,5

Aus dieser Darstellung geht hervor, daß die Fünfjahresheilungen im 5. und 6. Dezennium in gleicher Häufigkeit bei 30% liegen. Im höheren Alter verschlech-tert sich die Prognose.

Ein wichtiges Merkmal für die Größenzunahme und damit für die Malignität eines Lungencarcinoms ist die sog. *Wachstumsverdoppelungszeit* (t_D).

COLLINS u. Mitarb. (1956) sowie später SPRATT u. Mitarb., GARLAND u. Mitarb., WELIN u. Mitarb. sowie GERSHON-COHEN u. Mitarb. haben die Methode der mathematischen Berech-nung der Wachstumsverdoppelungszeit entwickelt bzw. ausgebaut. Unter der Annahme, daß sich in bestimmter Zeit während der Wachstumsphase eine mathematisch erfaßbare Vermeh-rung von Tumorzellen durch regelmäßige Verdoppelung ergibt, ermöglicht diese Methode eine Aussage über die Wachstumsgeschwindigkeit. Im deutschen Schrifttum ist in den letzten Jahren besonders von SCHWARZ u. WOLFF (1964), WOLFF u. Mitarb. (1964), WOLFF (1964), GERSTENBERGER (1964), OESER u. Mitarb. (1964) sowie auch von KROKOWSKI (1965) auf dieses Verfahren hingewiesen worden. Entscheidend ist dabei, daß anhand von zwei oder mehreren Verlaufskontrollen im Röntgenbild in zwei Ebenen auch Rückschlüsse auf den Ent-stehungszeitpunkt gezogen werden können.

GARLAND u. Mitarb. (1963) und GARLAND (1966) (Abb. 109) haben anhand von 48 Bronchialcarcinomen nachgewiesen, daß für das Plattenepithelcarcinom und das undifferenzierte Carcinom durchschnittlich vom Beginn bis zur Erreichung eines Durchmessers von 2 cm 8 Jahre vergehen, wogegen für das Adenocarcinom eine Dauer von 16 Jahren angenommen wird (Abb. 110). Wichtig sind dazu An-gaben von der Größe der Ersterfaßbarkeit eines Bronchialcarcinoms im Röntgen-bild. RIGLER (1964) gibt dazu eine Größe von 3 mm an. GERSTENBERGER sowie OESER u. Mitarb. und auch WOLFF nennen 5 mm bis 1 cm. Bei Annahme einer durchschnittlichen Zellgröße von 15—20 μ hat ein Bronchialcarcinom bei 1 cm Größe schon etwa 30 Verdoppelungen durchlaufen, so daß ein mehrjähriges Wachstum möglich ist. GERSTENBERGER gibt für die Bronchialcarcinome eine

Wachstumsverdoppelungszeit von 33—300 Tagen an. Das entspricht einer Entwicklungsdauer der Geschwulst von 2,8—8,5 Jahre. Er berücksichtigt dabei drei Wachstumsphasen und weist ausdrücklich auf die Verlängerung der Verdoppelungszeit in der Endphase eines Carcinoms durch ausgedehnte Nekrosen und Verminderung der teilungsfähigen Tumorzellen hin. Ähnlich spricht sich auch Krokowski aus. Im Durchschnitt soll die Wachstumsverdoppelungszeit für Bronchialcarcinome 60 Tage betragen. Das wird von Wolff u. Mitarb. bestätigt: 80% aller

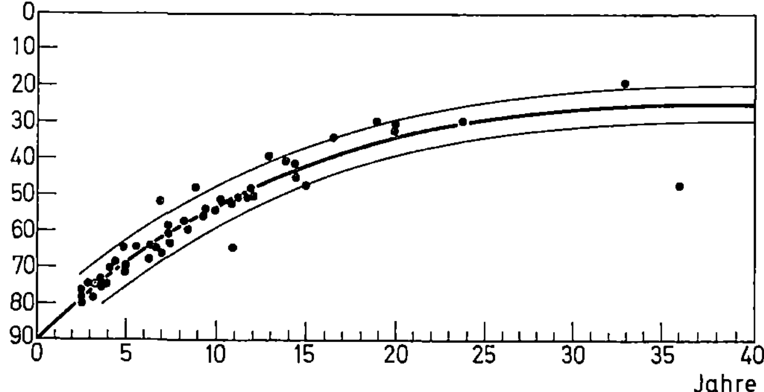

Abb. 109. Graphische Darstellung der Beziehung zwischen dem Winkel der Kurve der Wachstumsrate und der ermittelten Tumordauer in Jahren bei 48 Bronchialcarcinomen vom Typ des Plattenepithel- und des undifferenzierten Carcinoms (Aus L. H. Garland 1966)

Bronchialcarcinome hatten eine Wachstumsverdoppelungszeit von 46—270 Tagen 95% eine längere als 35 Tage. Von Oeser u. Mitarb. sowie von Gerstenberger werden ausdrücklich die kritischen Momente aufgezeigt, die eine derartige mathematische Berechnung der Wachstumsgeschwindigkeit hat. So wird besonders

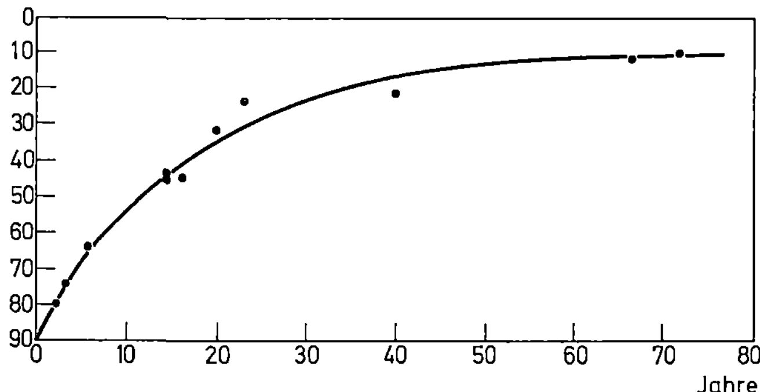

Abb. 110. Graphische Darstellung der Beziehung zwischen dem Winkel der Kurve der Wachstumsrate und der ermittelten Tumordauer in Jahren bei 11 Bronchialcarcinomen vom Typ des Adenocarcinoms (Aus L. H. Garland 1966)

darauf hingewiesen, daß bei den einzelnen Tumorarten die Zellen in unterschiedlich starkem Maße zur Nekrose neigen und man im Durchschnitt für das Bronchialcarcinom ein Verhältnis von Neubildung zum Absterben von Tumorzellen von 2:1 annehmen kann. Abb. 111 gibt die Verdoppelungszeiten für Lungencarcinome und metastatische Geschwülste der Lungen nach Krokowski (1965) wieder.

Zahlreiche biologische Eigenschaften wie allgemeine Krebsabwehr des Organismus, Wachstumseigenart und Ausbreitungsform des Tumors und das Verhältnis von Geschwulstneubildung zu Geschwulstuntergang sind von großer Bedeutung. Einzelfälle können daher das statistische Mittelmaß sprengen. Mathematisch statistische Angaben haben also immer nur eine eingeschränkte Aussagekraft.

Doch ist bemerkenswert, daß für das undifferenzierte kleinzellige Carcinom eine durchschnittliche Wachstumsverdoppelungszeit von 30 Tagen errechnet wurde. Dieser Geschwulsttyp liegt demnach an der untersten Grenze der Wachstumsverdoppelungszeit. Er hat somit die schlechteste Prognose, eine Feststellung, die sich mit längst bekannten klinischen und pathologisch-anatomischen Erfahrungen vollständig deckt.

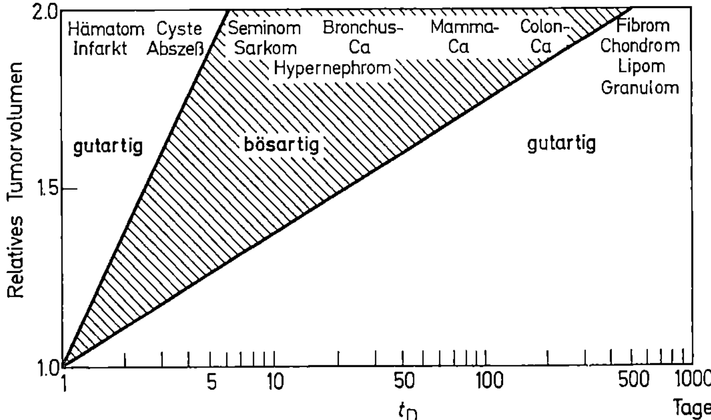

Abb. 111. Verdoppelungszeiten von Lungenrundherden bei gut- und bösartigen Prozessen. Differentialdiagnostische Unterscheidung verschiedener histologischer Geschwulsttypen nach Röntgenverlaufskontrollen (Aus E. KROKOWSKI 1965)

Diese scheinbar rein theoretische Abschweifung hat einen praktischen Sinn. Denn die Prognose ist von verschiedenen eng gekoppelten Eigenschaften des Krebses abhängig. Dazu gehört die Wachstumsgeschwindigkeit, die mit dem histologischen Typ in Verbindung steht. Dieser hinwiederum hat bevorzugte Lokalisationen. Vor allem aber ist es der Frühfall, der die Aussage über das weitere Schicksal bestimmt. *Früherkennung und Prognose stehen somit in direkter Beziehung.* Die darauf gerichteten Bemühungen haben uns neue Gesichtspunkte über den primären Sitz der Lungenkrebse gebracht. Peripherer und zentraler Ursprungsort stehen in einem Verhältnis von 70:30 bei *allen* Lungencarcinomen. Bei Aufgliederung in sog. Katasterkrebse (zufällig entdeckt) und klinische Carcinome fand sich für jene ein Verhältnis von 78:22% (peripher : zentral), für diese von 55:45% (LINDIG 1961). Ähnliche Erfahrungen wurden von WOLFF u. Mitarb. (1962), SCHRÖDER u. Mitarb. (1963), SCHRÖDER (1964) und auch RIGLER (1964) mitgeteilt. KIRSCH (1962) fand unter den Kataster- und Zufallsbefunden 60,7% periphere Carcinome. Eine neuere Statistik von LINDIG (1964) über 930 Lungenkrebse ergibt ebenfalls einen weit *höheren Prozentsatz peripherer Carcinome bei Röntgenreihenuntersuchungen* (80:20% im Gegensatz zu 63,4:36,6%).

Tabelle 34

Resektionen	bis 1964	bis 1960	Fünfjahresh.	%
Gesamtfälle. . . .	528	348	95	27,3
Kataster	294	144	45	31,2
Klinische	234	204	50	24,5
Peripher	317	176	53	30,1
Zentral	211	172	42	24,4

Die Resektionsrate beim symptomfreien Lungenkrebs liegt wesentlich höher als bei den Carcinomen, die durch bereits nachweisbare klinische Symptomatik zur Behandlung kamen (Tab. 34).

Beim Vergleich sämtlicher Resektionsfälle bis zum Jahre 1960 und bis zum Jahre 1964 ergibt sich eine deutliche Zunahme der früh erkannten Röntgenkatasterkrebse im zweiten Untersuchungsabschnitt. Dadurch wird auch die erhebliche Steigerung von Fünfjahresheilungen durch Frühoperation noch klinisch stummer Krebse bedingt (Abb. 112).

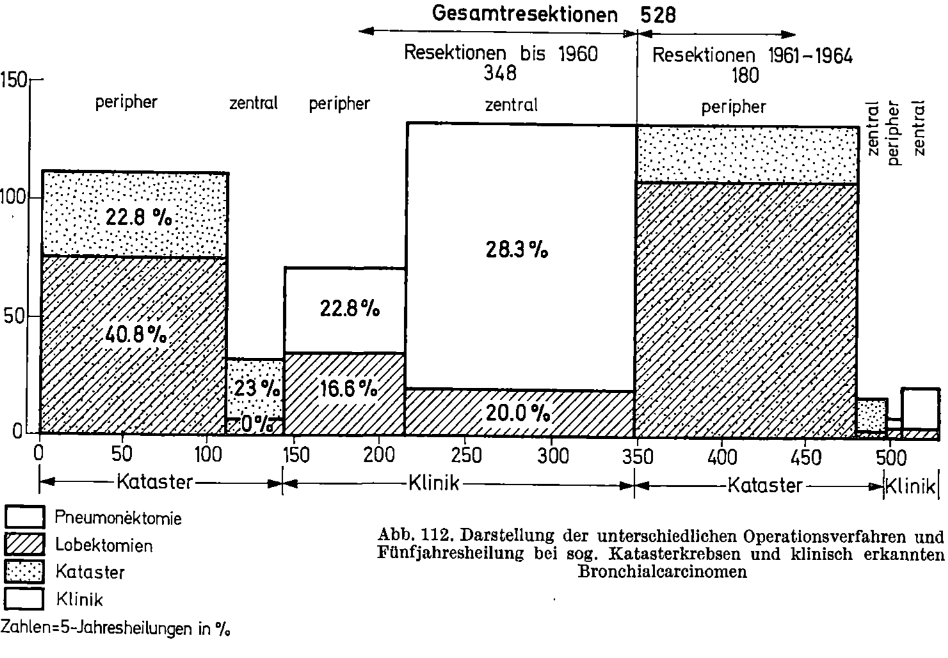

Abb. 112. Darstellung der unterschiedlichen Operationsverfahren und Fünfjahresheilung bei sog. Katasterkrebsen und klinisch erkannten Bronchialcarcinomen

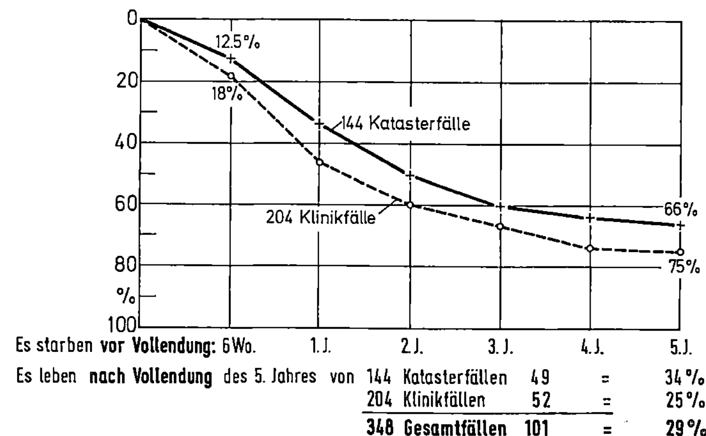

Es leben nach Vollendung des 5. Jahres von	144 Katasterfällen	49	=	34 %
	204 Klinikfällen	52	=	25 %
	348 Gesamtfällen	**101**	=	**29 %**

Abb. 113. Darstellung der Sterbekurven von 248 resezierten Lungenkrebsen unter Berücksichtigung der Erfassung der sog. Kataster- und sog. klinischen Krebses. Mit Abschluß des Jahres 1965 sind noch 6 Fünfjahresheilungen (4 Kataster- und 2 Klinikfälle) hinzugekommen, die in den anderen Statistiken zunächst nur als Vierjahresheilung gewertet wurden

Die erst *nach klinischer Symptomatik resezierten Lungenkrebse sitzen häufiger zentral*. Einerseits entgehen diese bei noch geringer Tumorausdehnung der Röntgenuntersuchung, andererseits sind sie durch ihre Ausdehnung auf zentrale Bereiche oft nicht mehr operabel. Die Verschiebungen in der Prognose zwischen beiden Krebsgruppen (sog. Katasterkrebse und sog. klinische Krebse) wird durch Tab. 35 und 36 und die Abb. 113 veranschaulicht.

Tabelle 35. *Katasterfälle*

Resektionen	bis 1964			bis 1960	Fünfjahresh.	%
Periphere Krebse . . .	244	Lobektomie	185	76	31	40,8
		Pneum.	59	35	8	22,8
Zentrale Krebse . . .	50	Lobektomie	9	7	0	—
		Pneum.	41	26	6	23,0
			294	144	45	31,2

Tabelle 36. *Klinische Fälle*

Resektionen	bis 1964			bis 1960	Fünfjahresh.	%
Periphere Krebse . . .	79	Lobektomie	40	36	6	16,6
		Pneum.	39	35	8	22,8
Zentrale Krebse . . .	155	Lobektomie	24	20	4	20,0
		Pneum.	131	113	32	28,3
			234	204	50	24,5

Beim *Vergleich des Sektions- und Operationsmaterials* wird deutlich, daß beide Untersuchungsreihen Auswahlen sämtlicher Bronchialcarcinome darstellen und nur in der Zusammenschau ein vollständiges Bild über Sitz und Wuchsform des Bronchialcarcinoms ermöglichen. Dem Sektionsgut fehlen alle Frühfälle, da diese durch Operation und zunehmende Heilungserfolge ausgesondert wurden. Im Operationsmaterial werden lokal sehr ausgedehnte und stark metastasierende Bronchialcarcinome nicht erfaßt.

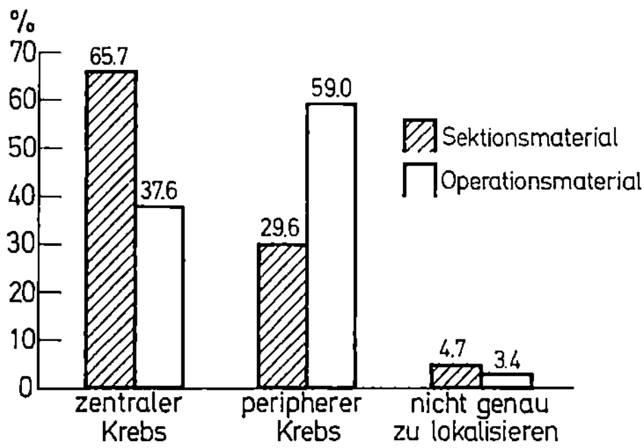

Abb. 114. Vergleich von 1452 obduzierten und 593 resezierten Bronchialcarcinomen (je 100%) bezüglich des zentralen und peripheren Sitzes

Die Aufteilung der Bronchialcarcinome nach zentralem und peripherem Sitz (Abb. 114) läßt besonders deutlich erkennen, daß aus der Sicht des Sektionsmaterials viel häufiger zentrale Lungencarcinome diagnostiziert werden, während unter den resezierten Tumoren die peripheren überwiegen. Das Verhältnis beider Tumorarten zueinander zeigt Tab. 37.

Tabelle 37. *Vergleichende Gegenüberstellung der Häufigkeit des zentralen und peripheren Carcinoms im Sektions- und Operationsmaterial*

	zentral	peripher	übrige Carcinome	z : p
Sektionsmaterial	65,7	29,6	4,7	2,2:1
Opeerationsmatrial	37,6	59,0	3,4	1,0:1,59

Die Differenz zwischen zentralem und peripherem Tumorsitz in den beiden verglichenen Untersuchungsmaterialien ist statistisch signifikant. Bei diesen Unterschieden muß berücksichtigt werden, daß sicherlich noch weit mehr Bronchialcarcinome peripher entstehen, sich dann jedoch hiluswärts ausbreiten und auf dem Sektionstisch als zentrale Bronchialcarcinome registriert werden. Ähnliche Ansichten werden auch von Pohl sowie von Salzer u. Mitarb. vertreten. Die klinischen Untersuchungen und der Volksröntgenkataster zeigen, daß zunächst umschriebene Krebsknoten der Lungenperipherie sich schließlich bis zur Lungenwurzel ausdehnen können, so daß oft bei der Sektion, ohne Kenntnis röntgenologischer Verlaufskontrollen, eine Aussage über den Entstehungsort der Geschwulst nicht mehr gemacht werden kann. Das zentripetale Wachstum zahlreicher peripher entstandener Bronchialcarcinome wird im Schrifttum ganz besonders auch von Jenny u. Buchberger, Anacker, Strnad, Werner u. Becker sowie von Wurnig betont. Wätjen nimmt daher nicht die Stamm- und Lappenbronchien, sondern die Segment- und Subsegmentbronchien als den häufigeren Ausgangspunkt eines Bronchialcarcinoms an. Vier besonders charakteristische Verläufe aus unseren Beobachtungen können diese Ansicht bestätigen (Abb. 115—122). In den ersten beiden Fällen erfolgt die zentripetale Ausbreitung eines sicher vorher peripher gelegenen Tumors kontinuierlich über die Bronchialwandung. In den beiden anderen hatten bronchopulmonale Lymphknoten eines peripheren Krebses bei späteren Kontrollen ein zentrales Carcinom vorgetäuscht. Besonders im letzten Fall, bei dem eine Vereinigung zwischen dem ursprünglichen Tumor und dem sekundären Herd noch nicht erfolgt ist, läßt sich dieser Weg gut darstellen. So mögen sehr viele im Sektionsmaterial als zentral beschriebene Krebse mit ausgedehnter Infiltration großer Bronchien zum zentralen Krebs geworden sein.

Beim Vergleich von zentralem und peripherem Sitz unter Berücksichtigung des Geschlechts ergibt sich aus beiden Untersuchungsreihen entsprechend dem

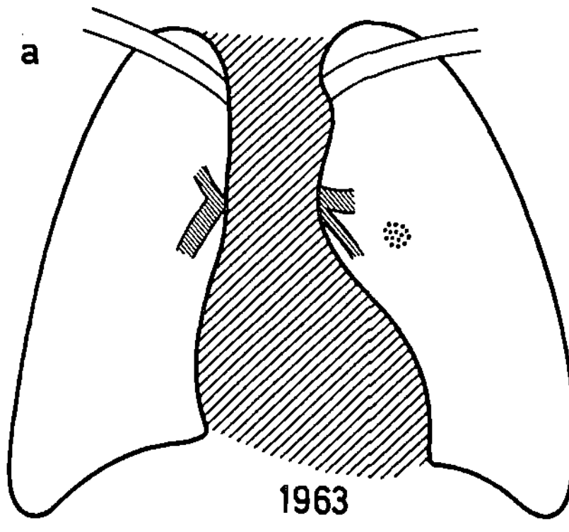

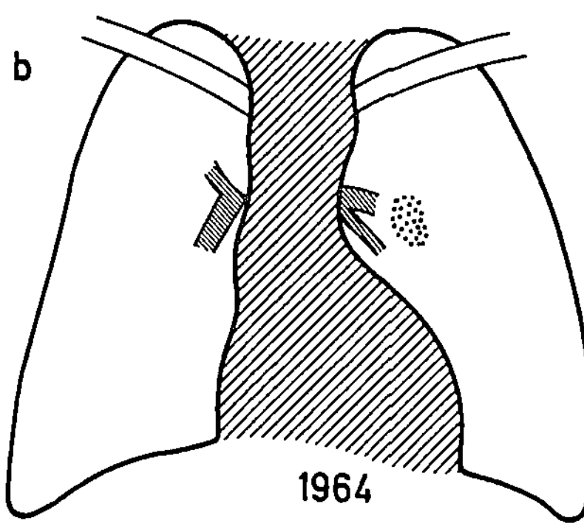

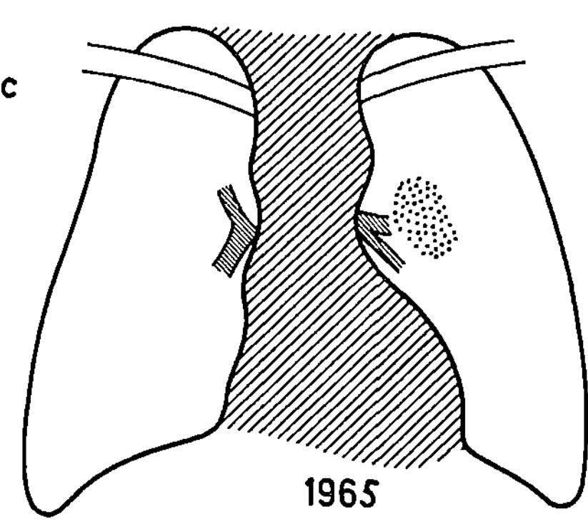

Abb. 115a—c. Nicht verhornendes Pflasterzellcarcinom vom linken Lungenunterlappen. Schematische Verlaufsdarstellung nach Volksröntgenkatasterbefund bei Patient Ga. A. a Aus dem Jahre 1963: kleiner Rundherd nahe dem linken Hilus. b Aus dem Jahre 1964: mäßige Zunahme des Rundherdes. c Aus dem Jahre 1965: zunehmende Vergrößerung der herdförmigen Verschattung

Prädilektionsort des Drüsenkrebses ein häufigeres Auftreten peripherer Tumoren beim weiblichen Geschlecht. Das Verhältnis zentraler zu peripherem Krebs beträgt im Sektionsgut nach eigenen Erfahrungen bei Männern 2,29:1 und bei Frauen 1,8:1. Im Operationsgut findet sich dagegen ein Verhältnis zentraler Krebs zu peripherem bei den Männern von 1:1,6 und bei den Frauen von 1:1,9.

Beim Vergleich des Geschlechterverhältnisses in beiden Untersuchungsserien fällt die Verschiebung von 6,8:1 (männlich zu weiblich) im Sektionsgut auf 13,8:1 im Operationsmaterial besonders ins Auge. Männer werden demnach häufiger operiert als Frauen. Eine Teilursache mag hierbei die heute noch häufigere Fehldiagnose beim Lungencarcinom der Frauen sein.

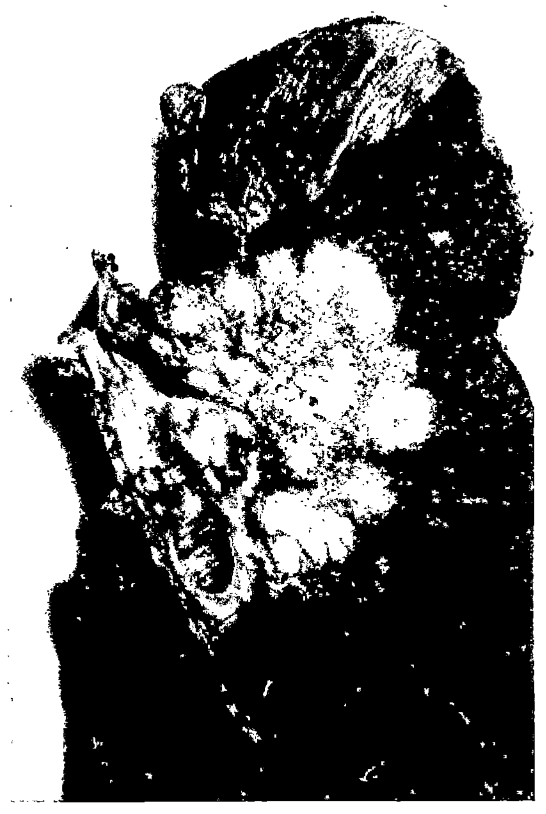

Abb. 116. Resektionspräparat nach linksseitiger Pneumonektomie 1965 (Patient Ga. A.). Typisch rosettenförmiger hilusnaher Krebs im 6. Unterlappensegment, der infiltrierend in B 6 und in den Unterlappenbronchus eingebrochen ist. Histologisch nicht verhornendes Pflasterepithelcarcinom

Mit höherem Alter scheinen die peripheren Krebse zuzunehmen, während jüngere Jahrgänge häufiger von zentralen diffus wachsenden Krebsen befallen werden.

Im Befall der Lungenflügel ergibt sich zwischen Sektionsgut und Operationsmaterial kein signifikanter Unterschied. Die Oberlappen sind in beiden Untersuchungsreihen am häufigsten Sitz des Bronchialcarcinoms. Das Überwiegen der Oberlappen über die Unterlappen kommt in der Operationsserie deutlicher zum Ausdruck als im Sektionsgut.

Besonders auffällig ist der Unterschied in der histologischen Zusammensetzung beider Materialien. Während der Pathologe am Sektionstisch über 30% kleinzellig undifferenzierte Carcinome findet (32,3%), treten diese im Operationsgut mit 7,6% sehr stark in den Hintergrund. Unter den resezierten Lungencarcinomen haben wir 82,8% Plattenepithelcarcinome, während sie im Sektionsgut wie die

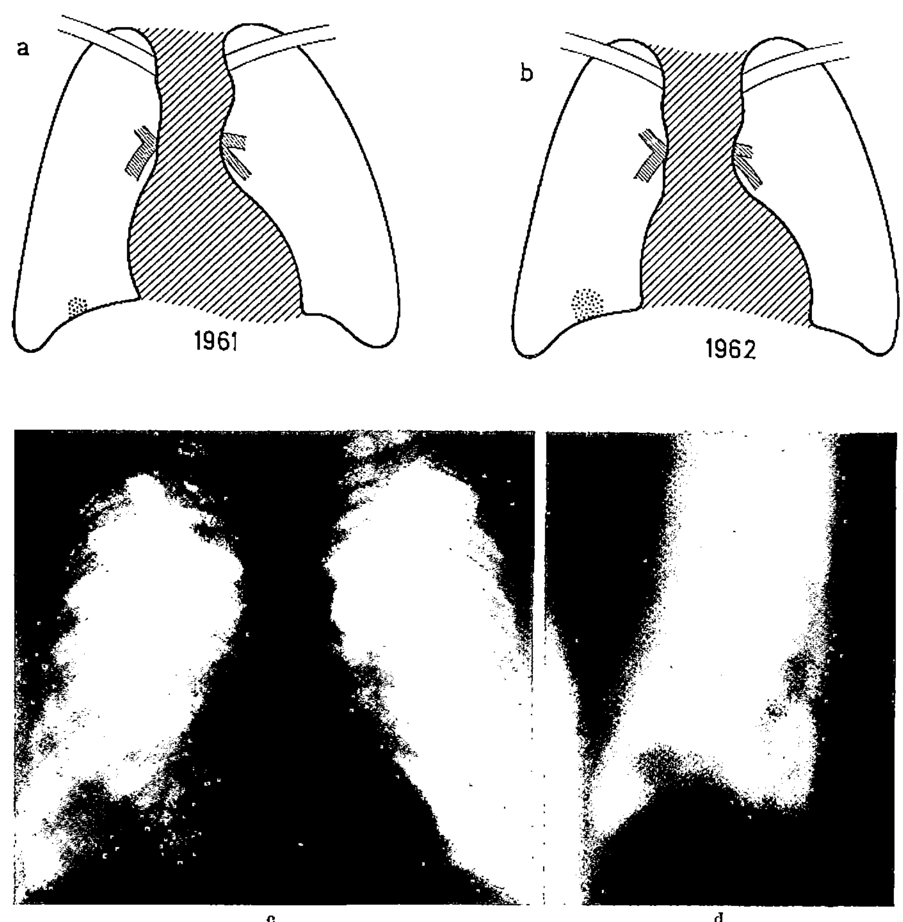

Abb. 117 a—d. Alveolarzellcarcinom des rechten Lungenunterlappens (Patient Bo. H.). a Volksröntgenkatasteraufnahme im Jahre 1961: kleiner Rundherd basal epidiaphragmal im rechten Unterlappen. b Kontrollaufnahme 1962: deutliche Herdvergrößerung. c Thoraxübersichtsaufnahme vom 30. 4. 1963 mit kleinapfelgroßem Rundherd, der dem Zwerchfell aufsitzt und eine streifige Verbindung zum rechten Hilus aufweist. d Thoraxschichtbild vom 11. 5. 1963

kleinzelligen mit etwa 30% (31,4%) vorkommen. Auch das Adenocarcinom wird etwas häufiger im Operationsmaterial (9,4%) gegenüber dem Sektionsgut (7,4%) angetroffen. Diese Unterschiede werden durch Abb. 123 belegt. Angaben über starke Unterschiede der einzelnen histologischen Geschwulsttypen im Resektionsund Sektionsgut werden auch von Lüthi-Michaud gemacht.

Zusammenfassend lehrt die vergleichende Betrachtung von Operationsmaterial und Sektionsgut, *daß als Entstehungsort der Lungenkrebse weit häufiger als bisher angenommen Segment- und Subsegmentbronchien in Frage kommen. Vom Sektionstisch her ist eine Aussage über Ursprungsort und Ausbreitungsweg des Bronchialcarcinoms äußerst schwierig und wird häufig durch ausgedehnte Metastasierung und sekundären Einbruch der Tochtergeschwülste in das Bronchialsystem unmöglich.*

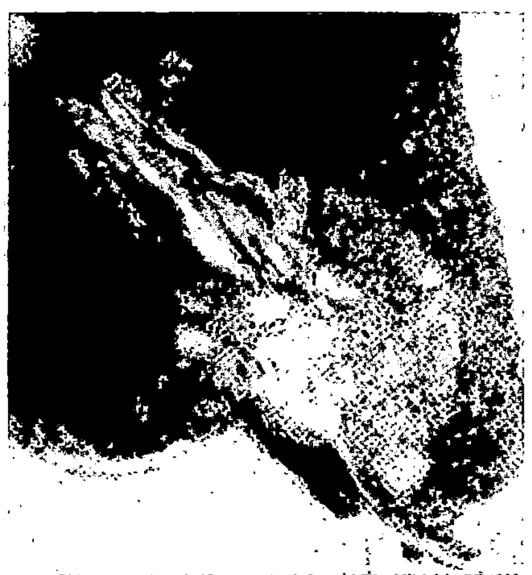

Abb. 118. Resektat des rechten Lungenunterlappens vom 20. 5. 1963. Apfelgroßes Alveolarzellcarcinom mit krebsiger Infiltration von B 9 (Patient Bo. H., gleicher Patient wie Abb. 117a—d)

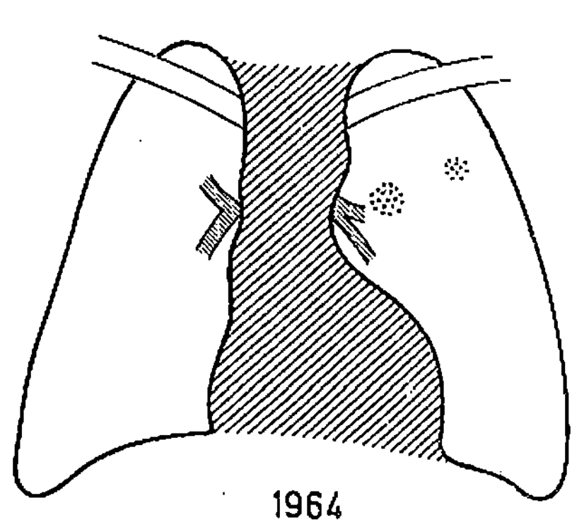

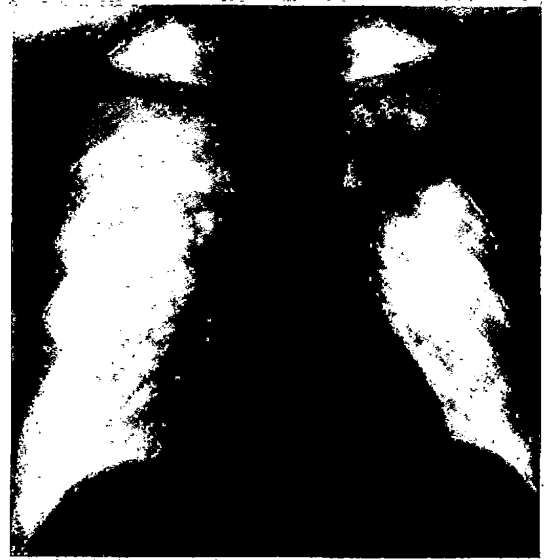

Abb. 119a u. b. Peripheres verhornendes Plattenepithelcarcinom im linken Lungenoberlappen (Patient K. A.). a Volksröntgenkatasterbild 1964 mit kleinem Rundherd im linken Oberfeld und vergrößerten Lymphknoten im linken Hilus. b Röntgenübersichtsaufnahme vom 3. 8. 1965, Konfluenz des Rundschattens mit dem Hilusschatten

Besonders die Röntgenuntersuchungen haben in diesem Punkt unser Wissen ungemein bereichert und zur Revision der früher vertretenen Ansicht geführt, daß das Bronchialcarcinom vorwiegend eine Erkrankung der Haupt- und Lappenbronchien sei.

Die undifferenzierten Lungencarcinome sind häufiger zentral als peripher und wachsen vorwiegend diffus infiltrierend, während das Plattenepithelcarcinom sowohl

zentral als auch peripher weit häufiger eine geschlossene knotige Ausbreitungsform zeigt (Abb. 124). Dieser Umstand und die verzögerte Metastasierung bieten günstigere Gelegenheiten für eine radikale chirurgische Therapie. Adenocarcinome fanden wir etwas häufiger peripher als zentral. Sie scheinen mehr diffus infiltrierend als knotenförmig zu wachsen.

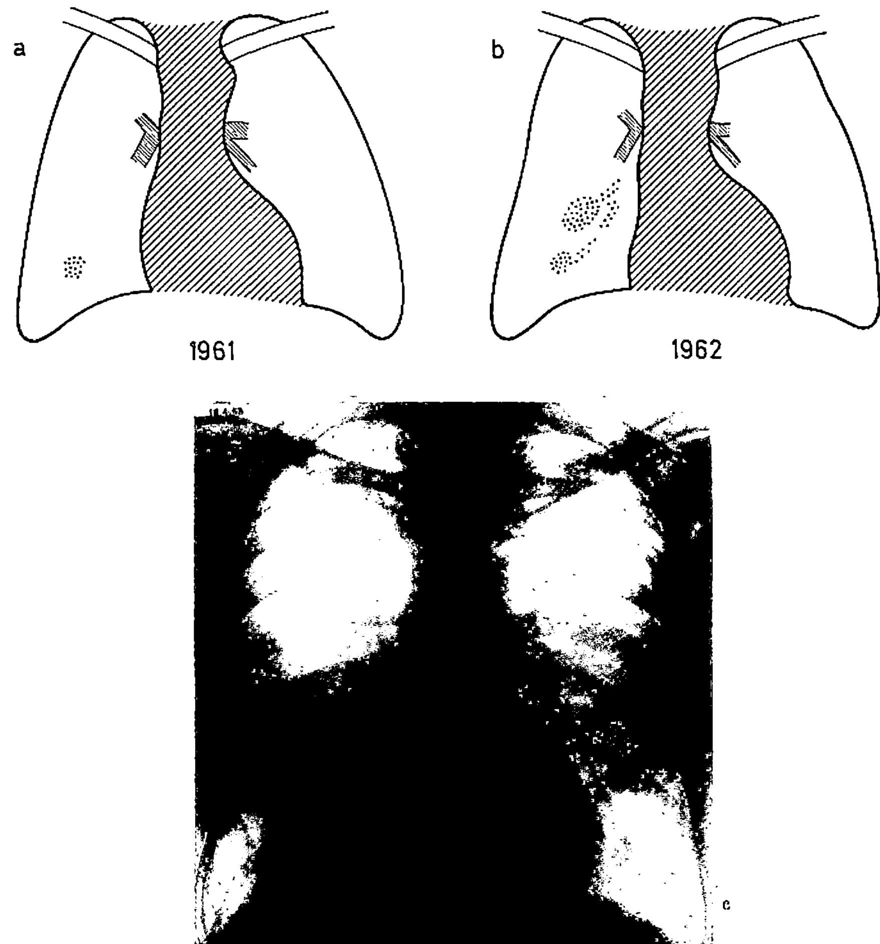

Abb. 121 a—c. Kavernös zerfallendes verhornendes Plattenepithelcarcinom des rechten Lungenunterlappens (Patient W. A.). a Schematische Darstellung der Volksröntgenkatasteraufnahme vom Jahre 1961. Kleiner Rundschatten im rechten Unterfeld auf Höhe der 9. Rippe. b Kontrollaufnahme 1962. Rundherd mit vermutlicher bronchopulmonaler Lymphknotenmetastase. c Röntgenübersichtsaufnahme vom 18. 4. 1963. Rechtsseitige parakardiale Atelektase mit kompaktem unterem Hilus

Die Oberlappen sind nach Sektions- und Operationsserien übereinstimmend häufiger Sitz eines Lungencarcinoms als die Unterlappen. Bei Untergliederung nach Lungensegmenten ergeben sich bemerkenswerte Unterschiede gegenüber der Lokalisation der Lungentuberkulose.

Die Prognose in Hinsicht auf den Lappensitz des Bronchialcarcinoms wird wahrscheinlich neben operationstechnischen Bedingungen besonders auch durch den Lymphabfluß mitbestimmt. Der linke Unterlappen hat deswegen neben dem rechten Mittellappen eine geringere Fünfjahresheilung aufzuweisen.

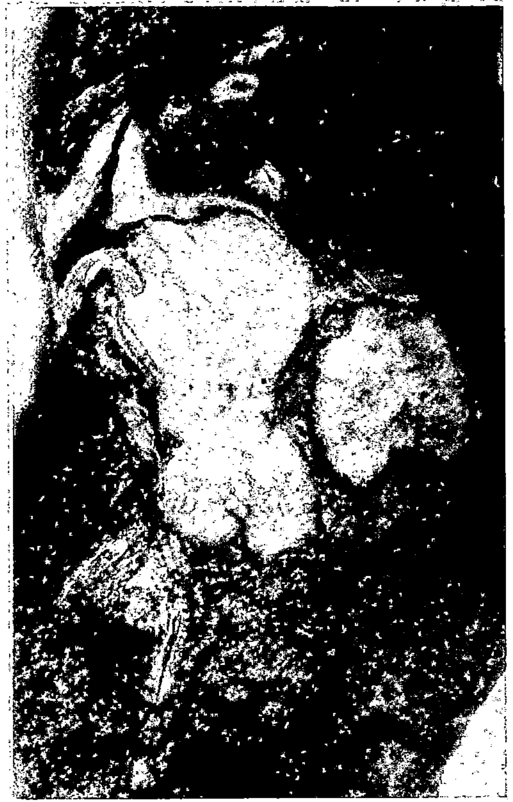

Abb. 120. Rechtsseitiges Lungenresektat vom 26. 4. 1965. Zwei deutlich voneinander getrennte Krebsknoten nachweisbar. Der peripher gelegene Knoten zeigt die für das periphere Carcinom charakteristische polyzyklische Begrenzung. Der zentrale Knoten entspricht einer Lymphknotenmetastase mit Einbruch in den apikodorsalen Segmentbronchus. (Nicht verhornendes Pflasterzellcarcinom des linken Lungenunterlappens.) (Patient K. A., gleicher Patient wie Abb. 119 a und b)

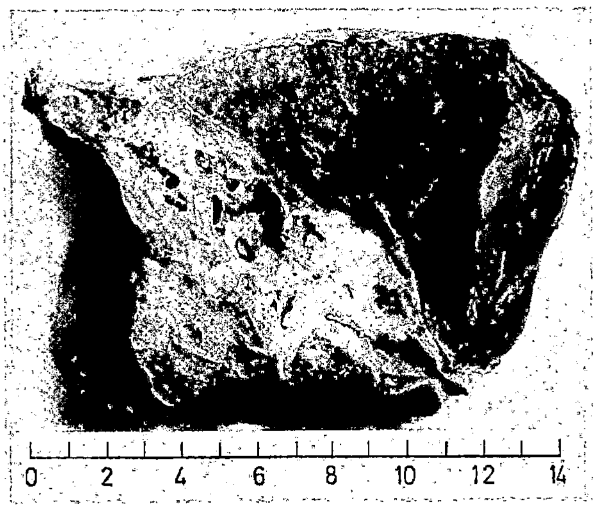

Abb. 122. Resektionspräparat nach rechtsseitiger Pneumonektomie am 15. 5. 1963. (Kavernös zerfallendes verhornendes Pflasterzellcarcinom der latero-postero-basalen Segmente des rechten Unterlappens mit krebsiger Infiltration und Obliteration von B 10.) (Patient W. A., gleicher Patient wie Abb. 121 a—c)

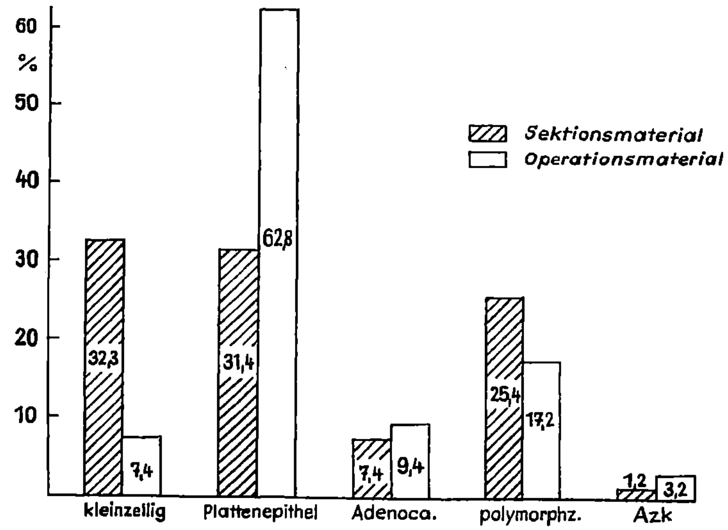

Abb. 123. Gegenüberstellung der histologischen Typen von 1452 obduzierten und 593 resezierten Bronchialcarcinomen (Operations- und Sektionsfälle jeweils 100%) des Path. Inst. des St. Georg-Krankenhauses Leipzig

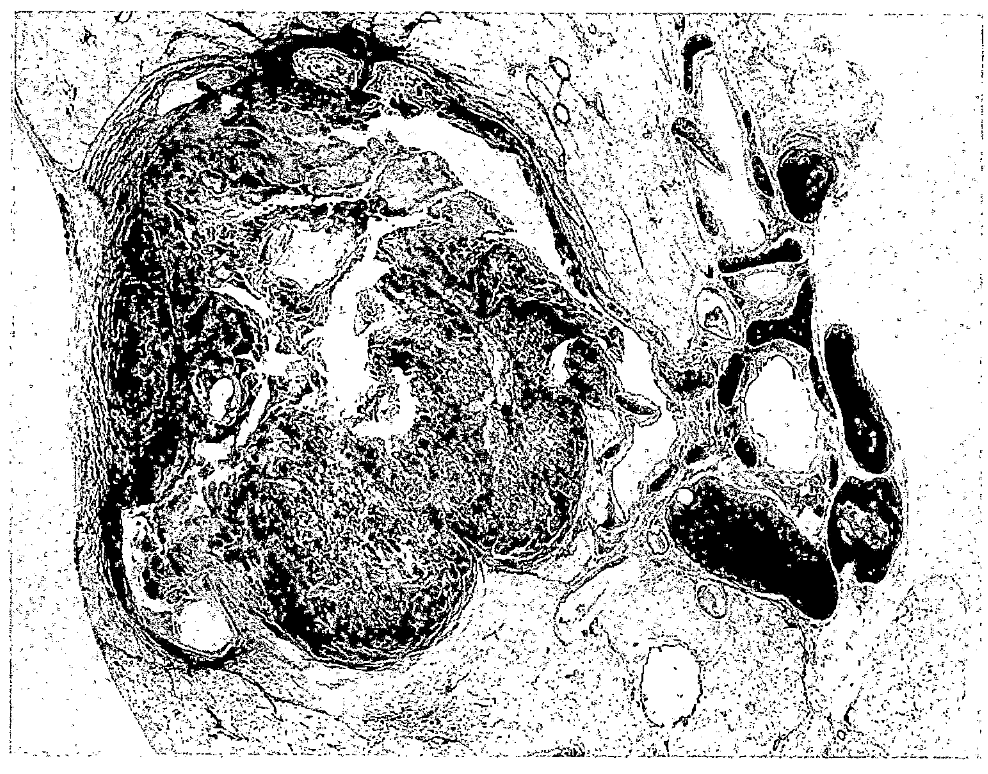

Abb. 124. MB. 7194/64. R. E., 57jährig. Pleuraschwarte, flacher Krebsnabel. Kastaniengroßes Pflasterzell-Carcinom, linker Oberlappen-Mantel. Vergr. 3:1 (E. Uehlinger, Zürich)

6. Häufigkeit

Vorbemerkungen: Häufigkeitsangaben über einen Organkrebs sind auch heute noch trotz ausgefeilter statistischer Methoden und allgemein anerkannter Standardisierungsverfahren mit einer Vielzahl von Fehlern behaftet. Der Idealfall wäre eine Morbiditätsstatistik, die sich auf die vollständige Erfassung aller Krebserkrankungen in verschiedenster Lokalisation stützt (LASCH 1940; K.H. BAUER 1963; FREUDENBERG 1965; MIKAT 1965 u. a.). Nur wenn alle Verstorbenen seziert würden, könnten klinische Diagnosen bestätigt oder korrigiert werden und auf dem Totenschein zur befriedigenden Auswertung der Todesursachen dienen (HANSEN 1949; HAMMOND 1958; K.H. BAUER 1963; MITTMANN 1966). Von diesem Ziel sind wir heute noch entfernt. Während in jüngeren Jahrgängen in einem hohen Prozentsatz eine Sektion erfolgt (OESER 1949; FREUDENBERG 1952), wird bei alten Menschen, besonders über 80 Jahre, nur ein kleiner Teil von Verstorbenen obduziert (u. a. W. FISCHER 1951). Aus unkritischen Schlußfolgerungen ohne Berücksichtigung der Alterszusammensetzung im Sektionsgut bzw. des Altersaufbaues der Bevölkerung entstehen vollkommen wirklichkeitsfremde Aussagen über Krebshäufigkeiten und Häufigkeitsverschiebungen (FREUDENBERG 1952; WESTPHAL 1954; HORBACH 1960; MITTMANN 1963, 1964).

Außerdem ist gerade beim Bronchialcarcinom mit einer hohen Quote klinischer Fehlbeurteilungen zu rechnen (HAUPT u. ZÖMISCH[+] 1967). Altersveränderungen in der Bevölkerung (ZÁČEK 1953; FREUDENBERG 1932, 1965; E.E. ROESLE 1947), bessere Diagnostik (HAMMOND 1958; WILDNER u. UMBREIT 1961) und Rückgang der Infektionskrankheiten, besonders der Tuberkulose unter den Todesursachen sind zweifellos sehr wichtige Gründe für die scheinbare Zunahme der Carcinome und besonders des Lungenkrebses (u. a. ICKERT u. KEUTZER 1953). Bei diesem Dilemma in der Krebshäufigkeitsermittlung (BATLEY 1964) bleibt auch heute nur die Möglichkeit, unter strenger Beachtung der statistischen Voraussetzungen *einzelne* Mitteilungen und Daten als *Hinweise* zu werten. Gleichzeitig aber werden durch unterschiedliche statistische Voraussetzungen dem Vergleich mehrerer Untersuchungsserien Grenzen gesetzt.

Daß selbst unterschiedliche Definitionen zu Mißdeutungen und ganz verschiedenen, ja teilweise schwerwiegenden Aussagen über Häufigkeit und Ätiologie führen können, beweisen die jüngsten Auseinandersetzungen im deutschsprachigen Schrifttum über das Bronchialcarcinom in den Pathologischen Instituten Nordrhein-Westfalens (POCHE u. Mitarb. 1964; POCHE u. MITTMANN 1964, 1966; SCHMIDT 1965; KOLLER 1964; GSELL u. REICH 1966 u. a.), sowie die unterschiedliche Deutung der amerikanischen statistischen Untersuchungen im Terry-Report (MITTMANN 1964; GRUSHKA 1965).

Besondere Vorsicht ist bei Vergleichen aus Gebieten mit noch wenig entwickelten Erfassungssystemen für Todesursachen geboten. Eine „geographische Pathologie" einzelner Geschwulstleiden ist daher auch heute noch fast unmöglich (K.H. BAUER 1963). Rassische, klimatische und religiöse Ursachen sowie ganz unterschiedliche Lebensgewohnheiten überlagern sich mit den unterschiedlichsten Alterszusammensetzungen und der noch stark verschiedenen Lebenserwartung in einzelnen Völkern und müssen bei Vergleichen in Rechnung gestellt werden.

Erst wenn überall eine systematische Erfassung und eine sog. „epidemiologische Krebsforschung" (BERNDT 1964, 1966) besonders eine höhere Zahl von Sektionen in allen Altersklassen in vergleichbarem Maße in allen Ländern möglich ist, werden gültige Aussagen über Morbidität, Letalität und Mortalität auch für den Lungenkrebs erzielbar sein. Außerdem müssen vergleichbare und verläßliche Angaben über die Heilungserfolge mit berücksichtigt werden (WILDNER u. HEROLD 1964).

Diese allgemeinen Bemerkungen mit Hinweis auf die Grenzen statistischer Aussagen verschiedener Untersuchungsserien scheinen uns nötig. Nicht zuletzt wegen der unendlichen Fülle von Häufigkeitsmitteilungen im Schrifttum können und sollen nur die allgemein gültigen Aussagen über Häufigkeit und Häufigkeitsverschiebungen des Bronchialcarcinoms Erwähnung finden. Geschlechterverhältnis und Alterszusammensetzung, rassische Verschiedenheiten im Auftreten und schließlich der Anteil von Fehldiagnosen sollen aufgezeigt und erörtert werden.

Wir wollen uns dabei vorwiegend auf Sektionsstatistiken und Mortalitätshäufigkeiten mit standardisierten Sterbeziffern stützen. Trotz aller Einschränkungen und unzureichender Repräsentanz für die Allgemeinbevölkerung läßt das Sektionsmaterial immer noch die sicherste Aussage zu, weil es die geringste Zahl von Fehldiagnosen enthält.

a) Häufigkeit in verschiedenen Ländern

Das Lungencarcinom ist in den letzten Jahrzehnten beim Mann zur Krebstodesursache Nr. 1 geworden (u. a. HASLHOFER 1947; FISCHER 1949; STEINER u. Mitarb. 1950; KOCH 1950; FRUHLING u. HORRENBERGER 1952; EARLE 1954; K.H. BAUER 1963; SELLERS 1963; LANGSCH[+] 1963; BERNDT 1966; HAUPT u.

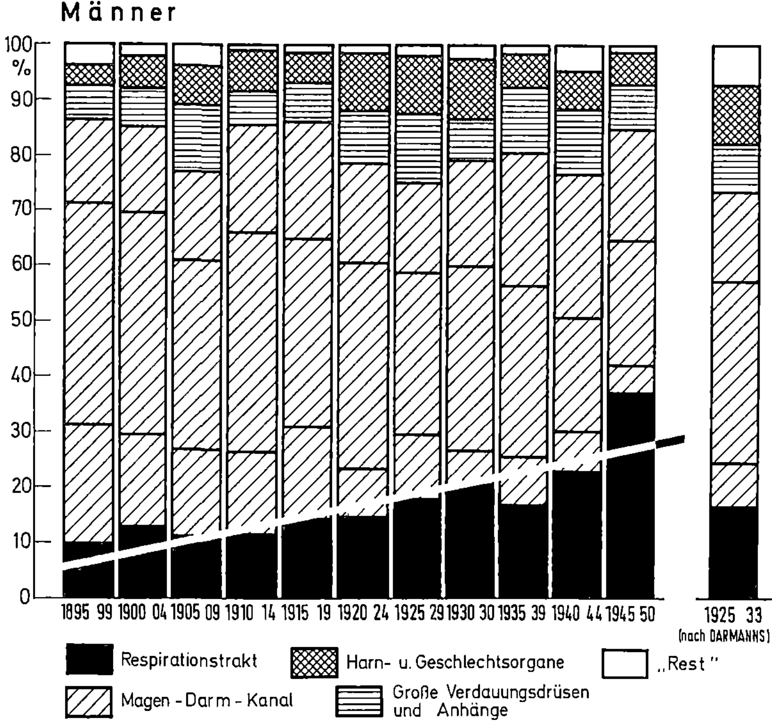

Abb. 125. Prozentuale Verteilung der bei der Sektion der Männer gefundenen primären Carcinome im Krankenhaus Urban/Berlin 1895—1950 mit deutlicher Zunahme der Krebse des Respirationstraktes im Vergleich zu den entsprechenden Zahlen von DORMANNS [Nach LESCHKE, Virchows Arch. path. Anat. 321, 101 (1920)]

WEBER[+] 1967). Wenn auch die unterschiedlichen Relationen zu den übrigen Carcinomen besonders zu denen des Magen-Darm-Kanals verschieden gedeutet werden, so ist an einer Häufungszunahme des Bronchialcarcinoms in Morbiditäts- und Sektionsstatistiken in sämtlichen Industriestaaten kein Zweifel. Gerade in diesen

Ländern aber spielt die verbesserte Diagnostik sowie die abnehmende Bedeutung der Infektionskrankheiten als Todesursache sowie die höhere Lebenserwartung eine große Rolle (ICKERT u. KEUTZER 1953; HERDAN 1958; W. FISCHER 1951).

Auch bei der Frau wird über einen Anstieg der Erkrankungszahlen und der Todesursachen beim Lungencarcinom berichtet (STEINER u. Mitarb. 1950; KAHLAU 1954; MÜLLY 1956; STRÄULI 1958; LANGSCH[+] 1963; eigene Untersuchungen). Hierbei sind die Prozentsätze des Zuwachses sehr unterschiedlich. Während in unserem Sektionsgut (LANGSCH[+] 1963; HAUPT u. WEBER[+] 1967) die Zunahme der Lungenkrebse bei Frauen der bei Männern nicht nachsteht, werden von zahlreichen anderen Autoren deutlich geringere Zuwachsraten für die Frau mitgeteilt (KENNAWAY u. KENNAWAY 1951; LESCHKE 1952; SELLERS 1963; PHILLIPS 1963; POCHE u. Mitarb. 1964 u. a.). Unter den Krebsen aller Örtlichkeiten steht das Bronchialcarcinom der Frau zwischen der 6. (LANGSCH[+] 1963) und 9. Stelle (GSELL u. STROBEL 1965).

Die Zunahme des Bronchialcarcinoms seit der Jahrhundertwende wird in allen großen Industriestaaten in ganz ähnlicher Weise bestätigt. Doch besteht ein Unterschied im Grad und zeitlichen Beginn. Die Abb. 125 stellt beispielhaft die Zunahme in Deutschland seit der Jahrhundertwende dar, wie sie LESCHKE 1952 im Sektionsgut in Berlin verfolgen konnte. Abb. 126 verdeutlicht die zeitlichen

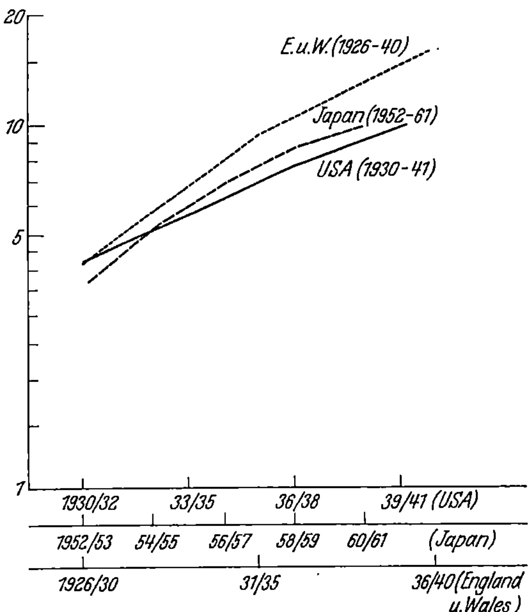

Abb. 126. Zeitliche Unterschiede im Anstieg der Lungenkrebsmortalität in England und Wales, den USA und Japan (Nach RINK, Der Lungenkrebs, Stuttgart: Schattauer-Verlag 1965)

Differenzen im Anwachsen der Häufigkeit des Bronchialcarcinoms in England, den USA und Japan. Ob hierbei geographische oder auch rassische Einflüsse maßgeblich sind, soll später erörtert werden.

Zusammenfassend haben FISCHER (1949), LICKINT (1953), KAHLAU (1954), MÜLLY (1956) und RINK (1965) über die Zunahme des Bronchialcarcinoms berichtet. Einzelveröffentlichungen klinischer und pathologisch-anatomischer Art liegen in den letzten 20 Jahren in großer Menge vor (GRAMM 1948; BREYER 1949; ICKERT u. KEUTZER 1953; LESCHKE 1952; GROSSE 1953; WERNER[+] 1953;

Schwarzbauer 1958; Schinz u. Reich 1959; Blümlein u. Schmidt 1961; Langsch[+] 1963; Berndt 1964; Linder 1965 u. a.). Einige Daten werden in Gegenüberstellung zum ausländischen Schrifttum in der Tab. 38 zusammengefaßt.

Tabelle 38. *Das Bronchialcarcinom im Sektionsgut verschiedener Pathologischer Institute (Häufigkeit und Häufigkeitszunahme)*

Autor/Jahr	Untersuchungsort Zeitabschnitt		%-Anteil der Broca an den Sektionen	%-Anteil der Broca an den Carcinomen
Haslhofer (1947)	Wien-Lainz 1945/1946		—	15,8
Leschke (1952)	Berlin 1895—1950			
	1895—1899	Männer	—	10,0
	1945—1950	Männer	—	37,0
Fruhling u. Horrenberger (1952)	Straßburg			
	1926—1931		—	5,2
	1946—1951		—	19,9
Koch (1950)	Düsseldorf			
	1942—1948		—	24,46
	1948 allein		—	26,23
Emminger u. Einfalt (1950)	Neun Bayrische Institute			
	1946/47	Männer	—	21,44
		Frauen	—	etwa 4,8
Grosse (1953)	Dresden 1852—1951	Männer	2,38	18,9
		Frauen	0,49	3,32
H. Corteguera Jiménez (1956)	Cuba 1929—1953		—	7,7
	1929		—	1,9
	1953		—	12,12
Cameron (1956)	USA	Männer	—	11,4
		Frauen	—	2,1
Earle (1954)	Los Angeles/USA 1948—1952		8,3	21,9
O'Neal u. Mitarb. (1957) . .	St. Louis/USA 1945—1954 . .		—	7,8
	1910—1919		—	1,1
Samsonow (1958)	Iwanos/SU 1947—1951		—	14,7
Bučić (1952)	Jugoslawien 1945—1951. . . .		11,0	—
Sellers (1963)	Ontario 1956—1960	Männer	—	19,2
		Frauen	—	3,0
P.N. Volgareva (1963) . .	Moskau 1939—1958		—	14,35
Lulu u. Lawson (1964) . .	Des Moines/Iowa, USA			
	1952—1961		10,0	über 40,0
Ferrari (1963)	Venedig		6,0	über 30,0
Langsch[+] (1963)	Leipzig 1951—1960		5,94	—
		Männer	8,90	—
		Frauen	1,66	—
Fingerland u. Kopečný (1964)	Hradec-Králové, ČSSR			
	1929—1938		0,5	—
	1951—1960		4,4	—
	1960—1962		6,85	
Stitnimankarn u. Rosahn (1965)	Bangkok 1954—1962		7,3	—
Poche u. Mitarb. (1964) . .	Düsseldorf			
	1951—1958	Männer	12,7	—
		Frauen	2,8	—
	1962	Männer	11,1	—
		Frauen	2,3	—
	Bonn			
	1944—1949	Männer	6,5	—
		Frauen	0,5	—
	1952—1959	Männer	10,9	—
		Frauen	1,5	—
	Solingen			
	1937—1939	Männer	3,1	—
	1950—1957	Männer	8,7	—

Tabelle 38 (Fortsetzung)

Autor/Jahr	Untersuchungsort Zeitabschnitt		%-Anteil der Broca an den Sektionen	%-Anteil der Broca an den Carcinomen
Kleindienst (1966) . . .	Leipzig, Path. Institut der Univ.			
	1958—1963	Männer	9,5	36,4
		Frauen	1,4	4,9
Heinicke (1966)	Path. Institut der Univ. Halle			
	1957—1964 . . .	Gesamtsekt.	5,9	—
Becker (1966)	Path. Institut der Univ. Graz			
	1954—1963	Männer	—	28,6
		Frauen	—	5,06
Haupt u. Weber[+] (1968)	Leipzig, Path. Institut St. Georg			
	1930—1939	Männer	3,7	19,5
		Frauen	0,58	2,8
	1948—1963	Männer	9,0	37,1
		Frauen	1,6	7,5

Auch für Canada wird von zahlreichen Autoren übereinstimmend über einen Anstieg der Lungenkrebshäufigkeit besonders beim Mann berichtet (Stenstrom 1951; Stenstrom u. Ford 1954; Phillips u. Owchar 1955; Phillips 1961; Sellers 1963; Best 1963; Phillips 1963). Das weibliche Geschlecht ist nur in geringem Maße betroffen oder überhaupt nicht beteiligt.

In Großbritannien und ganz besonders in Schottland finden sich Lungenkrebshäufigkeiten besonders beim Mann. Darüber wurde u. a. von Heady u. Kennaway (1949), Kennaway u. Kennaway (1951), Stocks (1960) und in der englischen Untersuchung „Smoking and Health" (1962) berichtet.

In den USA ist die Lungenkrebshäufigkeit etwa 20% niedriger als in England. Doch auch dort wurde in den letzten Jahrzehnten immer wieder auf eine erhebliche Zunahme des Bronchialcarcinoms beim Mann und eine geringere für das weibliche Geschlecht hingewiesen (Stein u. Mitarb. 1950; Stein 1954; Earle 1954; Brantigan u. Hadidian 1955; O'Neal u. Mitarb. 1957; Kirchhoff u. Rigdon 1959; Hammond 1958; Warren u. Gates 1964; Lulu u. Lawson 1964, zusammenfassend in Terry-Report 1964; Eisenberg u. Mitarb. 1964).

In dem großen amerikanischen Krebsregister „Cancer registration and survival in California" sind u. a. 6666 Lungencarcinome aus den Jahren 1942—1956 erfaßt worden. Häufigkeit und Zunahme des Bronchialcarcinoms wird durch Tab. 39 wiedergegeben.

Tabelle 39. *Prozentsatz der Lungenkrebse bezogen auf alle Carcinome, getrennt nach Geschlechtern für den Zeitabschnitt von 1942—1956 (nach Cancer registration and survival in California 1963)*

Geschlecht	1942—1946	1947—1951	1952—1956
Männer	8,0	9,7	12,5
Frauen.	1,6	1,9	2,2

Für beide Geschlechter ist während der Untersuchungszeit eine deutliche Zunahme des Bronchialcarcinoms nachweisbar gewesen. Das Geschlechterverhältnis wird für sämtliche Lungenkrebse in Californien mit 4,8:1 (männlich zu weiblich) angegeben.

Dieses Geschlechterverhältnis unterliegt jedoch je nach Altersklasse recht erheblichen Schwankungen. Bei Menschen zwischen 0 und 44 Jahren verhält es sich wie 2,9:1, bei besonders krebsbedrohten Jahrgängen der über 45jährigen etwa wie 5,5:1. Bei den über 75jährigen beträgt es 3,0:1. Tab. 40 gibt für die 6666 in Californien erfaßten Lungenkrebse Häufigkeit und Geschlechterverhältnis, bezogen auf einzelne Altersklassen, wieder.

Tabelle 40. *Häufigkeit und Geschlechterverhältnis der Lungencarcinome in Californien unterteilt nach Altersklassen für die Jahre 1942—1956 (nach Cancer registration and survival in California 1963)*

Alter	Anzahl Männer	Anzahl Frauen	Prozentsatz Männer	Prozentsatz Frauen	Verhältnis Männer : Frauen
Alle Altersklassen	5523	1143	100,0	100,0	4,8 : 1
unter 45 J.	386	132	7,0	11,5	2,9 : 1
0—15 J.	8	—	0,1	0,0	
15—24 J.	5	6	0,1	0,5	
25—34 J.	47	24	0,9	2,1	
35—44 J.	326	102	5,9	8,9	
45—54 J.	1135	207	20,6	18,1	5,5 : 1
55—64 J.	1915	341	34,7	29,8	5,6 : 1
65—74 J.	1578	295	28,6	25,8	5,3 : 1
75 J. und darüber . . .	509	167	9,2	14,6	3,0 : 1
unbekannt	—	1	0,0	0,1	

Auch in dieser statistischen Erhebung verringert sich in höherem Alter das Geschlechterverhältnis beim Bronchialcarcinom wieder gegenüber den besonders häufig von Krebs befallenen Altersklassen der 45—75jährigen. Der Altersgipfel für beide Geschlechter liegt zwischen dem 55. und 64. Lebensjahr, am zweithäufigsten wurde das Jahrzehnt zwischen dem 65. und 74. Lebensjahr befallen.

Bei Aufteilung der Lungencarcinome nach histologischen Typen ergibt sich ein besonders hoher Geschlechterunterschied für das Plattenepithelcarcinom und ein auffallend geringer für die Drüsenkrebse (Tab. 41).

Tabelle 41. *Aufteilung von 5413 histologisch gesicherten Lungencarcinomen in Californien nach histologischem Typ im Untersuchungszeitraum 1942—1956 (nach Cancer registration and survival in California 1963)*

Histologischer Typ	Anzahl Männer	Anzahl Frauen	Prozentsatz Männer	Prozentsatz Frauen	Verhältnis Männer : Frauen
Gesamt	4490	923	100,0	100,0	4,9 : 1
Plattenepithel-Carcinome	1477	157	32,9	17,0	9,4 : 1
Adeno-Carcinome	517	207	11,5	22,4	2,5 : 1
andere spez. Typen . . .	134	72	3,0	7,8	1,9 : 1
undifferenzierte Typen	2362	487	52,6	52,8	4,8 : 1

Über die Zunahme des Bronchialcarcinoms in der Sowjetunion ist zusammenfassend von Lickint (1956) berichtet worden. Samsonov (1958) ermittelte für die Stadt Iwanow ein deutliches Ansteigen bis auf 14,7% aller Carcinome. Serebrenneekow (1957) errechnete für Sverdlovsk im Jahre 1932 0,6 Lungenkrebse pro 100000 Einwohner, allein 9,0 aber im Jahre 1955, für Männer sogar 16,0. Die Stadtbevölkerung soll viermal häufiger vom Lungencarcinom betroffen werden als die Bewohner ländlicher Gegenden. N.P. Volgareva (1963) hat über eine Krebshäufigkeitszunahme in den Jahren 1939—1958 in Moskau berichtet. Danach sind 14,35% aller Krebse Lungenkrebse. Sie stehen an zweiter Stelle unmittelbar hinter dem Magencarcinom. Das Geschlechterverhältnis (männlich : weiblich = 3:1) soll sich in den letzten zwanzig Jahren nicht verändert haben.

SCHINZ u. REICH (1959, 1960, 1965) konnten zeigen, daß in der Schweiz beson-ders für die Männer eine zunehmende Gefährdung für Erkrankung am Bronchial-carcinom, allerdings mit einer Verringerung der Zuwachsraten, besteht. Die Gefährdung wächst mit den äußeren Schädlichkeiten. Eine sog. Altersdisposition für das Carcinom wird nach SCHINZ u. REICH nur vorgetäuscht. Auch SARASIN u. SAYEGH (1964), ABELIN (1965) und vorher STRÄULI (1958) hatten über eine Häu-figkeitszunahme des Lungenkrebses in der Schweiz berichtet. STRÄULI wies beson-ders eine zunehmende Gefährdung der Frauen nach. GSELL u. STROBEL (1965) sind in Fortsetzung einer gleichartigen Untersuchung von SCHINZ u. BILLETER (1954) der Entwicklung der Malignomsterblichkeit in der Schweiz nachgegangen und haben für beide Geschlechter bei Standardisierung eine echte *Abnahme* der Krebs-häufigkeit im Gesamten ermittelt. Sie betraf beim männlichen Geschlecht beson-ders das Magencarcinom, während die Häufigkeit des Bronchialcarcinoms weiter gestiegen ist und nunmehr beim Mann die erste Stelle einnimmt. Bei den Frauen steht es an neunter Stelle. Die Sterblichkeit der Männer an Lungenkrebs hat von 1910—1960 24fach, bei der Frau 4—5fach zugenommen. Nach standardisierten Sterbeziffern ist sie beim Mann zwischen 60—69 und 70—79 Jahren am höchsten, und wird im hohen Alter wieder geringer. Bei der Frau nimmt die Sterblichkeit mit fortschreitendem Alter weiter zu. Dieser Unterschied zwischen dem Verhalten des Lungencarcinoms bei beiden Geschlechtern ist bemerkenswert. Die Zunahme des Bronchialcarcinoms ist als echt anzusehen. Nach GSELL u. STROBEL kann sie seit 1950 nicht mehr durch diagnostische Verbesserungen erklärt werden.

Für Österreich hatten schon HASLHOFER (1947) sowie HERBICH u. NEUHOLD (1954) über eine Zunahme des Lungencarcinoms berichtet.

FLEISCHMANN u. KARRER (1966) rechnen für Österreich bis zum Jahre 1976 mit einer Gesamtkrebszunahme bei den Männern von 12,16% und bei den Frauen von 5,63%. Für beide Geschlechter soll dabei das Bronchialcarcinom entscheidend sein. Nach dem Jahre 1976 wird eine gleichbleibende Krebshäufigkeit angenom-men. Auch HANSLUWKA (1965) sowie DENK u. Mitarb. (1966) haben in Österreich von 1953—1963 eine erhebliche Zunahme der Sterblichkeit an Bronchialcarcino-men nachweisen können.

Untersuchungen mit ähnlichen Ergebnissen liegen für Polen (RATTKA 1966), die Tschechoslowakei (FINGERLAND u. KOPEČNÝ 1964; MÜLLER u. RŮŽIČKA 1965; ŠVEJDA u. BRYCHTORÁ 1953) und andere Länder und Städte vor (KORTEWEG, Holland 1954; FRUHLING u. HORRENBERGER, Straßburg 1952; TUYNS, Belgien 1954; BUSINCO, MARIANI u. CALDONAZZO; VARNIER, FERRARI u. KREYBERG; FERRARI 1950, 1953, 1953, 1961, 1963). *Erwähnenswert ist die Zunahme in Venedig seit 1930, obwohl Luftverunreinigung hier kaum in Frage kommt.*

Im Tran fand HABIBI (1965) unter 10000 Krebsfällen das Lungencarcinom an vierter Stelle; es machte 7,5% aller Carcinome aus. Der Autor weist jedoch aus-drücklich darauf hin, daß noch ungenügende diagnostische Erfahrung und unzu-reichende Erfassung für diese niedrige Häufigkeit verantwortlich zu machen seien.

Bei der Berechnung der Sterbeziffern an Bronchialcarcinomen ergeben sich bemerkenswerte Unterschiede zwischen den einzelnen Ländern. Gegenüberstellun-gen zum Magenkrebs ermöglichen interessante Vergleiche der Relation zwischen beiden wichtigen Tumorlokalisationen. SEGI u. KURIHARA (1959—1964) haben in ausführlichen Untersuchungen sehr eindrucksvolle Gegenüberstellungen zu dieser Frage erarbeitet (Abb. 127). Dabei werden besonders die japanischen Verhältnisse beleuchtet. In Japan ist die Magenkrebshäufigkeit von allen untersuchten Län-dern, wie aus Abb. 127 hervorgeht, am größten. Der Lungenkrebs steht in der Untersuchungsreihe für beide Geschlechter an vorletzter Stelle. Hieraus könnte voreilig der Schluß gezogen werden, daß in Ländern mit hoher Magenkrebssterb-

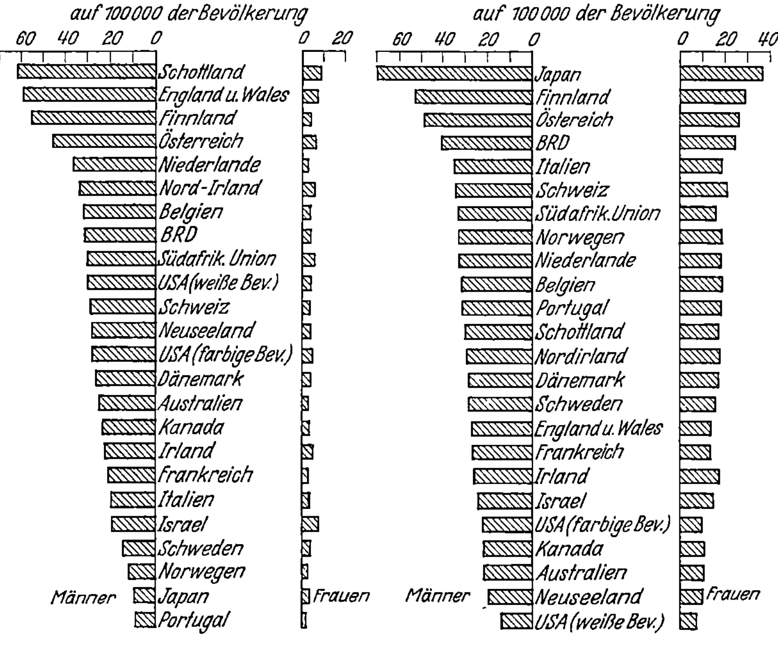

Abb. 127. Standardisierte Sterbeziffern für Lungen- und Magencarcinome 1958—1959 (Nach Segi u. Kurihara, aus Rink, Der Lungenkrebs, Stuttgart: Schattauer-Verlag 1965)

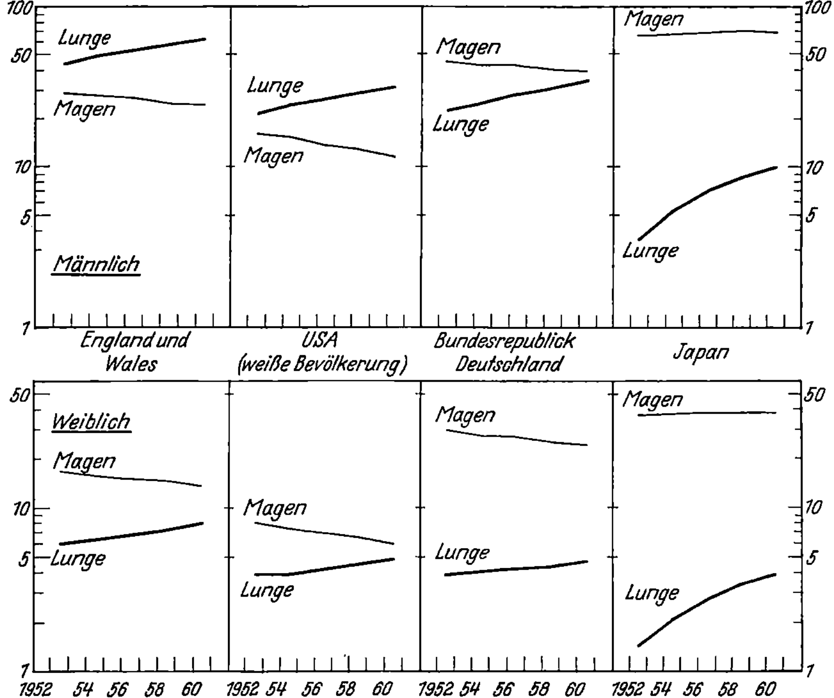

Abb. 128. Verlauf der standardisierten Sterbeziffern für Lungen- und Magenkrebse in England, den USA, Japan und der Bundesrepublik Deutschland 1952/1953 bis 1960/1961 (Nach Rink, Der Lungenkrebs, Stuttgart: Schattauer-Verlag 1965)

lichkeit die Lungencarcinome besonders selten seien. Werden jedoch die Zuwachs-raten für beide Krebsarten berücksichtigt und graphisch gegenübergestellt (Abb. 128, nach RINK 1965), so finden sich für die Zeitabschnitte 1952—1960 in England und Wales, den USA und der Bundesrepublik Deutschland Zuwachsraten etwa gleicher Größenordnung für den Lungenkrebs bei Mann und Frau und eine deutlich abnehmende Tendenz der Magenkrebshäufigkeit. In Japan dagegen ließ sich die steilste Zuwachsrate für das Bronchialcarcinom bei gleichzeitigem Anstieg des Magenkrebses nachweisen (SEGI u. KURIHARA 1959—1964; GRAMM 1958). Bemerkenswert ist hierbei der nahezu gleichstarke Anstieg des Lungenkrebses für beide Geschlechter. Das Geschlechterverhältnis bei Mann und Frau beträgt in Japan gegenwärtig etwa 2,6:1 und verändert sich kaum.

Eine Sonderstellung in der Häufigkeit der Lungenkrebse in Europa stellte bisher *Island* dar. Nach den statistischen Untersuchungen von DUNGAL (1950 und 1955) wurden in Reykjavik für die Jahre 1932—1948 keinerlei Häufigkeitsverän-derungen beim Bronchialcarcinom ermittelt. Es machte damals 0,6% aller Sek-tionen oder 2,9% aller bösartigen Geschwülste aus bzw. 3,5% aller Krebse. Im Jahre 1955 konnte DUNGAL einen allerdings statistisch noch nicht gesicherten Anstieg im Sektionsgut nachweisen. In einer neuesten brieflichen Mitteilung (vom 22. 10. 1966) wurde uns freundlicherweise das Ergebnis der letzten Erhebungen über das Bronchialcarcinom in Island durch Herrn Prof. O. BJARNASON bekannt: Während der Untersuchungszeiträume 1955—1959 auf 1960—1964 hat die relative

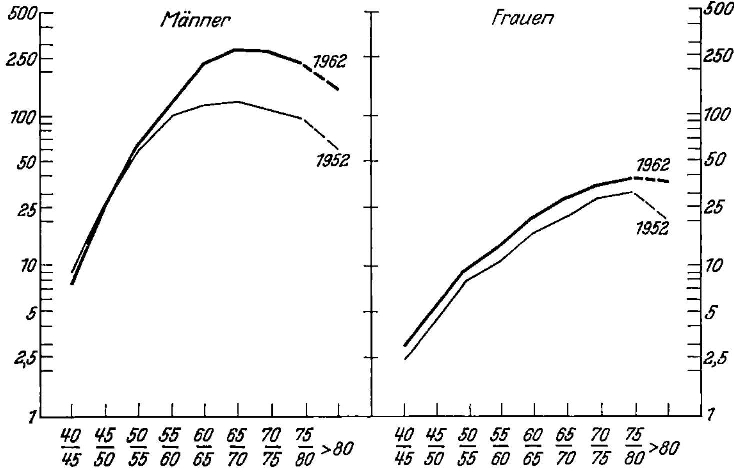

Abb. 129. Sterbeziffern nach Altersgruppen für bösartige Neubildungen der Luftröhre, der Bronchien und der Lunge in der Bundesrepublik Deutschland 1952—1962 (Gestorbene bezogen auf 100000 Einwohner der gleichen Altersgruppe)

Frequenz des Lungenkrebses beim Mann von 4,88% aller Krebse auf 6,75% zu-genommen. Die „rohe" jährliche Häufigkeit pro 100000 Männer ist angewachsen von 10,3 im ersten Untersuchungszeitabschnitt auf 13,6 in der Untersuchungs-periode 1960—1964. Die Werte für die Frauen betragen 5,1 bzw. 7,8 pro 100000, zeigen also ebenfalls eine deutliche Zunahme. Auf die Deutung dieser Veränderung wird im Abschnitt über die Ätiologie hingewiesen.

Nach RINK (1965) starben in *Westdeutschland* 1952 6296 Männer und 1356 Frauen an Lungenkrebs, im Jahre 1962 dagegen 12224 Männer und 2244 Frauen. In diesen Zahlen sind allerdings die spärlichen Krebse der Luftröhre enthalten. Selbstverständlich finden sich unter den Angaben des Statistischen Bundesamtes eine bestimmte Anzahl von Fehldiagnosen. Die allgemeine Sterbeziffer (gestorben je 100000 Einwohner) ergab für die Männer im Jahre 1952 27,2 Todesfälle an Lungenkrebs, für das Jahr 1962 dagegen 51,0. Beim weiblichen Geschlecht fand sich eine Zunahme von 5,3 (1952) auf 7,8 (1962). Zieht man die standardisierten Werte hinzu (zur Ausschaltung von Fehlern durch Vernachlässigung der Alterszusammensetzung), so ergeben sich annähernd wirklichkeitsgetreue Zuwachsraten. Sie betragen für die oben genannten Grundzahlen im Untersuchungszeitraum 1952—1962 für die Männer 72% Zunahme, für die Lungenkrebse der Frau 26% (Abb. 129).

Zur Verdeutlichung, welche Wichtigkeit der Standardisierung für die Ermittlung derartiger Zuwachsraten zukommt, sei Tab. 42 nach Rink wiedergegeben.

Tabelle 42. *Zunahmequoten aus den absoluten Zahlen für Lungenkrebse, den allgemeinen Sterbeziffern und den standardisierten Sterbeziffern in der BRD für 1952—1962 für Männer und Frauen getrennt nach* Rink *(1965)*

	männliche Personen	weibliche Personen
Aus den absoluten Zahlen	+ 110%	+ 66%
aus den allgemeinen Sterbeziffern.	+ 84%	+ 47%
aus den standardisierten Sterbeziffern.	+ 72%	+ 26%

„Von diesen Angaben gibt nur die aus den standardisierten Sterbeziffern berechnete Zunahme die ‚echte‘ Zunahme an Todesfällen an Lungenkrebs von 1952—1962 wieder" (Rink 1965).

Über die Stellung des Lungencarcinoms zu den übrigen Krebsen und das zahlenmäßige Verhalten der Gesamtcarcinome in der Bundesrepublik gibt Abb. 130

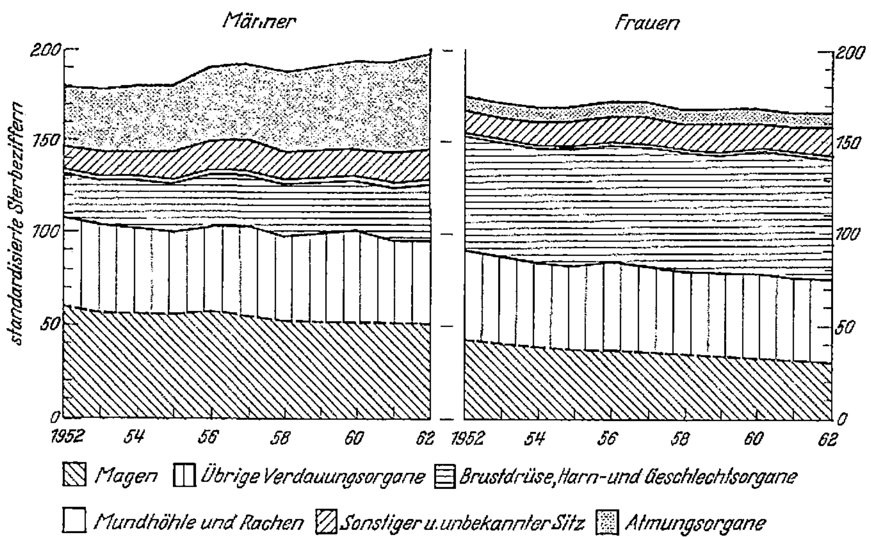

Abb. 130. Standardisierte Krebsziffern für die Bundesrepublik Deutschland zwischen den Jahren 1952—1962 (Nach Rink, Der Lungenkrebs, Stuttgart: Schattauer-Verlag 1965)

Auskunft. Nach den Angaben des Statistischen Bundesamtes für die gesamte Zeitspanne (nach Rink 1965) starben 1952 40691 Männer und 45060 Frauen an bösartigen Neubildungen aller Art, im Jahre 1962 54306 Männer bzw. 55601 Frauen. Die standardisierten Sterbeziffern zeigen beim männlichen Geschlecht für sämtliche bösartigen Geschwülste eine Zunahme von 178,8 (1952) auf 196,6 (1962). Bei der weiblichen Bevölkerung ist dagegen nach Standardisierung eine

Abnahme sämtlicher bösartigen Tumoren von 175,1 im Jahre 1952 auf 164,3 im Jahre 1962 nachzuweisen. Aus all dem ergibt sich eine Steigerung der Krebshäufigkeit beim Mann um 10%, bei den Frauen ein Rückgang um 6,2%.

Wie aus Abb. 131 hervorgeht, stirbt sowohl bei den Männern als auch bei den Frauen nach wie vor ein sehr großer Teil an Carcinomen der Verdauungsorgane, wobei der Magenkrebs bei beiden Geschlechtern in der Bundesrepublik einen deutlichen Rückgang erkennen läßt. Die Krebse der Brustdrüse, der Harn- und Geschlechtsorgane sowie die Krebse unbekannter Lokalisation nehmen gering zu, gleichen jedoch den Rückgang der Tumoren des Magen-Darm-Kanals nicht aus. Zu diesen Verschiebungen addiert sich beim Mann die starke Zunahme an Krebsen der Atmungsorgane. Dadurch erhöht sich die Gesamtsterblichkeit.

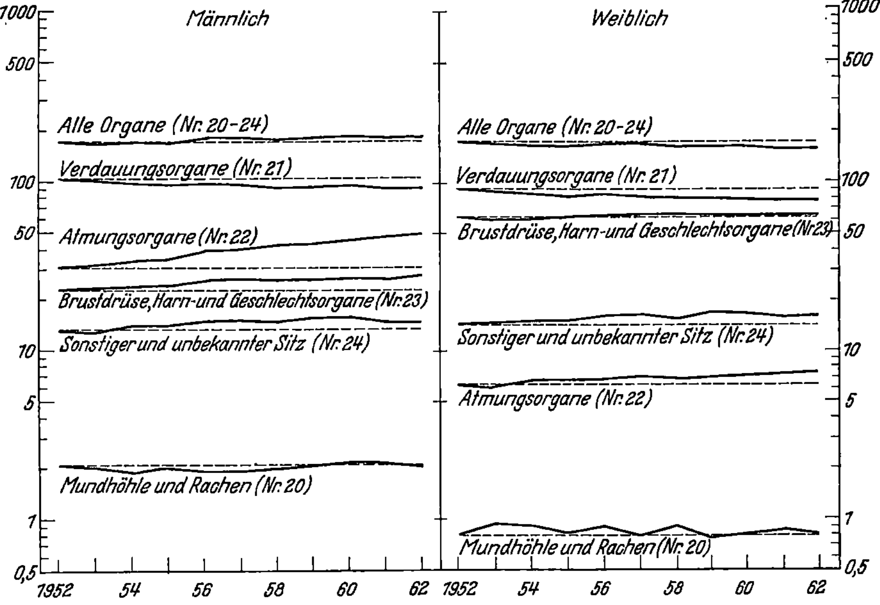

Abb. 131. Standardisierte Sterbeziffern für bösartige Neubildung nach Organsystemen in der Bundesrepublik Deutschland 1952—1962, bezogen auf den Altersaufbau der männlichen bzw. der weiblichen Bevölkerung im Jahre 1962 (Nach Rink, Der Lungenkrebs, Stuttgart: Schattauer-Verlag 1965)

Bei den Frauen ergibt sich eine Gesamtabnahme aller Carcinome trotz einer geringen Zunahme des Bronchialcarcinoms um etwa 15% durch den sehr erheblichen Rückgang der Krebse des Verdauungssystems.

Werden die gleichen Tumoren und ihre Verschiebungen für einzelne Altersklassen untersucht, so finden sich beim Mann erst vom 55.—60. Lebensjahr an und mit zunehmendem Alter verstärkt eine Zunahme des Bronchialcarcinoms (nach Rink 1965) (Abb. 130). Bei jüngeren männlichen Personen ist dagegen die Sterblichkeit offenbar nicht gestiegen. Hieraus könnten sich bereits, wie wir auch nach eigenen Untersuchungen vermuten möchten, erste Erfolge der operativen Behandlung des Lungencarcinoms ableiten.

Ganz ähnliche Untersuchungen über die Krebssterblichkeit in Canada der Jahre 1944—1963 liegen von Phillips (1963) vor. Er fand für den gesamten Untersuchungszeitraum einen Rückgang sämtlicher Krebse der Frauen, dagegen einen deutlichen Anstieg beim Mann. Auch in diesen Untersuchungen wird für die statistisch sichere Zunahme der Krebssterblichkeit des Mannes in erster Linie das Lungencarcinom verantwortlich gemacht. Es zeigte eine Zunahme von 7,2% (1944) auf 18,3% (1963).

Aus dem Todesursachenverzeichnis des Statistischen Jahrbuches der *DDR* 1966 gehen folgende Angaben über die Sterblichkeit an Geschwülsten des Ohres und des Atmungssystems hervor: Im Jahre 1964 starben an bösartigen Geschwülsten dieser Organe 6986 Menschen, davon 6089 Männer und 897 Frauen. Wenn auch Geschwülste des Kehlkopfes und des Ohres, sowie die sehr seltenen Trachealtumoren in diesen Zahlenwerten enthalten sind, so dürfte der weitaus größte Anteil der Tumoren auf die Lungen entfallen. Die Verteilung auf einzelne Altersgruppen geht aus Tab. 43 hervor.

Tabelle 43. *Häufigkeiten und Geschlechterverhältnis der Verstorbenen an bösartigen Tumoren des Ohres und des Atmungssystems 1964 in der DDR (nach Statistischem Jahrbuch der DDR 1966)*

Altersklassen	männlich	weiblich	Verhältnis
15 bis unter 25 Jahre	9	2	4,5 : 1
25 bis unter 45 Jahre	99	18	2,6 : 1
45 bis unter 50 Jahre	89	20	4,5 : 1
50 bis unter 60 Jahre	1127	186	6,1 : 1
60 bis unter 65 Jahre	1466	146	10,0 : 1
65 bis unter 75 Jahre	2474	326	7,6 : 1
75 Jahre und darüber	822	179	4,6 : 1

Selbstverständlich geben die Todesursachenstatistiken auch in diesem Falle nur eine Teilwahrheit über die Häufigkeit an Carcinomen des Atmungssystems wieder, denn besonders die höheren Altersklassen sind zunehmend mit Fehldiagnosen behaftet. Trotzdem geht aus der Tab. 43 deutlich hervor, daß besonders zwischen dem 60. und 65. Lebensjahr eine sehr hohe Sterblichkeit an Geschwülsten der Atmungsorgane vorliegt. Die Männer überwiegen wiederum eindeutig die Frauen. Im jüngeren und im höheren Alter verkleinert sich das Geschlechterverhältnis.

Tabelle 44. *Zunahme der meldepflichtigen Geschwulstkrankheiten in der DDR 1955—1965 (nach Statistischem Jahrbuch der DDR 1966)*

Jahr	Neugemeldete meldepflichtige Geschwulsterkrankungen					
	insgesamt	männlich	weiblich	insgesamt	männlich	weiblich
				je 10000 der Bevölkerung		
1955	39703	16343	23360	22,10	20,35	23,51
1956	42868	17862	25006	24,20	22,55	25,53
1957	45118	19055	26063	25,76	24,30	26,93
1958	48088	21000	27028	27,71	27,07	28,22
1959	47512	20955	26557	27,47	26,96	27,88
1960	48857	21463	27394	28,42	27,71	29,01
1961	48212	21335	26877	28,15	27,63	28,58
1962	50753	22562	28191	29,68	29,22	30,05
1963	55117	24842	30275	32.13	32,00	32,23
1964	56088	24889	31199	33,0	32,20	33,70
1965	56625	25479	31146	33,25	32,81	33,63

Der Vollständigkeit halber seien die neu gemeldeten Geschwulstkrankheiten für die Jahre 1955—1965 tabellarisch mitgeteilt. Hierbei ergibt sich eine deutliche Verschiebung im Geschlechterverhältnis mit fast vollständigem Ausgleich der Häufigkeit bei Berechnung auf 10000 der Bevölkerung. Während 1955 noch deutlich mehr Frauen an bösartigen Geschwülsten erkrankten und gemeldet wurden, hat sich der Unterschied im Jahre 1965 vollkommen ausgeglichen, wobei jedoch für beide Geschlechter eine Zunahme um etwa 30% zu verzeichnen ist (Tab. 44).

Zum Vergleich sei der Bevölkerungslebensbaum nach der Volkszählung 1964 für die DDR wiedergegeben (Abb. 132), der einen deutlichen Überhang der älteren Jahrgänge und einen tiefen Einschnitt in den Jahrgängen 35—50 Jahre erkennen

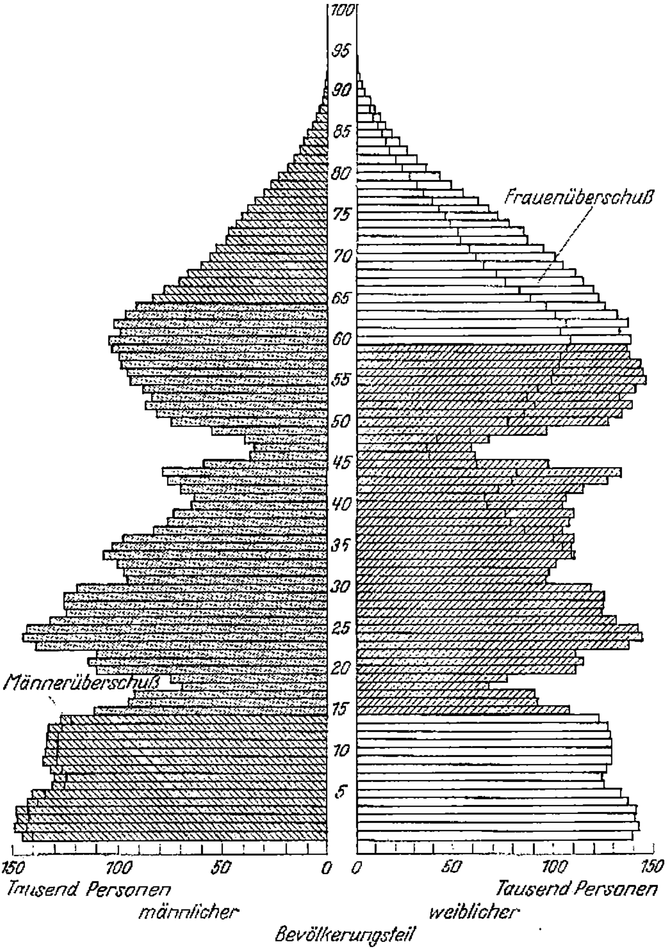

Abb. 132. Altersaufbau der Bevölkerung in der DDR 1964 (Statistisches Jahrbuch 1966)

läßt. Dadurch wird deutlich, daß durch Bevölkerungsumschichtung auch in den nächsten Jahren mit einer Zunahme der bösartigen Geschwülste im allgemeinen und somit auch des Bronchialcarcinoms zu rechnen ist, die allein auf die Altersstruktur der Bevölkerung bezogen werden muß.

b) Häufigkeit im eigenen Sektionsgut

Im eigenen Untersuchungsgut hat eine Analyse der Lungen- und Magenkrebse und der Gesamtcarcinome eine Zunahme der letzteren bei beiden Geschlechtern ergeben (HAUPT 1965; WEBER[+] 1966; HAUPT u. WEBER[+] 1967). Unsere Untersuchungen beziehen sich auf die Jahre 1930—1939 und 1948—1963. Die Kriegs- und Nachkriegsjahre wurden von der Untersuchung ausgeschlossen, weil in dieser Zeit das Krankengut tiefgreifenden Änderungen unterlag. Zum Ausgleich störender Einflüsse der Alterszusammensetzung haben wir sämtliche Jahrgänge auf die Altersstruktur des Sektionsgutes von 1930 standardisiert (Freudenberg). Die Altersklassen 0—10 Jahre blieben unberücksichtigt. Sämtliche Kurven wurden auf ihren echten Anstieg bzw. Abfall durch Berechnung der Korrelationskoeffizienten überprüft. Die Auswertung betraf 31441 Sektionen (98% aller Verstorbenen). Das Geschlechterverhältnis des Sektionsgutes betrug im Durchschnitt männlich:weiblich = 1,14:1. Die Tab. 45 bringt eine Gegenüberstellung der Gesamtkrebse in beiden Zeiträumen.

Im zweiten Zeitraum sind die Männer offenbar häufiger an Krebs erkrankt als die Frauen. Wir können somit die Mitteilung K. H. Bauers bestätigen, daß seit etwa 1950 die Krebse bei Männern die der Frauen zahlenmäßig überholt haben. Einschränkend sei jedoch ausdrücklich darauf hingewiesen, daß unserem Krankenhaus eine größere gynäkologische Abteilung fehlt.

Tabelle 45. *Verhalten sämtlicher Carcinome bei Männern und Frauen im Sektionsgut in beiden Untersuchungszeiträumen (nach* Haupt u. Weber[+] *1967)*

Untersuchungs- Zeitraum	männlich absolut	Gesamt-Carcinome %	weiblich absolut	Gesamt-Carcinome %	Verhältnis männl. : weibl.
1930—1939	726	18,9	741	20,9	1 : 1,11
1948—1963	3452	24,4	2686	22,1	1,1 : 1
Gesamt:	4178	23,2	3407	21,8	1,06 : 1

Das zahlenmäßige Verhalten von Lungen- und Magencarcinom ergibt sich aus Tab. 46.

Tabelle 46. *Anteil der Bronchial- und Magencarcinome an den Gesamtkrebsen in Gegenüberstellung für beide Untersuchungszeiträume (nach* Haupt u. Weber[+] *1967)*

	Untersuchungs- zeitraum	männlich absolut	männlich %	weiblich absolut	weiblich %	Verhältnis männl. : weibl.
Bronchial- carcinom	1930—1939	142	19,5	20	2,8	6,37 : 1
	1948—1963	1279	37,1	199	7,5	5,58 : 1
	Gesamt:	1421	34,0	219	6,4	5,67 : 1
Magen- carcinom	1930—1939	233	32,1	141	19,6	1,48 : 1
	1948—1963	814	23,6	515	20,5	1,28 : 1
	Gesamt:	1047	25,1	692	20,3	1,32 : 1

Bei den Krebsen bei Männern scheinen noch dem tabellarischen Überblick Bronchialcarcinom und Magencarcinom förmlich die Plätze getauscht zu haben. Auch bei der Geschwulsterhebung für die Frauen ergab sich eine deutliche Zunahme des Lungencarcinoms. Die Magenkrebshäufigkeit blieb annähernd konstant. Dieser Eindruck der „rohen" Krebszahlen konnte durch die Analyse der standardisierten Werte voll bestätigt werden und wird im folgenden durch die Abb. 133 beispielhaft belegt.

Für die Lungencarcinome des Mannes fand sich, wie durch die Abb. 134 und 135—138 angedeutet, für sämtliche Jahrfünftgruppen vom 46. bis zum 70. Lebensjahr ein signifikanter Anstieg, der in der Altersgruppe der 55- bis 60jährigen am steilsten war. Unter diesen Jahrgängen war die größte Häufigkeitszunahme zu verzeichnen. Für alle genannten Altersgruppen fand sich kein entsprechender

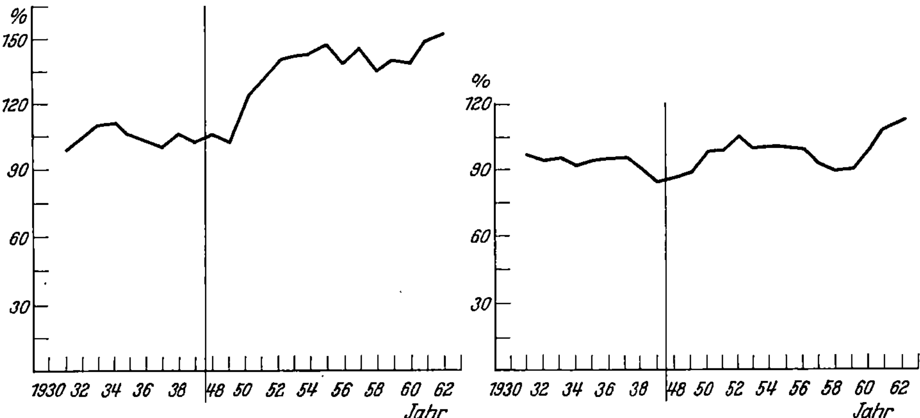

Abb. 133. Häufigkeitsverschiebung für sämtliche Krebse bei a) Männern und b) Frauen im Sektionsgut des Path. Institutes am Krankenhaus St. Georg, Leipzig, in den Jahren 1930—1939 und 1948—1963. Standardisiert auf die Alterszusammensetzung des Sektionsgutes des Jahres 1930

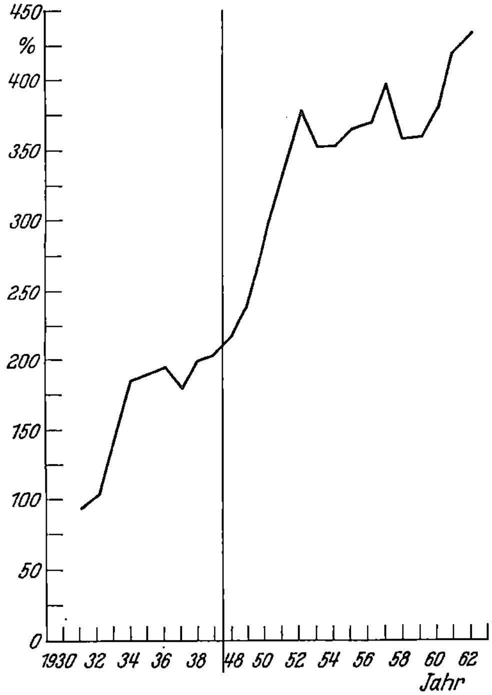

Abb. 134

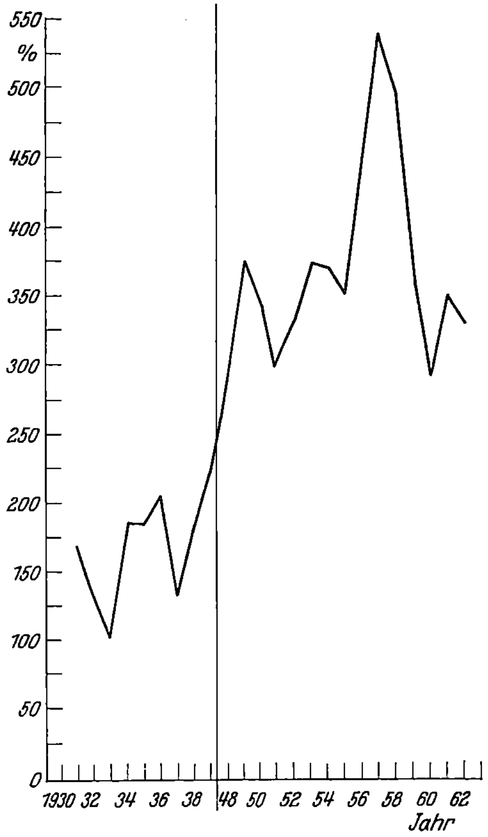

Abb. 135

Abb. 134. Häufigkeitszunahme der Lungenkrebse beim Mann für sämtliche Altersklassen der Jahre 1930—1939 und 1948—1963. Standardisiert auf die Alterszusammensetzung des Sektionsgutes von 1930 (Path. Institut am Krankenhaus St. Georg, Leipzig)

Abb. 135. Häufigkeitszunahme der Lungenkrebse beim Mann für die Altersklasse 46—50 Jahre im Sektionsgut des Path. Institutes am Krankenhaus St. Georg, Leipzig, 1930—1939 und 1948—1963. Standardisiert auf die Alterszusammensetzung des Sektionsgutes des Jahres 1930

Rückgang der Magenkrebshäufigkeit, die entweder eine weitgehende Konstanz zeigte oder nur sehr geringe rückläufige Tendenz aufwies. Die Lungenkrebszunahme wurde dadurch in keiner Altersgruppe kompensiert.

Bei den Lungenkrebsen der Frauen konnte durch die Abb. 139 mit Berechnung des Trends der Kurve ebenfalls ein statistisch sicherer Anstieg für sämtliche Altersgruppen zusammen nachgewiesen werden, nicht jedoch bei der Aufteilung

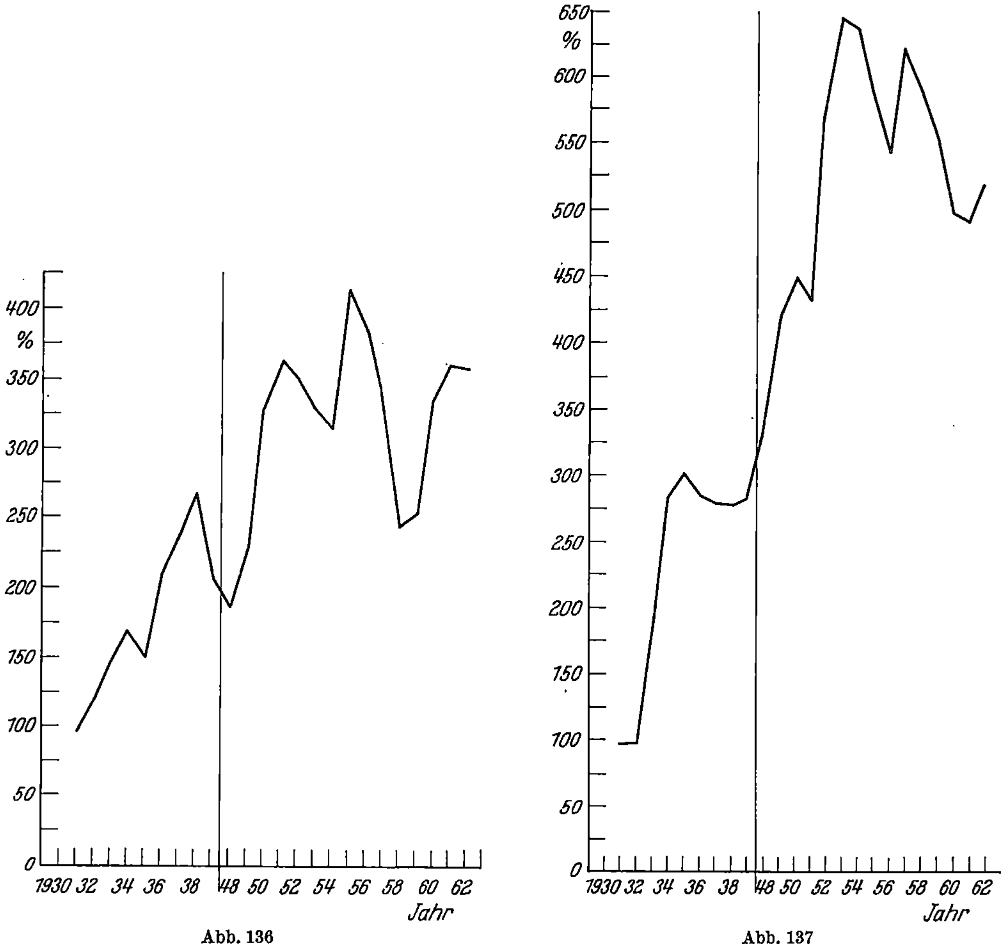

Abb. 136. Häufigkeitszunahme der Lungenkrebse beim Mann für die Altersklasse 51—55 Jahre im Sektionsgut des Path. Institutes am Krankenhaus St. Georg, Leipzig, 1930—1939 und 1948—1963. Standardisiert auf die Alterszusammensetzung des Sektionsgutes des Jahres 1930

Abb. 137. Häufigkeitszunahme der Lungenkrebse beim Mann für die Altersklasse 56—60 Jahre im Sektionsgut des Path. Institutes am Krankenhaus St. Georg, Leipzig, 1930—1939 und 1948—1963. Standardisiert auf die Alterszusammensetzung des Sektionsgutes des Jahres 1930

in Jahrfünftgruppen. Dabei traten stark unregelmäßig verlaufende Kurven auf, deren Gesamttendenz im Bereich der Zufälligkeiten lag. Die Ursache hierfür ist wahrscheinlich in der zu kleinen Gesamtzahl zu suchen. Ein Zusammenhang zur Ab- oder Zunahme anderer Organkrebse besonders zum Magencarcinom bestand nicht.

Die Zunahme der Gesamtkrebse bei Männern wird zu 84% durch das Lungencarcinom hervorgerufen (Haupt u. Weber+ 1967). Für die Gesamtcarcinome bei Frauen ließ sich eine leichte Zunahme nicht sichern. Die statistisch echte Zunahme der Lungenkrebse bei der Frau findet in der Kurve der Gesamtcarcinome nur einen unwesentlichen Niederschlag (etwa 4%).

Wir sind deshalb so ausführlich auf die eigenen statistischen Erhebungen eingegangen, weil in parallelen Untersuchungen über die Geschwulstmeldung und -registrierung im Bezirk Leipzig ganz ähnliche Verhaltensweisen für das Lungen-

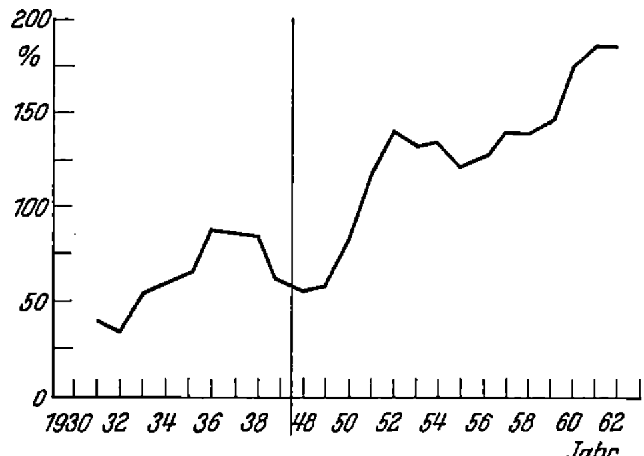

Abb. 138. Häufigkeitszunahme der Lungenkrebse beim Mann für die Altersklasse 61—65 Jahre im Sektionsgut des Path. Institutes am Krankenhaus St. Georg, Leipzig, 1930—1939 und 1948—1963. Standardisiert auf die Alterszusammensetzung des Sektionsgutes des Jahres 1930

carcinom vorliegen und sie dadurch unsere sektionsstatistischen Ergebnisse in ihrem Aussagewert erhöhen. Als Vergleich dienten Untersuchungen und Ergebnisse von über 7 Jahren Geschwulstforschung im Bezirk Leipzig (Hollerith-Auswertung 1953—1958):

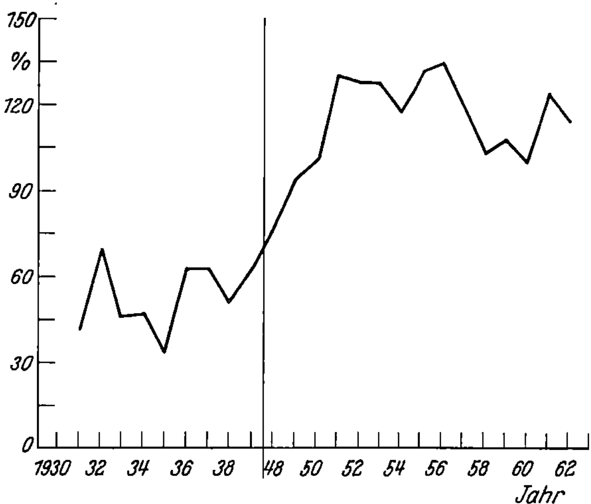

Abb. 139. Häufigkeitszunahme der Bronchialcarcinome der Frauen im Sektionsgut des Path. Institutes des Krankenhauses St. Georg, Leipzig, in den Jahren 1930—1939 und 1948—1963. Standardisiert auf die Alterszusammensetzung des Sektionsgutes des Jahres 1930

Das Bevölkerungsverhältnis im Bezirk Leipzig beträgt nach diesen Untersuchungen männlich:weiblich etwa 1:1,3. Das Geschlechterverhältnis der gemeldeten bösartigen Geschwülste verschob sich von männlich:weiblich = 1:1,4 im Jahre 1953 auf 1:1,2 im letzten Untersuchungsjahr 1959. In den Jahren 1955 bis 1966 kamen auf je 10000 Einwohner (Männer und Frauen gemeinsam) rd. 2,8,

1957—1958 und auch 1959 dagegen etwa drei Carcinome. In diesen Ergebnissen deutet sich eine geringe Zunahme der Krebserkrankungen an. Da jedoch das Geschlechterverhältnis bösartiger Geschwülste sich bei konstanter Geschlechterrelation der Gesamtbevölkerung während des Beobachtungszeitraumes zu Gunsten der Männer verschob, muß die Zunahme der Gesamtkrebserkrankungen vorwiegend auf Krebse der Männer zurückgeführt werden. Dazu wird bemerkt: „Im allgemeinen ist festzustellen, daß die Häufigkeit der Erfassung der verschiedenen Erkrankungen in den einzelnen Jahren 1955—1959 annähernd die gleiche geblieben ist. Eine Ausnahme bildet das Bronchialcarcinom, das in den letzten Jahren eine Häufigkeitszunahme zeigt." Von den mitgeteilten Zahlen sollen die für das Magen- und Bronchialcarcinom in Tab. 47 wiedergegeben werden:

Tabelle 47. *Anzahl der Erkrankungen für die genannten Carcinomarten, bezogen auf je 10 000 männliche Einwohner*

Untersuchungsjahre	1955	1956	1957	1958	1959
Magencarcinome	6,38	6,89	6,64	6,96	6,49
Bronchialcarcinome	4,31	4,09	5,85	6,69	6,38

In der Untersuchung wird weiterhin mitgeteilt: „Da ein großer Teil der als Verdacht gemeldeten Bronchialcarcinome bei Lebzeiten und — falls keine Sektion vorgenommen wird — auch beim Tod nicht 100%ig geklärt wird, entfallen diese gemeldeten Patienten der statistischen Erfassung. Wahrscheinlich liegt also die Häufigkeitsquote beim Bronchuscarcinom weit höher als die von uns errechnete."

Für die Frauen sind die Häufigkeiten der einzelnen Organcarcinome in den sieben Beobachtungsjahren annähernd konstant. Bei Gegenüberstellung aller Krebserkrankungen findet man auf 90 000 männliche Einwohner berechnet die Werte gemäß Tab. 48.

Tabelle 48. *Anzahl der Carcinome sämtlicher Lokalisationen ohne bzw. einschließlich Bronchialcarcinom, bezogen auf 90 000 männliche Einwohner*

Untersuchungsjahre	1955	1956	1957	1958	1959
Gesamtcarcinome					
ohne Bronchialcarcinome	17,95	18,95	18,93	18,88	19,87
einschl. Bronchialcarcinome	22,26	23,04	24,78	26,47	26,25

Die Krebserkrankungszahlen nehmen demnach für die Männer auch ohne das Lungencarcinom gering zu. Das deckt sich mit unserer Sektionsstatistik, in der wir 16% Zunahme der Gesamtkrebshäufigkeit ermitteln konnten. Auf diese Zunahme pfropft sich im Sektionsmaterial die statistisch echte Zunahme des Bronchialcarcinoms auf, wie sie auch aus den Zahlen der Tab. 47 hervorgeht. Der Anstieg der Gesamtkrebshäufigkeit bei Männern wäre in den obengenannten Untersuchungen sicherlich noch höher ausgefallen, könnten sämtliche Lungenkrebserkrankungen histologisch gesichert und dadurch statistisch miterfaßt werden.

Der Vergleich unseres Sektionsgutes mit dieser Erkrankungsstatistik des Bezirkes Leipzig ergibt, daß die Zunahme der Gesamthäufigkeit beim Bronchialcarcinom des Mannes im Sektionsgut nicht relativ ist, wie das etwa vorgetäuscht werden könnte, wenn Nichtkrebstodesursachen abnehmen, die Krebszahl aber konstant bleibt. Vielmehr zeigt sich, daß der Anstieg der Krebshäufigkeit echt ist und fast vollständig zu Lasten des Bronchialcarcinoms geht.

Ein ähnlich deutlicher Anstieg der Lungenkrebshäufigkeit war in unserem Sektionsgut bereits von WERNER[+] (1953) und später von LANGSCH[+] (1963), allerdings ohne Standardisierung auf die Alterszusammensetzung angegeben worden. Wir können also wie viele andere die Zunahme des Bronchialcarcinoms bestätigen (v. ALBERTINI, FISCHER, GROSSE, LESCHKE, SIMMROSS, WYDLER, ZYLMANN u. a.).

Nach PHILLIPS (1963) weisen die standardisierten Krebssterblichkeitsziffern in 24 zivilisierten Ländern eine Korrelation zwischen Lungen- und Magenkrebshäufigkeit auf. Doch bleiben auch diese Angaben unter Berücksichtigung der Krebssterblichkeit an beiden Tumorarten in Ländern mit gegensätzlichen Höchstwerten fraglich: In Japan findet man mit 7,1 Krebstodesfällen an *Bronchial*carcinom auf 100000 lebende Männer die niedrigste Lungenkrebssterblichkeit und mit 69,9 *Magen*krebstodesfällen die höchsten Werte in der Welt. In den USA ist die Magenkrebssterblichkeit besonders niedrig, aber auch das Bronchialcarcinom fordert weit weniger Todesopfer als in vergleichbaren Ländern Europas. Das Bronchialcarcinom liegt unter 15% der Gesamtkrebssterblichkeit in den USA (CAMERON: *California Tumor Registry*). Selbst wenn rassische Faktoren einen Einfluß haben mögen, so lassen sich aus reinen Verschiebungen innerhalb einer konstanten Gesamtkrebssterblichkeit nicht diese Unterschiede erklären. Die echte Zunahme des Bronchialcarcinoms wird indirekt auch dadurch bestätigt.

Auch die Zunahme der Lungenkrebse bei Frauen erwies sich im eigenen Sektionsgut als statistisch echt. Relativ scheint dabei diese Zunahme im zweiten Untersuchungszeitraum gegenüber 1930—1939 sogar stärker zu sein (Verdreifachung s. Abb. 139) als bei den Männern (Verdoppelung), obwohl natürlich zahlenmäßig die Zunahme bei den Männern weit höher liegt. Dadurch verschob sich auch das Geschlechterverhältnis in unserem Untersuchungsmaterial mehr zu Gunsten der Frauen. Andere Untersucher (u. a. FISCHER 1952; ZYLMANN 1953; GILLIAM u. Mitarb. 1961 und BEST 1963) ermittelten dagegen eine relativ geringer Zunahme des Lungenkrebses bei der Frau.

Einer Erklärung bedarf noch der von uns gefundene Zunahmerückgang der Bronchialcarcinome bei Männern seit 1953 bzw. die teilweise leicht rückläufige Tendenz in der Häufigkeit für die Altersklassen der 46- bis 60jährigen. Wir haben bereits 1965 darauf verwiesen, daß sich hier offenbar ein erster Erfolg der Therapie abzeichnen könnte. Seit etwa 1953 wird bei uns das Bronchialcarcinom zunehmend operativ behandelt. Die Ergebnisse (ROTHE 1965) sind durchaus ermutigend. Hier mag ein Grund dafür liegen, daß ein Zunahmerückgang im eigenen Sektionsgut für die Lungenkrebse beim Manne und andeutungsweise auch bei der Frau festzustellen ist.

Außerdem haben sowohl GILLIAM u. Mitarb. (1961) als auch BEST (1963) für Canada darauf verwiesen, daß sich das Bronchialcarcinom sowohl bei den Frauen als auch beim Mann in seiner Häufigkeit auf einen Gipfel zubewege, der in den 60iger Jahren erreicht werde. Sie fanden den Rückgang in der Zuwachsrate besonders für die jüngeren Jahrgänge. Sollte sich diese Tatsache bei noch längerer Beobachtungszeit in etwa 10 Jahren bestätigt haben, so wäre der Rückgang der Zuwachsrate im letzten Jahrzehnt teilweise auch durch dieses Phänomen erklärbar.

Die von uns gefundene Gipfelbildung, die sich ganz ähnlich von GILLIAM u. Mitarb. und von BEST nachweisen ließ, wird auch durch Erhebungen und Berechnungen aus den Unterlagen des Statistischen Bundesamtes der Bundesrepublik Deutschland durch RINK (1965) wahrscheinlich gemacht. Legt man in Berechnungen über die Häufigkeit des Lungenkrebses bis zum Jahre 2000 die Zuwachsraten für 1952—1954 zugrunde, so ergäben sich wesentlich steilere Anstiege bzw. Häufigkeiten für das Bronchialcarcinom im Jahre 2000, als wenn die in den Jahren 1958—1960 und 1961—1963 ermittelten Zuwachsraten zur Berechnung herangezogen würden. Die Abb. 140 verdeutlicht, daß die noch vor 15 Jahren angenommene sehr steile Zunahme des Lungencarcinoms ausblieb, vielmehr die Zuwachsraten kleiner werden. Rink betont ausdrücklich, daß durch derartige Berechnun-

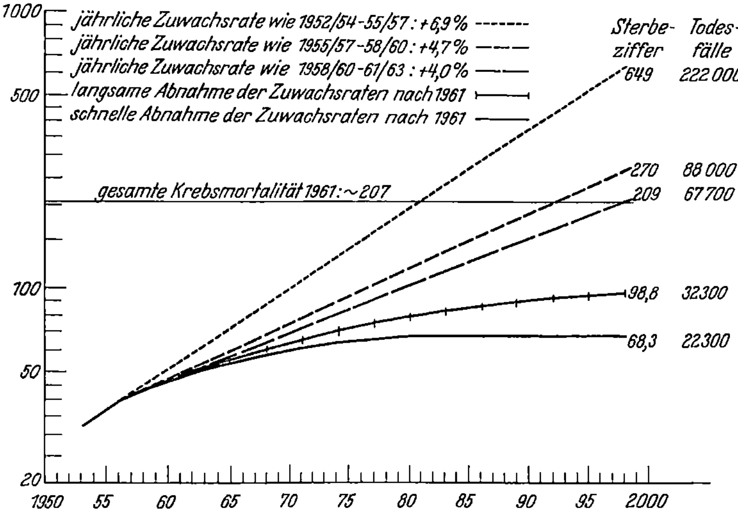

Abb. 140. Mögliche Zunahme der Häufigkeit des Bronchialcarcinoms berechnet bis zum Jahre 2000 für die Bundesrepublik Deutschland unter Zugrundelegung der ermittelten Zuwachsraten der Jahre 1952—1963 (Nach Rink, Der Lungenkrebs, Stuttgart: Schattauer-Verlag 1965)

gen nichts über die wirklichen Zuwachsverhältnisse in der Zukunft ausgesagt werden könne, jedoch interessante Hinweise gegeben werden, wie die Zunahme nicht verlaufen wird.

c) Geschlechterverhältnis

Das *Geschlechterverhältnis* beim Lungenkrebs unterliegt im Schrifttum einer sehr breiten Streuung (Tab. 49).

Zusammenfassend wurde besonders über die Verschiebungen des Geschlechterverhältnisses im Laufe der ersten Hälfte des Jahrhunderts von Panzner u. Lammel (1966) berichtet.

Wir haben im eigenen Sektionsgut (Haupt u. Weber+ 1967) ein Geschlechterverhältnis von 5,7:1 (männlich:weiblich) für den Untersuchungszeitraum 1948 bis 1963 (1279 Carcinome) ermittelt. Dagegen betrug das gleiche Verhältnis für 553 operativ behandelte und im Resektionsgut erfaßte Lungenkrebse 13,8:1. Die Angaben des Schrifttums schwanken für das Operationsgut ebenfalls erheblich, zeigen jedoch meist weit höhere Verhältniszahlen zu Gunsten des Mannes an. So gibt Lüdeke (1953) ein Verhältnis männlich zu weiblich von 20,8:1, Meessen (1956) von 11:1, Boser von 15,6:1, Linder (1959) von 12:1, Ochsner u. Mitarb. (1960) von 9:1, Jenny u. Buchberger (1962) ein Verhältnis von 15,9:1, Endrei (1964) von 11,5:1 und Poche u. Mitarb. (1964) von 22,1:1 an.

Dieser Unterschied zwischen ganz verschiedenen Untersuchungsserien zeigt deutlich, daß relativ mehr Männer zur Operation kommen. Hierbei ist offenbar die höhere Fehldiagnosequote beim Bronchialcarcinom der Frau mitentscheidend (Berndt 1964; eigene Ergebnisse). Die Aufmerksamkeit bei der Suche nach operablen Frühfällen, das „Darandenken" ist bei männlichen Patienten geschärfter als bei weiblichen.

Unterscheidet man nach histologischen Typen das Geschlechterverhältnis, so fanden wir im Sektionsgut für das Plattenepithelcarcinom ein Verhältnis männlich:weiblich wie 11,6:1, für das polymorphzellige Carcinom von 4,6:1, beim kleinzelligen undifferenzierten Krebs von 9,8:1 und schließlich für die Drüsenkrebse von 1,9:1.

Tabelle 49. *Geschlechterverhältnis des Bronchialcarcinoms nach Angaben des Schrifttums*

Autor und Jahr	Anzahl der Bronchial-Ca.	Verhältnis männl. : weibl.
HASLHOFER (1947)	75	8,0 : 1
FISCHER (1949)	7166 (Lit.)	4,0 : 1
W.H. BECKER (1950)	148	4,0 : 1
EMMINGER u. EINFALT (1950)	316	6,5 : 1
KOCH (1950)	185	5,0 : 1
FRUHLING u. HORREBBERGER (1952)	110	6,8 : 1
LESCHKE (1951/1952)	593	3,5 : 1
JAKOBSEN (1953)	122	2,3 : 1
CHRISTIANSEN (1953)	134	2,3 : 1
ADLER u. FULLER (1953)	100	7,3 : 1
WERNER[+] (1953)	650	5,8 : 1
TUYNS (1954)	600	14,9 : 1
STRENSTROM u. FORD (1954)	222	7,0 : 1
GOTTLIEB (1955)	145	3,4 : 1
M. DÜBEN (1955)	619	6,7 : 1
NEUMANN u. Mitarb. (1956)	51	3,3 : 1
STRAUSS u. WELLER (1957)	296	8,0 : 1
O'NEAL u. Mitarb. (1957)	301	5,7 : 1
STRÄULI (1958)	1218	7,0 : 1
GLÄSER u. TRIMPE (1959)		5,3 : 1
CORRAY u. LERLIE (1958)	5	2,7 : 1
ROZIN (1959)	545	3,0 : 1
SARASIN u. SAYEGH (1961)	88	13,5 : 1
LANGSCH[+] (1963)	878	6,7 : 1
SELLERS (1963)	352	8,0 : 1
LEE u. Ts'o (1963)	228	1,5 : 1
POCHE u. Mitarb. (1964)	790	22,2 : 1
WARREN u. GATES (1965)	368	4,6 : 1
HAUPT u. WEBER[+] (1968)	1640	5,7 : 1
WYDLER (1968)	1492	7,1 : 1

Tabelle 50. *Vergleich des Geschlechterverhältnisses bei unterschiedlichen histologischen Typen vom Bronchialcarcinom*

Autor und Jahr	Plattenepithel-carcinom m : w	Anaplastische Carcinome m : w	Adeno-carcinome m : w
M. DÜBEN (1955)	9,6 : 1	9,0 : 1	2,3 : 1
BUDINGER (1958)	8,7 : 1	11,2 : 1	2,6 : 1
		kleinzellige Carcinome	
H.E. WALTHER (1948)	13,0 : 1	9,0 : 1	2,0 : 1
BALÓ (1957)	33,0 : 1	—	—
Eigene Ergebnisse	11,6 : 1	9,8 : 1	1,9 : 1

In den von uns getrennt untersuchten Zeitabschnitten 1930—1939 und 1950 bis 1963 fanden wir folgende Verschiebungen im Geschlechterverhältnis für die einzelnen histologischen Typen: Bei den Plattenepithelcarcinomen von 10,8:1 auf 11,8:1, bei den kleinzellig undifferenzierten Carcinomen von 16,7:1 auf 9,85:1 und bei den polymorphzellig undifferenzierten von 6,0:1 auf 4,3:1, schließlich für die Adenocarcinome einen Anstieg von 1,25:1 auf 2,0:1. In diesen Änderungen spiegelt sich offenbar besonders die Auslese der Plattenepithelcarcinome beim Mann für die Operation und auch die relative Zunahme besonders der kleinzelligen Carcinome im zweiten Untersuchungsabschnitt bei beiden Geschlechtern wider.

Im Operationsgut unserer Untersuchungsserie (593 Carcinome) ermittelten wir folgende Geschlechterverhältnisse : Plattenepithelcarcinome 25,5:1 (männlich: weiblich), undifferenziert polymorphzellige Carcinome 21:1, undifferenziert kleinzellige Carcinome 12,6:1 und Adenocarcinome 4:1. Auch aus diesen Werten wird deutlich, wie breit die Streuung der einzelnen Häufigkeiten bzw. Geschlechterverhältnisse am gleichen Institut bei Zugrundelegung verschiedener Materialien ist. Aussagen über das Geschlechterverhältnis im Operations- und Resektionsgut führen für sich allein und auch vermischt zu Trugschlüssen.

Das Bronchialcarcinom bei der Frau ist in den letzten Jahren immer wieder Anlaß zusammenfassender Darstellungen gewesen (Steinmann 1962; Berndt 1965; Ott u. Daum 1965; Vincent u. Mitarb. 1965; Panzner u. Lammel 1966).

Ott u. Daum (1965) fanden unter 1672 stationär behandelten Bronchialcarcinomen an der Universitätsklinik Heidelberg in den Jahren 1943—1963 nur 68 Lungenkrebse bei Frauen. Während für das untersuchte Krankengut die Sterblichkeit des Bronchialcarcinoms bei den Männern 24,6% aller Krebstodesfälle betrug, lag der entsprechende Hundertsatz für die Frauen nur bei 4,2%. Ott u. Daum errechneten aus klinischen Unterlagen für die Lungenkrebse der Männer eine Zunahme von 275%, für die Frauen von 61%. Die seltenere Erkrankungshäufigkeit bei den Frauen führt offenbar zur Verzögerung der Diagnose. Ganz ähnlich sind die Mitteilungen von Berndt (1965) aus der Robert-Rössle-Klinik Berlin-Buch. In der Untersuchungszeit von 1949—1963 verschob sich das Geschlechterverhältnis von 8,5:1 auf 14:1. Berndt weist ausdrücklich darauf hin, daß bei oberflächlicher Betrachtung diese Verschiebung eine stärkere Zunahme des Lungencarcinoms beim Mann ergäbe. Indessen sind Fehldeutung und Verschleppungszeit bei der Diagnose beim weiblichen Geschlecht von sehr großer Bedeutung.

Vincent u. Mitarb. (1965) untersuchten das Geschlechterverhältnis und die histologische Typisierung des Lungenkrebses im Zeitraum 1947—1964 und fanden 1192 Bronchialcarcinome des Mannes gegenüber 163 bei Frauen. Diese Zahlenangaben enthalten allerdings auch semimaligne Geschwülste (22 Fälle), da bei der Typisierung das Einteilungsschema nach Kreyberg (1962) zugrunde gelegt wurde. Wie Ott u. Daum, Berndt, Panzner und Lammel bestätigen auch Vincent u. Mitarb. das häufigere Vorkommen des Adenocarcinoms bei den Frauen. Während das Gesamtgeschlechterverhältnis für alle Lungenkrebse in der Serie von Vincent u. Mitarb. etwa 8,1:1 betrug, lag es beim Plattenepithelcarcinom bei fast 20:1, beim Adenocarcinom dagegen 0,48 :1. Es wird auch bei diesen zum Teil klinischen Studien auf eine Zunahme der Bronchialcarcinome beim weiblichen Geschlecht hingewiesen. Nur nach Untersuchungen von Steinmann (1962) ist die Krebsgefährdung für die Frau nicht größer geworden. In diesem Zusammenhang sei auf das ungewöhnlich niedrige Geschlechterverhältnis des Lungencarcinoms in Japan hingewiesen (Segi u. Kurihara 1959—1964), das 2,6:1 (m:w) beträgt und sich in den letzten Jahren nicht nennenswert verschoben haben soll.

Die relativ niedrigste Lungenkrebshäufigkeit bei der Frau findet sich nach umfangreichen Untersuchungen von Phillips in Norwegen mit einer Todesrate von 2,4, die höchste in Israel mit 7,8 auf 100000.

d) Altersverteilung

Die *Altersverteilung* des Bronchialcarcinoms ergibt im Sektionsmaterial einen Gipfel zwischen dem 55. und 65. Lebensjahr (Tab. 51).

Tabelle 51. *Altershäufigkeit des Bronchialcarcinoms nach Angaben im Schrifttum*

Autor und Jahr	Altersgipfel	2. Stelle	3. Stelle
FISCHER (1949)	6. Dezennium	7. Dezennium	5. Dezennium
LESCHKE (1951/52)	60.—64. J.	50.—54. J.	65.—69. J.
OCHSNER u. Mitarb. (1952)	50.—59. J.	—	—
ADLER u. FULLER (1953)	7. Dezennium	6. Dezennium	5. Dezennium
CHRISTIANSEN (1953)	6. u. 7. Dez.	5. Dezennium	8. Dezennium
SELLERS (1963)	55.—59. J.	—	—
TUYNS (1954).	55.—65. J.	—	—
STENSTROM u. FORD (1954) . . .	6. Dezennium	—	—
H. CORTEGUERA JIMÓNEZ (1956)	50.—59. J.	—	—
BALÓ (1957)	50.—59. J.	60.—69. J.	40.—49. J.
MEYER (1958)	61.—65. J.	56.—60. J.	—
ROZIN (1959)	6. Dezennium	—	—
LEE u. Ts'o (1963)	6. Dezennium	—	—
LANGSCH[+] (1963)	55.—65. J.	65.—75. J.	45.—55. J.
HUSTU u. NICKON (1964).	7. Dezennium	—	—
BERNDT (1964)	60.—64. J.	55.—59. J.	65.—69. J.
SCHILL (1964)	6. Dezennium	—	—
POCHE u. Mitarb. (1964)	50.—59. J.	60.—69. J.	40.—49. J.
KLEINSORGE u. FINKE (1965) . . .	6. Dezennium	—	—
Eigene Ergebnisse.	61.—65. J.	56.—60. J.	66.—70. J.

Wegen der meist nur geringen Anzahl der Lungenkrebse bei Frauen stimmen die Altersgipfel in den Sektionsserien für alle Krebse mit denen für die Männer überein. Interessant sind Verschiebungen und Unterschiede im Altersgipfel bei Zugrundelegung der einzelnen histologischen Typen. Im eigenen Sektionsgut

Tabelle 52. *Altersverteilung von 1420 Carcinomen des Sektionsgutes nach histologischen Typen, Altersgipfel besonders hervorgehoben*

Alters-klassen	Gesamtfallzahl Männer und Frauen										Summe
	kleinzellige Carcinome		polymorphzellige Carcinome		Plattenepithel-carcinome		Adeno-carcinome		Alveolarzell-Carcinome		
	abs.	%	abs.	%	abs.	%	abs.	%	abs.	%	absolut
21—30	1	0,21	1	0,3	—	—	—	—	—	—	2
31—40	10	2,1	4	1,1	3	0,7	2	1,9	—	—	19
41—45	7	1,5	6	1,6	5	1,1	5	4,8	—	—	23
46—50	36	7,7	25	6,8	21	4,6	8	7,5	1	—	91
51—55	59	12,6	54	14,6	47	10,3	10	9,4	—	—	170
56—60	95	20,3	71	19,2	75	16,4	23	*21,5*	8	—	272
61—65	108	*23,0*	83	22,5	93	20,4	23	*21,5*	4	—	311
66—70	73	15,6	67	18,2	96	21,0	17	15,9	4	—	257
71—75	62	13,2	40	10,9	64	14,0	14	13,1	1	—	181
76—80	14	3,0	13	3,5	44	9,7	2	1,9	—	—	73
81—90	4	0,7	5	1,4	9	1,9	3	2,8	—	—	21
Summe:	469		369		457		107		18		1420

fanden wir für die kleinzelligen und die polymorphzelligen Krebse die größte Häufigkeit in der Altersklasse zwischen 61—65 Jahren. Beim Plattenepithelcarcinom lag der Altersgipfel ein Jahrfünft später. Die Altersklasse von 61—65 Jahren folgt an zweiter Stelle. Drüsenkrebse waren zwischen 56 und 60 sowie zwischen 61 und 65 Jahren etwa gleich häufig vertreten (Tab. 52).

In den Tab. 53 u. 54 wird der Altersgipfel für Männer und Frauen getrennt wiedergegeben. Die Jahrgänge mit den höchsten Fallzahlen sind besonders hervorgehoben. Bei den Frauen ist allerdings die kleine Gesamtfallzahl von 185 zu beachten.

Tabelle 53. *Unterteilung der einzelnen histologischen Typen der Bronchialcarcinome nach Altersklassen für Männer (Aufteilung nach Tab. 52)*

Männer										
Alters-klassen	kleinzellige Carcinome abs.	%	polymorphzellige Carcinome abs.	%	Plattenepithel-carcinome abs.	%	Adeno-carcinome abs.	%	Alveolarzell-carcinome abs.	%	Summe absolut

Alters-klassen	abs.	%	abs.	%	abs.	%	abs.	%	abs.	%	absolut
21—30	—	—	1	0,3	—	—	—	—	—	—	1
31—40	8	1,9	3	1,0	3	0,7	1	1,4	—	—	15
41—45	6	1,4	2	0,7	4	0,9	1	1,4	—	—	13
46—50	31	7,3	19	6,3	19	4,5	3	4,2	1	—	73
51—55	53	12,4	44	14,6	43	10,2	7	9,9	—	—	147
56—60	86	20,2	56	18,5	69	16,4	19	*22,8*	6	—	236
61—65	100	*23,4*	74	*24,5*	90	*21,4*	16	22,5	3	—	283
66—70	68	15,9	55	18,2	88	20,9	10	14,1	4	—	225
71—75	58	13,6	33	10,9	59	14,0	11	15,5	1	—	162
76—80	13	3,1	12	4,0	40	9,5	1,4	—	—	—	66
81—90	3	0,7	3	1,0	6	1,4	2	2,8	—	—	14
Summe:	426		302		421		71		15	—	1235

Tabelle 54. *Unterteilung der einzelnen histologischen Typen nach Altersklassen für Frauen (Aufteilung nach Tab. 52)*

Frauen										
Alters-klassen	kleinzellige Carcinome abs.	%	polymorphzellige Carcinome abs.	%	Plattenepithel-carcinome abs.	%	Adeno-carcinome abs.	%	Alveolarzell-carcinome abs.	%	Summe absolut

Alters-klassen	abs.	%	abs.	%	abs.	%	abs.	%	abs.	%	absolut
21—30	1	2,3	—	—	—	—	—	—	—	—	1
31—40	2	4,6	1	1,5	—	—	1	2,8	—	—	4
41—45	1	2,3	4	6,0	1	2,9	4	11,1	—	—	10
46—50	5	11,6	6	9,0	2	5,6	5	13,9	—	—	18
51—55	6	14,0	10	14,9	4	11,1	3	8,3	—	—	23
56—60	9	*21,0*	15	*22,4*	6	16,7	4	11,1	2	—	36
61—65	8	18,6	9	13,4	3	8,3	7	19,4	1	—	28
66—70	5	11,6	12	17,9	8	22,2	7	19,4	—	—	32
71—75	4	9,3	7	10,5	5	13,9	3	8,3	—	—	19
76—80	1	2,3	1	1,5	4	11,1	1	2,8	—	—	7
81—90	1	2,3	2	3,0	3	8,3	1	2,8	—	—	7
Summe:	43		67		36		36		3		185

Die Unterschiede in der Altersverteilung der Bronchialcarcinome in Sektions- und Operationsserien werden durch die Abb. 141 verdeutlicht. Darin werden aus den eigenen Untersuchungen an 1452 Lungenkrebsen des Sektionsgutes und an 593 operierten Bronchialkrebsen die Altersverteilungen gegenübergestellt. Der Altersgipfel der gesamten Krebse des Resektionsgutes liegt um 5 Jahre früher als im Sektionsmaterial. Ganz ähnliche Verschiebungen zwischen zwei so unterschiedlichen Untersuchungsserien werden auch von Thomas (1963) angegeben. Die schneller abfallende Kurve im Resektionsgut jenseits der 70iger Jahre zeigt, daß hier dem chirurgischen Vorgehen Grenzen gesetzt sind.

Im chirurgischen Untersuchungsgut erreichen die Frauen das Häufigkeitsmaximum 5 Jahre eher als die Männer. Im Sektionsgut des Zeitraumes von 1950
bis 1963 liegt der Altersgipfel bei Frauen dagegen ein Jahrfünft später als bei
Männern (Tab. 55).

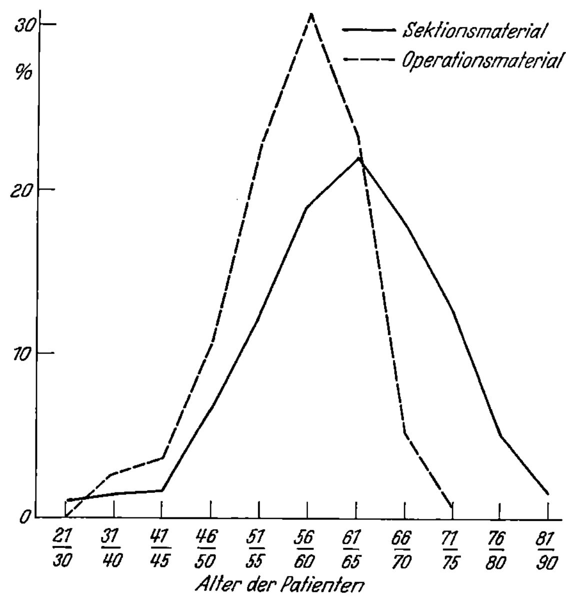

Abb. 141. Unterschiede im Altersgipfel der Bronchialcarcinome im Sektionsgut und Operationsgut des Path. Institutes am Krankenhaus St. Georg, Leipzig (1452 Lungenkrebse des Sektionsgutes und 593 operierte Bronchialkrebse jeweils 100 %)

Tabelle 55. *Altersgipfel der Bronchialcarcinome*
im Sektions- und Operationsgut

| | | Altersgipfel (Jahre) | |
		Männer	Frauen
Sektionsmaterial	1950—1963.	61—65	66—70
Operationsmaterial	1950—1963.	50—60	51—55

e) Häufigkeit bei jungen Jahrgängen

Im jugendlichen und mittleren Alter (bis 40. Lebensjahr) fanden wir unter den
verstorbenen Männern 81 Carcinome (1,9%). Davon entfielen 21 auf das Lungencarcinom und 26 auf das Magencarcinom. Unter den Krebsen bei Frauen im
jugendlichen Alter (Gesamtzahl 133 = 3,9%) betrafen 5 die Lungen (5,3%),
23 dagegen den Magen (17,3%). Das Geschlechterverhältnis der Carcinome bei
den jüngeren Altersklassen betrug männlich:weiblich = 1:2; für das Lungencarcinom 4,9:1, beim Magenkrebs 1,9:1.

Kwong u. Slade (1964) zählten unter 719 Bronchialcarcinomen 44 bei Menschen unter 40 Jahren (6,1%).

Von Compton u. Kittle (1963) wird neben der Mitteilung eines Plattenepithelcarcinoms bei einem 16jährigen Schüler eine Statistik des Armed Forces
Institute of Pathology in Washington angeführt, in der unter 9019 Bronchialcarcinomen 245 (= 2,7%) bei unter 30jährigen und 17 (= 0,2%) bei unter 20jäh-
rigen angegeben werden. Besonders hoch ist auch die Anzahl von 26 Lungen-

krebsen bei unter 40jährigen in einer Serie von 141 Bronchialcarcinomen (Rivkin u. Salyer 1958). Allerdings handelt es sich hierbei auch um Patienten eines Armeehospitals. Large u. Morgan (1958) teilten 5 Lungenkrebse bei Soldaten zwischen 18 und 23 Jahren mit.

Von Svoboda (1962) wurden 3 Bronchialcarcinome unter 171 primären Lungenkrebsen im Zeitabschnitt 1958—1960 gefunden, die jüngere Menschen (24, 29 und 31 Jahre) betrafen. Bopp (1965) fand bei unter 40jährigen Patienten in einer Untersuchungsserie von 1959—1964 22 sichere primäre Lungenkrebse und 5 Verdachtsfälle. Von den histologisch nachgewiesenen Krebsen gehörten 13 dem kleinzellig undifferenzierten Typ an, nur einmal wurde ein Plattenepithelcarcinom gefunden. Bopp betont die oft sehr rasche Verlaufsform und die ausgesprochen schlechte Prognose bei jugendlichen Bronchialcarcinomträgern.

Auch Endrei (1966) verweist auf das häufigere Auftreten des Lungenkrebses im jüngeren Alter und fordert daher ein schnelleres diagnostisches Vorgehen bei unklaren Lungenbefunden bzw. Krankheitserscheinungen sowie Zufallsbefunden bei jüngeren Menschen. Die jüngsten Patienten Endreis waren 23 und 34 Jahre alt. Das Geschlechterverhältnis wurde unter 18 jüngeren Patienten (unterhalb des 40. Lebensjahres) mit 15:3 angegeben. Besonderheiten bezüglich der histologischen Typisierung und des Sitzes beim Lungenkrebs jüngerer Patienten wurden von Endrei nicht gefunden.

Bei Kindern und Jugendlichen unter 20 Jahren finden sich nur vereinzelte Mitteilungen im Schrifttum über Lungencarcinome. Offenbar ist hierbei ein Teil embryonalen Ursprungs. Auffällig fanden wir in den Literaturangaben ein deutliches Überwiegen undifferenzierter Krebsarten und des Adenocarcinoms sowie eine größere Häufung beim weiblichen Geschlecht (Tab. 56).

Tabelle 56. *Das Bronchialcarcinom bei unter 20jährigen ergänzt nach* Hauser *(1942),* Suter *(1952) und* Mülly *(1956)*

Autor und Jahr		Alter	Geschlecht	Histologie
McAldowie	1876	5 J. 6 Mon.	männl.	Carcinom
M. Werner	1891	19	weibl.	Carcinom
Horn	1907	18	weibl.	Adenocarcinom
Schwyter	1924	1 J. 4 Mon.	weibl.	Adenocarcinom
Hirsch u. Reyerson	1928	5	männl.	Adenocarcinom
Simpson	1929	12	weibl.	Carcinom
Kilduffe u. Salasin	1933	14	weibl.	Carcinom
Beardsley	1933	3 J. 4 Mon.	weibl.	Adenocarcinom
Gould	1934	10	weibl.	Carcinom
Lereboullet u. Mitarb.	1935	5	weibl.	kleinzelliges Carcinom
Cathola u. Ducas	1935	10	weibl.	maligner epithelialer embryonaler Tumor
Cardelle u. Mitarb.	1936	11	weibl.	kleinzelliges Carcinom
Adamson u. Mitarb.	1936	19	männl.	anaplast. Carcinom
Kanof	1937	13 J. 6 Mon.	männl.	papill. Adenocarcinom
Alexander	1937	19	männl.	kleinzelliges Carcinom
Wasch u. Mitarb.	1942	11	männl.	kleinzelliges Carcinom
Hauser	1942	1 J. 5 Mon.	weibl.	Carcinom
Poinso u. Mitarb.	1942	4	weibl.	kleinzelliges Carcinom
Wegelin	1942	5	männl.	kleinzelliges Carcinom
Field u. Quilliam	1943	4 J. 4 Mon.	weibl.	Carcinom
Halpert u. Russo	1944	10	männl.	kleinzelliges Carcinom
Mulligan u. Harper	1943	19	männl.	Plattenepithel-Carcinom
Dick u. Miller	1946	9	weibl.	undiff. Carcinom
Björk	1947	19	weibl.	kleinzelliges Carcinom
Cayley u. Mitarb.	1951	13	weibl.	undiff. Carcinom
Suter	1952	6 J. 6 Mon.	weibl.	Plattenepithel-Carcinom
Cornat u. Mitarb.	1956	5	weibl.	kleinzelliges Carcinom
		8	männl.	kleinzelliges Carcinom
Hanbury	1958	12	weibl.	undiff. Carcinom
		16	männl.	Haferkorn-Carcinom
Compton u. Kittle	1963	16	männl.	Plattenepithel-Carcinom

Weitere Fälle von Lungencarcinom bei Jugendlichen unter 20 Jahren stammen von OCHSNER u. Mitarb. (1952), die in ihrer Untersuchungsserie zwei Jugendliche von 10 und 19 Jahren fanden. CORNAT u. Mitarb. (1956) stellen ihren zwei eigenen Beobachtungen 16 weitere Bronchialcarcinome bei Jugendlichen aus dem französischen Schrifttum gegenüber. GAUSTAD (1951) sah ein Bronchialcarcinom bei einem 13jährigen Knaben.

Die Mitteilungen des Schrifttums und auch die eigenen Erhebungen unterstreichen somit ganz besonders die Wichtigkeit der Differentialdiagnose in Richtung Bronchialcarcinom auch beim Jugendlichen und Kind. Wenn auch der Altersgipfel um das 60. Lebensjahr herum liegt und wenn auch Vorausberechnungen (WILDNER u. UMBREIT 1961) und statistische Erhebungen eine Verringerung der Zuwachsraten bei Jüngeren wahrscheinlich machen, so kann gerade der Hinweis auf das Bronchialcarcinom bei jungen Menschen aus Gründen der Frühdiagnose und Behandlung und unter dem Eindruck der schlechten Prognose der undifferenzierten Carcinomtypen nicht genug hervorgehoben werden.

f) Häufigkeit im hohen Alter

Zum *hohen Alter* zählten wir sämtliche Lungencarcinome bei über 81jährigen. Diese Zahlen müssen mit besonderer Vorsicht beurteilt werden, da sehr alte Menschen weit seltener im Krankenhaus sterben und keinen Vergleich mit der lebenden Bevölkerung zulassen. Wir konnten unter 177 Krebsen bei Männern 14 Lungenkrebse finden, das entspricht 7,9% der Carcinome dieser Altersklasse. Unter 178 Carcinomen bei Frauen fanden sich nur 9 der Lungen (5,1%). Vergleichsweise seien auch noch die Magencarcinome genannt: 41 Magenkrebse (23, 14%) bei Männern stehen 41 Magencarcinomen bei über 81jährigen Frauen (23,6%) gegenüber. Damit ist das Magencarcinom in den sehr hohen Altersjahrgängen etwa gleich häufig bei beiden Geschlechtern vertreten. Die Lungencarcinome bei Frauen hingegen sind relativ häufiger im hohen Alter anzutreffen. Das Geschlechterverhältnis für das Bronchialcarcinom betrug im eigenen Sektionsgut 1,6:1.

Auf die besondere Problematik der Krebshäufigkeit im hohen Alter und eventuelle statistische Fehlermöglichkeiten ist vielfach hingewiesen worden (u. a. W. FISCHER 1951; WENZ 1953; MULLIGAN 1959; BARTEL 1963; CUTLER u. EISENBERG 1964; GSELL u. STROBEL 1965; OKINAKA u. HOLMAN 1966). Während die meisten Carcinome tatsächlich mit zunehmendem Alter häufiger werden, scheint der absolute Häufigkeitshöhepunkt beim Bronchialcarcinom des Mannes mit dem 70. Lebensjahr überschritten zu sein (WENZ 1963; GSELL u. STROBEL 1965).

g) Rassische und geographische Unterschiede in der Häufigkeit des Bronchialcarcinoms

Systematische Untersuchungen über *rassische Häufigkeitsunterschiede* eines bestimmten Carcinoms sind nur dann von wirklicher Bedeutung, wenn die untersuchten Bevölkerungsgruppen möglichst gleichen Lebensbedingungen und Umwelteinflüssen unterliegen. Andernfalls sind häufig nicht rassische Differenzen, sondern eher Umweltverschiedenheiten für Häufigkeitsunterschiede verantwortlich. So haben TRIPOLO u. HOLLAND (1940) und HALPERT (1941) Häufigkeitsunterschiede bei Weißen und Schwarzen in den USA untersucht. Sie fanden Bronchialcarcinome doppelt so häufig bei der weißen Bevölkerung, HALPERT gab ein Verhältnis von 1,5:1 an zwischen weißer und schwarzer Bevölkerung. Auch QUINLAND (1942) und STEINER (1944) betonten in den USA die größere Häufigkeit vom Lungencarcinom bei Weißen. In einer umfangreichen Studie hat STEINER (1954) Angehörige verschiedener Rassen in Los Angeles auf die Häufigkeit von Bronchialcarcinomen untersucht. Dabei ergaben sich bemerkenswerte Unterschiede, wie sie Tab. 57 wiederspiegelt. Steiner fand unter den Kaukasiern das Lungencarcinom an vierter Stelle in der Häufigkeit. Es machte 7,9% aller bösartigen Geschwülste und 1,5% aller Sektionen aus. Das Geschlechterverhältnis betrug männlich:weiblich 3:1. Unterteilt nach Geschlechtern fand sich das Bronchialcarcinom beim Mann an zweiter, bei der Frau an achter Stelle. Der Altersgipfel lag zwischen dem 51. und 60. Lebensjahr unter den männlichen Kaukasiern, während für die Frauen dieser Rasse keine besondere Gipfelbildung, sondern eine etwa gleiche Höhenstufe zwischen dem 41. und 90. Lebensjahr bestand.

Tabelle 57. *Verteilung von 508 Lungenkrebsen nach Rasse, Geschlecht und Alter in Los Angeles 1918—1947 (nach* Steiner *1954)*

Rasse u. Geschl.	Alter									% aller Nekropsien[1]	% aller Tumoren[2]
	11–20	21–30	31–40	41–50	51–60	61–70	71–80	81–90	gesamt		
Kaukasier											
Männer . . .	3	4	12	56	116	92	49	6	338	2.0	10.8
Frauen . . .	1	2	3	10	16	22	13	4	71	0.7	3.5
Beide zus.. . .	4	6	15	66	132	114	62	10	409	1.5	7.9
Mexikaner											
Männer . . .	0	1	3	10	17	9	4	0	44	1.3	14.6
Frauen . . .	0	2	0	6	8	7	3	0	26	0.9	8.9
Beide zus.. . .	0	3	3	16	25	16	7	0	70	1.1	11.8
Neger											
Männer . . .	1	1	2	2	7	2	2	0	17	1.4	13.3
Frauen . . .	0	0	0	2	3	0	0	0	5	0.5	3.1
Beide zus.. . .	1	1	2	4	10	2	2	0	22	1.0	7.7
Japaner											
Männer . . .	0	0	1	3	1	1	0	0	6	3.4	12.5
Frauen . . .	0	0	0	0	0	0	0	0	0	0.0	0.0
Beide zus.. . .	0	0	1	3	1	1	0	0	6	2.5	10.3
Philippiner . .											
Männer . . .	0	0	0	1	0	0	0	0	1	1.4	9.0
Frauen . . .	0	0	0	0	0	0	0	0	0	0.0	0.0
Beide zus.. . .	0	0	0	1	0	0	0	0	1	1.2	9.0
Gesamtfallzahl											
Männer . . .	4	6	18	72	141	104	55	6	406	1.9	11.2
Frauen . . .	1	4	3	18	27	29	16	4	102	0.8	4.2
Beide zus.. . .	5	10	21	90	168	133	71	10	508	1.4	8.4

[1] % aller Nekropsien je Rasse und Geschlecht.
[2] % aller malignen Tumoren je Rasse und Geschlecht.

Bei den Mexikanern fiel eine größere Häufigkeit an Lungenkrebsen besonders bei den Frauen auf. Hierbei lag eine deutliche Gipfelbildung zwischen dem 61. und 70. Lebensjahr vor, bei den Männern dagegen zwischen dem 51. und 60.

In der Häufigkeit des Lungencarcinoms bei *Negern* und *Kaukasiern* konnte Steiner keine signifikanten Unterschiede feststellen. Von allen autoptisch gefundenen Geschwülsten bei den schwarzen Einwohnern in Los Angeles waren 7,7% Lungencarcinome. Das Geschlechterverhältnis belief sich auf etwa 3:1. Die Neger in den Nordstaaten der USA liegen in der Häufigkeit des Lungencarcinoms etwas höher als die der Südstaaten. Jaffo (1935) sowie Rasedale u. McKay (1936) fanden in den Industriegebieten des Nordens die gleiche Häufigkeit von Lungenkrebsen bei Weißen und Schwarzen.

Gegenüber den in den Vereinigten Staaten lebenden Negern scheint die Lungenkrebshäufigkeit unter den *schwarzen Afrikanern* niedriger zu sein. So berichtet Gelfand (1949) nur über 5 Lungencarcinome unter 74 malignen Geschwülsten bei den Bantus in Südrhodesien. Das Bronchialcarcinom stand hier mit 6,8% aller bösartigen Geschwülste an 5. Stelle und machte unter 2000 Obduktionen nur 0,25% aus. DAVIES (1948) fand in Zentralafrika (Uganda) nur zwei Lungencarcinome unter 143 bösartigen Geschwülsten. Im Sektionsgut betrug das Lungencarcinom unter 2162 Sektionen gar nur 0,1%. BERMAN (1935) gab in Johannisburg kein einziges Lungencarcinom bei Nichteuropäern unter 268 bösartigen Geschwülsten an und nur 3 Fälle unter 270 bösartigen Geschwülsten bei Männern in den Goldminen von Whitewatersrand. Von anderen Autoren (SHAPIRO u. Mitarb. 1955; PRATES 1958; HUTT 1964) wurden ebenfalls nur niedrige Lungenkrebshäufigkeiten bei Negern in verschiedenen Teilen Afrikas mitgeteilt. In neueren Untersuchungen wird auf die niedrige Lungenkrebsquote in Uganda hingewiesen. Die Gesamtkrebshäufigkeit jedoch liegt nicht wesentlich niedriger als in Europa (DAVIES u. Mitarb. 1964). Aus den angegebenen Zahlenwerten läßt sich keine sichere Zunahme für Bronchialcarcinome ableiten. HIGGINSON u. OETTLÉ (1960) fanden die Krebshäufigkeit in Transval nur halb so hoch wie in den USA. Der Lungenkrebs soll etwa die gleiche Häufigkeit wie in Dänemark aufweisen.

Für die *Japaner* in Los Angeles hatte STEINER (1954) etwa die gleiche Häufigkeit gefunden wie für die Kaukasier. In früheren Untersuchungen von KUSAMA (1928), IGUCHI (1932) und NAGAYO (1940) stand das Lungencarcinom in Tokio an 4.—5. Stelle bei den Krebsen der Männer und betrug etwa 6,4% aller bösartigen Geschwülste. Es ist deshalb besonders wichtig, daß die neueren Untersuchungen von SEGI u. KURIHARA (1954—1963) auch für Japan einen deutlichen Anstieg der Lungenkrebshäufigkeit erbrachten. Bis vor 20 Jahren war trotz hoher Industrialisierung das Lungencarcinom in Japan noch selten, zeigt aber in den beiden letzten Jahrzehnten einen um so rascheren Anstieg. Obwohl die japanischen Frauen keine starken Raucherinnen sind, nimmt bei ihnen das Lungencarcinom erheblich zu. Dabei ist das niedrige Geschlechterverhältnis männlich:weiblich = 2,6:1 annähernd unverändert geblieben.

Bei Untersuchungen unter den in USA und besonders den auf *Hawaii* lebenden Japanern stellte SMITH (1956) bereits eine höhere Lungenkrebshäufigkeit fest als in Japan. Die Bestätigung erfolgte jüngst durch BUELL u. DUNN (1965). Sie studierten die Lungenkrebshäufigkeit in zwei größeren Gruppen von Japanern in Californien und fanden unter den 45—64jährigen etwa eine dreifach höhere Lungenkrebshäufigkeit als in Japan. Bei den über 65jährigen betrug sie das Vierfache. In der jüngeren Untersuchungsgruppe lag sie jedoch etwa um die Hälfte niedriger als in der weißen Vergleichsbevölkerung. Bei den älteren japanischen Männern überstieg sie etwas die der weißen Männer. Für die japanischen Frauen war die Häufigkeit der Todesfälle an Lungenkrebs 2—3fach höher als in Japan und auch größer als bei der weißen Vergleichsbevölkerung.

BUECHLEY u. Mitarb. (1957) fanden in Californien einen Überschuß an Bronchialcarcinomen der Frauen mit spanischen Familiennamen, besonders bei denen, die in Mexiko geboren waren.

In *Indien* spielt nach Untersuchungen von PAYMASTER (1964) der Lungenkrebs eine sehr untergeordnete Rolle. Er macht nur 1,6% aller bösartigen Geschwülste aus. Die Lungenkrebshäufigkeit ist demnach unter den Indern noch wesentlich niedriger als in Japan. Hierbei mag jedoch auch die geringe Lebenserwartung der indischen Durchschnittsbevölkerung von Bedeutung sein.

MARDSEN (1958) hat über rassische Unterschiede in der Lungenkrebshäufigkeit unter der Bevölkerung *Malaysias* berichtet, die zu 49% aus Malayen, 39% aus Chinesen und etwa 12% aus Indern besteht. Trotz gleichartiger Lebensgewohnheiten, ja sogar starker Rauchgewohnheiten, fand MARDSEN das Lungencarcinom deutlich seltener bei Malayen als bei Chinesen. Auffällig waren in zwei Untersuchungsserien von LEE u. Ts'o (1963) in Hongkong die hohen Prozentsätze von Adenocarcinomen in der chinesischen Bevölkerung. Sie betrugen im Resektionsgut 41,7% und in der Obduktionsserie 37,5%.

Es scheinen somit die Lungencarcinome unter den *Chinesen* häufiger zu sein als unter anderen asiatischen Bevölkerungsgruppen. Nach früheren Untersuchungen galt das Lungencarcinom bei den Chinesen eher als selten.

R.A. Moore (1953) wies in einer Studie über die Krebshäufigkeit in Südostasien auf die Seltenheit des Bronchialcarcinoms in Singapur, Indonesien und Thailand hin. Piyaratn (1959) fand einen leichten Häufigkeitsanstieg der an sich noch sehr seltenen Lungenkrebse in Thailand während der Untersuchungszeit 1951—1954 gegenüber früheren Erhebungen.Das Geschlechterverhältnis wurde mit 5:1 ermittelt. Muir (1960) verzeichnete nach dem Generalregister und aufgrund von Sektionen in Singapur in den Jahren 1948—1958 173 Bronchialcarcinome unter 11525 Sektionen. Das Geschlechterverhältnis betrug 4,1:1 (139 Krebse beim Mann und 34 bei Frauen). Der Altersgipfel lag, wie in Europa, zwischen dem 50. und 59. Lebensjahr. Die Lungenkrebse betrafen in der überwiegenden Zahl Chinesen. Unter allen Carcinomen betrug die Häufigkeit des Bronchialcarcinoms 15%. Umgerechnet auf 100000 der lebenden Bevölkerung lag die Lungenkrebstodesrate bei 65. Der Autor hebt hervor, daß öfter als in Europa jüngere Menschen unter 40 Jahren vom Bronchialcarcinom befallen würden.

In neueren Untersuchungen hat Nundy (1961) auf die Seltenheit des Lungenkrebses besonders auch beim Mann in Malaya hingewiesen. Dies wird teilweise durch die niedrige Lebenserwartung der dortigen Bevölkerung erklärt. Nundy u. Mya Thoung (1961) stellten auch in Burma das Bronchialcarcinom nur äußerst selten fest. Es machte hier 2,5% aller Carcinome aus. Auch für dieses Land wird besonders die niedrige Lebenserwartung der Bevölkerung (30 Jahre geringer als in den USA) und die unzureichende Diagnostik angeschuldigt.

Stitnimankarn u. Rosahn (1965) fanden für Bangkok im Zeitraum 1954—1962 unter den Autopsien in 7,3% aller Krebsfälle Bronchialcarcinome. In diesen Jahren wurde kein Anstieg in der Häufigkeit registriert. Das Geschlechterverhältnis betrug 4,4:1, der Altersgipfel lag zwischen 50 und 60 Jahren. Auffällig oft tritt hier das Alveolarzellcarcinom in Erscheinung, das 14% aller Lungenkrebse ausmachen soll.

In Antigua (Westindien) war nach Mitteilung von Uttley (1959) unter der farbigen Bevölkerung der Lungenkrebs noch eine ausgesprochene Seltenheit.

In Jamaica ist nach Angaben von Watler u. Mitarb. (1961) der Lungenkrebs ebenso häufig wie derzeit in Dänemark, also deutlich niedriger als in England.

Über die Krebssterblichkeit und Krebserkrankungshäufigkeit in Cali (Colombia) berichten Correa u. Llandos (1966).

In Israel (Rakower 1957) wird auf den stärkeren Befall der aus Europa zugewanderten Juden gegenüber solchen, die in Asien geboren waren, hingewiesen. Die Rauchgewohnheit allein soll diese Unterschiede nicht erklären. Nach Angaben von Phillips (1964) ist unter 24 Ländern die Lungenkrebshäufigkeit bei der Frau in Israel am höchsten.

Aus Iran teilt Habibi (1965) mit, daß die Lungenkrebse nur etwa 3,48% aller Carcinome ausmachen. Allerdings wird einschränkend darauf hingewiesen, daß offenbar wegen noch ungenügender Diagnostik zahlreiche Krebse des Bronchialbaumes statistisch nicht erfaßt worden sind.

Die bemerkenswerten Unterschiede in der Lungenkrebshäufigkeit bei Einwanderern aus Europa nach Südafrika und Australien gegenüber den dort geborenen Weißen (Dean 1959, 1961, 1962, 1963) und ganz ähnliche Beobachtungen bei Einwanderern nach Neuseeland (Eastcott 1956) werden bei der Ätiologie des Bronchialcarcinoms eine Erörterung erfahren.

Als gesichert darf auch die geringere Lungenkrebshäufigkeit bei der ländlichen gegenüber der städtischen Bevölkerung gelten (u. a. Husfeld 1953; Lancaster 1962; Herbich u. Neuhold 1954; Sellers 1963; Levin u. Mitarb. 1960; Gsell u. Jung 1964; Poche u. Mitarb. 1964; Maurer 1964; Rattka 1966; Kleindienst 1966) (s. Ätiologie).

h) Das Bronchialcarcinom beim Tier

Auf die Problematik der vergleichenden Betrachtung der Geschwülste bei Mensch und Tier haben besonders Dobberstein (1953) und in der letzten Zeit Swoboda (1964) sowie Stünzi (1965) hingewiesen. Die Haustiere bieten sich einerseits wegen gewisser Ähnlichkeiten in den äußeren Lebensbedingungen zum Vergleich der verschiedenen Geschwülste mit denen des Menschen an, andererseits setzen sowohl das meist unerreichte natürliche „Greisen"alter beim Tier und die unterschiedliche Sektionshäufigkeit diesem so erwünschten Vergleich Grenzen.

Nach den sehr umfangreichen Untersuchungen von Dobberstein ergeben sich besondere Schwierigkeiten für Häufigkeitsberechnungen, weil eine Kenntnis der Population der einzelnen Tierarten fehlt. Die Tiere sind meist auch zu jung (Schwein, Rind, Schaf). Außerdem wird nur ein kleiner Prozentsatz aller Haustiere — besonders Hund und Katze — seziert. Bezüglich des Alters ist der Hund mit dem Menschen noch am besten vergleichbar.

Fast ebenso wie bei den Laboratoriumstieren (SCHMÄHL u. Mitarb. 1965) scheint auch bei den einzelnen Haustierarten eine besondere Disposition zu bestehen, „für jedes Tier ergibt sich eine besondere Organfrequenz" (DOBBERSTEIN). Bei den Haustieren sind nur etwa 56% aller malignen Geschwülste epithelialer Natur.

Nach früheren sehr umfangreichen und zusammenfassenden statistischen Untersuchungen von WOLFF (1912), FÖLGER (1917) und auch TEUTSCHLAENDER (1920) sind primäre Lungengeschwülste bei Haustieren eine ausgesprochene Seltenheit. Die tabellarische Sammlung von FÖLGER enthält nur wenige beim Hund, daneben aber auch Einzelfälle bei Rind und Pferd.

Die Carcinome des gesamten Respirationstraktes machen nach DOBBERSTEIN beim Pferd 18%, beim Hund 6,1% und beim Rind 8,1% aller Krebse aus. Nur ein sehr kleiner Teil davon sind primäre Lungentumoren: 8,3% beim Pferd, 4,4% beim Hund und 7,8% beim Rind.

Tabelle 58. *Die Häufigkeit der primären Lungencarcinome und -sarkome bei den wichtigsten Haustieren nach* DOBBERSTEIN *(1953)*

Tierart	Anzahl der Geschwülste	Lungen-carcinome	Lungen-sarkome	übrige Lungengeschwülste
Pferd	1222	19	1	1 Mischgeschwulst
Rind	1241	27	5	—
Schaf	114	5	—	26 Adenome
Schwein	188	—	—	1 Mischgeschwulst
Hund	1925	30	4	3 Adenome
Katze	156	1	1	2 Adenome

STÜNZI (1965) führt den Zuwachs der Lungencarcinome besonders bei Hund und Katze, der in den letzten Jahrzehnten in tierärztlichen Prosekturen beobachtet wurde, in erster Linie auf das höhere Sektionsalter der Tiere zurück. Im Züricher Sektionsmaterial ergab sich kein Anhalt für einen echten Anstieg der Bronchialcarcinome beim Hund. „Wie beim Menschen, so stellt auch beim Haustier der Krebs eine Alterskrankheit dar" (STÜNZI). Das Lungencarcinom steht bei der Katze an dritter und beim Hund an vierter Stelle aller Krebse.

Wie auch andere Autoren (KRAHNERT 1954; TROY 1955; SEDELMEYER u. DAHME 1958; SWOBODA 1960 u. 1964) berichtet STÜNZI 1965 über die auffällige Eigenheit der tierischen Lungenkrebse, die in überwiegender Anzahl den Drüsenkrebsen zugehören. Im Gegensatz zum Menschen fehlen bei der Katze Plattenepithel- und undifferenzierte Carcinome ganz. Beim Hund machen sie zusammen etwa nur 20% aller Lungenmalignome aus. In der menschlichen Pathologie sind diese histologischen Tumortypen jedoch in erster Linie für die Zunahme der Bronchialcarcinome verantwortlich. Es überwiegen also bei Hund und Katze (Abb. 142) diejenigen, für die KREYBERG (1962) beim Menschen eine weitgehende Unabhängigkeit von exogenen Ursachen annahm.

HAMPERL (1950) hatte bereits auf die großen Unterschiede des Lungenkrebses bei Mensch und Tier hingewiesen und besonders unter Bezugnahme auf JENNY (1946) die Lokalisationsverschiedenheiten und Unterschiede in der Häufigkeit des histologischen Typs betont (Tab. 59).

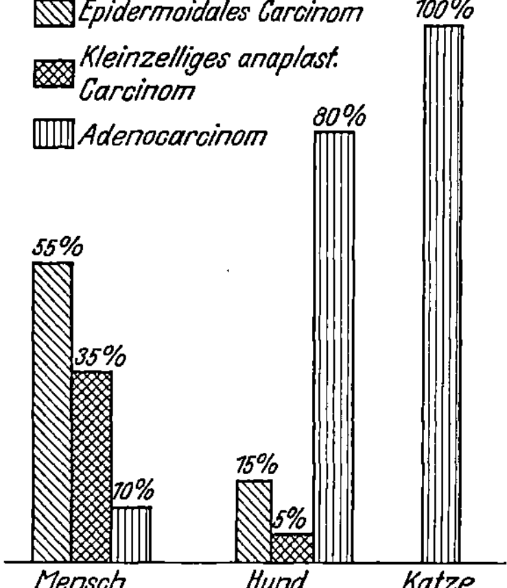

Abb. 142. Vergleich der histologischen Typen der Lungencarcinome beim Mensch, Hund und bei der Katze (Nach STÜNZI, Der Lungenkrebs in vergleichender pathologischer Sicht. Schweiz. med. Wschr. *95*, 1774 [1965])

Das Durchschnittsalter („höheres Alter"), in dem Lungenkrebse auftreten, beträgt beim Hund 12, bei der Katze 10 Jahre (STÜNZI). Eine besondere Geschlechterdifferenz fand der Autor nicht. Wenn auch nur unter großen Vorbehalten, so folgert STÜNZI aus dem fehlenden

Anstieg der „Reizkrebse" bei Hund und Katze, daß der allgemeinen Luftverunreinigung für die Carcinogenese doch nur eine untergeordnete Rolle zuzusprechen sei. Nach seiner Meinung wird dadurch indirekt ein Beweis für die Bedeutung des Rauchens bei der Entstehung von Bronchialcarcinomen erbracht.

Tabelle 59. *Unterschiede von Lokalisation und histologischem Typ bei Bronchialcarcinomen von Mensch und Tier (nach* Jenny *1946, zit. nach* Hamperl *1950)*

	Makroskopisches Verhalten — Sitz	
	große Bronchien	peripherer Sitz
Mensch	70%	30%
Tier.	3%	97%

	Mikroskopisches Verhalten			
	kleinzell. Carcinom	Plattenepith.- carcinom	Adeno- carcinom	Carcinoma fibrosum
Mensch	55%	30%	15%	—
Tier.	—	10%	75%	15%

Auch Krahnert (1954), dessen Untersuchungen sich auf 100 Lungenkrebse bei Tieren aus dem Schrifttum stützen, weist auf die fehlende Zunahme der Bronchialcarcinome bei Tieren hin und betrachtet die starken Häufigkeitsschwankungen als Folge unterschiedlicher Sektionsquoten. Durchschnittlich machen nach seinen Untersuchungen die Lungenkrebse beim Haustier etwa nur 3—6% aller Carcinome aus. Es sei keine Geschlechterbevorzugung nachzuweisen.

Sedelmeyer u. Dahme (1958) fanden unter 2851 Hundesektionen 7 primäre Lungenkrebse (0,24%). Das Durchschnittsalter von 10 Jahren bestätigt die Ergebnisse von Stünzi. Die Autoren betonen allerdings eine Bevorzugung des weiblichen Geschlechts (weiblich : männlich = 5 : 2). Hierbei mag allerdings die sehr kleine Zahl der Fälle einen Geschlechterunterschied vortäuschen.

Sjolte (1944) hatte anhand von 23 Fällen aus eigener Beobachtung und einer sehr umfangreichen Schrifttumsuntersuchung die Ansicht vertreten, daß alle auch beim Menschen nachgewiesenen histologischen Typen beim Tier vorkommen. Er fand ein leichtes Vorherrschen des Lungenkrebses beim männlichen Hund gegenüber dem weiblichen, jedoch bei weitem nicht den krassen Unterschied im Geschlechterbefall wie beim Menschen. Sjolte stellte ebenso wie die vorgenannten Autoren keine besondere Seitenlokalisation der Lungengeschwülste beim Tier fest. Der sehr häufige periphere Sitz wird bestätigt. Da es sich meist um Adenokrebse handelt, ergeben sich Parallelen zum menschlichen Drüsenkrebs der Lunge, der ebenso häufiger peripher angetroffen wird.

Auf die Sonderstellung der Lungenadenomatose beim Schaf „Jagziekte" und ihrem wohl kaum noch bestrittenen infektiösen Ursprung wurde im Kapitel über das Alveolarzellcarcinom eingegangen.

Amerikanische Forscher (Snyder u. Ratcliffe 1966) haben kürzlich auf gehäuftes Auftreten von Lungenkrebsen bei Enten hingewiesen und damit die zunehmende Anreicherung der Außenluft mit krebserregenden Stoffen in Zusammenhang gebracht. Diese Befunde müssen vorläufig mit größter Zurückhaltung beurteilt werden.

Mitteilungen über Lungencarcinome bei Wild- und Zootieren (Stewart 1965; Snyder u. Ratcliffe 1966) haben nur als Einzelbeobachtung Bedeutung. Sie beweisen, daß das Bronchialcarcinom nicht auf den Menschen beschränkt ist, sondern — allerdings sehr viel seltener — bei zahlreichen Tierarten angetroffen wird.

Lungengeschwülste und ihre Besonderheiten bei Labortieren finden im Abschnitt *Ätiologie* — Tierversuche — Erwähnung.

Zusammenfassend darf festgestellt werden: *Das Lungencarcinom läßt sich bei zahlreichen Tierarten, besonders bei den Haustieren nachweisen. Die höheren Sektionsquoten der letzten Jahrzehnte erbrachten eine Zunahme, die jedoch für einen Vergleich mit der des Menschen nicht ausreicht. Die überwiegende Zahl tierischer Lungencarcinome sind Drüsenkrebse, für die äußere Noxen keine ätiologische Bedeutung haben sollen.*

i) Zusammenfassung

Das Bronchialcarcinom hat absolut und relativ seit der Jahrhundertwende zugenommen. Diese Entwicklung spiegelt sich gleichermaßen in Sektions- und Sterbestatistiken wider. Unterschiedlich ist nur die Deutung der Zunahme. In einem Teil der Untersuchungen wird sie von einer deutlichen Abnahme der Krebse des Magen-Darm-Kanals und der weiblichen Geschlechtsorgane begleitet. Doch scheint die Zunahme des Lungencarcinoms in erster Linie für die heute größere Häufigkeit des Krebses beim Mann verantwortlich zu sein. Diese Feststellung ergibt sich auch aus den eigenen Erhebungen.

Die Zunahme des Lungencarcinoms scheint echt zu sein, wenn auch Altersverschiebungen, bessere Diagnostik und besonders systematische Reihenuntersuchungen sicherlich von Bedeutung sind. In Sektionsstatistiken bewegt sich die Häufigkeit des Lungenkrebses beim Mann zwischen 15 und 40% aller Organkrebse im Erwachsenenalter und steht dadurch fast ausnahmslos an erster Stelle.

Die Zunahme des Bronchialcarcinoms bei der männlichen Bevölkerung war stärker und hat eher eingesetzt als bei den Frauen. Doch auch sie sind von diesem Phänomen in den drei vergangenen Jahrzehnten in vielen Ländern nicht ausgenommen. Nach eigenen Untersuchungen hat das Bronchialcarcinom in den letzten beiden Jahrzehnten im Sektionsgut bei Frauen sogar relativ stärker zugenommen als bei den Männern. Das Geschlechterverhältnis beträgt im Durchschnitt zwischen 5:1 bis 10:1 in Sektions- und Sterbestatistiken, doch wechselt es in den einzelnen Altersklassen. Am ausgeprägtesten ist es zwischen dem 55. und 65. Lebensjahr zugunsten des Mannes verschoben. Höhere Angaben als 10:1 finden sich besonders in Operationsstatistiken. Dies wird z. T. bedingt durch die immer wieder hervorgehobene höhere Fehldiagnosenquote für das Bronchialcarcinom beim weiblichen Geschlecht.

Noch immer werden 10—30% (bei Frauen bis 50%) aller Lungenkrebse zu Lebzeiten nicht erkannt. Statistische Aussagen müssen unbedingt dieser Tatsache Rechnung tragen und vorsichtig ausgedeutet werden.

Die größte Altershäufung des Lungenkrebses liegt besonders beim Mann um das 60. Lebensjahr herum, in Sektionsstatistiken häufig etwas darüber, in Operationsserien etwas niedriger. Da beide Untersuchungsmaterialien nur noch Teilaussagen gestatten, dürfte der absolute Altersgipfel für das Lungencarcinom beim Mann zwischen dem 55. und 65. Lebensjahr zu suchen sein. Bei den Frauen findet sich meist keine ausgesprochene Gipfelbildung. Wenn eine solche vorhanden ist, liegt sie vorwiegend in höheren Altersklassen.

In zunehmendem Maße wird auch über den Befall jüngerer Menschen unter 40 Jahren durch Bronchialcarcinome berichtet.

Neben der seit langem bekannten Lungenkrebszunahme in allen Ländern mit zuverlässigen Erfassungsmöglichkeiten wird sie neuerdings als bemerkenswertes Faktum auch in Japan und Island bei beiden Geschlechtern registriert.

Bei der Beurteilung rassischer Unterschiede ist besonders Vorsicht geboten, da Erfassungsschwierigkeiten und sehr unterschiedliche Lebenserwartungen in einzelnen Ländern und beim Vergleich verschiedener Rassen beachtet werden müssen. Trotzdem scheint zwischen farbiger und weißer Bevölkerung ein Unterschied zu bestehen. Diese wird offenbar häufiger von Lungenkrebsen befallen. Ob die andeutungsweise ermittelten rassischen Unterschiede in Asien sich endgültig bewahrheiten, kann aus den noch zu spärlichen Häufigkeitsangaben nicht entschieden werden.

Außerordentlich wichtig ist die in mehreren Ländern beobachtete verminderte Zuwachsrate, die eine Gipfelbildung in der Lungenkrebshäufigkeit für beide Geschlechter anzeigt. Dafür dürften mannigfache Ursachen entscheidend sein. Nach unserer Meinung spielt beim Rückgang der Sterblichkeit an Lungenkrebsen und damit auch an der geringeren Erfassung in Sektionsstatistiken die zunehmende bessere Behandlungsmöglichkeit in den letzten Jahren eine Rolle, die besonders der Früherkennung und Frühoperation zu danken ist. Die Gipfelbildung müßte nach bisherigen Berechnungen für das männliche Geschlecht zwischen 1970 und 1985 erreicht sein, für das Bronchialcarcinom der Frauen schon ein Jahrzehnt eher.

Die zunehmende Beobachtung von Lungenkrebsen bei den verschiedensten Haustierarten und Wildtieren durch die Veterinärpathologie ist bemerkenswert. Sie erlaubt jedoch wegen des sehr unterschiedlichen Ausgangsmaterials keine echten Vergleiche mit der Lungenkrebshäufigkeit beim Menschen.

7. Ätiologie

a) Zigarettenrauchen

Die ersten Zigarettenfabriken sollen vor der Jahrhundertwende in Rußland und etwas später in Deutschland (Dresden) entstanden sein. Damit scheint die Häufigkeitszunahme des Bronchialcarcinoms *zeitlich* zusammenzufallen, zuerst in Rußland (Agrarland) und dann in Sachsen (Lickint 1953). Wichtige Aussagen über *ursächliche* Zusammenhänge wurden erst in den letzten Jahren möglich. Dazu trugen sehr wesentlich die beiden großen Untersuchungsreihen „Smoking and Health" aus England (1962) und Amerika (1964) bei.

Retrospektive Untersuchungen durch Befragung über Rauchgewohnheiten weisen darauf hin, daß direkte Zusammenhänge zwischen Dauer und Ausmaß des Rauchens und der Carcinomgefährdung bestehen. Der Mensch liefert mit seinem „Selbstexperiment" (K.H. Bauer 1963) die statistische Bestätigung zur experimentellen Krebsforschung, daß Dosis und Zeitwirkung für die Cancerogenität maßgebliche Bestandteile sind. Für die meisten Länder fand sich ein gleichförmiger Anstieg des Zigarettenrauchens und des Lungenkrebses (Abb. 143). In einem Bericht der British-Empire-Cancer-Company des Jahres 1962 wird ein 20- bis 30fach höheres Risiko für Lungenkrebs bei starken Rauchern (20—50 Zigaretten am Tag) gegenüber Nichtrauchern angegeben. Er ist eine Bestätigung zahlreicher früherer und auch späterer Untersuchungen (Oudet u. Mitarb. 1952; Sadowsky u. Mitarb. 1953; Cutler u. Loveland 1954; L'Eltore 1954; Randig 1954, 1956; Ochsner u. Mitarb. 1954/55, 1960; Watson u. Conte 1954, 1955; Clemmesen u. Nielsen 1955; Cutler 1955; Denoix u. Gellé 1955, 1958; Campbell 1955; Kreyberg 1956, 1959, 1962; Stocks u. Stocks 1955; Cornfield u. Mitarb. 1959; Haenszel u. Mitarb. 1956, 1958, 1962, 1962; Staszewski 1960; Plair u. Wilens 1963). Zum gleichen Ergebnis kam Davis (1960) nach einer sehr kritischen und umfassenden Durchsicht von 267 Einzelmitteilungen. Nach ihm und vielen anderen soll jedoch das Rauchen nicht allein die Häufigkeitszunahme des Lungenkrebses erklären. Von vielen Autoren wird auf die gleichzeitige summierende Wirkung der Luftverunreinigung hingewiesen. Besonders die sog. Reizkrebse werden als Folge des Zigarettenrauchens angesehen (Kreyberg, Graham 1951, 1954, 1955; Ringertz 1955; Nicks 1962; Fingerland u. Kopečný 1964). Wynder u. Mitarb. (1956, 1957, 1958) glauben diesen Tatbestand auch für Frauen nachgewiesen zu haben. — Nicht allein das Rauchen von Zigaretten, sondern auch von Pfeifen und Stumpen (Schweiz) wird in den Ursachenkomplex einbezogen (Gsell 1957, 1964, 1965).

Grynkraut (1954) hat eine eigene Deutung für den Zusammenhang zwischen Rauchen und Bronchialcarcinom. Nach seiner Ansicht bedingt das Leben in den Großstädten eine erhöhte nervöse Anspannung, die teilweise durch das Zigarettenrauchen abreagiert werden soll. Durch das Rauchen kommt es in der Folge zur Reizung der Bronchialschleimhäute und andererseits zum Überwiegen der entzündungsfördernden Hormone (STH, Doca) gegenüber den normalerweise vorherrschenden entzündungshemmenden Wirkstoffen (Cortison). Auch dies führt wieder zur Neigung zu chronisch entzündlichen Veränderungen in der durch das Rauchen gereizten Schleimhaut. Dadurch würde der Boden für die Krebsentstehung durch die inhalierten Cancerogene aus der allgemeinen Luftverunreinigung und besonders auch durch das Rauchen geebnet. Ähnlich soll sich nach KEUTZER (1957) der Rauch nur in einer vorgeschädigten Lunge auswirken können.

Wie auch die Erklärungen für das Zustandekommen des Bronchialcarcinoms sein mögen und in welchem Ausmaß man zusätzlichen Schädlichkeiten eine Bedeutung beimißt, Tatsache bleibt, daß in fast allen Veröffentlichungen aus zahlreichen Ländern der ganzen Erde das Rauchen in der Ursachenverbindung an

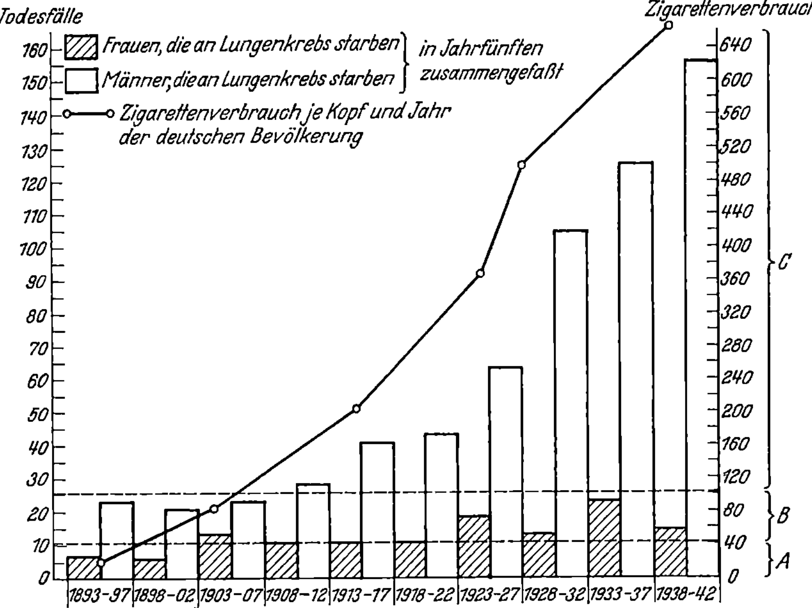

Abb. 143. Anzahl der Lungenkrebse im Sektionsgut des Stadtkrankenhauses Dresden-Friedrichstadt in den Jahren 1893—1943 und Darstellung der Zunahme des Zigarettenverbrauches im gleichen Zeitraum (Aus LICKINT. „Ätiologie und Prophylaxe des Lungenkrebses", Dresden u. Leipzig: Verlag Theodor Steinkopf 1953)

erster Stelle steht. Die neuesten Untersuchungen machen davon keine Ausnahme (CLARKE 1964; SALBER u. WORCESTER 1964; ROBERTSON 1964; MORISON u. Mitarb. 1964; TAYER u. KENSLER 1964; SHABAD 1964; SCHOEN u. PIZER 1964; LOMBARD 1965; VINCENT u. Mitarb. 1965; F. SCHMIDT 1965).

FLAMANT u. Mitarb. (1964) fanden, daß der Tabakgenuß sich besonders auf die *großen* Bronchien auswirke. Für die Carcinome der Peripherie sei keine sichere Beziehung nachweisbar.

WACHSMUTH u. VIERECK (1964) haben unter 1000 in der Chirurgischen Klinik der Universität Würzburg behandelten Patienten 91,4% Raucher. Sie halten die Teilungsstellen der Bronchien für besonders gefährdet, da durch Wirbelbildungen hier der größte Niederschlag von Tabakrauchkondensaten erfolge und die Bildung von Plattenepithelmetaplasien und Schleimhauthyperplasien mit Stenosierung der Bronchialabgänge begünstige. Die besondere Gefährdung des Zigarettenrauchens bei Jugendlichen soll sich durch den größeren Atemhub der jungen Raucher und der dadurch bedingten verstärkten Einatmung von Teerstoffen ergeben. Bei 415 Männern betrug das Verhältnis Raucher:Nichtraucher =

97,1%:2,9% (413:12); bei den Frauen dagegen 4,3%:95,7% (1:23). Das Altersmaximum lag bei Rauchern zwischen 51 und 60 Jahren; der Abstand zwischen Rauchbeginn und Carcinomdiagnose am häufigsten bei 40 Jahren. Histologisch handelte es sich bei den Zigarettenrauchern auch hier überwiegend um die sog. Reizcarcinome. Beziehungen zu den Alveolarzell- und Adenocarcinomen waren nicht nachzuweisen.

Groß angelegte Untersuchungen, die nicht nur das Rauchen betrafen, stammen von Kleindienst (1966). Er stellt fest, daß das Rauchen und besonders das starke Rauchen einen deutlichen Einfluß auf die Häufigkeit des Lungenkrebses bei beiden Geschlechtern hat. Es scheint dabei nicht so wichtig zu sein, was geraucht wird (Zigarette oder Pfeife), sondern wieviel geraucht wird. Der Altersgipfel der Lungenkrebse bei Rauchern wurde vorwiegend durch die Altershäufigkeit unter den Gemischtrauchern (also den starken Rauchern) bestimmt und lag zwischen dem 60. und 70. Lebensjahr. Bei leichten Rauchern fand sich in der Bronchialcarcinomhäufigkeit kein besonderer Altersgipfel. Nach Kleindienst spricht das dafür, daß der angegebene Altersgipfel für sämtliche Raucher kein Charakteristikum für das Bronchialcarcinom allein ist, sondern für den allgemeinen Schaden, der durch das Rauchen im Organismus gesetzt wird. Von dem Autor wird ausdrücklich darauf hingewiesen, daß diese Studie nur orientierenden Charakter hat und zutreffende Aussagen über den Einfluß der verschiedenen Faktoren auf die Häufigkeit des Lungenkrebses am ehesten durch *prospektive Untersuchungen* gemacht werden können.

Prospektive Untersuchungen werden besonders beweiskräftig für die angenommene kausale Beziehung zwischen Rauchen und Lungenkrebs angesehen. Darauf haben u. a. Clemmesen (1963) und F. Schmidt (1965) hingewiesen. Es liegen im Schrifttum 7 derartige Untersuchungsserien aus England und Amerika vor (Doll u. Hill 1956; Dorn 1959; Hammond u. Horn 1958 und 1954; Dunn jun. u. Mitarb. 1960; Best u. Mitarb. 1961). Als Beispiele seien die Untersuchungsreihen von Doll u. Hill angeführt, an denen gleich den anderen Serien eindeutige, offenbar kausale Zusammenhänge zwischen Zigarettenrauchen und Lungenkrebshäufigkeit gefunden wurden. Bemerkenswert sind die übereinstimmenden Ergebnisse dieser unabhängig voneinander vorgenommenen Untersuchungen mit der gleichen Methodik (F. Schmidt 1965).

Doll u. Hill haben in früheren Untersuchungen (1950 und 1952) an 2140 Krebsfällen mit 709 Lungencarcinomen aus dem Jahre 1948/49 in 20 Londoner Krankenhäusern einen Zusammenhang zwischen Zigarettenrauchen und Bronchialcarcinom durch retrospektive Untersuchungen wahrscheinlich gemacht. Nur 0,3% der Männer und 31,7% der Frauen waren Nichtraucher gegenüber 4,2% bzw. 52,3% in der Kontrollgruppe. Im Jahre 1953 untersuchten sie die Lungenkrebshäufigkeit bei Nichtrauchern in London. Etwa 5% der Männer und 50—70% der Frauen Londons erwiesen sich als Nichtraucher. Die berufliche Disposition sowie frühere Erkrankungen der Atemwege sollen nach diesen Untersuchungen keinen nennenswerten Einfluß auf die Entstehung des Lungenkrebses haben. Bei Vergleichen des Tabakkonsums des Jahres 1930 und der Lungenkrebshäufigkeit der Jahre 1952—1954 fanden Doll u. Hill in 16 Ländern echte kausale Beziehungen. Dabei wird besonders auf die Rauchgewohnheiten und die Länge des weggeworfenen Zigarettenstummels hingewiesen. In den Vereinigten Staaten wurden nach Ermittlungen Hammonds die Zigaretten weniger weit aufgeraucht als in England. Diese Tatsache wird von Doll u. Mitarb. (1959) als Erklärung für die geringere Krebshäufigkeit der Lungen in den Vereinigten Staaten bei etwa gleich starkem Zigarettenverbrauch herangezogen. Eingehende Studien über diese Fragen liegen auch von Lindsay (1959) vor. Es fanden sich dabei folgende bemerkenswerte Unterschiede in den Rauchgewohnheiten in den USA und England: Bei Untersuchungen an 4283 Zigarettenenden in den USA ergab sich eine durchschnittliche Länge von 30,9 mm, während in England die durchschnittliche Stummellänge bei 722 Zigarettenresten von 200 Befragten 18,7 mm betrug. Ausgangspunkt waren jeweils Zigaretten von 70 mm Länge.

Je weiter die Zigarette aufgeraucht wird, desto höher steigt der Gehalt an Kondensat und damit an Cancerogenen im Zigarettenrauch. Besonders der letzte Rest, die letzten 2 cm, enthalten die höchsten Konzentrationen an krebserregenden Stoffen (BERNDT 1966). Da nun in den USA die Zigarette weit weniger aufgeraucht wird als in England, lassen sich dosisabhängige Aussagen nicht allein aus der Zahl der gerauchten Zigaretten machen. Vielmehr muß der Grad des Aufrauchens einer Zigarette in die Rechnung eingehen. Die Abb. 144 zeigt deutlich die Abhängigkeit des Gehaltes an Kondensat im Rauch im Verhältnis zur Stummellänge.

DOLL u. HILL (1964) berichten in ihren letzten Mitteilungen über die Sterblichkeit unter nahezu 41 000 britischen Ärzten und Ärztinnen im Verlauf der letzten 12 Jahre. Sie waren durch eine ausgedehnte Fragebogenaktion in den Jahren 1950—1952 erfaßt worden. Während der letzten 10 Jahre waren davon 4597 Männer und 366 Frauen gestorben. Die Todesursachen wurden analysiert und in Beziehung zu den Rauchgewohnheiten der Befragten gesetzt. Dabei fand sich ein statistisch zu sichernder Zusammenhang zwischen dem unterschiedlich starken Zigarettenrauchen beim Mann und 7 einzelnen Todesursachen, nämlich dem Lungenkrebs, dem Krebs des oberen Respirations- und Verdauungstraktes, der chronischen Bronchitis, der Lungentuberkulose, der Coronarerkrankungen ohne Hypertension, dem peptischen Magengeschwür und der Lebercirrhose bei gleichzeitigem Alko-

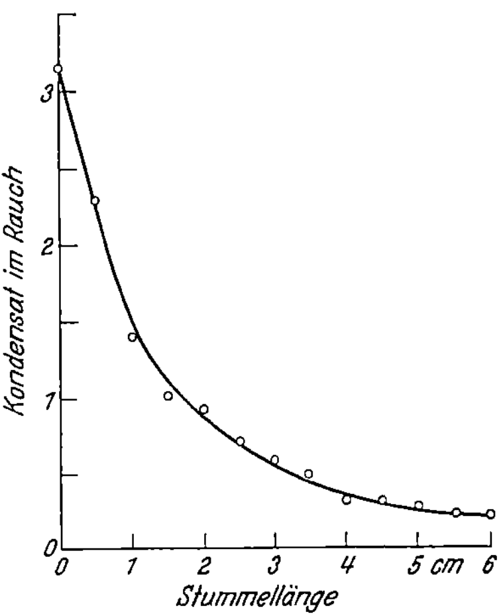

Abb. 144. Kondensatgehalt des Zigarettenrauches an Cancerogenen, bezogen auf die Stummellänge der Zigaretten (Nach LINDSAY aus H. BERNDT, in: Arch. Geschwulstforsch. *28*, 28 [1966])

holismus. Bei den Frauen wurde lediglich ein Zusammenhang zwischen Lungenkrebs und Rauchen nachgewiesen.

Eindrucksvoll ist, daß die Lungenkrebshäufigkeit nahezu mathematisch genau von der Menge und der Dauer des Zigarettenrauchens abhängt. Die geschilderten Verhältnisse werden in Abb. 145 aus der Arbeit von DOLL u. HILL wiedergegeben. Ebenso instruktiv ist die graphisch dargestellte Tatsache (Abb. 146), daß beim Aufgeben des Rauchens die Lungenkrebsgefährdung zurückging, und zwar um so stärker je früher mit dem Zigarettenrauchen aufgehört worden war. Daraus folgern DOLL u. HILL, *daß auch bei bereits vorbestehendem langjährigem Rauchen noch eine Lungenkrebsprophylaxe durch Rauchabstinenz getrieben werden kann.* Aus ihren Untersuchungen geht hervor, daß für sämtliche Lungencarcinome bei über 25jährigen Männern in England zwischen 1952 und 1961 eine Zunahme um 22% zu beobachten war, bei den britischen Ärzten dagegen im gleichen Zeitraum ein leichter Rückgang von 7% von 1951—1956 gegenüber 1957—1961. Darin kommt offenbar die mit der Befragungsaktion zusammenhängende Änderung der Rauchgewohnheiten der englischen Ärzte zum Ausdruck.

Die sehr niedrige Todesrate der Nichtraucher an Lungenkrebs bei beiden Geschlechtern sowie die nur gering höhere Rate in den städtischen Bezirken kann nach Ansicht von Doll u. Hill nicht dafür sprechen, daß die Luftverschmutzung an sich ein entscheidender Faktor für die Entstehung des Bronchialcarcinoms ist. Allerdings wird eine Summation sämtlicher äußeren Reize zum Zigarettenrauchen nicht in Abrede gestellt. Das Pfeifenrauchen scheint nach diesen Erhebungen keine statistisch nachweisbare Erhöhung der Lungenkrebsgefährdung zu verursachen. Die Todesrate an Bronchialcarcinom war bei leichten und mittleren Rauchern um so höher, je intensiver inhaliert worden war. Mittlere Raucher waren weniger krebsgefährdet, wenn sie nicht inhaliert hatten. In der Gruppe der starken Raucher konnte dieser Unterschied nicht mehr nachgewiesen werden. Wichtig ist auch der ausdrückliche Hinweis von Doll u. Hill, daß die chronische Bronchitis und das obstruktive Lungenemphysem in einem echten Zusammenhang mit dem Zigarettenrauchen stehen.

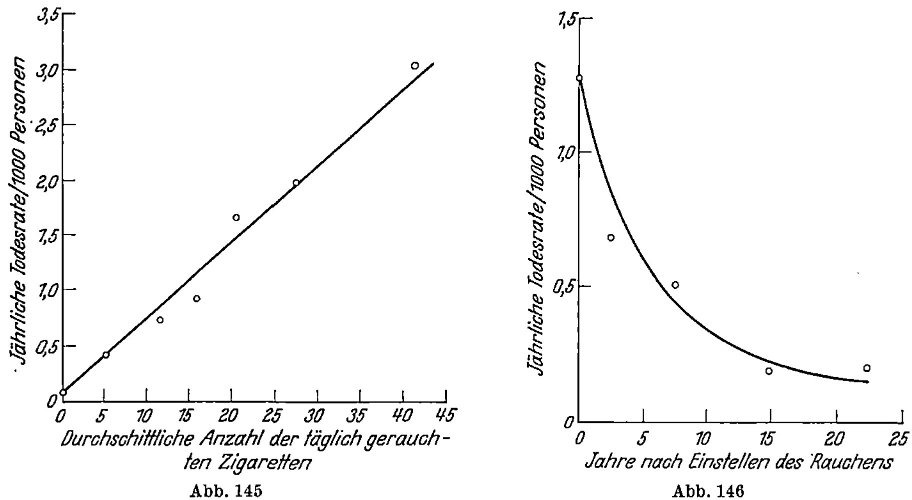

Abb. 145. Todesrate von Lungenkrebs, altersstandardisiert bei Männern mit unterschiedlicher täglicher Zigarettenmenge zu Beginn der Umfrage (Nach R. Doll und A.B. Hill, Brit. J. Med. *5396*, 1309 und *1460*, 1964)

Abb. 146. Todesrate von Lungenkrebs, standardisiert nach Alter und Raucherstärke bei Männern, die kontinuierlich rauchten und welchen, die zu unterschiedlicher Zeit das Rauchen aufgaben. Die entsprechende Todesrate bei Nichtrauchern 0,07 pro 1000 (Nach R. Doll und A.B. Hill, Brit. J. Med. *5396*, 1399 und *1460*, 1964)

Die Untersuchungen von Dorn (1959) erstrecken sich auf die Sterblichkeit von 200 000 Versicherten der Lebensversicherungsgesellschaft der Vereinigten Staaten (1954—1956). Die Sterblichkeitsziffer lag unter Berücksichtigung aller Todesursachen bei Rauchern um 32% höher als bei Nichtrauchern. Zigarren- und Pfeifenraucher entsprachen weitgehend den Nichtrauchern. Als relativ häufigste Todesursache bei Zigarettenrauchern ermittelte Dorn das Bronchialcarcinom, das etwa 10mal so häufig wie bei Nichtrauchern auftrat. Sehr starke Raucher, die täglich mehr als 20 Zigaretten verbraucht hatten, waren Nichtrauchern gegenüber sogar 16fach gefährdet. Bedenkt man, daß viele Raucher an einem Myokardinfarkt sterben, noch ehe bei ihnen ein Bronchialcarcinom entstehen kann, so liegen möglicherweise Gefährdung und Häufigkeit des Bronchialcarcinoms in der Gruppe der Zigarettenraucher noch weit höher als bei den Nichtrauchern. Die quantitativen Verhältnisse zwischen der Zahl der gerauchten Zigaretten und der Lungenkrebsrate wird zusammenfassend durch die beiden folgenden Abbildungen (Zusammenstellung aus mehreren prospektiven Untersuchungen — Abb. 147, 148 —) dargestellt. Durch eine neueste Studie von Katharine R. Boucot u. Mitarb. (1966) in Philadelphia werden diese Zusammenhänge bestätigt.

STROBEL u. GSELL (1965) berichten von einer prospektiven Studie über die Rauchgewohnheiten und die Sterblichkeit bei Rauchern unter Schweizer Ärzten in einer Beobachtungszeit von 9 Jahren (1955—1963). Zur Auswertung kamen die Angaben von 3749 Ärzten und 359 Ärztinnen. Von den männlichen Personen waren nach 9 Jahren 496 verstorben, von den Frauen 29; diese blieben wegen der kleinen Zahl unberücksichtigt. Die Raucher wurden in vier Gruppen nach der Raucherstärke eingeteilt (nach WYNDER, modifiziert nach GSELL 1951). Der Anteil der Raucher war in der Untersuchung besonders bis zum 65. Lebensjahr groß. Danach fand sich ein steiler Abfall und ein deutliches Überwiegen der Nichtraucher. Die Todesrate lag in allen Altersklassen parallel zum Zigarettenverbrauch deutlich höher. Sie war bei den 35- bis 54jährigen für die Krankheiten Myokardinfarkt, Lungenemphysem, Bronchialcarcinom und Larynxcarcinom viermal höher als bei den Nichtrauchern. Die Zigarettenraucher zeigten, wie auch in anderen prospektiven Untersuchungen, eine stärkere Gefährdung als Zigarren- und Gemischtraucher. Tiefes Inhalieren des Rauches und weites Herunterrauchen der Zigaretten erhöhten die Todesraten. Bei starken Rauchern fand sich eine weitgehende Ähnlichkeit der Todesraten in ländlichen und städtischen Wohngebieten, während bei schwachen Rauchern und Nichtrauchern die Todesrate in der Stadt erheblich erhöht war.

In der Untersuchungsserie von STROBEL u. GSELL wurden 93 Tumoren als Todesursachen angegeben. Unter den 15 Lungenkrebsen fanden sich 10 starke Raucher, 2 mäßig starke Raucher und 2 schwache Raucher. Es wurden 11 Plattenepithelkrebse und oat-cell-Carcinome nachgewiesen, also typische Reizkrebse. Bei starken Rauchern ermittelten die Autoren eine deutlich erhöhte Gefährdung für Lungenkrebs, ebenso für das Lungenemphysem und die chronische Bronchitis. Zu berücksichtigen ist außerdem, daß auch für den Herzinfarkt eine positive Korrelation gefunden wurde und somit ein Teil der Patienten starb, ehe sich ein Bronchialcarcinom entwickelt hat. Die Ergebnisse von STROBEL u. GSELL gleichen somit weitgehend denen von DOLL u. HILL in England.

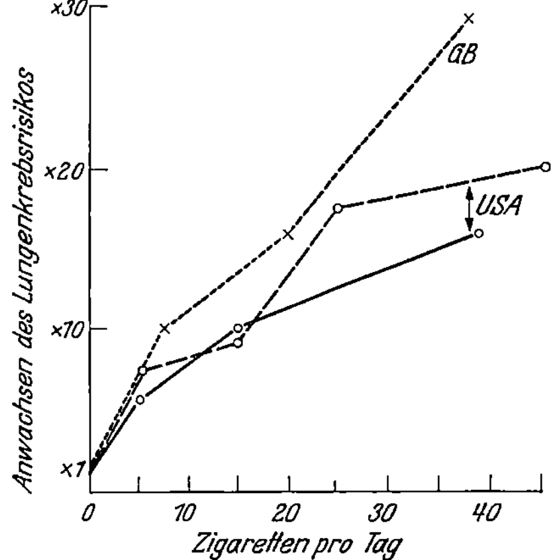

Abb. 147. Beziehung zwischen der Zahl der pro Tag gerauchten Zigaretten und der Todesrate an Lungenkrebs in drei prospektiven Untersuchungen (Nach Smoking and Health, London 1962). ------- Untersuchungen von DOLL und HILL bei britischen Ärzten über 35 Jahre; ----- Untersuchungen von HAMMOND und HORN bei amerikanischen Männern im Alter von 50—69 Jahren; ——— Untersuchungen von DORN an amerikanischen Reservisten im Alter von 30 Jahren und darüber

Eine besonders interessante und wohl auch beweiskräftige Studie stammt von HAMMOND (1964) in Form der „matched pair"-Analyse. Sie erlaubt nicht nur statistische Aussagen schlechthin, sondern gleicht in ihrem Ansatz einer stichhaltigen Versuchsanordnung. HAMMOND stellt Raucher mit einem Verbrauch von 20 und mehr Zigaretten pro Tag Nichtrauchern paarweise gegenüber. Die so gebildeten Paare sollen sich möglichst nur bezüglich des Zigarettenrauchens unterscheiden. In anderen Besonderheiten wie dem Wohnort (Stadt und Land), der Rasse, der Nationalität, des Familienstandes, der Körpergröße und des Alters stimmen die gebildeten Paare weitgehend überein. Gleiches gilt für die berufliche Exposition, den allgemeinen Gesundheitszustand, die anamnestisch erfaßbaren Erkrankungen und besonders die familiäre Krebsvorgeschichte. Ebenso wurden Erziehung und Gesundheitsveränderungen in früher Kindheit berücksichtigt.

Hammond bildete so aus 422094 Männern der Altersklassen von 40—89 Jahren insgesamt 36975 derartige Paare. Bis zur letzten Auswertung waren davon 662 Nichtraucher und 1385 Raucher verstorben. Sehr bemerkenswert ist dabei das Verhältnis beim Lungenkrebs zwischen Rauchern und Nichtrauchern. Es betrug 110:12, d. h. etwa 9:1. Auch durch diese Untersuchungsserie wird somit das Ergebnis vorheriger Analysen vollkommen bestätigt. Die Relation der Lungenkrebsgefährdung des Rauchers gegenüber dem Nichtraucher wird durch dieses

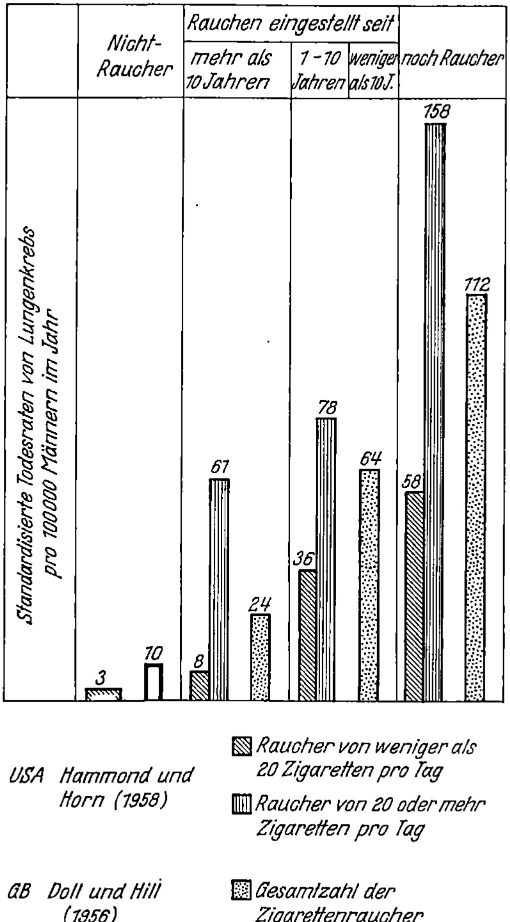

Abb. 148. Der Einfluß der Rauchgewohnheiten auf die Todesrate an Lungenkrebs (Nach Smoking and Health, London 1962)

repräsentative Material aussagekräftig unterstrichen. Die Auswertung solcher Untersuchungen ermöglicht recht weitgehende Schlüsse über die Bedeutung des Rauchens, da hierbei andere Faktoren durch die Bildung möglichst gleicher Paare weitgehend ausgeschaltet werden.

Bei allen Untersuchungen über die ursächliche Bedeutung des Rauchens darf der Hinweis nicht unterbleiben, daß in *Japan* trotz hohen Zigarettenkonsums die Häufigkeit des Lungenkrebses verhältnismäßig gering ist.

Lungenkrebs bei Völkern und Bevölkerungsgruppen ohne Rauchgewohnheiten sind gleichsam die negative Probe auf die retro- und prospektiven Untersuchungen über einen Zusammenhang zwischen Zigarettenrauchen und Bronchialcarcinom. In allen Fällen fehlt eine Lungenkrebszunahme.

Das erste Beispiel bezieht sich auf die Religionsgemeinschaft der Sieben-Tage-Adventisten. In dieser Sekte ist das Rauchen verboten. LICKINT (1959) fand bei ihr unter 3626 Todesfällen kein einziges Lungencarcinom. Nur zwei Ehemänner von Sieben-Tage-Adventistinnen, die wegen Nichtaufgebens ihrer Rauchgewohnheiten nicht in die Sekte hatten aufgenommen werden können, starben an einem Lungenkrebs. WYNDER u. Mitarb. (1958, 1959) und WYNDER (1961), später LEMON u. Mitarb. (1964) bestätigten diese Befunde bei den Sieben-Tage-Adventisten in den Vereinigten Staaten. In 8 Hospitälern dieser Sekte, in denen auch Andersgläubige behandelt wurden, untersuchten sie die Todesfälle und stellten bei Männern und Frauen nur einzelne Lungenkrebse fest. Nach den Berechnungen der Krebshäufigkeit in einer Kontrollgruppe wäre die zehnfache Zahl zu erwarten gewesen. In einem Fall handelt es sich um einen 63jährigen Mann, der als Nichtraucher im Krankenhaus geführt worden war. Bei genauerer Anamnese ergab sich jedoch, daß er vor Eintritt in die Sekte 25 Jahre lang täglich 20 Zigaretten geraucht hatte. Bemerkenswerterweise fanden sich bei der Sekte die Krebszahlen für alle Organe niedriger als bei der Kontrollgruppe, besonders jedoch bei sämtlichen Carcinomen der oberen und unteren Rauchstraße. Diese Untersuchungen machen den großen Einfluß der äußeren Lebensumstände auf die Krebsentstehung der Lunge deutlich.

Ein ähnliches Beispiel bieten die Parsen in Indien. Auch diese Religionsgemeinschaft befleißigt sich einer strengen Rauchabstinenz (RELA 1960). Sie erreichen ein deutlich höheres Durchschnittsalter gegenüber den übrigen Indern. Dadurch findet sich bei ihnen eine höhere allgemeine Krebshäufigkeit. Das Bronchailcarcinom jedoch ist erstaunlich selten vertreten. Da in Indien weder Industrie noch der Autoverkehr in den letzten Jahren eine entscheidende Rolle bei der Luftverunreinigung gespielt haben, dürfte auch hier die ätiologische Bedeutung des Tabakverbrauchs für die Lungenkrebshäufigkeit zum Ausdruck kommen. Die Parsinnen rauchen ebenfalls nicht; gleiches gilt allgemein für die indischen Frauen. Zwischen beiden Frauengruppen finden sich denn auch, wie zu erwarten, keine Häufigkeitsunterschiede für die bösartigen Geschwülste des Respirationstraktes.

Niedrigere Lungenkrebsquoten bei jüdischen Männern gegenüber Christen fanden in den USA kürzlich WYNDER u. MANTEL (1966). Auch hierbei wird die entscheidende Ursache in den verschiedenen Rauchgewohnheiten vermutet.

Besonders wichtig für die Beweisführung in der Zusammenhangsfrage zwischen Zigarettenverbrauch und Lungenkrebshäufigkeit sind die Untersuchungen von DUNGAL (1950, 1955) in Island. Der Verfasser fand in einer ersten Untersuchungsserie im Jahre 1950, daß das Bronchialcarcinom in den Jahren 1932—1948 in Reykjavik keinerlei Zunahme zeigte, obwohl hier ein reger Autoverkehr herrscht und Infekte der Luftwege keine Seltenheit sind. Es machte 0,6% aller Sektionen oder 2,9% aller bösartigen Geschwülste bzw. 3,5% aller Carcinome aus. Der Magenkrebs war zehnmal so häufig wie das Lungencarcinom. Das Zigarettenrauchen ist erst in der Mitte des zweiten Weltkrieges durch die Amerikaner in Island bekannt geworden. In einer späteren Untersuchungsserie aus dem Jahre 1955 konnte DUNGAL einen statistisch noch nicht signifikanten Anstieg der Lungenkrebshäufigkeit im Sektionsgut von Reykjavik feststellen. Eine 20- bis 30jährige Latenzzeit vorausgesetzt, müßte mit einem deutlichen Anstieg der Häufigkeit des Bronchialcarcinoms nach Ansicht DUNGALS etwa ab 1965 zu rechnen sein.

Inzwischen wurden uns dankenswerterweise von Herrn Prof. BJARNASON aus dem Pathologischen Institut Reykjavik in einer brieflichen Mitteilung vom 22. 10.

1966 neue Angaben über die Lungenkrebshäufigkeit in Island zugänglich. Bei einer Vergleichsuntersuchung der Jahre 1955—1959 und 1960—1964 fand Bjarnason eine Zunahme der Lungenkrebse beim Mann von 4,88% aller Krebse in der ersten Periode auf 6,75% im zweiten Untersuchungsabschnitt. Auch bei den Frauen wurde eine deutliche Zunahme registriert. Zur Deutung dieses bemerkenswerten Befundes schreibt Bjarnason: „There is a correlation between the increase in tobacco consumption especially cigarette smoking and the increase in the lung-cancer incidence, the increase in lung cancer being preceded by the increase in tobacco consumption by 20 years." Gleichzeitig wurde in Island ein Rückgang der Häufigkeit des Magencarcinoms beobachtet (Sigurjonsson 1966). Die Zunahme des Lungenkrebses in diesem Land könnte also teilweise durch eine Verschiebung der Krebshäufigkeiten verschiedener Organkrebse bedingt sein. Doch spricht gerade die über 20jährige Latenz der Lungenkrebszunahme nach „Einführung" des Zigarettenrauchens in Island sehr deutlich für einen kausalen Zusammenhang zwischen Zigarettenkonsum und Lungenkrebs.

Beim Vergleich der Lungenkrebshäufigkeit in Thailand und den USA konnte Rosahn (1955) die niedrige Lungenkrebsrate von 2,4 bei den Thailändern gegenüber 37,1 bei den Amerikanern auf 1000 nachgewiesene Neoplasmen feststellen. Unter Berücksichtigung sämtlicher Fehlermöglichkeiten wurde dies darauf zurückgeführt, daß in Thailand das Zigarettenrauchen erst seit kurzem in Mode gekommen war. Es liegen also ähnliche Verhältnisse wie in Island vor, die später unter Umständen eine aufschlußreiche Aussage zulassen.

Statistische Untersuchungen über die *Häufigkeit der chronischen Bronchitis und des Lungenemphysems bei Rauchern und Nichtrauchern* ergaben eine ganz eindeutige Korrelation zwischen diesen Erkrankungen und dem Rauchen. Darauf hat in letzter Zeit besonders nachdrücklich O. F. Schmidt (1964, 1966) hingewiesen.

Untersuchungen über die *Vitalkapazität* und das *Atemvolumen* bei Rauchern und Nichtrauchern haben ebenfalls eine deutliche Verminderung der Belüftung der Raucherlungen schon bei jungen Individuen gegenüber Nichtrauchern ergeben (Zwi u. Mitarb. 1961; Barker 1965; Payne u. Kjelsberg 1964; Krumholz u. Mitarb. 1964, 1965; Mitchell u. Mitarb. 1964; McDermott u. Collins 1965; Ferin u. Mitarb. 1965). Ähnliche Ergebnisse für das mittlere Mannesalter erzielten Hensler u. Giron (1963).

Löhr u. Wagner (1955) konnten einen Zusammenhang zwischen *chronischer Bronchitis* bei *Rauchern* und den *Plattenepithelcarcinomen* nachweisen. Sommers (1958) fand bei starken Rauchern sehr häufig eine chronische Bronchitis, die meist dem Carcinom, vorwiegend Plattenepithelcarcinom vorausging. Untersuchungen von Järvinen u. Thomander (1959) ergaben ebenfalls enge statistische Zusammenhänge zwischen obstruktivem Emphysem, chronischer Bronchitis und dem Zigarettenrauchen.

Passey (1962) untersuchte die Zusammenhänge zwischen Zigarettenrauchen und Lungenkrebs und fand keine sicheren Beziehungen zwischen beiden, wohl aber eine enge Beziehung zwischen der chronischen Bronchitis und dem Rauchen. Er hält daher die chronische Bronchitis mit Umbauvorgängen in der Bronchialschleimhaut für die wichtigste Ursache des Bronchialcarcinoms. Hierbei sollen sich auch die Einflüsse der Luftverunreinigung auswirken. Dem Rauchen käme nach Ansicht Passeys nur eine indirekte ursächliche Bedeutung für das Bronchialcarcinom zu. Es soll zu einer exzessiven Schleimproduktion kommen, die den Gas- und Flüssigkeitsaustausch beeinträchtigt. Durch die stagnierenden Schleimmassen, in denen die Cancerogene gelöst sind, kommt es zur länger andauernden Einwirkung auf das Epithel der Bronchien.

Stocks (1959) hatte sowohl für die Luftverunreinigung als auch für das Zigarettenrauchen positive statistische Beziehungen zum Lungenkrebs ermitteln können. Seine Untersuchungen erstrecken sich auf städtische und ländliche Bezirke von England und Wales und berücksichtigen die ungelösten Niederschläge sowie den Rauch in der Luft. Auch Holland u. Reid (1965), Ferris u. Anderson (1964) sowie Waller u. Mitarb. (1965) verweisen in ausgedehnten Untersuchungen auf die Bedeutung der Luftverunreinigung für die Entstehung chronischer Lungenleiden.

In den Untersuchungen von HOLLAND u. REID wird außerdem das *Zigaretten-rauchen* berücksichtigt und festgestellt, daß sich beide Einflüsse summieren und die *chronische Bronchitis* bei starken Rauchern in sehr verunreinigten Großstädten am häufigsten auftritt. In den gleichen Untersuchungsserien ergaben sich über-einstimmende Häufigkeiten für die Sputummenge und direkte Beziehungen zur Luftverunreinigung und zum Rauchen. Beachtenswert ist der Hinweis, daß bei Rauchern, die das Rauchen aufgegeben hatten, die Anfälligkeit gegenüber der chronischen Bronchitis und die Sputummenge geringer waren als bei kontinuier-lichen starken Rauchern. K.H. BAUER (1957) hat bereits ausdrücklich auf die *präcancerogene Bedeutung der chronischen Bronchitis* hingewiesen. Hierbei spielen Großstadtluft und passives Mitrauchen eine große Rolle. Das Rauchen wird auch als sehr wesentlicher Faktor bei der Entwicklung eines Lungenemphysems ange-sehen (ANDERSON jun. u. Mitarb. 1964; WENDEL 1966).

Im Jahre 1952 hat DEELMAN bei der Untersuchung über die Häufigkeitszu-nahme der Lungenkrebse weniger das Rauchen, als vielmehr das sich ständig *erhöhende Durchschnittsalter* und die früher durchgemachten *Grippen* ursächlich angeschuldigt. Diese Argumente dürften sich durch das weitere Ansteigen der Bronchialkrebshäufigkeit selbst widerlegt haben. Sonst müßten nach einer ent-sprechenden Latenzzeit die Häufigkeitszahlen für den Lungenkrebs zurückgehen. Die von DEELMAN erwartete Entwicklungsrichtung trat jedoch nicht ein. Aller-dings haben Tierversuche interessante Parallelen zu diesen Ansichten ergeben. Bei Ratten konnte durch Einbringen von Benzpyren in die großen Luftröhrenäste kein Lungenkrebs erzeugt werden. Wurde jedoch gleichzeitig eine Grippeinfektion gesetzt, so entstanden überzufällig häufig Lungengeschwülste. In dem grippalen Infekt der Luftwege kann also bei dieser Tierart ein *Realisationsfaktor* der Krebs-entstehung gesehen werden.

Untersuchungen über unterschiedliche *morphologische Befunde in der Bron-chialschleimhaut von Rauchern und Nichtrauchern* geben Hinweise auf die Wirkung der eingeatmeten Schädlichkeiten. Den zahlreichen Untersuchungsserien gemein-sam ist die signifikant häufigere Nachweisbarkeit von Plattenepithelmetaplasien in den großen und mittleren Bronchien bei starken Rauchern mit einer chroni-schen Bronchitis. Schon WELLER (1953) und VALENTINE (1957) hatten über häufigere Plattenepithelmetaplasien bei Lungenkrebskranken und starken Rau-chern berichtet. WITKOWSKI (1963) fand Plattenepithelmetaplasien bei 86,2% epidermoiden und 25% kleinzelligen Carcinomen. Die Metaplasierate bei der Kontrollserie betrug 35,7%. MEYER u. LIEBOW (1965) weisen auf atypische Epithelproliferationen bei interstitiellen Pneumonien, nach Grippen und nach Gasvergiftungen hin. BERKHEISER (1965) sah bei der Tuberkulose häufiger der-artige Metaplasien. SANDERUD (1958) fand bei chronischen Pneumonien, Bron-chiektasen und Tuberkulose häufiger Plattenepithelmetaplasien. Er schuldigt jedoch auch das Zigarettenrauchen als einen wichtigen Faktor für die Umbildung des Bronchialepithels an. REIMANN (1960) konnte in ausgedehnten Untersuchun-gen bei Zigarettenrauchern weniger häufig normale Schnittpräparate finden als bei Nichtrauchern. Dagegen ließen sich keine Beziehungen zwischen der Häufigkeit der Plattenepithelmetaplasien und den Berufen der Verstorbenen nachweisen. Die Umbildungsvorgänge mit Plattenepithelmetaplasien und Hyperplasien der Schleimhaut wurden bei Männern weit häufiger gefunden als bei Frauen. Chronisch entzündliche Veränderungen der Lunge, wodurch auch immer hervorgerufen, führen zu einer Häufung solcher Schleimhautmetaplasien und verursachen eine Behinderung des Abtransportes von Bronchialschleim.

MACKLIN (1956) wies besonders auf die Bedeutung der Alveolardeckepithelien für den Rücktransport eingebrachter Staubteilchen und Cancerogenen hin. Die abgeschilferten Deckzellen der Lungenbläschen zerfallen z. T. auf dem Abtransport nach der Trachea. Dadurch werden die von ihnen phagocytierten Staubteilchen frei und die Cancerogene reichern sich im Schleimstrom der Bronchien an. Ähnliche Vorgänge vermutet Macklin auch für die radioaktiven Schmutzpartikel, die in zunehmendem Maße in der Luft nachweisbar sind. Seine Schlußfolgerungen, daß deswegen die Krebse häufiger in den großen Bronchien entstehen, scheinen der Kritik jedoch nicht mehr standzuhalten. Die Thoraxchirurgie hat die Theorie von der überwiegenden oder gar ausschließlichen Krebsentstehung in den großen Bronchien widerlegt. Knudtson (1960) berichtet über die Rauchgewohnheiten von 100 an chronischen Lungenleiden Verstorbenen. Er fand an den Schleimhäuten außer einer Hyperplasie der Basalzellen häufig Plattenepithelmetaplasien und atypisches proliferierendes metaplastisches Epithel. Beziehungen zu Alter, Beruf und Wohnsitz bezüglich der Häufigkeit der Schleimhautumbildung konnten nicht ermittelt werden. Bei den starken Rauchern (täglich mehr als 16 Zigaretten) fanden sich jedoch nur in 20% der Fälle regelrechte Schleimhautverhältnisse, während in einer Kontrollgruppe aus Nichtrauchern in 50% Normalbefunde erhoben wurden. Auf die besondere Bedeutung der Schleimhautmetaplasien bei längerer Einwirkung der Cancerogene weist auch Hilding (1963) hin.

Mikroskopische Untersuchungen über die Eigenschaften der Basalmembran und der elastischen Fasern in Trachea und Bronchien wurden von Hayashi u. Mitarb. (1961) angestellt. Die Ergebnisse: Starkes und langzeitiges Zigarettenrauchen führt zur Anhäufung neutraler und saurer Mucopolysaccharide und dadurch zur Verdickung der Basalmembran. Bei Plattenepithelmetaplasien mit Übergang in Verhornung konnte eine besondere Verbreiterung der Basalmembran nachgewiesen werden. Bei starken Rauchern (über 20 Zigaretten) fanden die Verfasser an den elastischen Fasern unregelmäßige Wellungen, Verdickung mit stärkerer Anfärbbarkeit und eine allgemeine Vermehrung der elastischen Elemente.

Hamilton u. Mitarb. (1957) bringen die Plattenepithel- und Basalzellhyperplasien in keine direkte Beziehung zum Lungenkrebs und Ide u. Mitarb. (1959) weisen darauf hin, daß bei Rauchern und Nichtrauchern besonders nach Pneumonien häufiger Metaplasien in der Trachea als in den Bronchien gefunden werden. Danach soll bewiesen sein, daß die Metaplasien und die Krebsentstehung nichts miteinander zu tun haben, denn das Carcinom der Trachea ist ein äußerst seltener Befund.

Epitheldickenmessungen an der Bronchialschleimhaut von Rauchern und Nichtrauchern wurden von Ford u. Mitarb. (1961) durchgeführt. Sie fanden eine signifikant größere Epithelbreite der Schleimhaut bei Rauchern gegenüber Nichtrauchern. Ferner wurden Atypien und auch sog. intraepitheliale Krebse bei Rauchern häufiger nachgewiesen.

Hackensellner (1957) führte an Lungen mit Bronchialcarcinom und an Kontrolluntersuchungen über die Bedeutung der Metaplasien am Bronchialepithel und Lungenkrebs durch. Er kam zu folgenden Ergebnissen: Beim Plattenepithelcarcinom besonders und beim Bronchialcarcinom schlechthin finden sich metaplastische Epithelveränderungen deutlich häufiger als im Bronchialbaum von Nichtkrebskranken. Er sieht darin für die Carcinogenese förderliche exogene Einflüsse. Eine überdurchschnittliche Vergesellschaftung metaplastischer Veränderungen mit dem Rauchen konnte der Autor dagegen nicht finden, glaubt aber, daß auch bei schwachen Rauchern und „Passivrauchern" die Menge der aufgenommenen Schädlichkeiten ausreicht, um Metaplasien zu erzeugen. Diese waren stets verbunden mit meist chronischen Entzündungen der Bronchialschleimhaut. So deutet er die chronische Bronchitis als eine sehr wichtige Vorkrankheit für die Entstehung von Metaplasien und von neoplastischen Veränderungen. Sog. Oberflächencarcinome wertet Hackensellner als fakultatives Vorstadium der Krebsbildung, aus denen „heraus sich — prinzipiell unizentrisch — der Primärtumor entwickelt".

In vielen Untersuchungsreihen hat der Arbeitskreis um AUERBACH (1956, 1957, 1961, 1962 und 1963) auf *typische und gehäufte Epithelveränderungen in den Lungen von Rauchern hingewiesen*. Es wurden an vielen Tausenden von Lungenserienschnitten bei unterschiedlicher Rauchstärke, bei Nichtrauchern und bei Lungenkrebskranken die Epithel- und Strukturveränderungen am Lungengerüst histologisch analysiert und verglichen. Als besondere Epithelveränderungen wurden Basalzellhyperplasie, sog. Schichtung (Stratifikation) und Plattenepithelmetaplasien bewertet. Bei starken Rauchern waren diese Vorgänge am stärksten ausgeprägt. Ein sog. Carcinoma in situ wurde bei den Rauchern in 6% und bei Carcinomträgern in 6,3% gefunden; in Einzelfällen aber auch bei Nichtrauchern. Die Zunahme der Zellreihen unter Verlust des Flimmersaumes sowie das Auftreten atypischer Zellen wurde als Einzelbefund und kombiniert statistisch signifikant häufiger beobachtet paralell zur Menge der verbrauchten Zigaretten (1961). In einer gleichartigen histologischen Studie an Lungen von 1522 Erwachsenen ohne Lungenkrebs (1962) fanden die Verfasser keinen Unterschied in der Häufigkeit und Stärke der Epithelanomalien zwischen beiden Geschlechtern. Bei weiblichen Rauchern wurden alle Formen atypischer Epithelien weitaus häufiger angetroffen als bei weiblichen Nichtrauchern. Es ergaben sich keine Unterschiede in den histologischen Befunden zwischen ländlicher und städtischer Bevölkerung. Auch waren die altersbedingten Verschiedenheiten in der Gruppe der weiblichen Nichtraucher sehr gering. Bei tumorfreien Männern wurden die stärksten Epithelatypien bei Zigarettenrauchern nachgewiesen. Bei männlichen Nichtrauchern waren verhornende Zellen mit atypischen Zellkernen außerordentlich selten. Die Pfeifenraucher nehmen eine Mittelstellung ein. Die weiblichen Nichtraucher, die einer Pneumonie erlagen, ließen häufiger als Nichtraucher ohne Pneumonie Hyperplasien am Bronchialepithel mit Verlust der flimmernden Deckzellen erkennen.

Besonders erwähnenswert waren Befunde bei Verstorbenen, die fünf Jahre vor dem Tod nicht mehr, zuvor aber mindestens zehn Jahre lang, geraucht hatten. Dabei fanden AUERBACH u. Mitarb. (1962) in 66,6% obengenannte Epithelveränderungen. Bei denen, die bis zum Tod geraucht hatten, lagen sie in 97,8% vor, bei Nichtrauchern jedoch nur in 25,7%. Demnach sind die durch starkes Rauchen verursachten Epithelveränderungen rückbildungsfähig. Die Tabakabstinenz kann also auch nach jahrelangem Rauchen noch sinnvoll sein.

In späteren Untersuchungen gehen AUERBACH u. Mitarb. (1963, 1964) auf die *Veränderungen am Lungengerüst* als Folge des Rauchens ein. Die altersbedingten Lungengerüstveränderungen (Alveolarwandrupturen, Verdickung und Fibrosierung der Wandungen kleiner Arterien und Arteriolen) wurden bei Rauchern vorzeitig ausgelöst. Die Lunge eines 45jährigen starken Rauchers entsprach in ihrer Gerüststruktur der eines 70jährigen Nichtrauchers. Diese Untersuchungen wurden an 1582 Lungen bei Männern durchgeführt, beruhen also nicht auf zufallsbedingten Einzelbeobachtungen. Die Oberlappen waren stärker betroffen als die Unterlappen. Ferner sahen AUERBACH u. STOUT (1964) Übergänge von Epithelmetaplasien bis zum Carcinoma in situ und weiter bis zum infiltrativen Wachstum.

BERKHEISER (1965) weist bei 152 Lungenkrebsen auf Epithelproliferationen in der Schleimhaut distal von der Geschwulst, aber auch in Bronchien und Bronchiolen nicht betroffener Lungenabschnitte hin. In 36% wurden Hyperplasien der Basalzellen, in 15% adenomatöse Proliferationen und in 9% Plattenepithelhyperplasie nachgewiesen. Außerdem zeigten sich in größeren tumornahen Bronchialabschnitten in 20% Bildungen, die einem Carcinoma in situ ähnlich waren. Der Autor deutet diese Veränderungen nicht als tumorbedingte reaktive Vorgänge, sondern als potentielle Vorläufer vorwiegend peripher lokalisierter Lungenkrebse. Auch Struwe (1960) und Wittekind u. Strüder (1953) haben ausdrücklich auf die Epithelmetaplasien in Zusammenhang mit der Carcinomentstehung hingewiesen.

Nicht ohne Bedeutung sind Modellversuche an der Nasenschleimhaut von Burian u. Stockinger (1963). Sie führten Reizungen der Nasenschleimhaut mit α-Naphtholessigsäure, Formalin unterschiedlicher Konzentrationen und konzentriertem Ammoniak durch. Als Ausdruck leichtester Schädigung trat Verlust der Flimmerhaare auf, die sich jedoch rasch regenerierten. Bei wochenlanger Schädigung fanden sich ungeordnete Regenerationen intracellulärer Cilien, teilweise aber auch Ablösung des Epithels mit nachfolgender Plattenepithelregeneration und Leukocyteneinwanderung. Bei aller Vorsicht der Übertragung auf die menschliche Pathologie vermitteln diese Versuche doch Hinweise auf die Schädigung des Bronchialepithels durch die Reizstoffe, die auch im Rauch von Zigaretten in unterschiedlicher Menge und außerdem in der erheblich verschmutzten Großstadtluft vorhanden sind.

An 92 resezierten Lungenkrebsen konnte Carroll (1961) nachweisen, daß eine Koinzidenz zwischen Plattenepithelmetaplasien und bronchogenem Plattenepithelcarcinom, weniger bei klein- und großzelligen undifferenzierten Tumoren bestand. Dagegen fand er bei den Adenocarcinomen keine Häufung von Plattenepithelmetaplasien.

Die Plattenepithelmetaplasien dürften nach den Modellvorstellungen von Anacker (1955) und von Kaiser (1964) besonders an den Aufteilungsstellen und hier an den Spornen der Bronchien von großer Wichtigkeit sein. An diesen Stellen

Tabelle 60. *Isolierte carcinogene Kohlenwasserstoffe aus Zigarettenrauch (nach* E.L. Wynder *u.* D. Hoffmann, *„Ein experimenteller Beitrag zur Tabakrauchcancerogenese", Dtsch. med. Wschr. 88, 623, 1963)*

Kohlenwasserstoff	relative carcinogene Aktivität[1]	isoliert aus dem Rauch von 100 Zigaretten (mcg)
Benzo(a)pyren	+++	2,5 (3,9 $\pm$ 0,3) [2]
Dibenz(a,h)anthracen	+++	0,4
Benzo(b)fluoranthen	++	0,3
Benzo(j)fluoranthen	++	0,6
Dibenzo(a,l)pyren	++	Spuren
Benz(a)anthracen	+	0,3
Chrysen	+	6,0
Benzo(e)pyren	+	0,3
Indeno(1,2,3-cd)-paren . . .	+	0,4
Dibenz(a,j)acridin	+	1,0

[1] Relative cancerogene Aktivität an Mäusehaut:
+++ sehr aktiv, ++ aktiv, + schwach aktiv (nach eigenen Versuchen).
[2] Absolute Menge bestimmt durch C-14-Isotopenverdünnung.

treffen die Schleimstraßen zusammen und es kommt auch zu Wirbelbildungen. Finden sich in diesen Abschnitten Metaplasien, so begünstigt das längere Verweilen des mit Cancerogenen beladenen Schleimes die intensivere Einwirkung des Cancerogens. Daher sollen die Sporne an den Aufteilungsstellen der Bronchien am häufigsten Ursprungsort eines Bronchialcarcinoms sein.

Chang (1957) macht auf die unterschiedliche Anzahl *vergrößerter Becherzellen* im Bronchialepithel von Zigarettenrauchern gegenüber Nichtrauchern aufmerksam. Im weiteren Verlauf der chronischen Reizung der Bronchialschleimhaut soll es dann zum Schwund der anfänglich hyperplastischen Becherzellen und zur Ausbildung von Epithelmetaplasien kommen. Die durchschnittliche Cilienlänge war bei Rauchern deutlich geringer, Epitheldecke und Basalzellaktivität dagegen stark vermehrt. Mit diesen Untersuchungen wird die bei dem sog. chronischen „Raucherkatarrh" stets nachweisbare übermäßige Schleimproduktion auch histologisch begründet.

Die Krebse der *oberen* Rauchstraße bestätigen weitgehend die bisherigen Ausführungen (SHAW 1964; TAUBENHAUS u. Mitarb. 1964; MOORE 1964, 1965; NOVICK u. Mitarb. 1965).

Die Kausalverbindung von Rauchen und Lungenkrebs macht eingehende Untersuchungen über *Cancerogene im Tabakrauch* verständlich. Nach neueren Mitteilungen von WYNDER u. HOFFMANN (1963) lassen sich im Rauchkondensat von Zigaretten etwa zehn sicher cancerogen wirksame cyclische Kohlenwasserstoffe nachweisen (Tab. 60).

Daneben wurden eine Reihe sog. kocancerogener Faktoren insbesondere Phenolderivate festgestellt (Tab. 61). Diese Stoffe sollen zwar selbst keine Krebse hervorrufen, aber in Zusammenhang mit den polycyklischen Kohlenwasserstoffen begünstigend auf die Carcinogenese wirken. Der wichtigste Vertreter der polycyclischen cancerogenen Kohlenwasserstoffe ist das *Benzpyren,* dessen krebserzeugende Wirkung sich in zahlreichen Tierversuchen gezeigt hat. Auf seine Bedeutung haben in umfassenden Arbeiten eine große Anzahl von Autoren hingewiesen (PULLMAN u. PULLMANN 1955; KOSAK 1956; MÜHLBOCK 1957; STEWART 1949; REDDY u. Mitarb. 1961; WYNDER u. Mitarb. 1959, 1963 u. a.).

Tabelle 61. *Phenole im Zigarettenrauch (nach* E.L. WYNDER *u.* D. HOFFMANN, *„Ein experimenteller Beitrag zur Tabakrauch-cancerogenese", Dtsch. med. Wschr. 88, 623, 1963)*

Phenol	relative kocancerogene Aktivität[1]	mcg im Rauch einer Zigarette
Phenol	++	100
o-Kresol	++	22
m-Kresol	++	50
p-Kresol	++	50
2,4-Dimethylphenol	++	20
3,4-Dimethylphenol	++	Spuren
m-Äthylphenol	?	23
p-Äthylphenol	?	23
o-Äthylphenol	+	Spuren
2,3,5-Trimethylphenol	—	Spuren
Guajakol	?	nicht bestimmt
Salicylaldehyd	?	Spuren

[1] Relative kocancerogene Aktivität an Mäusehaut nach BOUTWELL u. BOSCH (1959):
++ aktiv, + schwach aktiv, — nicht aktiv, ? nicht geprüft.

Die Mengenverhältnisse von Benzpyren und Phenol in den einzelnen Zigarettensorten sind unterschiedlich und gehen aus den Tab. 62 u. 63 für die einzelnen amerikanischen Zigarettensorten hervor.

Neben diesen polycyclischen Kohlenwasserstoffen (Benzpyrengehalt in 100 Zigaretten 0,8—2,2 γ) weist NEUKOMM (1960) auch auf die Bedeutung des *Arsens* im Tabak hin. Das Arsen soll durch Schädlingsbekämpfungsmittel, die in einzelnen Tabakanbaugebieten in verstärktem Ausmaß zur Anwendung kommen, in der Tabakpflanze angereichert werden. HOLLAND u. Mitarb. (1960) konnten nachweisen, daß der Arsengehalt amerikanischer Zigaretten teilweise sehr hoch ist. So fanden sie

1959 18,3—34,2 γ As/g Tabak. Dieser Wert entspricht der 15fachen Menge, die für Nahrungsmittel erlaubt ist. Die Autoren schließen daraus, daß das Arsen eine wichtige Rolle als krebserregender Faktor beim Zigarettenrauchen spielt. Auch im russischen Schrifttum wird von Aleksandrow (1962) auf den erhöhten Arsengehalt in bestimmten Tabaken hingewiesen.

Tabelle 62. *Kondensierbare Anteile, Benzo(a)pyren und Phenol von Zigaretten mit Zusätzen (nach E.L. Wynder u. D. Hoffmann, „Ein experimenteller Beitrag zur Tabakrauchcancerogenese", Dtsch. med. Wschr. 88, 623, 1963)*

Zusatz	Kondensat (mg/Zig.)	Benzo(a)pyren (mcg/100 Zig.)	Phenol (mcg/Zig.)
Standard-Tabak (1958) ohne Zusatz	29,0	3,8 ± 0,3	100,0 ± 5
Standard-Tabak (1960) ohne Zusatz	28,8	3,9 ± 0,3	97,0 ± 5
Standard-Tabak (1958) mit 5% $Cu(NO_3)_2 \cdot 5\ H_2O$.	27,3	2,0 ± 0,15	70,0 ± 4
Standard-Tabak (1960) mit 5% $Cu(NO_3)_2 \cdot 5\ H_2O$.	25,7	1,5 ± 0,1	60,0 ± 3
Standard-Tabak (1960) mit 3,1% $Ni\ (CH_3 \cdot COO)_2 \cdot 4\ H_2O$ . . .	28,3	2,5 ± 0,2	75,0 ± 4

Tabelle 63. *Kondensierbare Anteile, Benzo(a)pyren, Phenol und Nikotin im Rauch verschiedener Zigaretten (Länge der Zigarette = 85 mm) (nach E.L. Wynder u. D. Hoffmann, „Ein experimenteller Beitrag zur Tabakrauchcancerogenese", Dtsch. med. Wschr. 88, 623, 1963)*

Tabaksorte	Kondensat (mg/Zig.)	Benzo(a)pyren (mcg/100 Zig.)	Phenol (mcg/Zig.)	Nikotin (mg/Zig.)
Virginia	33,4	5,3	95	2,4
Türkisch	31,5	4,4	120	1,9
Burley[1]	25,6	2,4	60	1,2
Maryland	21,2	1,8	43	1,1

[1] Burley-Tabak niedrigen Nikotingehaltes

In den letzten Jahren werden zunehmend auch radioaktive Stoffe in Tabaken für die Krebsentstehung mitverantwortlich gemacht, so u. a. das *Polonium*.

Dieses radioaktive Metall ist ein alpha-Strahler, dessen Halbwertszeit 138 Tage beträgt. Seine Anreicherung in Tabakpflanzen wurde erst durch jüngere Forschungsergebnisse bekannt. Radford u. Hunt (1964) nehmen an, daß Polonium auf zwei verschiedenen Wegen in die Tabakpflanzen gelangen kann. „Einerseits nehmen die Wurzeln der Pflanze aus der Erde das Bleiisotop ^{210}Pb auf, einen beta-Strahler, der sich über ^{210}Bi in ^{210}Po verwandelt. Andererseits nehmen die Blätter aus der atmosphärischen Luft Radon auf, durch dessen Zerfall über Ra A und Ra B ebenfalls ^{210}Po entsteht. Bei der Temperatur der brennenden Zigarette verflüchtigt sich Polonium. Kleinste Teilchen aber setzen sich beim Inhalieren des Rauches am Bronchialepithel fest." Nach den Berechnungen von Radford u. Hunt kann seine alpha-Strahlung bei einem angenommenen Konsum von zwei Päckchen Zigaretten pro Tag im Laufe von 25 Jahren am Bronchialepithel eine Dosis bis zu 1000 rem bewirken.

Ferri u. Baratta (1966) haben ebenfalls über den Gehalt an Polonium im Zigarettenrauch berichtet. Dieses Zerfallsprodukt des Ra-226 wird offenbar von der Tabakpflanze direkt aus dem Boden aufgenommen (Berger u. Mitarb. 1965), möglicherweise auch aus der Umgebung, denn es ist weit stärker in der Tabakpflanze nachweisbar, als nach dem Ra-226-Gehalt des Bodens zu erwarten ist. Die Verfasser wiesen in sechs verschiedenen Tabaksorten 0,32 bis 0,48 pCi in einer Zigarette nach. Im Tabakrauch fanden sich 11,0—30,7%, in Stummel und Asche 32,2—50,3% der Gesamtaktivität. Pro Zigarette werden also 0,037—0,105 pCi ^{210}Po inhaliert. Bei einem Tabakverbrauch von 40 Zigaretten pro Tag ergibt das eine Jahresdosis von 33—92 mrem in den Lungen.

FERRI u. BARATTA untersuchten auch den Gehalt verschiedener Organe auf ihren [210]Po-Gehalt. Außer im Musculus psoas war der Gehalt in allen Organen beim Raucher deutlich höher als beim Nichtraucher, am ausgeprägtesten im Lungenparenchym, wo die Werte bei Rauchern 3,16mal so hoch waren wie bei Nichtrauchern. Die höchste Organkonzentration wurde jedoch in den Lymphknoten der Lunge erreicht, wo sie 0,107 pCi pro g Feuchtgewicht betrug. Somit muß neben einer cancerogenen Wirkung von Teerstoffen und besonders von Benzpyren, Arsen und Nickel (NEUKOMM 1960; HOLLAND u. Mitarb. 1960; SCHMIDT 1965) auch der Einfluß radioaktiver Stoffe für die Lungenkrebsentstehung beachtet werden.

Nach Ansicht von BONNET u. NEUKOMM (1957) spielen *Pyrolyse* und *Polymerisation* für die Entstehung der cancerogenen *Kohlenwasserstoffe* im Tabakrauch beim Verbrennungsprozeß eine ausschlaggebende Rolle. Dabei sei die Sauerstoffzufuhr von großer Bedeutung. Die Autoren weisen darauf hin, daß im Tabak selbst kein Benzpyren enthalten sei. Unterschiedliche Häufigkeitsangaben der cancerogenen Stoffe im Tabakrauch führen sie auf die unterschiedlichen Versuchsanordnungen zurück.

DRUCKREY u. PREUSSMANN (1962) halten auch eine cancerogene Wirkung des Tabakrauches durch *Nitrosamine* für möglich. Nach chemischen Versuchen könnte sich Di-Alkyl-Nitrosamin beim Zusammentreffen von Nitrosegasen und sekundären Aminen bilden. Diese Verbindungen wurden einzeln im Tabakrauch nachgewiesen.

Jüngere Untersuchungen von GRÄF (1965) erbrachten erstmalig den Nachweis, daß auch normalerweise in grünen und noch mehr in abgewelkten Pflanzenbestandteilen aller möglichen Arten *cancerogene Kohlenwasserstoffe* von polycyclischer Struktur vorhanden sind. Sie wurden in Blättern vieler Laubbäume und in zahlreichen Nutzpflanzen nachgewiesen. GRÄF fand bei diesen Pflanzen etwa in gleicher Mengenverteilung 8 fluorescierende polycyclische aromatische Kohlenwasserstoffe, von denen mindestens 6 eine sichere cancerogene Wirkung im Tierversuch haben, darunter auch das 3,4-Benzpyren. Sie sind in Tab. 64 zusammengestellt.

Tabelle 64. *Polycyclische, aromatische Kohlenwasserstoffe, die regelmäßig bei allen Pflanzen in etwa gleicher Verteilung gefunden wurden (zit. nach W. GRÄF: „Über natürliches Vorkommen und Bedeutung der cancerogenen polycyclischen, aromatischen Kohlenwasserstoffe“, Med. Klin. 60, 561, 1965)*

Substanz	cancerogene Aktivität
1. Fluoranthen	—
2. 1,12-Benzpyren	±
3. 3,4-Benzfluoranthen	+ +
4. 10,11-Benzfluoranthen	+ +
5. 11,12-Benzfluoranthen	±
6. Indeno(1,2,3,cd)pyren	+
7. 1,2-Benzanthrazen	+
8. 3,4-Benzpyren	+ + + +

Diese Substanzen müssen als Pflanzenwuchsstoffe (Auxine) verstanden werden, die bei Zusatz von Benzpyren eine erhebliche Wachstumssteigerung bewirken. GRÄF nimmt deshalb an, „daß diese ‚Pflanzenwuchsstoffe‘ bei Einwirkung auf tierische und menschliche Zellen die Funktion eines ‚Fremdhormons‘ ausüben, das dann ein in funktioneller Hinsicht pflanzenähnliches autonomes Wachstum auslöst, eben die Krebsgeschwulst.“

„Die Bronchialcarcinomzunahme geht nicht nur parallel zum Zigarettenkonsum, sie verläuft ebenso parallel zur Zunahme der *Asphaltstraßen*, ebenso parallel zur Zunahme des Benzin- und ebenso zur Zunahme des Heizölverbrauchs“ (K.H.

Bauer 1967) (Abb. 149). Die Zunahme der inhalierbaren chemischen Noxen hängt von der Produktion ihrer Rohstoffe ab (Abb. 150). Ihr Spektrum umfaßt heute schon mehr als zwei Dutzend schädigende Einwirkungen (Abb. 151). Es reicht vom Rauch, Ruß, Teer, Asphalt, Gummiabrieb, Asbest, Arsen, Chrom, Nickelcarbonyl bis zu radioaktiven Partikelchen aus der Atmosphäre. „Der Schluß liegt nahe zu sagen: Das Bronchialcarcinom nimmt zu, weil die Ursachen zunehmen, die es bedingen" (K.H. Bauer 1967).

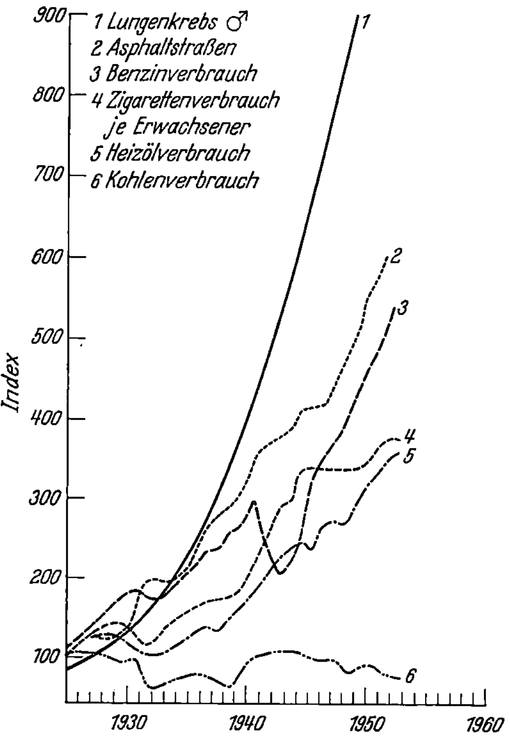

Abb. 149. Zunahme der Sterbeziffern an Bronchialcarcinom in Abhängigkeit von der Zunahme teerhaltiger Einrichtungen (Nach Hammond aus K.H. Bauer, Das Krebsproblem. Berlin-Göttingen-Heidelberg: Springer 1957)

Die Stoffe aus Zigarettenrauchkondensaten, aber auch aus der verunreinigten Stadtluft wurden in einer schier unübersehbaren Zahl von *Tierversuchen* auf ihre krebserzeugende Wirkung getestet (Graffi u. Bielka 1959; Wynder u. Mitarb. 1961, 1963, 1965). Einschränkend gegenüber all diesen Tierexperimenten muß ausdrücklich betont werden, daß eine kritiklose Übertragung der Versuchsergebnisse auf den Menschen nicht möglich ist (Dontenwill 1964; Schmähl u. Thomas 1964, 1965). Bei verschiedenen Tierarten ließen sich beispielsweise mit Tabakrauchkondensaten keine Lungenkrebse erzeugen, während es bei anderen, die allerdings schon ohne äußere krebserregende Noxe zur Bildung von Spontantumoren neigen, relativ leicht gelang, gut und bösartige Lungenneubildungen hervorzurufen.

Bei der Testung sollen zwei Fragen beantwortet werden: 1. welche Stoffe rufen mit oder ohne sog. Kofaktoren an der äußeren Haut und im Respirationstrakt verschiedener Tiere bösartige Neubildungen hervor. 2. Welche Stoffe des Zigarettenrauches und der allgemeinen Luftverunreinigung führen zu chronischen Entzündungen, zur Einschränkung der Flimmertätigkeit der Cilien und zu Vernarbungen und Umbauvorgängen in den Lungen der Versuchstiere.

Sehr zahlreiche Untersuchungen beschäftigen sich mit den im Tabakrauch gefundenen krebserzeugenden polycyclischen Kohlenwasserstoffen und ihrer Wirkung auf die äußere Haut von Versuchstieren (NORDÉN u. LINELL 1954; WYNDER u. Mitarb. 1955, 1958; SUNTZEFF u. Mitarb. 1957; WYNDER u. WRIGHT

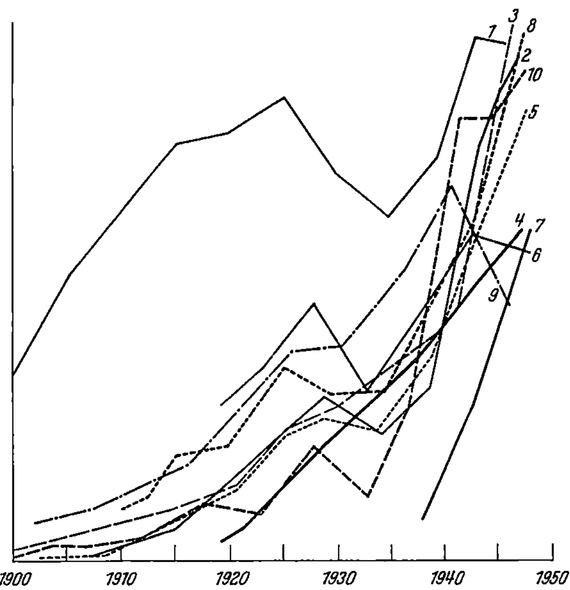

Abb. 150. Zunahme in der Produktion krebserzeugender bzw. krebsbegünstigender Chemikalien in den USA von 1900—1960 (Aus Minerals Yearbook; zit. nach HUEPER 1961, nach K.H. BAUER, Das Krebsproblem. Berlin-Göttingen-Heidelberg: Springer 1957)

1. Steinkohle	— Millionen t	6. Kohlenteer	— 1000 Gallonen
2. Briketts	— 1000 t	7. Isopropanol	— 1000 engl. Pfund
3. Braunkohle	— Millionen engl. Pfund	8. Asbest	— 1000 t
4. Petroleum	— Rohöl/Millionen Barrels	9. Arsen	— 1000 t
5. Asphalt	— 1000 t	10. Chrom	— 1000 t

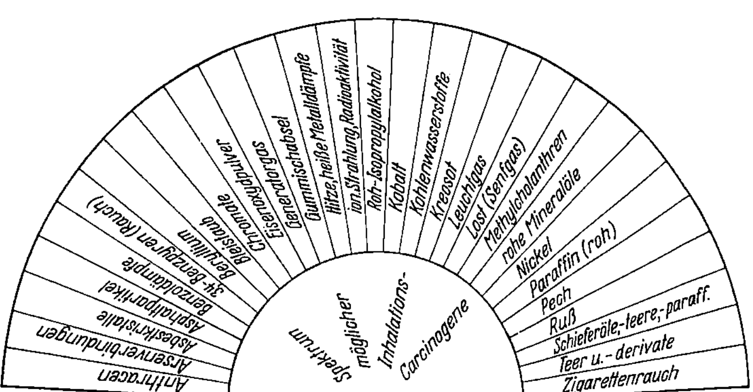

Abb. 151. Vorläufiges Spektrum inhalierbarer chemischer und physikalischer Carcinogene (Nach K.H. BAUER, Das Krebsproblem. Berlin-Göttingen-Heidelberg: Springer 1957)

1957; ENGELBRECHT-HOLM u. AHLMANN 1957; MELLORS u. Mitarb. 1957; GELLHORN 1958; ORRIS u. Mitarb. 1958; BOCK u. MOORE 1959; CRONINGER u. SUNTZEFF 1959; KÖRBLER u. Mitarb. 1959; DONTENWILL u. MOHR 1962; HOMBURGER u.

Mitarb. 1963; Roe 1963; Dontenwill u. Mitarb. 1965). Dabei ist die Maus ein besonders günstiges Versuchsobjekt. Bei den meisten von Wynder u. Hoffmann (1963) festgestellten Cancerogenen fanden sich direkte Beziehungen zwischen Menge der krebserregenden Stoffe, Versuchsdauer und Anzahl bzw. Ausdehnung der bösartigen Hautgeschwülste (Niskanen 1940; Heston u. Schneiderman 1953; Polissar u. Shimkin 1954; Graham u. Mitarb. 1957; Rand u. Mitarb. 1957; Guérin 1961; Schmähl u. Thomas 1964; Flaks 1964).

Weit schwieriger war es, in Modellversuchen das Rauchen nachzuahmen und somit direkte Einwirkungen auf die Bronchialschleimhaut zu untersuchen. Dabei wurden sowohl Ratten und Mäuse als auch Hühner und Enten, Affen und Hunde als Versuchstiere verwendet (Essenberg 1952; Kreshover 1952; Ermala u. Holsti 1955; Peacock 1955; Della Porta u. Mitarb. 1958; Leuchtenberger u. Mitarb. 1958; Rigdon 1960; Howell 1961; Dontenwill u. Mohr 1962; Mori 1964; Shabad u. Mitarb. 1964). Es gelingt zwar, Zigarettenrauch in die Trachea sowie die größeren und kleineren Bronchien einzubringen, doch sind diese Experimente mit dem aktiven Rauchen des Menschen kaum vergleichbar. Trotzdem war es möglich, neben ausgedehnten Plattenepithelmetaplasien und chronischen Entzündungen in der Schleimhaut auch einzelne Plattenepithelcarcinome zu erzeugen (Rockey u. Mitarb. 1958; Beattie jr. u. Mitarb. 1961; Tipton u. Crocker 1964; Staub u. Mitarb. 1965). Diese Ergebnisse erlauben bei der geringen Zahl der Versuchstiere keine statistischen Rückschlüsse. Sie müssen deshalb mit Zurückhaltung beurteilt werden. Erhebliche Schädigungen der Bronchialschleimhaut durch Rauchkondensate bis zur Ausbildung eines Krebses (beim Hund) aber sind nicht in Abrede zu stellen.

Andere Versuchsanordnungen testeten den Einfluß des Zigarettenrauches auf die Luftwege von Ratten und Mäusen dadurch, daß die Tiere in sehr stark mit Tabakrauchkondensaten angereicherter Luft über Wochen und Monate gehalten wurden (Essenberg 1952; Scala u. Vicari 1955; Guérin 1960; Leuchtenberger u. Mitarb. 1960; Leuchtenberger u. Leuchtenberger 1961). Der Erfolg zeigte sich in multiplen gutartigen adenomatösen Wucherungen der Mäuselungen (Rosenbohm 1949; Guérin 1960; Snell u. Stewart 1962; di Paolo u. Levin 1965). Allerdings war die Häufigkeit der Neubildungen recht unterschiedlich, je nachdem, welcher Mäusestamm für die Untersuchung verwendet wurde (Ingebos 1947; Jaffé 1947; Deringer u. Heston 1955; Wynder u. Mitarb. 1956; Moore u. Miller 1958; Heston u. Schneiderman 1953; Mori-Chavez 1962; Roe u. Mitarb. 1961; Moore u. Christopherson 1962; Bloom 1964; Bloom u. Falconer 1964). Bei diesen kleinen Nagern sind Testungen in großer Zahl vorgenommen worden. Somit sind statistische Aussagen über die Häufigkeit und Intensität der Cancerogeneinwirkung und der Adenombildungen möglich. Es fanden sich statistisch signifikante Unterschiede zwischen den dem Rauch ausgesetzten Tieren und einer gleichen Kontrollserie von Mäusen des gleichen Stammes. Gleichlautende Ergebnisse wurden bei ähnlicher Versuchsanordnung von zahlreichen Untersuchern unabhängig voneinander erzielt (Blacklock 1957, 1961; Leuchtenberger u. Mitarb. 1958, 1960; Rockey u. Mitarb. 1962; Shabad u. Mitarb. 1964).

Einer besonderen Fragestellung, die sonst nirgends auftaucht, ging ein spanischer Forscher nach (Mori-Chavez 1962). Er untersuchte die Auswirkung von Tabakrauchkondensaten auf die *Adenombildung in Mäuselungen* in verschiedenen Höhelagen. Dabei wurden bei Tieren, die in 3000—5000 m Höhe den gleichen Versuchsbedingungen unterworfen worden waren, in statistisch signifikant höherer Zahl Neubildungen des Respirationstraktes beobachtet als in Meeresspiegelhöhe. Bei Menschen ist über eine Häufung von Bronchialcarcinomen bei Bergvölkern nichts bekannt.

In den Vereinigten Staaten wurden Untersuchungen angestellt mit dem Ziel, sog. *Kofaktoren im Zigarettenrauch* für die Krebsbildung aufzufinden. Dabei erwies sich, daß Benzpyren allein und seine Derivate unter verschiedenen Versuchsbedingungen eine weit geringere krebserzeugende Wirkung haben als bei Zusatz im Tabakrauch nachweisbarer *Phenolabkömmlinge* (WYNDER u. HOFFMANN 1961; NEUMANN 1962). Allein erzeugen diese Stoffe keine Krebse, rufen aber an der Bronchialschleimhaut verschiedener Versuchstiere chronische Entzündungen und Metaplasien hervor.

Phenole und *Terpene* besitzen darüber hinaus eine toxische Wirkung auf die Cilientätigkeit des Flimmerepithels. Dies wurde sowohl an menschlichen Gewebskulturen aus dem Nasen-Rachenraum (PROETZ 1939) als auch am Flimmerepithel am Respirationstrakt von Kühen festgestellt (HILDING 1956, 1957). Schon sehr geringe Mengen führen nach wenigen Sekunden zum Erlahmen der aktiven Flimmerbewegung der Cilien und damit zur starken Behinderung des Abtransportes des Schleimes und der eingeatmeten Schmutzteilchen aus dem Respirationstrakt. KENSLER u. BATTISTA (1963) schuldigen für die Hemmung der Ciliarbewegung Cyanwasserstoff, Formaldehyd und Ammoniak an (auch WYNDER u. Mitarb. 1965; BALLENGER u. Mitarb. 1965).

An fetalen Menschenlungen wurden Zigarettenrauchkondensate *in vitro* getestet (LASNITZKI 1956, 1958; CAILLEAU u. Mitarb. 1959). In Lungenstückchen von 3—5 Monate alten menschlichen Foeten wurden deutliche Hyperplasien des Bronchialepithels mit Polymorphie der Zellen und Verlust der schleimbildenden Anteile der Bronchialschleimhaut gesehen. Plattenepithelmetaplasien traten nach Zusatz der kohlehydratfreien Fraktion des Zigarettenrauchkondensates auf. Die Veränderungen waren am stärksten bei Verwendung der neutralen Fraktion von Kohlenwasserstoffen. Gleiche Ergebnisse hatte LASNITZKI bereits früher mit reinen Zusätzen von 3,4-Benzpyren erzielt.

Untersuchungen dieser Art wurden auch an *Gewebskulturen* junger und älterer Mäuse durchgeführt. Dabei fanden sich nach BARSKI u. CASSINGENA (1963) deutliche Verschiebungen im Chromosomensatz der Bronchialepithelien. Ähnliche Ergebnisse wurden von NAKANISHI u. Mitarb. (1959) und DI PAOLA (1964, 1965) mitgeteilt. THAMSEN (1953) hatte fetale Lungenstückchen von Mäusen in die vordere Augenkammer verpflanzt. Diese Gewebsstückchen waren vorher in einer Lösung von Methylcholanthren aufbewahrt worden. Es bildete sich nach mehreren Versuchswochen je nach Stamm unterschiedlich viele gutartige adenomatöse Wucherungen im Transplantat. HOU u. WILLIS (1963) erzeugten mit verschiedenen Fraktionen von Zigarettenteer auf ähnliche Weise bei Ratten Carcinome.

In sehr zahlreichen Mitteilungen wurde *Methylcholanthren* und ihm verwandte Stoffe in der Wirkung auf das Lungengewebe kleiner Nager getestet (SHIMKIN u. McCLELLAND 1949; SCHINZ u. STEINMANN 1949; MILLER u. PYBUS 1954; STANTON u. BLACKWELL 1961; SEVERI u. Mitarb. 1962 u.a.). Beachtenswert sind die Untersuchungen von STANTON u. BLACKWELL. Fünf bis sieben Monate alte Ratten erhielten in die freigelegte Femoralvene Hexochlortetrafluorbutan injiziert. Eine andere Versuchsreihe erhielt noch 3-Methylcholanthren. Die Injektion von Hexachlortetrafluorbutan führte zu multiplen Lungeninfarkten. Dabei konnten in der ersten Phase ischämische Nekrose mit nachfolgender marginaler Entzündung und Vernarbung, später ausgedehnte Epithelproliferationen im Randgebiet nachgewiesen werden. Durch den Zusatz von Methylcholanthren entstanden in 13—50% der Fälle metastasierende Lungengeschwülste, meist Plattenepithelcarcinome, die den menschlichen Krebsen weitgehend glichen. Hier wird deutlich, daß die *krebserzeugenden Stoffe offenbar in Lungennarben besonders angereichert werden* und das proliferierende Epithel in Randabschnitten zur malignen Entartung bringen.

Möglicherweise ergeben sich damit Parallelen zur menschlichen Pathologie (vgl. Narbenkrebse).

Schinz u. Steinmann (1949) hatten bei trächtigen Kaninchen Methylcholanthren in die Eihüllen injiziert. Dabei kam es zum Abort der Früchte und in einem Fall zur Carcinombildung in den Lungen und zur Adenombildung im Uterus. Solche Neubildungen konnten bei Kontrolltieren nicht gefunden werden.

Rigdon (1959, 1961) untersuchte die krebserzeugende Wirkung von Methylcholanthren an Pekingenten. Den Tieren wurde bis zum 400. Versuchstag Methylcholanthren in verschiedenen Konzentrationen mit einem Trachealkatheter in die Luftröhre eingebracht. In allen Versuchsgruppen wurden einzelne und mehrere Lungentumoren mit den histologischen Kriterien beginnender Malignität festgestellt. Es handelte sich teils um Carcinome, teils um Sarkome. Die Tumorausbeute war um so größer, je mehr Methylcholanthren in den einzelnen Versuchsgruppen verabreicht worden war.

Nach subcutaner Injektion von Methylcholanthren konnten Miller u. Pybus bei weißen Mäusen eine höhere Zahl von Adenombildungen in der Lunge erzeugen, als nach Kontrollserien zu erwarten war. Koecke (1958) pflanzte in die Nackenhaut von Mäusen Methylcholanthren ein. Von 100 Versuchstieren zeigten 14 Alveolarzelltumoren, 7 weitere Riesenzellbildungen im Bereich der Alveolen. Erste Veränderungen sah man schon 15 Tage nach der Implantation. Außerdem entstanden an den Implantationsstellen häufig Ulcerationen und auch Sarkome. Brown (1963) brachte mit Methylcholanthren getränkte Wollfäden in die Pleurahöhle von Ratten ein. Bei 9 von 12 Tieren entwickelten sich Plattenepithelcarcinome der Lungen und in einem Fall ein Bronchialadenom.

In gleicher Weise beschäftigen sich große Untersuchungsserien mit der Neubildung in Mäuselungen nach parenteraler Gabe von *Urethan* und seinen Derivaten (Selbie u. Thackray 1948; Baló u. Mitarb. 1953; Firth u. Roe 1955; Rogers 1955; Klärner u. Gieseking 1960; Driessens u. Mitarb. 1963; Lindop u. Rotblat 1966). So wurden intraperitoneale Adenome und Metaplasien in den Mäuselungen hervorgerufen. Ähnliche Adenome erzielten Mostofi u. Larsen (1951), nachdem sie Mäusen über 13 Wochen urethanhaltiges Trinkwasser gegeben hatten. Diese Geschwülste sollen sich vorwiegend aus dem Epithel der Alveolen bilden. Bei Verabreichung von Urethan an trächtige Mäuse konnte von mehreren Untersuchern eine deutlich erhöhte Tumorrate bei den neugeborenen Mäusen im Laufe der ersten Lebenswochen erzeugt werden (Smith u. Rous 1948; Klein 1954). Daraus geht hervor, daß Urethan auch bereits auf die Mäusefoeten seine cancerogene Wirkung ausübt. Auch an den Mäuselungen bestand ein direktes Abhängigkeitsverhältnis der Anzahl der Adenome und der Menge von Urethan (Shimkin u. Polissar 1955). Schoental u. Mages (1962) versuchten bei Mäusen und Ratten Urethanabkömmlinge durch Inhalation, durch subcutane Injektion und durch Auftragen auf die Haut zu prüfen. Sie fanden nach kurzer Zeit Lungenfibrosen mit Epithelmetaplasien und nach etwa 10 Monaten Adenome und auch einzelne Plattenepithelkrebse. Bemerkenswert ist, daß auch nach subcutaner Injektion bei einer Versuchszeit von über 26 Monaten derartige Lungentumoren beobachtet wurden. Offenbar besteht eine selektive Affinität des Urethans zu den Zellen des Respirationstraktes. Nach Meinung Rogers (1957) greift es in den DNS-Stoffwechsel der Zelle ein. Pickrodt u. Kühne (1961) konnten durch Einwirkung von Urethan mittels sog. Aerosole in einer Zerstäubekammer ebenfalls Tumorentwicklung in den Lungen weißer Mäuse hervorrufen. Dabei wiesen sie nach, daß zwischen der Tumorrate und der Nebeldichte der Aerosole sowie der Tröpfchengröße eine direkte Beziehung besteht. Die Urethanwirkung kann durch gleichzeitige Gabe von Pyrimidinen und ähnlichen Stoffen gehemmt werden.

FIORE-DONATE u. Mitarb. (1961) nahmen Versuche an lactierenden Mäusen vor, die am 1., 3. und 5. Tag nach dem Wurf durch Magenkatheter je 300 mg Urethan in 0,25 ml Aqua dest. zugeführt bekamen. Die Jungtiere wurden am 20., 45. und 90. Lebenstag getötet. Eine zweite Gruppe lactierender Mäuse erhielt 5 oder 10 ml Urethan vom 1. oder 3. Tag nach dem Wurf. Die Jungtiere wurden nach 7 Monaten getötet. Die Verfasser fanden in der ersten Versuchsserie nach 45 Tagen in 10% der Fälle Lungenadenome, nach dem 90. Versuchstag dagegen über 50%. In der zweiten Serie hatten sich nach 7 Monaten in 78% Lungenadenome entwickelt. Dadurch konnte bewiesen werden, daß auch durch die Milch tumorerzeugende Mengen von Urethan auf die Jungtiere übertragen werden. Im Gegensatz dazu hatten BALÓ u. Mitarb. (1953) bei Urethangaben mit der Nahrung keine Lungenadenome bei Mäusen erzeugen können. Sie fanden lediglich bei intraperitonealer Injektion (ROSIN 1949) in 42% ihrer Versuchstiere Lungenadenome. Nach DRIESSENS u. Mitarb. (1963) scheint sich aus dem Epithel der Alveolen das Adenom zu bilden. Bis zur 20. Versuchswoche zeigten die Adenome keine maligne Entartung, während zu späteren Zeitpunkten häufig infiltratives Wachstum vor sich ging. Die Autoren ziehen daraus für den Weg der Krebsbildung durch Urethan folgende Schlüsse: Die Neubildung geht in zwei Etappen vor sich. Die erste dauert etwa 10 Wochen und läßt sich als einfache entzündliche Reaktion deuten. Die zweite führt nach etwa 10 Wochen zur Bildung noch sicher gutartiger Adenome. Erst nach der 25. Woche erfolgt regelmäßig Umschlag in Malignität.

Wie bei Mäusen können auch in Rattenlungen Tumoren erzeugt werden. THOMAS u. SCHMÄHL (1963) gelang dies durch intravenöse Urethangaben.

Nitrosamine und ihre Derivate sowie ähnlich gebaute Stoffe wurden ebenfalls im Tierversuche auf ihre krebserzeugende Wirkung untersucht. MORI (1963, 1964) sowie MORI u. HIRAFUKU (1964) erprobten das 4-Nitroquinoline-1-Oxid, und konnten bei Mäusen nach mehrwöchiger Versuchsdauer multiple Geschwulstknoten in Lunge und Uterus nachweisen. In zwei Fällen fanden sich auch typische Adenocarcinome, die zu Lymphknotenmetastasen geführt hatten. Die Substanz erzeugt offenbar zunächst gutartige Adenome, die sich nach längerer Zeit zu Carcinomen umwandeln.

BOYLAND u. Mitarb. (1964) untersuchten die Nitrosonornikotine auf krebserzeugende Wirkung. Es konnte festgestellt werden, daß bei Mäusen und Ratten durch ihre Verabreichung mit dem Trinkwasser Speiseröhrengeschwülste hervorgerufen werden. Bei Tieren, die nach dem 7. und 8. Versuchsmonat verstorben waren, fanden sich Adenome und nichtmetastasierende Adenocarcinome der Lunge. In der Kontrollgruppe dagegen wurde nur ein einziges Lungenadenom nachgewiesen. Auch ARGUS u. HOCH-LIGET (1961) berichten über Neubildungen der Leber, Nieren und Lungen nach Verfütterung von Dimethylnitrosaminen.

DONTENWILL u. MOHR (1961) sowie DONTENWILL u. WIEBECKE (1964) untersuchten den Einfluß von Diäthylnitrosamin auf die Tracheal- und Bronchialschleimhaut des Goldhamsters. Sie fanden bei ihm nach 2- bis $4^{1}/_{2}$-monatiger Verfütterung in wäßriger Lösung Carcinome der Trachea und der Bronchien. Bei den Bronchialkrebsen handelte es sich um verhornende und nichtverhornende Carcinome, die stellenweise in das Lungengewebe einwuchsen.

MÜLLER (1964) führte Mäusen N-Nitrosomorpholin im Trinkwasser zu. Es traten zahlreiche Lungenadenome auf, die histologisch meist gutartig waren. Daneben fanden sich auch bösartige adenomatöse Wucherungen und ein verhornendes Plattenepithelcarcinom.

SCHMÄHL u. THOMAS (1964, 1965) berichten über die Ausbildung von Lungenund Lebergeschwülsten (meist papilläre Alveolaradenome und Carcinome) durch Verabreichung von *N,N'-Dinitrosopiperazin* an Ratten. Nach Meinung der Autoren besteht eine noch weitgehend unklare Organotropie für Lungen und Leber.

W. FISCHER (1959, 1960) konnte mit Acetylaminofluoren bei Albinoratten tumorartige multiple mesenchymale Wucherungen nachweisen, die in ihrem Aufbau weitgehend einem Retikulosarkom glichen. Die Tiere hatten das Cancerogen intraperitoneal erhalten.

Biancifiori u. Ribacchi (1962) prüften *Isoniacid, Hydracinsulfat* und *isonikotinsaures Natrium* an weißen Mäusen durch orale Verabreichung. Bei allen drei Versuchsreihen fanden sich multiple Lungenadenome mit gelegentlicher maligner Entartung und Übergang in regelrechte Carcinome. Die geschwulsterzeugende Wirkung des Isoniacids scheint auf Freisetzung von Hydracinsulfat zu beruhen. Da diese Mittel auch als Medikamente Verwendung finden, wird eine mögliche Erzeugung der Lungenkrebse beim Menschen durch lange und hohe Gaben von INH theoretisch erörtert (di Leo u. Milia 1963). Ähnliche Versuchsergebnisse liegen von Toth u. Shubik (1966) bei Mäusen vor. Mit *Nitramin* und *Yttrium* (seltenes Erdmetall) konnten Farpour u. Mitarb. (1964) an Ratten Lungengeschwülste erzeugen.

Mehrere Untersucher führten gleichzeitig mit der Verabfolgung von Zigarettenrauchkondensaten eine *Infektion mit verschiedenen Viren* bei Mäusen durch (Steiner u. Loosli 1950; Sitori 1964; Leuchtenberger u. Leuchtenberger 1965; v. Nemes-Balogh 1965). Dabei ergab sich der interessante Zusammenhang, daß kleinste Mengen von Benzpyren und Tabakrauchkondensaten, die allein nicht zur Krebserzeugung ausreichten, bei Kombination mit einer *Grippeinfektion* aber zu Hyperplasien und Carcinomentstehung in den Bronchien der Versuchstiere führten. Auch hierbei sah man eine Abhängigkeit zwischen der Cancerogenmenge und der Zahl der entstandenen Lungentumoren. Wenn auch für die menschliche Pathologie eine Zusammenhang zwischen Grippeepidemien und Lungenkrebshäufung im Schrifttum meist abgelehnt wird, so ermöglichen solche Versuche doch aufschlußreiche Einblicke in die unterstützende Wirkung von Infekten der Luftwege für die Krebsentstehung bei gleichzeitiger Einwirkung von inhalierten Cancerogenen.

Sitori (1964) untersuchte Lungen alter und junger Mäuse und stellte dabei Verschiebungen in der Feinstruktur der osmiophilen Lamellenkörperchen der Alveolardeckzellen fest. Bei jungen Tieren sind diese Lamellenkörperchen zahlreicher, liegen dichter beieinander und sind meist konzentrisch geschichtet. Bei älteren Tieren erscheinen sie plumper und gröber und sind unregelmäßiger angeordnet. Sitori konnte nachweisen, daß durch Influenzaviren nur die Zellen der Alveolen geschädigt wurden, die die osmiophilen Körperchen enthielten. Dabei war das Ausmaß der Zellschädigung bei älteren Tieren deutlich stärker. Nach Inhalation von verschiedenen krebserzeugenden Stoffen (Gasolin und Zigarettenrauch) traten bei den älteren Mäusen bei gleichzeitiger Infektion mit Influenzaviren Lungencarcinome auf. Der Verfasser nimmt an, daß die Lamellenkörperchen durch das Influenzavirus zerstört werden. Dadurch soll die Oberflächenspannung der Lungenalveolen herabgesetzt werden. Auf diese Weise können die eingebrachten Cancerogene längere Zeit auf das Lungengewebe der Versuchstiere einwirken. Auch Steiner u. Loosli (1950) hatten auf den stimulierenden Einfluß der Influenzavirusinfektion für das Entstehen von Neubildungen im Respirationstrakt von Mäusen hingewiesen und betont, daß durch die Grippeinfektion allein keine Lungengeschwülste hervorgerufen werden können.

Leuchtenberger u. Leuchtenberger (1965) sowie v. Nemes-Balogh (1965) konnten in Tierversuchen die kocancerogene Wirkung von Zigarettenrauchinhalation und Influenzavirusinfektion nachweisen. In beiden Versuchsreihen fanden sich erst bei der Kombination beider Noxen Carcinom bzw. eine höhere Krebsausbeute.

Baldwin u. Mitarb. (1961) untersuchten die krebserzeugende *Wirkung von Motorenölzusätzen* an der Rückenhaut von Mäusen. Es entstanden Ulcerationen der bepinselten Haut und später auch Tumoren. Sie folgern daraus, daß dem Bleinaphthenat wahrscheinlich eine cancerogene Wirkung zuzusprechen sei. Über mögliche Beziehungen dieser Substanz zum menschlichen Lungenkrebs bei allgemeiner Luftverunreinigung der Großstädte liegen noch keine Untersuchungsergebnisse vor.

KOTIN u. FALK (1956) gingen der Frage nach, ob die in der Luft von Großstädten nachgewiesenen Oxydationsprodukte verschiedener *aliphatischer Kohlenwasserstoffe* eine krebserzeugende Wirkung haben. So wurden Mäuse für die Dauer von 16—52 Wochen in einer Atmosphäre gehalten, der gasförmiges Gasolin zugesetzt war. Nach 40 Wochen fanden sich in 63% der Versuchstiere Lungengeschwülste, während sie bei den Kontrollen nur in 21% nachweisbar waren. Nach 52 Versuchswochen waren gar in 80% Lungengeschwülste entstanden. Davon 48,6% multipel, während bei den Kontrolltieren in 41% gleichartige Neubildungen auftraten (10,3% multipel). In anderen Untersuchungsreihen fanden KOTIN u. Mitarb. (1958) bei Mäusen, die über 92 Wochen ozoniertes Benzin eingeatmet hatten, häufig eine doppelseitige Pneumonitis. Nach der 71. Woche traten in 15 Fällen (von 405 Tieren) Lungentumoren auf. Allerdings waren nur noch 155 am Leben. In einer Kontrollgruppe fanden sie unter 376 lebenden Mäusen nur sechsmal spontane Lungengeschwülste. Sie zeigten meist ein infiltratives papilläres Wachstum. Epithelmetaplasien waren signifikant häufiger. Es wird deshalb angenommen, daß auch den Oxydationsprodukten der aliphatischen Kohlenwasserstoffe eine krebserzeugende Wirkung zuerkannt werden muß (KOTIN u. FALK 1964). Diese Ansicht wird durch DEICHMANN u. Mitarb. (1965) bestätigt. Sie konnten mit Nitroäthylenkohlenwasserstoff, der bei Benzinverbrennung im Otto-Motor entsteht, Lungencarcinome bei Mäusen und Ratten hervorrufen.

CLEMO u. MILLER (1957) hatten an 2 verschiedenen Stämmen von Inzuchtmäusen die krebserzeugende *Wirkung des Stadtrauches* untersucht. Es zeigte sich, daß ein unterschiedliches Verhalten in der Häufigkeit der Papillombildung der äußeren Haut nach Applikation von Stadtrauchkondensaten zwischen den bei den verwendeten Mäusestämmen bestand. Unabhängig von diesen Unterschieden bildeten sich jedoch in beiden Untersuchungsreihen wesentlich mehr Hauttumoren aus als spontan zu erwarten gewesen wären.

All diese Versuche dürfen als qualitative und quantitative Wertbestimmung für die Bedeutung der Luftverunreinigung als cancerogener Faktor betrachtet werden.

Nachdem in den letzten Jahren von verschiedenen Seiten auf die Zunahme *radioaktiver Isotope* in der Atemluft hingewiesen worden war, haben Tierversuche hierzu besonderes Interesse gewonnen. So konnte SHABAD (1962) bei Ratten nach Einbringen von ^{32}Phosphor und ^{103}Ruthenium in die Trachea präcanceröse Wucherungen und auch Plattenepithelcarcinome nachweisen.

Bei weiblichen Ratten, die 60 min der Inhalation von radioaktivem Plutoniumstaub ausgesetzt waren, fand LISCO (1959) nach 10 Tagen ausgedehnte Narbenbildung und atypische Epithelproliferationen mit gelegentlichen Plattenepithelmetaplasien. Nach 250 Tagen wiesen sie öfters Plattenepithel- und Adenocarcinome auf, die teilweise auch metastasiert hatten (Narbenkrebse).

KOTSCHIETKOWA u. AWRUNINA (1957) erzeugten mit radioaktivem Phosphor und Gold bei einzelnen Mäusen nach 7—13 Monaten verhornende Plattenepithelkrebse mit Metastasen in Lymphknoten und Pleuren.

GATES u. WARREN (1961) beschrieben nach Implantation von radioaktivem Kobalt neben proliferierenden gutartigen Wucherungen des Bronchialepithels mit zahlreichen Metaplasien in den Bronchien und Bronchiolen auch verhornende Plattenepithelcarcinome. Ähnliche Ergebnisse hatten sie, wie auch ALTMANN u. Mitarb. (1959, 1961) mit radioaktivem Strontium (1960).

HESTON u. Mitarb. fanden eine höhere Zahl von spontanen Lungenkrebsen bei Mäusen nach Röntgen-Ganzbestrahlungen.

Rogers (1955) untersuchte Implantate von Lungenstückchen bei weißen Mäusen, die ultraviolettem Licht ausgesetzt waren. Bei 7 von 8 Implantaten entwickelten sich innerhalb von zwei Monaten Lungenadenome. In der Kontrollserie fanden sich keine Neubildungen.

Zusammenfassend können wir durch die experimentelle Krebsforschung und statistische Untersuchungen ziemlich eindeutig beweisen, daß dem Zigarettenrauchen eine ursächliche Bedeutung für die Krebsentstehung der Luftwege zukommt. Für diese Aussage sind besonders die prospektiven statistischen Untersuchungen und die Beobachtungen an Bevölkerungsgruppen ohne Rauchgewohnheiten von außerordentlicher Bedeutung.

Im Zigarettenrauchkondensat wurden krebserzeugende polycyclische Kohlenwasserstoffe und sog. Kofaktoren nachgewiesen. Alle diese Stoffe ergaben im Tierversuch in deutlicher Abhängigkeit von Zeit und Dosis einerseits und Krebsentstehung andererseits eine sichere cancerogene Wirkung. Dem menschlichen Rauchen vergleichbare Untersuchungen am Tier sind nicht möglich. Trotzdem dürfte kein Zweifel an krebserregenden Einflüssen des Zigarettenrauchens auf die menschliche Bronchialschleimhaut bestehen.

Weiterhin sind außerordentlich wichtig die übereinstimmenden *Untersuchungen über Umbauvorgänge in der Bronchialschleimhaut bei Rauchern,* die wohl in erster Linie auf die chronische Reizwirkung und Staubbelastung durch das Zigarettenrauchen zurückgeführt werden müssen. Statistische Erhebungen ergaben eindeutige Zusammenhänge zwischen der Häufigkeit des chronischen Lungenemphysems und der chronischen Bronchitis mit den Rauchgewohnheiten. Die Umbauvorgänge in der Bronchialwandung und Schleimhaut begünstigen das längere Verweilen der im Schleim gelösten Cancerogene und ermöglichen somit ein intensiveres Einwirken auf das Epithel der Luftröhrenäste. Obwohl den Plattenepithelmetaplasien noch keine direkte präcancerogene Bedeutung zugemessen werden kann, darf angenommen werden, daß gerade an diesen Stellen eine längere Einwirkung des Zigarettenrauchkondensates durch die fehlende Flimmerbewegung möglich wird. Sie treten besonders oft an Teilungsstellen auf, also dort, von wo auch am häufigsten die Bronchialcarcinome ihren Ausgang nehmen.

b) Luftverunreinigung

Gleichzeitig mit der vermehrten Luftverunreinigung durch die Industrialisierung wurde in Europa und Amerika ein Anstieg der Lungenkrebshäufigkeit festgestellt. Es lag deshalb nichts näher, als zwischen beiden Erscheinungen nach ursächlichen Beziehungen zu suchen.

Bereits bei der Besprechung der Lungenkrebshäufigkeit in Zusammenhang mit dem Zigarettenrauchen wurde mehrfach auf Mitteilungen hingewiesen, die neben dem Rauchen auch der Luftverunreinigung eine wesentliche Schuld für die Zunahme der Lungenkrebse zuschrieben. Deswegen müssen wir uns mit der Frage der Lungenkrebszunahme in Industriegebieten und dem viel erörterten Unterschied in der Häufigkeit des Bronchialcarcinoms beim Mann und bei der Frau auseinandersetzen. Die Geschlechterdifferenz beim Bronchialcarcinom wird seit jeher als wichtigstes Beweismittel für die Bedeutung der Luftverunreinigung in den Industrieländern bei der Entstehung der Lungengeschwülste angeführt. Man geht von der Vorstellung aus, daß der Mann in den ersten Jahrzehnten dieses Jahrhunderts weit mehr derartigen schädlichen Einflüssen ausgesetzt war als die Frau. Andere Autoren haben auf die Unterschiede in den Rauchgewohnheiten städtischer und ländlicher Bevölkerungsschichten hingewiesen. Kennaway u. Lindsey (1958) erwähnen die besondere Bedeutung der krebserzeugenden Stoffe in der verunreinigten Großstadtluft. Allerdings sei bei einzelnen Berufsgruppen, die in ländlichen Gegenden arbeiten, ebenfalls eine starke Krebszunahme der Atemwege festgestellt worden. Sie möchten daher nicht allein die Luftverunreinigung für die Krebszunahme anschuldigen.

Von anderen Untersuchern (ANDERSON u. Mitarb. 1962; ANDERSON 1963) werden neben den Industrieabgasen und den Auspuffgasen der Kraftwagen auch die Asphaltstraßen und ganz besonders die häuslichen Feuerungsstätten mit Kohle- und Ölheizung für die Anreicherung der Außenluft mit krebserzeugenden Stoffen verantwortlich gemacht. So fand ANDERSON 1964 beim Vergleich mehrerer Groß- und Kleinstädte eine deutliche Steigerung der Reizgase und Cancerogene der Außenluft in solchen Städten, in denen neben der Industrie eine intensive Kohle- und Ölfeuerung der Haushalte in Gebrauch war. In diesen Orten seien die chronischen Erkrankungen der Luftwege wie Bronchitis und Lungenemphysem signifikant häufiger angetroffen worden. Auch REDING (1955) und NEUKOMM (1957, 1960) schreiben den krebserregenden Stoffen der Außenwelt eine wesentliche Bedeutung für die Entstehung des Bronchialcarcinoms zu. NEUKOMM fand neben den polycyclischen Kohlenwasserstoffen der Außenluft die aliphatischen Kohlenwasserstoffe, gewisse Metalle und die in den letzten Jahren zunehmende Luftverunreinigung durch radioaktive Stoffe. Jene scheinen als Lösungsmittel für die Cancerogene und sog. „Vorbedinger" oder „Förderstoffe" von Belang zu sein. NEUKOMM führte mit Kondensaten aus der Stadtluft zahlreiche Tierexperimente durch und konnte dabei ihre krebserzeugende Wirkung nachweisen. HUEPER (1956, 1957, 1960, 1961) erachtet sie für wichtiger als das Zigarettenrauchen, dem er nur eine unspezifische Reizwirkung zuerkennt. *Das 3,4-Benzpyren wird als wichtigstes Cancerogen der Außenluft angesehen.* Nach Untersuchungen von STOCKS kommen neben den aromatischen polycyclischen Kohlenwasserstoffen auch den Spurenelementen Beryllium, Molybdän, Vanadium und Arsen eine große Bedeu- . tung zu. SCHMIDTMANN (1964) glaubt, in der Luftverschmutzung besonders im Zusammenhang mit grippalen Infekten der Atemwege eine Erklärung für die Lungenkrebszunahme in den letzten Jahrzehnten gefunden zu haben. Der chronischen Raucherbronchitis eines Kettenrauchers mißt sie nur eine untergeordnete Bedeutung zu. Nach ihren Untersuchungen sei die dänische und angloamerikanische Theorie von der überragenden Rolle des Zigarettenrauchens bei der Entstehung des Lungenkrebses überholt. Auch PELNER (1962) bewertet den Einfluß der Luftverunreinigung stärker als das Zigarettenrauchen. Der Zigarettenrauch soll zwar eine gewisse Trägerfunktion für das 3,4-Benzpyren besitzen, doch seien die gleichen krebserzeugenden Stoffe im Rauch, in den Verkehrsabgasen, den Asphaltpartikelchen und den Rußteilchen wesentlich höher konzentriert als im Zigarettenrauch.

KOTIN u. Mitarb. (1954, 1956, 1963, 1964) erklären den Unterschied der Lungenkrebshäufigkeit in städtischen und ländlichen Gebieten ebenfalls z. T. mit der größeren Luftverschmutzung in den Städten. Daneben erkennt er aber das Zigarettenrauchen als zweite wichtige Quelle krebserzeugender Stoffe an. Die Aussagen sind durch Tierversuche nachgeprüft und erhärtet. Neben den polycyclischen Kohlenwasserstoffen beachtet KOTIN besonders auch die aliphatischen Kohlenwasserstoffe, die durch die Einwirkung des ultravioletten Lichtes und von Stickstoffoxiden zu Cancerogenen umgewandelt werden können. Er weist auch auf die Bedeutung der Influenzainfekte unter gleichzeitiger Einwirkung von krebserzeugenden Stoffen der Außenluft hin. An Mäusen hat er durch Influenzaviren und Inhalation von Benzinabgasen plattenepithelähnliche Tumoren erzeugen können. Die Explosionsgase der Kraftwagen sind auch für HUEBSCHMANN (1953) besonders wichtig und OLDOFREDI (1958) meint, daß durch das Kohlenmonoxid bei der unvollständigen Verbrennung eine Fermenthemmung im Bronchialepithel auftreten und damit die Schädigung der Schleimhäute hervorgerufen werden könne.

Tsuchiya (1965) untersuchte die Lungenkrebssterblichkeit bei Industriearbeitern in *Japan* und verglich sie mit der durchschnittlichen Krebsmortalität nach der offiziellen Todesursachenstatistik. Er fand eine geringe Häufung des Lungenkrebses bei Industriearbeitern gegenüber der übrigen Bevölkerung. Nach seiner Ansicht scheinen hierbei bestimmte Berufsnoxen wie Petroleumöle, Nickel und Chrom für die Krebsentstehung verantwortlich zu sein. Die Lungenkrebshäufigkeit in Japan aber ist insgesamt auffällig niedrig im Vergleich zu Europa und Amerika.

In zahlreichen Untersuchungen über die Krankheiten des Bronchialsystems und besonders des Lungenkrebses hat Maurer (1964) die Bedeutung der Luftverunreinigung anerkannt. Nach seiner Meinung vermischen sich jedoch Umweltseinflüsse mit den persönlichen Rauchgewohnheiten, so daß Einzelheiten über die Bedeutung beider Faktoren nur schwer auseinanderzuhalten sind. Holland u. Reid (1965) untersuchten in verschiedenen Berufsgruppen die Häufigkeit der chronischen Bronchitis und ihren Einfluß auf die Lungenkrebsentstehung. Nach ihren Ergebnissen spielt die Luftverunreinigung besonders bei den über 50jährigen Männern für die Ausbildung chronischer Lungenleiden eine wichtige Rolle. Das Rauchen fördert in gleichem Maße Bronchitis und Emphysem.

Pell u. Fleming (1962) untersuchten die Einflüsse der Luftverunreinigung auf die Entstehung eines Bronchialcarcinoms bei rund 90000 Beschäftigten eines großen amerikanischen Unternehmens und verglichen diese mit der der Gesamtbevölkerung der USA. In der Zeitperiode von 1956—1960 traten ohne Unterschied zwischen männlichen Gehalts- und Lohnempfängern 125 Neuerkrankungen an Lungenkrebs auf. Die Autoren errechneten daraus eine Lungenkrebshäufigkeit von 23,2 auf 10000 Betriebsangehörige. Da aber im Jahre 1958 in den Vereinigten Staaten 30,3 Lungenkrebstodesfälle auf 10000 Einwohner kamen, ergibt sich für das genannte Industriezentrum sogar eine niedrigere Krebshäufigkeit als sie nach dem durchschnittlichen Sterberegister zu erwarten gewesen wäre. Freilich sind hierbei die Erfolge der Behandlung nicht berücksichtigt.

Unterschiede in der Häufigkeit der Lungencarcinome in *England* und *Wales* und zwischen den Kanalinseln sowie zwischen Einwanderern und ursprünglich ansässiger Bevölkerung werden von Dean (1965) teilweise auch mit äußeren klimatischen Faktoren bzw. mit der Luftverunreinigung erklärt. Raucherunterschiede allein können für die Differenzen nicht maßgeblich sein.

Sehr kritisch äußert sich der Statistiker der Mayo-Klinik Berkson (1955, 1959, 1960) zum Zigarettenrauchen und Lungencarcinom. Er meint, daß zwischen dem Zigarettenrauchen und sämtlichen Todesursachen zwar ein Zusammenhang bestehe, der Lungenkrebs dabei jedoch nur eine geringe Rolle spiele. Berkson fordert ärztliche und keine statistischen Beweise. Er schuldigt für die größere Häufigkeit des Bronchialcarcinoms in den letzten Jahrzehnten in erster Linie die Altersverschiebung der Gesamtbevölkerung, den Rückgang der Lungentuberkulose und den Rückgang erbbedingter Faktoren an.

Auch in einer Studie aus *Südafrika* (Cigarette smoking and lung cancer. A statistical survey 1956) wird ein Zusammenhang zwischen Zigarettenrauchen und Lungenkrebshäufigkeit abgelehnt. Allerdings begehen die Autoren den offensichtlichen Fehler, den Zigarettenverbrauch der Jahre 1949—1951 mit der im gleichen Zeitraum beobachteten Häufigkeit der Lungenkrebse zu vergleichen. Dieses Vorgehen muß zwangsläufig zu Fehlschlüssen führen, weil die Latenzzeit vernachlässigt wurde. Cohen u. Heimann (1962) allerdings konnten bei Angestellten der

Zigarettenindustrie in den Vereinigten Staaten (11 000 Beschäftigte) sogar eine geringere Mortalität an Lungenkrebs gegenüber der amerikanischen Gesamtbevölkerung feststellen. Damit wollen sie die Bedeutung des Zigarettenrauchens für die Lungenkrebsentstehung widerlegen. Von CARR (1960) wurde das Rauchen ebenfalls nur als Teilursache der Krebsentstehung gewertet. Erbanlagen, Virusinfekte und auch die allgemeine Luftverunreinigung sollen wesentliche ursächliche Faktoren sein.

DEAN (1961, 1963) hat die Rauchgewohnheiten der nach *Südafrika eingewanderten Weißen* und der dort Geborenen untersucht und zu der Lungenkrebshäufigkeit in Beziehung gesetzt. Anhand ausführlicher Untersuchungen konnte er einen Zusammenhang zwischen starkem Rauchen und Lungenkrebs finden. Starke Raucher waren unter den Bronchialcarcinomkranken weit häufiger als in einer Kontrollgruppe. Aber die in 44% höhere Sterblichkeit der eingewanderten Engländer an Lungenkrebs gegenüber den in Südafrika geborenen Weißen mit den gleichen Rauchgewohnheiten läßt sich nach Ansicht DEANS nur durch die vorherige Einwirkung der stärkeren Luftverunreinigung in England erklären. Damit wird von ihm der Luftverunreinigung eine außerordentlich große Bedeutung zugemessen. Sie soll wesentlicher ins Gewicht fallen als der Verbrauch von täglich 20 Zigaretten über viele Jahre.

Ganz ähnliche Untersuchungsergebnisse teilt auch EASTCOTT (1956) mit. Von ihm wurden die Weißen *Neuseelands* in drei Gruppen unterteilt. In die Gruppe 1 fanden solche weiße Einwohner Neuseelands Aufnahme, die daselbst geboren waren, in die Gruppe 2 solche, die vor ihrem 30. Lebensjahr einwanderten und in die Gruppe 3 solche, die nach dem 30. Lebensjahr eingewandert waren. Bei der Auswertung ergab sich für die Gruppe 2 und 3 eine um 30% höhere Lungenkrebshäufigkeit. Die 3. Gruppe hat gegenüber der Gruppe 1 allein eine um 75% höhere Wahrscheinlichkeit zur Erkrankung an einem Lungenkrebs. Da die Rauchgewohnheiten in Neuseeland etwa denen in England gleichen, mußte bei der 3. Gruppe eine Schädigung der Bronchialschleimhaut eingesetzt haben, noch ehe sie nach Neuseeland auswanderte. EASTCOTT sieht als Ursache für diese unterschiedliche Krebshäufigkeit innerhalb der drei Gruppen die sehr viel stärkere Luftverunreinigung („Urbanisation") in England an.

Nach BONSER u. THOMAS (1955), die die Lungenkrebskranken dreier *englischer Krankenhäuser* in städtischen und ländlichen Gegenden untersuchten, ist die Industrialisierung mit ihrer stärkeren Einwirkung auf die Männer ausschlaggebend bei der höheren Lungenkrebshäufigkeit in den Städten. Von 1948—1952 fanden sie eine Häufigkeitszunahme bei den Männern und ein Gleichbleiben der Lungenkrebse bei den Frauen. Die Erkrankungszahlen der städtischen Gebiete lagen deutlich höher als die der Landbezirke. Zu ganz ähnlichen Ergebnissen kam BROOKE (1958) für die Jahre von 1930—1956 in England und Wales. Danach ist neben dem Rauchen die Industrialisierung und der erheblich zugenommene Automobilverkehr sehr wesentlich für die Entstehung der Bronchialcarcinome.

BRESLOW (1953, 1955) fand ganz eindeutige Beziehungen zwischen starkem Zigarettenrauchen und Lungenkrebs in den *USA*. Nach seinen Erhebungen von 1930—1948 sind am Anstieg der Lungenkrebse die Männer mit 17,5%, die Frauen dagegen nur mit 4,6% beteiligt. Daneben stellte er bei Untersuchungen in 11 californischen Krankenhäusern auch eine deutliche Berufsdisposition für Lungenkrebs fest. Sie betraf Schweißer, Kranführer, Anstreicher von Eisenkonstruktionen, Köche, Ölschmierer und Abtrockner sowie Tätigkeiten mit Blei, Zink und Kupfer, auch Kesselmacher, Asbestarbeiter und Marineingenieure. In einigen dieser Berufe sind nach heutigen Erkenntnissen wohl definierte exogene Noxen ursächlich für die Krebsentstehung in den Lungen verantwortlich (Berufskrebse).

Poche u. Mitarb. (1963) haben in einer sehr umfassenden Untersuchung an 12 Pathologischen Instituten von Nordrhein-Westfalen die Rauchgewohnheiten, die Berufsanamnese und den Wohnsitz der an einem Lungenkrebs Verstorbenen analysiert. Insgesamt kamen 1229 Bronchialcarcinome zur Auswertung. Die Forschergruppe fand dabei eine statistisch echte Differenz zwischen der Lungenkrebshäufigkeit in den Städten und auf dem Land sowie einen häufigeren Krebsbefall bei bestimmten Berufsgruppen, die besonders verunreinigter Luft ausgesetzt waren. Für die Untersuchungen wurden allerdings vorwiegend die Plattenepithelkrebse herangezogen, da sie nach Ansicht der Autoren eine besonders repräsentative Gruppe unter den Lungenkrebsen darstellen. Wenn auch von maßgeblicher Seite Bedenken gegen diese statistischen Erhebungen laut geworden sind (Koller 1964; Freudenberg 1964; Schmidt 1965), so darf wohl doch aus den Untersuchungen geschlossen werden, daß die Großstadtluft auf die Lungenkrebshäufigkeit einen bedeutenden Einfluß hat. Zwischen dem Adenocarcinom und der Außenluft bestanden keinerlei Beziehungen. Fraglich muß allerdings bleiben, ob die von Poche u. Mitarb. gefundene fehlende Korrelation zwischen Zigarettenrauchen und Lungenkrebshäufigkeit nicht auf ihre statistische Methodik zurückzuführen ist, wie besonders von Koller betont wird.

Neuere Schweizer Untersuchungen (Gsell u. Jung 1964) weisen auf die geringe Bedeutung der Luftverschmutzung hin.

Die nachfolgenden Tabellen verdeutlichen die einzelnen Gruppen von luftverunreinigenden Stoffen und bringen gleichzeitig Beispiele für ihre Konzentration in verschiedenen Untersuchungsgebieten. Das Werk „Die Verunreinigung der Luft, Ursachen, Wirkungen, Gegenmaßnahmen", das von der Weltgesundheitsorganisation herausgegeben wurde, enthält eine zusammenfassende Darstellung von Jammet, Heimann u. Katz (1964).

Die Tabellen zeigen, daß auch bei der Luftverunreinigung das Benzpyren unter den krebserzeugenden Stoffen von entscheidender Bedeutung ist. Verschiedentlich wurde darauf hingewiesen, daß Benzpyreneinatmung pro Tag in einer Industriestadt höher sei als die von 20 Zigaretten. Hierbei muß jedoch betont werden, daß zahlreiche cancerogene Wasserstoffe an größere Staubteilchen gebunden sind und schnell zu Boden sinken. Andere, die als feines Aerosol die Schornsteine verlassen, steigen auf und gelangen nicht in die Atemluft. Untersuchungen und Teste über den Gehalt aromatischer Kohlenwasserstoffe in Auspuffgasen ergaben, daß selbst in unmittelbarer Nähe eines Autos der Luftgehalt an Benzpyren unerwartet niedrig ist. Trotzdem besteht kein Zweifel, daß die polycyclischen Kohlenwasserstoffe und ihre Derivate für das Respirationsepithel schädlich sind und dem Zigarettenteer an die Seite gestellt werden müssen. Lahmann hat besonders darauf hingewiesen, daß bei der Verbrennung von Kohle, Öl und Benzin entstehendes Benzpyren unter atmosphärischen Bedingungen in festem Zustand vorliegt und daher im allgemeinen an Staub, besonders an Ruß gebunden ist.

Neben diesen spezifischen krebserzeugenden Stoffen besteht allein schon eine beträchtliche *Staubbelastung des Atemtraktes durch mechanische Reizung*, die zu anhaltenden Schädigungen wie Plattenepithelmetaplasien und chronischen Umbauvorgängen in der Schleimhaut der Luftröhrenäste führen kann. Außerdem kommen in der Außenluft eine Reihe von Reizstoffen vor, die als Fermentgifte Bedeutung haben. So kann der Fluorwasserstoff als Protoplasma- und Fermentgift schädigend auf das Bronchialepithel einwirken. Die Bedeutung von Schwefeldioxid und -trioxid, das in ungeheueren Mengen in Rauchgasen vorkommt, ist noch nicht in Einzelheiten erforscht. Schwere Schädigungen in der Pflanzenwelt zeigen jedoch, welch toxische Wirkung von diesen Gasen ausgehen kann. Auch der reichliche Schwefelwasserstoff in der Großstadtluft wirkt als Zell-, Nerven- und Fermentgift.

Entscheidend für die Aufnahme der Luftverunreinigungen in die tiefen Atemwege ist die Teilchengröße. Bei der Nasenatmung können etwa 50% aller Feinstteilchen bis zu 5 μ in die Alveolen gelangen. Die Mundatmung dagegen läßt das Eindringen von Teilchen bis zu 30 μ zu.

Tabelle 65. *3,4-Benzpyren-Gehalt in der Luft und in Stäuben (nach* E. LAHMANN, *Probleme der Luftverunreinigung, Ther. d. Monats 13, 211—224, 1963)*

Autor Nr. (s. Verz.)	Untersuchungsgebiet	Untersuchungszeit	μg Benzpyren in 1000 m³ Luft
1	94 amerikanische Städte	Jan.—März 1959	0,11—61
1	28 ländliche Gebiete der USA	Jan.—März 1959	0,01—1,9
2	Städtische und ländliche Gebiete von North Wales, Cheshire und Lancashire . .	1956—1957	1—68
3	22 Meßstellen in Nordengland und Wales .	1958	11—108
4	London, County Hall	1949/1950	12—147
4	Sheffield	1949/1950	21—78
5	Mailand	1958/1959	0,5—335
6	Bologna, Stadtgebiet	1960/1961	maximal 212
6	Bologna, Landgebiet	1960/1961	maximal 29
7	Kopenhagen	1956	5,4—15,4
8	Oslo	1955	0,86—15,2
			μg Benzpyren in 1 g Staub
1	94 amerikanische Städte	Jan.—März 1959	3,4—410
1	28 ländliche Gebiete der USA	Jan.—März 1959	0,15—51
3	22 Meßstellen in Nordengland und Wales .	1958	33—189

Autorenverzeichnis: 1 = E. SAWICKI u. Mitarb. (1960); *2 =* B.T. COMMINS (1958); *3 =* P. STOCKS u. Mitarb. (1961); *4 =* R.E. WALLER (1952); *5 =* E. PAVELKA u. Mitarb. (1959); *6 =* M. ZANETTEI u. Mitarb. (1961); *7 =* J.M. CAMPBELL u. L. KREYBERG (1956); *8 =* J.M. CAMPBELL u. J. CLEMMESEN (1956).

Tabelle 66. *Ergebnisse von Außenluftuntersuchungen in nordamerikan. Städten (nach* TEBBENS, *zit. nach* E. LAHMANN, *Probleme der Luftverunreinigung, Ther. d. Monats, 13, 211, 1963)*

Substanz	Bereich der Durchschnitts-Konzentrationen ppm	Bereich der maximalen Konzentrationen ppm	Anzahl der untersuchten Städte
Aldehyde (als Formaldehyd) . . .	0,02 —0,2	0,03 —2,0	8
Ammoniak	0,02 —0,2	0,05 —3,0	7
Fluorwasserstoff	0,001—0,02	0,005—0,08	7
Kohlenmonoxid	2 —10	3 —300	8
Ozon	0,009—0,3	0,03 —1,0	8
Schwefeldioxid	0,001—0,7	0,02 —3,2	50
Schwefelwasserstoff	0,002—0,1	bis 1,0	4
Stickoxide	0,02 —0,9	0,3 —3,5	8

Die Einwirkungszeit radioaktiver Luftverunreinigungen ist noch zu kurz, um bindende Aussagen machen zu können. Untersuchungen in der Nähe der großen Atomreaktoren in den Vereinigten Staaten jedoch haben bis jetzt keine besondere Krebshäufung im Respirationstrakt ergeben.

Überblickt man *zusammenfassend* die in der Außenluft nachgewiesenen krebserzeugenden und allgemein wirkenden Reizstoffe, so muß ihr die Möglichkeit einer Cancerogenität in den Lungen zuerkannt werden. Die zunehmende Häufigkeit des Lungenkrebses in einzelnen Ländern aber läßt sich nicht allein durch Luftverunreinigung erklären. Dafür spricht, daß auch in Gebieten ohne Industrie und schädliche Abgase (z. B. Venedig) gleichartige Beobachtungen in den letzten Jahrzehnten gemacht worden sind. Trotzdem bedarf es wohl weiterer Untersuchungen besonders für die radioaktiven Stoffe und umfassender allgemein hygienischer Maßnahmen, um diesen Krebsfaktor für den Menschen auszuschalten.

Die Frage einer *erblichen Disposition* für die verschiedenen Organkrebse wird im Schrifttum recht unterschiedlich beantwortet. Clemmessen (1949) weist nachdrücklich auf die Fehlermöglichkeiten bei der genetischen Ursachenermittlung der malignen Geschwülste hin. Deswegen sollen wenige Hinweise genügen.

Tabelle 67. *Geschätzte Emissionsmenge der Verunreinigungen aus Brennstoffen, Verbrennungsmotoren und Brennkammern (nach* Stanford, *Research Institute 1950;* Larsen, Fischer *u.* Hamming *1953;* Magill *u.* Benolie *1952)*

Verunreinigung	Kilogramm Verunreinigung pro Tonne verbrauchten Brennstoffes						
	Kohle	Öl	Gas	Motoren		Heizungsanlagen	
				Benzin	Diesel	häusl.	kommun.
Feststoffe (Kohlenstoff/Staub)	75	—	—	0,05	17	23,2[1]	12
Schwefeloxide (z.B. SO_2) . . .	40	30	—	2,8	5	1	1
Stickstoffoxide (z.B. NO_2) . .	4	13,5	6,9	12,3	24,5	5,3	1
Ammoniak	—	—	—	0,3	—	1,0	0,2
Säuren (z.B. CH_3COOH) . . .	15	13,5	1,3	0,3	5	13,7	0,3
Aldehyde (z.B. HCHO) . . .	—	1,3	1,0	2,8	2,5	2,6	0,7
Andere organische Stoffe . . . (einschl. Kohlenwasserstoffe)	10	4,6	1,4	70,5	unbek.	137	0,6

[1] In Äther lösliche und unlösliche Aerosole.
Zit. nach M. Katz: *Die physikalische und chemische Natur der Luftverunreinigung.* In: *Die Verunreinigung der Luft*, Verlag Chemie GmbH, Weinheim/Bergstr., 1964.

Dormanns (1957) und K.H. Bauer (1963) haben immer wieder betont, daß es Krebshäufung in einzelnen Familien gäbe. Tokuhata u. Mitarb. (1963, 1964, 1965) sind in zahlreichen Untersuchungen der Frage einer besonderen Disposition für das Bronchialcarcinom durch sorgfältige Anamnesen Krebskranker und ihrer Angehörigen nachgegangen. Die Bedeutung des Rauchens scheint größer zu sein als die der familiären Disposition. Der Einfluß familiärer Faktoren ohne Raucheffekt ist offenbar bei beiden Geschlechtern gleich groß. Über Ergebnisse familiärer Krebshäufung haben auch Hörnecke u. Berndt (1964) hingewiesen. Indessen hat bereits Schinz im Jahre 1948 ausführlich die Fehlermöglichkeiten bei der sog. Sippenforschung herausgestellt. Weitere neuere Untersuchungen über familiäre Häufung von Lungenkrebs und anderen Carcinomen liegen von mehreren Autoren vor (Buytendijk u. Maesen 1963; Krush u. Mitarb. 1965; Lynch u. Mitarb. 1966). Eindeutige Ergebnisse brachten sie nicht.

Spranger u. v. Verschuer (1964) untersuchten die Frage der Krebserblichkeit an Zwillingsserien. Sie stellten dabei fest, daß erbgleiche Zwillinge eine erhöhte Disposition zur Ausbildung des gleichen Tumors besitzen. Das gilt besonders für das Magencarcinom. Eine allgemeine erbliche Krebsdisposition ließ sich jedoch nicht finden. Die Ergebnisse werden bestätigt durch die Analysen an 10 Zwillingsserien des Weltschrifttums. Nach Burch (1964) finden sich bei erstgradigen Ver-

Tabelle 68. *Analysen kondensierbarer Verunreinigungen nach Untersuchungen der „Interstate Sanitation Commission of New Jersey" 1958 (zit. nach* M. Katz: *Die physikalische und chemische Natur der Luftverunreinigung. In: Die Verunreinigung der Luft. Verlag Chemie GmbH Weinheim/ Bergstr., 1964)*

Schmutzstoff	Staten Island (Mol.-%) ges.	einzeln	Bayonne (Mol.-%) ges.	einzeln
Aromatische Kohlenwasserstoffe	6,88		3,18	
Benzol		2,20		1,71
Toluol		0,86		0,81
Xylol		0,69		0,66
Trimethylbenzol		0,83		—
Diäthylbenzol		0,56		—
1-Methyl-3-butylbenzol		0,39		—
1,2-Diphenyläthan		1,35		—
Chlorierte Kohlenwasserstoffe	5,45		0,18	
Chlormethan		3,91		—
Dichloräthylen		0,97		0,15
Trichloräthylen		0,57		—
Tetrachlorkohlenstoff		—		0,03
Andere	15,15		1,82	
Methylamin		9,39		—
Diäthylamin		2,73		—
Essigsäure		3,03		—
2-Butanol		—		0,40
Schwefeldioxid		—		0,12
2,3-Dimethylthiophen		—		0,82
3-Methylthiophen		—		0,48
Paraffine	48,91		67,54	
n-Butan		—		7,82
2,2-Dimethylbutan		3,60		13,71
n-Pentan		—		9,16
Propan		27,97		—
2-Methylpropan		8,78		—
2,2-Dimethylpropan		—		19,66
n-Hexan		—		8,44
3,3-Dimethylhexan		—		1,42
n-Heptan		—		2,88
3-Äthylheptan		—		0,34
n-Octan		—		1,04
2,4-Dimethylpentan		8,56		—
2,4-Dimethyl-3-äthylpentan		—		3,07
Cycloparaffine	—		8,50	
1,1-Dimethylcyclopentan		—		8,19
1,1,3-Trimethylcyclohexan		—		0,31
Olefine	11,37		16,07	
1-Buten		—		9,34
2-Methylpropen		—		2,96
3-Methyl-1-buten		—		1,50
2,3,3-Trimethyl-1-buten		0,50		—
1-Octen		8,37		1,31
1-Nonen		—		0,96
Dodecen		2,50		—
Alkine	12,22		2,73	
Acetylen		9,84		2,03
1-Octin		—		0,70
3-Hexin		1,42		—
1-Heptin		0,96		—

wandten von Lungenkrebskranken unter den Nichtrauchern viermal so häufig Bronchialcarcinome als in der Kontrollgruppe. Bei Rauchern ist das Verhältnis jedoch wesentlich verschoben. Es beträgt noch 2:3. Daraus geht hervor, daß der Einfluß der exogenen Carcinogene stärker ist als das genetische Krebsmerkmal.

Die Untersuchungen über Zusammenhänge von Bronchialcarcinom und Blutgruppenzugehörigkeit (Geisler u. Saraf 1965; Berndt 1966) ließen statistisch zu sichernde Häufungen von Lungenkrebsen bei Trägern einer bestimmten Blutgruppe nicht zu. Zwar scheint die Blutgruppe A etwas häufiger befallen zu sein. Eine statistische Sicherung ließ sich aber wegen fehlender Vergleichskollektive nicht erbringen.

In Untersuchungen von zur Horst-Meyer u. Bankole (1966) wird der Körpergröße ein Einfluß auf das Manifestationsalter der Carcinome zugeschrieben. Sie fanden auch das Bronchialcarcinom um 3 Jahre früher bei großen Menschen mit einer Körpergröße über 174 cm gegenüber kleinen bis zu einer Größe von 160 cm.

Überraschende Ergebnisse brachten die Untersuchungen über Zusammenhänge zwischen Geburtsmonat und Lungenkrebshäufigkeit (Stur 1953; Davies 1963; Dijkstra 1963; Baas u. Stracker 1964; Bailar u. Gurian 1964; van de Wal u. Mitarb. 1964; Loxton 1964; Abelin u. Tokuhata 1965; Berndt u. Wildner 1966).

In der Tab. 69 ist ein Teil der Ergebnisse zusammengestellt. Sie bringen eine besondere Häufung in den Monaten Februar bis April und August.

Tabelle 69. *Abhängigkeit der Bronchialcarcinomhäufigkeit vom Geburtsmonat nach Mitteilungen des Schrifttums (nach* Berndt u. Wildner: *Krebs und Geburtsmonat. Z. Krebsforsch. 68, 303 1966)*

Monat	a DIJKSTRA		b VAN DE WAL		c BAAS		d DAVIES		e BAILAR		f LOXTON		Summe a—e	
	N	%	N	%	N	%	N	%	N	%	N	%	N	%
I	23	6,97	10	6,67	124	9,21	170	8,33	246	9,90	116	15,65	573	9,02
II	36	10,91	25	10,00	113	9,40	169	8,28	195	7,85			528	9,31
III	50	15,15	17	11,32	132	9,80	173	8,47	220	8,86	113	15,25	592	9,32
IV	29	8,79	9	6,00	118	8,77	173	8,47	175	7,06			504	7,93
V	19	5,76	9	6,00	87	6,46	162	7,93	200	8,05	115	15,52	477	7,51
VI	22	6,67	10	6,67	103	7,65	158	7,74	199	8,01			492	7,75
VII	21	6,36	13	8,67	106	7,88	158	7,74	209	8,41	144	19,43	507	7,98
VIII	20	6,06	18	12,00	114	8,47	189	9,26	233	9,38			574	9,04
IX	26	7,88	15	10,00	123	9,14	185	9,06	210	8,45	138	18,62	559	8,80
X	28	8,48	13	8,67	118	8,77	165	8,08	196	7,89			520	8,19
XI	29	8,79	11	7,33	106	7,88	172	8,42	203	8,17	115	15,53	521	8,20
XII	27	8,18	10	6,67	102	7,57	168	8,22	198	7,97			505	7,95
I—XII	330	100	150	100	1346	100	2042	100	2484	100	741	100	6352	100

In der Auswertung von Berndt u. Wildner ergab sich an 1792 Lungenkrebsen für das Adenocarcinom ein Zuviel in den Monaten Januar bis April. Nicht aber für die undifferenzierten und Plattenepithelcarcinome. Die Unterschiede gelten nur für das männliche Geschlecht, nicht für die Frauen. Die Ergebnisse wurden anhand von Vergleichsgruppen statistisch gesichert. Nach Ansicht von Dijkstra soll ein Vitamin-A-Mangel in der Schwangerschaft die Krebsdisposition schaffen. Bailar u. Gurian glauben, daß sehr frühe Virusinfektionen am Epithel des Respirationstraktes einen bleibenden Schaden hinterlassen. Berndt u. Wildner aber glauben vorläufig, daß ursächliche Zusammenhänge in diesen komplizierten Fragen wahrscheinlich noch nicht beweisbar sind.

c) Gewerbliche Schädigungen und Lungencarcinom

Eine kleine Zahl von Bronchialcarcinomen wird durch spezifische *gewerbliche Gifte* hervorgerufen und als *Berufserkrankung* anerkannt. Manche Fragen sind auch auf diesem Gebiet noch offen. Tierexperimente und ausgedehnte statistische Erhebungen aber haben enge Zusammenhänge zwischen Lungenkrebs und den gewerblichen Giftstoffen Arsen, Asbest, Chrom und Nickel sowie für Eisenstaub und Beryllium, strahlende Substanzen und für Teer und Teerprodukte erbringen können. Zusammenfassend wird über diese Fragen und Zusammenhänge von KAHLAU (1954), K.B. BAUER (1963) und von HUEPER (1964, 1966) berichtet.

Besonders in HUEPERS Buch „Occupational and Environmental Cancers of the Respiratory System" (1966) werden gewerbetoxikologische Aspekte, Gefährdungsgrad einzelner Berufsgruppen, Konzentrationsmengen der Giftstoffe am Arbeitsplatz sowie ausführliche experimentelle Ergebnisse dargestellt. Er betont, daß einzelne dieser Lungenkrebs erzeugenden Stoffe auch bei der allgemeinen Luftverunreinigung beteiligt sind oder im Tabakrauch vorkommen und sich so im Sinne der „Syncancerogenese" entfalten können. Die gewerblichen Schädigungen beleuchten also zusätzlich das Gesamtproblem der Lungenkrebsätiologie und stellen ein Bindeglied zu allgemein wirksamen äußeren Noxen dar. Einige Einzelgifte sowie Gruppen von cancerogenen Stoffen mit spezifischer Wirkung auf die Lungen bzw. mit dem Verdacht auf krebserregende Wirkung in den Lungen sind von Hueper (1964) tabellarisch zusammengestellt (Tab. 70).

Tabelle 70. *Übersicht über lungenkrebserzeugende und* möglicherweise *lungenkrebserzeugende cancerogene Stoffe (zusammengestellt nach* W.C. HUEPER: *Berufskrebs. Verlag Theodor Steinkopf, Dresden/Leipzig 1964)*

Cancerogen	Zusammenhang zwischen beruflicher Schädigung und Lungenkrebsentstehung anerkannt	Verdacht auf Zusammenhang zwischen beruflicher Schädigung und Lungenkrebsentstehung
Arsen	+	
Aromatische Amine		+
Asbest	+	
Chrom	+	
Kohlenteer und Pech	+	
Kreosot		+
Isopropylöl	+	
Mineralöle (Petroleum, Schiefer- und Braunkohlenöl, Fette und Lösungsmittel)		+
Senfgas	+	
Nickel	+	
Erdölasphalt, Bitumen, Teer, Koks, Pech, Kohle		+
Paraffin und Petroleumwachse		+
Ruß, industriell und kommerziell	+	
Ionisierende Strahlen (Röntgenstrahlen, alpha-, beta-, gamma-Strahlen	+	
Aliphatische und aromatische Epoxide		+
Beryllium		+
Carbamate		+
Chlorierte Kohlenwasserstoffe		+
Kobalt		+
Eisen		+
Oberflächenaktive Substanzen-Netzmittel		+
Thermische und Oxydationsprodukte von Ölen und Fetten pflanzlicher und tierischer Herkunft, Wachse und Schmiermittel		+
Wasserlösliche makromolekulare Polymere des Kohlenstoffes		+

Im folgenden soll auf einige wichtige Cancerogene in der Lungenkrebsätiologie eingegangen werden, wobei auch auf die Veröffentlichung von Tsuchiya (1965) hingewiesen sei.

Die berufliche Schädigung durch *Arsen* mit nachfolgender Entwicklung von Carcinomen kann als besonders überzeugendes Beispiel gelten. Seit langem sind die Arsenkrebse der Haut bekannt. Auch Carcinome der Leber werden nach einer sog. Arsencirrhose beschrieben (Snegireff u. Lombard 1951; Roth 1956, 1957, 1958). Außerdem sind in den letzten 20 Jahren vermehrt Mitteilungen über Lungenkrebserkrankungen bei arsenexponierten Berufen bekannt geworden. Dabei soll es sich um eine direkte Einwirkung des Arsens als Mitosegift auf die Zelle des Bronchialbaumes mit Umwandlung in Krebszellen handeln (Roth). Die Aufnahme des Arsens kann dabei durch die äußere Haut, die Luftwege und den Magen-Darm-Kanal erfolgen. Ausgeschieden wird es durch die Schweißdrüsen und die Schleimhäute des Respirationstraktes, so daß Haut und Atemwege doppelt gefährdet sind (Roth 1958).

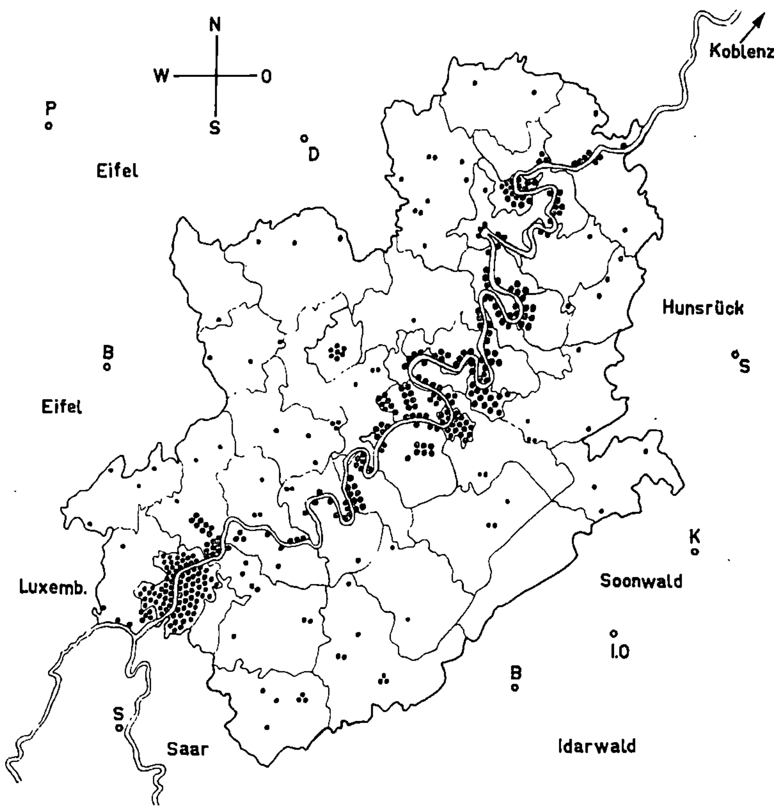

Abb. 152. Regionale Verteilung von Bronchialcarcinomen entsprechend den Weinbergen entlang der Mosel zwischen Trier und Chem, wo arsenhaltige Insektenbekämpfungsmittel im Weinbau Verwendung finden (Nach F. Roth, Virchows Arch. path. Anat. *331*, 119 [1958])

Als besonders häufige Ursache eines Lungencarcinoms wurde die berufliche Schädigung der *Winzer in den Weinbaugebieten an der Mosel* mit ihren Nebenflüssen beschrieben (v. Pein 1940; Meessen 1954; Werner u. Becker 1956; Roth). Bis 1942 wurden hier arsenhaltige Schädlingsbekämpfungsmittel in großem Maße verwendet. Sie haften in trockenen regenarmen Jahren sehr lange auf den Früchten. Bereits aber beim Versprühen des Schädlingsbekämpfungsmittels erfolgt eine recht beträchtliche Aufnahme von Arsen durch die Atemwege (WERNER u. BECKER, ROTH). Im sog. Haustrunk wird das an der Traube haftende Arsen peroral aufgenommen und auf den genannten Wegen ausgeschieden. Berichte über Bronchialcarcinome bei Winzern liegen von BOHNENKAMP (1938), HANSER u. SIMON (1941), v. PEIN, Hess (1956) und besonders von ROTH vor. ROTH obduzierte von 1950—1956 insgesamt 24 Moselwinzer, bei denen er 10 Lungenkrebse nachweisen konnte, darunter ein Doppelcarcinom. Achtmal war das Bronchialcarcinom die tödliche Krankheit, in einem Fall ein Nebenbefund. In späteren Untersuchungsreihen hat ROTH (1958) über 47 chronische Arsenvergiftungen berichtet (Abb. 152). Bei 30 (64%) lagen insgesamt 75 bösartige Geschwülste vor. In 10 Fällen fanden sich Carcinome der Haut und der inneren Organe, in 4 multiple Carcinome an verschiedenen inneren Organen. Bei 23 Arsencirrhosen konnten 6mal maligne mesenchymale Lebertumoren nachgewiesen werden, in einem Fall in Kombination mit einem Hautcarcinom. Im ganzen wurden 18 Bronchialcarcinome, darunter zwei Doppelcarcinome der Lungen mitgeteilt. Die Latenzzeit betrug 13—25 Jahre. Es handelte sich entweder um verhornende Plattenepithelcarcinome oder um kleinzellige undifferenzierte Krebse.

Auch HESS hat 1956 8 Lungencarcinome bei Winzern der Rheinpfalz beschrieben. Immer fand sich eine sog. chronische Arsenhyperkeratose der Haut. Die Dauer der Inhalation arsenhaltiger Insektenbekämpfungsmittel lag zwischen 3 und 8 Jahren. Die präcanceröse Bronchitis wies eine Latenzzeit von 8—16 Jahren auf. Insgesamt wird sie mit 17—24 Jahren angegeben.

Auch andere Betriebe bringen eine Gesundheitsgefährdung durch Arsen mit sich (Tab. 71).

Tabelle 71. *Durch Arsen gefährdete Betriebe (nach* BÖNIG *u.* HOLZ *1959; zit. nach* K.H. BAUER: *Das Krebsproblem, S. 332. Springer-Verlag Berlin-Göttingen-Heidelberg 1963)*

Gefährdung durch Arsen	Gefährdung durch Arsen
Erzbergbau (Gold, Silber, Kobalt, Nickel) und Erzaufbereitung	Konservierung von Vogelbälgen und Tierfellen
Arsengewinnungsbetriebe	Gerbereien (Enthaarungsmittel)
Metallhütten und metallurgische Betriebe	Druckfarben
Obstbau und Landwirtschaft (Schädlingsbekämpfung)	Malerfarben (Gelb)
Erzeugerbetriebe von Pharmazeutika und Insekticiden	Beizmittel
	Keramik (Glasur)
Schrothersteller (As + Pb)	Waschmittel für Schafe
Lagermetalle	Sulfitlaugenherstellung
Glashütten (Weiß-, Gelb-, Rotglas)	Holzimprägnierung
	Schwefelsäureherstellung

Bei den Arbeitern in diesen Gewerben ist bei Lungencarcinom stets an eine Berufserkrankung zu denken. BOHNENKAMP (1958) hat über einen Bronchialkrebs bei einem 59jährigen Mann berichtet. Der Verstorbene hatte 17 Jahre *arsenhaltiges Erz* gebrochen. Arsenschäden der äußeren Haut konnten in diesem Falle nicht nachgewiesen werden. ROCKSTROH (1959) machte uns mit Lungencarcinomen bei Arbeitern bekannt, die in Nickelhütten Umgang mit Arsen hatten. Unter 111 Männern der Nickelhütte Aue/Sa. wurden 45 Bronchialcarcinome beobachtet, während nur 2 an einem Carcinom der äußeren Haut erkrankt waren. Defekte im Nasenseptum wurden 39mal diagnostiziert. Den 45 Arbeitern mit Bronchialcarcinom steht in der gleichen Untersuchungszeit nur ein Lungenkrebs bei männlichen Angestellten des gleichen Betriebes gegenüber, die nicht in der Produktion beschäftigt waren. Neben dem Arsen kommt auch *Nickel* als krebserregende

Ursache in Frage. Es wird jedoch von Rockstroh darauf hingewiesen, daß nahezu in allen Arbeitsgängen der Nickelhütte Arsen verwendet wird und somit in erster Linie eine Gefährdung durch dieses Element bestehe. Gesteinsstaub soll eine zusätzliche Reizung der Atemwege hervorrufen. Schwefelsäure- und Salzsäuredämpfe sowie Chlorgas und andere Verbrennungsgase mögen besonders günstige Voraussetzungen für die Krebsentstehung schaffen. Dagegen spielt die Radioaktivität, die gelegentlich ebenfalls für die Carcinomentstehung in diesem Arbeitszweig angeschuldigt wurde, keine entscheidende Rolle. Krug (1959) berichtete über einen 36jährigen Mann, der Nichtraucher war und über 6 Jahre mit Bleifarben gearbeitet hatte. Es entwickelte sich ein Carcinom im rechten Hauptbronchus, das als arsenbedingte Berufserkrankung anerkannt wurde.

Im englisch-amerikanischen Schrifttum wird ebenfalls eine deutliche Erhöhung des Lungenkrebsrisikos bei Umgang mit Arsenverbindungen angenommen. So fanden Hill u. Faning (1948) 7 Bronchialcarcinome bei 22 arsengeschädigten Wollwäschern. Snegireff u. Lombard (1951) sowie Lull u. Wallach (zit. Hueper 1966) bestätigen die höhere Gefährdung von arsenexponierten Arbeitern für die Erkrankung an einem Bronchialcarcinom. Die Tab. 72 zeigt deutlich die sehr hohe Todesrate an Lungenkrebs bei *Kupferschmelzern* gegenüber Vergleichsgruppen.

Tabelle 72. *Lungenkrebssterblichkeit in verschiedenen Bezirken von Montana 1947—1948 nach* Lull u. Wallach *(aus* W. C. Hueper: *Occupational and Environmental Cancers of the Respiratory System. Springer-Verlag Berlin-Heidelberg-New York 1966)*

Bezirk und Einwohnerzahl 1940	Hauptindustrie	Anzahl Lungencarcinome ♂	♀	Ges. m/w ♂/♀	Gesamt-Todesfälle an Krebs	davon Lungencarcinome in % ♂	♀	Jährliche Krebssterbefälle auf 100000 ♂	♀
Deer Lodge 13627 Einw.	Kupferschmelzerei	21	0	21	98	30,8	0,0	145,7	0
Silver Bow 53207 Einw.	Kupfergrube	27	2	29	259	22,6	1,5	48,6	3,9
Cascade 41499 Einw.	Kupfergrube- und Kupferschmelzerei	20	5	25	299	12,7	3,5	46,3	12,3
Gallatin 18269 Einw.	Landwirtschaft	1	0	1	81	3,0	0,0	5,2	0

Eine Zusammenstellung von berufsbedingten Carcinomen der Lunge, des Larynx und der Nebenhöhlen findet sich in Tab. 73.

Zurückhaltend in der Anerkennung eines Zusammenhanges zwischen Arsenexposition und Bronchialcarcinom äußern sich Baader (1954), Teleky (1955) und auch Ringertz (1955). Arsen wird als ätiologischer Faktor in Frage gestellt, weil in den arsenreichen schwedischen Erzgruben keine größere Anzahl von Lungenkrebsen beobachtet wurde.

In deutschen und amerikanischen Arbeiten liegen zahlreiche Hinweise auf einen Zusammenhang zwischen chronischer *Asbestose* der Lunge und Bronchialcarcinom vor (Werber 1952; Boemke 1953; Kahlau 1954; Jacob u. Bohlig 1955; Bohlig u. Jacob 1958; Böhme 1959; Bohlig u. Mitarb. 1959; König 1960; Otto 1961; Roitzsch 1964; Noeninekx 1964; Selikoff u. Mitarb. 1964; Dutra u. Carney 1965; Hardy 1965; Williams 1965; Hinson 1965; O'Donnell u. Mitarb. 1966 u. a.). Die Asbestkristalle sollen in der Lunge zu einer chronischen umschriebenen Entzündung führen und durch ihre scharfen spitzen Formen rein mechanisch eine Reizung des umgebenden Lungen- und Narbengewebes hervorrufen. Dadurch kommt die chronische Entzündung mit Umbauvorgängen und

Epithelmetaplasien nicht zur Ruhe, so daß schließlich die Regeneration des Epithels nicht mehr geordnet vonstatten geht und ein Carcinom entsteht. ANDERSON u. CAMPAGNA (1960) haben einzelne Beobachtungen mitgeteilt, jedoch darauf hingewiesen, daß sie stets auch eine starke Zigarettenraucheranamnese aufwiesen. Bei periodischen Untersuchungen der Arbeiter eines Asbestwerkes von 1936—1956 fand BÖHME (1959) 92 Asbestoseerkrankungen. Darunter konnten 6 Lungencarcinome nachgewiesen werden. Auch aus diesen Zahlen lassen sich noch keine echten statistischen Zusammenhänge ermitteln. In einer anderen Untersuchung wurde unter 74 entschädigungspflichtigen Asbesterkrankungen der Jahre 1949 bis

Tabelle 73. *Berufs-Arsenkrebse der Lunge, des Larynx und der Nebenhöhlen nach dem Schrifttum (aus W.C. HUEPER, „Occupational and Environmental Cancers of the Respiratory System". Berlin-Heidelberg-New York: Springer 1966)*

Gesamtzahl der Berufs-Arsenkrebse der Lunge = 155 Fälle

| Lokalisation und Anzahl | | | | | Expositionszeit | Beruf | Autor u. Jahr s. Verz. |
Lunge	Larynx	Nasen- u. -Nebenhöhlen	Arsen-Dermatose	Hautkrebs			
7	—	—	—	—	—	Kupferschmelzer	1
19	—	—	1	—	5	Golderzbergmann	2
—	1	—	—	—	—	Pesticid-Hersteller	3
9	—	—	9	4	17	Winzer	4
1	—	—	—	—	36	Cobaltschmelzer	5
19	1	2	19	9	—	Winzer	6
2	—	—	—	—	—	Arsenschmelzer	7
1	—	—	—	1	—	Farmer	8
1	—	—	—	—	43	Arsen-Arbeiter	9
2	—	—	—	—	37	Pesticid-Arbeiter	10
17	—	—	—	—	20	Kupfererz-Bergmann	11
8	—	—	6	—	3—8	Winzer	12
45	—	—	45	—	8—45	Nickel- u. Cobalterzschmelzer	13
5	1	—	—	—	—	Pesticid-Hersteller	14
2	—	—	—	—	—	Schafwollwaschmittelhersteller	15
4	—	—	—	—	37—43	(dito)	16
1	—	—	1	1	—	Winzer	17
1	—	—	—	1	—	Winzer	18
8	—	—	—	—	—	Winzer	19
1	—	—	—	—	—	Kürschner	20
2	—	—	1	1	—	Pesticid-Sprüher	21

Autorenverzeichnis: 1 = SNEGIREFF u. LOMBARD (1951); 2 = OSBURN (1957); 3 = DEROBERT u. HADENGUE (1952); 4 = BRAUN (1958); 5 = KRUG (1959); 6 = ROTH (1956, 1958); 7 = SCHMORL (1928); 8 = MONTGOMERY u. WAISMAN (1941); 9 = CURRIE (1947); 10 = BRIDGE et al. (1939); 11 = AKAZAKI (1960); 12 = HESS (1956); 13 = ROCKSTROH (1959); 14 = HILL u. FANING (1948); 15 = HENRY (1934); 16 = MEREWETHER (1944); 17 = v. PEIN (1943); 18 = LIEBEGOTT (1950); 19 = KOELSCH (1958); 20 = FROMMEL (1927); 21 = HUEPER (1961).

1954 fünfmal ein Lungencarcinom gefunden. Das entspricht einer Häufigkeit von 6,8%. Unter den 74 Asbestosen in der Zeit von 1955—1957 dagegen fanden sich 6 Lungenkrebse (8,1%). Die Durchsicht der Akten einer Berufsgenossenschaft der Norddeutschen Asbestbetriebe ergab unter 125 Asbestosen (63 Frauen und 62 Männer) 15 als Berufserkrankung anerkannte Lungenkrebse (12%). Darunter waren auch 2 weibliche Tumorträger. In 12 Fällen konnte die Diagnose histologisch gesichert werden. Das Erkrankungsalter an Bronchialcarcinom lag zwischen 44 und 64 Jahren (Durchschnittsalter 53 Jahre). Die Zeit von Beginn der Exposition bis zum Tod betrug durchschnittlich 28 Jahre und reichte von 18—40 Jahren. Der Autor erwähnt ausdrücklich, daß es sich bei dieser offenbar geschlechtsgebundenen Disposition auch um einen ursächlichen Einfluß des Rauchens mit einer Verschiebung der Erkrankungshäufigkeit zugunsten der Männer handeln könne. Bohlig u. Mitarb. (1959) untersuchten 517 Asbestosekranke auf Lungenkrebs. Er war nicht häufiger als in der durchschnittlichen männlichen Bevölkerung. Die Verfasser weisen allerdings darauf hin, daß im Gegensatz zur durchschnittlichen Bevölkerung die Frauen in der Asbestindustrie offenbar ebensooft an einem Lungencarcinom erkranken wie die Männer. In den meisten Fällen scheint es sich um Plattenepithelcarcinome zu handeln. Nicht selten wurde eine Beteiligung der Pleura festgestellt. Häufigster Sitz scheinen die Unterlappen zu sein (Isselbacher u. Mitarb. 1953; Jacob u. Bohlig u. a.).

Davis (1963) untersuchte an Ratten und Meerschweinchen die Einwirkungen von Asbeststaub auf das Lungengewebe. Dabei konnte er nachweisen, daß sich zunächst in den Wandungen der kleinen Bronchien knötchenförmige Anhäufungen von mehrkernigen Riesenzellen bildeten. Später entwickelte sich eine diffuse interstitielle Lungenfibrose, die jedoch bei den Ratten nach Beendigung der Staubinhalation vollständig verschwand. Bei den Meerschweinchen dagegen blieben die Lungenveränderungen bestehen. Die Asbestteilchen wurden in den Alveolarmakrophagen nachgewiesen. Andere Zellen waren offenbar nicht in der Lage, sie aufzunehmen. Die Riesenzellen sollen durch Verschmelzung staubphagocytierender Makrophagen entstanden sein. Es wird angenommen, daß sich Makrophagen später zu Fibroblasten umwandeln. Die Capillaren zeigten meist keine charakteristischen Veränderungen. Nur selten kam es zu einer Verbreiterung der Blut-Luftschranke in Form unregelmäßig konturierter Basalmembranen sowie Einbuchtungen in das Cytoplasma der anliegenden Endothelien und Alveolarepithelien. Die größten in der Lunge nachgewiesenen Staubteilchen von Chrysotil betrugen 10 μ in der Länge und etwa 2 μ im Durchmesser. Bei elektronenmikroskopischen Untersuchungen zeigten sie nach mehreren Monaten Auflösungserscheinungen. Häufig wurden Ansammlungen von Ferritin- und Chrysotilpartikeln gefunden. Diese Vorgänge werden mit der Bildung von Asbestkörperchen ursächlich in Zusammenhang gebracht.

Doll (1955) hat nach Untersuchungen an englischen Asbestarbeitern die Meinung vertreten, daß die Gefahr, an einem Lungenkrebs zu sterben bei Asbestose der Lunge größer sei als in der durchschnittlichen Bevölkerung. Er fand unter 105 Asbestosen 18 Lungencarcinome, 15mal war dabei eine direkte Verbindung zwischen Asbestose und Lungenkrebs nachweisbar. Die geringste Expositionszeit betrug 9 Jahre. Bei 113 Arbeitern, die mindestens 20 Jahre in der Asbestindustrie tätig gewesen waren, wurde die Sterblichkeitsrate mit der übrigen Bevölkerung verglichen. Dabei fanden sich 39 Todesfälle gegenüber der zu erwartenden Zahl von 15,4. Elf Bronchialcarcinome standen einer zu erwartenden Häufigkeit von 0,8 Fällen gegenüber. Diese Ergebnisse legen den Verdacht nahe, daß ein echter, *auch statistisch zu sichernder Zusammenhang zwischen Lungenkrebs und Asbestose besteht.* Nach Ansicht von Doll sind Arbeiter der Asbestindustrie zehnmal stärker gefährdet, an einem Lungenkrebs zu erkranken, als die Durchschnittsbevölkerung. Alle Statistiken aber haben den Mangel zu kleiner Zahlen.

Nach Untersuchungen von Isselbacher u. Mitarb. (1953) konnten aus Literaturzusammenstellungen unter 603 verstorbenen Arbeitern der Asbestindustrie mit nachgewiesener Asbestose der Lungen 83 Lungenkrebse gefunden werden; das entspricht 13,8%. Die Expositionszeit liegt zwischen 1—25 Jahren, die Latenzzeit zwischen 1 Monat bis zu 20 Jahren. Nach diesen Untersuchungen ist, wie bei Jacob u. Bohlig, der Anteil der Frauen wesentlich höher als in der Durchschnittsbevölkerung. Er beträgt nämlich 29—41%. Auch hier waren die Unterlappen häufiger Sitz des Lungenkrebses und meist handelte es sich wiederum um Plattenepithelcarcinome. Der Verfasser teilt zwei eigene Beobachtungen mit, wo neben einer ausgedehnten Lungenfibrose Carcinome nachgewiesen werden konnten. König (1960) fand unter 13 männlichen Asbestarbeitern 6 Bronchialcarcinome (46,2%), im übrigen Sektionsgut jedoch nur 7,8%. Aus diesen Untersuchungen schließt er, daß unter den Asbestosekranken eine wesentlich höhere Krebsgefährdung besteht als in der Durchschnittsbevölkerung. Histologisch lagen meist wenig differenzierte Krebse vor. Williams (1965) untersuchte 52 Asbestosekranke. Davon waren 10 mit einem Lungencarcinom kombiniert (19,2%). Auch hier muß eine höhere Krebsgefährdung für das Lungencarcinom bei Asbestosearbeitern angenommen werden. Bei 10 weiteren Fällen bestand gleichzeitig eine Lungentuberkulose. Die Expositionszeit wird von Williams mit 12 Jahren und länger angegeben. Ein bevorzugter Sitz des Carcinoms oder ein charakteristisches histologisches Bild soll nicht vorhanden sein.

In umfangreichen neueren Schrifttumsübersichten (Hueper 1966) wird auf den engen Zusammenhang zwischen Asbestose und Lungenkrebs hingewiesen und die weit höhere Todesrate durch Lungenkrebs bei Asbestarbeitern betont. Bei 104 Lungencarcinomen mit Asbestose der Lunge fand Hueper 43% Plattenepithelcarcinome, 39% kleinzellige undifferenzierte und 18% drüsige Krebse. Der Anteil dieser ist demnach recht hoch. Überwiegend gehören aber die Krebse bei Asbestose, die mehrfach multizentrisch entstehen sollen, den Plattenepithelkrebsen an.

Die Ergebnisse der Untersuchungen über Lungenkrebse in verschiedenen Ländern wird durch die Tab. 74 dargestellt.

Tab. 75 zeigt die Todesraten an Lungenkrebs unter den obduzierten Asbestosen des Schrifttums.

Faßt man all die bisherigen Ergebnisse zusammen, so muß festgestellt werden, daß bis heute noch widersprüchliche Ansichten über die Häufigkeit des Lungenkrebses bei Lungenasbestose bestehen. Offenbar spielt hierbei die kleine Zahl in einzelnen Beobachtungsreihen eine wesentliche Rolle. Jüngere Untersuchungen und Literaturzusammenstellungen lassen jedoch den Verdacht eines *echten kausalen Zusammenhanges* aufkommen, und das besonders deshalb, weil der sonst beim Bronchialcarcinom unbestrittene Geschlechterunterschied bei den mit Asbestose kombinierten Fällen teilweise vollkommen ausgeglichen ist.

Als charakteristisch für den Lungenkrebs bei Asbestose gilt der bevorzugte Sitz in den Unterlappen, der geringe Unterschied im Befall der Geschlechter und die hohe Zahl an Plattenepithelcarcinomen neben einer recht großen Zahl an Adenokrebsen. Indessen wird jeder Einzelfall individuell zu behandeln sein.

Im Jahre 1933 wurden von Betke fünf Bronchialcarcinome bei *Chrom*arbeitern festgestellt und auf Schädigung durch Chrom zurückgeführt. Von Jonas (1936) wurden unter 30 Lungencarcinomen 15 Kranke aus der gleichen Chromatfabrik ermittelt. Später hat Spannagel (1953) über 54 Lungencarcinome bei chromgeschädigten Arbeitern aus deutschen und amerikanischen Betrieben berichtet. In der Zwischenzeit sind weit über 100 Fälle mitgeteilt worden. Unter 1000 Chromarbeitern sollen sich 43 Lungencarcinome befinden, während für die etwa gleichaltrige männliche Durchschnittsbevölkerung nur 1 Bronchialcarcinom auf 1000 Männer erwartet wird (Spannagel). Die Latenzzeit liegt zwischen 9 und 30 Jahren. Für die Exposition werden Angaben zwischen 6 und 27 Jahren gemacht.

Stets konnten in den einzelnen Organen, besonders jedoch in der Lunge, Chromsalze durch chemische Analysen nachgewiesen werden. Die Mengen sind oft recht beträchtlich und weisen darauf hin, daß das Chrom nur äußerst langsam

Tabelle 74. *Lungenkrebs bei Asbestose im Schrifttum (aus W.C. Hueper, „Occupational and Environmental Cancers of the Respiratory System", Berlin-Heidelberg-New York: Springer 1966). Diese Zusammenstellung enthält auch die Expositions- und Latenzzeit und zeigt den bevorzugten Sitz der Carcinome in den Unterlappen*[+]

Land	An-zahl	Geschlecht	Alter	Exposit.-dauer	Latenz-zeit	Intervall-zeit	Lokali-sation	Histol. Typen
USA	88	m 87	37—69	5—48	6—36	1—30	UL 29	S 18
		w 1	*50*	*23*	*23*		OL 10	R 18
								A 9
Kanada	10	m 10	48—65	2—33	14—34	4—16		
			57	*22,5*	*25*	*11*		A 2
England . . .	149	m 107	32—76	1—45	16—45	9—20	UL 4	S 16
		w 32	*m 55,2*	*16*	*23*	*3*	OL 1	R 24
			w 44,6					A 3
			54					
Deutschland	58	m 44	35—79	3—34	4—40		UL 22	S 12
		w 7	*52*	*28*	*28*		OL 4	R 11
Finnland . . .	1							
Italien	3	m 2	46—54	17—26				
		w 1	*49*	*29*				S 1
Frankreich . .	2	m 1	53	10			UL	S 1
Schweiz	1	m 1	62	7	24	17	UL	A 1
Gesamt	240	m 197	32—76	1—45	4—45	1—30	UL 53	S 45
		w 41					OL 7	R 40
								A 19

Abkürzungen:

UL = Unterlappen   S = Squamous-Zellcarcinom   A = Adenocarcinom
OL = Oberlappen   R = Roundcell Carcinom   *Kursivziffern* = Mittelwert

---

[+] Für diese und die folgenden Tab. aus Hueper können wir keine Verantwortung übernehmen.

Tabelle 75. *Lungenkrebshäufigkeit unter Autopsien von Asbestose im Schrifttum (aus W.C. Hueper, „Occupational and Environmental Cancers of the Respiratory System". Berlin-Heidelberg-New York: Springer 1966)*

Autor	Geschlecht	Zahl der Asbestose-autopsien	Zahl der Lungen-carcinome	Lungenkrebs in %
Merewether	männlich	222	48	22
	weiblich	143	17	12
	beide	365	65	17,8
Wyers		115	17	14,8
Doll		105 (Asbest-arbeiter)	18	17
Gloyne		121	17	13,2
O'Donnell u. Mann		40	20	50
Lynch		40	5	8,3
Becker				14—15
Wedler		92	15	16
Boehme	männlich	17	12	71
	weiblich	14	2	14
	beide	31	11	36

Kontrollen:

Becker: Sektionen von Männern über 20 J., mittleres Sterbealter 61 J.: 4% Lungen-carcinome; Silikosekranke: 3,6% Lungencarcinome.

Merewether: Unter 6884 Autopsien von Silikosekranken mit mittlerem Sterbealter von 59,4 J.: 91 Lungencarcinome = 1,32%.

aus der Lunge ausgeschieden wird. Seine Aufnahme erfolgt durch die Atemwege. Dabei wurde häufig eine Zerstörung der Nasenschleimhaut mit Perforation des Nasenseptums beobachtet. Dadurch wechseln die Befallenen meist zur Mundatmung über. So gelangen chromhaltige Gase und Stäube besonders tief in die Atemwege und wirken direkt auf die Schleimhaut des Kehlkopfes, der Trachea und der Bronchien ein. Sowohl die freie Chromsäure als auch ihre Alkalisalze und vor allem auch die *Bichromate* sollen eine hochgradige cancerogene Wirkung entfalten.

ASANG (1952) berichtete über einen 53jährigen Mann, der als Gußputzer in einem Leichtmetallwerk gearbeitet hatte und hier mit alkalischen Bichromatbädern umging. Nach länger bestehender chronischer Bronchitis entwickelte sich im Unterlappen ein Plattenepithelkrebs. Bei der Obduktion wurden in den übrigen Lungenlappen zahlreiche Fremdkörpergranulome nachgewiesen. Spektographisch fand man im Krebs 8,05—10,51 mg-% Chrom gegenüber 0,5—4 γ-% bei Reihenuntersuchungen.

BAETJER (1950) erfaßte aus der Literatur 122 Chromatkrebse der Lungen. Davon stammen 63 aus Deutschland, 57 aus den Vereinigten Staaten und nur je 1 Fall aus England und der Schweiz. Nur 11 Krebse wurden in Chromfarbenbetrieben gefunden, alle übrigen in Fabriken der Chromerzeugung. Das niedrigste Erkrankungsalter betrug 29 Jahre, das höchste 72. Durchschnittlich erreichten die Geschädigten ein Alter von 52 Jahren. Die Beschäftigungsdauer betrug bei den deutschen Arbeitern im Mittel 22 Jahre, in den Vereinigten Staaten nur 16. Die Latenzzeit lag zwischen 4 und 47 Jahren. Der klinische Verlauf und die histologischen Untersuchungen ergaben keine wesentlichen Unterschiede zu den Bronchialcarcinomen ohne spezielle berufliche Exposition.

Im Jahre 1956 haben BIDSTRUP u. CASE auch aus England über eine auffallende Häufung von Bronchialcarcinomen in chromverarbeitenden Betrieben berichtet. Sie fanden 12 Todesfälle an Lungencarcinom und kamen zu dem Schluß, daß das Chrom selbst die entscheidende Schädlichkeit für die Entstehung der Lungengeschwülste darstellt. Krebse anderer Organlokalisation wurden nicht beobachtet.

Die meisten Autoren (LETTERER 1938, 1939; LETTERER u. Mitarb. 1944; ANDRIEVSKAYA u. MISLAVSKAYA 1949; SPANNAGEL 1953; RINK 1956 u. a.) nehmen einen unspezifischen chronischen Reiz auf das Lungengewebe an. Danach sollen sich Fibrosen mit Verbreiterung der Alveolarsepten und chronischer Bronchitis entwickeln. HUEPER (1966) vermutet, daß das Chrom körpereigene Substanzen (aromatische Kohlenwasserstoffe ?) zur chemischen Umwandlung bringt, so daß ursprünglich nichtkrebserzeugende körpereigene Stoffe zu örtlichen Cancerogenen werden.

Inzwischen war es auch gelungen, Lungenkrebse und Sarkome bei verschiedenen Tierarten zu erzeugen (HUEPER u. PAYNE 1959, 1962). Eine ausführliche Darstellung der Problematik der Tierversuche beim Chromatkrebs der Lungen ist bei HUEPER (1966) zu finden.

Chrom und seine Verbindungen haben offenbar auch als Luftverunreiniger und Bestandteile des Tabakrauches (LEHMANN 1932; OETTEL 1960) für die Lungenkrebshäufigkeit erhebliche Bedeutung.

In Tab. 76 werden die Krebse des respiratorischen Systems bei verschiedenen Berufsgruppen, die Umgang mit Chrom und seinen Verbindungen haben, zusammengestellt.

Tab. 77 gibt einen Überblick über die Todesraten bei Chromarbeitern in den USA, in Deutschland und England nach HUEPER (1966).

Die durchschnittliche Latenzzeit beträgt nach HUEPER 24 Jahre. Unter 123 Fällen fand er (1966) 46 Plattenepithelcarcinome, 66 undifferenzierte meist kleinzellige und 11 drüsige Krebse. Sehr häufig lag eine diffuse interstitielle Fibrose vor.

Nickel und seine Verbindungen sind krebserzeugend besonders im Bereich der Nase und der Nasennebenhöhlen sowie in den Lungen (Hueper 1966). Als gefährdete Berufe gelten besonders Schmelzer und Veredler von Nickel.

Schon 1942 hatten Schinz u. Uehlinger durch intraossäre Depots von Nickelverbindungen auch Lungentumoren, vorwiegend Sarkome erzeugen können. Mitteilungen über Nickelkrebse der Lungen liegen später vor von Barnett (1949), Winsler (1957) und besonders von Doll (1958, 1959). Dieser fand unter Nickelarbeitern in England eine fünffach erhöhte Lungenkrebsgefährdung gegenüber der Durchschnittsbevölkerung. Rockstroh (1959) ermittelte in einer Nickelhütte mit durchschnittlich 111 Mann Belegung in 11 Jahren 45 Lungenkrebse. Bei der Entstehung dieser Krebse spielen möglicherweise Arsenverunreinigungen eine sehr wesentliche Rolle.

Tabelle 76. *Krebse des Respirationstraktes bei Arbeitern, die Umgang mit Chromaten, Chromfarben und anderen Chromverbindungen haben (nach W.C. Hueper: Occupation and Environmental Cancers of the Respiratory System. Springer-Verlag Berlin-Heidelberg-New York 1966)*

| Land | Zahl der Fälle | Sitz des Carcinoms | | | | Lokalisation in der Lunge | | | | | |
		Lunge	Larynx	Nasen-öffnung	Nasale Sinus	rechter Oberl.	linker Unterl.	rechter Unterl.	linke Lunge	Hilus rechts	Hilus links
Deutschland .	93	89	1	—	3	14	9	16	8	6	4
USA	77	76	—	—	1	12	5	6	3	6	4
England. . .	13	12	—	—	1	—	—	—	—	—	—
Italien . . .	3	2	—	—	1	—	—	—	—	—	—
CSSR . . .	1	1	—	—	—	—	—	—	—	—	—
Gesamt . . .	187	180	1	1	5	26	14	22	11	12	8

Tabelle 77. *Vergleich der Häufigkeiten von Lungenkrebs bei Chromarbeitern in den USA, Deutschland und England*

| Land | Häufigkeit erwartet | Häufigkeit beobachtet | Lungenkrebs auf 100000 | |
			Chrom-arbeiter	allgemeine Bevölkerung
Vereinigte Staaten von Amerika .	1,9	31,9	470,8	16,7
Deutschland	1,0	43,0	—	—
England	1,3	7,0	—	—

Løken (1950) hat über 3 Nickelcarcinome der Lungen bei Nickelarbeitern in Norwegen berichtet. Die Expositionszeit betrug 10—22 Jahre. In einem Fall fanden sich gleichzeitig granulomatöse Veränderungen im Sinne des Boeckschen Sarkoids. Die spektroskopischen Analysen ergaben 1—2,8 mg Nickel/g Trockensubstanz der Lungen bei quantitativen Untersuchungen.

Tab. 78 gibt die Todesraten für Lungenkrebs bei gefährdeten Nickelarbeitern nach Doll wieder.

Die Expositionszeit für die Entwicklung eines Lungencarcinoms bei Nickelarbeitern wird durchschnittlich mit 6 Jahren (1—16 Jahre) angegeben, während die Latenzzeit durchschnittlich 20 Jahre (9—27 Jahre) beträgt. Das mittlere Sterbealter wurde mit 53 Jahren (48—60 Jahre) ermittelt (Hueper 1966).

Tsuchiya (1965) errechnete in Japan ein 2,2fach höheres Risiko für die Entwicklung eines Lungencarcinoms unter Nickelarbeitern gegenüber der Durchschnittsbevölkerung.

Die experimentelle Erzeugung von Lungenkrebs durch Nickel gelang bei Ratten und Meerschweinchen (HUEPER 1952, 1955). Auch SUNDERMANN u. DONELLY (1965) erzeugten mit Nickelcarbonyl bei Ratten Lungenkrebse. Diese Autoren weisen unter anderem auf den Nickelgehalt in manchen Tabaksorten hin und führen den krebserregenden Effekt des Rauchens darauf zurück.

Der spezifische Angriffsmechanismus von Nickel bei der Carcinogenese ist noch weitgehend unklar. Offenbar hat es eine besondere Affinität zu der Ribonucleinsäure in der Zelle (SUNDERMANN u. SUNDERMANN 1958, 1961).

Tabelle 78. *Vergleich zwischen beobachteter und erwarteter Zahl an Todesfällen durch Lungenkrebs in 4 gefährdeten Gruppen 1938—1947 und 1948—1956 (aus W.C. HUEPER: Occupational and Environmental Cancers of the Respiratory System. Springer-Verlag Berlin-Heidelberg-New York 1966)*

Zeitraum	Zahl der Todesfälle	Nickelarbeiter	Beschäftigte in anderen ausgewählten Berufen	Stahlarbeiter	Grubenarbeiter
1938—1947	Todesfälle, Gesamtzahl	1379	—	168	39
	Todesfälle erwartet	2,61	0,89	13,12	20,67
	Todesfälle, beobachtet	36	—	22	8
1948—1956	Todesfälle, Gesamtzahl	666	117	119	40
	Todesfälle, erwartet	5,86	4,27	37,62	56,89
	Todesfälle, beobachtet	39	5	45	23

Die Wertung von *Eisenoxidstaub* ($Fe_3O_4 \cdot H_2O$, Fe_2O_3, FeO) und Hämatitstaub für die Entstehung von Lungenkrebs ist noch nicht ganz einheitlich. Die erste bemerkenswerte Beurteilung über einen Zusammenhang zwischen der Einatmung von Eisenoxid als Staub und der Erkrankung an einem Bronchialcarcinom stammt von DREYFUS (1936). Nach einer Latenzzeit von 24 Jahren erkrankten zwei Geschwister an Lungenkrebs. Beide hatten 12 Jahre lang im gleichen Raum gelebt, in dem die Mutter als Heimarbeit Schrauben polierte. Dabei wurde auf die rotierende Scheibe immer wieder Eisenoxidpulver aufgestreut. DREYFUS hielt deshalb das Eisenoxid für ein Cancerogen, weil das Lungencarcinom bei beiden Schwestern relativ früh zur gleichen Zeit auftrat und eine außerhalb des Hauses lebende Schwester gesund blieb. Weitere Einzelbeobachtungen von Lungenkrebsen bei durch Eisenoxid gefährdeten Arbeitern liegen vor von TURNER u. GRACE (1938 — 3 Fälle) und von SIMONS (zit. HUEPER 1966).

Tabelle 79. *Lungensiderose und Lungencarcinom bei Hämatitbergleuten und Gießereiarbeitern (aus W.C. HUEPER, „Occupational and Environmental Cancers of the Respiratory System". Berlin-Heidelberg-New York: Springer 1966)*

Autor	Beruf	Zahl der Autopsien	Zahl der Lungenkrebse	%
McLAUGHLIN u. HARDING	Gießereiarbeiter	149	16	10,8
FAULDS u. STEWARD	Hämatitminenarb.	180	17	9,4
HARDING u. MASSIE	Kesselreiniger	12	3	20,0
FAULDS u. STEWART	Kontrollen	2220	45	2,0

Die Ergebnisse epidemiologischer Untersuchungen über die Zusammenhänge von Lungenkrebs und Eisenstaubinhalation von KENNAWAY u. KENNAWAY (1947), HARDING u. MASSIE (1951), McLAUGHLIN u. HARDING (1956) sowie von FAULDS u. STEWARD (1934, 1956) sind in Tab. 79 zusammengestellt.

Gleichartige Untersuchungsergebnisse mit Angabe der deutlich erhöhten Todesrate für Lungenkrebs bei Eisenerzbergleuten in den USA gehen aus der Tab. 80 von Brower (1955) hervor.

Tabelle 80. *Unterschiede in der Zahl und Todesrate von Lungenkrebsen bei Eisenerzbergleuten und Wohnbevölkerung von Minnesota 1950—1954 (nach Brower 1955 aus W.C. Hueper, „Occupational and Environmental Cancers of the Respiratory System". Berlin-Heidelberg-New York: Springer 1966)*

| | Zahl der Todesfälle | | Todesrate auf 100 000 | |
Jahr	Minnesota Einwohner	St. Louis-Ithaca Eisenerzbergleute	Minnesota Einwohner	St. Louis-Ithaca Eisenerzbergleute
1950	328	5	11,0	37,6
1951	289	4	9,7	30,0
1952	329	12	11,0	90,1
1953	367	8	12,3	60,1
1954	345	6	11,6	60,1

Alle diese Ergebnisse machen eine höhere Lungenkrebsgefährdung in den genannten Berufszweigen mehr als wahrscheinlich. Auch französische Arbeitskreise (Braun u. Mitarb. 1960; Monlibert u. Mitarb. 1960; Roussel u. Mitarb. 1964) fanden bei Untersuchungen im Erzbergbaugebiet von Lorraine eine etwa dreifach höhere Erkrankungszahl an Lungenkrebs unter den Bergleuten gegenüber von Vergleichsgruppen. Dabei wurden die möglichen Einflüsse der Rauchgewohnheiten kritisch überprüft und Raucher eliminiert.

Nach Untersuchungen von Voigtmann (1956) erschien ein cancerogener Effekt von Eisenoxidstaub unwahrscheinlich, weil bei Walzern in Hüttenwerken, die einer hohen Schwebestaubkonzentration von Eisenoxid ausgesetzt waren, selbst bei langer Exposition wohl ausgeprägte Siderosen der Lungen auftraten, nicht aber Lungenkrebse.

Metallsplitter, die hauptsächlich aus Eisen bestehen, sind nicht als vollkommen inertes Material anzusehen, wie Auflösungsvorgänge mit Bildung sog. Rostgranulome zeigten (Kandt u. Schoefer 1964). Auch bei der Krebsentstehung in der Umgebung von Lungenstecksplittern muß neben anderen Faktoren an eine spezifische oder unspezifische Wirkung des Eisens als Krebsursache gedacht werden (Peter+ 1966). Allerdings scheinen kompakte Eisenstücke eher als unspezifische Fremdkörper zu wirken.

Tierversuche von Campbell (1940) haben Lungenkrebsentwicklung bei Mäusen durch eingeatmetes Eisenoxid erbracht. Müller u. Erhardt (1956) konnten bei intraperitonealer Verabreichung von Eisenoxid keine Krebsbildung nachweisen. Hueper (1958) fand bei intramuskulärer Gabe Sarkombildung und bei Verabreichung in den Respirationstrakt auch Lungentumoren bei Ratten. Allerdings könnte bei diesen Untersuchungen die Wirkung von chromhaltigen Verunreinigungen entscheidend gewesen sein (K.H. Bauer 1963). Spätere Untersuchungen von Hueper u. Payne (1962) erbrachten nämlich keine eindeutigen Zusammenhänge.

Wenn auch noch nicht alle Einzelheiten geklärt sind, so verdienen diese Mitteilungen doch starke Beachtung und sind für gutachterliche Fragen besonders wichtig, wenn ein Zusammenhang zwischen Eisenoxidexposition und einem Bronchialcarcinom zu erörtern ist. Anerkannt werden zur Zeit Fälle von Bronchialcarcinom bei Hämatitbergleuten und Gießereiarbeitern (Hueper 1964). Doch sollte dabei stets auch die Raucheranamnese beachtet werden (Braun u. Mitarb. 1960; Sutherland 1961, 1962).

Beryllium und seine Verbindungen (Berylliumoxid, Berylliumsilicat, Zinkberylliumsilicat, Berylliumphosphat) rufen als inhalierter Staub in den Lungen neben einer Berylliosis im Sinne einer Pneumoconiose eine schwere produktive Alveolitis hervor (NIEMÖLLER 1949).

Im Tierversuch konnten bei Einatmung von Berylliumverbindungen ortsfremde Sarkome (meist in Knochen) erzeugt werden (BARNES u. DENZ 1950; HOAGLAND u. Mitarb. 1950; DUTRA u. Mitarb. 1951; HUEPER 1955). Wahrscheinlich stört Beryllium und seine Verbindungen die Synthese der DNS. Lungencarcinome bei Ratten erzeugten VORWALD (1959) und SCHEPERS (1961).

Bei Menschen sind Kombinationen von Berylliumexposition mit Berylliose der Lungen und Bronchialcarcinom von KAHLAU (1954), HARDY (1962, 3 Fälle) und NIEMÖLLER (1963, 3 Fälle) mitgeteilt worden. Dieser betont, daß Beryllium auch im Zigarettenrauch nachgewiesen wurde und hier als Cancerogen wirken soll. Nach dem Schrifttum gibt HUEPER (1966) eine Latenzzeit für die Entwicklung eines Bronchialcarcinoms nach Berylliumintoxication bei Menschen von 20—30 Jahren an. Als gefährdet gelten Arbeiter bei der Erzgewinnung, bei der Herstellung berylliumhaltiger Legierungen, bei der Fertigung von Glühstrümpfen, Löt- und Schweißzusätzen u. ä. (s. auch HUEPER 1964).

Statistische Erhebungen über Todesraten an Lungencarcinom durch Beryllium liegen noch nicht vor.

Auf die Entstehung von Lungenkrebsen bei *Generatorgas*arbeitern haben 1936 zuerst KURODA u. KAWAHATO in Japan hingewiesen. Es sollen sich hierbei verschiedene Cancerogene summieren (K.H. BAUER 1963), indem Staub, Hitze sowie die inhalierten *Teer- und Pechprodukte* zusammenwirken. Gefährdung besteht bei der Herstellung von Teer- und Pechstoffen und ihren Abkömmlingen in Kokereien, Gasanstalten, Destillationseinrichtungen für Teerprodukte und beim Straßenbau (Einzelheiten bei HUEPER 1964).

Die tierexperimentellen Arbeiten über den Teerkrebs sind schier unübersehbar geworden und finden sich u. a. bei K.H. BAUER und bei HUEPER (1966) zusammengestellt.

Tabelle 81. *Todesraten durch Krebse des Respirationstraktes bei Koksofen- und Gasretortenarbeitern nach Angaben des Schrifttums (aus* W.C. HUEPER, „*Occupational and Environmental Cancers of the Respiratory System*". *Berlin-Heidelberg-New York: Springer 1966)*

Autor	Land	Anzahl der Fälle	Todesraten	Zeitraum
KAWAHATO	Japan	21	500	1933—1937
KAWAI et al.	Japan	10		1946—1960
DOLL	England	97	284 Heizer	1946—1960
			202 Retortenarbeiter	1946—1960
CHRISTIAN	USA	23	149 Gasanlagen-Arbeiter	1946—1960
		12	784 Koksofen-Arbeiter	
		11	87 sonstige Arbeiter	
		27	433 Unterwerkelektriker	
DOLL	Canada	14	Gasretorten-Arbeiter (57% aller Krebse befielen die Atemorgane)	
BRUUSGAARD	Norwegen	12	Gaswerk-Arbeiter	1959[1]

[1] = von 41 Todesfällen an Krebs.

Über die Todesraten bei Kokerei- und Gasarbeitern unterrichtet die Tab. 81. Die Expositionszeit betrug nach Angaben von KAWAHATA (1936, 1938) zwischen 9 und 23 Jahren, im Mittel 16,6 Jahre.

Unter Auswertung von 125 Lungenkrebsen betroffener Berufsgruppen in den USA hat Christian über eine höhere Gefährdung für besonders exponierte Arbeiter berichtet, wie aus Tab. 82 hervorgeht.

Tabelle 82. *Berufliche Aufteilung von 125 Lungenkrebsfällen 1946—1960 nach* Christian[1] *(aus* W.C. Hueper, *„Occupational and Environmental Cancers of the Respiratory System". Berlin-Heidelberg-New York: Springer 1966)*

Berufsbezeichnung	Zahl der Beschäftigten	Zahl der Lungenkrebs-fälle in 15 J.	Rate pro 100000 pro pro Jahr	% der Beschäftigten-gruppe
Unterwerkelektriker	416	27	432,7	6,5
Verwaltungsangestellte u. Geistliche	4466	25	37,3	0,55
Gaswerkarbeiter	1031 total	23	147,7	2,2
Koksofenarbeiter	102	12	784	11,7
Sonstige Arbeiter	929	11	78	1,2
Gebietsvertreter.	508	8	107	1,8
Autoschlosser	186	6	215,0	3,2
Fahrer	140	5	238,1	3,6
Bedienstete.	359	4	74,2	1,1
Zählerüberprüfer	515	3	38,8	0,58
Störungsdienst für Gas und Elektr.	759	3	26,3	0,33
Falzer	274	3	73	1,9
Bauarbeiter	2075	3	19,2	0,14
Mechaniker „B"	2489	6	16	0,24
Kassierer.	448	2	29,7	0,44
Lagerarbeiter	449	2	29,7	0,44
Zählerableser	354	1	18,8	0,29
Pharmazeuten	6	1	1111,1	16,6
Rettungsinstrukteure	1	1	6666,6	100,0
Leitungsleger	126	1	44,9	0,79
Andere verschiedenartige Berufe .	8959	0	0	0
Gesamt	23564	125	35,4	0,53

[1] Es handelt sich um die Belegschaft eines Großkraftwerkes, das Kohle als Brennstoff benutzt.

Ähnlich positive Zusammenhänge wurden von Kennaway u. Kennaway (1947, 1951), Bandmann (1956) und von Doll (1952, 1959) mitgeteilt. Auch in einer jüngeren Studie haben Doll u. Mitarb. (1965) bei direkt exponierten Arbeitern der Gasindustrie eine höhere Todesrate angegeben, die vornehmlich zu Lasten des Lungenkrebses und der chronischen Bronchitis geht. Dagegen fanden Reid u. Buck (1956) bei Kokerei- und Kaplan (1959) bei Diesellokarbeitern kein höheres Krebsrisiko.

Der am längsten bekannte Zusammenhang zwischen einer beruflichen Schädigung und der Entstehung eines Lungenkrebses ist die sog. *Bergkrankheit oder Lungensucht*, die bereits um 1500 von Agricola an den Bergleuten in *Schneeberg* und *Joachimsthal* beobachtet wurde. Damals freilich war man sich über den Charakter der Lungenerkrankung im einzelnen noch im Unklaren und erst Härting u. Hesse (1879) sowie Rostoski, Saupe u. Schmerl (1926) wiesen den Krebscharakter dieser Lungenerkrankung nach. Später haben Hueck (1937) u. a. auf diese auffällige Häufung von Bronchialcarcinomen bei Arbeitern im Schneeberger Grubengebiet aufmerksam gemacht. Dabei kamen recht häufig multiple Lungenkrebse zur Beobachtung. In der Zeit von 1876—1938 sollen 60—80% aller Arbeiter einem Bronchialcarcinom zum Opfer gefallen sein. Die durchschnittliche Arbeitszeit in den Gruben mit *strahlendem Gestein* betrug dabei 25 Jahre. Die kürzeste Frist wurde mit 10 Jahren ermittelt. Behounek u. Fort (1941) haben

63 Joachimsthaler Bergarbeiter obduziert und insgesamt 28 Lungenkrebse festgestellt. Bei ihnen betrug die durchschnittliche Expositionszeit 20 Jahre. Neben
dem Einfluß der *radioaktiven Strahlung* durch die Uranblende wurden auch andere
Ursachen für die Krebsentstehung in diesen Bergbaugebieten angeschuldigt. So
haben besonders SCHINZ u. UEHLINGER (1937) auf den etwaigen Einfluß von Arsen
und Kobalt im Gestein aufmerksam gemacht. Auch Nickel und Wismut sowie
Stein- und Kohlenstaub werden für die Krebsentstehung verantwortlich gemacht
(K.H. BAUER 1963).

Aktivitätsmessungen (NEITZEL 1935) haben ergeben, daß in beiden Bergbaugebieten radioaktives Gestein gefunden wurde, das eine recht starke Strahlung
besaß, die nicht nur im Gestein selbst, sondern auch in der Grubenluft und in den
Grubenwässern vorhanden war. Sehr erhebliche Schwankungen in der Strahlungs-
intensität (NEITZEL, BEHOUNEK u. FORT) werden teilweise auf jahreszeitliche
Einflüsse zurückgeführt. Versuche mit weißen Mäusen, die in den Gruben gehalten
wurden (HUECK 1937), ergaben in einer hohen Zahl Krebse der Atemorgane. Am
Anfang der Carcinomentwicklung steht möglicherweise eine sehr erhebliche
Fibrose in den Lungen der Tiere (RAJEWSKY u. Mitarb. 1943). Gleichartige Lungenveränderungen in Form einer diffusen interstitiellen Fibrose wurden auch bei den
obduzierten Bergleuten gefunden. Der chronische Reiz mit Epithelmetaplasien
in den umgebauten und schlechter belüfteten sowie mangelhaft durchbluteten
Lungen führt dann offenbar an mehreren Stellen zur Entwicklung eines Carcinoms.

In neueren amerikanischen Untersuchungen haben WAGONER u. Mitarb. (1965)
erneut auf den Zusammenhang der radioaktiven Strahlung mit dem Lungenkrebs
bei Bergarbeitern in Urangruben hingewiesen. Sie untersuchten insgesamt 5370
verstorbene Bergarbeiter des Coloradoplateaus. Dazu waren 3415 mit genauen
anamnestischen Daten besonders geeignet. Aus den Untersuchungsergebnissen
geht eindeutig hervor, daß mit zunehmender Dauer der Tätigkeit in den Urangruben die Häufigkeit von Bronchialcarcinomen sprunghaft ansteigt. Bei standardisierten Werten zeigte sich ein Anwachsen von 3,1 Erkrankungen auf 116,12
bei 10000 Arbeitern pro Jahr nach mehrjähriger Belastung. Somit konnte eine
direkte Ursachenverbindung zwischen radioaktiver Strahlung und Lungenkrebshäufigkeit hergestellt werden. Bemerkenswert ist, daß sich die Strahlung offenbar
spezifisch am Respirationstrakt auswirkt und ein sicher nachweisbarer Zusammenhang zwischen Dosis und Carcinomentstehung vorliegt.

In den Flußspatbergwerken von Neufundland fanden DE VILLIERS u. WIN-
DISH (1964) sowie PARSONS u. Mitarb. (1964) ebenfalls eine höhere Lungenkrebsgefährdung durch radioaktive Strahlung. Sie soll dabei weniger aus dem Gestein
selbst als vielmehr aus Grubenwasser erfolgen.

Während diese Berufskrebse seit langem bekannt sind und durch neuere
Untersuchungen hinreichend bestätigt wurden, bringen die *Atomwaffen*versuche
mit ihren radioaktiven Teilchen ganz neue Gesichtspunkte in die Ursachenforschung des Lungencarcinoms. Von besonderer Wichtigkeit sind dabei die „hot
particles", jene hochgradig radioaktiven Teilchen, die nach Bombenexplosionen
als Aerosol in der Atmosphäre schweben und dadurch besonders geeignet sind, bis
in die Lungenbläschen vorzudringen. Sie enthalten verschiedene radioaktive
Elemente in beträchtlich schwankender Verteilung. Die Strahlungsdosis soll
40000—50000 rad pro Stunde betragen können (SOMMERMEYER 1959; CEMBER
1964), während bei Bergleuten eine Gesamtdosis von 30000 rad in 20 Jahren auf
die Bronchialschleimhaut einwirkt. Es entstehen also unter besonderen Umständen *für alle Menschen* wesentlich höhere Gefahren als sie die Arbeit in radioaktiven
Gruben mit sich bringt.

Akimoto u. Mitarb. (1966) führen eine erhöhte Krebsquote und auch eine Häufung des Bronchialcarcinoms bei Betroffenen der Atombombenabwürfe in Hiroshima und Nagasaki (1945) auf die hohe Aktivität und Strahlung zurück.

I. Obiditsch-Mayer wies 1949 auf die Möglichkeit einer malignen Entartung von Bronchialepithel nach *Thorotrastablagerung* in der Lunge hin. Später berichtete Roth (1957) über strahlungsbedingte Carcinome nach therapeutischen Maßnahmen. Er erwähnt außer einem eigenen Fall drei gesicherte Mitteilungen des Schrifttums (Voegtli u. Minder 1952; Holthusen 1956; Lloyd 1957), bei denen nach *Thorotrastdiagnostik* der Lungen ein Lungencarcinom aufgetreten war. Aufgrund der engen örtlichen Beziehungen zwischen abgelagertem Thorotrast und Krebs wurde ein kausaler Zusammenhang angenommen.

Die Beobachtung von Roth betraf einen 43jährigen Mann, der 1943 einen linksseitigen Lungenschuß mit nachfolgendem Emphysem erlitten hatte. Zur Darstellung einer Bronchialfistel war eine Thorotrastbronchographie durchgeführt worden. Dabei kam es zum Überfließen des Kontrastmittels in das Bronchialsystem der rechten Lunge mit reichlicher Ablagerung besonders im rechten Unterlappen. Im Jahre 1956 verstarb der Patient. Die Sektion ergab sehr reichlich Thorotrast in der rechten Lunge, vor allem im Unterlappen, mit einem metastasierenden kleinzelligen Bronchialcarcinom im Unterlappenbronchus. Es wurde eine hohe Strahlenintensität der rechten Lunge nachgewiesen mit zahlreichen Thorotrastomen in der unmittelbaren Umgebung des rechten Unterlappenbronchus. Da auch in den histologischen Schnitten reichlich Thorotrast in der Umgebung des Tumors vorhanden war, mußte nach Ansicht Roths das Bronchialcarcinom als Wehrdienstbeschädigung anerkannt werden. In einer Mitteilung von Hackenthal (1956) wird ein kleinzelliges Bronchialcarcinom nach Thorotrastdiagnostik der Lungen nicht mit dem radioaktiven Agens in Verbindung gebracht, weil in den Lungen kein ThO_2 nachgewiesen werden konnte.

Zusammenfassend läßt sich über Berufskrebse sagen: Die Gesamtzahl der durch berufliche Schädlichkeiten hervorgerufenen Lungencarcinome ist gemessen an der großen Häufigkeit dieser Geschwulstart gering. Die durch bekannte Stoffe verursachten und im Tierversuch nachgeahmten Berufskrebse der Lungen müssen als entschädigungspflichtige Erkrankungen anerkannt werden. Eine Reihe der krebserregenden beruflichen Schädlichkeiten scheint auch bei der Luftverunreinigung und im Tabakrauch eine Rolle bei der Cancerogenisierung zu spielen. Das gilt ganz besonders für Arsen, Nickel und Chrom sowie für die Teerprodukte und die Radioaktivität. Die dadurch hervorgerufenen Lungenkrebse gehören vorwiegend zu den Plattenepithelcarcinomen und den kleinzelligen undifferenzierten Carcinomen (sog. Reizkrebse). Eine Vermehrung der Adenocarcinome ließ sich nur bei der Lungenasbestose feststellen. Die Angriffspunkte der einzelnen Stoffe an der Zelle des Bronchialbaumes sind offenbar unterschiedlich und noch weitgehend unbekannt.

d) Chronische Entzündung, Narbenbildung und Lungenkrebs

In diesem Abschnitt sollen Ergänzungen zum „Narbenkrebs" (S. 120) erfolgen, die vor allem die Silicose und Tuberkulose betreffen.

Zahlreiche große statistische Untersuchungsreihen an Bergleuten haben *keine* besondere Häufung des Lungenkrebses bei verschiedenen Stärkegraden der *Silicose* ergeben (Rüttner 1949; Westermann 1951; Spörlein 1952; Mittmann 1959; Boden 1960; Otto 1963 u. a.). Überraschenderweise zeigten sie vielmehr eine geringere Anzahl von Bronchialcarcinomen bei Staublungenerkrankungen gegenüber der Durchschnittsbevölkerung. Man hat sogar von einer Schutzwirkung der Silicose gegen das Bronchialcarcinom gesprochen (Spörlein). Über die Häufigkeit des Bronchialcarcinoms bei Silicose der Lungen unterrichtet Tab. 83.

Aus dieser niedrigen Kollision von Silicose und Lungenkrebs wird der Schluß gezogen, daß zwischen beiden kein ursächlicher Zusammenhang besteht. Das mittlere Erkrankungsalter der Silicotiker betrug beim Tod 53 Jahre, bei den an

Lungenkrebs Verstorbenen ohne Silicose 63 Jahre (FRUHLING u. OPPERMANN 1952). Bei 1536 unausgesuchten Erwachsensektionen fanden sie in 6% ein Bronchialcarcinom gegenüber 5,12% mit Staublungenerkrankung. In einer größeren statistischen Übersicht hat JAMES (1955) über 1827 Sektionen bei Bergleuten mit 3,3% primären Bronchialcarcinomen berichtet. Dem werden 1531 Sektionen von Nicht-Bergleuten gegenübergestellt, unter denen in 5,4% ein Lungenkrebs nachgewiesen werden konnte. Von den Bergleuten hatten 967 eine

Tabelle 83. *Prozentualer Anteil der Lungencarcinome bei Silicose nach dem Schrifttum*

Autor	Jahr	Anzahl der Silicosefälle	Prozentsatz der Bronchial-carcinome bei Silicose
AHLENDORF	1959	197	4,6
BRAUN	1956	152	0,3
BODEN	1960	4437	6,4
BERGERHOFF	1937	100	3,0
CHRISTIANS	1963	784	5,4
DI BIASI	1949	4217	2,06
DOGLIONI	1954	240	1,24
EHRHARDT	1949	804	0,49
KOELSCH	1934	1083	0,37
GARDNER zit. WORTH-SCHILLER	1942	1438	0,7
HUSTEN	1931	205	0,0
JAMES	1955	967	6,9
KURZ	1952	371	1,9
KAHLAU	1954	—	5,8
KLOTZ	1939	50	8,0
LEICHER	1948	256	4,7
MEREWETHER	1948	2000	1,32
MEIKLEJOHN	1949	210	1,9
OTTO	1963	719	3,8
RÜTTNER	1949	271	1,0
SLADDEN	1933	60	3,3
SWEANY et al.	1936	40	2,5
STRACHAN, IRVINE zit. BÜTTNER	1949	1438	0,69
SCHULTE	1930	282	0,0
SPÖRLEIN	1952	385	1,8
VORWALD, KARR	1938	136	1,1
GROSSE	1956	310	7,4
WÄTJEN	1940	119	2,5

einfache Pneumoconiose, darunter 49 ein primäres Lungencarcinom (5,1%). Weitere 860 hatten eine massive Fibrose der Lungen, davon nur 12 ein primäres Lungencarcinom (1,4%). Von den 12 primären Bronchialcarcinomen bei massiver Lungenfibrose entfielen 5 Krebse auf eine Lokalisation innerhalb oder in unmittelbarer Nähe von pneumoconiotischen Narben. Auch ROUSSEL u. Mitarb. (1960) konnten an Silicosekranken keine besondere Häufung des Bronchialcarcinoms nachweisen. RÜTTNER (1949) macht darauf aufmerksam, daß nach einer Literaturübersicht bis zum Jahre 1949 unter 2204 Silicosen nur 32 Carcinome (1,5%) gefunden wurden. In einer eigenen Serie fand er unter 271 Silicosen 3 Carcinome (etwa 1%). Auch hier wird bestätigt, daß der Lungenkrebs bei Staublungenerkrankungen seltener als in der Durchschnittsbevölkerung bei Männern anzutreffen ist. RÜTTNER betont, daß der frühere Absterbegipfel bei Staublungenerkrankten eine Rolle spiele. Der Sterbegipfel für die Silicotiker liegt nach Gathie (1945) und Rüttner im 53. Lebensjahr, für die Lungenkrebse dagegen im 62. Lebensjahr. Kennaway u. Kennaway (1953) führen die verhältnismäßig niedrigen Prozentsätze für Bronchialcarcinom bei Bergleuten mit besonderer Staubexposition darauf zurück, daß sie während einer langen Tätigkeit unter Tag nicht rauchen können und somit dieser wichtige krebserregende Faktor für viele Stunden am Tage ausgeschaltet werde. Unter dem Eindruck solcher Feststellungen wird von Gabus (1959) bei einem Carcinom, das sich in der Kaverne einer Silicotuberkulose entwickelt hatte (50j. Mann) ein ätiologischer Zusammenhang abgelehnt.

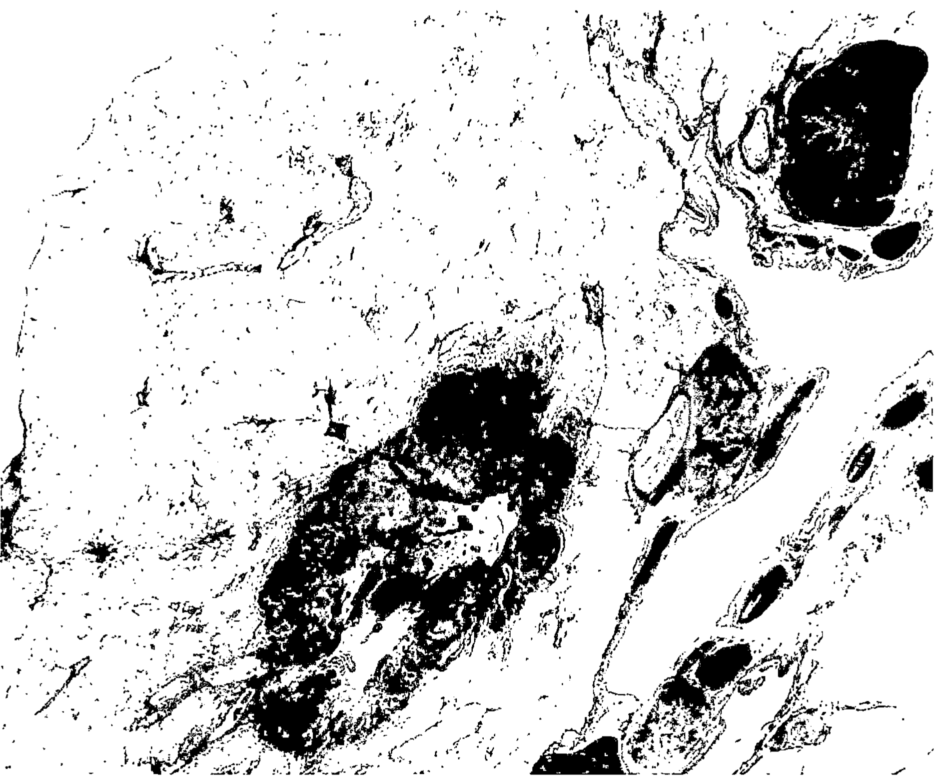

Abb. 153. MB. 4714/67. O. A., 61jährig. Hilusnahes, kastaniengroßes, anthrakotisches Pflasterzell-Carcinom, linker Unterlappen mit direkter Invasion der hilusnahen Lymphknoten; Hilusferne carcinomfrei. Mischstaubpneumokoniose I—II° mit obstruktivem Emphysem. Vergr. 3:1 (E. Uehlinger, Zürich)

Auch Schautz u. Klein (1960) konnten bei zahlreichen Staublungenerkrankten keine besondere Häufung von Lungenkrebsen finden. Es werden 8 Fälle mitgeteilt, bei denen silicotische Schwielen und Tumor in enger Nachbarschaft nebeneinander bestanden. Histologisch handelte es sich meist um Plattenepithelkrebse verschiedener Reifegrade. Die Verfasser glauben, in der bei chronischen Staublungenerkrankungen häufiger beobachteten chronischen Bronchitis eine Erklärung für die Krebsentwicklung gefunden zu haben. Eine echte cancerogene Wirkung der Quarzbestandteile wird abgelehnt. Schmiedeknecht (1953) schildert einen Fall von einem tubulären Adenocarcinom mit soliden Abschnitten innerhalb einer geballten silicotischen Schwiele. Hier wird ein ursächlicher Zusammenhang zwischen silicotischer Narbe und Lungenkrebs anerkannt. Ähnliche Einzelbeobachtungen über Krebsentstehung in silicotischen Narbenfeldern werden von

DI BIASI (1949), KAHLAU (1961) und GOLDMAN (1965) mitgeteilt (siehe auch Abb. 153 von UEHLINGER). Im eigenen Sektions- und Resektionsgut konnten wir im Laufe der letzten Jahre 5 Lungenkrebse bei vorbestehender Silicose nachweisen (Abb. 89, 154). In solchen Fällen nahmen wir einen positiven Kausalzusammenhang an, wenn auch die Ortsidentität nicht als Beweis betrachtet werden kann. K. H. BAUER (1963) hat mit Recht betont: ,,Man muß sich immer wieder vor dem

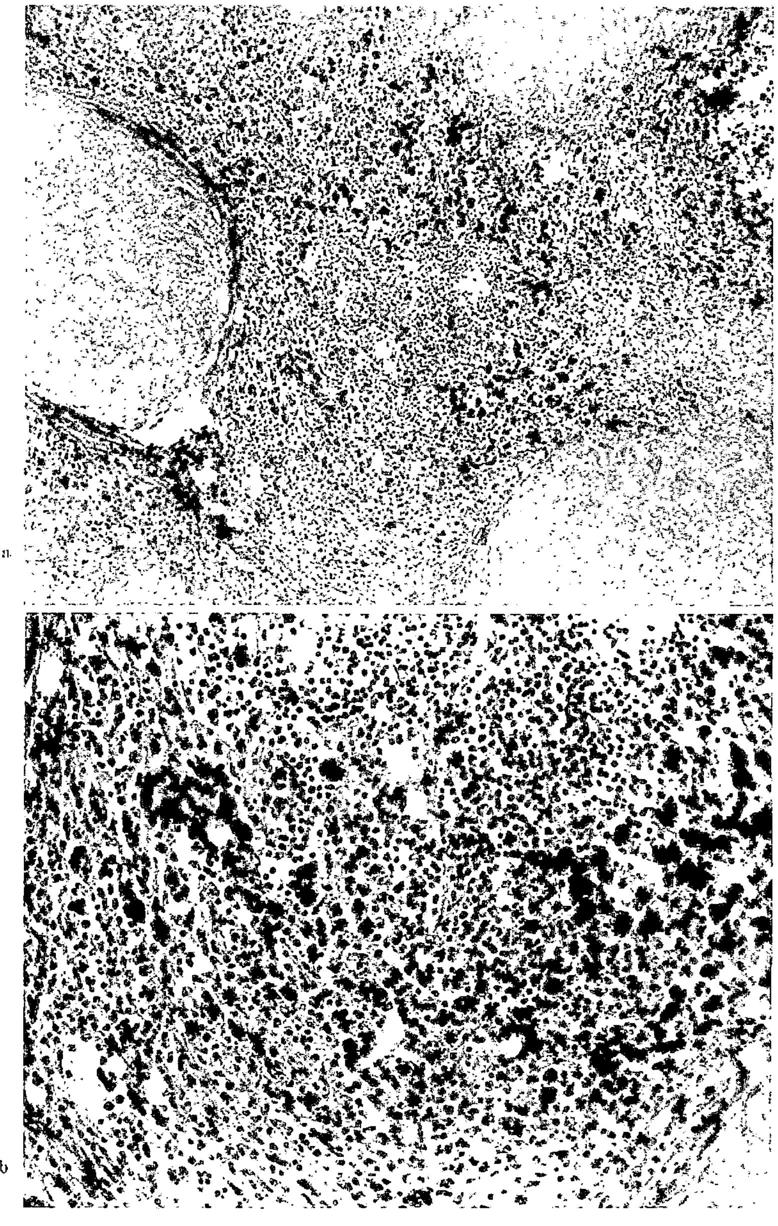

Abb. 154. Ausschnitt aus einem Lungenlappen mit nur silicotischen Knötchen, stärkere rundzellige Infiltration des Narbengewebes und polymorphen mittelgroßen Zellen eines undifferenzierten Carcinoms. Van Gieson-Färbung (10897/66). a) Vergr. 80:1, b) Verg. 190:1

so häufigen Trugschluß hüten, als spräche eine massenstatistische Seltenheit a priori gegen einen ursächlichen Zusammenhang. Für die Wahrscheinlichkeit gibt die Summe der Einzelfälle nur einen ersten Anhaltspunkt, de facto et de jure muß sie immer aus jedem Einzelfall neu ermittelt werden". Deswegen verdient die umfassende Monographie von Otto (1963) besondere Brücksichtigung. In einer Untersuchungsserie von 753 Obduktionsgutachten bei Porzellanarbeitern aus den Jahren 1945—1958 ergab sich folgende Häufigkeitsverteilung:

Silicose III	(279 Fälle) :	3 Bronchialcarcinome = 1,1%
Silicose II/III	(91 Fälle) :	4 Bronchialcarcinome = 4,4%
Silicose II	(87 Fälle) :	4 Bronchialcarcinome = 4,6%
Silicose I/II	(62 Fälle) :	4 Bronchialcarcinome = 6,5%
Silicose I	(138 Fälle) :	19 Bronchialcarcinome = 13,7%
Keine silicot. Veränderung	(62 Fälle) :	10 Bronchialcarcinome = 16,1%

Demnach fehlt ein statistischer Zusammenhang zwischen Silicose und Lungencarcinom. Aus diesen Beobachtungen kann auch abgeleitet werden, daß bei den stärkeren Silicoseformen der Prozentsatz an Bronchialcarcinomen deutlich geringer ist als bei den schwächer entwickelten Stadien. Kahlau (1961) hat diesen Befund damit erklärt, daß zahlreiche kleine Knötchen insgesamt eine größere Oberfläche haben, an der sich ein krebserregender Reiz der Kieselsäure auf das Lungengewebe auswirken kann. Dieser Hinweis wird von Otto (1963) entkräftet: Die geballten silicotischen Schwielen haben in der Regel den Charakter zusammenfließender kleinerer Knötchen. Die Erkrankten mit einer Silicose III haben somit meist die Stufen einer Silicose I und II durchlaufen, ohne daß in dieser Phase ein Lungenkrebs aufgetreten wäre. Allerdings muß nach Otto bei einer ursächlichen Zusammenhangsanerkennung zwischen beiden Leiden jeweils der Einzelfall genau analysiert werden. Zusätzliche Krebsnoxen sind möglichst auszuschließen.

Im Hinblick auf diese recht mangelhaft geklärte wissenschaftstheoretische Situation sind Tierversuche von Kahlau (1961) bemerkenswert, bei denen Kaninchen ein intrapulmonales Quarzdepot bekamen. Von 7 Kaninchen überlebten 5 den Eingriff über 5 Jahre. Bei der Sektion fanden sich in 4 Fällen erhebliche Tumorwucherungen, bei 3 Tieren in beiden Lungenlappen. Das 4. Tier zeigte in der rechten Pleura Tumorknoten. Auch bei den übrigen Kaninchen fanden sich Pleurametastasen sowie zweimal Tochtergeschwülste in der Leber. In einem Fall war das Quarzdepot noch in Form sehr kleiner Knoten nachweisbar. Bei den übrigen Tieren konnte kein Anhalt für Fremdkörperreaktion oder Silicose in den Lungen nachgewiesen werden. Drei Krebse entsprachen ihrem histologischen Aufbau nach dem Adenocarcinom mit der Wuchsform eines Alveolarzellcarcinoms in Randabschnitten. Einmal entsprach der Tumor einem fibroplastischen Sarkom, das seinen Ausgang wahrscheinlich von der Pleura genommen hatte. Besonders das Kaninchen, bei dem ein Quarzdepot mit chronischer Entzündung in der Umgebung und die Lungengeschwulst unmittelbar daneben lag, erlaubt den Schluß, daß zwischen der chronischen Entzündung im Randgebiet des Quarzdepots mit atypischen Epithelproliferationen und Carcinom ein ursächlicher Zusammenhang besteht. Kahlau glaubt, aus diesen Untersuchungen einen krebserregenden Einfluß der Kieselsäure ableiten zu können, und verweist ausdrücklich darauf, daß es sich bei diesen Beobachtungen nicht um Narbenkrebse handele.

Im Zusammenhang mit der Frage einer ätiologischen Beziehung zwischen Silicose und Lungenkrebs sei auf die außerordentlich wichtigen Untersuchungen von Backmann u. Grüter (1965) hingewiesen. Sie haben die Lunge eines 36jährigen Mannes untersucht, die wegen einer Tuberkulose reseziert worden war. Es ergab sich eine Silicotuberkulose sowie eine reticuläre Fibrose des Lungengewebes.

Letztere wies auf eine vorbestehende Strahlenbelastung hin. Der Patient hatte von 1937—1951 in den Uranbergwerken in Annaberg/Erzgebirge gearbeitet. Die Autoren untersuchten die verschiedenen Strahlungen im Lungen- und Lymphknotengewebe und verglichen sie mit den Herden aus anderen Silicoselungen bzw. mit Kontrollwerten normaler Lungen. Sie konnten keine nennenswerte Erhöhung der γ-Strahlen finden, wiesen jedoch eine um das zehn- bis zwanzigfach erhöhte Alphaaktivität ($6,9 \times 10^{-14}$ Ci pro Gramm Lungengewebe) gegenüber den normalen Lungen nach. In den hilären Lymphknoten war die Alphaaktivität meist höher als im Lungengewebe. Das betraf auch Vergleichsfälle einer Silicose III und I. Ob für die Silicoseentstehung die Alphastrahlung eine Rolle spielt, wird offen gelassen. Die Erhöhung der Alphastrahlung muß nach der langen Latenzzeit nur noch als geringer Prozentsatz der früher einwirkenden Radioaktivität angesehen werden. Wenn also silicotische Schwielen und Lymphknoten eine höhere Radioaktivität zeigen, als normalerweise im gleichen Gewebe von normalen Lungen zu erwarten ist, so muß bei jahrelangen Einwirkungen dieser Strahlung nach unserer Meinung auch eine cancerogene Wirkung erörtert werden. *Dieser Zusammenhang zwischen Silicose, gewissermaßen als Speicherungsort der Radioaktivität, und einem entstehenden Lungencarcinom müßte bei entsprechender Exposition künftig bei der Beurteilung beachtet werden.*

In zahlreichen statistischen Untersuchungen über die Häufigkeit von gleichzeitiger *Lungentuberkulose und Bronchialcarcinom* ergeben sich recht unterschiedliche Aussagen. Einige Forscher (DELARUE u. Mitarb. 1953, 1955; BARZEL u. KERN 1954; BARTH 1965; RINK 1965 u. a.) weisen darauf hin, daß eine weitgehend ruhende Lungentuberkulose durch ein hinzukommendes Carcinom aktiviert werden könne. Andere (LÜDERS 1959; MEYER u. Mitarb. 1959; CHEMIN u. ROCHE 1963 u. a.) vertreten die Ansicht, daß in tuberkulösen Narben recht häufig ein Bronchialcarcinom entstehe. SCHWARTZ (1948, 1950, 1952, 1953, 1956, 1960, 1964, 1965) hat in zahlreichen Mitteilungen darauf aufmerksam gemacht, daß sowohl dem Einbruch von tuberkulösen Lymphknoten in die Stammbronchien als auch den subpleural gelegenen tuberkulösen Narben eine entscheidende Bedeutung für die erhebliche Zunahme des Lungencarcinoms beigemessen werden müsse. Er geht dabei von der Tatsache aus, daß die Tuberkulose unter der modernen Therapie weitgehend ausheilt. Dadurch bilden sich viel häufiger als früher ausgedehnte Narben, in denen sich später ein Carcinom entwickeln kann. Daraus zieht SCHWARTZ den Schluß, daß die gesamte Zunahme des Lungenkrebses auf ausgeheilte und vernarbte Tuberkulosen bzw. Lymphknoteneinbrüche zurückzuführen sei. Beweisgründe, die das Zigarettenrauchen betreffen, lehnt er ab.

Zweifelsfrei ist ein Zusammenhang zwischen den Krebsen in alten Kavernen und der ursprünglichen Tuberkulose anzunehmen (FRIEDLÄNDER 1885; GRÄFF 1935, 1947; NACHTIGALL 1943; GÜTHERT 1949; REINGOLD u. Mitarb. 1950; ATTINGER 1950; SCHUBERT u. Mitarb. 1960; WURM 1962; LOGINOV 1963). Gleiches gilt für die Tumoren im Abteilungsbronchus einer tuberkulösen Kaverne. Die chronischen Entzündungsvorgänge mit häufig gestörter Epithelregeneration sollen schließlich zur Entartung des Bronchialepithels führen. Ein Zusammenhang zwischen der Tuberkulose als spezifischer Entzündung mit dem Carcinom kann dagegen nicht angenommen werden.

Eine sehr große Anzahl von Autoren nimmt keinerlei direkte ursächliche Beziehung zwischen Tuberkulose und Lungenkrebs an (ROBBINS u. SILVERMAN 1949; FRUHLING u. MARCOUX 1952; DELARUE u. PAILLAS 1955; PAXON 1956; KESZTELE 1957; CAREY u. GREER 1958; MURASAWA u. ALTMANN 1958; CAMPBELL 1961; GREENBERG u. Mitarb. 1965). Es wird darauf verwiesen, daß durch bessere Behandlung der Lungentuberkulose mehr Menschen mit alten tuberkulösen

Narbenbezirken das Krebsalter erreichen und sich deswegen schon der Wahrscheinlichkeit nach häufiger eine Kombination von Lungentuberkulose und Bronchialcarcinom finden muß (Hollmann u. Schneider 1952; Hambly jr. 1952; Chauvet 1953; Cremer u. Kaufmann 1953; Baldamus 1959; Campbell u. Hughes 1960; Mody u. Poole 1963; Herrmann 1964 u. a.). Es soll nicht in Abrede gestellt werden, daß besonders die ausgedehnt narbig verheilten Tuberkulosen mit ihrem stark anthracotischen Schwielenfeldern einen günstigen Boden für die Entstehung von Narbenkrebsen bilden. Bei der Untersuchung zahlreicher resezierter Lungen wird ein Narbencarcinom nicht ganz selten angetroffen. Jedoch scheinen uns die Hinweise von Bedeutung, daß gerade die am meisten von der Tuberkulose befallenen Ober- und Unterlappensegmente beidseits seltener Sitz eines Bronchialcarcinoms sind. Darauf wurde ausführlich in Kapitel „Sitz und Ausbreitungsform der Bronchialcarcinome" aufmerksam gemacht. Die tägliche Sektionspraxis erbringt ganz besonders häufig alte anthracotische z. T. verkalkte Lungennarben in den Spitzen beider Oberlappen. In diesen Bezirken begegnet uns aber am seltensten ein Bronchialcarcinom. Schon damit scheint die von Schwartz geäußerte Ansicht, daß die Zunahme des Lungenkrebses in erster Linie zu Lasten der ausgeheilten Tuberkulose gehe, sehr fragwürdig.

Die Koinzidenzhäufigkeit von Tuberkulose und Bronchialcarcinom wird von Böhlke (1966) nach dem Schrifttum wie folgt angegeben:

Tabelle 84. *Prozentuale Koinzidenz von Bronchialcarcinom und Lungentuberkulose, auf ein Tuberkulosekollektiv bezogen (nach Böhlke 1966)*

Autor	Jahr	Tbc-Fälle	Koinzidenz
Gerstl u. a.	1946	1600	0,44%
Drymalski u. Sweany .	1948	2000	0,75%
Attinger	1950	590	2,04%
Seyfarth	1951	323	2,16%
Cremer u. Kaufmann .	1953	396	13,35%
Patzelt	1954	804	3,00%
Campbell u. Hughes . .	1960	10000	0,24%
Hammer.	1961	515	4,30%
Böhlke	1965	5582	2,50%

Bezogen auf ein Tuberkulosekrankengut liegt nach Böhlke von einigen Ausnahmen abgesehen das Zusammentreffen zwischen 0,44—3%. In seinem eigenen Untersuchungsgut betrug der Hundertsatz 2,5%. Wurden die Bronchialcarcinome als Bezugssystem gewählt, so fand er einen erheblich größeren Prozentsatz (10,88%). In 46% lagen undifferenzierte Typen vor, 51% gehörten den Plattenepithel- und Adenocarcinomen an. Diese Angaben beziehen sich auf sämtliche Bronchialcarcinome. Im Operationsmaterial allein fand Böhlke neben 571 Lungentuberkulosen 249 Carcinome, darunter 60 Narbenkrebse (24%). Siebzehn der von Lüders kontrollierten Narbenkrebse hatten sich auf dem Boden tuberkulöser Narben entwickelt (6,8%). In 8 Fällen lagen bronchogene Narben vor, 9mal wurde ein bronchiolo-alveoläres Narbencarcinom diagnostiziert. Böhlke mißt den Lungen- und Bronchialnarben als sog. Realisationsfaktoren eine entscheidende Bedeutung zu. Die Tuberkulose mit ihren Narbenfeldern ist demnach ein altes „Störfeld" (Grosse 1960). Bei einer versicherungsrechtlichen Anerkennung eines Zusammenhanges zwischen Tuberkulose und Bronchialcarcinom muß nach Böhlke der histologische Nachweis der lokalen Syntropie erfüllt sein.

Im eigenen Sektionsgut fanden wir unter 1633 Bronchialcarcinomen in 47 Fällen eine ausgedehnte alte cirrhotische oder fortschreitende Lungentuberkulose. Das entspricht etwa 3% (Haupt u. Zömisch[+] 1967). Kleine tuberkulöse Residuen wie Spitzennarben geringerer Ausdehnung wurden dabei nicht bewertet.

Endrei (1963) hält nach eigenen Erfahrungen und Literaturangaben Zusammenhänge zwischen Tuberkulose und Bronchialcarcinom für möglich. Und dies besonders deshalb, weil die meisten Lungennarben tuberkulöser Natur sind. Hierbei fiele jedoch die Zunahme des Bronchialcarcinoms und die Sterblichkeitsrückentwicklung an Tuberkulose ins Gewicht. Unter 69 Lungenkrebspatienten fand er in 10% klinisch eine Tuberkulose. Auch hierbei wurden nur ausgedehnte Tuberkulosen berücksichtigt. In 10% aller Carcinomfälle entwickelte sich ein Carcinom in einer tuberkulösen Narbe. Bariéty u. Rulliéré (1963) fanden die Kombination Tuberkulose/Bronchialcarcinom 20mal häufiger als in der Vergleichsbevölkerung. Nach Ruth Steinitz (1965) ergaben Untersuchungen in Israel bei Männern in 10% und bei Frauen in 8,2% ein gemeinsames Vorkommen von Lungentuberkulose und Bronchialcarcinom. Die Verfasserin nimmt ein höheres Risiko (bei Männern 5fach, bei Frauen 10fach) für die Erkrankung an einem Bronchialcarcinom bei Tuberkulosekranken an.

Tabelle 85. *Prozentuale Koinzidenz von Bronchialcarcinom und Lungentuberkulose, auf ein Bronchialcarcinomkollektiv bezogen (nach Böhlke 1966)*

Autor	Jahr	Carc.-Fälle	Koinzidenz
Kikuth	1925	246	8,94%
Breckwoldt	1926	47	8,51%
Probst	1927	76	5,25%
Wahl	1927	81	9,87%
Berblinger	1931	82	1,22%
Luncevich	1947	270	14,00%
Drymalski u. Sweany .	1948	57	26,30%
Farber u. a.	1949	266	3,80%
Attinger	1950	89	13,48%
Seyfarth	1951	25	28,00%
Bryson u. Spencer . .	1951	866	1,80%
Wenzl	1951	130	11,50%
Cremer u. Kaufmann .	1953	350	15,15%
Patzelt	1954	181	9,00%
Baló u.a.	1957	200	10,00%
E.C. Meyer	1959	100	15,00%
Campbell u. Hughes . .	1960	650	3,70%
Böhlke	1965	1286	10,88%

In einer Serie von 225 Bronchialcarcinomen, bei denen alle über den Primärkomplex hinausgehenden tuberkulösen Residuen berücksichtigt wurden, fand Kühn[+] (1965) eine Kombination von Tuberkulose und Bronchialcarcinom in 21 Fällen (10%). Nur bei 13 Krebsen lagen Bronchialwandnarben vor, also nicht häufiger als im durchschnittlichen Sektionsgut. Meist waren sie weit vom Lungentumor entfernt. Nur zweimal bestand eine enge nachbarliche Beziehung, allerdings bei sehr ausgedehnten Tumoren. Somit konnten wir wie Voegtli (1954) und auch Giese (1960) keine direkten pathogenetischen Beziehungen zwischen Bronchialwandnarben nach Lymphknoteneinbrüchen und der Entstehung eines Bronchialcarcinoms nachweisen. Vor allem scheint uns die Lungenkrebszunahme nicht mit der größeren Zahl von ausgeheilten Lungentuberkulosen erklärt werden zu können.

Die Kombination eines *Morbus Boeck* mit einem Bronchialcarcinom in enger örtlicher Beziehung ist selten. Jefferson u. Mitarb. (1954) haben zwei Fälle, Goodbody u. Taylor (1957) *eine* derartige Beobachtung mitgeteilt. Obwohl beide Veränderungen unmittelbar benachbart waren, läßt sich ein ursächlicher Zusammenhang nicht beweisen.

Ein Überblick über den Narbenkrebs unter allgemeinen Gesichtspunkten wurde auf S. 120 ff. gegeben. Dabei fand auch die Ätiologie der Narbenbildung gebührende Berücksichtigung. Einige *exzeptionelle Ursachen* des Lungenkrebses seien an dieser Stelle nachgeholt. Dalgaard (1955) fand ein Bronchialcarcinom bei Tracheobronchopathia chondroosteoplastica. Dabei soll der Wandumbau mit chronischer Entzündung für die Krebsentstehung von Bedeutung sein. Hermann u. Heim (1962) beobachteten die Bildung eines multizentrischen Carcinoms der Bronchiolen bei einem 45jährigen Mann mit schwerer chronischer Bronchitis und Panarteriolitis. Die Verfasser machen die chronische Entzündung der Bronchiolarwandung und die begleitende Durchblutungsstörung für die multiple Krebsentwicklung verantwortlich. Bei Lungensequestration durch eine aus der Bauchaorta entspringende Lungenarterie fanden Elias u. Aufses (1960) in mehreren Lungencysten Carcinom, ähnlich Kurobane u. Mitarb. (1960) bei einem 19jährigen Mann. Nach St. Bauer (1961) entwickelte sich in einer solitären Lungencyste ein Krebs. Dieser Befund betraf einen 30jährigen Mann.

Als Kuriosum muß wohl die Entwicklung eines Bronchialcarcinoms in einem cystischen Teratom des Ovars aufgefaßt werden, über das Fox (1965) berichtet.

Fassen wir unsere Ansicht über das Bronchialcarcinom als Folge chronischer Entzündung und Narbenbildung zusammen, so ergibt sich in summa folgendes:

Chronisch entzündliche und vernarbende Prozesse in der Lunge können zu überschießenden Regenerationen führen und schließen die Möglichkeit ein, ein Carcinom zu erzeugen. Bei den unterschiedlichsten Ursachen für Narbenbildungen ist nicht die Narbenspezifität, sondern der unspezifische chronische Entzündungsreiz für die Krebsentstehung verantwortlich zu machen. Wahrscheinlich häufen sich in der Narbe begünstigende Voraussetzungen an, die zu fehlgeleiteter Regeneration und Metaplasie führen. Ortsgleichheit von Narbe und Carcinom muß nicht gleichbedeutend sein mit „Narbencarcinom". Dieses macht etwa 8—13% aller Lungencarcinome aus und findet sich vorwiegend in der Peripherie der Oberlappen. Seine Entwicklung im Lungenmantel führt zu Pleurareaktionen und Einziehungen, die dem diagnostisch verwertbaren „Krebsnabel" entsprechen. Ätiologisch kommt ihm geringere Bedeutung zu, denn er beweist keineswegs das Vorliegen eines Narbencarcinoms. Zentrale Bronchialwandnarben durch Lymphknoteneinbrüche sind in unserem Sektionsgut bedeutungslos. Die silicotische Narbe kann als ursächlicher Faktor für ein Lungencarcinom nicht grundsätzlich ausgeschlossen werden. Im genau untersuchten Einzelfall muß vielmehr die Zusammenhangsfrage positiv beantwortet werden, wenn auch zahlreiche Statistiken das Gegenteil beweisen.

Histologisch unterscheiden sich die Narbencarcinome von anderen dadurch, daß sich unter ihnen ein ungewöhnlich hoher Prozentsatz (30—40%) drüsiger Krebse befinden.

Die *Rückschau auf allgemeine Fragen der Ätiologie des Lungencarcinoms* läßt nur sehr flüchtige Hinweise zu. Sicher scheint zu sein, daß der Luftverunreinigung in weiterem Sinne eine große Bedeutung in dem Ursachenkomplex beigemessen werden muß. Die eine Komponente ist dabei die Verunreinigung der Atemluft, die sich jeder Einzelne durch den Tabakrauch selbst macht. Die andere vermittelt uns die Industrie. Beide enthalten die gleichen Cancerogene. Es sind also beide Posten in Rechnung zu setzen. Der Bronchialkrebs ist in erster Linie das „Produkt

inhalierter Cancerogene". Es muß aber abgewogen werden, ob der Tat- oder Leide-
form die stärkeren Auswirkungen zukommen. Darüber besteht keine einheitliche
Meinung. Wir selbst bekennen uns zu der meist vertretenen Ansicht, daß dem
Rauchen das Hauptgewicht als exogene krebserzeugende Schädlichkeit für das
Lungencarcinom zukommt. Immer aber müssen mehrere Schädigungen zusam-
menkommen, um den Boden für die Krebsentwicklung vorzubereiten. Beziehungen zwischen Dosis des Cancerogens und zeitlicher Einwirkung sind hier wie bei
den Berufskrebsen und im Tierversuch deutlich. Demgegenüber dürften erbliche
Belastung, soziale Lage oder gar Geburtsmonat und Alter der Mutter als krebs-
begünstigende Größen weit in den Hintergrund treten. Vor Überraschungen aber,
die uns die Ursachenforschung noch bringen mag, sind wir nicht sicher. Eine
stärkere Beachtung gestörter nervöser und endokriner Regulationen sollte nicht
außer Acht gelassen werden. Möglicherweise ergeben gerade für das Bronchialcarcinom die in letzter Zeit häufiger beobachteten Störungen der Nebennieren-
rindenfunktion und des Mineralstoffwechsels eine Erweiterung unserer Erkenntnisse.

8. Metastasen

a) Sitz und Häufigkeit

Die Metastasierung ist beim Bronchialcarcinom wie bei allen anderen bösartigen Geschwülsten für den Verlauf der Geschwulstkrankheit von außerordentlicher Bedeutung. Trotzdem läßt sich eine allzu ausführliche Darstellung dieses
Gegenstandes heute nicht mehr rechtfertigen. Die Zahl umfassender Abhandlun-
gen ist so groß und weitgehend deckungsgleich, daß wir uns auf weniges beschränken können. Auch lange Zeit umstrittene Fragen wie die aerogene Absiedlung
können als gelöst betrachtet werden. Geschwulstembolien auf bronchogenem Weg
in andere Lungenabschnitte sind ohne Zweifel möglich (K.H. BAUER 1962; ECK
1957; W. FISCHER 1949; RÖSSLE 1949 u. a.). Die Abbildungen (Abb. 76a—c S. 110)
zeigen diesen Vorgang.

Von der Metastasierungsneigung wird die *biologische Wertigkeit* bestimmt. Und
diese steht in enger Beziehung zum histologischen Typ des Krebses, von dem Zeitpunkt, Anzahl und Lokalisation der Metastasen wesentlich abhängig sind. Auch
hierüber besteht Einigkeit beim weitaus überwiegenden Teil der Pathologen.

Die Tatsache, daß zunächst die örtlichen Lymphknoten befallen werden, diente
den Klinikern zum Versuch der Früherkennung des Bronchialcarcinoms. Mit
Hilfe der Mediastinoskopie suchte CARLENS (1959) mit gutem Erfolg dieses Ziel zu
erreichen. Damit ist diese Untersuchungsmethode zur viel benutzten Tumorsuche
geworden (RINK 1965). Doch lassen sich mit ihr nur die Lymphknoten des vorderen Mediastinums erfassen. Die des hinteren, die vor allem bei Carcinomen der
Unterlappen auftreten, entgehen ihr. Hieraus ergibt sich bereits ein Hinweis auf
die verschiedene Örtlichkeit der Lymphknotenmetastasen. Sie stehen im Zusammenhang mit dem Sitz des Primärtumors und seinen lymphangischen Abfluß-
wegen. „So sind bei Befall des Oberlappens in der Regel die Lymphknoten nicht
an der Metastasierung beteiligt, die unterhalb einer Linie liegen, die man sich
rechts in Höhe des Abgangs des 6. Segmentbronchus und des Mittellappenbronchus
und links in Höhe des Abgangs des Lingulabronchus und des 6. Segmentbronchus
gezogen vorstellen kann" (NOHL 1956).

Wenn man die Tumorlokalisation im Unterlappen betrachtet, so besteht zwischen rechter und linker Lunge insofern ein Unterschied, als rechts Mittel- und
Unterlappen anatomisch und funktionell eine gewisse Einheit bilden. Ihre bronchopulmonalen Lymphknoten bilden einen zusammenhängenden Verband. Car-

cinome des Mittel- und Unterlappens werden demnach hier ihre ersten Ableger setzen. Ebenso liegen die Lymphknoten der Bifurkation im unmittelbaren Abflußbereich der Unterlappen. Das Ligamentum pulmonale stellt eine Verbindung zu den retroperitonealen Lymphknoten her. Auch die Gruppe der paraoesophagealen Lymphknoten bildet die erste mediastinale Station der Unterlappen im hinteren Mediastinum.

Für die hämatogene Metastasierung ist bemerkenswert, daß bereits in der unmittelbaren Umgebung des Primärtumors Unterschiede im Gefäßbefall bei den einzelnen histologischen Typen bestehen. Ballantyne u. Mitarb. (1957) wiesen bei 59 Operationspräparaten in 88% Tumorthromben nach. Sie betrafen klein- und großzellige sowie Adenocarcinome. Beim Plattenepithelkrebs war mit 80% die Gefäßbeteiligung etwas geringer. Ähnliche Untersuchungen führten bei Collier u. Mitarb. (1957) zu dem Ergebnis, daß beim entdifferenzierten Carcinom in 100% Gefäßeinbrüche vorlagen, beim drüsigen in 80% und beim plattenepitheligen in 63%, insgesamt also in 71%. Nohl (1962) fand bei 211 Operationspräparaten wesentlich geringere Werte. Die entdifferenzierten Krebse waren an Gefäßeinbrüchen nur in 41,4% beteiligt, drüsige in 37,5 und Plattenepithelcarcinome in 28,5%. Wenn somit auch recht verschiedene Angaben vorliegen, so ist doch deutlich, daß Carcinome unterschiedlicher histologischer Typen nicht in gleicher Häufigkeit in Blutgefäße vordringen. Das kleinzellige Carcinom bricht noch vorher in die Lymphbahnen ein. Die Tumorzellen erhalten dann über den Ductus thoracicus Anschluß an den Blutstrom (sog. Cysternentyp Walthers).

Diese Untersuchungsergebnisse rechtfertigen die Annahme einer unterschiedlichen Aggressivität nach dem Grad der Zell- und Gewebsreife eines Carcinoms. Danach sind in den einzelnen Malignitätsstufen, die den jeweiligen histologischen Typen zukommen, zahlenmäßig differente Metastasen zu erwarten. Wir haben sie in Tab. 86 gegenübergestellt.

Tabelle 86. *Metastasierungshäufigkeit von drei verschiedenen Typen des Bronchialcarcinoms*

	undifferenziertes Carcinom		Adenocarcinom		Plattenepithelcarcinom	
Gesamtzahl der Fälle	841	(100%)	120	(100%)	425	(100%)
Gesamtzahl der Metastasen . .	772	91%	106	88,3%	295	69,4%
Keine Metastasen	69	9,0%	14	11,7%	130	30,6%
lymphogene Metastasen . . .	668	79,4%	90	75,0%	238	56,0%
hämatogene Metastasen	625	74,3%	89	74,2%	203	47,8%

Eine weitere Unterteilung der Metastasierungshäufigkeit zeigt die Tab. 87.

Tabelle 87. *Metastasierungshäufigkeit bei vier verschiedenen Typen nach dem eigenen Untersuchungsschema (ausgenommen das Adenocarcinom)*

	vorwiegend kleinzellige Carcinome		vorwiegend polymorphzellige Carcinome		nicht verhornende Plattenepithelcarcinome		verhornende Plattenepithelcarcinome	
Gesamtzahl der Fälle . .	591	70,3%	250	29,7%	293	68,9%	132	31,1%
Gesamtzahl der Metast.	574	97,1%	198	79,2%	205	70,0%	90	68,2%
keine Metastasen	17	2,9%	52	20,8%	88	30,0%	42	31,8%
lymphogene Metastasen	546	95,1%	122	61,6%	163	55,6%	75	56,8%
hämatogene Metastasen	468	81,5%	157	62,8%	148	50,5%	55	41,7%

Die Gesamtzahl der hämatogenen Metastasen ist im Vergleich zu WALTHER in der Tab. 88 zusammengestellt. Die Angaben WALTHERS sind bei der kleinen Zahl für eine statistische Auswertung ungeeignet, aber mit unseren Ergebnissen durchaus vergleichbar.

Tabelle 88. *Vergleich der hämatogenen Metastasierungshäufigkeit zwischen* WALTHER *und uns*

Lokalisation	WALTHER Gesamtzahl der Fälle 277	%	eigenes Material Gesamtzahl der Fälle 1386	%
Hämatogene Metastasen	177	63,2	917	66,2 ± 0,4
Leber	117	66,1	523	57,0 ± 1,6
Nebennieren	42	23,7	357	38,9 ± 1,6
Knochenmark	82	46,3	456	49,2 ± 1,7
Niere	56	31,6	253	27,6 ± 1,5
Schilddrüse	23	13,0	98	10,7 ± 1,0
Gehirn	25	14,1	259	28,2 ± 1,5
Pankreas	16	9,0	105	11,5 ± 1,1
Magen, Darm	5	2,8	72	7,9 ± 0,3
Milz	15	8,5	40	4,4 ± 0,2
Myokard	9	5,1	37	4,0 ± 0,2
Skelettmuskulatur	4	2,3	19	2,1 ± 0,1
Haut	4	2,3	14	1,5 ± 0,1

Nach diesen Tabellen läßt sich mit der von WALTHER angegebenen Formel der *Malignitätsindex* der unterschiedlichen histologischen Typen des Lungencarcinoms errechnen:

$$M = \frac{c + 2\,l + 10\,h}{100}; \quad c = \text{kontinuierliche Ausbreitung};$$

l = lymphogene, h = hämatogene Metastasen. Die lymphogene Absiedlung zählt also doppelt, die hämatogene zehnfach. WALTHER findet

für das kleinzellige solide Carcinom . . . . M = 10,0

für das Carcinoma cylindrocellulare adenomatosum . . . . M = 7,8

für das anepidermoide Plattenepithelcarcinom . . . . M = 7,7

für das epidermoide Plattenepithelcarcinom . . . . M = 6,0

Unsere Untersuchungen führten zu folgendem Ergebnis:

für das vorwiegend kleinzellige Carcinom beträgt . . . . M = 11,1

für das drüsige Carcinom beträgt . . . . M = 9,9

für das vorwiegend polymorphzellige Carcinom beträgt . . . . . M = 8,5

für das nicht verhornende Plattenepithelcarcinom beträgt . . . M = 7,2

für das verhornende Plattenepithelcarcinom beträgt . . . . . . M = 6,3

Wenn wir annehmen, daß WALTHER die kleinzelligen und polymorphzelligen Carcinome zusammengefaßt hat, so ergibt sich ein Wert von 9,8 und somit eine weitgehende Übereinstimmung in den ersten Gruppen. Auch v. ALBERTINI hat in seiner Malignitätsskala dieselbe Reihenfolge.

Die *Differenzen* zwischen *Adeno-* und *Plattenepithelcarcinom* können als statistisch gesichert betrachtet werden. Das gleiche trifft für das undifferenzierte und Plattenepithelcarcinom zu. Bei der Gruppe der vorwiegend kleinzelligen und vorwiegend polymorphzelligen Carcinome besteht bei der Gesamtzahl der Metastasen (lymphogen und hämatogen) ein Unterschied mit einer 99,7%igen Wahrscheinlichkeit. Desgleichen ließen sich die Differenzen zwischen vorwiegend kleinzelligem und drüsigem Carcinom für die Gesamtzahl der Metastasen und die lymphogenen sichern, nicht aber für die hämatogenen allein. Die Differenzen zwischen Adeno- und polymorphzelligen Carcinomen ließen sich für die Gesamtzahl und die verschiedenen Metastasierungswege sichern. Statistisch einwandfrei sind auch die Unterschiede zwischen der Gruppe der kleinzelligen Carcinome und den Varianten der Plattenepithelkrebse. Beim Vergleich der polymorphzelligen Carcinome mit den Plattenepithelcarcinomen kamen wir zu dem Ergebnis, daß statistisch gesicherte Unterschiede wohl in der Gruppe der Gesamtzahl der Metastasen und der hämatogenen Metastasen, jedoch nicht bei den lymphogenen Metastasen bestehen. Abschließend wurden noch die Differenzen der Metastasierung zwischen dem Adenocarcinom und dem Plattenepithelcarcinom auf ihre statistische Sicherheit geprüft. Die Unterschiede in allen drei Gruppen sind statistisch echt.

Wir haben also Unterschiede in der Gesamtzahl der Metastasen bei den großen Gruppen der histologischen Typen der Lungencarcinome statistisch sichern können. Jetzt steht noch ihre Metastasierungshäufigkeit in die einzelnen Organe aus. Auch hier ergaben sich zu erwartende Differenzen, die nicht im einzelnen aufgeführt werden sollen. Bemerkenswert aber sind die Zahlen beim Befall der Nieren und Milz. Die Metastasen in diesen Organen nehmen mit dem Differenzierungsgrad der Geschwulst zu. Der Unterschied beim Befall der Nieren zwischen den kleinzelligen Carcinomen und den verhornenden Plattenepithelcarcinomen ist mit 20,3% erheblich. Die Prozentzahlen bewegen sich zwischen 23,3% für das kleinzellige, 29,9% für das polymorphzellige, 32,6% für das drüsige, 29,7% für das nicht verhornende und 43,6% für das verhornende Plattenepithelcarcinom. Bei der Milz finden wir eine stufenweise Steigerung der Metastasen von 3,4 auf 7,3%.

Wir haben bei den Metastasen auch die Größenverhältnisse bei den histologischen Typen berücksichtigt. Die Größe der Metastasen steht in keinem Zusammenhang mit dem histologischen Charakter des Primärtumors. Allerdings fehlen genaue Maßangaben in den Protokollen.

Was die Häufigkeit der Metastasierung in die einzelnen Organe betrifft, so folgen wir zunächst der Erklärung von Gabler u. Peckholz (1960). Sie kamen bei der gründlichen Untersuchung von 51 Bronchialcarcinomen zu der Überzeugung, daß dem *Blutkreislauf* und der *Angioarchitektur der einzelnen Organe* bei der Entstehung sekundärer Geschwülste eine maßgebliche Bedeutung zukommt. Als wesentlich für das Anwachsen der Tumorzellen erwies sich die Sauerstoffspannung und die Verlangsamung des Blutstromes in „ruhenden" Organparenchymen. Alle zur Eigenbewegung befähigten Organe (muskuläre Hohlorgane, Milz und Haut) werden selten von hämatogenen Tochtergeschwülsten befallen. Nach diesen Gesichtspunkten erfolgte eine Gruppeneinteilung der Organe. Danach zeigen Leber, Nebennieren und Knochenmark am häufigsten hämatogene Absiedelungen. In der zweiten Reihe stehen Niere, Schilddrüse und Gehirn. Zuletzt kommen Milz, Magen-Darm-Trakt, Herz- und Skelettmuskulatur sowie Haut. Für diese drei Organgruppen arbeiteten Gabler u. Peckholz gemeinsame funktionelle, physiologische, kreislaufphysiologische und angioarchitektonische Besonderheiten heraus. Diese sollen nach Ansicht der Autoren eine solche Einteilung rechtfertigen und das Bild der hämatogenen Metastasierung grundlegend bestimmen. Hierzu müssen wir nach eigenen Untersuchungen einschränkend bemerken, daß wohl auch noch unbekannte Bedingungen im Absiedelungsgebiet und gewisse Eigenschaften der Geschwulstzellen nicht ganz bedeutungslos sein können. Gerade deswegen haben wir die sonst unerklärliche Metastasierungseigenart in Milz und Nieren nach dem Reifegrad des Tumors unterstrichen. Sie zeigt uns mit aller Deutlichkeit, daß für den Verschleppungs- und Absiedlungsvorgang sowie das Zusammenleben von Geschwulst- und Organzellen Passivität und mechanische Gegebenheiten allein nicht ausreichen.

b) Metastasensyndrome und paraneoplastische Syndrome

Das Lungencarcinom gehört nicht nur zu den am häufigsten und ausgedehntesten metastasierenden Geschwülsten. Die Metastasen können auch zu einem Zeitpunkt auftreten, zu dem noch lange kein klinischer Hinweis auf ein Lungencarcinom besteht. Zudem fallen sie gelegentlich durch ihren Sitz aus dem Rahmen. So sah vor kurzem WORATZ (1965) neben anderen eine pflaumengroße Absiedelung auf der Nasenspitze. Als *solitäre* Tochtergeschwulst kommt ihre „Extravaganz" noch deutlicher zum Ausdruck. Einen „besonders krassen Fall" einer initialen, außerordentlich stark blutenden spinocellulären Metastase eines Plattenepithelcarcinoms im Fingerendglied veröffentlichte FROBOESE 1951. Sie beherrschte das

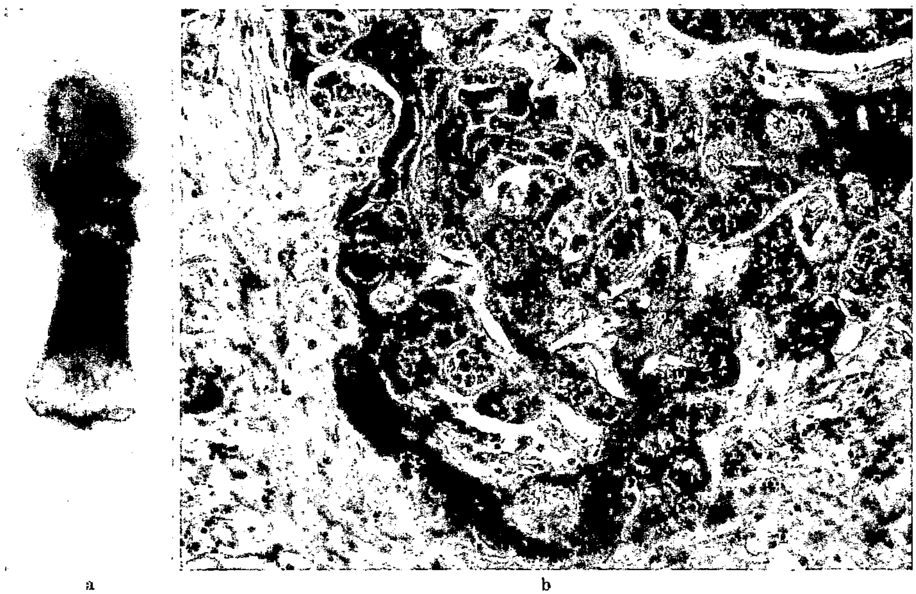

Abb. 155a u. b. Osteolytische Metastase in der Nagelphalanx des linken Mittelfingers bei primärem Pflasterzellcarcinom des rechten Lungenoberlappens. a Röntgenbild, b histologisches Schnittbild. S., Fritz, 47 Jahre (MB. 6820/52, Path. Inst. St. Gallen)

klinische Bild und wurde als primäres „Hämangiosarkom" gedeutet. Erst durch die Sektion konnte ein hilusnahes Plattenepithelcarcinom als Primärtumor nachgewiesen werden. Der Autor schreibt dazu: „Ich habe den Fall damals für ein Unikum gehalten, und es ist interessant, daß PREISSNER (1948) nun einen ähnlichen eindrucksvollen Fall der Frühmetastasierung eines Lungencarcinoms im rechten Zeigefinger mitteilt." Vergleichbare Beobachtungen, die heute jedem Pathologen bekannt sind, erregten zu jener Zeit noch Aufsehen (Abb. 155)[1]. RICHTER konnte 1953 mit einer eigenen Mitteilung nur 9 Phalangealmetastasen bei Bronchialcarcinom aus der Literatur zusammenstellen. Allerdings vermerkte W. FISCHER zu dieser Arbeit, daß er im Jahre 1952 zweimal Metastasen eines Bronchialcarcinoms in Phalangen gesehen habe. Die gleichzeitige Metastase im Corpus cavernosum des Penis in dem RICHTERschen Falle jedoch scheint Einmaligkeitswert zu besitzen. Auch betraf die Phalangealmetastase nicht das Handskelett,

---

[1] Die Abbildungen dieses Abschnittes wurden uns freundlichst von Herrn Professor UEHLINGER, Zürich, zur Verfügung gestellt.

das weitaus am häufigsten befallen ist, sondern eine Zehe. Insofern ist dieser Befund außerordentlich selten und führte, wie in der Regel zur klinischen Diagnose Tuberkulose. Hauptsächlichster Metastasenort am Fuß sind nach Uehlinger die Fußwurzel-, seltener die Mittelfußknochen; an der Hand in erster Linie das Fingerendglied. „Durch den schmerzhaften Knochenprozeß werden die subjektiven Beschwerden vonseiten der Lunge ganz zurückgedrängt" (Uehlinger 1965).

Im Körperinneren können die Metastasen bei Lungencarcinom ebenfalls irreführende Erscheinungen hervorrufen. Eine der Ursachen ist das oft reziproke Verhältnis im Umfang von Primärgeschwulst und Metastasen. Kleinste Carcinome, die dem röntgenologischen Nachweis entgehen, können mit gewaltigen regionalen tracheobronchialen Lymphknoten verbunden sein. Bei einer gewissen Größe überwuchern und verlegen sie die obere Hohlvene. Die Folge ist das Vena-cava-superior-Syndrom, also die hochgradige obere Einflußstauung. Ihre Ursache war zu Oslers Zeiten (1903) äußerst selten das Lungencarcinom. Heute steht es an erster Stelle (Calkins 1956). — Auch bei der diffusen Lebercarcinose wird gelegentlich die Leberinsuffizienz und das portale Stauungssyndrom mit Ascites zum beherrschenden Gestaltungsfaktor des terminalen Krankheitsbildes.

Die Gehirnmetastasen, deren Verschleppungsmodus von Uehlinger (1965) aufgezeigt wird, liegen vorwiegend in den Schläfen- und Scheitellappen, d. h. im Gebiet der motorischen und sensiblen Bahnen. Sie können wie andere Absiedelungen die ersten *klinischen* Geschwulstmanifestationen bilden. Bei Uehlinger entfielen von 35 Metastasen bösartiger Geschwülste 13 auf primäre Lungencarcinome. Zehn von diesen 13 Fällen lösten die ersten Geschwulsterscheinungen aus. Nach Richards u. McKissock (1963) sind 65% aller metastatischer Tumoren im Gehirn Tochtergeschwülste von Bronchialcarcinomen. Die Gehirnmetastasen und ihre Ausfallserscheinungen leiten über zu humoralen Gruppenzeichen, die auch *ohne örtliche Metastasierung* vorkommen.

Diese *paraneoplastischen Syndrome* sind nach der Definition Uehlingers (1966) Folgeerscheinungen spezifischer und unspezifischer Stoffwechselleistungen der Geschwulstzellen. Sie sind weder an die räumliche Ausdehnung, noch an die histologische Differenzierung der Geschwulst gebunden, verschwinden mit der Tumorresektion und kehren wieder mit dem Lokalrezidiv oder mit den Metastasen. Ihre volle Bedeutung liegt darin, daß sie als *Erstsymptome maligner Geschwülste* auftreten können. Besonders häufig werden paraneoplastische Syndrome bei Lungencarcinomen beobachtet. Im deutschsprachigen Schrifttum wurden sie fast ausschließlich von Uehlinger (1965, 1965, 1966) behandelt und tabellarisch zusammengefaßt.

Die entzündlichen Allgemeinerscheinungen mit Fieber und Gewichtsabnahme, Blutbildveränderungen von der hyperplastischen Leuko- und Erythropoese bis zur aplastischen Anämie und allen modifizierenden Zwischenstufen sind noch am besten bekannt. Mitunter treten sie als selbständige Krankheitsbilder auf (Leukämie, Erythrämie, Polyglobulie usw.). — Auch cardiovasculäre Syndrome als häufigste Begleiterscheinung des Lungencarcinoms sind uns nicht fremd. „Sie können richtunggebend in den Krankheitsverlauf eingreifen und die Diagnose eines primären Lungencarcinoms, besonders über Lungenembolien mit Infarkten, maßgebend erschweren. Zu unterscheiden sind die Thrombophlebitis saltans oder Phlebitis caerulea dolens und die marantische abakterielle fibrinöse Endokarditis." — Desgleichen kennen wir bestimmte Hautveränderungen, die pulmonale Osteoarthropathie (Pierre Marie) und auch die Ansicht, daß Magen-Duodenalgeschwüre bei Lungenkrebs gehäuft auftreten sollen (Berndt 1962, 1966). — Amyloidose bei Carcinom begegnet uns zwar hin und wieder, ist aber selten. All dies und manches andere ist bei Uehlinger zu finden. Sein besonderes Verdienst aber möchten wir in der Zusammenfassung der neurologischen Syndrome und der Endokrinopathien erblicken. Doch auch hieraus können wir nur eine Auswahl vornehmen.

Der erste kritische Gesamtüberblick über carcinomatöse, aber nicht carcinomspezifische Neuro- und Myopathien stammt von HENSON u. Mitarb. (1953). Bei diesen Reaktionssyndromen werden folgende Untergruppen unterschieden: 1. Die cerebellare Atrophie oder Dekortikation. 2. Die sensorische Neuropathie (Pseudotabes). 3. Die Polyneuritis (Guillain-Barré-Syndrom). 4. Die Myopathien und 5. die Dermatomyositis.

Die neurologischen Störungen eilen den unmittelbaren Geschwulsterscheinungen oft zeitlich lange voraus. „Selbst bei Einsatz aller klinischen Untersuchungsmethoden gelingt es nicht in jedem Fall, das Primärcarcinom noch zu Lebzeiten nachzuweisen" (UEHLINGER 1966).

Ein Beispiel von UEHLINGER mag die wichtigste und häufigste Form der *metacarcinomatösen Neuropathie* aufzeigen. Die sensorische Neuropathie betraf eine 58jährige Frau mit der klinischen Diagnose „Polyradiculitis Guillain-Barré unbekannter Ätiologie". Die Sektion ergab als Überraschungsbefund ein hilusnahes kastaniengroßes kleinzelliges Bronchialcarcinom im Unterlappen der linken Lunge. „Die anatomische Grundlage der schweren Sensibilitätsstörungen ist eine Erkrankung der Spinalganglien mit progressivem Absterben der Ganglienzellen und einer konsekutiven umfangreichen Demyelinisierung sowohl der peripheren Nervenstränge wie der Hinterstränge des Rückenmarkes" (Abb. 156).

Die *paraneoplastische Myopathie* kann im Gegensatz zu dem die carcinomatöse Kachexie im Endstadium begleitenden Muskelschwund als führendes Symptom die Krankheit *einleiten.* Sie beginnt mit Atrophie der Schulter- und Beckengürtelmuskulatur, und kann, wie die neurologischen Krankheitszeichen, den Direkterscheinungen des Carcinoms um Monate und Jahre vorauseilen. Fast ausschließlich sind Männer befallen. Die Beobachtung UEHLINGERS betraf einen 35jährigen Carcinomträger (kleinzelliges rechtsseitiges Oberlappencarcinom, Metastasen in Lymphknoten und Gehirn) mit allgemeiner Muskelschwäche. Die ungemein schwere Muskelatrophie nach $1^1/_2$jährigem Ablauf bot im histologischen Schnittbild alle Phasen des Schwundes der Muskelfasern von der einfachen Verschmälerung bis zur Transformation in Zellschläuche. In den Raumlücken ödematöses Fett, keine Entzündung (Abb. 157).

Die Liste der *Endokrinopathien* muß noch unvollständiger bleiben. Wir stellen das Cushing-Syndrom voran, weil es nach UEHLINGER mit dem Hyperkalzämie- und Hypoglykämie-Syndrom im Vordergrund steht. Von uns wurde dieses Krankheitsbild, das bereits STEIN (1954) sowie KRACHT u. HANTSCHMANN (1961), später viele andere gesehen hatten, in den letzten drei Jahren zweimal bei Frauen mittleren Alters in voller Entfaltung beobachtet. Es handelte sich um undifferenzierte Bronchialcarcinome. Bei diesen besonders, nicht bei den Plattenepithelcarcinomen (CARANASOS u. HUEBNER 1963), fiel uns auch häufig eine beträchtliche Nebennierenrindenhyperplasie auf. Die Bestimmung der Glucocorticoide im Serum ergab bei 17 von 43 Bronchialcarcinomen Werte, die über 40 mg/100 ml lagen. In 12 Fällen handelte es sich um undifferenzierte (9 kleinzellige, 3 polymorphzellige), dreimal um epidermoide und zweimal um drüsige Tumoren.

Hohe Konzentrationen von Glucocorticoiden schränken die Bindegewebsproliferation ein. Dadurch ist die Vorstellung begründet, daß die lokale Tumorabwehr darniederliegt und die Metastasierung schrankenlos vor sich geht. Die Patienten können also anderen Tumoreinwirkungen erliegen, noch ehe sich das Vollbild der endokrinologischen Störung entwickelt hat. Hiermit deckt sich die

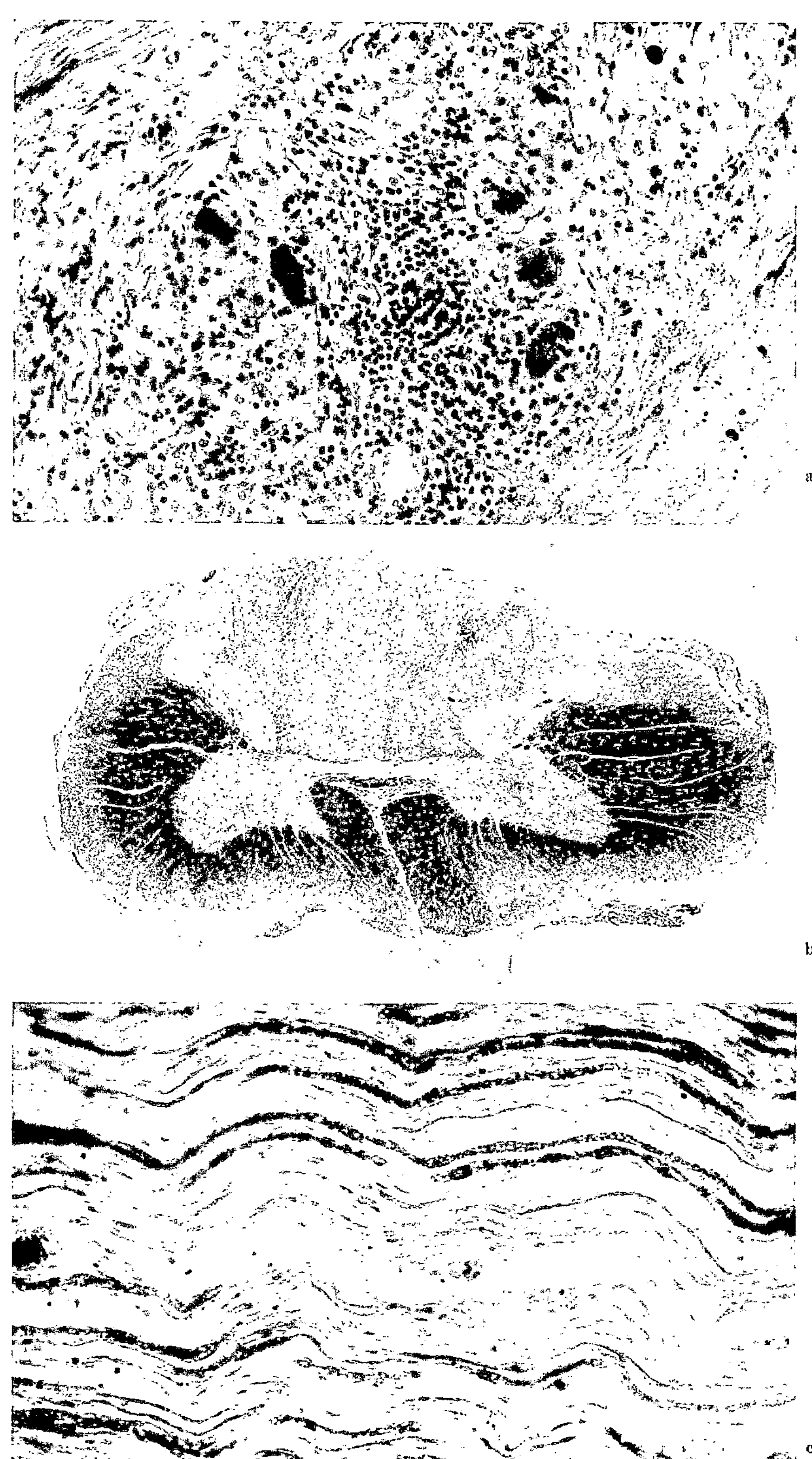

Abb. 156 a—c

ausgesprochen schlechte Prognose nach Auftreten eines Cushing-Syndroms beim Bronchialcarcinom (KRACHT u. HANTSCHMANN, LABHART 1962; UEHLINGER 1966).

Die pathogenetischen Zusammenhänge zwischen Carcinom und Endokrinopathie konnten von MEADOR und seinen Mitarbeitern (zit. UEHLINGER) weitgehend abgeklärt werden. Sie wiesen im Blut eine Substanz mit ACTH-ähnlicher Wirkung nach. „Man könnte sich also vorstellen, daß das Carcinom sekretorisch aktiv ist und ein Hormon produziert, welches in gleicher Weise aktivierend auf die Nebennierenrinde wirkt wie das ACTH selbst. Diese These findet ihre letzte Bestätigung im Nachweis einer Vermehrung der Crookeschen Zellen im Hypophysenvorderlappen als Folge einer Erhöhung der Glucocorticoide im zirkulierenden Blut" (UEHLINGER). Umgekehrt wurde von BERKHEISER (1963) festgestellt, daß in den

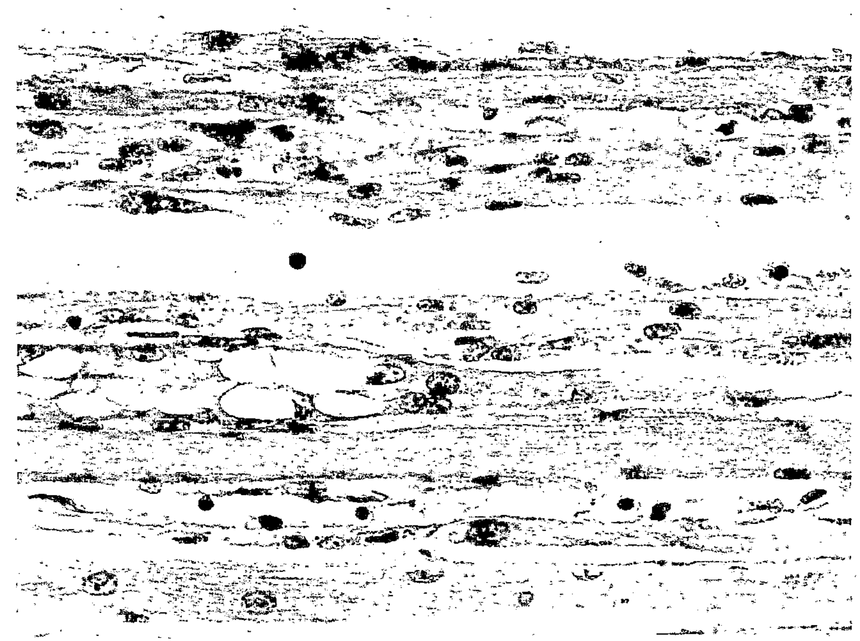

Abb. 157. Paraneoplastische Myopathie. Hochgradige Atrophie der Oberschenkelmuskulatur bei faustgroßem, wenig differenziertem Pflasterzellcarcinom des Lungenoberlappenbronchus. Vergr. 330:1. D., Karl, 76 Jahre (SN 266/60, Path. Inst. Zürich)

Lungen von Verstorbenen und im Tierversuch nach langzeitiger Cortisonbehandlung vermehrte Epithelialisierung der Alveolen und eine Hyperplasie des Bronchialepithels vor sich geht. Hierin könnte ein Hinweis auf die begünstigende Wirkung gesteigerter Nebennierenfunktion bei der Entstehung des Bronchialcarcinoms erblickt werden. Möglicherweise ist auch die Medikation mit Cortison nicht ganz gefahrlos. Damit könnte das Spektrum der Ätiologie einen neuen Gesichtspunkt gewinnen. — Auf das Hypokaliämie- und Hyponatriumämie-Syndrom können wir nicht eingehen.

Abb. 156a—c. Polygradiculitis bei hilusnahem Adenocarcinom des linken Lungenoberlappens:
a. Spinalganglion mit Untergang der Ganglienzellen und lymphocytärer Infiltration. Vergr. 90:1
b. Rückenmarksquerschnitt mit Ausfall der Hinterstränge. Vergr. 7,5:1
c. Nervus femoralis mit ausgedehnter Auflösung der Markscheiden. Vergr. 90:1. S., Klara, 58 Jahre (SN 279/57, Path. Inst. Zürich)

Das *Serotonin-Syndrom* soll nicht nur durch Carcinoide, sondern auch durch Carcinome ausgelöst werden. Kinloch u. Mitarb. (1965) sowie Siegenthaler u. Mitarb. (1965) beschreiben es bei je einer Beobachtung von primärem Lungencarcinom, gleichzeitig Azzopardi u. Bellau. Im Jahre 1966 kam ein Fall von Majcher u. Mitarb. hinzu. Indessen wurde es schon vordem beobachtet (Harrison u. Mitarb. 1957; Warner u. Mitarb. 1958; Williams u. Azzopardi 1960; Hedinger 1962; Parish u. Mitarb. 1964). Bei Harrison u. Mitarb. war es mit einem Cushing-Syndrom verbunden (35jährige Frau). In allen Beispielen lagen undifferenzierte kleinzellige Carcinome vor. Deswegen muß bei der Seltenheit dieser Begleiterscheinung wiederum auf die Schwierigkeit der Abgrenzung gegenüber manchen Bronchialadenomen mit Carcinoidsyndrom aufmerksam gemacht werden (siehe Bronchialadenome).

Gynäkomastien und Hypogonadismus bei Bronchialcarcinom sind verschiedentlich im Schrifttum genannt (z. B. del Castillo u. Mitarb. 1945; Wheeler u. Mitarb. 1954; Hardy 1960; Labhart 1962; Tanner 1965). Eine Erklärung hierzu bietet sich durch die Untersuchungsergebnisse von Marmorston u. Mitarb. an (1965). Danach war bei plattenepitheligen und besonders bei kleinzelligen undifferenzierten Krebsen die Ausscheidung von weiblichen Geschlechtshormonen deutlich erniedrigt.

Häufiger und besonders beachtenswert ist das *Hyperkalzämie-Syndrom.* Als Ursache stehen Lungen- und Nierencarcinome an erster Stelle. Das entscheidende dabei ist die Erhöhung des Blutcalciumspiegels *ohne* Knochenzerstörung durch Skelettmetastasen (Plimpton u. Gellhorn 1956). Uehlinger (1966) betont für seine Beobachtungen, daß die Metastasenfreiheit des Knochensystems nicht nur klinisch-röntgenologisch, sondern auch durch die Sektion gesichert sei und ein primärer Hyperparathyreodismus ausgeschlossen werden könne. Die Pathogenese der Geschwulsthyperkalzämie, die rasch zu hohen Werten ansteigen soll, ist unsicher. „Der Annahme eines parathormonähnlichen Sekretes des Carcinoms kommt die größte Wahrscheinlichkeit zu" (Uehlinger 1966). Andererseits muß man sich im Einzelfall Sicherheit darüber verschaffen, ob nicht eine direkte Stimulation der Parathormonsekretion durch Tumorinfiltration der Nebenschilddrüsen in Frage kommt. Einen Hinweis darauf erlaubt eine Mitteilung über „einen bisher unbekannten Mechanismus der Entstehung von Hyperkalzämien bei der Leukämie" (Schwarz u. Mitarb. 1966). Hier fanden sich leukämische Infiltrate in allen vier Nebenschilddrüsen. Durch Prednison wurde der parallele Rückgang von Hyperkalzämie und peripherer Leukocytenzahl bewirkt. Daraus wird geschlossen, „daß die Tumorzellinfiltration der Epithelkörperchen durch Prednison gestoppt wurde".

Das Krankheitsbild der akuten Hyperkaliämie kann durch die Erschwerung der Reizübertragung in der Hirnrinde so sehr in den Vordergrund treten, „daß sich die Diagnose eines schweren organischen Psychosyndroms oder die Annahme einer Dekortikation durch Großhirnmetastasen aufdrängt" (Uehlinger 1966). Uehlinger (1965) hat einen solchen Fall beschrieben. Von ihm stammt die Abb. 158. „Bei jedem Lungencarcinom mit zentral-nervösen und neurologischen Symptomen ist daher abzuklären, ob 1. ein cerebrales Metastasensyndrom, 2. eine paraneoplastische Neuromyopathie, 3. eine paraneoplastische Hyperkalzämie vorliegt" (Uehlinger 1965).

Es konnte an dieser Stelle nur weniges über die vielschichtigen paraneoplastischen Syndrome ausführlicher erörtert und manches nur angedeutet werden. Vieles wurde übergangen. Ihre Kenntnis aber gewinnt als *Erstsymptom* große Bedeutung auf dem Weg zur *Frühdiagnose der Carcinome,* vor allem des Lungencarcinoms. Sollte es gelingen, die Stoffe von Polypeptidcharakter mit ihrer leistungsbreiten hormonellen Aktivität schon in kleinsten Mengen im Serum nachzuweisen, so wäre für die Zukunft ein neuer Weg der Früherfassung von Carcinomen (HAAS 1967), in erster Linie der undifferenzierten Lungenkrebse eröffnet.

Wir sehen, daß die Symptomatologie des Lungencarcinoms nicht nur durch räumliche Ausbreitung, sondern auch durch eine unökonomische sekretorische Arbeitsleistung ungemein vielseitig wird. „Es bedarf großer Erfahrung, vieler Kenntnisse und kluger Überlegungen, um zum Ziel zu kommen" (UEHLINGER 1965).

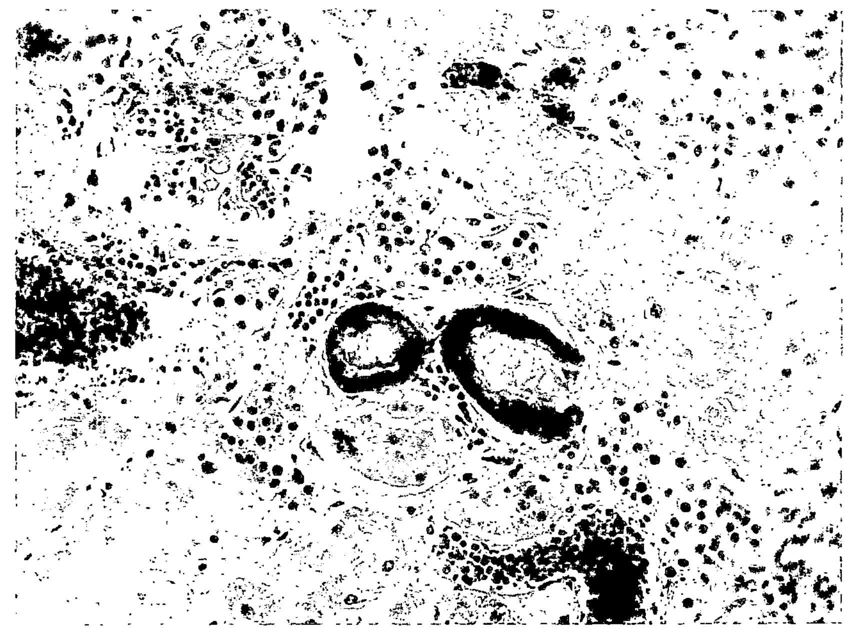

Abb. 158. Paraneoplastische Hypercalcaemie und Nephrocalcinose bei Adenocarcinom des linken Lungenoberlappens; Niere mit Verkalkung der Hauptstücke. Vergr. 220:1. C., Rosa, 63 Jahre (SN 1518/56, Path. Inst. Zürich)

Die Schwierigkeiten in der Erkennung des Lungencarcinoms würden folgerichtig zu einem Vergleich *klinischer* Möglichkeiten und pathologisch-anatomischer Befunde überleiten. Eine solche Untersuchung aber führt heute zu einem unzutreffenden Bild, weil durch verfeinerte diagnostische Untersuchungsmethoden (Katheterbiopsie, Cytologie, Mediastinoskopie, Skalenusbiopsie pp.) und die nachfolgende Geschwulstresektion bereits eine starke Aussonderung auf dem Sektionstisch vorliegt. Trotz allem aber bleibt die Quote der Fehldiagnosen mit etwa 30% beim Mann und wesentlich mehr bei der Frau ziemlich hoch. Für die Häufigkeitsberechnung aufgrund von Todesursachenstatistiken *ohne* Kontrolle durch die Sektion ist dieser Umstand nicht belanglos. Über hierher gehörige Fragen berichten HAUPT u. ZÖMISCH[+] (1967).

II. Ergänzungen und Besonderheiten

1. Primäre Multiplizität

Das Vorkommen von mehrfachen bösartigen Geschwülsten im Organismus ist bekannt. Das heißt, es können mehrere selbständige und unabhängig voneinander entstandene Tumoren gleichzeitig oder nacheinander auftreten. Die Schwierigkeit in der Beurteilung fraglicher Multiplizität aber liegt in der Abgrenzung von Primärtumor und Metastase. Sie wurde bereits von Billroth (1887) versucht. Er meinte durch seine klar formulierten Forderungen die Möglichkeit einer Unterscheidung gefunden zu haben. Danach müssen die Tumoren von unterschiedlichem histologischem Bau sein und sich histogenetisch vom jeweiligen Mutterboden ableiten lassen. Jeder Tumor muß seine eigenen Metastasen bilden.

So einleuchtend diese Kriterien auf den ersten Blick sein mögen, so unbefriedigend sind sie bei genauerer Überprüfung. Wir wissen heute, daß sich Metastasen in ihrem histologischen Bild erheblich voneinander unterscheiden können. Die Ableitung vom Mutterboden ist ebenfalls oft unmöglich. Und warum sollte eine Geschwulst nicht primär sein, die noch keine Metastasen gesetzt hat. Schon v. Hansemann (1904), Goetze (1913), Borst (1924) u. a. haben auf die Unstimmigkeiten solcher Leitsätze hingewiesen. Deswegen wurden sie auch öfters variiert und ergänzt, anerkannt oder abgelehnt (Warren u. Gates 1932; Cocchi 1943; T.A. Watson 1953; 1964; Langston u. Scherrick 1962). Ganz und gar ungeeignet ist es, die zeitliche Wachstumsfolge als Unterscheidungsmerkmal heranziehen zu wollen, denn Spätmetastasen können noch nach mehr als 20 Jahren auftreten.

Eine einheitliche allgemein gültige Begriffsbestimmung der primären Multiplizität von bösartigen Geschwülsten gibt es also nicht und kann bei den Schwierigkeiten, denen jeder Untersucher gegenübersteht, auch nicht erwartet werden. Dieser Standpunkt wurde schon im Jahre 1926 von Siebke zum Ausdruck gebracht: „Es ist eben nicht möglich, so schwierige Verhältnisse, wie sie die Beurteilung fraglicher Multiplizität mit sich bringt, durch Sätze zu bannen".

Bei den Lungencarcinomen geraten wir wegen der möglichen Vielfalt der histologischen Bilder in der gleichen Geschwulst und in den Metastasen in eine besondere Zwangslage. Dazu kommt das Labyrinth der Absiedlungswege, das in der Lunge zu vermehrten Verwicklungen führt. Von der Histologie her und dem Sitz der Geschwulst ist also keine Entscheidung möglich. Dazu gleich ein Beispiel aus unserem Sektionsgut (SN 189/64). Bei einer 70jährigen Frau fand sich ein hühnereigroßer Geschwulstknoten im linken Unterlappen, ein ähnlicher Tumor im rechten Oberlappen. Beide ließen nach dem makroskopischen Eindruck eher an Metastasen als an Erstlingsgewächse denken. Die histologische Untersuchung ergab ein ausgesprochen hypernephroides Bronchialcarcinom (clear-cell-Carcinom), so daß eine Irreführung ohne den negativen Nierenbefund unvermeidlich gewesen wäre. Eine diagnonale Metastasierung ist also durchaus möglich. Eine unterschiedliche Feinstruktur beider Geschwülste hätte leicht zu einer Fehlbeurteilung führen können. Nur der *seltene* und gleichartige histologische Typ hat uns davor bewahrt. Aus diesem Beispiel ist zu ersehen, wie schwach die Annahme eines dreifachen primären Lungencarcinoms begründet ist, das von Le Gal u. Bauer (1961) mitgeteilt wurde. Bei gleicher Histologie lagen die Krebse in beiden Oberlappen und im linken Unterlappen.

Viel häufiger wird das Vorliegen von Mehrfachcarcinomen bei verschiedenartigem histologischem Bau und Zellbestand angenommen. Liegen in solchen Fällen Metastasen vor, die nur dem einen Typ entsprechen, so wird im allgemeinen ein sicheres Doppelcarcinom „bewiesen". Bei Klainberger (1955) war der eine Unterlappen von einem unverhornten Plattenepithelcarcinom, der andere von einem kleinzelligen Carcinom befallen. Dieses führte zu Hirnmetastasen. Ähnliche Schlußfolgerungen ziehen Hartsock u. Fisher (1961). Wie hier liegt meist auch sonst die Kombination von undifferenzierten Carcinomen und Plattenepithelcarcinomen vor (7 Fälle von Robinson u. Jackson 1958; Hanbury 1961). Diese Argumentation geht auf die frühesten Beschreibungen von Doppelcarcinomen zurück (Arnstein 1913; Beyreuther 1924; Schmorl 1926; Pirchan u. Šikl 1932). Schmorl nimmt bei 21 Schneeberger Lungenkrebsen 6 Doppelcarcinome an. Die Beobachtung von PIRCHAN u. ŠIKL stammt aus dem Joachimsthaler Bergbau. — Gelegentlich wird auch bei gleichem histologischem Typ und nur verschiedener Örtlichkeit eine synchrone Entstehung der Krebse in beiden Lungen angenommen. So beschreiben BIRKNER u. BRANDT (1951) einen beidseitigen Pancoasttumor. Histologisch handelte es sich um ein polymorphzelliges Carcinom. Das Indiz für die primäre Duplizität war die Beidseitigkeit und die unterschiedliche Durchbruchsstelle in die erste bzw. dritte Rippe. Auch andere Autoren stören sich nicht, bei gleicher Histologie von Doppelcarcinomen zu sprechen (WITTEKIND 1953; HOWARD u. WILLIAMS 1957; NICOD u. GARDIOL 1957; DRAGONI u. Mitarb. 1951; ROBSON u. JENNIFFE 1963; vordem schon NORDMANN 1938). R.F. MÜLLER (1930) sprach sich für ein Doppelcarcinom aus, weil im gleichen Tumor gallertige und plattenepithelähnliche Formationen vorkamen.

Nicht nur die Verschiedenheit im histologischen Bau gab Veranlassung, sich für Mehrfachcarcinome zu entscheiden. Auch das makroskopische Verhalten konnte dazu führen (FEYRTER 1927).

Die Diagnose von Doppel- und Mehrfachcarcinomen wurde bisher meist auf dem Sektionstisch gestellt. In der neuesten Literatur sind die Hemmungen geringer. Nicht selten glaubt man schon im Leben an eine hinreichende Treffsicherheit (WILUND 1951; WATSON 1953; DRASH u. DE NICORD 1958; ROBINSON u. JACKSON 1958; BRITT u. Mitarb. 1960; HANBURY 1961; HUGHES u. BLADES 1961).

Aus dem bisher Gesagten geht hervor, daß die Entscheidung über das Vorliegen einer primären Multiplizität bei Lungencarcinomen von der Auffassung der einzelnen Untersucher abhängt (FEYRTER 1927; STOBBE[+] 1952; ZORN 1953; A.J. WATSON). Nichtsdestoweniger wird sie im allgemeinen bejaht. Einen zusammenfassenden Überblick der bisher veröffentlichten Fälle hat A.J. WATSON gegeben. Im gleichen Jahr wurden zwei weitere Beobachtungen von GLENNIE u. Mitarb. (1964) beschrieben. Die bisher genannten Autoren könnten um einige vermehrt werden. Die Gesichtspunkte sind immer dieselben.

Bei dieser ungeklärten Situation haben wir 1411 Bronchialcarcinome, die sich auf 1225 Männer und 186 Frauen verteilen, überprüft. Bei 5 Männern sind Doppelcarcinome der Lungen in den Protokollen vermerkt. Das sind 0,35%, während der Anteil von Mehrfachcarcinomen an den Gesamtkrebsen (3288 Männer und 2497 Frauen = 5785) 1,2% beträgt. Dieser Wert ist niedrig. Noch kleinere Prozentsätze finden wir nur bei drei Untersuchern (FROBOESE 1951; v. KARGER 1957; ACKERMANN 1959). Zehn weitere Autoren nennen höhere Zahlen, die sich zwischen 1,8 und 7% bewegen. Daraus möchten wir schließen, daß wir bei der Beurteilung der Mehrfachkrebse die gebotene Zurückhaltung walten ließen. Bei den Doppelcarcinomen der Lunge aber verhielten wir uns genau wie andere. Die Stichhaltigkeit der Kriterien steht also auf schwachen Füßen.

Wir haben das Problem der Doppelcarcinome der Lunge nicht angeschnitten, weil wir glauben, eine Klärung herbeiführen zu können. Unsere Kenntnisse darüber sind heute noch genau so mangelhaft wie vordem (ECK 1952; STOBBE[+], ZORN u. a.). Unsere Verpflichtung, darauf einzugehen, ergab sich vielmehr aus den in letzter Zeit gehäuften Veröffentlichungen von Mehrfachcarcinomen. Zum Teil gehen diese auf die heutige Vorstellung zurück, daß hauptsächlich von außen wirkende Schädlichkeiten, weniger konstitutionelle Einflüsse bei der Entstehung der Lungencarcinome wirksam werden. Diese aber betreffen die große innere Oberfläche der Lunge im ganzen und setzen allerorts Voraussetzungen für die Entwicklung von Carcinomen. Man könnte also erwarten, daß ihre primäre Multiplizität keine Seltenheit sei. In den wenigen Fällen, wo man glaubt, sie annehmen zu dürfen, handelt es sich fast ausschließlich um die Kombination von Plattenepithel- und kleinzelligen Carcinomen oder ihre nächsten Verwandten, also um die sog. Reizkrebse. Auch wir finden unter den 5 „Doppelcarcinomen" nur das kleinzellig undifferenzierte mit Übergängen bis zum verhornten Plattenepithelcarcinom. Auf der einen Seite steht das ausgereifte Plattenepithelcarcinom, auf der anderen die unreife Form. Diese Paarung ist so häufig, daß sie wahrscheinlich kein Zufall ist (Schmorl 1926; Beatjer 1950; Friedrich 1958; Robinson u. Jackson 1958; O'Collins 1962; Glennie u. Mitarb. 1964, um nur einige wenige zu nennen). Gerade unter diesen Krebsen aber sehen wir das, was von Eck als Zell- und Gewebschaos bezeichnet wurde. Daher überrascht es uns nicht, wenn die Metastasen solch uneinheitlicher Primärtumoren in der einen oder in der anderen Richtung Abweichungen zeigen. Aber auch die vermeintlichen einheitlichen Typen können andersartige Metastasen bilden. Es ist nichts Ungewöhnliches, daß beim Plattenepithelcarcinom unreifzellige Tochtergeschwülste entstehen und umgekehrt. Gelegentlich tritt uns in der Metastase sogar das Bild eines Spindelzellsarkoms entgegen. So verlockend die Vorstellung also ist, daß der breitbasig nach allen Richtungen erfolgende Reiz an mehreren Stellen gleichzeitig oder nachfolgend einen Geschwulstkeim erzeugen könne, so wenig ist die Histologie geeignet, Beweise zu erbringen.

Genausowenig wie die Feinstruktur besagt die makroskopische Erscheinungsform eines Carcinoms. Darüber hat uns die Erforschung des Entstehungsortes aufgeklärt. Ein Carcinom kann frühzeitig zur Absiedelung in den regionären Lymphknoten führen. Diese brechen in den benachbarten Bronchus ein und erzeugen ein Bild, das sich in keiner Weise von einem Primärtumor unterscheidet. Selbst wenn der Lymphknoten noch abzugrenzen ist, liegt es außerhalb unserer Möglichkeiten, die Wachstumsrichtung festzustellen. Dieser Januskrebs (Eck) ist in seiner Entwicklung nur durch seltene Glückumstände zu zergliedern, wie es uns in einigen wenigen Beispielen durch Verfolgung von Röntgenbildern und die nachfolgende bioptische Untersuchung gelungen ist. Es bleibt also dabei, daß, wie Eck sich früher einmal ausdrückte, „die Voraussetzung bei der Differenzierung der Doppelcarcinome der Lunge nicht mehr klar zu formulieren ist". „Die Deutung von Ursprung und Ende wird an diesem Januskopf zur absoluten Unmöglichkeit. Primärherd oder Metastase muß eine offene Frage bleiben".

Mögliche Ausnahmen wurden bereits erwähnt. Die Lunge kann unter Bedingungen stehen, die mit der Lebercirrhose oder der Polyposis adenomatosa intestini vergleichbar sind. So bei der Fibrose oder multiplen Cystenbildung. Unter solchen Umständen können wir primäre Mehrfachcarcinome annehmen, wenn die hieb- und stichfeste Beweisführung uns auch hierbei nicht leicht gemacht wird.

Trotz aller Einwendungen und Bedenken stellen wir nicht in Abrede, daß es primäre Mehrfachcarcinome in der Lunge gibt. Ein wissenschaftlich fundierter Beweis für diese Annahme aber ist im Einzelfall so gut wie nie zu erbringen. Nicht ein einziger Leitsatz von Billroth hat bis heute uneingeschränkte Gültigkeit.

In dieser Bedrängnis folgen wir gern einem neuen von Fuchs (1957) gewiesenen Weg zur Feststellung von Doppelcarcinomen in den Lungen. „Das Fehlen von Gefäßveränderungen im Sinne früherer Tumorembolien kann (wahrscheinlich richtiger: ist) Indiz für das Vorliegen primärer Multiplizität der Bronchialcarcinome sein". Neben M. B. Schmidt beruft sich Fuchs vor allem auf v. Meyenburg, der schreibt, „daß bei scheinbarem Fehlen von Metastasen in der Lunge sich so gut wie immer kleinste Krebsabsiedelungen nachweisen ließen." Das Beispiel von Fuchs ließ derartige Gefäßveränderungen vermissen. Nach der so gefaßten engeren Definition, die entscheidend sein soll für die Anerkennung des Begriffes „Doppelcarcinom der Lungen", konnte er nur 10 Beispiele („von denen mancher Leser sicher noch einige Abstriche zu sehen wünscht") aus den Mitteilungen des Schrifttums auslesen.

Nach eigenen Vorstellungen und Erfahrungen treten bei dieser theoretischen Abgrenzung der Begriffe, die die Metastasierung auf dem Luftweg außer acht läßt, dann die Schwierigkeiten auf, wenn man in praxi nachweisen soll, daß wirklich keine alten oder frischen Krebsembolien vorliegen. Die alten sind nach Organisation schwer zu deuten, und die frischen können bei noch so sorgfältiger Untersuchung dem Nachweis entgehen. Sie brauchen nicht einmal vorhanden zu sein. Der Granateinschlag hinterläßt keine sichtbare Bahn. Wir haben mehrere solche Fälle sehr ausgiebig auf kennzeichnende Gefäßveränderungen untersucht. Einer schien uns besonders geeignet, weil eine solitäre Hypernephrommetastase vorlag. Allerdings war die Nierengeschwulst schon Jahre vorher exstirpiert worden. Ausgedehnteste histologische Untersuchungen ließen an den Lungengefäßen nicht den geringsten Befund erheben, der einen Hinweis auf alte Geschwulstembolien ergeben hätte (KISCHKEL+ 1958). Nach der Definition von FUCHS hätte hier ein primäres Lungencarcinom vorgelegen. Es handelt sich aber zweifelsfrei um eine Metastase.

2. Zur cytologischen Diagnose des Bronchialkrebses aus dem Bronchialinhalt

Sollten noch Widerstände gegen cytologische bzw. cytohistologische Untersuchungen vorhanden sein, so müssen sie überwunden werden. Wenn ihre Ergebnisse auch nicht so überwältigend sind, wie man aus manchen Mitteilungen schließen könnte, so geben sie doch genügend Anlaß, sich ernstlich mit den Möglichkeiten dieser diagnostischen Methode des Lungencarcinoms zu beschäftigen. Die Bemühungen der Kliniker um eine rechtzeitige Erkennung der Geschwulst bringen es mit sich, daß uns in vermehrtem Umfang Bronchialinhalt mit dem Ziel übergeben wird, eine Diagnose zu stellen oder zu bestätigen.

Die Berichte über die Trefferquoten cytologischer Untersuchungen sind äußerst unterschiedlich. Sie schwanken zwischen 20% und 98%, wenn man von extrem niedrigen Werten absieht. Die Ursachen hierfür sind schwer erkennbar. Sicher aber dürfen subjektive Inhalte unterstellt werden. Sehr hohe Prozentsätze richtiger Diagnosen ohne ein falsch positives Resultat gibt es nicht. Eine ausführliche Darstellung hierauf bezogener Einzelheiten ist in einer sorgfältigen Bearbeitung unseres Materials von BEATE SCHEFFEL+ (1966) niedergelegt. Eine nochmalige Überprüfung wurde zusammen mit PETER+ (1967) vorgenommen.

Es handelt sich um Untersuchungen von 1960—1964. Fast ausschließlich betreffen sie Bronchialsekret, das durch Spülungen und Katheterabsaugung gewonnen wurde.

Der Untersuchungsgang entspricht im Prinzip dem meist geübten Verfahren. Doch wandten wir stets zwei Methoden an, indem von getrennt arbeitenden Personen ohne gegenseitige Beratung und Befragung *Ausstriche* und *Paraffineinbettungen* untersucht wurden. Zu diesem Zweck zentrifugierten wir das unfixierte Material mit geringer Umdrehungszahl 3 Minuten lang. Einen Teil des Sedimentes strichen wir mit der Platinöse vorsichtig auf zwei Objektträgern aus. Nach Lufttrocknung erfolgte Äther-Alkohol-Fixierung und Papanicolaoufärbung des einen Präparates; das andere wurde unfixiert nach Pappenheim gefärbt. Den Rest des Zentrifugates betteten wir ein. Je nach Menge des Materials geschah dies in einem oder in mehreren Blöcken. Stets wurde in drei Stufen geschnitten und mit Hämatoxylin-Eosin und nach van Gieson gefärbt.

Unsere Untersuchungen beziehen sich auf 621 Proben von 510 Patienten, die ein Lungencarcinom hatten. Es liegt also nur eine *geringe Zahl von Wiederholungen* vor. Das Ergebnis bestand in 179 (35,1%) „cytologisch" diagnostizierten Carcinomen. Davon wurden 81 (15,9%) nur durch das Einbettungs-, 23 (4,5%) nur durch das Ausstrichverfahren und 75 (14,7%) in beiden erkannt.

Die Typendifferenzierung der bioptisch oder durch die Sektion bestätigten 510 Carcinome enthält die Tab. 89.

Tabelle 89. *Typendifferenzierung der 510 bestätigten Carcinome*

Carcinomtyp	Zahl der Fälle	%	davon cytol. als Ca. diagnostiziert		davon operiert	
			Anzahl	%	Anzahl	%
Plattenepithelcarcinom	303	59,5	125	41,2	55	44
undifferenzierte kleinzellige Ca.	77	15,1	24	31,2	3	12,5
undifferenzierte großzellige Ca.	75	14,7	20	26,7	3	15
Alveolarzellcarcinome	33	6,5	8	24,2	7	
Adenocarcinome	22	4,3	2	9,1	1	
Insgesamt.	510	100,0	179	35,1	69	38,6

Bei den 510 zur cytologischen Untersuchung gelangten Lungenkrebsen handelt es sich in 428 Fällen (83,9%) um *periphere kleine Carcinome*. Diese sind schwer zu erfassen, besonders wenn sie in den Oberlappen sitzen. Daraus ergeben sich unsere kleinen positiven Prozentsätze von 18,9% im linken und 28,3% im rechten Oberlappen. Die zentralen Bronchialcarcinome wurden zu gut zwei Drittel diagnostiziert.

Unter 1111 Untersuchungen von Personen *ohne* Lungencarcinom haben wir im Ausstrichverfahren 4 (0,4%) und im Einbettungsverfahren 6 (0,5%) *falsch positive Ergebnisse*. Die Ursachen hierfür liegen in chronisch entzündlichen Vorgängen in der Lunge und in den Bronchien. Ohne klinischen Befund sind bis jetzt zwei.

Im folgenden müssen wir uns mit unseren Ergebnissen und den daraus möglichen Schlußfolgerungen im Vergleich mit dem Schrifttum auseinandersetzen.

Grundsätzlich ist zunächst festzustellen, daß nur noch in unverbindlichen Diskussionen — sozusagen unter vier Augen — Zweifel oder gar Ablehnung gegenüber der cytologischen Untersuchungsmethode laut werden. In den Veröffentlichungen der letzten Jahre wird sie als Ergänzung der Carcinomdiagnostik durchweg anerkannt. Höchstens über die Zweckmäßigkeit der Materialgewinnung ist man sich nicht immer einig. Krause (1963) z. B. gibt der Katheterbiopsie den Vorzug, weil sie bessere Erfolgsaussichten biete als die Sputumuntersuchung. Andere machen keinen Unterschied (Kahlau 1950—1962).

Unser Material betrifft fast ausschließlich Untersuchungen von Spülwasser, Absaugungen und Katheterbiopsien. Trotzdem war die Treffsicherheit mit 35,1% niedrig. Hierbei ist zu berücksichtigen, daß bei den richtig diagnostizierten Carcinomen die „verdächtigen" nicht enthalten sind, obgleich wir nur dann einen Verdacht aussprachen, wenn wir stark zu der Annahme neigten, daß ein Carcinom vorliege. Annähernd ähnliche Ergebnisse finden wir nur bei Heckner (1958), Baló (1959), Sabour u. Mitarb. (1962) sowie Andrews u. Rosser (1964).

Die Gründe für *falsch negative* Ergebnisse sind verschiedener Art. Meist dürften sie in der Örtlichkeit und dem Verhalten des Tumors selbst zu suchen sein. Grunze (1959) verweist auf den Verschluß des Drainagebronchus durch Kompression oder Abknickung, auf extrabronchiales Wachstum und fehlende Exfoliationstendenz. Aber auch Sekundärvorgänge an den Tumorzellen durch Degeneration oder Autolyse bei unsachgemäßer Fixation lassen sie als solche nicht mehr erkennen. Die unzulängliche Erfahrung des Untersuchers spielt sicher eine ebenso große Rolle. Zu diesem Punkt dürfen wir vermerken, daß wir bereits 7 Jahre vor Beginn der hier unterbreiteten Auswertungen in größerem Umfang cytologische Untersuchungen vornahmen. Unsere ungünstige Trefferquote bedarf also einer zusätzlichen Begründung.

Der Hauptanteil des vorliegenden Materials stammt von Patienten mit peripher sitzenden oder sehr kleinen Carcinomen. Dies ist auch aus der ungewöhnlich hohen Operabilitätsquote von 38,6% abzulesen. Viele wurden zufällig bei prophylaktischen Untersuchungen entdeckt. Es handelt sich also um eine Auslese operativ tätiger Lungenkliniken. Zentrale Bronchialcarcinome sind in einem sehr viel höheren Prozentsatz erfaßbar (LIEBOW u. Mitarb. 1948; RUSSEL u. Mitarb. 1948; UMIKER 1957). Nach RINK (1965) weisen sich 80% der zentralen, jedoch nur 30% der peripheren Lungencarcinome durch positive Sputumbefunde aus. Mit unseren eigenen Ergebnissen können wir diese Feststellung annähernd bestätigen. Im allgemeinen aber sind *klinisch*-cytologische Untersuchungen zu einem Vergleich mit denen pathologischer Institute ungeeignet, weil Rückgriffe auf klinische Daten die Objektivität beeinflussen können. Manche Untersucher aber fordern ausdrücklich die Berücksichtigung aller erreichbaren Angaben zu ihrer Auswertung (MORAWETZ u. SCHNETZ 1963; HAIN u. ENGEL 1965). Darauf sind sicher die z. T. allzuhohen Trefferquoten zurückzuführen. Sie können aber keineswegs alle damit erklärt werden. So stellen viele Literaturmitteilungen das Ergebnis *mehrfacher* Probeuntersuchungen dar. Ihre Vorzüge sind bekannt. Bei FARBER u. Mitarb. (1948) führte eine einmalige Sputumuntersuchung in 35%, eine fünfmalige dagegen in 90% zu richtig positiver Einschätzung. Bei uns jedoch liegt ganz vorwiegend Material vor, das anläßlich einer *einmaligen* Bronchoskopie gewonnen wurde. Erschwerend wirkte bei der Befunderhebung der ausgesprochen spärliche Gehalt an auswertbarer Substanz. Darauf ist in 60% unserer Einsendungen bei der histologischen Verarbeitung ausdrücklich hingewiesen. Diese Proben sind uneingeschränkt in die Bewertung eingegangen. Ursachen falsch negativer Befunde gibt es also genug.

Die *falsch positiven* Befunde sind von UMIKER (1957) und von GRUNZE (1955 bis 1963) erschöpfend dargestellt worden. Es handelt sich bei uns um die bekannten Irrtumsmöglichkeiten bei chronisch entzündlichen Lungenerkrankungen mit Epithelveränderungen, die in einem gewissen Prozentsatz nicht von Carcinom unterschieden werden können. Erreichen sie einen höheren Grad, so erleidet der Wert der cytologischen Untersuchungsmethode eine erhebliche Einbuße.

Die Tab. 90 enthält eine größere Zusammenstellung von Treffsicherheit und falsch Positiven verschiedener Autoren.

Tabelle 90

Autor	Jahr	Treffsicherheit	falsch positiv
KAHLAU	1958, 1961	68,3%	26,0%
KJAER et al.	1963	—	20,0%
ZIMMER	1956	94,6%	11,3%
HARTMANN	1957	95,0%	7,7%
FELTEN et al.	1962	83,0%	7,0%
ŠVEJDA	1954	70,1%	6,2%
HAIN und ENGEL	1965	—	4,9%
GRAY	1964	70,0%	2,6%
FRENZEL u. PAPAGEORGIOU	1964	73,6%	1,3%
BATZ	1962	66,9%	1,0%
Eigene Untersuchungen	1965	35,1%	0,4%
MORAWETZ u. SCHNETZ	1963	75,2%	0,3%
RUSSEL et al.	1963	51,0%	0,2%
MAVROMMATIS	1962	76,4%	0,0%

„Eine hohe cytodiagnostische Trefferquote, die positive Fehldeutungen von 11% (ZIMMER) oder gar 26% (KAHLAU) einschließt, entbindet den Kliniker nicht von zeitraubenden und belastenden zusätzlichen Untersuchungen und ist daher von höchst zweifelhaftem Wert" (Peter[+] u. Scheffel[+] 1967). Aber überhaupt keine falsch positiven Ergebnisse sind unmöglich. Die Angabe von 0% Fehldeutungen bei einer Treffsicherheit von 76,4% ist indiskutabel. Die Abb. 159 zeigt einen solchen Fall, bei dem „starker Verdacht auf unreifzelliges Carcinom" beim

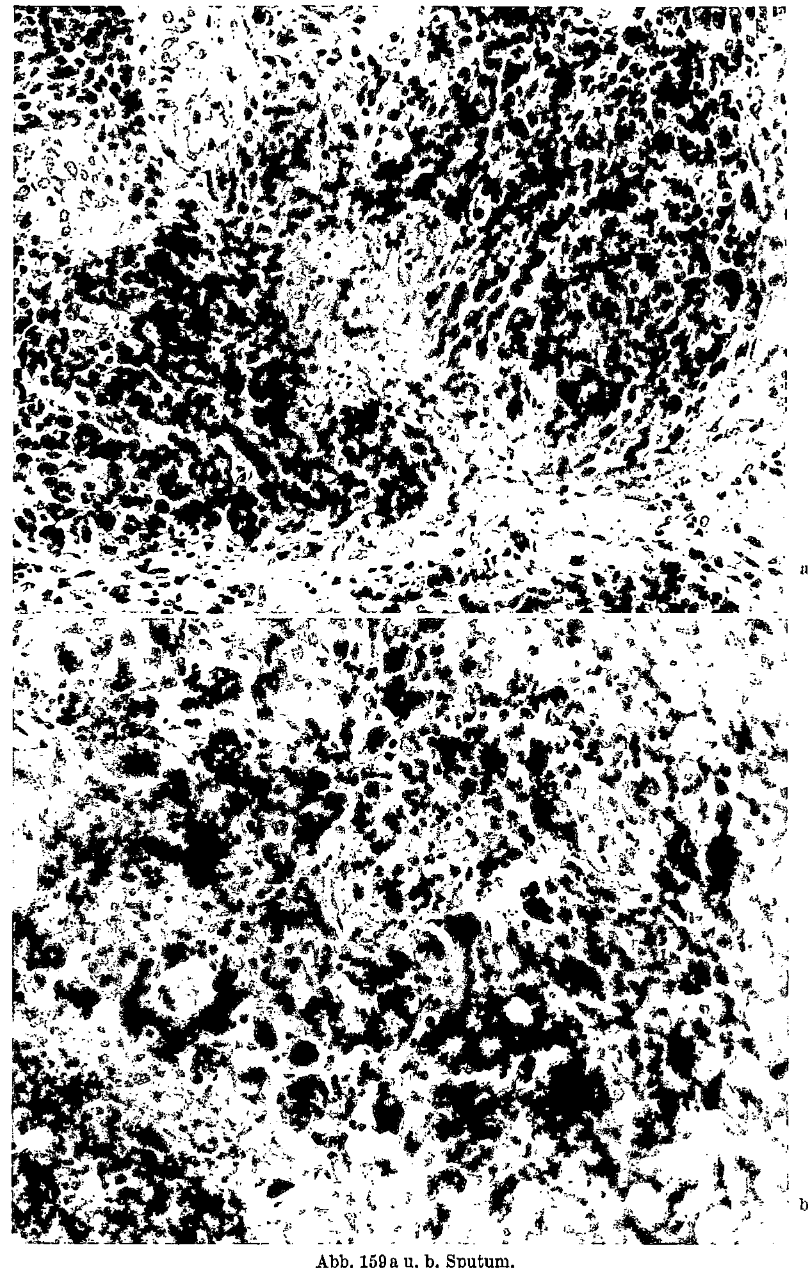

Abb. 159a u. b. Sputum.

a. Wucherung stark färbbarer dunkler rundlicher und auch länglicher Zellen in Form großer Komplexe, die an undifferenziertes Carcinom erinnern. Van Gieson-Färbung. Vergr. 220:1. 9626/64

b. Hier sind drüsige Gebilde eingeschlossen, die den Carcinomverdacht erhöhen. Van Gieson-Färbung. Vergr. 220:1. 9626/64

Einbettungsverfahren (cyto-histologische Diagnose) ausgesprochen wurde. Die Untersuchung erfolgte am 27. 10. 1964. Bis heute ist der Betroffene gesund. Es liegt also eine positive Fehldiagnose vor, die unseres Erachtens unvermeidlich war. Auch bei Plattenepithelmetaplasien können unüberwindliche Schwierigkeiten auftreten. Es leuchtet ein, daß ein zu kleiner zerzauster oder in Auflösung begriffener Verband unter Umständen zur Täuschung Anlaß gibt. Doch ist auch die wahre Natur gut erhaltener und ausreichend großer Plattenepithelverbände nicht immer mit zweifelsfreier Eindeutigkeit zu beurteilen.

In Übereinstimmung mit dem Schrifttum (KAHLAU, WINTER 1959; WACHSMUTH u. VIERECK 1964; ZIMMER 1965) gelingt auch in unserem Material der cytologische Nachweis von Plattenepithelcarcinomen am häufigsten. Dann folgt das kleinzellige undifferenzierte Carcinom. Selten sind Adenocarcinome und damit auch die sog. Alveolarzellcarcinome cytologisch zu erfassen.

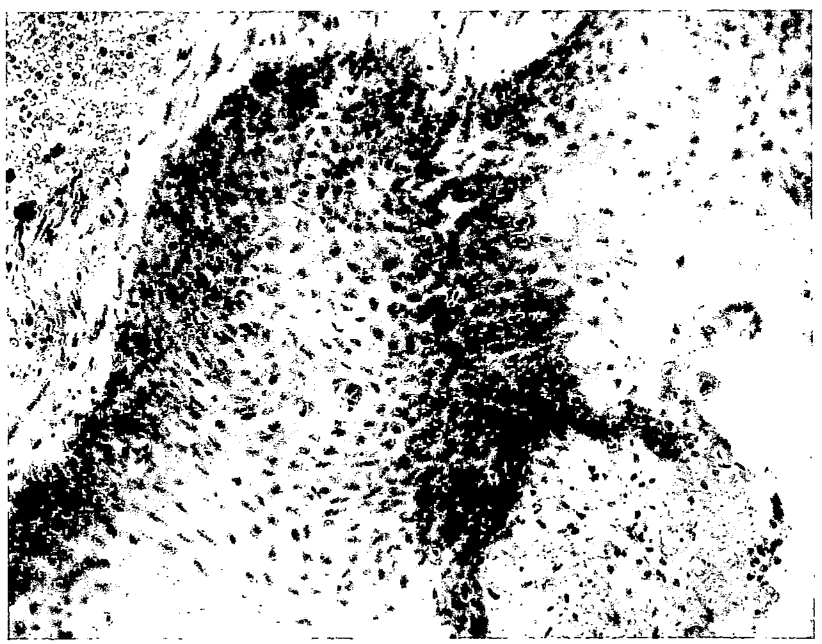

Abb. 159c. Sputum. Eine Plattenepithelmetaplasie verstärkt den Carcinomverdacht

Die Schwierigkeiten bei den diagnostischen Bemühungen waren der Anlaß, die Acridinorange-Fluorescenz in unsere Cytodiagnostik einzubauen (KNORRE+). Die daraus entwickelte Untersuchungsmethode wurde mit besonderem Nachdruck empfohlen (L. v. BERTALANFFY 1956, 1962; F.D. BERTALANFFY 1960, 1961, 1963). Die Meinungen über ihre Vorteile sind jedoch geteilt (KERN u. Mitarb. 1961; WELLMANN 1962; PAPAGEORGIOU 1963). Um ein eigenes Urteil zu gewinnen, hat sich KNORRE+ mit dieser Frage beschäftigt (1965, 1966). Er untersuchte von 102 sicheren Carcinomen Zellausstriche und erhielt nur in 80% positive Ergebnisse. *Krebsfreie* Proben aber zeigten zu 26% eine falsch *positive* Cytoplasmafluorescenz.

Bronchialcarcinome wurden nur in 28 Fällen überprüft. Trotzdem glauben wir, zu einer Aussage berechtigt zu sein. In zwei Drittel (8 von 12) der kleinzellig undifferenzierten Krebse fehlte die Cytoplasmafluorescenz oder war nur schwach und uncharakteristisch. Der Grund liegt in der Nacktkernigkeit oder allzu großen Spärlichkeit von Cytoplasma. Nur die reiferen polymorphzelligen Krebse und die

Plattenepithelcarcinome ergaben mit je einer Ausnahme mit Acridinorange eine
deutliche Rot-Fluorescenz. Bei der großen Zahl der unreifzelligen Bronchialcarcinome ist demnach das Fluorescenzverfahren für die Cytodiagnostik von
zweifelhaftem Wert, wenn auf *cytomorphologische* Merkmale verzichtet wird.

Es wurde bereits oben darauf hingewiesen, daß sich in unserem Material viele
kleine Krebse befinden bei Personen, die in einem vorklinischen Stadium in ärztliche Beobachtung kamen. Dadurch war eine cytologische Diagnose oft aussichts-
los. Demgegenüber sind folgende Beispiele als singuläre Befunde besonders heraus-
zustellen: Bei einem 60 Jahre alten Mann wurde im Spülwasser Carcinom festgestellt (Abb. 160). Nach Lobektomie aber konnten wir es zunächst nicht bestätigen,

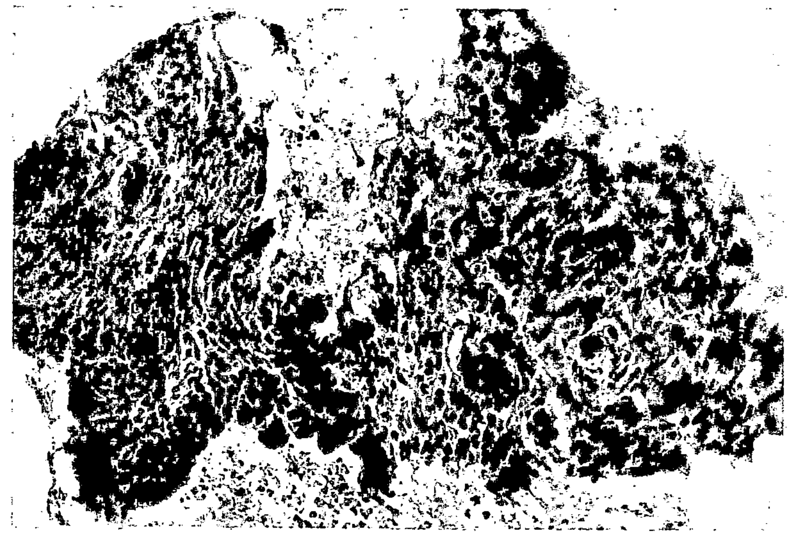

Abb. 160. Plattenepithelcarcinom im Spülwasser. Van Gieson-Färbung. Vergr. 160:1. 3041/64

weil kein makroskopischer Hinweis auf den Sitz der Geschwulst gegeben war.
Erst zahlreiche Schnitte aus wahllos entnommenem Material ließen sie endlich
auffinden. Sie entsprach der Größe einer Lupenübersicht und ist in Abb. 161 in
ihrem vollen Umfang wiedergegeben. Vergleichbare Fälle liegen bereits von anderen Autoren vor (Schade 1960; Koss 1961; Kahlau 1962). Noch kleiner muß
folgender Tumor gewesen sein. Im Absaugematerial eines 47jährigen Mannes fand
sich das Carcinom, das auf der Abb. 162 zu sehen ist. Dieses Carcinom aber wurde
bis heute bei vielfacher sorgfältigster makroskopischer und mikroskopischer
Durchmusterung des resezierten Lungenlappens nicht gefunden. — Öfters kommt
es vor, daß sogar *ohne* zellige Bestandteile ein *Hinweis* auf ein Carcinom möglich
ist. Liegen *reichlich* Hornlamellen vor, so spricht dieser Befund für verhornendes
Plattenepithelcarcinom. Metaplasien erzeugen nie so viel Horn, wie es uns in
exzessiv verhornenden epidermoiden Tumoren begegnen kann. Auch ist das
geschichtete Hornpaket viel dicker als bei harmlosen Epithelumwandlungen. In
der Abb. 163 hat sich unsere Verdachtsdiagnose ohne jeglichen Zellbefund bestätigt. Es lag im Resektionspräparat ein stark verhornendes Plattenepithelcarcinom vor (5780/65).

Solche Beobachtungen beweisen mit nachdrücklichster Betonung, daß die
Untersuchung von Bronchialinhalt eine *brauchbare Methode zur Frühdiagnose des
Bronchialcarcinoms* ist.

Neben dem aktuellen Interesse an dieser Stelle haben solche Befunde eine allgemeine Bedeutung. Die Mikrocarcinome, um die es sich hier mit Ausnahme des letzten Falles handelt, können nämlich bereits absiedeln, bevor sie sich an Ort und Stelle in irgend einer Form zu erkennen geben. So sind Tochtergeschwülste mit dem Metastasierungstyp der Lungencarcinome zu erklären, ohne daß ein Primärtumor ausgemacht werden kann. Aber auch Carcinome mit umstrittener Entstehungsweise können mit einigem Glück gelegentlich einmal auf ein Mikrocarcinom der

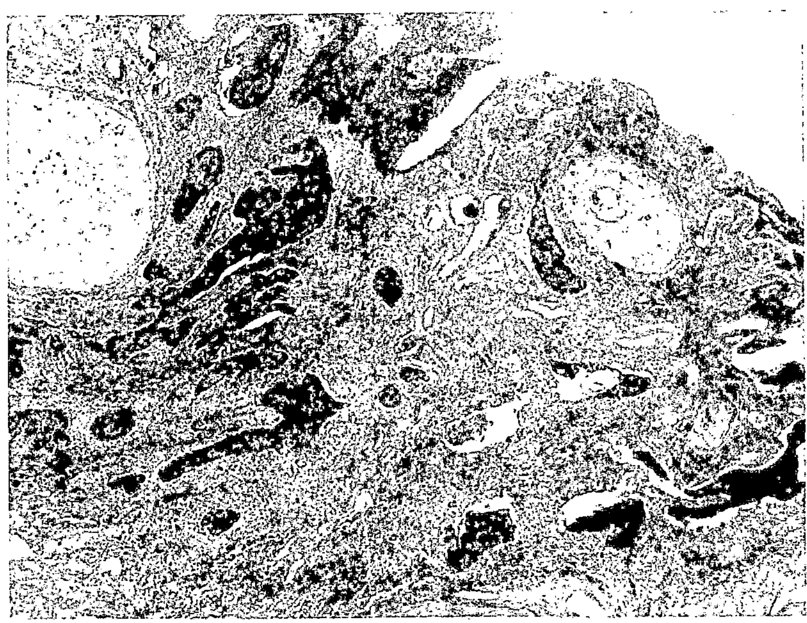

Abb. 161. Resektionspräparat: Unreifzelliges Plattenepithelcarcinom in ganzer Größe (Lupenaufnahme). Van Gieson-Färbung. Vergr. 18:1. 5672/64

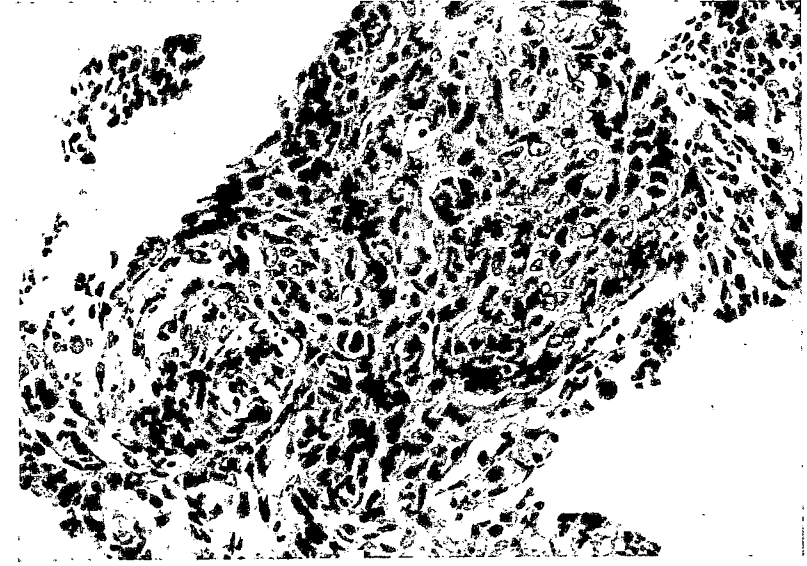

Abb. 162. Spülwasser. Plattenepithelcarcinom. Van Gieson-Färbung. Vergr. 220:1. 3860/66

Lungen zurückgeführt werden. Das ist uns hin und wieder beim sog. Pleuraendotheliom und auch beim sog. Alveolarzellcarcinom gelungen.

Selbst bei der niedrigen Treffsicherheit, wie sie unser Material bietet, halten wir diese Untersuchungsmethode nach anfänglich großer Zurückhaltung heute für einen unentbehrlichen Baustein diagnostischer Bemühungen. Freilich ist die Bezeichnung „Cytodiagnostik" für unsere Untersuchungsmethode nicht zutreffend. Unsere Beurteilung erstreckt sich nicht auf die einzeln liegende Zelle wie in der Hämatologie. Sie wurde stets aus Befunden an Zellgruppen und -verbänden hergeleitet. Es handelt sich also um *cyto-histologische* Untersuchungen. Gar nicht ganz selten aber bekommen wir auch bei Absaugungen kleinste Gewebsstückchen, also Partikel aus mesenchymalen und epithelialen Anteilen zu Gesicht. Dann nähern

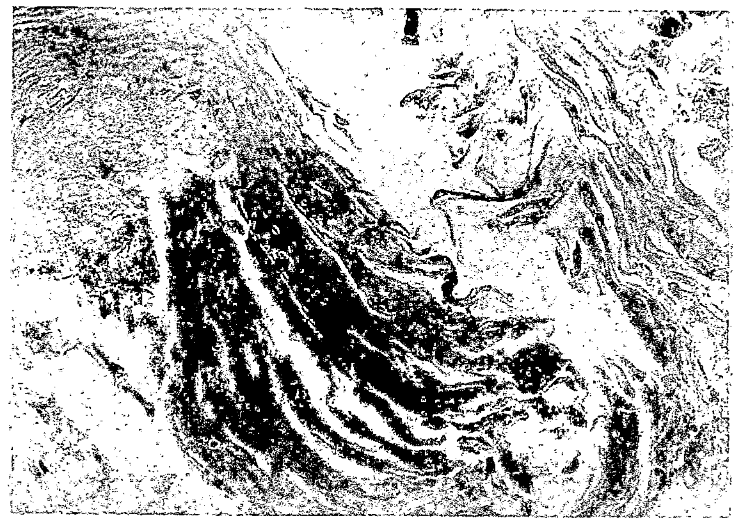

Abb. 163. Sputum. Hornlamellen ohne Zellbestandteile. Im Resektionspräparat stark verhorntes Plattenepithelcarcinom. Van Gieson-Färbung. Vergr. 220:1. 5780/65

wir uns bereits der Probeexzision und nehmen somit *histologische* Untersuchungen vor. Eine „cytologische Diagnose" wird also niemals aufgrund einer einzelnen atypischen Zelle gestellt (Hartmann 1955). Der früheren Ablehnung der „Cytodiagnostik" durch erfahrene und namhafte Pathologen (W. Fischer 1949; Rössle 1949), weil das Kainsmerkmal der Malignität einer Zelle nicht anzusehen sei, wird damit der Boden entzogen.

Wir hoffen, daß dieser Abschnitt dazu beiträgt, der „Cytodiagnostik" in den Bemühungen einer möglichst frühen Erfassung des Lungencarcinoms die letzte Scheu zu nehmen. Die Zurückhaltung der Pathologen, die vor allem in Deutschland teilweise einen starr ablehnenden Standpunkt vertraten, sollte einer besseren Einsicht weichen. Gerade ihnen kommt nach Berufsausbildung und Alltagsarbeit in erster Linie die Beschäftigung mit dieser Materie zu. Sie können auch am besten die Tumorkrankheit bis zu ihrem Ende verfolgen und ihre Diagnosen durch Resektionsmaterial oder auf dem Sektionstisch kritisch überprüfen.

3. Körpergewichte beim Bronchialcarcinom

Es ist nicht erstaunlich, daß in unserer Literatur keine *quantitativen* Angaben über das Ausmaß des Gewichtsverlustes bei bösartigen Geschwülsten vorliegen. Dem Pathologen sind nämlich die Körpergewichte vor der Krebserkrankung unbekannt. Wir haben daher anstelle der Ausgangsgewichte sog. Soll- und Normalgewichte benutzt (Geyer+). Dadurch ist der errechnete Gewichtsverlust mit Fehlern belastet. Das wirkliche Ausgangsgewicht entspricht nur in seltenen Fällen dem Normalgewicht. Deswegen legen wir das Hauptaugenmerk auf den Vergleich zwischen den mittleren Realkörpergewichten der verschiedenen Krebskollektive. Das ist das Durchschnittskörpergewicht einer Gruppe nach dem Tod an dem betreffenden Organkrebs. Die aus diesen Gründen ungenauen theoretischen mittleren Gewichtsverluste sind in den Tabellen nur zum Vergleich beigefügt. Methodische Einzelheiten sind der Veröffentlichung von Geyer+ (1967) zu entnehmen.

Das Ergebnis im Vergleich der mittleren Real- und Sollgewichte für *Männer* mit verschiedenen Organcarcinomen geht aus Tab. 91 hervor.

Tabelle 91. *Die mittleren Körpergewichte bei Männern, die an verschiedenen Organcarcinomen verstorben sind*

Sitz des Carcinoms	Zahl der untersuchten Leichen	mittleres Körpergewicht in kg	mittleres Sollgewicht in kg	Differenz Soll-Ist-Gewicht in kg
Magen	474	51,9	66,7	14,8
Rectum	98	52,7	66,9	14,2
Nieren	64	53,5	68,8	15,3
Lungen	717	54,8	69,5	14,7
Gallenblase	76	55,1	64,7	9,6
Prostata	124	57,2	66,3	9,1

Bei gleichem Verfahren ergibt sich für *Frauen* die Tab. 92.

Tabelle 92. *Die mittleren Körpergewichte bei Frauen, die an verschiedenen Organcarcinomen verstorben sind*

Sitz des Carcinoms	Zahl der untersuchten Leichen	mittleres Körpergewicht in kg	mittleres Sollgewicht in kg	Differenz Soll-Ist-Gewicht in kg
Magen	312	47,7	56,8	9,1
Nieren	39	48,2	56,4	8,2
Rectum	96	50,5	57,2	6,7
Lungen	101	50,8	59,6	8,8
Mamma	184	54,4	59,4	5,0
Gallenblase	254	55,1	57,8	2,7

Das Körpergewicht beim Bronchialcarcinom

Diese Untersuchung erstreckt sich auf die folgenden drei Hauptgruppen von Bronchialcarcinom:

1. Undifferenzierte Carcinome . . . .   385 Fälle = 53,7%
2. Plattenepithelcarcinome . . . .   237 Fälle = 33,1%
3. Adenocarcinome . . . .   46 Fälle = 6,4%

Für die ersten beiden histologischen Typen erfolgt eine zusätzliche Aufteilung in Altersklassen. Die mittleren Körpergewichte für die verschiedenen histologischen Gruppen betragen: Undifferenzierte Carcinome = 55,5 kg, Plattenepithelcarcinome = 53,7 kg, Adenocarcinome 53,7 kg. Außer den histologischen Typen wurde auch der Einfluß der *Metastasierung* auf das Körpergewicht berücksichtigt.

Von den 717 Lungenkrebsen der Männer hatten 566 (78,9%) zu Tochtergeschwülsten geführt. Bei den anderen waren in den Protokollen weder regionale noch Fernmetastasen vermerkt. Die mittleren Realgewichte werden für die metastasierenden und die nicht metastasierenden Bronchialcarcinome, für die stärkste Altersklasse dieser Gruppen (61—70 Jahre) und für die beiden wichtigsten histologischen Formen jeder Gruppe errechnet. Das Ergebnis zeigt die Tab. 93.

Tabelle 93. *Mittlere Realgewichte für metastasierende und nicht metastasierende plattenepithelige und undifferenzierte Bronchialcarcinome bei Männern und Frauen zwischen 61 und 70 Jahren*

Gruppe	Zahl der Fälle	mittleres Körpergewicht in kg
Metastasierende Bronchialcarcinome	566	54,2
Nicht metastasierende Bronchialcarcinome	151	56,1
Metastasierende Bronchialcarcinome 61—70 Jahre	204	54,7
Nicht metastasierende Bronchialcarcinome 61—70 J.	67	58,5
Metastasierende Plattenepithelcarcinome	136	53,2
Nicht metastasierende Plattenepithelcarcinome	101	54,7
Metastasierende undifferenzierte Carcinome	350	55,7
Nicht metastasierende undifferenzierte Carcinome	35	57,4

Nebennierenmetastasen spielen als Addisonursache eine untergeordnete Rolle und führen nicht zu niedrigeren Körpergewichten als wir sie bei anderem Sitz der Metastasen gefunden haben.

Zusammenfassend ergeben unsere Untersuchungen die niedrigsten Realkörpergewichte für *Männer* beim Magen- und beim Rectumcarcinom, die höchsten beim Prostata- und beim Gallenblasencarcinom.

Die an Magencarcinom verstorbenen *Frauen* haben ebenfalls die geringsten Durchschnittskörpergewichte. Es folgen das Hypernephrom und das Rectumcarcinom. Die höchsten mittleren Körpergewichte finden wir beim Gallenblasen- und beim Mammacarcinom.

Das Bronchialcarcinom nimmt bezüglich des Körpergewichtes, also des Gewichtsverlustes eine Mittelstellung ein.

Beachtenswerte Schlüsse ergeben sich beim Vergleich der feingeweblichen Haupttypen des Bronchialcarcinoms. Das undifferenzierte Carcinom ist bösartiger als der Plattenepithelkrebs und wird deswegen auch einen kürzeren Krankheitsverlauf haben. Darauf scheint der geringere Gewichtsverlust zu beruhen. Im Einklang mit dieser Vorstellung steht die Tatsache, daß Menschen, die an Rectumcarcinom verstorben sind, weniger wiegen als solche, die den maligneren Bronchialcarcinomen erlagen. Eine ausführlichere Erörterung dieser Frage findet sich bei Geyer[+] (1967). An dieser Stelle möchten wir nur der Meinung Ausdruck geben, daß wahrscheinlich in der Dauer der Krebskrankheit eine wesentliche Ursache für die Größe des Gewichtsverlustes zu suchen ist.

4. Tödliche pulmonale Massenblutung beim Bronchialcarcinom

Lungenblutungen sind Vorgänge, die in erster Linie den Kliniker interessieren. Die letzten Ursachen aber deckt der Pathologe auf. Gerade beim Bronchialcarcinom liegen dafür besondere Voraussetzungen vor, die eng mit dem histologischen Typ und seinen Auswirkungen verknüpft sind. Deswegen gehört es zu den Aufgaben der pathologischen Anatomie, tumorbedingte tödliche Blutungen aus den Lungen ursächlich aufzuklären.

Die *Häufigkeit* der zum Tode führenden Lungenblutungen beim Bronchialcarcinom wird recht unterschiedlich angegeben. Die Hundertsätze schwanken zwischen knapp 1 und 10% (Lindberg 1935; Bürger 1954; Hackl 1960). Übereinstimmend wird der stark nekrotisierende Knotenkrebs für die Gefäßwandzerstörung und ihre Folgen verantwortlich gemacht. Diese Ansicht konnten wir auf dem Sektionstisch durch Untersuchung von 1259 Lungencarcinomen in den Jahren 1953—1963 bestätigen (HAUPT+ 1966). Sie führten 48mal (3,8%) durch massive Blutaspiration zum Tode. Männer waren es 46, Frauen 2. Für alle Bronchialcarcinome betrug in dem gewählten Zeitraum das Verhältnis Männer zu Frauen 5,6:1.

Unter den *histologischen Typen*, die zu schweren Blutungen führen, steht das Plattenepithelcarcinom in der Häufigkeitsskala an der Spitze (73%), vor allem seine verhornende Variante. Diese führt gegenüber der nicht verhornenden in gut doppelter Anzahl zur Massenblutung. Die genaue Aufschlüsselung aller histologischen Typen und ihrer Blutungsbereitschaft ist aus Tab. 94 zu ersehen.

Tabelle 94. *Histologische Typen und ihre Blutungsbereitschaft*

	Bronchialcarcinome gesamt: 1259		Bronchialcarcinome mit Massenblutung: 48 (3,81 %)		
	absolut	% aller Broca	absolut	%	% des hist. Typs
Plattenepithelcarcinome, gesamt	435	34,55	15	72,9	8,05
verhornend	118	9,37	16	33,3	13,56
nicht verhornend	317	25,18	19	39,6	5,99
kleinzellige undifferenzierte Ca.	447	35,50	2	4,2	0,45
polymorph- und großzellig undifferenzierte Carcinome	259	20,57	7	14,6	2,70
Adenocarcinome	100	7,94	4	8,3	4,00
Alveolarzellcarcinome	11	0,87	—	—	—
ohne histologische Diagnose	7	0,56	—	—	—

Die besondere Berücksichtigung der nekrotischen Geschwulstauflösung ergab, daß 34 der 48 (etwa 71%) plattenepitheligen Bronchialcarcinome ausgedehnten Zerfall aufwiesen. In 22 Fällen war er mit großen Tumorkavernen verbunden. Die Beziehungen zwischen Zerfallsneigung mit und ohne Höhlenbildung und dem histologischen Typ der Geschwülste sind aus der Tab. 95 zu ersehen. Das Plattenepthelcarcinom steht an erster Stelle.

Tabelle 95. *Histologische Typen und Zerfallsneigung mit und ohne Höhlenbildung*

	Bronchialcarcinome mit Massenblutung		
	gesamt	mit Zerfall	Zerfallshöhle
Plattenepithelcarcinom, gesamt	35	28	19
verhornend	16	11	7
nicht verhornend	19	17	12
kleinzellige undifferenziert	2	—	—
polymorph- und großzellig undifferenziert	7	4	1
Adenocarcinome	4	2	2

Nahezu vier Fünftel der Bronchialcarcinome mit Massenblutung, nämlich 38 von 48 fanden sich im Bereich der Stamm- und Lappenbronchien. Deswegen konnte hier stets der bronchiale Verbindungsweg zum Blutungsherd hergestellt werden. In dem kleinen Rest der peripheren Lungencarcinome kann dies Schwierigkeiten bereiten.

Die *Seitenlokalisation* ist bei relativ kleiner Gesamtzahl und geringem Unterschied zwischen rechts (20) und links (28) vorläufig belanglos.

Bei 15 Bronchialcarcinomen mit Blutung wurde ein größerer arrodierter Ast der Arteria pulmonalis gefunden. Dabei 5mal am Rand einer carcinomatösen Zerfallshöhle. Bei den übrigen 17 der 22 mit Geschwulstkavernen einhergehenden tödlichen Hämoptysen wurde in den Protokollen die Blutungsquelle nicht angegeben. Sie hätte aber sicher viel häufiger gefunden werden können, wenn gezielte Untersuchungen vorgenommen worden wären. Bemerkenswert ist die Tatsache, daß gelegentlich auch ein sehr umschriebenes kleines, makroskopisch nicht erkanntes Bronchialcarcinom zur Blutung führen kann. Ohne eingehende histologische Untersuchungen würde sie unter die „rätselhaften Blutungen" (Eck 1952) subsummiert. Diese Erfahrung haben wir bei einem zerfallenden nicht verhornenden Plattenepithelcarcinom gemacht (SN 890/65), das der makroskopischen Untersuchung entgangen war. Es saß bei einem 87jährigen Mann peripher im linken Oberlappen.

Im histologischen Bild fanden wir an den Gefäßstümpfen zum Teil recht ausgedehnte Wandinfiltrationen durch intaktes oder auch nekrotisches Tumorgewebe. Hinzukommende phlegmonöse Entzündungen können den Zerfallsprozeß beschleunigen und der Blutung Vorschub leisten.

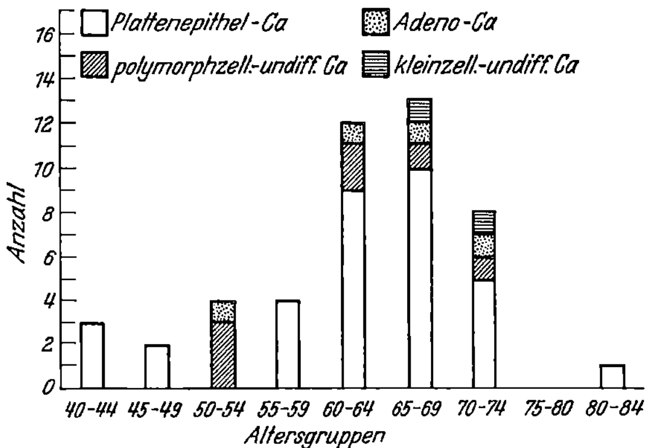

Abb. 164. Altersverteilung und die verschiedenen Carcinomtypen bei pulmonalen Massenblutungen

Die *Altersverteilung* von 47 Lungenkrebsen mit Massenblutung (bei einem war das Alter nicht angegeben) ist aus der Abb. 164 zu ersehen. Die Todeszeit verschiebt sich bei der Krebsblutung gegenüber der Gesamtzahl der Bronchialcarcinome um ein Jahrfünft nach oben. Diese Altersverteilung wird maßgeblich bestimmt von den Plattenepithelcarcinomen, die besonders häufig zwischen dem 60. und 70. Lebensjahr vertreten sind. Der jüngste durch Massenblutung verstorbene Patient hatte ein Alter von 41, der älteste von 81 Jahren.

Eingangs wurde bereits erwähnt, daß die Zahlenangaben über die tödliche Massenblutung beim Bronchialcarcinom erheblich auseinandergehen. Der nachfolgenden Besprechung und dem Vergleich mit dem Schrifttum seien deswegen Häufigkeitsangaben einer größeren Anzahl von Autoren in Tab. 96 vorangestellt.

Daraus ergibt sich, daß bei umfänglicherem Beobachtungsgut in den letzten zehn Jahren sich die Prozentsätze einigermaßen angleichen.

Das starke Überwiegen der blutenden *Platten*epithelcarcinome bei den eigenen Untersuchungen wird von anderen Forschern bestätigt (Kraus, Lindberg, Stobbe[+], Leschke, Hatzenberger). Die Massenblutung ist also ein Characteristicum des Plattenepithelcarcinoms (Stobbe[+]). Der Grund hierfür liegt in dem ausgedehnten Zerfall dieser meist knotenförmigen Krebse (Abb. 165). Indessen kann auch jeder andere Krebs zur Blutung führen. Besonders Adenocarcinome, die makroskopisch oft den plattenepitheligen gleichen können, indem sie zerfallende Knoten bilden (RUTISHAUSER 1965), sind hier zu nennen. Im eigenen Material treten sie 4mal auf, HATZENBERGER sah sie zweimal. Die größere Beteiligung der

Tabelle 96. *Häufigkeitsangaben über Massenblutung bei Bronchialcarcinomen*

Autor und Jahr	Zahl der Broca	Broca mit Blutung	%
SEYFARTH (1924)	307	4	1,30
JUNGHANS (1928)	339	4	1,18
KRAUS (1931)	107	3	2,80
LINDBERG (1935)	40	3	7,50
KOCH (1950)	185	5	2,70
STOBBE[+] (1953)	300	6	2,00
BÜRGER (1954)	240	2	0,83
LESCHKE (1957)	469	13	2,77
HATZENBERGER (1965)	1112	24	2,16
Eigene Untersuchungen	1259	48	3,81

groß- und polymorphzelligen Krebse ist nicht verwunderlich, denn gerade sie stehen makroskopisch und histologisch den Plattenepithelcarcinomen am nächsten. Die kleinzellig undifferenzierten Geschwülste hingegen bluten trotz ihres ausgesprochen infiltrativen Wachstums ungewöhnlich selten. Gefäßeinbrüche allein also genügen nicht als Blutungsursache. Vielmehr hat man den Eindruck,

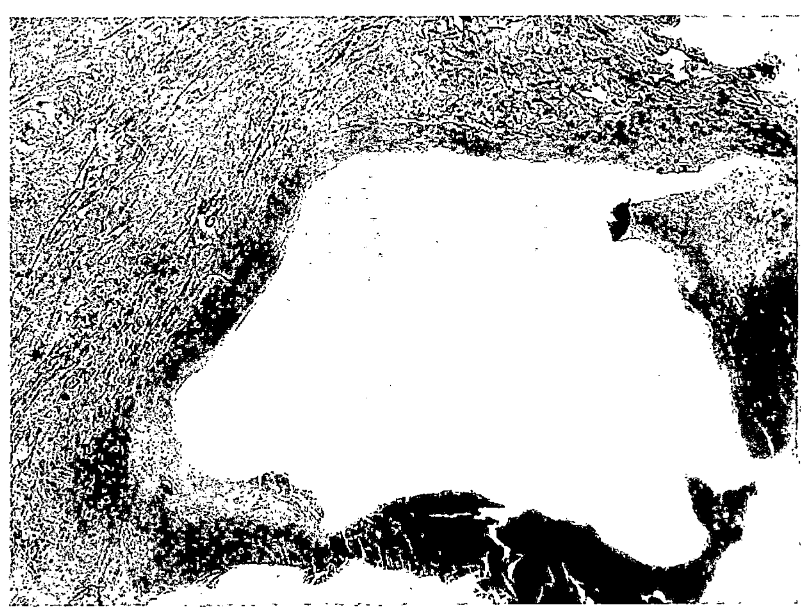

Abb. 165. Lungenkrebsnekrose mit Einbeziehung und Zerstörung eines Gefäßes. Van Gieson-Färbung. Vergr. 6:1
992/65

als ob die kleinzelligen Carcinome infolge ihrer Wachstumseigenart durch Infiltration, Stenosen von Bronchien und Gefäßen sowie Kompressionen von außen der Blutung entgegenwirken (Abb. 166). Der Tumorzerfall und die hierdurch bedingte Wandzerstörung mit offener Verbindung zwischen Gefäßen und Bronchien sind in allererster Linie die Voraussetzungen zu den pulmonalen Carcinomblutungen. Die Tumorkaverne ist dazu nicht unbedingt erforderlich.

Als Blutungsquelle werden größere Äste der Arteria pulmonalis angeschuldigt (Seyfarth, Kraus, Gattner 1953; Stobbe⁺, Hackl, Hatzenberger). Bei zentralem Sitz der Geschwulst sind dafür alle Vorbedingungen gegeben. Die

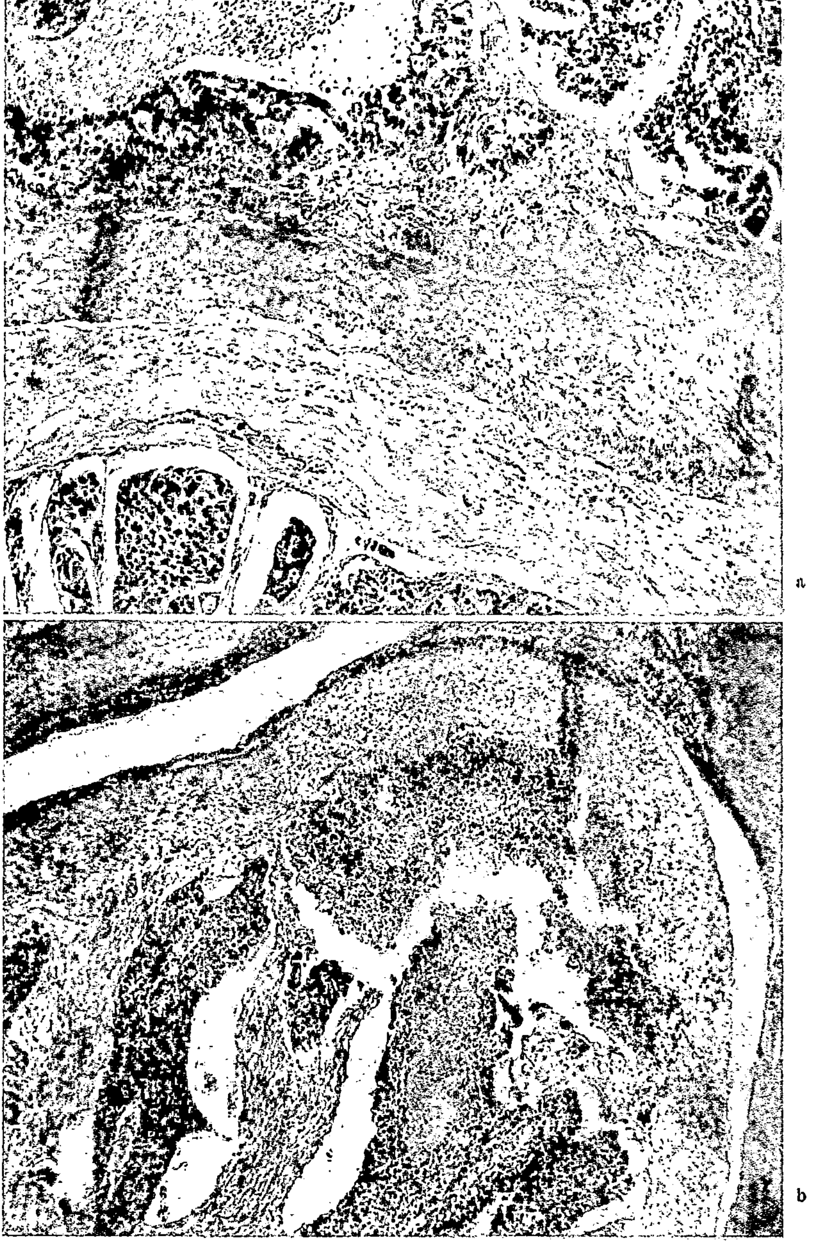

Abb. 166a u. b. a. Lungenkrebs und Lungenarterie. Von beiden Seiten zu einem schmalen Spalt komprimiertes Gefäß, vorwiegend unreifzelliges Carcinom. Van Gieson-Färbung. Vergr. 75:1. 9690/63
b. Einseitige hernienförmige Einbuchtung der Gefäßwand durch unreifzelliges, in Richtung Plattenepithel differenziertes Carcinom. Van Gieson-Färbung. Vergr. 65:1. 1816/64

Gefäßwandschädigung führt zur Bildung von Aneurysmen der großen Arterienäste, aus denen sich nach Perforation das Blut in Massen durch die gleichermaßen zerstörten großen Bronchien nach außen ergießt. In dem gut untersuchten Material HATZENBERGERS waren in 19 von 24 Beobachtungen Einbrüche in die Äste der Arteria pulmonalis vorhanden. Es gibt aber auch andere Blutungsmöglichkeiten.

Aus der sorgfältigen Erforschung der Gefäßversorgung der Bronchialcarcinome geht hervor, daß diese ausschließlich von Bronchialarterienästen geschieht; bei peripherem Sitz und Pleuraverwachsungen auch durch Äste der Intercostalarterien (MILLER 1937; WRIGHT 1938; CUDKOWICZ u. ARMSTRONG 1953; SCHOENMACKERS u. VIETEN 1954; FLORANGE 1960; DELARUE u. Mitarb. 1965). Die Lungenvenen bilden dagegen in der Tumorperipherie einen „korbartigen Fils" (FLORANGE). OGILVIE u. Mitarb. (1964) konnten diese Feststellungen bei experimentellen metastatischen Lungentumoren am Kaninchen weitgehend bestätigen. Damit ist auch die Möglichkeit gegeben, daß Massenblutungen aus vielen kleinen Quellen zustande kommen, besonders bei peripherem Tumorsitz. Bedenkt man außerdem, daß sich die Pulmonalarterien rein passiv verhalten (DELARUE u. Mitarb. 1954) und nach Abdrängung an die Peripherie häufig veröden, so wird man diesem Vorgang erhöhte Bedeutung beimessen müssen. Tumorzerfall und bakterielle Infektion können also neben Eröffnung weitlumiger Pulmonalarterien auch *Bronchial*arterien zerstören. Die klinisch nicht seltenen kleinen Blutungen mit etwas Blutbeimischung im Sputum sind wohl meist venöser Herkunft. Durch Ansammlung von Blut in Tumorhöhlen aber können auch mehrfache kleinere Hämorrhagien bei plötzlicher Expektoration eine Massenblutung vortäuschen. Darauf weist vor allem HACKL hin. Dieser Blutungsmodus macht es auch verständlich, daß bei der grob anatomischen Untersuchung am Sektionstisch das eröffnete Gefaß nicht gefunden wird. Andererseits liegt hierin die Erklärung dafür, daß mitunter verhältnismäßig geringe Blutmengen zum Erstickungstod führen. Es handelt sich hier um jene Befunde an der Leiche, wo nur blutuntermischter Schleim in den Bronchien vorgefunden wird. Infolge des behinderten Expectorationsmechanismus bei den schwerkranken Tumorträgern tritt dann allmählich die tödliche respiratorische Insuffizienz ein.

Zusammenfassend glauben wir feststellen zu können, daß in einem großen Untersuchungsgut bei etwa 3—4% aller Bronchialcarcinome tödliche Massenblutungen auftreten. Zu diesem Ereignis führen in der weit überwiegenden Mehrzahl Plattenepithelcarcinome, während die undifferenzierten großzelligen und drüsigen Krebse sehr viel weniger und noch weniger die undifferenzierten kleinzelligen ins Gewicht fallen. Die wichtigste Rolle kommt dem Tumor*zerfall*, nicht der carcinomatösen Infiltration zu. Meist werden große Pulmonalarterien eröffnet, aber auch aus kleineren Bronchialarterien kann der Blutsturz erfolgen. Fast ausschließlich sind Männer betroffen, vor allem in der zweiten Hälfte des 7. Dezenniums.

5. Endometriome der Lunge

Wahrscheinlich gehören die Endometriome der Lunge nicht zu den autochthonen Geschwülsten oder geschwulstartigen Neubildungen dieser Örtlichkeit. Ihre Entstehung aber wird verschieden erklärt. Neben der Verschleppung auf dem Lymph- und Blutweg (metastatische Genese) soll auch die Umwandlung von bodenständigem Gewebe durch übergeordnete Einflüsse (Metaplasietheorie) zu Endometriomen führen können. Neuerdings werden beide Anschauungen in der Weise kombiniert, daß man transplantierten Endometriumteilchen die Fähigkeit zuschreibt, durch Induktion die omnipotenten ortsständigen Mesenchymzellen zu einer auf Uterusschleimhaut gerichteten Wucherung anzuregen. Darin sehen wir die Begründung, hier auf diese eben so seltsame wie seltene Erscheinung einzugehen.

Endometriome außerhalb des Bauchraumes gehören zu den großen Seltenheiten (Stoeckel 1952; Schulz u. Zehrer 1953; Merkel 1956; Gögl u. Lang 1957; Schuermann 1958; Schröder 1959; Zangger u. Heppner 1962; K.H.

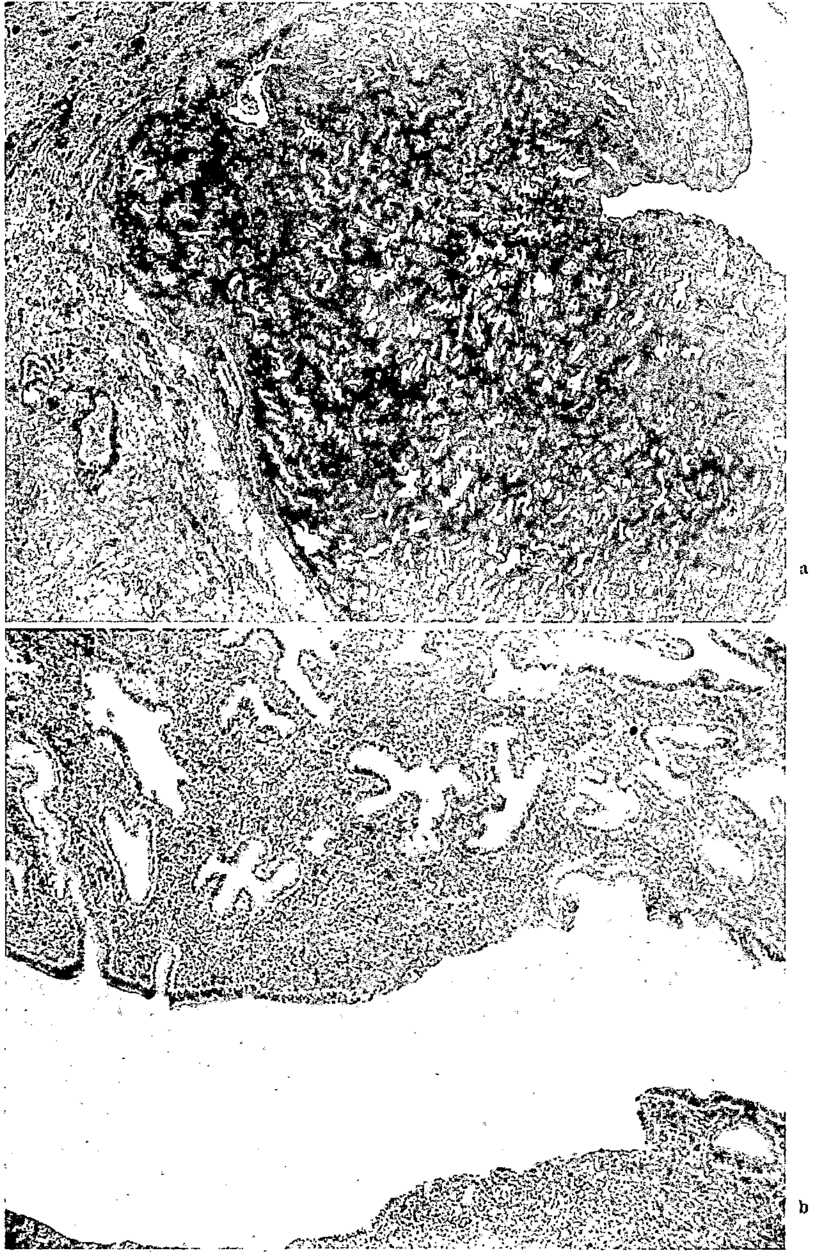

Abb. 167a u. b. Pulmonale Endometriose. a. Deutliche Kapselbildung links im Bild. Siderophore Zellensammlung in der linken oberen Bildecke. Van Gieson-Färbung. Vergr. 7:1. 1838/67
b. Am unteren Rand kapselloser Ausschnitt mit einem stark erweiterten Drüsenschlauch. Van Gieson-Färbung. Vergr. 55:1. 1838/67

Bauer 1963). Diese „im Grunde normalen und dystopischen uterusspezifischen Gewebswucherungen" sind bisher unter allen Säugern nur bei Menschen und Affen beobachtet worden. Nach unserer Kenntnis des Schrifttums (Ziegan[+]) wurde nach klinischen Erscheinungen bei 10 Frauen auf eine *Endometriose der Lungen*

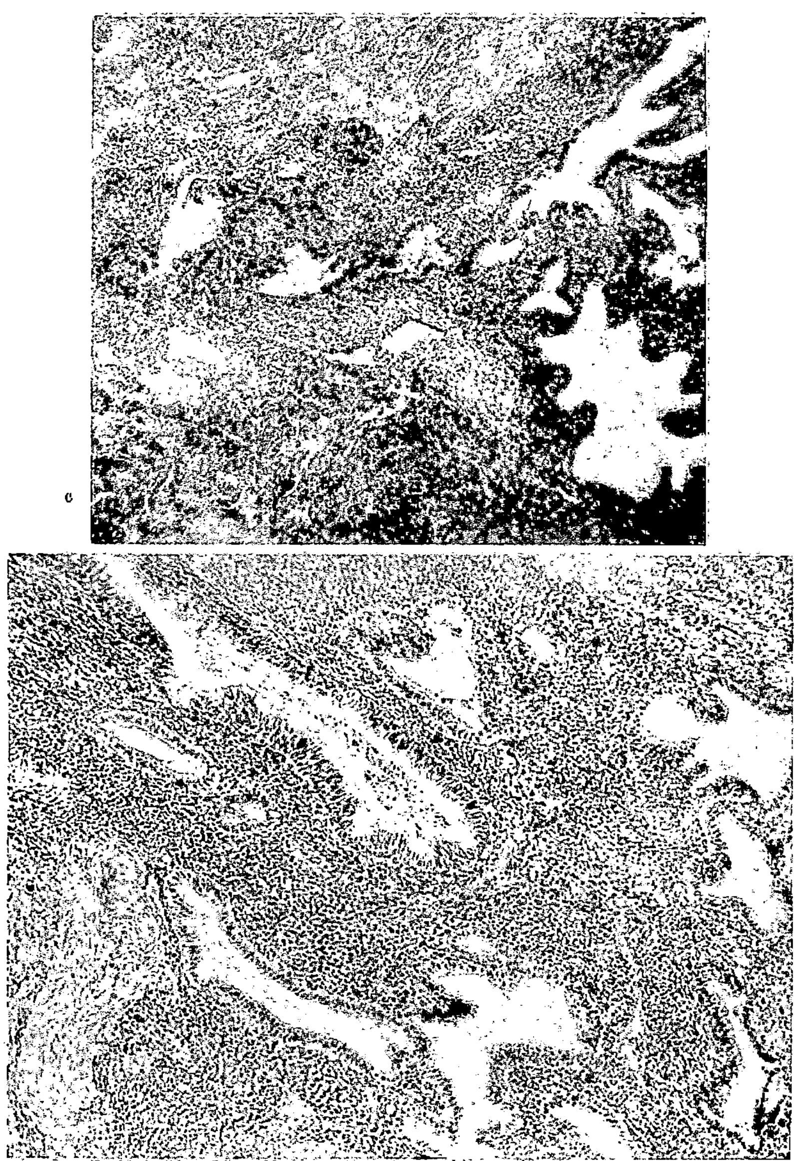

Abb. 167c u. d. c. Unscharfe Begrenzung gegenüber der Umgebung. Vergr. 55:1
d. Bronchiolus und dickwandiges englumiges Gefäß (linke Bildseite) im Endometrium. Siderophagen-Ansammlungen finden sich öfters in der Umgebung. Vergr. 85:1

geschlossen. Von diesen konnte die histologische Bestätigung am Resektionspräparat nur viermal erfolgen. Der 5. Fall stammt aus dem eigenen Untersuchungsgut und wird von Ziegan[+] ausführlich mitgeteilt, so daß wir uns auf eine kurze Schilderung beschränken können.

Waltraud Z., geb. 23, 7, 1927. Seit 1946 verheiratet, 1947 und 1950 normale Geburten. Alljährliche Teilnahme am Röntgenkataster. 1963 erstmals rundherdige, gut begrenzte Verschattung im lateralen Mittelgeschoß rechts. Keinerlei Beschwerden, keine Hämoptysen. Nachdem das „Tuberkulom" trotz zweimaliger halbjähriger Heilstättenbehandlung größer geworden war, Entschluß zur Resektion 1967 im Bezirkskrankenhaus für Tuberkulose und Lungenkrankheiten Zschadraß (OMRat Dr. med. habil. Anstett). Nach dem Operationsbericht (Med.Rat OA. Dr. Ermisch) vom 9. 2. 67 lag ein kirschgroßer weicher Knoten im anterioren Segment des rechten Oberlappens etwa 0,5 cm unter der Pleura vor. In dem daumenendgliedgroßen Resektionspräparat (1838/67) fand sich nach Formalinfixierung eine 1,4 cm im Durchmesser betragene, ziemlich scharf begrenzte, etwas festere strukturlose gräuliche Einlagerung mit kaum sichtbaren Hohlräumen.

Histologisch besteht der Knoten aus typischer Uterusschleimhaut mit zahlreichen etwas ungeordneten geschlängelten und verzweigten Drüsen mit den Merkmalen der beginnenden Sekretionsphase (Abb. 167a). Auf eine große Strecke liegt eine bindegewebige Kapsel vor, die an einem breiten Spaltraum, der offenbar von einem stark erweiterten Drüsenschlauch gebildet wird, aufhört (Abb. 167b). Hier wie in Abb. 167c ist die Begrenzung gegenüber dem Lungengewebe unscharf. In Abb. 167d ist mitten im Endometrium ein Bronchiolus zu sehen, der diagonal von oben links nach unten rechts verläuft. In der linken unteren Bildecke ein dickwandiges englumiges Gefäß. Die Stromazellen enthalten vereinzelt eisenpositives Pigment. Siderophagenansammlungen finden sich öfters in den Alveolen der Umgebung (Abb. 167a linke obere Ecke).

Nach dieser Beschreibung und den beigefügten Bildern sollte man annehmen, daß der am Menstruationscyclus beteiligte Knoten in irgendwelcher Weise zu klinischen Erscheinungen geführt hätte. Dafür sprechen die Reste älterer Blutungen und die morphologische Cyclusphase, die mit dem anamnestisch angegebenen 19. Tag post menstruationem übereinstimmt. Nach gezielter Befragung aber und bei fortlaufender Überwachung mit zahlreichen Sputumuntersuchungen, die nicht nur keine Tuberkelbakterien ergaben, sondern auch niemals Blutbeimengungen erkennen ließen, blieb der Herd subjektiv und objektiv absolut symptomlos. Ähnlich verhielten sich zwei andere Beobachtungen des Schrifttums. Weiter ist zu vermerken, daß die letzte Geburt 13 Jahre vor der röntgenologischen Entdeckung des Endometrioms stattfand und keine gynäkologischen Eingriffe vorgenommen wurden. Die nachträgliche fachärztliche Untersuchung ergab einen gering knolligen Fundus uteri, der zur Diagnose Uterus myomatosus führte. Eine Endometriose wurde nicht angenommen. Ausdrücklich wird das Fehlen von „molimina gynaecologica" erwähnt. Hinweise einer künstlich hervorgerufenen Verschleppung auf Blut- und Lymphbahnen liegen also nicht vor. Freilich wollen wir damit eine Transplantation von Endometrium auf diesen Wegen nicht ausschließen. Aber wir müssen auch die Entwicklung an Ort und Stelle in Betracht ziehen.

Das Alter der Frau betrug bei der ersten Feststellung der Verschattung in der Lunge 36 Jahre. Im Durchschnitt liegt das Alter bei 37 Jahren.

III. Mischgeschwülste der Lunge (Carcino-Sarkome)

Die neuesten Veröffentlichungen über diese Geschwülste stammen von Schulz u. Rummeld sowie von Thierbach u. Gerlach (1965). Ihnen wollen wir in Ermanglung eigener Erfahrungen über diese Tumorgruppe folgen. Hierher gehörige Geschwülste bestehen aus epithelialen und mesenchymalen Anteilen und kommen äußerst selten vor. Es handelt sich um zusammengesetzte bösartige Geschwülste, bei denen Parenchym und Stroma des befallenen Organs am gleichen Ort in geschwulstartiges Wachstum geraten (Kompositionstumor nach Meyer 1920). Somit besteht ein Unterschied gegenüber den Tumoren, die von getrennten Örtlichkeiten her nach ihrer Größenzunahme allmählich zusammenwachsen und eine Vermischungsgeschwulst bilden (Kollisionstumor). Wieder anders sind Mischgeschwülste zu definieren, die in histogenetischer Betrachtungsweise anderer Natur sind (Kombinationstumoren). Bei den Lungencarcinomen im besonderen muß nachdrücklich darauf hingewiesen werden, daß mit den genannten Tumoren diejenigen nicht verwechselt werden dürfen, wo in Carcinomen sarkomähnliche Strukturen auftreten. Dieser Befund ist bei den Plattenepithel- und kleinzelligen undifferenzierten Carcinomen der Lunge nichts Ungewöhnliches.

Tabelle 97. *Publizierte Fälle von Carcino-Sarkom der Lunge* (SCHULZ u. RUMMELD: „Carcino-Sarkom des Bronchus". Frankf. Z. Path. 74, 728, 1965)

Lfd. Nr.	Autor und Jahr	Alter und Geschlecht	Art der Komponenten Carcinomatös	Art der Komponenten Sarkomatös	Metastasen Carcinomatös	Metastasen Sarkomatös	Metastasen Carcino-Sark.	Größe	Lokalisation
1	KIKA (1908)								
2	SALTYKOW (1914)	35 J., w.	Cystadeno-Ca., undiff. Plattenepithel-Ca.	Spindelzellen und pleomorphe Zellen	Nebenniere, Gehirn	Herz, rechte Niere	Rippen	14 cm	re. U'lappen
3	FRANK (1915)	45 J., w.	Adenopapilläres Ca.	kleine Spindelzellen	Nebenniere, Herz	Herz, Magen, Duod., Niere	Herz, Leber	10 × 8 cm	li. U'lappen
4	SELYE (1928)	43 J., m.	Plattenepithel-Ca.	Pleomorphzellig	Typ nicht festgestellt; vorderes Mediastinum li. Iliacallymphknoten, li. Nebenniere, Nieren, Sacro-iliac. Gel.			Gänseei	re. O'lappen
5	OGAWA (1929)	70 J., m.	Adeno-Ca., Übergangszellen-Ca.	kleine Spindelzellen	keine	keine	keine	Kindskopf	re. O'lappen
6	FISCHER (1938)	61 J., m.	verhornendes Plattenepithel-Ca.	große Spindelzellen und Pleomorphzellen	Lymphknoten, Nebenniere, Nieren, Wirbel	keine	keine	ganzen Lungenlappen durchsetzend	re. O'lappen
7	DIRKSTEIN (1939)								
8	WEBER (1939)	77 J., m.	verhornendes Plattenepithel-Ca., Adeno-Ca. und undiff. Ca.	Spindelzellen	keine	Hilus- u. Mesent.-Lymphknoten, Gehirn, NN. re., Niere, Magen, Duod., Jejunum	keine	ganzen Lungenlappen durchsetzend	li. O'lappen
9	SEREBRIANNIKOVA (1940)								
10	HOCHBERG u. Mitarb. (1949)	55 J., w.	Plattenepithel-Ca.	Fibrosarkom	keine	li. Niere, N. Arterie, li. Car. int., Aa. cerebr. med. Milzart.	keine	11,5 × 10 × 5 cm	li. O'lappen
11	BERGMANN, ACKERMAN, KEMLER (1951)	51 J., m.	Plattenepithel-Ca.	Fibrosarkom	keine	keine	keine	6 × 4 × 4 cm	re. O'lappen
12	BERGMANN, ACKERMAN, KEMLER (1951)	56 J., m.	Plattenepithel-Ca.	Fibrosarkom	keine	keine	keine	3 × 1,5 cm	re. O'lappen
13	TAYLOR u. RAE (1952)	69 J., m.	teilweise verhornendes Plattenepithel-Ca.	Spindelzell-Sarkom	keine	keine	keine	4 × 1,5 × 1 cm	re. U'lappen
14	TAYLOR u. RAE (1952)	57 J., m.	teilweise verhornendes Plattenepithel-Ca.	Spindelzell-Sarkom	keine	keine	keine	2 × 4 cm	li. Hauptbronchus
15	GOL'BERT (1953)								
16	CAVALLERO (1956)								
17	LAVNIKOVA (1958)	42 J., m.	Adeno-Ca.	kleine fusiforme Zellen	Peribronchiale Lymphknoten, histol. Untersuch. nicht erwähnt			9 × 7 × 6 cm	li. O'lappen
18	PEABODY (1959)	74 J., m.	Adeno-Ca.	Fibrosarkom	keine	keine	peribronchiale Lymphknoten	8 cm ⌀	li. O'lappen
19	DRURY u. STIRLAND (1959)	71 J., m.	verhornendes Plattenepithel-Ca.	Spindelzell-Sarkom	keine	keine	keine	1 cm ⌀	li. O'lappen
20	DRURY u. STIRLAND (1959)	59 J., m.	verhornendes Plattenepithel-Ca.	Fibrosarkom	keine	keine	keine	10 cm ⌀	re. U'lappen
21	PRIVE u. Mitarb. (1961)	45 J., m.	undiff. u. teilw. verhorn. Platenep.-Ca.	Osteo-Chondro-Sarkom, Spindel- u. Rundzellen-Sarkom	keine	keine	peribronchiale Lymphknoten	2 × 1,5 × 1,5 cm	li. U'lappen
22	MOORE (1961)	64 J., m.	teilw. verhornendes Plattenepithel-Ca.	Fibro-, Osteoid- u. Rhabdomyoblasten-Sa.					re. U'lappen
23	SOBIN (1962)	46 J., m.	verhorn. Plattenep.-C.	fusiformzellul. Sarkom					re. Lunge
24	SCHULZ u. RUMMELD (1964)	57 J., m.	teilw. verhornendes Plattenepithel-Ca.	Fibrosarkom	keine	keine	keine	3 × 2 × 1,2 cm	re. U'lappen

Die echten Carcino-Sarkome nach der Definition von R. Meyer sind — wie wir der Mitteilung von Schulz u. Rummeld entnehmen — nur in 24 Beispielen als bösartige Lungengeschwülste bekannt geworden. Ihre Geschichte geht auf das Jahr 1908 zurück (Kika). Bei den zuerst beschriebenen Fällen (Kika, Saltykow 1914; Frank 1915; Selye 1928; Ogawa 1929) liegt meist der *periphere* solide Typ des Carcino-Sarkoms vor. Seine *endobronchiale* polypöse Form ist nur in vereinzelten neueren Beobachtungen beschrieben worden (Bergmann, Ackerman u. Kemler 1951; Schulz u. Rummeld 1965). Sie scheint von einiger praktischer Bedeutung zu sein, weil sie bei frühzeitiger Erkennung und Operation eine relativ günstige Prognose haben soll. Nach ihrem makroskopischen Verhalten kann sie leicht mit einem gutartigen Bronchialadenom verwechselt werden. Sämtliche hierher gehörigen Geschwülste der Lungen und Bronchien sind in der Tab. 97 zusammengefaßt.

Diese Tumoren sind infolge ihrer Seltenheit wenig bekannt. Sie haben aber durch ihre klinischen Eigenarten eine gewisse Bedeutung und sollten schon aus diesem Grund den Pathologen interessieren. Deswegen seien sie in ihren Hauptzügen geschildert. Wir berufen uns dabei zunächst auf die Beschreibung von Schulz u. Rummeld, deren Beobachtung in toto durch Anfertigung von 2214 Serienschnitten am ausgiebigsten untersucht sein dürfte.

Der 3,2 × 1,2 cm messende gestielte polypöse Tumor sitzt im rechten Stammbronchus. In allen Stufenschnitten besteht er aus carcinomatösen und sarkomatösen Anteilen, die streng getrennt nebeneinander liegen und keine Übergänge aufweisen (Abb. 168). Die carcinomatöse Komponente ist ein leicht verhornendes Plattenepithel mit Kernpolymorphie, Riesenkernen und Mitosen. Die sarkomatösen Anteile bestehen aus einem Flechtwerk spindeliger Bindegewebszellen. Das Carcinom ist vorwiegend an der Geschwulstbasis lokalisiert. Die Spitze des polypösen Tumors ist fast völlig frei von Carcinom. Hier und in der Mitte überwiegen die sarkomatösen Anteile. Die parabronchialen Lymphknoten enthalten keine Tumorzellen.

Von den 24 Beobachtungen können nach Schulz u. Rummeld nur 19 einwandfrei analysiert werden. Im deutschen Schrifttum ist der letzte Fall im Jahre 1939 von Weber mitgeteilt worden. Die späteren 15 Beobachtungen stammen von ausländischen Autoren. Wie im Beispiel von Schulz u. Rummeld waren Fibrosarkom und verhornendes Plattenepithelcarcinom die häufigsten Gewebskomponenten der Carcino-Sarkome der Lunge. Da die sarkomatösen Anteile den größeren Raum einnehmen, wird unter der Voraussetzung, daß Carcinom und Sarkom gleichzeitig unter dem Einfluß tumorauslösender Agentien entstanden sind, ein schnelleres Wachstum der mesenchymalen Geschwulst angenommen. Dieser also wird in Übereinstimmung mit Weber sowie Taylor u. Rae (1952) die stärkere biologische Aktivität zugesprochen. Eine etwaige Vermischung zweier örtlich unabhängig voneinander entstandenen Geschwulstarten wird ebenso wie sarkomähnliche Umwandlung einer epithelialen Geschwulst ausgeschlossen, weil beide Geschwulstanteile streng voneinander abzugrenzen sind und einem typischen Plattenepithelcarcinom sowie einem typischen Fibrosarkom entsprechen. Ein sarkomähnliches Lungencarcinom soll also auszuschließen sein. Es liegt ein polypöses *endobronchiales Carcino-Sarkom* vor. Dieses ist nach Moore (1961) von der peripheren Geschwulst gleichen Baues zu unterscheiden. Letztere kann beträchtlich größer werden und neigt zur Invasion der Umgebung. Gefäßeinbrüche verursachen auch frühzeitige Metastasen. Dagegen ist bei dem vorwiegend exstruktiv wachsenden zentral sitzenden endobronchialen Carcino-Sarkom die Prognose unerwartet gut. Wir können also mit Moore aus guten Gründen einen *peripheren* und *zentralen Typ* dieser Geschwulst unterscheiden.

Abb. 168. Endobronchiales Carcinosarkom der Lunge. Mann, 57jährig. a Carcinomatöse und sarkomatöse Anteile reichen bis zur Knorpelspange vor. Vergr. 50:1. b Carcinomatöse Komponente (Plattenepithelcarcinom). Epithel überall scharf zum sarkomatösen Anteil abgesetzt. Vergr. 125:1. c Sarkomatöse Komponente (Fibrosarkom) mit Mitosen und Kernpolymorphie. Vergr. 310:1. Aus: Schulz u. Rummeld, Frankfurt. Z. Path. 74, 721 (1965)

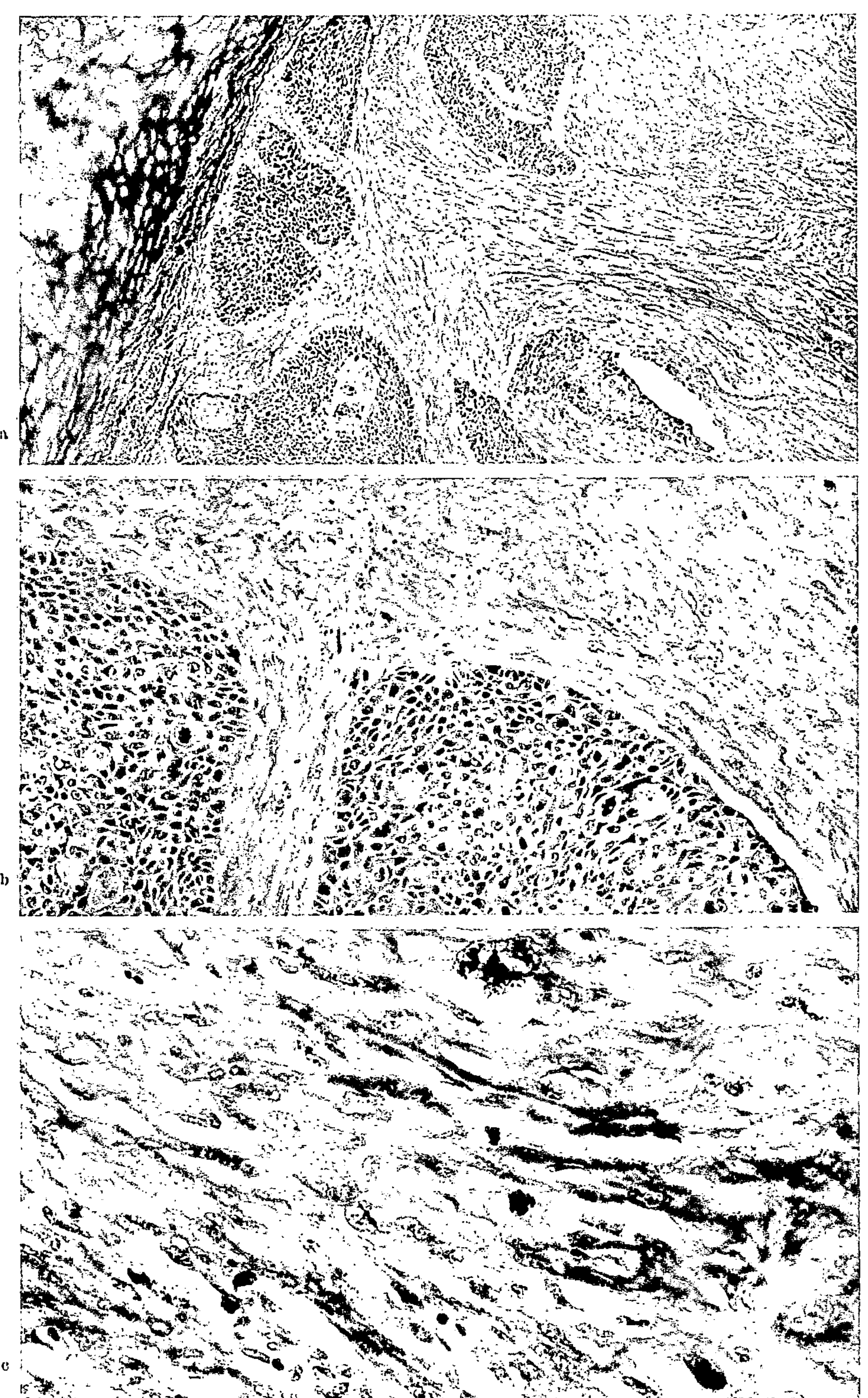

Abb. 168a—c

Bisher sind nur 8 Fälle von *polypösem Carcino-Sarkom des Bronchus* bekannt geworden. Davon waren einige Patienten nach 19 Monaten, 3 und 6 Jahren frei von Rezidiven und Metastasen. Wahrscheinlich ist die Prognose deswegen günstig, weil es sich um Frühstadien des Tumor handelt, denn er macht sich durch seinen Sitz mit entsprechenden klinischen Erscheinungen rechtzeitig bemerkbar.

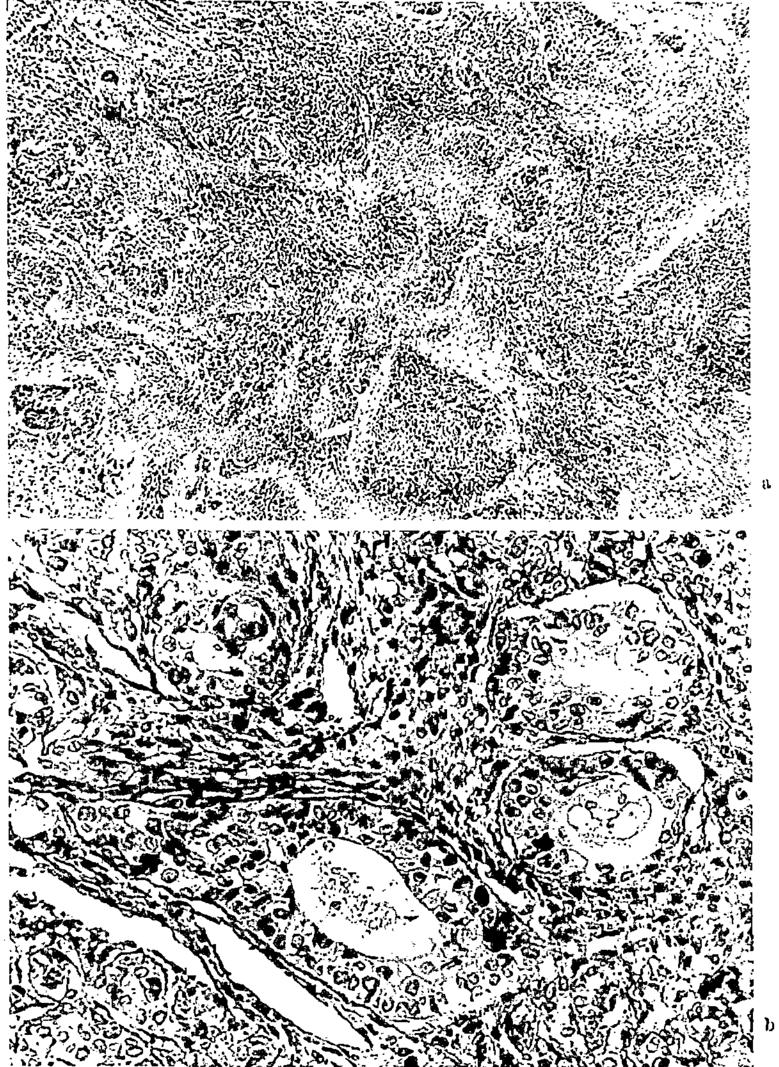

Abb. 169 a u. b. Mischgeschwulst der Niere (Wilmstumor). a Solitäre Lungenmetastase. Mischung von epithelialer und nicht epithelialer Geschwulstkomponente. Hämalaun-Eosin. Vergr. 53:1 (3000/63). b Primärgeschwulst in der Niere. Van Gieson-Färbung. Vergr. 192:1. (S 1856/61). Aus: Thierbach u. Gerlach. Zbl. allg. Path. path. Anat. 107, 271 (1965)

„Das Carcino-Sarkom der Lunge betraf Angehörige der weißen, schwarzen und gelben Rasse. Unter den 19 ausführlich mitgeteilten Fällen sind 16 Männer mit einem Durchschnittsalter von 59 Jahren. Der jüngste Mann war 42, der älteste 77 Jahre alt. Die rechte Lunge war in 11 Fällen, die linke in 8 Fällen beteiligt. Die beobachteten Tumoren waren meist klein, etwa kleinkastaniengroß, erreichten aber auch Dimensionen bis zu Kindskopfgröße. Hierbei ist zu berücksichtigen, daß es sich bis 1949 ausschließlich um Autopsiebeobachtungen handelte" (SCHULZ u. RUMMELD).

Zum etwa gleichen Zeitpunkt wurde dieses Thema von THIERBACH u. GERLACH (1965) unter der Überschrift „Bösartige Mischgeschwülste der Lunge" sehr kritisch abgehandelt und um einige Beobachtungen vermehrt (BÖSENBERG 1932; NOWICKI 1933; PEE 1936). Einschließlich der Fälle von THEMEL (1955), BARNARD (1952), CAMPESI u. SOMMARIVA, SPENCER (1961) und BOSS (1962) liegen nach dem den Verfassern bekannten Schrifttum etwa 30 Fälle von bronchopulmonalen Mischgeschwülsten vor. Ihre Bezeichnung „Bösartige Mischgeschwulst" und „Carcino-Sarkom" als Synonyme sind rein beschreibend, die ohne Zusätze nichts aussagen sollen über Histo- oder Embryogenese des Tumors. Es handelt sich also um ein inhomogenes Material, das nichtsdestoweniger Veranlassung gibt, auf die Problematik der Diagnose „Carcino-Sarkom" und die Unterscheidung zwischen „Geschwulst *der* Lunge" und „Geschwulst *in* der Lunge" einzugehen.

Ihr *erster Fall* betrifft einen 60 Jahre alten Mann, bei dem röntgenologisch der Verdacht auf hilusnahes Bronchialcarcinom geäußert wurde. Ein ausgehustetes Gewebsstückchen ergab Verdacht auf ein Fibrosarkom. Im Resektionspräparat fand sich ein ovoider Knoten von 4,5 cm im größten Durchmesser. Das histologische Bild zeigte zwei Komponenten in Form eines Spindelzellsarkoms und von Inseln eines mittelgroßzelligen Carcinoms, das an manchen Stellen als unreifes Plattenepithelcarcinom eingestuft wurde. Epitheliale und nicht epitheliale Tumoranteile sind bunt verteilt und gehen fließend ineinander über (Abb. 169a). Als Besonderheit fallen im epithelialen Anteil, der gegenüber dem sarkomatösen zurücktritt, einzelne Zellschläuche mit spaltförmiger Hohlraumbildung auf.

Die Sektion, die etwa 18 Monate später (1961) stattfand, ergab einen 4090 g schweren rechtsseitigen Nierentumor, der sich histologisch als bösartige Mischgeschwulst mit glomerulum- und tubulusähnlichen Bildern als Wilms-Tumor erwies (Abb. 169b). Außerhalb der befallenen Niere keine Tumormanifestation.

Beim *zweiten Fall* handelte es sich um einen 54jährigen Mann, der unter der Diagnose Bronchialcarcinom operiert worden war. Zwei Stunden nach der Pneumonektomie trat der Tod ein. *Peripher* im rechten Oberlappen saß ein 4 cm im größten Durchmesser haltender Geschwulstknoten. Histologisch ähnelt er dem ersten Fall, in dem epitheliale und nicht epitheliale Anteile in Erscheinung treten. Die carcinomatöse Komponente besteht aus einem Plattenepithel mit monocellulären Verhornungen. Das Plattenepithelcarcinom erkennt man vor allem in dem weichen bröckelig zerfallenden Geschwulstzentrum. Das spindelzellige Sarkom ist in der Tumorperipherie vermehrt nachweisbar und überwiegt insgesamt. Die Trennung beider Anteile ist an den einzelnen Stellen relativ scharf (Abb. 170). Die an dieser Stelle angedeutet fasciculär gerichtete Sarkomstruktur bildet in der Hauptsache ein Netzwerk ohne bestimmte Orientierung. Diagnose: „Carcino-Sarkom".

Bei der Obduktion enthalten mehrere Lymphknoten an der Bifurcation und paratracheal Metastasen eines verhornenden Plattenepithelcarcinoms, keine sarkomatösen Strukturen. Alle übrigen Organe und Gewebe frei von Geschwulst.

Die histologische Untersuchung der *Operations*präparate ergab also bösartige Geschwülste, die sich weitgehend ähneln und als „Carcino-Sarkome" des Bronchus bzw. der Lunge bezeichnet wurden. Durch die *Obduktion* werden wesentliche Unterschiede klar. Im ersten Fall handelt es sich um eine solitäre Lungenmetastase eines embryonalen Mischtumors der Niere; im zweiten Fall liegt eine primäre bronchopulmonale Mischgeschwulst mit örtlichen Lymphknotenmetastasen vor. Die Abgrenzung eines Mißbildungstumors im Falle 1 in Form einer teratoiden Embryonalgeschwulst gegenüber anderen Möglichkeiten (Kompositionstumor, Kollisionstumor) gelingt ziemlich sicher. Im Fall 2 hingegen lassen die Autoren die Frage offen, ob ein Koexistenz = (Kompositionstumor) oder ein Kollisionstumor vorliegt. In späteren Entwicklungsstadien ist diese Entscheidung im Gegensatz zu dem Beispiel von SCHULZ u. RUMMELD nicht mehr möglich. Diese Tatsache ist bei der Diagnose von „Carcino-Sarkomen" zu beachten. Ebenso berechtigt ist die Forderung der strengen Prüfung, ob ein Mischtumor nur vorgetäuscht wird durch Tumortransformation (Plattenepithel in Richtung Spindelzellsarkom) oder weniger häufig durch ein Sarkom mit zellreichen scheinbar epithelialen Bezirken (Saphir u. Vass 1938; Willis 1953). Des weiteren weisen die Autoren darauf hin, daß auch bei sofortiger richtiger Einschätzung des Lungenherdes im ersten Fall als Mißbildungs-Carcino-Sarkom (Kombinationstumor) eine Klärung über „primär" oder „sekundär" nicht erlaubt gewesen wäre, denn in der Lunge sind nicht nur bösartige Hamartome bekannt (Schiødt u. Jensen 1960; Obiditsch-Meyer u. Zeitlhofer 1962; Stephanopoulos u. Catsaras 1963), sondern auch teratoide Embryonalgeschwülste (Barnard 1952; Campesi u. Sommariva; Spencer 1961;

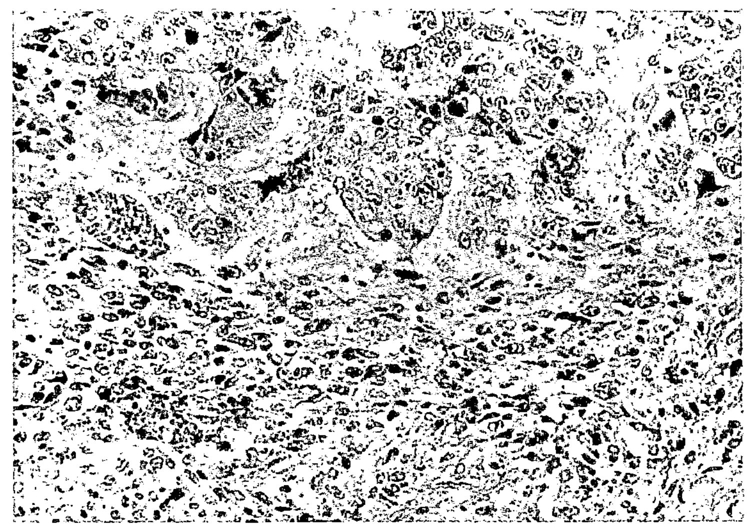

Abb. 170. Feinststrukturen der Primärgeschwulst in der Lunge. E 3000/63 — Goldner — Vergr. 211:1. Aus: Thierbach u. Gerlach

Boss 1962). Den Namen „Pulmoblastoma" verdienen sie jedoch nur dann, wenn durch die Obduktion ein anderer Primärtumor, insbesondere ein Nephroblastom ausgeschlossen wurde. Autoptische Kontrolle kann von den letztgenannten Autoren nur Spencer in zwei Fällen aufweisen, so daß bei den anderen offen bleiben muß, ob ein Wilms-Tumor unentdeckt geblieben ist (Thierbach u. Gerlach).

Die Mischtumoren hätten nach dem Beispiel von Kreyberg in unser Einteilungsschema aufgenommen werden können. Sie sind aber vorläufig noch so selten, daß wir das Prinzip der Vereinfachung nicht ohne zwingenden Grund aufgeben wollten. Wir haben sie deswegen gesondert abgehandelt.

IV. Sarkome

1. Das Lymphosarkom

Primäre Lymphosarkome sind seit ihrer Definition von Kundrat (1893) in den verschiedensten Organen beschrieben worden. Es vergingen aber 38 Jahre, ehe Pekelis 1931 die erste sichere Beobachtung eines primären Lymphosarkoms der Lunge mitteilen konnte.

Die Mehrzahl der grundlegenden Arbeiten und Fallberichte stammen aus dem angloamerikanischen Schrifttum. Dort begnügt man sich mit der allgemeinen Diagnose „malignant lymphoma" und versteht darunter nach unseren Begriffen recht verschiedenes.

Die histologische Klassifikation der Lymphome wird folgendermaßen vorgenommen:

GALL und MALLORY (1942)	JACKSON und PARKER (1946)
1. Stem-cell-lymphoma Plasmocytic lymphoma	Reticulum-cell-sarcoma
2. lymphoplastic lymphoma lymphocytic lymphoma	Lymphosarcoma
3. Hodgkins lymphoma	Hodgkins granuloma
4. Hodgkins sarcoma	Hodgkins sarcoma
5. Follicular lymphoma	Giant follicular lymphoma
6.	Mycosis fungoides
7.	Leucaemia

In unserem Sprachraum wird für alle geschwulstigen oder geschwulstartigen Bildungen eine möglichst säuberliche Unterscheidung gefordert. Das „lymphoplastic lymphoma" oder „lymphocytic lymphoma" im englischen Sprachgebrauch entspricht unserem „Lymphosarkom".

Betrachtet man die *Häufigkeit* der Lymphosarkome unter den primären Lungensarkomen, so erscheinen sie nach SCHULZE (1959), der in Deutschland als Bahnbrecher für diese Tumoren bezeichnet werden kann, hinter den spindelzelligen Fibrosarkomen und polymorphzelligen Sarkomen an dritter Stelle. Die gleiche Reihenfolge finden DREWES u. WILLMANN 1953; BANKAMP 1954; IVERSON 1954; NOEHREN u. McKEE 1954; SCHRÖDER 1963. Unter der großen Gruppe von Lymphosarkomen anderer Örtlichkeiten wird es äußerst selten erwähnt. Sehr eindrucksvoll ist das Verhältnis bei KRESS u. BRANTIGAN (1961), die unter 3000 Lymphosarkomen nur *ein* Lymphosarkom der Lunge fanden. Gelegentlich wurde es aber auch in kleineren Statistiken genannt (SUGARBACKER u. CRAVER 1940; SHIMKIN 1954), wohingegen andere in größeren Aufstellungen nicht ein einziges Lymphosarkom der Lunge zu verzeichnen haben (GALL u. MALLORY 1942; ROSENBERG u. Mitarb. 1961). Schließlich erlauben die einzelnen Veröffentlichungen über das Lymphosarkom der Lunge indirekte Rückschlüsse auf seine Häufigkeit. Fast immer wird nur ein Fall beschrieben mit dem Bemerken, daß die außerordentliche Seltenheit dieses pulmonalen Neoplasmas eine Einzelmitteilung rechtfertige.

Im Gegensatz zu seinem primären Auftreten kommt es im Rahmen einer generalisierten Lymphosarkomatose wesentlich häufiger zu einem Befall der Lungen (KIRKLIN u. HEFKE 1931; EHRLICH u. GERBER 1935; FALCONER u. LEONARD 1938). Nach VIETA u. CRAVER (1941) liegt die Häufigkeit von Lungenmetastasen bei einem generalisierten Lymphosarkom bei 23,8%, ähnlich in dem Sektionsmaterial von ROBBINS (1953).

Aus dem eigenen Material darf vielleicht geschlossen werden, daß es durch die gehäufte Röntgenuntersuchung, die einen großen Teil der Bevölkerung erfaßt, in Zukunft nicht ganz so selten bleibt. Der „solitäre Rundschatten" nämlich wird heute kaum mehr aus dem Auge gelassen.

Die Lymphosarkome mit primärer Organmanifestation treten in einem *Durchschnittsalter* von knapp 50 Jahren auf (ROSENBERG u. Mitarb. 1960). Bei dem Lymphosarkom der Lunge liegt es mit 53,2 Jahren etwas höher. Die jüngsten Patienten waren 4, die ältesten 75—80 Jahre bei beiden Geschlechtern, ähnlich bei SALTZSTEIN (1963). Andere Sarkome der Lunge treten früher auf (DYSON u. TRENTALANCE 1964).

In der *Geschlechterverteilung* fehlen bei den primären Lymphosarkomen der Lunge deutliche Unterschiede in der Häufigkeit bei Männern und Frauen. Die aus dem Schrifttum erfaßten Beobachtungen betrafen 42 Männer und 42 Frauen. Unterschiede von 9 und 5% zu Gunsten der Männer werden von Ott u. Frey (1960) sowie von Bartel (1963) angegeben.

Im Hinblick auf die *Lokalisation* der primären Lymphosarkome der Lungen erstrecken sich unsere eigenen Untersuchungen auf 100 verwertbare Schrifttumsbelege. Daraus ergaben sich grundlegend andere Örtlichkeitsverhältnisse gegenüber den anderen Lungensarkomen. Das primäre Lymphorsarkom bevorzugt eindeutig die rechte Lunge (Abb. 171). Den 48 Neoplasmen der rechten stehen nur 26 der linken Lunge gegenüber (72:27,5%), wobei der rechte Unterlappen die meisten Lymphosarkome aufweist. Links war der Befall der beiden Lappen ohne ausgeprägten Unterschied. Der rechte Mittellappen war eigentlich nur einmal

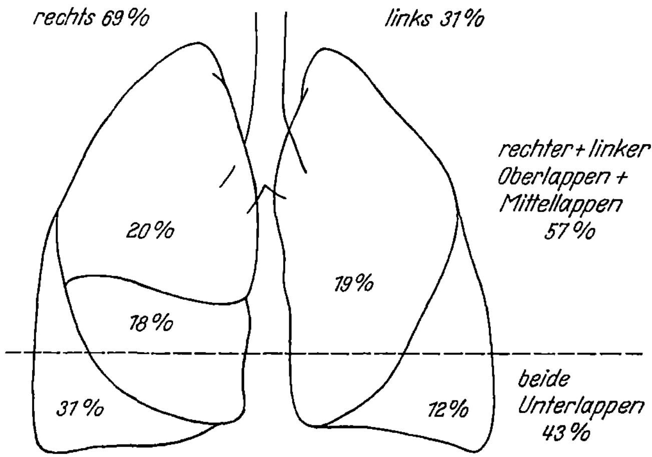

Abb. 171. Lappenlokalisation der primären Lymphosarkome

sicher primärer Sitz der Geschwulst, während sich in 17 Fällen der Ausgangspunkt nicht eindeutig bestimmen ließ. Verteilen wir die Lymphosarkome des Mittellappens zu gleichen Teilen auf den rechten Ober- und Unterlappen, so ergibt sich ein Verhältnis von 30,7:41,3%.

Nach der *biologischen Wertigkeit* handelt es sich vom *Grad* der Bösartigkeit abgesehen beim Lymphosarkom der Lunge ohne Zweifel um eine maligne Neubildung; denn ohne zweckentsprechende Behandlung führt sie unabwendbar zum Tod.

Der Tumor ist von vornherein unscharf begrenzt und infiltriert in verwaschener Ausbreitungsform seine Umgebung. Die überfluteten Alveolen lassen noch lange ihre Grundstruktur erkennen. Schließlich ergießt sich die Zellflut über große Lungenabschnitte und greift auf benachbarte Lappen, die Pleuren und das Perikard über (Dvoracek 1951; Grimes u. Mitarb. 1954; Cooley u. Mitarb. 1956; Saltzstein 1963; Kress u. Brantigan 1961).

Betrachtet man die *Metastasierung* bei den primären Lymphosarkomen der Lunge, so stellen wir fest: In 20 Fällen wird von Absiedelungen in den regionären Lymphknoten und 12mal von Fernmetastasen berichtet. Diese sind in Tab. 98 zusammengefaßt.

Dabei ist freilich zu bedenken, daß die als Metastasen betrachteten Geschwülste im Einzelfall wohl auch Primärtumoren gewesen sein können. Weiter kommt dazu, daß die Befunde meist nicht durch die Obduktion gesichert sind.

Tabelle 98. *Fernmetastasen bei primären Lymphosarkomen der Lunge*

Autor und Jahr	Organ	Zeit der Manifestation
PEKELIS (1931)	Leber, Rippen, Sternum	Obduktionsbefund
CHURCHILL (1947)	Lunge, später beide Submaxillardrüsen	$8^{1}/_{2}$ J. post op.
BECK u. REGANIS (1951) . .	Magen	2 J. post op.
WEISSMANN (1951)	generalis. Lymphosarkom	2 J. post op.
CICHERO (1956)	generalis. Lymphosarkom	20 Mon. post op.
JUSTIN-BESANÇON (1959) . .	Magen-Parotis	5 J. nach Bestrahlung
HALL u. BLADES (1959) . . .	Knochen	4 Mon. n. Probethorakotomie
BRZOSKO (1960)	Leber, Darm	Obduktionsbefund
BERGHUIS u. Mitarb. (1961)	Lunge	Obduktionsbefund
KRESS u. BRANTIGAN (1961)	Niere	4 J. post op.
PRICHARD u. BRADSHAW . . (1961)	Leber, Netz, Lunge	19 Mon. post op., 1 J. post op.

Eine besondere Eigenart der Lymphosarkome *außerhalb der Lungen* ist der Übergang in eine Leukämie („leucemic transformation"). Er soll in 12,6% drohen, während er bei anderen Sarkomarten des lymphatischen Gewebes seltener ist (7,6%), wie ROSENBERG u. Mitarb. (1961) angeben. Bei Kindern allerdings vollzieht sich dieser Wechsel häufiger (29,8% nach JONES u. KLINGBERG 1963). Solche Angaben sind sicher mit erheblichen Unsicherheitsfaktoren behaftet und für das Lymphosarkom der Lunge offenbar unzutreffend. Mindestens scheinen Angaben darüber im Schrifttum nicht vorzuliegen. Ob eine gelegentliche sog. „Generalisation" (WEISSMANN u. CHRISTIE 1951; CICHERO 1956) in dieser Richtung zu deuten wäre, ist unbestimmt.

Das Lymphosarkom der Lunge besitzt aber auch ohne leukämische Transformation oder Umwandlung in verwandte Sarkome alle Merkmale einer bösartigen Geschwulst. Es kann Tochtergeschwülste setzen und rezidivieren. Bei Unterlassung einer sachgemäßen Behandlung kommt es, wie viele Beispiele zeigen, mit Gewißheit zum tödlichen Ende (KRESS u. BRANTIGAN 1961; AHREN u. ZETTERGREEN 1963).

Als *Entwicklungsort* der Lymphosarkome der Lunge ist das „Parenchym" anzusehen. Aus dem Muster der Lungenstruktur wachsen sie je nach dem Zeitpunkt der Entdeckung und Behandlung zu recht unterschiedlicher *Größe* heran. Sie schwankt zwischen 1,5 cm im Durchmesser und dem Umfang eines ganzen Lappens oder mehr (WEISSMANN u. CHRISTIE, BARON u. WHITEHOUSE 1961; BERGHUIS u. Mitarb. 1961; SALTZSTEIN 1963). Bei entsprechender Ausdehnung kann es auch zu einem Befall der Pleuren kommen (DVORACEK, GRIMES u. Mitarb. 1954; COOLEY u. Mitarb. 1956; KRESS u. BRANTIGAN, SALTZSTEIN). Aus den vorhandenen Angaben läßt sich eine durchschnittliche Größe von ungefähr 7 cm errechnen. Neben diesen solitären Geschwülsten sollen gelegentlich auch multiple kleine Sarkomknoten auftreten, die sich gleichmäßig über eine ganze Seite verteilen können (KRESS u. BRANTIGAN).

Dem *Aussehen* nach handelt es sich um kapsellose unscharf abgrenzbare gräuliche Geschwülste, in denen die Bronchien und großen Gefäße z. T. recht gut erkennbar sind. Höhlenbildung kommt selten vor. Von COOLEY u. Mitarb. wurde bei einem sehr großen Tumor ausgedehnter Zerfall beschrieben, ähnlich von ein gen anderen Autoren (Chevalier 1957; Sternberg u. Sidransky 1959; Baron u. Whitehouse 1961). Über Verkalkung innerhalb der Geschwülste berichten Grimes u. Mitarb. (1954).

Die *Histologie* wird von der Einförmigkeit im Zell- und Gewebsbild bestimmt. Dicht liegende Zellteppiche aus Lymphocyten oder lymphocytenähnlichen Einzelelementen charakterisieren die Geschwulst. Mitosen sind selten. Die Alveolarstruktur ist im Zentrum nicht mehr zu erkennen. Bronchien und Gefäße bleiben intakt. Die Ausbreitung erfolgt kontinuierlich im Alveolargerüst. In Abständen kommt es zu Tumorknötchen, in denen Blutgefäße verlaufen. Ihre Wandungen können komprimiert und hyalin verdickt sein. Durch die diffuse und noduläre Ausbreitung in den Septen kommt es allmählich zu einer fortschreitenden Verkleinerung der Alveolarlumina. Kleinere und mittlere Bronchien sowie Gefäße sind oft follikelartig von Lymphomzellen umgeben. Im Endergebnis konfluieren die verbreiterten Alveolarsepten und das Hohlraumsystem verschwindet. So geht das Geschwulstwachstum langsam aber unaufhörlich vor sich. Schließlich werden nicht nur Gefäße und Bronchialwandungen infiltriert, sondern die Geschwulst überschreitet Lappen- und Lungengrenzen. Einzelne Bestandteile der verschiedenen Systeme sind aber fast immer an irgend einer Stelle noch zu erkennen. So kommt es kaum zu massivem Einbruch in das Bronchial- und Gefäßsystem. Daher ist auch eine vollständige Stenose der Bronchien außerordentlich selten. Ihre Wandungen aber können Vorwölbungen nach dem Lumen hin aufweisen.

Auf klinische Gesichtspunkte muß verzichtet werden. Nur der Hinweis sei gestattet, daß die üblichen diagnostischen Verfahren wie Bronchoskopie, Biopsie, gezielte Sekretentnahme und ähnliches beim pulmonalen Lymphosarkom aus gut verständlichen Gründen fast stets erfolglos sind. Die präoperative Diagnose „Lymphosarkom" wird deswegen so gut wie nie gestellt. Die Operabilität dieser Geschwülste, die trotz langer Beobachtungszeit in fast 70% vorhanden war, erklärt sich ebenfalls aus ihrer biologischen Eigenart. Die Prognose des primären Lymphosarkoms der Lunge ist zwar besser als die des Bronchialcarcinoms, trotzdem ernst.

Die *eigenen Beobachtungen* (Haupt u. Glöckner 1967) gehen auf das Jahr 1959 zurück. Bis 1964 haben wir 5 Lymphosarkome der Lunge gesehen. Sie stammen aus dem Resektionsmaterial unserer Chirurgischen Klinik, die von der Fachklinik für Lungenkrankheiten in Leipzig gespeist wird (Prof. Lindig) und aus Zschadraß (OMR Dr. med. habil. Anstett).

1. Fall.

48 Jahre alte Frau. Januar 1956 „Lungenbefund". August 1957 bis März 1958 Lungenheilstätte, konservative Kur. Befund unverändert. Arbeitsfähig entlassen, laufende Fürsorgekontrolle. Ab Juni 1959 als Reinigungsfrau tätig, fühlt sich dabei laufend matt, klagt ab und zu über Schmerzen in der rechten Brust. Keine Gewichtsabnahme, kein Auswurf, kein Husten. Juli 1959 Vergrößerung des Herdes in der rechten Lunge. Guter Allgemeinzustand. *Rö.:* Infiltrativer Prozeß im rechten unteren Oberfeld. Thorakotomie am 6. 10. 1959, Pulmektomie rechts.

Pathologisch-anatomischer Befund: Im Oberlappen ein unscharf begrenzter gräulicher etwa enteneigroßer Knoten, auf dem Schnitt feine Körnelung, die sich besonders in den Randabschnitten in Form miliarer Einlagerungen erkennen läßt. Alle übrigen Abschnitte gut lufthaltig.

Histologie: Dicht liegende kleine ziemlich gleichförmige rundliche lymphoide Zellen, nur spärliches lediglich der Gefäßversorgung dienendes zartfaseriges Stroma. Bronchialwände mehr oder weniger stark infiltriert. In den Randbezirken löst sich der dichte Zellteppich in kleinere und größere dicht liegende Nester der gleichen Zellen auf (Abb. 172).

Diagnose: Sarkomatöse Geschwulst (Lymphosarkom). Keine Lymphknotenmetastasen (6159/59).

Eine tumorförmige Leukämie wurde daraufhin durch Blut- und Knochenmarkuntersuchung ausgeschlossen. Keine Nachbestrahlung. Sechs Jahre post operationem kein Hinweis auf ein Rezidiv oder Metastasen.

2. Fall.

50jährige Lagerarbeiterin. Stand wegen ihres an Tuberkulose verstorbenen Ehemannes in ständiger Überwachung. *Rö.:* Bereits 1959 ein Schatten in der linken Lunge. April 1960 rundherdähnliche Verschattung im Lingulabereich. Am 4. 7. 1960 zeigte sie eine deutliche Größenzunahme. Guter Allgemeinzustand, keine Krankheitszeichen. 6. 9. Resektion des linken Oberlappens.

Pathologisch-anatomischer Befund: In der Lingula ein gut hühnereigroßer gräulich-gelblicher Knoten mit glatter Schnittfläche, die sich von dem lufthaltigen Lungengewebe unscharf „feinwabig" absetzt. Lymphknoten unauffällig.

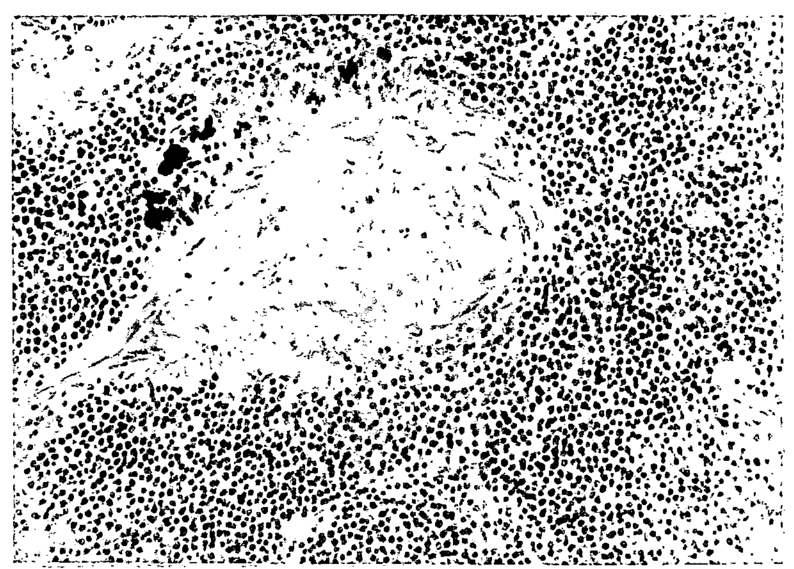

Abb. 172. Primäres Lymphosarkom der Lunge. Zentraler Abschnitt mit Gefäß. Einförmiger Zellteppich aus lymphocytenähnlichen Zellen. Van Gieson-Färbung. Vergr. 300:1 (6159/59)

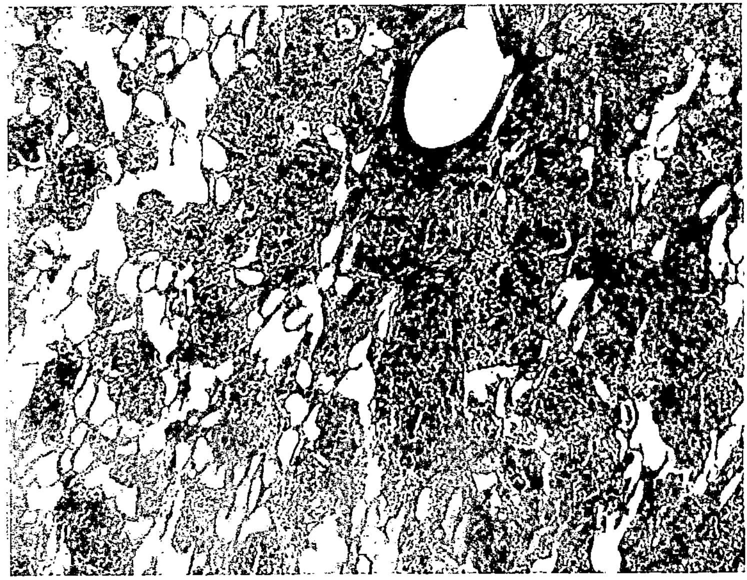

Abb. 173. Lymphosarkom der Lunge. Übersichtsaufnahme der Randpartien der Geschwulst mit Auflösung in kleine Knötchen. Dazwischen lufthaltige Alveolen. Van Gieson-Färbung. Vergr. 18:1 (7434/60)

Histologisch: Zellreiches Geschwulstgewebe, in dem sich in einem ziemlich strukturlosen Zellteppich eigenartige lymphfollikelähnliche Knötchen abzeichnen. In den Randabschnitten erfolgt eine Auflösung des Geschwulstgewebes, indem es sich in den Alveolarsepten ausbreitet. Diese sind in der Form vollkommen erhalten, nur verdickt und zellreich. Von den zentralen Abschnitten entfernt finden sich die genannten Zellwucherungen als verstreute Knötchen, zentral auch in den Gefäßscheiden und im peribronchialen Gewebe. Öfter Bronchialwandungen vollständig durchsetzt. Zellen im einzelnen lymphocytenähnlich. Herdweise erinnern sie stark an Plasmazellen. Hin und wieder brechen sie in Alveolen ein und füllen diese ganz oder teilweise aus. Dies ist in den großen soliden Geschwulstabschnitten durchweg der Fall, während das Grundgerüst mindestens teilweise noch angedeutet erhalten ist (Abb. 173).

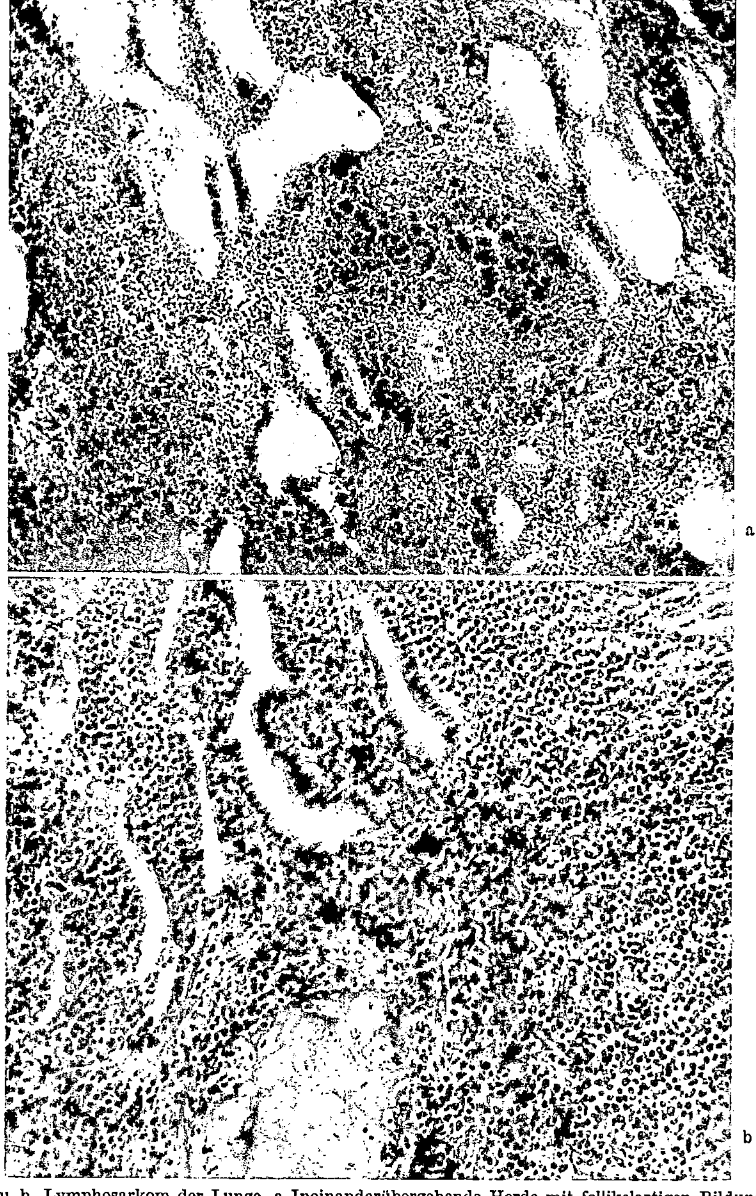

Abb. 174a u. b. Lymphosarkom der Lunge. a Ineinanderübergehende Herde mit follikelartigen Bildungen. Van Gieson-Färbung. Vergr. 85:1. b Komprimiertes Lungengewebe mit hochcylindrischem Epithel und spaltförmigen Hohlräumen (Alveolen?). Beginnende Infiltration des Knorpels. Vergr. 250:1 (7731/62)

Diagnose: Bösartige sarkomatöse lymphoreticuläre Geschwulst (Lymphosarkom).

Sechs Jahre post operationem kein Hinweis auf ein Rezidiv oder Metastasen. Guter Gesundheitszustand. Arbeitet ganztägig.

3. Fall.

53jährige Frau. 1961 im Rahmen einer Personaluntersuchung unklarer Lungenbefund. 1962 Dyspnoe, Auswurf, geringer Nachtschweiß. Keine Temperatur, ausreichender Allgemeinzustand. *Rö.:* Diffuse Verschattung im linken Mittelgeschoß mit Auffaserung in das Untergeschoß. 1962 Resektion (OMRat Dr. med. habil. ANSTETT). Im Zentrum des linken Oberlappens, vorwiegend der Lingula angehörig, eine etwa apfelgroße Resistenz, die auch auf die Vorderfläche des Unterlappens übergreift. Pneumonektomie.

Pathologisch-anatomischer Befund: Im Oberlappen ein etwa gänseeigroßer unscharf abgrenzbarer Knoten. Feste Beschaffenheit, glatte gräulich-weißliche Schnittfläche. Im Spitzenteil des Unterlappens findet sich in etwa Fingerendgliedgröße ein ähnlicher Herd. Hier fällt noch deutlicher als im Oberlappen auf, daß er aus dicht gelagerten Einzelknötchen zusammengesetzt ist.

Histologie: In mehr knötchenförmiger Anordnung dicht gelagerte rundliche gut färbbare lymphocytenartige Zellen. Die einzelnen Herde gehen ineinander über. Das spärliche dazwischen liegende Lungengewebe ist komprimiert und zeigt vielfach überhöhtes Epithel, das nicht selten ausgesprochen zylindrisch ist. Öfters follikuläre Bildungen (Abb. 174).

Diagnose: Bösartige sarkomatöse Geschwulst (in erster Linie kommt ein Lymphosarkom in Frage).

Einer der Lymphknoten zeigt in Randabschnitten ähnliche Zellansammlungen wie oben beschrieben. Es dürfte sich demnach um eine Lymphknotenmetastase der sarkomatösen Geschwulst handeln. Bei der Kontrolluntersuchung am 28. 8. 1963 wird Tumorrezidiv im Mediastinum angenommen.

4. Fall.

49 Jahre alter Mann, Glasermeister. Seit Frühjahr 1962 fieberhafte Lungeninfekte. 30. 10. 1963 wegen Verdacht auf Carcinom stationäre Aufnahme.

Bronchoskopisch: An der Hinterwand der Trachea sowie an Hinter-, Vorder- und Seitenwand beider Hauptbronchien bis bohnengroße ineinander übergehende Vorwölbungen, die

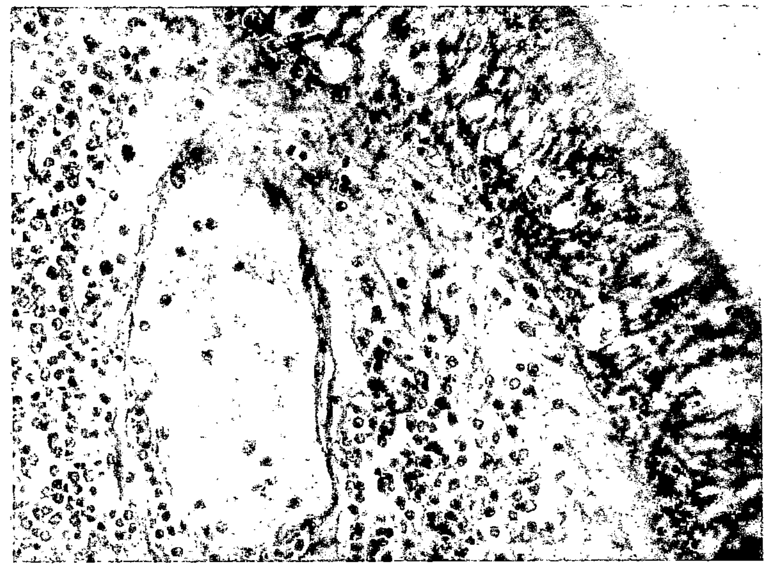

Abb. 175. Lymphosarkom der Lunge. Probeexzision. Van Gieson-Färbung. Vergr. 350:1 (9714/63)

von Bronchialschleimhaut überzogen sind, „höchst eigenartiges Bild". Röntgentiefentherapie. Die Vorwölbungen unter der Schleimhaut verschwinden, Schleimhaut lediglich etwas getrübt, aufgerauht und fein gekörnt. *Probeexcision:* Bronchialwand mit regelrechtem Epithel, unter dem sich eine breite Schicht sehr dicht gelagerter lymphocytenähnlicher Zellen befindet, die auch follikelartige Bildungen hervorbringen. Sonst keine histologischen Strukturen (Abb. 175).

Diagnose: Lymphosarkom bzw. afibrilläres lymphoidzelliges Retothelsarkom.

5. Fall.

65jähriger Mann, Heizer. 4. 7. 1963 mandarinengroßer weichteildichter inhomogener Schatten im linken Unterfeld, der schon 1960 nachweisbar war. Juni 1963 hohes Fieber, Rückenschmerzen, Appetitlosigkeit. Druckgefühl im linken Oberbauch und Schmerzen über der linken hinteren Thoraxpartie. *Rö.:* Deutliche Größenzunahme erst seit Februar 1963. Guter Allgemeinzustand. Links etwa im Bereich des 8. Segmentes eine nicht scharf begrenzte

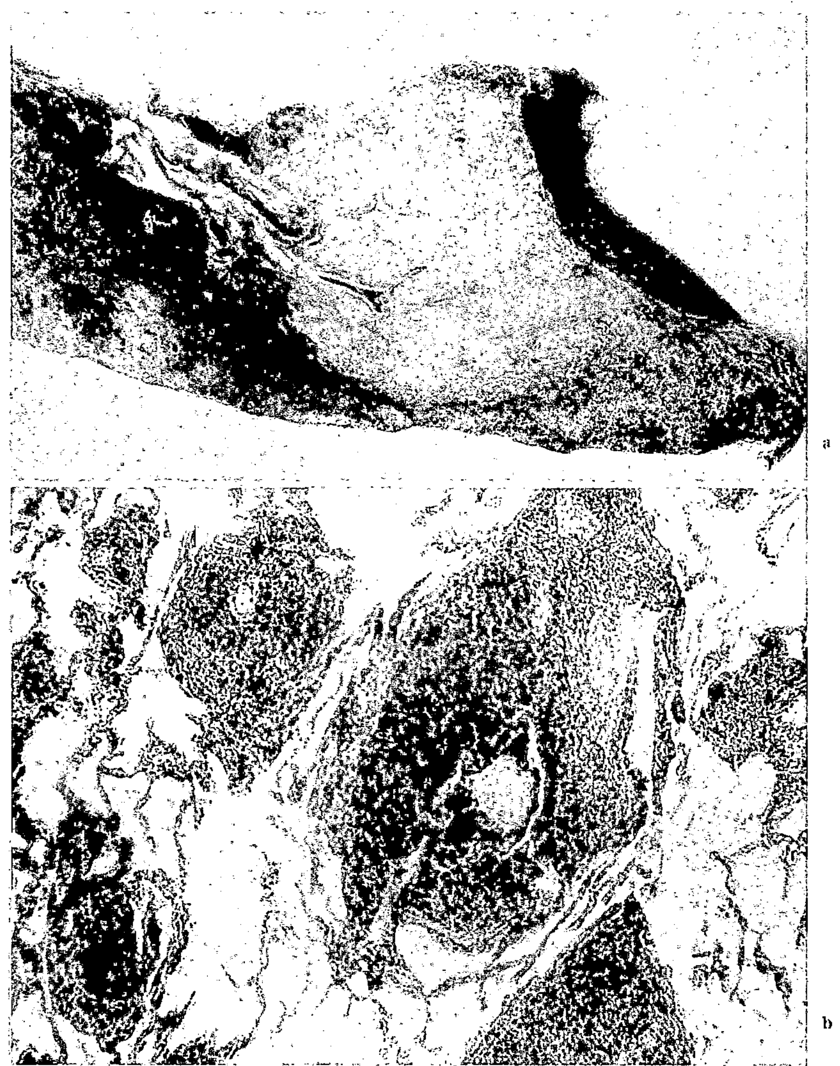

Abb. 176a—d. Lymphosarkom des linken Lungenunterlappens. Mann, 65 Jahre. a Makroskopisches Bild. Unscharfe Begrenzung und Auflösung der Geschwulst in dicht gelagerte Einzelknötchen unten rechts im Bild. b idem. Vergr. 90:1 (9330/63). c Infiltration der Alveolarsepten. Vergr. 90:1. d Infiltration einer Bronchialwand mit erhaltenem Epithel. Vergr. 300:1 (9330/63)

herdförmige streifige Verschattung. Verdacht auf peripheres Bronchialcarcinom. 27. 8. 1963 Lobektomie: Im anterobasalen Segment des linken Unterlappens eine reichlich mandarinengroße Infiltration.

Pathologisch-anatomischer Befund: Vom Hilus basiswärts breitet sich eine gräuliche unscharf abgrenzbare Verdichtung aus, die sich in feinste Knötchen auflöst (Abb. 176a).

Histologisch: Dicht gelagerte lymphocytenartige Zellen. Nach der Peripherie hin sind die Geschwulstmanifestationen nur als dichte breite Zellmäntel um Gefäße und Bronchien zu sehen, vielfach auch Alveolarwandungen infiltriert (Abb. 176b, c, d).

Diagnose: Lymphosarkom. Lymphknoten frei.

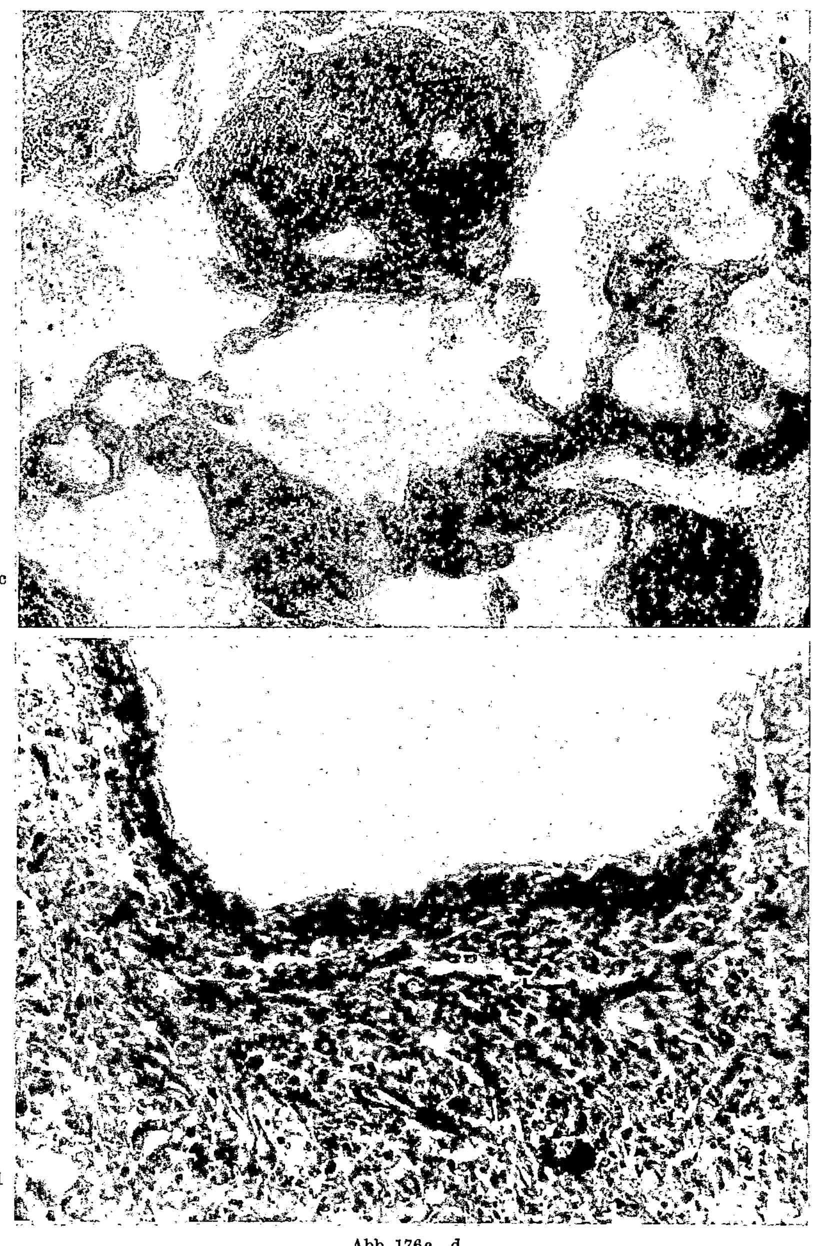

Abb. 176c—d

Wir überblicken mit 5 eigenen Beobachtungen 111 Lymphosarkome der Lungen. Eine endgültige Auswertung des eigenen Materials ist noch nicht möglich, weil entweder der Zeitpunkt der Operation einen zu kleinen Abstand hat oder nur unzureichende klinische Daten vorliegen. Auch ohne dies würde die kleine Zahl zu wenig besagen. Wir können daher nur eine abrundende *Zusammenfassung* geben, die ihren Schwerpunkt im amerikanischen Schrifttum hat. In der deutschen Literatur handelt es sich noch immer um eine wenig beachtete Geschwulst.

Mit einem mittleren Erkrankungsalter von 53,2 Jahren liegt das primäre pulmonale Lymphosarkom über den übrigen Lungensarkomen und unter dem Bronchialcarcinom. Die jüngsten Patienten waren 4, die ältesten 80 Jahre alt. Eine Geschlechterbevorzugung besteht nicht.

In der Lokalisation findet sich ein eindeutiges Überwiegen der rechten Seite, wobei der rechte Unterlappen am häufigsten Sitz des Tumors ist. Dieser liegt im Lungenparenchym als unscharf begrenzter, ziemlich derber Knoten, der sich in der Peripherie in winzige Einzelknötchen auflöst. Die Größe variiert zwischen 1,5 cm und einem ganzen Lappen und mehr.

Histologisch bietet er ein eintöniges Bild von Lymphocyten oder lymphocyten-ähnlichen Zellen, die im Zentrum des Tumors das normale Lungengewebe vollkommen ersetzen und sich zu der Peripherie hin in charakteristischer Weise in den Alveolarsepten und follikelartig um Gefäße und Bronchien anordnen. Differentialdiagnostisch ist das Lymphosarkom gegenüber der *follikularen Bronchitis* abzugrenzen. Hieraus erwachsen keine Schwierigkeiten, wie wir aus einer soeben erschienenen Veröffentlichung von Uehlinger (1967) ersehen.

Die biologische Wertigkeit wird weitgehend durch die Tatsache bestimmt, daß das primäre Lymphosarkom der Lunge selten, und wenn, erst in weit fortgeschrittenen Stadien in das Gefäß- und Bronchialsystem einbricht. Aus diesem Umstand und der späten Metastasierung ergibt sich auch die relativ günstige Prognose dieser Geschwulst. Sie ist aber als *zweifelsfreie bösartige Neubildung* zu betrachten, weil sie durch unaufhörliche Ausbreitung zum Tode führt und auch in einem nicht ganz unerheblichen Prozentsatz lymphogene und hämatogene Metastasen bildet.

2. Die übrigen Sarkome

Literaturangaben über das Lungensarkom sind bis in die Zeit nach dem ersten Weltkrieg nur mit größten Vorbehalten und Einschränkungen verwendbar. Sie dürfen deswegen übergangen werden. Erst mit den zwanziger Jahren können wir eine zuverlässigere Trennung zwischen Sarkom und Carcinom feststellen (Schmorl 1923; Barnard 1926; Ewing 1928; Ball, W. Fischer 1931). Dieser Sachverhalt zeigt sich klar in der Gegenüberstellung der Übersicht von Bolschowski (1912) und Ball (1931). Jene enthält 64, diese 14 Lungensarkome. Neue Anregungen machen sich in den letzten zwei Jahrzehnten durch die Thoraxchirurgie bemerkbar. Unsere eigenen Untersuchungen (Kühn+ 1967) können sich aus diesen Gründen nur auf einen eng abgesteckten Zeitraum beziehen.

Die *Häufigkeit* der Sarkome wird im ganzen auf 5% aller bösartigen Geschwülste beziffert (Bartel 1962; Bauer 1963). In der Lunge sind sie im Vergleich zu den Carcinomen noch viel seltener. Kühn konnte nach eingehendem Studium von 1955 bis Mitte 1966 unter Hinzufügung von 9 eigenen Beobachtungen 212 Fälle zusammenstellen. Hering u. Mitarb. hatten 1962 nur 100 eindeutig belegbare Lungensarkome gefunden. Auch vordem schwankten die absoluten Zahlen in weiten Grenzen (Lindberg 1952; Bankamp 1954; Hochberg u. Crastnopol 1956; Domico 1959; Haag 1961).

Im Sektionsgut liegen die Prozentsätze um 0,002 (Mallory 1936; Noehren 1955; Brindley 1959). Bei uns (Kühn+) kommen auf 24638 Sektionen 6 primäre Lungensarkome (0,0024%). Bezogen auf die Lungencarcinome betragen sie 0,4%, bei Bartel 0,47%. Im Resektionsmaterial sind die Prozentsätze durchschnittlich höher (FREY u. LÜDEKE 1956 = 2%; HAAG 1961 = 0,7%; CLAGETT u. Mitarb. 1964 = 1,6%; RINK 1965 = 2%).

KÜHN[+] faßt die eigenen Untersuchungsergebnisse und die des Schrifttums zusammen und stellt fest, daß auf durchschnittlich 100—200 *operierte* und 250 *sezierte* Bronchialcarcinome 1 Lungensarkom kommt. Ein Lungensarkom ist bei etwa 6000—8000 Obduktionen zu erwarten.

Unter den isolierten Rundherden, die bei über 40jährigen mehr als zur Hälfte bösartige Geschwülste darstellen, machen sie 2—6% aus (IRMER u. Mitarb. 1958; HERINK u. LINDNER 1951; GEISLER u. HAAN 1964).

Die *Geschlechterverteilung* betraf bei 212 Lungensarkomen 135 Männer und 77 Frauen (63,7:36,3%). Die stärkere Beteiligung der Männer (HAAG 1961; DYSON u. TRENTALANCE 1964) ist wesentlich geringer als beim Bronchialcarcinom. Von manchen Untersuchern wurde beim Lungensarkom sogar Geschlechtergleichheit festgestellt (DREWES u. WILLMANN 1953; BANKAMP 1954; OTT u. FREY 1961; HERING u. Mitarb. 1962; BACSA u. Mitarb. 1965).

Das *Durchschnittsalter* für alle Lungensarkome (ohne Lymphosarkome) beträgt 41,6 Jahre. Eine Häufung ergibt sich zwischen dem 31. und 60. Lebensjahr. Sie sind in den tieferen Dekaden demnach häufiger als die Carcinome, kommen aber in jedem Alter vor. In höheren Altersklassen verschieben sich die Zahlenverhältnisse zu Gunsten der Carcinome. Sie verhalten sich in dieser Hinsicht wie die Sarkome anderer Örtlichkeiten.

*Bronchus*sarkome scheinen in einem niedrigeren Durchschnittsalter aufzutreten (IVERSON 1954; GUBLER 1958). Nach DYSON u. TRENTALANCE beträgt es 37 Jahre im Gegensatz zu den peripheren, für die sie 45 Jahre als Mittel errechneten.

Die *Ätiologie* der Lungensarkome liegt noch im tiefen Dunkel. Gelegentliches Zusammentreffen mit Silikose (DWISCHKA u. ELJASCHEW 1957) und Asbestose (DYSON u. TRENTALANCE) ist bekannt. Auch wir konnten in einem Beispiel die Kombination Silikose/Sarkom feststellen. Zufälligkeit vermögen wir nicht auszuschließen. Dasselbe dürfte für Narbe und Sarkom (BACSA u. Mitarb. 1965) schlechthin gelten. Dagegen können wohl Gewebsmißbildungen eine ursächliche Rolle spielen (ESSBACH 1939; SCHEIDEGGER 1940; HUECK u. MATZANDER 1958). Für diese Ansicht sprechen Beobachtungen, bei denen in vorher gutartigen Geschwülsten (Hamartome) Sarkome entstanden sind (zuletzt FASSKE 1965). Hierbei handelt es sich aber um seltene Ausnahmen.

Nach der *pathologischen Anatomie* wird das „eigentliche" oder periphere Lungensarkom (im „Parenchym" entstanden) von dem unterschieden, das seinen Ursprung in den Bronchien oder Pleuren hat. Diese Einteilung entspricht der eigenen Auffassung. Wir sind nach unseren Untersuchungen nicht der Meinung, daß Sarkome ausschließlich oder zum größten Teil von den Bronchien herzuleiten seien (MELVILLE 1927; EWING 1940; LINDSKOG u. LIEBOW 1953; LORBECK 1954; DYSON u. TRENTALANCE). Vielmehr möchten wir der Forschergruppe beitreten, die den Entstehungsort ganz vorwiegend in das „Parenchym" verlegt (IVERSON, FREY u. LÜDEKE 1958; BACSA u. Mitarb.), also *eigentliche* Lungensarkome annimmt. Sie sind meist „Rundherde" mit und ohne Kapselbildung. Die fischfleischartigen Schnittflächen lassen schon makroskopisch an Sarkom denken, besonders wenn sich eine Faserstruktur zu erkennen gibt. Ihre Festigkeit wird bestimmt durch das Verhältnis zwischen Zell- und Fasergehalt. Wenn sie nicht rechtzeitig erkannt und entfernt werden, wachsen sie zu großen knotigen lappenfüllenden Tumoren mit Pleurabeteiligung aus. Dann ist ein Urteil über ihren Ausgangspunkt nicht mehr möglich.

Die *Bronchus*sarkome wachsen vor allem in den großen Bronchien bis zu den Segmentaufteilungen als endobronchiale polypöse Geschwülste (MÜLLY 1956;

Gubler 1957/58; Dyson u. Trentalance 1964). Dadurch machen sie sich frühzeitig bemerkbar. Sie werden also schneller entfernt und verbessern die Prognose. Überschreiten sie die Bronchialwand, so ist auch bei ihnen der Ort der Geschwulstentwicklung unsicher. Deswegen ist die nichts präjudizierende Zusammenfassung all dieser Lungentumoren als bronchopulmonale Sarkome (Iverson) zu empfehlen. Allerdings sind die äußerst seltenen bösartigen mesenchymalen Geschwülste, die von den großen Gefäßen ausgehen, damit nicht erfaßt. Primäre Sarkome der Pulmonalarterien und der Pulmonalklappen wurden bisher als polypös wachsende obturierende gummiartige Tumoren in 13 Fällen beschrieben (Lit. Ali u. Lee 1964; Munk u. Mitarb. 1965). Die erste Beobachtung eines Kaposisarkoms mit primärem bzw. hauptsächlichstem Befall der Lunge mit winzigen Verdickungen an den kleinen Arterien und Venen wurde von Loring u. Wolman (1965) beschrieben.

Bei der *Lokalisation* der Lungensarkome verlassen wir uns auf die Untersuchungen von Kühn[+]. Von 167 auswertbaren Fällen, darunter 8 Bronchussarkome (ca. 5%) befanden sich 55% in der rechten, 43% in der linken Lunge, 3mal waren beide Lungen befallen. Bei Verteilung auf die einzelnen Lappen überwiegen Ober- und Mittellappen zusammen (42%) die Unterlappen (34%). Der Mittellappen war 7mal allein und 5mal zusammen mit Ober- und Unterlappen betroffen. Vollständige Tumordurchwachsung zeigte die linke Lunge in 14, die rechte in 10 Fällen. Dreimal wurden beide Lungen von Tumor fast vollständig eingenommen.

In der Lokalisation sind nach diesen Feststellungen Lungen*sarkome* und Lungen*carcinome* durchaus vergleichbar. Der Sitz beider Geschwülste verteilt sich in ziemlich gleicher Weise auf beide Seiten und die einzelnen Lappen.

Histologisch begegnen uns in den Lungen alle Sarkomformen, die wir kennen. Sie lassen sich aufteilen in Fibrosarkome, Myosarkome (weit überwiegend Leiomyosarkome, viel weniger Rhabdomyosarkome), Spindelzellsarkome, Retothelsarkome, polymorphzellige und Rundzellensarkome, angio- und neurogene Sarkome, Liposarkome, maligne Hamartome, Lymphoblastome, Sarcoma cysticum, Myxosarkom, Fibromyxosarkom, Chondromyxosarkom und Chondrosarkom. Die ersten sechs Gruppen umfassen ein bis mehrere Dutzend, die folgenden vier Gruppen 6—11 Fälle, während alle anderen nur Einzelbeobachtungen bis höchstens drei enthalten. Sechs Sarkome sind ohne nähere Angaben. Wir haben ohne Wertung die Bezeichnungen übernommen. Zweifellos ließe sich für manche Geschwulst auch eine andere Grundform prägen. Aber auch eine Neueinteilung wäre mit Mängeln behaftet, die im Objekt begründet sind. Nur die Hodgkin- und Rundzellensarkome sowie die Lymphoblastome sind von vornherein zweifelhaft, weil uns *primäre* Lymphogranulome der Lungen vorläufig zu unsicher erscheinen und Rundzellensarkome einschließlich Lymphoblastome von den Lymphosarkomen nicht getrennt werden können.

Unter diesen Einschränkungen kommen wir zu den gleichen Ergebnissen wie andere Untersucher. Die spindelzelligen Sarkome mit stärkerer oder geringerer Verfaserung, zu denen auch die Leiomyosarkome gerechnen werden dürfen, machen weitaus die größte Gruppe aus (Bankamp 1954; Hochberg u. Crastnopol 1956; Brindley 1959; Haag 1951 u. a.). (Abb. 177).

Die *Fibrosarkome* (Matteis u. Angeletti 1964) wachsen im allgemeinen expansiv und meist langsamer als die anderen histologischen Formen, sind oft durch Kapseln begrenzt und metastasieren seltener. Endo- und extrabronchialer Sitz kommen in gleicher Weise vor (Bankamp). Von 14 *Bronchus*sarkomen, die Gubler 1958 zusammenstellte, waren 8 Fibrosarkome. Nach den Untersuchungen von Kühn[+] war in 43 eindeutig beschriebenen Fällen zwischen 2—70 Jahren (Durchschnitt 39) nur eine Geschwulst auf den Bronchus beschränkt. Männer überwogen die Frauen mit 29 : 14. Die Fibrossarkome sind wie an anderen Örtlichkeiten auch in den Lungen weniger bösartig als die übrigen Sarkome (LORBECK 1954/55; BACSA 1965). Nur bei 9 waren Metastasen und infiltratives Wachstum ausdrücklich vermerkt. Weitaus die Mehrzahl ließ sich noch resezieren, viermal trat ein Tumorrezidiv auf.

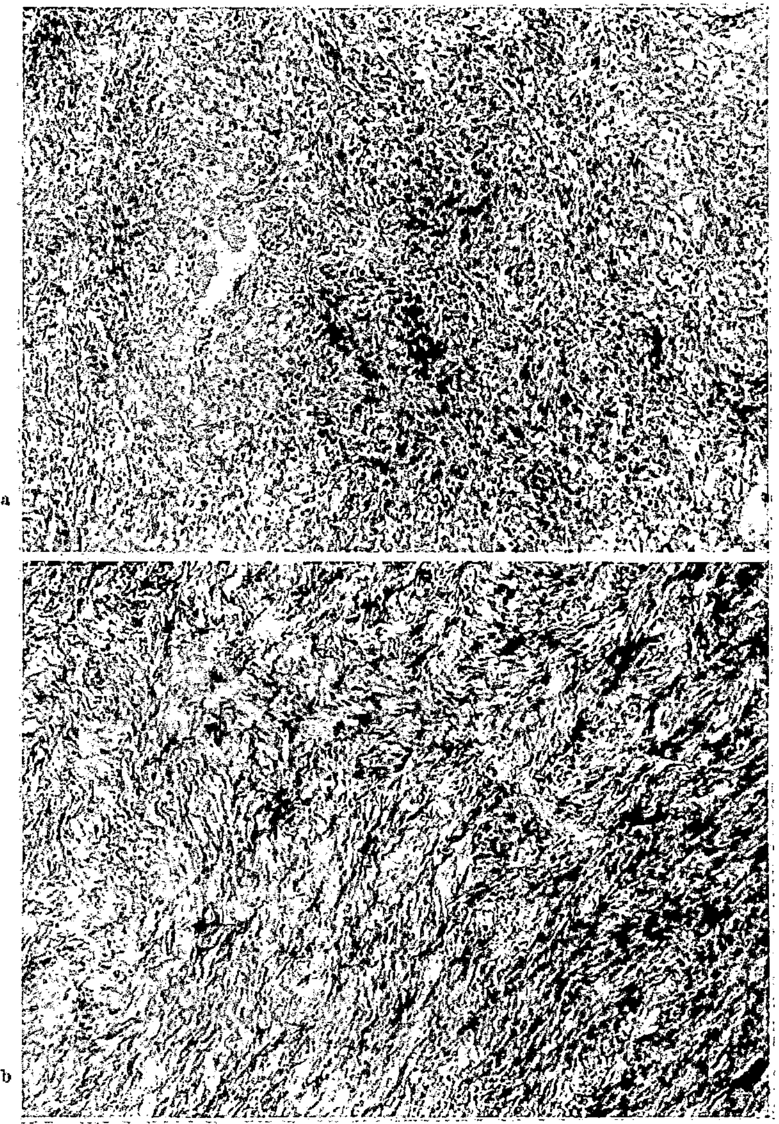

Abb. 177a u. b. Spindelzellsarkom der Lunge. a In verschlungenen Strängen angeordnete Spindelzellen. b Abschnitt mit reichlicher Ausdifferenzierung kollagener Fibrillen. An anderen Stellen noch stärkere Verfaserung, so daß das Bild eines gewöhnlichen Fibroms vorliegt. Solche Übergänge geben zu Fehldiagnosen Anlaß, wenn nicht der ganze Tumor ausgiebig untersucht wird. Van Gieson-Färbung. Vergr. 90:1 (6713/65)

Bösartiger sind die *Spindelzellsarkome*, die wie die vorige Gruppe von der Kindheit bis ins hohe Alter beobachtet werden. Sie zeigen im allgemeinen ein stärkeres infiltratives Wachstum und eine höhere Metastasierungsneigung. Die Überlebenszeit nach Resektion ist mit etwa 5 Jahren nur halb so lang wie bei den

Fibrosarkomen. Doch gibt es bemerkenswerte Ausnahmen. Von Eck u. Wagner (1961) wurde ein außerordentlich zellreiches Spindelzellsarkom beschrieben, das so gut wie faserlos war. Es schien aus einem reinen Zellfilz polymorpher und spindeliger Einzelelemente zu bestehen. Im histologischen Präparat (Abb. 178d) machte es somit den Eindruck einer außerordentlich bösartigen Geschwulst. Sie war aber langsam gewachsen (Abb. 178 a u. b) und von einer Kapsel umgeben, aus der sie bei der Schnittführung herausfiel (Abb. 178c). Die 57 Jahre alte Frau lebt jetzt über 6 Jahre in voller Gesundheit nach der Operation.

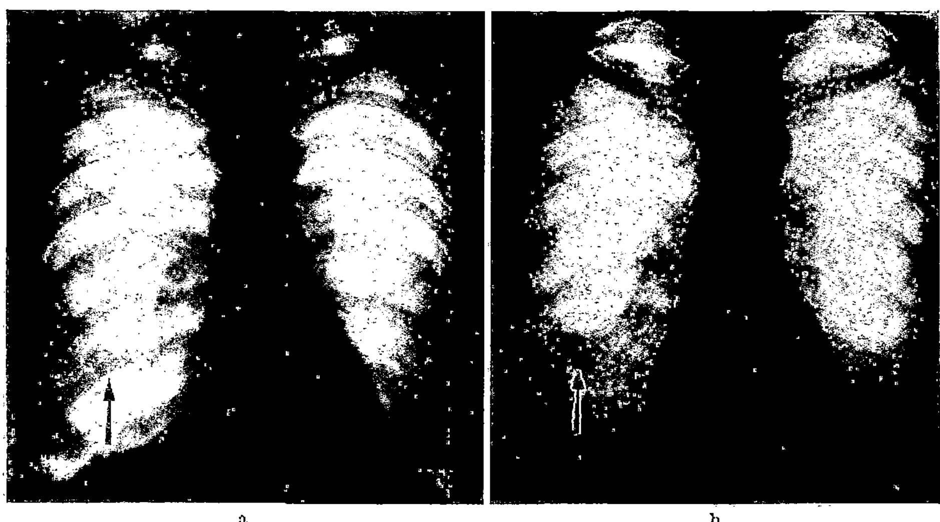

Abb. 178a—d. Zellreiches faserloses Spindelzellsarkom der Lunge. a Röntgenbild: Vom Röntgenologen als kirschgroßer Rundherd im rechten Unterfeld bezeichnet. Aufnahme 1957. b Der etwas vergrößerte „Rundherd". Aufnahme 1960. c Rundherdresektat. d Histologisches Schnittbild. Sehr spindelzellreiches Sarkom. Vergr. 250:1. Aus: Eck u. Wagner, Frankfurt. Z. Path. 71, 283 (1961)

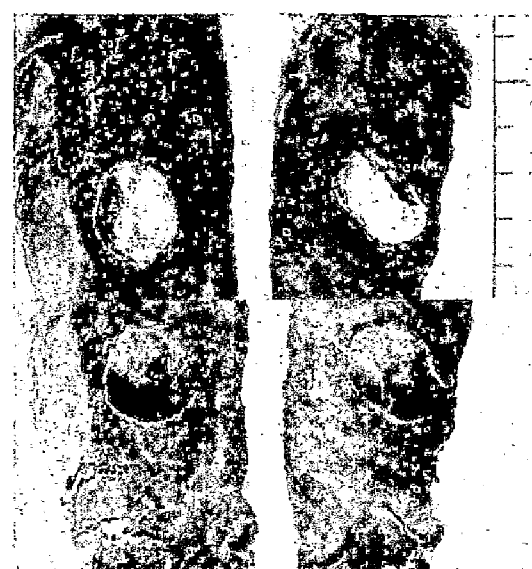

Abb. 178c

Die *Leiomyosarkome* der Lungen sind uns noch nicht lange bekannt. Erstmals wurden diese Geschwülste von Neumann (1938 autoptisch) sowie Randall u. Blades (1946 bioptisch) diagnostiziert. In der Folgezeit können sie nicht mehr als selten bezeichnet werden (Mészáros u. Simársky 1960; Havard u. Hanbury 1960; Shaw u. Mitarb. 1961; Mylius u. Aaklius 1961; Hering u. Mitarb. 1962; Szymánsky 1962; Bacsa u. Mitarb., Orbán u. Boros 1965). Neumann leitet sie in erster Linie von den musculären Elementen des Tracheobronchialbaumes ab, später auch Mészáros u. Simársky sowie Havard u. Hanbury. Gefäße und Fehlbildungen sollen ebenfalls als Ursprungsort in Frage kommen. Sie infiltrieren nur zögernd die Umgebung und metastasieren spät. Die durchschnittliche Überlebenszeit soll 9 Jahre betragen. Nach den Untersuchungen von Kühn[+] (31 Fälle) ist das biologische Verhalten nicht so günstig wie bei Mészáros u. Simársky

(25 Fälle). Wie andere Sarkome treten sie in jedem Lebensalter auf, im Durchschnitt bei etwa 43 Jahren.

Die Prognose der *Rhabdomyosarkome* ist gemessen an Operabilität, Metastasierung und Überlebenszeit nach Krankheitsbeginn mindestens eben so schlecht wie die der Leiomyosarkome. Sie wurden im Alter von 20—68 Jahren festgestellt. Da sie noch nicht allzulange und nur in geringer Zahl bekannt sind (FRIEDMANN 1929), können sie nur mit Zurückhaltung beurteilt werden. CONQUEST u. Mitarb. (1965) kommen mit drei eigenen Beobachtungen auf 12, denen noch eine von MASCHIO (1956) hinzugefügt werden kann.

Das *Retothelsarkom* erreicht eine wesentlich geringere Häufigkeit. Wir selbst verfügen über einen einzigen Fall, der diese Bezeichnung trägt. In der Literatur begegneten uns von 1955 bis Mitte 1966 sechzehn Beobachtungen, die sich auf

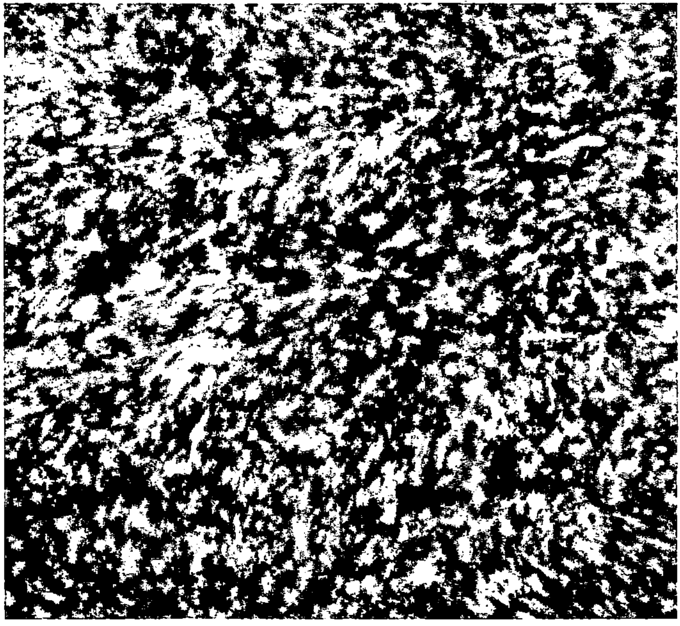

Abb. 178 d

10 Frauen und 6 Männer verteilen. Sie kommen von der Jugend bis ins hohe Alter vor. Das Durchschnittsalter der Geschwulstträger liegt bei 47 Jahren. Auch HOLZNER u. ZEITLHOFER (1962) fanden die Retothelsarkome der Lunge im mittleren und höheren Alter. Vordem liegen Einzelberichte und zusammenfassende Darstellungen von SCHÜTZ u. KÖHN (1956), STEINER (1956), COOLEY (1956) vor, gleichzeitig und später von KEIBEL u. Mitarb. (1962) sowie CLAGETT u. Mitarb. (1964). Neun Tumoren fanden sich in der rechten Lunge (4 im Unterlappen), 5 in der linken und 2 hatten beide Lungen befallen. Trotz der häufigen Metastasierung, vor allem in die regionären Lymphknoten, die in 11 von 17 Beispielen ausdrücklich erwähnt ist, werden Resektionen zehnmal vorgenommen und Heilergebnisse bis zu 8 Jahren erzielt. Primär inoperabel waren 4.

Das *histologische Bild* scheint nach den Beschreibungen weniger monomorph zu sein als bei den Retothelsarkomen anderer Standorte. Das argyrophile Netzwerk und die Proliferation der retikulären Zellelemente, die in erster Linie den Indifferenzzonen des adventitiellen Gewebes entstammen dürften, sind natürlich das führende Merkmal. Öfters aber wird die beträchtliche Polymorphie und Polychromasie mit Riesenkernen, Riesenzellbildung und reichlich Mitosen ausdrücklich hervorgehoben.

Als besondere Form primärer mesenchymaler Lungentumoren werden die *malignen Leiomyome* (Neumann 1938; Brass 1941; Randall u. Blades 1946; Johnson u. Mitarb. 1952; Watson u. Anlyan 1954; Hicks 1957) herausgestellt. Aus den hierher gehörigen Geschwülsten ist als sehr eigenartige und seltene Neubildung die „Leiomyomatosis pulmonum disseminata maligna" herauszuheben. Stöcker (1959) hat eine genaue Darstellung einer solchen Beobachtung gegeben. Sie führte nach ausgedehnter Metastasierung bei einer 45jährigen Frau innerhalb von zwei Jahren zum Tode. Das tumoröse Gewebe geht offenbar von der Gefäßwand aus (Maus 1958). Die Gefäßgebundenheit aber braucht nicht obligatorisch zu sein. Die Gefäße können vielmehr erst durch die Geschwulstausbreitung erfaßt werden. Als Ursprungsort kommt also nicht nur die glatte Muskulatur der Gefäßwand in Betracht, „sondern ebenso und oft entschieden ausgeprägter die Muskulatur der Alveolarwandungen, der Alveolarsepten und Bronchien" (Stöcker). Der Tumor wird als Hamartoblastomatose aufgefaßt. Vergleichbare histologische Betrachtungen ließen nur die Fälle von Maus (1958), Brandt (1952), Brass (1941), Jäger (1937) zu. Gemischt musculärdrüsige Lungentumoren erwähnen Deussing (1912) und Kunz (1937).

Die Gruppe der *Carcinosarkome* ist bereits gesondert abgehandelt. Über das *Lymphogranulom*, dessen umstrittene Wertung als echte Geschwulst oder entzündlicher Granulationstumor unbeachtet bleiben soll, findet sich ein kurzes Schlußkapitel.

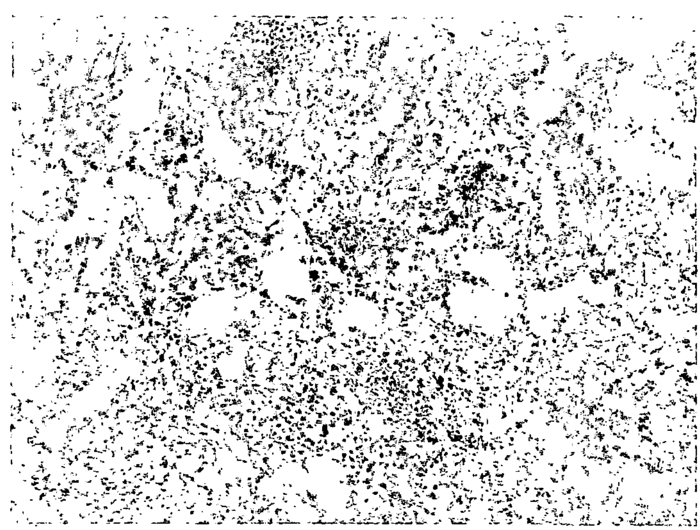

Abb. 179. Angiosarkom. Van Gieson-Färbung. Vergr. 90:1 (1982/58)

Alle übrigen histologischen Formen der primären Lungensarkome, von denen wir selbst nur ein Angiosarkom und ein neurinoplastisches Sarkom (Abb. 179, 180) sahen, sind der folgenden Literaturübersicht zu entnehmen, die nur zusammenfassende Darstellungen enthält. Polymorphzellige Sarkome: Haag (1961), Bacsa u. Mitarb. (1965). Rundzellensarkome: Haag (1961), Rink (1965). Neurogene Sarkome: Crofts u. Forbes (1964). Liposarkome: Hering u. Mitarb. (1962). Myxo-, Fibromyxo- und Chondromyxosarkome sowie Chondrosarkome werden

der Reihe nach von BACSA u. Mitarb., HERING u. Mitarb., NOVI u. CECCONI (1956)
und SMITH (1960) beschrieben, ein „Sarcoma cysticum" von EERLAND (1965).

Das *biologische Verhalten* aller Lungensarkome trägt das „Signum der Un-
berechenbarkeit" an sich (ROTHE 1965). Es ist aber die von RINK (1965) formulierte Auffassung zu bestätigen, daß sich mit der zunehmenden Entdifferenzierung
von den weniger bösartigen Fibrosarkomen in der Richtung zu den Rund-, Riesen-
und Polymorphzellsarkomen die Malignität steigert.

Von 212 Lungensarkomen waren 49 (23%) inoperabel. Ein infiltratives
Wachstum in die Pleuren, das Mediastinum, die Thoraxwand, den Herzbeutel, das
Zwerchfell und die Leber wurde 32mal (15%) festgestellt. Rezidive nach der
Operation traten in 19 von 101 resezierten Fällen auf (19%), davon etwa die
Hälfte innerhalb des ersten Jahres.

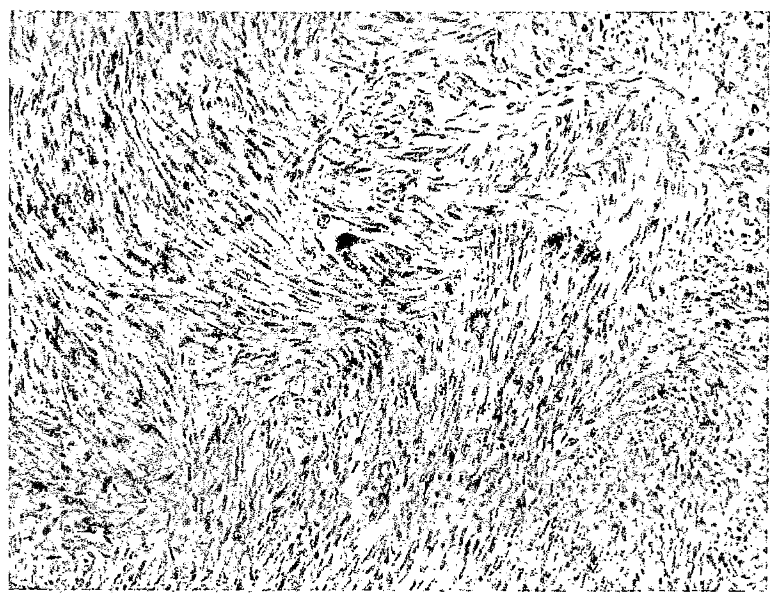

Abb. 180. Typisches neurinoplastisches Sarkom. Van Gieson-Färbung. Vergr. 105:1 (5424/56)

Metastasen wurden 70mal (33%) genannt. Der ausdrückliche Hinweis, daß
keine Metastasen vorlagen, fand sich nur bei 56 Fällen. Sonst fehlen entsprechende
Angaben. FREY u. LÜDEKE (1958) stellten eine Metastasierung bei 21 von 23 Obduzierten mit Lungensarkom fest; bei operativ Behandelten waren es 6 von 31. Bei
unseren 212 Sarkomen, die Sektions- *und* Operationsgut umfassen, lagen 43mal
(20%) Lymphknotenmetastasen vor. Andere Lungenabschnitte waren 13mal von
Tochtergeschwülsten befallen, Fernmetastasen (Leber, Gehirn, Nieren, Pankreas,
Knochen, Milz und Herz) wurden 18mal verzeichnet. Es bestätigte sich also auch
beim Lungensarkom die neuere Auffassung, daß Sarkome der inneren Organe
recht häufig auf dem Lymphweg zu Absiedelungen führen (GÜTGEMANN u.
SCHREIBER 1960; OTT u. FREY 1961).

Danach könnte man den Eindruck gewinnen, als ob den Lungensarkomen ein
geringerer Malignitätsindex zukäme als den Krebsen. Die Metastasierungsquote
als Kardinalmerkmal der Bösartigkeit ist nämlich viel geringer. Der Trugschluß
ergibt sich aus der Zusammensetzung des Materials, das zum größten Teil der
Klinik entstammt. Die Angaben über Tumorabsiedlungen beruhen also meist auf
Operationsberichten. Dabei hinwieder ist der Zeitpunkt ihrer Abfassung von

Bedeutung. Bei gleichem Verfahren haben wir beim Lungen*carcinom* 20 und 87%
Metastasen (Resektionen zu Sektionen). Fassen wir alle histologischen Formen
der Sarkome und Carcinome der Lungen zusammen, so ergibt sich in Wirklichkeit
kein nennenswerter Unterschied zwischen bösartigen mesenchymalen und epithelialen Geschwülsten. Bezogen auf die mehr als fünfjährige Überlebensdauer nach
der Operation sind die von Carcinomen Befallenen mit 20—30% gegenüber 18%
der Sarkomträger sogar in einer wesentlich besseren Lage. Eine endgültige Beurteilung aber wird noch nicht möglich sein, weil die Beobachtungszeiten zu kurz
sind und die numerische Gleichung beider Geschwulstarten bei der geringen Erfahrung mit dem Sarkom keinen genügenden Aussagewert besitzt.

Ein *kurzer Rückblick* auf die Lungensarkome (ohne das Lymphosarkom)
ergibt folgendes:

Bei etwa 6000—8000 Obduktionen ist ein Lungensarkom zu erwarten. Bei
uns macht es etwa 0,4% der bösartigen Lungengeschwülste auf dem Sektionstisch
und 2% im Resektionsmaterial aus. Das Verhältnis zwischen Männern und
Frauen beträgt etwa 16:9. Es kommt in allen Altersstufen vor und zeigt eine
Häufung zwischen dem 31. und 60. Lebensjahr. Bei Frauen lag eine gleichmäßigere
Verteilung mit einer geringen Verdichtung im 4. Lebensjahrzehnt vor. Das
Durchschnittsalter beträgt 41,6 Jahre. Sie sitzen häufiger in der rechten als in der
linken Lunge.

Die Malignität nimmt mit zunehmender Gewebsreife ab. Alle Lungensarkome
zusammen führen in mehr als einem Drittel zu Metastasen. Ein infiltratives
Wachstum wird fast in jedem siebenten, ein Rezidiv in jedem fünften resezierten
Fall festgestellt. Die Ungleichartigkeit des Untersuchungsgutes, das Resektionen
und Sektionen umfaßt, und seine geringe Menge ist für zuverlässige Aussagen
noch nicht geeignet. Sicher aber scheint es zu sein, *daß sich Lungensarkome und
Lungencarcinome in ihrem biologischen Verhalten kaum unterscheiden.*

V. Das Lymphogranulom der Lunge

Das Lymphogranulom wird heute nicht selten als echte bösartige Geschwulst
den Carcinomen und Sarkomen an die Seite gestellt. Deswegen rechtfertigt sich
an dieser Stelle ein kurzer Hinweis auf das Lymphogranulom der Lunge. Doch sei
gleich bemerkt, daß *primäre* Lymphogranulomatosen einzelner Organe mit großer
Zurückhaltung beurteilt werden müssen. Sie beruhen meist auf unsicheren Opera-
tionsbefunden (Fresen 1958). Gleichermaßen geben Endzustände auf dem Sektionstisch zu Irrtümern und Fehldeutungen Anlaß. Darauf hat Gessner+ (1967)
nach eingehender Überprüfung unseres eigenen Obduktionsgutes mit Nachdruck
hingewiesen.

Die Lungenbeteiligung bei der Lymphogranulomatose wird von den einzelnen
Untersuchern in unterschiedlicher zahlenmäßiger Größenordnung angegeben. Sie
bewegt sich zwischen 11% (Zechnall 1936) und 50% (Moolten 1934). Der
Mittelwert schwankt um 30% (Versé 33%, 1931; Sternberg 29%, 1936; Stephani 37%, 1937; Jackson u. Parker 40%, 1946; Hazel u. Jensik 33%, 1956). Bei
uns fanden sich unter 31 984 Sektionen 82 Lymphogranulomatosen. In 22 Fällen
(22,7%) waren bei mehr oder weniger ausgeprägten intrathorakalem Lymphknotenbefall die Lungen einbezogen. Von diesen kann die weit überwiegende
Mehrzahl von vornherein ausgesondert werden, weil sie offensichtliche Teilerschei-
nungen einer allgemeinen Durchseuchung sind. Nur einige wenige geben Anlaß,
zu den von Versé begründeten Begriffen der primären und sekundären Lymphogranulomatose der Lunge Stellung zu nehmen.

Eine 28jährige Frau, die 1963 mit peripheren Lymphknotenschwellungen am Hals erkrankt war, bot 1 Jahr später bei der Röntgenuntersuchung eine Verbreiterung des oberen und vorderen Mediastinums. Zu diesem Zeitpunkt wurde der Morbus Hodgkin histologisch gesichert. Im Vordergrund stand 42 Monate lang eine mediastinale Lymphknotenvergrößerung mit nachfolgender Ausbreitung des Granuloms auf den Rückenmarkskanal und Lähmung beider Beine (sog. maligne Thoraxlymphogranulomatose). Durch Röntgenbestrahlung verschwand der mediastinale Befund, während eine fortschreitende Einbeziehung der Lungen zu beobachten war. Bei der *Sektion* (SN 167/67) wäre ohne Kenntnis des Krankheitsablaufes eine sehr diskrete Veränderung an den hilären Lymphknoten unbeachtet geblieben. Der Lungenbefall mit vollkommener Durchwachsung beider Unterlappen und kleinherdigen Infiltrationen der übrigen Lungenabschnitte beherrschte das Bild und ließ zunächst an ein primäres Lymphogranulom der Lungen denken (Abb. 181). Nach den Röntgenkontrollen aber handelt es sich zweifelsfrei um eine vorübergehende mediastinale Form, die erst nach Bestrahlung im Endzustand den irreführenden Befund hervorgebracht hat. Allerdings lagen auch granulomatöse Veränderungen in peripheren und visceralen Lymphknotengruppen vor.

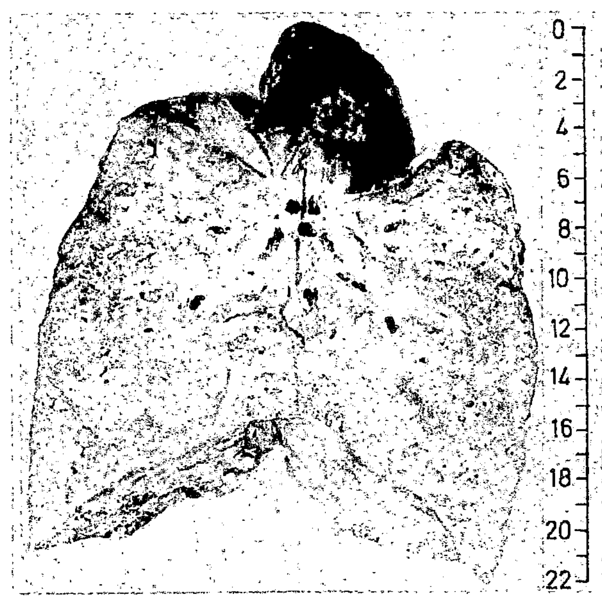

Abb. 181. Lymphogranulom der Lunge. Homogen infiltrierter Unterlappen. Frau, 28jährig. (SN 167/67)

Zwei weitere Fälle entsprachen ebenfalls der lokalisierten Lymphogranulomatose der Lungen (SN 56/34; 27j. ♂, 600/59, 74j. ♀) ohne Beteiligung anderer Organe. Doch waren die mediastinalen Lymphknoten einbezogen. Sie standen in fester Verbindung mit den pulmonalen Infiltrationen. Diese kamen teilweise offensichtlich auf der Leitschiene des adventitiellen Gewebes der Gefäße und Bronchien zustande. Der umgekehrte Weg wäre möglich, doch ist er nicht zu beweisen. Die baumartige Ausbreitung in den Lungen weist vielmehr auf den Ursprung aus den regionären Lymphknoten hin. Eine „Panbronchitis granulomatosa" (FAVRÉ 1960) mit intracanaliculärem Wachstum konnte nicht festgestellt werden. Wir sind danach gezwungen, auch diese Beispiele nicht der primären Lymphogranulomatose der Lungen zuzurechnen. Sie kommt in gleicher Form und Ausdehnung auch im Ablauf einer Generalisation vor und ist keineswegs ein Leitbild der mediastino-pulmonalen Lymphogranulomatose.

Den zwei Beispielen steht nur eine intrapulmonale Ausbreitung gegenüber, die nach der Definition von VERSÉ am ehesten einer sog. primären Lymphogranulomatose der Lunge entspricht (SN 381/50, 43j. ♀). Im rechten Unter- und Mittellappen sowie in den beiden Lappen der linken Lunge hatten sich zahlreiche haselnuß- bis kleinapfelgroße verhältnismäßig scharf abgrenzbare Wucherungen gebildet. Zentrale Nekrosen und Kavernen mögen die Folge von Röntgenbestrahlung oder lokalen Ernährungsstörungen gewesen sein. Mediastinale, supraclaviculäre und perigastrische Lymphknoten waren nur in wenig augenfälliger Weise beteiligt. Solche Erscheinungsformen der Lymphogranulomatose werden gern als primärer Lungen-Hodgkin angesprochen. Indessen sind wir mit dieser Bezeichnung vorsichtig geworden, weil wir über zwei Fälle verfügen, bei denen ebenfalls eine nur geringe Lymphknotenbeteiligung festgestellt werden konnte, aber beide Lungen von miliaren Knötchen übersät waren. Diese einer Miliartuberkulose vergleichbaren Befunde haben wir als Teilerscheinung einer hämatogenen Streuung gedeutet. Wenn die kleinen Knötchen auf dem Blutweg entstanden sind, so müssen wir diesen Vorgang auch den multiplen Knoten von viel größerem Ausmaß zugestehen. Das reziproke Verhältnis zwischen Primärtumor und Metastase ist ja eine allgemein bekannte Erfahrungstatsache. Es steht also nichts der Annahme im Wege, daß der Granulombefall der Lungen seinen Ursprung in den Lymphknoten hat.

In dieser Auffassung werden wir durch folgende Beobachtung bestärkt. Anläßlich einer Volksröntgenuntersuchung wurde ein verdächtiger rechtsseitiger Hilusschatten erfaßt. Er gab Veranlassung zur Thorakotomie, die wenige Monate später vorgenommen wurde. Am Hilus fanden sich zu Paketen geballte Lymphknoten, die fest mit der Lunge verbacken waren. Die Peripherie des rechten Oberlappens enthielt mehrere erbsgroße Knoten, die im Röntgenbild noch keine Veränderungen hinterlassen hatten. Sie werden also nachträglich entstanden sein. Im Juni 1966 verstarb die 43jährige Frau an cardiorespiratorischer Insuffizienz. Bei der Sektion (SN 1363/66) waren die mediastinalen Lymphknoten beiderseits zu großen Konglomeraten herangewachsen, die per continuitatem auf die Lungen übergriffen und sich auch nach Art von Geschwulstmetastasen manifestierten. In diesem Fall besteht durch den Röntgen- und Operationsbefund sowie durch das Ergebnis der Sektion nur eine einzige Auslegungsmöglichkeit: *Der Lungenprozeß, der sich beim Tod in nichts von manchen anderen sog. primären Lymphogranulomatosen der Lunge unterscheidet, ist unbestreitbar ein sekundärer Befund.*

Nach den bisherigen Ausführungen besteht guter Grund, frühere Veröffentlichungen von primärer Lymphogranulomatose der Lungen (HELD 1930; WEBER 1930; VERSÉ 1931; SCHÄFER u. WURM 1933; SACHS 1935; GIL 1936; ALIX u. ALIX 1941; KÖLE u. KRONBERGER 1961) mit kritischer Zurückhaltung aufzunehmen. Die gleichzeitige mediastinale Lymphknotenbeteiligung läßt diese Formen zwanglos in die mediastino-pulmonale Entwicklungsreihe eingliedern. Die Fehlinterpretationen sind vergleichbar mit den Ansichten über die Entstehung des sog. Alveolarzellcarcinoms. Hier wie dort hat sich gezeigt, daß der stationäre Endzustand auf dem Sektionstisch keine vorbehaltlose Aussage über die dynamischen Vorgänge im Leben zuläßt. Die Progredienz des Krankheitsablaufes führt zum *sekundären* kontinuierlichen lymphogenen oder hämatogenen Befall der Lungen. Liegen keine örtlichen Beziehungen zu mediastinalen Lymphknoten vor, so spricht man besser von „hilusferner intrapulmonaler Lymphogranolomatose" (GESSNER+ 1967). „Primäre" pulmonale Lymphogranulomatose ist mit allzu großen Auslegungsfehlern belastet, wenn auch das ubiquitäre Vorkommen des RHS eine isolierte Organmanifestation durchaus möglich erscheinen läßt. Für die Lungen aber glauben wir sagen zu können, daß nach eigenen Erfahrungen und der kritischen Überprüfung der Literatur die autochthone Granulombildung noch nicht mit Sicherheit beobachtet wurde. Durch die Thoraxchirurgie könnte in Zukunft dadurch eine Klärung dieser ungelösten Frage herbeigeführt werden, daß nach Resektion eines lymphogranulomatösen Lungenherdes endgültige Heilung erfolgt. Nur so wäre der einwandfreie Beweis für ein primäres isoliertes Lymphogranulom der Lunge zu erbringen.

Literatur

(Siehe auch Literaturanhang auf Seite 359)

A. Gutartige und vorwiegend gutartige Lungengeschwülste

I. Mesenchymale Geschwülste. 1. Retikulocytome und hierher gehörige Geschwülste

ALBERTINI, A. v.: 1. Histologische Geschwulstdiagnostik. Stuttgart: Georg Thieme 1955. 2. Allgemeine Systematik der Geschwülste. In: Handbuch der allg. Path., Bd. 6, Teil 3, S. 1—17. Berlin-Göttingen-Heidelberg: Springer 1956. — ALEGRE, J., and J. DENST: Xanthogranuloma as a coin lesion of the lung. Dis. Chest **33**, 427 (1948). — BARON, M.G., and W.M. WHITE-HOUSE: Primary Lymphosarcoma of the lung. Amer. J. Roentgenol. **85**, 294 (1961). — BRAUN-STEINER, H.: Entstehen die Plasmazellen aus Lymphozyten? Dtsch. med. Wschr. **89**, 45 (1964). — BROUET, G., u. Mitarb.: Les lymphocytosarcomes pulmonaires isolés. J. franç. Méd. Chir. thor. **17**, 341 (1963). — CSEMERLY, H.: Xanthofibroma pulmonis. Zbl. allg. Path. path. Anat. **78**, 118 (1941). — DE MAN, J.C.H., and W.B.H. MEINERS: Crystals of Protein Nature in the Cytoplasm of Lymphatic Cells in a Case of Lymphoreticular Malignancy. Blood (Sheboygen) **20**, 492 (1962). — DIVIŠ, G., u. H. ŠIKL: Über erfolgreiche operative Entfernung einer eigenartigen Lungengeschwulst (Plasmozytom). Acta chir. scand. **63**, 207 (1928). — ECK, H.: Angioplastische und haematopoetische Lungengeschwulst. Zbl. allg. Path. path. Anat. **91**, 184 (1954). — ERGIN, M.T., and R.L. KEMLER: Primary lymphosarcoma of the lung. Report of a case and summary of the literature. Arch. Surg. **80**, 1005 (1960). — ESSBACH, H.: Zur Frage der Lungensarkome. Verh. dtsch. Ges. Path. **31**, 415 (1939). — FASANOTTI, A., e G. ZANNINI: Xantoma isolata del pulmone. Ber. allg. spez. Path. **26**, 44 (1955). — FICARI, A., e R. RICERI: Xanthogranuloma a localizzatiane pulmonare. Arch. Chir. Torace **4**, 623 (1959). — FICARI, A., e G. CAPPELINI: Aspetti neoplastiformi des linfogranuloma maligno a localizzazione polmonare. Atti VII Congr. Nazion. Chir. Torac., St. Voncent, 12.—14. 9. 1960, Vol. II, S. 216 (Ed. Chir. torac., Milano). — FINGERLAND, A.: Histiozytome der Lunge. Verh. dtsch. Ges. Path. **41**, 399 (1958). — FISCHER, W.: Die Gewächse der Lunge und des Brustfelles. In: Handbuch der speziellen pathologischen Anatomie und Histologie. Hrsg. von F. HENKE u. O. LUBARSCH, Bd. III/3, S. 509. Berlin: Springer 1931. — FISHER, E.R., and F.B. BEYER: Post-inflammatory tumor (xanthoma) of the lung. Dis. Chest **36**, 43 (1959). — FRESEN, O.: Die Pathomorphologie des retothelialen Systems. Verh. dtsch. Ges. Path. **37**, 26 (1954). — FRIED, B.M.: Tumors of the Lungs and Mediastinum. Philadelphia 1958. — FRÜHLING, L., et A. CHADLI: Le sarcome plasmocytaire extra squelettique. Ann. Anat. path. **8**, 317 (1963). — GALY, P., et R.G. TOURAINE: Les Tumeurs conjunctives primitives et isolées des poumons et des bronches. J. franç. Méd. Chir. thor. **10**, 168 (1956). — GASTPAR, H.: Lokalisierte Manifestation von Plasmozytomen im HNO-Bereich. HNO (Berl.) **11**, 191 (1963). — GLÄSER, A.: Die Lymphoblastome der Lunge. Langenbecks Arch. klin. Chir. **300**, 123 (1962). — GRUENFELD, G., and M.G. SEELIG: The nature of so-called xanthoma. Arch. Path. **17**, 546 (1934). — HARMER, I.L.: Bronchustumor (Plasmozytom) (Obduktionsbefund). Mschr. Ohrenheilk. **63**, 583 (1929). — HARMER, J.L., u. J. SORGO: Peritheliom des linken Bronchus. Mschr. Ohrenheilk. **62**, 225 (1928). — HEINE, S.: Lymphozytom der Lunge und generalisierte Plasmozytose. Zbl. allg. Path. path. Anat. **96**, 16 (1957). — HILL, S.D., and M.L. WHITE: Plasmocytoma of the lung. J. thorac. Surg. **25**, 187 (1953). — HINZ, W.: Polypöses Plasmocytom des linken Hauptbronchus mit örtlicher Amyloidablagerung. Frankfurt. Z. Path. **55**, 509 (1941). — HOCHBERG, L.A., and B. SCHACTER: Benign Tumors of the bronchus and lung. Amer. J. Surg. **89**, 425 (1955). — HOLZNER, J.H., u. J. ZEITLHOFER: Primäres Retothelsarkom der Lunge. Krebsarzt **17**, 433 (1962). — HORÁNYI, J., u. Mitarb.: Lymphozytom in der Lunge. Zbl. Chir. **86**, 2602 (1961). — ISING, U., and E. LINDNER: Fibroxanthoma of the lung with bronchial involvement. Acta path. microbiol. scand. **51**, 103 (1961). — KEIBL, E., u. Mitarb.: Über das Retothelsarcom der Lungen. Beitr. path. Anat. **126**, 454 (1962). — KERN, W.H., u. Mitarb.: Primary Hodgkin's disease of the lung. Report of 4 cases and review of the literature. Cancer (Philad.) **14**, 1151 (1961). — KILBURN, K.H., and A.M. SCHMIDT: Intrathoracic plasmocytoma. Report of a case and review of the literature. Arch. intern. Med. **106**, 862 (1960). — KIRCH, E.: Über cystische xanthomatöse Geschwülste und die Genese der xanthomatösen Geschwülste im allgemeinen. Beitr. path. Anat. **70**, 75 (1922). — KLOSE, H.: Über das Plasmozytom der Pleura. Bruns' Beitr. klin. Chir. **74**, 20 (1911). — KRESS, M.B., and O.C. BRANTIGAN: Primary lymphosarcoma of the lung. Ann. intern. Med. (Lancaster) **55**, 582 (1961). — KULEY, M., and O. KUNTMANN: A case of plasmocytoma of the lung. Dis. Chest **19**, 227 (1951). — LETTERER, E.: Allgemeine Pathologie und pathologische Anatomie der Lipoidosen. Verh. dtsch. Ges. Verdau.- u. Stoffwechselkr. 14. Tgg., S. 12 (1938). — LIEBOW, A.A., and D.S. HUBBEL: Sklerosing hemangioma (histolocytoma, xanthoma) of the lung. Cancer (Philad.) **9**, 53 (1956). — LUY, B., u. H. LÜCHTRATH: Das Reticulocytom des Nasen-Rachenraumes. Frankfurt. Z.

Path. **74**, 716 (1965). — Obiditsch-Mayer, J., u. Mitarb.: Zur Klinik und Pathologie des „Histiozytoms" (histiozytären Granuloms) der Lunge. Langenbecks Arch. klin. Chir. **294**, 356 (1960). — Opitz, K.: Über das sogenannte Lymphoblastom der Lunge. Ref. Zbl. allg. Path. path. Anat. **98**, 207 (1958). — Plenk, A., u. K. Pretl: Peripheres endobronchiales Plasmozytom der Lunge mit Osteopathia hypertrophicans. Wien. med. Wschr. **103**, 450 (1953). — Prichard, R. W., and H. H. Bradshaw: Primary lymphoid tumors of the lung. Arch. Path. **71**, 420 (1961). — Reech, R.: Über Geschwülste des retikulären Systems der Lunge anhand eines Retikulozytoms. Zbl. allg. Path. path. Anat. **110**, 113 (1967). — Romanoff, H., and H. Mildwidsky: Primary plasmocytoma of the lung. Brit. J. Dis. Chest **56**, 139 (1962). — Rosza, S., and H. Frieman: Extramedullary plasmocytoma of the lung. Amer. J. Roentgenol. **70**, 982 (1953). — Rubin, E. H., u. Mitarb.: Circumscribed sclerosing hemangiomas of lung appearing as "coins" lesions. Cancer (Philad.) **11**, 713 (1958). — Schulze, W.: Das primäre Lymphosarkom der Lunge. Fortschr. Röntgenstr. **91**, 457 (1959). — Sperling, E., u. F. Wendt: Isoliertes Plasmozytom der Lunge. Thoraxchirurgie **9**, 543 (1962). — Sternberg, W. H., u. Mitarb.: Primary malignant lymphomas of the lung. Cancer (Philad.) **12**, 806 (1959). — Sverov, V. S., u. Mitarb.: Pulmonary Plasmocytoma. Vestn. Khir. **90**, 14 (1963) [in russisch]. — Thierbach, R., u. J. Huth: Solitäres Plasmozytom der Lunge. Zbl. Chir. **89**, 1840 (1964). — Titus, J. L., u. Mitarb.: Xanthomatous and inflammatory pseudotumors of the lung. Cancer (Philad.) **15**. 522 (1962). — Tuch, A. I.: Reticulocytom des Nasen-Rachenraumes. Vestn. Oto-rino-laring. **19**, 97 (1957). — Turunen, M., u. Mitarb.: Sclerosing haemangioma of lung. Acta tuberc. scand, **33**, 276 (1957). — Umiker, W. O., and L. Iverson: Postinflammatory tumors of the lung. Report of four cases simulating xanthoma or plasmacell tumor. J. thorac. Surg. **28**, 55 (1954). — Webb, H. E., u. Mitarb.: Solitary extramedullary myeloma (Plasmocytoma) of the upper part of the respiratory tract and oropharynx. Cancer (Philad.) **15**, 1142 (1962). — Zeitlhofer, J.: Zur Kenntnis der „Chrondrome" (Hamartome) der Lunge. Beitr. path. Anat. **114**, 271 (1954).

A. I. 2. Fibrome, Lipome, Leiomyome

Aakhus, T., and E. A. Mylius: Leimyoma of the lung. Acta chir. scand. **124**, 372 (1962). — Bergmann, H.: Über das Bronchuslipom. Klin. Med. (Wien) **14**, 221 (1959). — Cruickshank, D. B., and G. K. Harrison: Diffuse leiofibromatous hamartoma of the lung. Thorax **3**, 316 (1953). — Eskelund, W.: A possible case of oedematous fibroma with inflammatory changes. Thorax **6**, 154 (1951). — Fingerland, A.: Histiozytome der Lunge. Verh. dtsch. Ges. Path. 41. Tgg. 399 (1958). — Franco, E.: Sopra un rarissimo voluminose leiomyoma del pulmone. Tumori **3**, 27 (1929). — Galy, P., et R. G. Touraine: Les tumeurs conjunctives primitives et isolées des poumons et des bronches. J. franç. Méd. Chir. thor. **10**, 168 (1956). — Heizer, H., u. F. H. Kross: Die gutartigen Tumoren der Lunge. Chirurg **23**, 509 (1952). — Hasper: Leiomyomatosis pulmonum disseminata. Sitzg. d. Arbeitsgemeinschaft Rheinisch-Westf. Path. am 18. 1. 1964 in Düsseldorf. — Harris, W. H., and H. J. Schattenberg: Anlagen und rest tumors of lung inclusive of "mixed tumors". Amer. J. Path. **18**, 955 (1942). — Hirose, F. M., and G. R. Hennigar: Intrabronchial Leiomyoma. J. thorac. Surg. **29**, 502 (1955). — Honig, A.: Ein lipomartiges Gebildes des linken Stammbronchus. Mschr. Ohrenheilk. und Laryngo-Rhinologie **68**, 1, 155 (1934). — Liebow, A. A.: Tumor of the lower respiratory tract. Armed Forces Inst. Pathol. Washington 1952. — Lyssukin, J. J.: Zur Frage der primären Bindegewebsgeschwülste der Lunge (Entwicklung eines xanthomatösen Fibrosarkoms aus einem Fibrom der Lunge. Zbl. allg. Path. path. Anat. **64**, 36 (1935). — Michas, P. A.: Intrathorakale Fibrome. Thoraxchirurgie **1**, 245 (1953). — Mülly, K.: Geschwülste der Lunge, Pleura und Brustwand. In: Handbuch der inneren Medizin, 4. Aufl. IV/4, Erkrankungen der Atmungsorgane, speziell Teil III. Berlin-Göttingen-Heidelberg: Springer 1956. — Procházka, J., u. Mitarb.: Intrabronchiales Leiomyom. Thoraxchirurgie **5**, 17 (1957). — Rindfleisch, F.: Fibroma pulmonum multiplex. Virchows Arch. path. Anat. **61**, 516 (1880). — Scheibe, F. W.: Ein großes Fibrom der linken Lunge. Zbl. allg. Path. path. Anat. **89**, 93 (1952). — Scheidegger, S.: Sarkomatös entartetes Fibrom des linken Pleuraraumes. Z. Krebsforsch. **35**, 172 (1932). — Thomas, C. P.: Benign tumours of the lung. Lancet **1954** I, 1; Ber. allg. spez. Path. **23**, 51 (1954). ∼ Benigne tumours of the lung. Münch. med. Wschr. **97**, 975 (1955). — Touroff, A. S. W., and G. P. Seley: Lipoma of the bronchus and the lung. Ann. Surg. **134**, 244 (1951). — Turkington, S. I., u. Mitarb.: Leiomyoma of the bronchus. Thorax **5**, 138 (1950). — Weil, J., u. Mitarb.: Ein seltener Bronchialtumor: granulozelluläres Leiomyom (Tumeur d'Abrikossoff). J. franç. Méd. Chir. thor. **15**, 657 (1962). — Whalen, E. J.: Lipoma of the bronchus. Ann. Otol. (St. Louis) **56**, 811 (1947).

A. II. Hamartochondrom

Albrecht, E.: Über Hamartome. Verh. dtsch. Ges. Path. **7**, 153 (1904). — Altmann, F.: Beiträge zur Lehre von den Lungenmißbildungen. Beitr. path. Anat. **82**, 199 (1929). — Baló, J.: Lungencarcinom und Lungenadenom. Verl. d. Ungar. Akademie d. Wissenschaften Budapest 1959, S. 247. — Bateson, E. M., and E. K. Abbott: Mixed tumors of the lung or hamarto-chrondromas. Clin. Radiol. 11, 232 (1960). — Bayer, R.: Beitrag zur Kenntnis der sog. Lungenenchondrome. Virchows Arch. path. Anat. 274, 350 (1929). — Bikfalvi, A., u. Mitarb.: Pathologie und Klinik der Hamartochondrome der Lunge. Thoraxchirurgie 2, 123 (1954). — Blair, T. C., and McElvein: Hamartoma in the lung. Dis. Chest 44, 196 (1963). — Böhmer, R.: Rundschatten der Lunge. Med. Diss. Düsseldorf 1959. — Bragg, E. A., and G. Levene: Hamartoma of the lung. Radiology 54, 227 (1950). — Cavin, E., u. Mitarb.: Hamartoma of the lung. J. thorac. Surg. 35, 816 (1958). — Chiari, H.: zit. nach Knoflach u. Marchesani. — Durst, K.-H.: Über die gutartigen Bronchialtumoren unter besonderer Berücksichtigung der Genese von Knorpelgeschwülsten. Med. Diss. Erlangen 1957. — Fasske, E.: Über ein Hamartochondrosarkom der Lunge. Zbl. allg. Path. path. Anat. 107, 514 (1965). — Feller, A.: Über ein lipomähnliches Hamartom der Lunge. Virchows Arch. path. Anat. 236, 470 (1922). — Fischer, W.: Die Gewächse der Lunge und des Brustfells. In: Handbuch spez. path. Anat. u. Histol., Bd. III/3, S. 512. Hrsg. von F. Henke u. O. Lubarsch. Berlin: Springer 1931. — Frenzel, H., u. A. Papageorgiou: Klinische Bedeutung der Bronchialsekretdiagnostik. Med. Klin. 58, 827 (1963). — Gasch, J.: Über Lungenchondrome. Fortschr. Röntgenstr. 93, 513 (1960). — Good, C. A., and Th. W. Wilson: The solitary circumscribed pulmonary nodule. J. Amer. med. Ass. 166, 210 (1958). — Goodyear, G. E., and A. J. Skillitoe: Adenomatoid hamartoma of the lung in a newborn infant. J. clin. Path. 12, 172 (1959). — Graham, E., u. Singleton: zit. nach Horányi, Erdelyi u. Szöts. — Gudbjerg, C. E.: Pulmonary hamartoma. Amer. J. Roentgenol. 86, 842 (1961). — Hart, C.: Über die primären Enchondrome der Lunge. In: Handbuch der path. Anat. Bd. III/3, S. 473. Berlin: Springer 1931. — Hasche, E.: Zur Klinik der Hamarto-Chondrome der Lunge. Thoraxchirurgie 3, 507 (1956). — Hasche, E., u. V. Haenselt: Die Hamartome der Lunge. Zschr. Tuberk. 116, 1 (1961). — Haslhofer, L.: Multiple Bronchusmischtumoren. Zbl. allg. Path. path. Anat. 102, 577 (1961). — Haupt, R., u. Mitarb.: Über Hamartome der Lunge. Thoraxchirurgie 15, 125 (1967). — Hausfeldt, E., u. C. J. Carlsen: zit. bei Schaefer. — Hickey, P. M., u. W. M. Simpson: zit. bei Postlethwait. — Hochberg, L. A., and B. Schacter: Benigne tumors of bronchus and lung. Amer. J. Surg. 89, 425 (1955). — Hodges, F. V.: Hamartoma of the lung. Dis. Chest 33, 43 (1958). — Hood, R. T., u. Mitarb.: Solitary circumscribed lesions of the lung. Study of 156 cases in which resections was performed. J. Amer. med. Ass. 152, No. 13, 1185 (1953). — Horányi, J., u. Mitarb.: Seltenes Lungenhamartom (Bronchiolo-Bronchiom). Zbl. Chir. 85, 396 (1960). — Horányi, J., u. J. Szöts: Das echte Bronchiom und seine Abgrenzungen gegen das Hamartom. Tuberk.-Arzt 17, 520 (1963). — Jackson, R. C., u. Mitarb.: Massive cystic. lung-hamartoma. J. thorac. Surg. 31, 504 (1956). — Jensen, K. G., and T. Schiødt: Growth conditions of lung-hamartomas. Thorax 13, 233 (1958). — Jones, C. J.: Unusual hamartoma of the lung in a newborn infant. Arch. Path. 48, 150 (1949). — Kaniak, E. G., u. F. Kümmerle: Intrabronchiales Condrom. Thoraxchirurgie 7, 27 (1959). — Kassey, D.: zit. nach Hasche. — Kirschner, H.: Hamartoblastom der Lunge. Thoraxchirurgie 10, 107 (1962/63). — Klages, F.: Über die Chondrome der Lunge. Bruns' Beitr. klin. Chir. 151, 661 (1931). — Knoflach, E., u. W. Marchesani: Über ein netzknorpeliges papilläres Bronchialadenom. Frankfurt. Z. Path. 28, 551 (1922). — Kutschera, W.: Die rechtzeitige Diagnose des Bronchialkarzinoms. Praxis Pneumol. 18, 688 (1964). — Laumonier, P., u. Mitarb.: A propos de deux hamarto-chondromes pulmonaires discussions sur leur origine. J. franç. Méd. Chir. thor. 16, 769 (1962). — Lindner, F., u. V. Jagdschian: Rundherde der Lunge. Langenbecks Arch. klin. Chir. 292, 317 (1959). — Linser, P.: Über einen Fall von congenitalem Lungenadenom. Virchows Arch. path. Anat. 157, 281 (1899). — Lotter, H.: Über eine schwere Mißbildung der linken Lunge (angeborenes Cystadenom) bei einer mit angeborener Wassersucht verbundenen Frühgeburt im 8.—9. Monat. Med. Diss. München 1940. — Matras, A.: Über ein Adenofibrochondrolipoma myxomatodes der Lunge. Wien. klin. Wschr. 1929, 1369. — McDonald, J. R., u. Mitarb.: Hamartoma (often called chondroma) of the lung. J. thorac. Surg. 14, 128 (1945). — Metyš, R., u. Mitarb.: Pulmonary chondromatous hamartomas. Med. thorac. 21, 168 (1964). — Molner, J., u. Mitarb.: Gleichzeitiges Vorkommen von Lungenhamartochondrom und Bronchuscarcinom. Schweiz. med. Wschr. 86, 1310 (1956). — Möller, A.: Zur Entstehung der Lungenmischgeschwülste. Virchows Arch. path. Anat. 291, 478 (1933). — Müller, H.: Lunge und Pleura. In: Handbuch spez. path. Anat. u. Histol., Bd. III/1, S. 548. Hrsg. von F. Henke u. O. Lubarsch. Berlin: Springer 1928. — Otto, K.: Über intrabronchiale Hamartochondrome mit einer eigenen Beobachtung. Zbl. allg. Path. path. Anat. 97, 559 (1958). — Postlethwait, R. W., u. Mitarb.: Endobronchial polypoid Hamartochondroma. Surgery 24, 732 (1948). — Ranninger, K.: Multiple Lungenhamartome. Fortschr. Röntgenstr. 94, 831 (1961). — Rosenstrauch, L. S., i. K. A. Golubewa: O gamartomach ili chondromach ljochkowo. Chirurgija 32, 24 (1956). — Rothe, G., u. L. Melzer: Zur Klinik der Lungenchondrome. Zbl. Chir. 84, 12 (1959). — Roujeau, J.: Hamarto-chondromes bronchopulmonaires. Rev. Tuberc. (Paris) 25, 991 (1961). — Rubin, M., and J. Berkman: Chondromatous Hamartoma of the lung. J. thorac. Surg. 23, 393 (1952). — Sack, H.: Die gutartigen Lungentumoren. In:

Klinik der Lungenkrankheiten, S. 611. Stuttgart: F.K. Schattauer 1964. — Schaefer, J.:
Zur Pathologie, Diagnostik und Therapie der chondromatösen Hamartome der Lunge. Thoraxchirurgie 3, 60 (1955). — Schwyter, M.: Über das Zusammentreffen von Tumoren und Mißbildungen der Lunge. Frankfurt. Z. Path. 31, 146 (1928). — Simon, M.A., u. H.C. Ballon:
zit. bei Bikfalvi, Molnar u. Horányi. — Simonetta, B.: A marto-chondroma bronchiale in
polmone policistico. Boll. Mal. Orecch. 70, 143 (1952); Ber. allg. spez. Path. path. Anat. 18, 275
(1953). — Spiess, G.: Ein Fall hochgradiger Dyspnoe infolge eines Polypen im rechten Bronchus. Münch. med. Wschr. 2095 (1910). — Stein, J., and M. Poppel: Hamartoma of the
Lungs. Amer. J. Surg. 80, 439 (1955). — Taiana, J.A., u. Mitarb.: Pulmonary hamartomas.
West. J. Surg. 70, 267 (1962); Zbl. ges. Tuberk.-Forsch. 93, 270 (1962). — Thomas, C.P.:
Benign tumours of the lung. Lancet 1954 I, 1; Ber. allg. spez. Path. path. Anat. 23, 51 (1954). —
Tuttle, W.M., u. Mitarb.: The importance of surgery in the management of the pulmonary
"coin" lesions. Amer. J. Surg. 89, 422 (1955). — Storek, O.: Über angeborene blasige Miß-
bildungen der Lunge. Wien. klin. Wschr. 1897, S. 25. — Verga, P.: zit. bei Stein u. Poppel. —
Viereck, H.-J.: Das Hamartom der Lunge. Langenbecks Arch. klin. Chir. 292, 728 (1959). —
Weicker, H.: Tumoren des Kindesalters. In: Diagnostik der Geschwulstkrankheiten, S. 875.
Hrsg. von H. Bartelheimer u. H.-J. Maurer. Stuttgart: Georg Thieme 1962. — Wiklund,
Th.: Benign tumours of the lung. In: Handbuch der Thoraxchirurgie, Bd. III/2, S. 551. Berlin:
Springer 1958. — Willis, R.A.: Pathologie of Tumours. London 1953. — Womack, N., and
E. Graham: Mixed tumors of lung; so-called bronchial or pulmonary adenoma. Arch. Path.
26, 165 (1938). — Young, J.M., u. Mitarb.: Endobronchial hamartoma. Report of two cases.
J. thorac. Surg. 27, 300 (1954). — Zeitlhofer, J.: Zur Kenntnis der „Chondrome" (Hamar-
tome) der Lunge. Beitr. path. Anat. 114, 271 (1954).

A. III. Neurogene Tumoren

Doesel, H.: Intrabronchiales psammöses Neurofibrom. Thoraxchirurgie 8, 657 (1961). —
Drewes, J., u. H. Gemmel: Neurogene Tumoren der Lunge. Thoraxchirurgie 7, 40 (1959). —
Galy, P., et R.G. Touraine: Les tumeurs conjunctives primitives et isolées des poumons et
des bronches. J. franç. Méd. Chir. thor. 10, 168 (1956). — Heckenbach, G.: Intrapulmonale
neurogene Tumoren. Med. Diss. Düsseldorf 1961. — Hochberg, L.A., and B. Schacter:
Benigne tumors of bronchus and lung. Amer. J. Surg. 89, 425 (1955). — Homma, H.: Intra-
thorakale neurogene Tumoren. Wien. klin. Wschr. 61, 421 (1949). — Sebesteny, J., u. J.
Horányi: Primäre neurogene Geschwulst der Lunge. Zbl. Chir. 78, 20, 817 (1953). — de Witt,
A.: Über ein Neuroepitheliom der Lunge. Zbl. allg. Path. path. Anat. 54, 195 (1932).

A. IV. Fibroepitheliale Polypen und Papillome

Ashmore, P.G.: Papilloma of the bronchus. J. thorac. Surg. 27, 293 (1953). — Gardiol, D.:
Das isoliert auftretende Papillom des Bronchus bei Erwachsenen. Oncologia (Basel) 12, 304
(1959). — Hitz, H.B., and E. Oesterlin: A case of multiple papillomata of the larynx with
aerial metastases to lungs. Amer. J. Path. 8, 333 (1932). — Holinger, P.H., u. Mitarb.:
Papilloma of the Larynx. A report of 109 cases with preliminary report of Aureomycin therapy.
Ann. Otorhinol. (St. Louis) 59, 547 (1950). — Jakobi, H.: Die Larynxpapillomatose und ihre
Behandlung. Habilitationsschrift, Halle/Saale 1954. — Kirchner, J.A.: Papilloma of the
larynx with extensive lung involvement. Laryngoscope (St. Louis) 61, 1022 (1951). — Liebow,
A.A.: Tumor of the lower respiratory tract. Armed Forces Inst. Pathol. Washington 1952. —
Mayer, L.: Über den gegenwärtigen Stand der chirurgischen und konservativen Therapie des
Kehlkopfes und des Tracheo-Bronchialbaumes. Med. Diss. Heidelberg 1959. — Meyer, A., u.
F. Liot: Eine neue Varietät von Bronchialepitheliomen aus verwandtem Stroma: Bronchialtumoren aus myoepithelialen Zellen. France méd. 17, 5 (1954). — Mülly, K.: Geschwülste
der Lunge, Pleura und Brustwand. In: Handbuch der inneren Medizin, 4. Aufl., Bd. IV/4, Erkrankungen der Atmungsorgane, spez. Teil III. Berlin-Göttingen-Heidelberg: Springer 1956. —
Rowlands, D.T.: Fibroepithelial polyps of the bronchus: a case report and review of the
literature. Dis. Chest 37, 199 (1960). — Stein, A.A., and B.M. Volk: Papillomatosis of trachea
and lung. Report of a case. A.M.A. Arch. Path. 68, 468 (1959). — Uzzan, D., u. Mitarb.:
Papillomatose trachéo-bronchique diffuse et primoinfection tuberculeuse. J. franç. Méd. Chir.
thor. 15, 309 (1960). — Zehmisch, H.: Betrachtungen zum Larynxpapillom und Katamnese
kindlicher Papillomträger. Med. Diss. Plauen/Vgtld. 1963.

B. Semimaligne Geschwülste

I. Bronchialadenome vom Carcinoid- und Cylindromtyp

Adler: zit. nach H. Grunze. — Albertini, A. v.: Histologische Geschwulstdiagnostik.
Stuttgart: Georg Thieme 1955. — Altmann, H., u. W. Schütz: Über ein knochenhaltiges
Bronchuskarzinoid. (Morphologische und klinische Beobachtungen bei einer akromegalen

Patientin.) Beitr. path. Anat. 120, 455 (1959). — Baló, J.: Lungenkarzinom und Lungenadenom. Budapest: Verlag d. Ungar. Akademie d. Wissenschaften 1957. — Baranova, A. G., u. F. G. Uglov: In: Chirurgija, Moskwa 8, 49 (1955); zit. nach W. D. Siedschlag: Über ein gänseeigroßes extrapulmonal gelegenes, klinisch symptomloses Bronchialadenom vom Karzinoidtyp. Zbl. allg. Path. path. Anat. 99, 138 (1959). — Bauer, K. H.: Das Krebsproblem. Berlin-Göttingen-Heidelberg: Springer 1963. — Berger, S. M., u. Mitarb.: Bronchial Adenoma. J. Pediat. 43, 417 (1953). — Bernheimer, H., u. Mitarb.: Biologisch aktives, nicht metastasierendes Bronchuscarcinoid mit Linksherzsyndrom. Wien. klin. Wschr. 72, 867 (1960). — Bikfalvi, A., u. D. Kassey: Zur Frage der intrabronchialen Fettgeschwülste. Zbl. Chir. 81, 2051 (1956). — Bredt, H.: Grenzfälle gutartiger Bronchialtumoren. Arch. Geschwulstforsch. 2, 301 (1950). — Brunn, H., u. A. Goldman: Bronchial adenoma. Zbl. Radiol. 35, 655 (1942). — Büngeler, W.: Die Definition des Geschwulstbegriffes und die Abgrenzung der Hyperplasien gegenüber den Geschwülsten. Verh. dtsch. Ges. Path., 35. Tgg. 1951. Stuttgart: Piscator Verlag 1952. — Cassidy, M.: Abdominal carcinomatosis with probable adrenal involvement. Proc. roy. Soc. Med. 24, 139 (1930). — Ciaccio, C.: C.R. Soc. Biol. (Paris) 60, 76 (1906); zit. nach N. Ratzenhofer u. F. Lembeck; Über den Gehalt an 5-Oxytryptamin in Carcinoiden des Darmtraktes. Z. Krebsforsch. 60, 169 (1954). — Clerf, L. H.: Ann. oto-rhino-laryng. 51, 836 (1942); zit. nach U. Fuchs. — Crafoord, C., and A. G. Lindgreen: Mucous and salivary gland tumours in the bronchi and trachea, formerly generally calles bronchial adenomata. Acta chir. scand. 92, 481 (1945). — Dockerty, M. B., u. Mitarb.: Metastasizing bronchial carcinoid with hyperserotoninemia and the carcinoid syndrome. Report of a case. Med. Clin. N. Amer. 42, 975 (1958). — Doty, R. D.: Bronchial adenoma: Nomenclature and present methode of treatment. J. thorac. Surg. 21, 362 (1951). — Dumont, A., u. Mitarb.: Acta chir. belg. 51, 23 (1951); zit. nach H. W. Schreiber u. K. Dietmann. — Engelbrecht-Holm, J.: Benign bronchial adenoma. Acta chir. scand. 90, 383 (1944). — Epstein, I.: Bronchial adenoma in a supernumery tracheal lobe: Report of an unusual case. J. thorac. Surg. 21, 362 (1951). — Ersparmer, V., and B. Asero: Identification of enteramine, the specific hormone of the enterochromaffin cellsystem, as 5-hydroxytryptamine. Nature (Lond.) 169, 800 (1952). — Ewing, J., u. Mitarb.: zit. nach J. Goodner u. Mitarb. — Felton, W. L., u. Mitarb.: Peripheral and multiple adenomas. Cancer (Philad.) 6, 555 (1953); zit. nach R. H. Overholt u. Mitarb. — Feyrter, F.: Über die Unterscheidungsmerkmale zwischen dem bronchialen Carcinoid und dem bronchialen muciparen Adenom. Frankfurt. Z. Path. 69, 659 (1959). — Feyrter, F., u. Kl. Unna: Über den Nachweis eines blutdrucksteigenden Stoffes im Karzinoid. Virchows Arch. path. Anat. 298, 787 (1936). — Fuchs, U.: Zur Morphologie des „Bronchialcylindroms". Arch. Geschwulstforsch. 12, 1 (1958). — Geipel, P.: Zur Kenntnis der gutartigen Bronchialtumoren. Frankfurt. Z. Path. 42, 516 (1931). — Goodner, J. T., u. Mitarb.: The nonbenigns nature of bronchial carcinoids and cylindromas. Cancer (Philad.) 14, 539 (1961). — Goldman, A.: The malignant nature of bronchial adenoma. J. thorac. Surg. 18, 137 (1949). — Gould, S. E., u. Mitarb.: Microscopic pathology. S. 155. Baltimore: The Williams and Wilkins Co. 1964. — Graham, E. A., and N. A. Womack: The problem of the so-called bronchial adenoma. J. thorac. Surg. 14, 106 (1945). — Grunze, H.: Diagnostik der Geschwulstkrankheiten. Kap.: Thoraxorgane. Hrsg. von H. Bartleheimer u. H. Neurer. Stuttgart: Georg Thieme 1962. — Güthert, H.: Lehrbuch der inneren Medizin, Bd. II, S. 333. Hrsg. von A. Sundermann. Jena: Gustav Fischer 1964. — Hamperl, H.: Über gutartige Bronchialgeschwülste (Cylindrome und Carcinoide). Virchows Arch. path. Anat. 300, 46 (1937). ~ Lehrbuch der allgemeinen Pathologie und der pathologischen Anatomie. 24./25. neu bearbeitete Auflage. Berlin-Göttingen-Heidelberg: Springer 1960. — Hasche, E., u. H. G. Gleichmann: Zur Klinik und Pathologie der Bronchusadenome. Bruns' Beitr. klin. Chir. 192, 468 (1956). — Haupt, R., u. H. Weiske: Über Bronchialadenome vom Karcinoidtyp. Zbl. allg. Path. path. Anat. 110, 46 (1967). — Hazel, W. van, u. Mitarb.: Adenoma and cylindroma of the bronchus. Dis. Chest 16, 146 (1949). — Holle, F., u. R. Schautz: Zur Kenntnis des Bronchialadenoms. Langenbecks Arch. klin. Chir. 281, 583 (1956). — Holley, S. W.: Bronchial adenomas. Milit. Surg. 99, 528 (1946); zit. nach Weiss u. Ingram. — Hueck, W.: Zur Morphologie der epithelialen Tumoren, insbesondere der Basaliome. Virchows Arch. path. Anat. 314, 137 (1947). — Hüsselmann, H., u. K. H. Wendt: Metastasierendes Bronchusadenom vom Karzinoidtyp mit atypischem Karzinoidsyndrom. Münch. med. Wschr. 103, 663 (1961). — Iwema: Ein besonderer Fall gutartiger Bronchialgeschwulst. Ned. T. Geneesk. 1943, 554; zit. nach H. Hamperl. — Jaeger, J.: Über das Bronchuskarzinoid. Z. Krebsforsch. 59, 626 (1954). — Joseph, M., and R. R. Taylor: Argentaffinoma of the lung with carcinoid syndrome. Brit. med. J. II, 568 (1961). — Junkenitz, K.-W.: Über das Krankheitsbild der benignen Bronchialtumoren — ein Fall von Bronchuscyclindrom. Med. Diss. Erlangen 1956. — Kähler, H. J., u. L. Heilmeyer: Klinik und Pathologie des Karzinoids unter besonderer Berücksichtigung der Pharmakologie des 5-Hydroxytryptamins. Ergebn. inn. Med. Kinderheilk. 16, 292 (1961). — Kinloch, I. D., u. Mitarb.: Referat in: Ber. allg. spez. Path. 70, 41 (1966). — Kirschner, H., u. W. Kny: Zur Klinik und Pathologie der Bronchialadenome. Thoraxchirurgie 2, 362 (1954/55). —

KLEIN, H.: Über ein benignes Bronchialadenom mit mehrfachem Rezidiv nach 10 Jahren. Zbl. allg. Path. path. Anat. 86, 294 (1950). — KRAMER, R.: zit. nach J. BALÓ. — KREYBERG, L., and E. SAXEN: A comparison of lung cancer types in Finland and Norway. Brit. J. Cancer 15, 211 (1961). — KROMPECHER, E.: Über die Basalzellentumoren der Zylinderepithelschleimhäute mit besonderer Berücksichtigung der „Karzinoide" des Darmes. Beitr. path. Anat. 65, 79 (1919). — LAENNEC: zit. nach D. SÜSSMANN (1831). — LANGER, E.: Demonstration eines Bronchialkarzinoides. Zbl. allg. Path. path. Anat. 89, 39 (1952). ~ Elektronenmikroskopische Befunde beim Bronchialkarzinoid. Verh. dtsch. Ges. Path. 1960, 267. — LANGER, E., u. G. GUSMANO: Zur Morphologie epithelialer Lungengeschwülste nach Untersuchungen am Operationsmaterial. Z. Krebsforsch. 60, 259 (1955). — LANGSTON, H.: In: Christophers Textbook of Surgery. Hrsg. von L. DAVIS. Philadelphia and London: W.B. Saunders Co. 1964. — LEMBECK, F., u. Mitarb.: Metastasierendes Bronchialkarzinoid mit Karzinoidsyndrom. Dtsch. med. Wschr. 41, 2006 (1963). — LESCHKE, H.: Über nur regionär bösartige und über krebsig entartete Bronchusadenome bzw. Carcinoide. Virchows Arch. path. Anat. 328, 635 (1956). — LIEBOW, A.A.: Tumors of the lower respiratory tract. In: Atlas of Tumor Pathology, Section V, Fasc. 17. Armed Fordes Institute of Pathology, Washington 1952; zit. nach H. HAMPERL. — MANZ, A.: zit .nach H.W. SCHREIBER u. K. DIETMANN. — MARKEL, S.F., u. Mitarb.: Neoplasmas of bronchus commonly desgignated as adenomas. Cancer (Philad.) 17, 590 (1964). — MASSON, P.: Appendicite neurogène et Carcinoide. Ann. Anat. path. I, 3 (1924). — MOERSCH, H.J., and J.R. McDONALD: Bronchial adenoma. J. Amer. med. Ass. 142, 299 (1950). — MÜLLER, H.: Zur Entstehungsgeschichte der Bronchialerweiterungen. Med. Diss. Halle 1882. — OBERNDORFER, S.: In: HENKE-LUBARSCH: Handbuch der spez. path. Anat. IV, 3, 814 (1929). — OVERHOLT, R.H., u. Mitarb.: Bronchial adenoma (a study of 60 patients with resections). Amer. Rev. resp. Dis. 75, 865 (1957). — PERÄSALO, O.: Das Bronchialadenom. Medizinische 14, 458 (1953). — PRUVOST, M., u. Mitarb.: Sur une forme particulière d'épithéliomas des grosses bronches des „épistomes" bronchiques. Presse méd. 49, 1140 (1941). — RABIN, C.B., and H. NEUHOF: Adenoma of the bronchus. J. thorac. Surg. 18, 149 (1949). — RAPPORT, M.M., u. Mitarb.: Partial purification of the vasoconstriction in bee serum. J. biol. Chem. 174, 735 (1948). — RATE, J.D.: Adenoid cystic carcinoma (cylindroma) of the bronchial tree. Cancer (Philad.) 5, 685 (1952). — RATZENHOFER, N.: Die Klassifizierung der Karzinoide. Acta neuroveg. (Wien) 16, 313 (1957). — REID, J.D.: Adenoid cystic carcinoma (cylindroma) of the bronchial tree. Cancer (Philad.) 5, 685 (1952). — RIBBERT, H., u. M. BORST: zit. bei H. LESCHKE. — ROBERTS, K.D.: Bronchial adenoma in childhood. Arch. Dis. Childh. 29, 360 (1954). — ROTHE, G., u. W. KLÄRING: Gutartige Bronchusgeschwülste. Übersichtsarbeit über die Bronchusadenome (Carcinoide). Zbl. Chir. 80, 786 (1955). — SACK, H.: In: KNIPPING: Klinik der Lungenkrankheiten, S. 611. Stuttgart: F.K. Schattauer 1964. — SCHMIDT, M.: Das Bronchialcarcinoid und andere benigne Tumoren des Bronchialsystems. Dargestellt an dem Krankengut der Freiburger Chirurg. Univ. Klinik (1950—1960). Med. Diss. Freiburg 1962. — SCHNEIDER, W.: Über einen Fall von Metastasenbildung eines Carcinoids der Bronchialschleimhaut. Virchows Arch. path. Anat. 309, 60 (1941). — SCHREIBER, H.W., u. K. DIETMANN: Über die Pathologie und Klinik der Bronchialadenome. Bruns' Beitr. klin. Chir. 192, 436 (1956). — SANO, H.E., u. R. MEADE jr.: zit. nach H. ALTMANN u. W. SCHÜTZ. — SHERMAN, F.E., u. Mitarb.: Bronchial adenomas occuring in childhood. A report of three cases. J. Pediat. 49, 583 (1956). — SHINTON, N.K.: The histological classification of lower respiratory tract tumours. Brit. J. Cancer 17, 213 (1963). — SIEDSCHLAG, W.D.: Über ein gänseeigroßes, extrapulmonal gelegenes, klinisch symptomloses Bronchialadenom vom Carcinoidtyp. Zbl. allg. Path. path. Anat. 99, 138 (1959). — STANULLA, A., u. H. STANULLA: Beitrag zur Klinik und Pathologie der Bronchialadenome. Z. Tuberk. 122, 384 (1964). — STEGER, C.: Peut-on parler de carcinoide bronchique? Bronches 7, 481 (1957). — STÖCKER, R.: Die Carcinoide der Bronchialschleimhaut. Klinik und Pathologie. Bericht über zwei neue Beobachtungen und Bemerkungen zum plötzlichen Tod nach Pantocain-Anaesthesie des Rachens. Med. Diss. Heidelberg 1949. — SÜSSMANN, D.: Das Bronchialadenom, eine insidiöse Geschwulst. Inaug. Diss. Erlangen 1959. — TEMME, N.: Zur Frage der histologischen Identität der Carcinoidtumoren. Klin. Wschr. 36, 876 (1958). — THOMPSON, J.R., u. Mitarb.: Metastasizing (malignant) bronchial adenoma with heteroplastic bone formation. Dis. Chest 32, 463 (1957). — TUCKER, R.B., and R.E. YODAIKEN: A malignant bronchial adenoma presenting as a carcinoid syndrome. S. Afr. med. J. 37, 555 (1963). — VIALLI, D.M., e. V. ERSPAMER: Cellule enterochromaffine e cellule basigranulose acidofile. Z. Zellforsch. 19, 743 (1933). — VOLLHABER, H.-H.: Ein Beitrag zum Bronchuskarzinoid. Beitr. Klin. Tuberk. 117, 229 (1957). — WEAVER, E.J.M.: A giant adenoma of bronchus. Brit. J. Surg. 48, 506 (1961). — WARNER, R.P., u. Mitarb.: Serotonin production by bronchial adenomas without the carcinoid syndrome. J. Amer. med. Ass. 178, 1175 (1961). — WEINBERGER, M.A., u. Mitarb.: Bronchial adenoma of mucous gland type. J. thorac. Surg. 29, 626 (1955). — WEISEL, W., and D. LEPLEY: Tracheae and bronchial adenomas in childhood. Pediatrics 28, 394 (1961). — WEISS, L., and M. INGRAM: Adenomatoid bronchial tumors. A consideration of the carcinoid tumors and the salivary tumors of the bronchial tree. Cancer (Philad.) 14, 161 (1961). — WIKLUND, TH.: Handbuch der Thoraxchirurgie, Bd. III, S. 329. Berlin-Göttingen-Heidelberg: Springer 1958. — WOLFF, G.: Die Bedeutung der Verdoppelungszeit für die Differentialdiagnose von Rundherden. Fortschr. Röntgenstr. 101, 366 (1964). — WOMACK, N., and E. GRAHAM: Mixed tumors of lung; so-called bronchial or pulmonary adenoma. Arch. Path. 26, 165 (1938). — WUKETICH, ST., u. H. BERNHEIMER: Bronchiales Karzinoid mit Myokardmetastasen und endo-myo-perikardialer Fibrose. Wien. klin. Wschr. 2, 25 (1964). — ŽAMORA, A.M., and N. SCHUSTER: Vascular adenoma of the bronchus. Zbl. ges. Radiol. 27, 266 (1948).

B. II. Schleimbildende cystische Bronchialadenome

FEYRTER, F.: Über das Zylindrom (muzipares Adenom) des Bronchialbaumes. Virchows Arch. path. Anat. 332, 44 (1959). — GILMAN, R.A., u. Mitarb.: Mucous gland adenoma of bronchus. Amer. J. clin. Path. 26, 151 (1956). — GÜRICH, H.G.: Schleimbildende cystische Bronchialadenome. Zbl. allg. Path. path. Anat. 107, 294 (1965). — LESCHKE, H.: Über schleimbildende Bronchusadenome. Virchows Arch. path. Anat. 330, 224 (1957). — RAMSEY, J.H., and D.L. REIMANN: Bronchial adenomas arising in mucous glands. Illustrative case. Amer. J. Path. 29, 339 (1953). — WEINBERGER, u. Mitarb.: zit. nach FUCHS.

B. III. Mukoepidermoidtumoren

DOWLING, E.A., u. Mitarb.: Mucoepidermoidtumor of the bronchus. Surgery 52, 600 (1962). — FASSKE, E., u. K. MORGENROTH: Pathologische Histologie der Mundhöhle. Leipzig: S. Hirzel 1964. — FOOTE, F.W., and E.L. FRAZELL: Tumors of the major salivary glands. Atlas of tumor pathology, Sect. 4, Fasc. 11. Armed Forces Inst. of Path., Washington 1954. — GALLAGER, H.ST., u. Mitarb.: Primary mucoepidermoid carcinoma of the skin. Cancer (Philad.) 12, 286 (1959). — GLÄSER, A.: Die Geschwülste der Kopfspeicheldrüse. Berlin: Volk und Gesundheit 1962. — HELLWEG, G., u. D. RICKEN: Über einen echten Mucoepidermoidtumor des Bronchus. Z. Krebsforsch. 62, 133 (1957). — LARSON, R.E., u. Mitarb.: Mucoepidermoid tumor of the trachea. J. Thorac. Surg. 50, 131 (1965). — LESCHKE, H.: Über schleimbildende Bronchusadenome. Virchows Arch. path. Anat. 330, 224 (1957). — LIEBOW, A.A.: Atlas of tumor pathology. Tumors of the lower respiratory tract. Sect. V, Fasc. 17. Armed Forces Inst. of Path., Washington 1952. — MÁRK, I., u. Mitarb.: Über die oralen Mucoepidermoidtumoren. Zbl. allg. Path. path. Anat. 106, 459 (1964). — OZLU, C., u. Mitarb.: Mucoepidermoidtumors of the bronchus. J. thorac. Surg. 42, 24 (1961). — PAYNE, W. SP., u Mitarb.: Surgical treatment of cylindroms and mucoepidermoid tumors of bronchus. J. thorac. Surg. 38, 709 (1959). — RAUCH, S.: Die Speicheldrüsen des Menschen. Stuttgart: Georg Thieme 1959. — REICHEL, F.A., and G.P. ROSEMOND: Mucoepidermoid tumors of the bronchus. J. thorac. cardiovasc. Surg. 51, 443 (1966). — SNIFFEN, R.C., u. Mitarb.: Mucoepidermoid tumors of the bronchus arising from surface epithelium. Amer. J. Path. 34, 671 (1958). — STEWART, F.W., u. Mitarb.: Mucoepidermoid tumors of salivary glands. Ann. Surg. 122, 820 (1945). — WEISS, L., and M. INGRAM: Adenomatoid bronchialtumors: A consideration of the carcinoidtumors and salivary tumors of the bronchial tree Cancer (Philad.) 14, 161 (1961). — WILKINS, E.W., u. Mitarb.: A continuing clinical survey of adenomas of the trachea and bronchus in a general hospital. J. thorac. Surg. 46, 279 (1963). — ZIEGAN, J.: Bronchus-Epidermoidtumoren. Zbl. allg. Path. path. Anat. 109, 367 (1966).

C. Bösartige und überwiegend bösartige Lungengeschwülste

I. Das Bronchialcarcinom. 1. Klassifikation

ABRIKOSSOW, A.I.: zit. nach BALÓ. In: Handbuch der speziellen pathologischen Anatomie, Bd. 3, Atmungsorgane. Moskau: Staatsverl. f. med. Lit. „Medgis" 1947. — ALBERTINI, A. v.: Histologische Geschwulstdiagnostik. Stuttgart: Georg Thieme 1957. — ASKANAZY, M.: Über die Veränderungen der großen Luftwege, besonders ihre Plattenepithelmetaplasie bei der Influenza. Korresp.-Bl. schweiz. Ärzte 49, 465 (1919). — BALÓ, J.: Lungenkarzinom und Lungenadenom. Akadémiai Kiado, Budapest (1957). — BARNARD, W.G.: The nature of oat-called-sarcoma of the mediastinum. J. Path. Bact. 29, 241 (1926). — BERBLINGER, W.: Die Zunahme des primären Lungenkarzinoms in den Jahren 1920—1924. Klin. Wschr. 25, 913 (1925). — BORST, M.: Lehre von den Geschwülsten. Wiesbaden: Bergmann 1902. — BRANDT, M.: Über Regenerationserscheinungen in der Lunge und ihre Beziehungen zum primären Lungenkrebs. Virchows Arch. path. Anat. 262, 211 (1926). — BRYSON, C., and H. SPENCER: Carcinoma of the Bronchus. Quart. J. Med. 44, 173 (1951). — CAROLL, R.: Changes in the bronchial epithelium in primary lung cancer. Brit. J. Cancer 15, 215 (1961). — CATHIE, J.A.B.: Zur Frage der Leistungsfähigkeit der Bronchoskopie für die Diagnostik der Bronchuskarzinome. Schweiz. med. Wschr. 75, 15 (1945). — CHRISTIANSEN, T.: Primary epithelial lung tumors in autopsy-material at Rikshospitalet. Brit. J. Cancer 7, 428 (1953). — DOLL, R., u. Mitarb.: The significance of cell type in relation to the aetiology of lung cancer. Brit. J. Cancer 11, 43 (1957). — DUBREUILH, W., u. B. AUCHÉ: zit. nach LINDBERG. — DUNGAL, N.: Lung carcinoma in Iceland. Lancet 259, 245 (1950). — FABRIS, A.: Tumori 23, 1 (1937); zit. nach KAHLAU. — FERRARI, E.: Der Bronchialkrebs in Venedig. Med. Welt 457 (1963). — FEYRTER, F.: Über die peripheren endocrinen (paracrinen) Drüsen des Menschen. Wien: W. Maudrisch 1953. — FISCHER, W.: Die Gewächse der Lunge und des Brustfelles. In: Handbuch der spez. path. Anatomie u. Histologie, Bd. III/3, S. 509. Hrsg. von HENKE-LUBARSCH. Berlin: Springer 1931. ~ Der Lungenkrebs. Zbl. allg. Path. path. Anat. 85, 193 (1949). — FREY, F.K., u. H. LÜDEKE: Bösartige Lungengeschwülste. In: Handbuch der Thoraxchirurgie (Derra), Bd. III, S. 554. Berlin-Göttingen-Heidelberg: Springer 1958. — GESCHICKTER, C.F., and R. DENISON: Primary carcinoma of the lung. Amer. J. Cancer 22, 854 (1934). — HALPERT, B., and B. PEARSON: The cellular structure of carcinoma in the lung. Amer. J. Cancer 40, 213 (1940). — HAUPT, R.: Kritische Bemerkungen zur hist. Typisierung der Lungenkarzinome nach KREYBERG. Vortrag 5. Tgg. Arb.-Gem. Morphologie DDR, Magdeburg 1965. — HAUPT, R., u. R. FUCHS: Die histologischen Typen des Bronchialkarzinoms. Unter Berücksichtigung der Einteilung nach KREYBERG. Zbl. allg. Path. path. Anat. 109, 485 (1966). — HENDERSON, H., and N.P. CURWEN: Cancer of the lung in south-west England and London: An epidemiological study of histological types. Brit. J. Cancer 15, 19 (1961). — HERMAN, D.L., and H. CRITTENDEN: Distribution of primary lung carcinomas in relation to time as determined by histochemical techniques. J. nat. Cancer Inst. 27, 1227 (1961). — HOESSLY, G.F.: Über Differenzierungen in oat-cell-Carcinom der Lunge. Schweiz. Z. Path. 10, 302 (1947). — HUGUENIN, R.: Le cancer primitif du poumon. Paris: Masson 1928. — JAKOBSON, A.: Primary epithelial lung tumours in postmortem material from Ullevaal Hospital (Oslo cyti hospital). Brit. J. Cancer 7, 423 (1953). — KAHLAU, G.: Der Lungenkrebs. Ergebn. allg. Path. path. Anat. 37, 258 (1954). — KNORR, G.: Häufigkeit und Aufgliederung des Lungenkarzinoms im Sektionsgut einer großen Prosektur. Zbl. allg. Path. path. Anat. 85, 77 (1949). — KOCH, C.: Der Lungenkrebs. Z. Tuberk. 94, 23 (1950). — KRAFT, J.A.: Pathologische Anatomie und Histologie des primären Lungenkrebses. Z. Krebsforsch. 41, 51 (1935). — KREYBERG, L.: Histological lung cancer types. A morphological and biological correlation. Oslo: Norwegian Universities Press 1962. — KROMPECHER, E.: Der Basalzellenkrebs. Jena: Gustav Fischer 1903. — KULVIN, M.M.: Bronchogenic carcinoma. Arch. Otolaryng. 48, 552 (1948). — LIEBOW, A.A.: Bronchioloalveolar carcinoma. Advanc. intern. Med. X, 329 (1960). — LINDBERG, K.: Arbeiten aus dem Pathologischen Institut der Universität Helsingfors. Jena: Gustav Fischer 1935. — LINDNER, J.: Acta histochem. (Jena) Suppl. V, 1965, 113 ff. — MARCHESANI, W.: Über den primären Bronchialkrebs. Frankfurt. Z. Path. 30, 158 (1924). — NISKANEN, K.O.: Observations on metaplasie of the bronchial epithel and its relation to carcinoma of the lung. Acta path. microbiol. scand. 26, Suppl. 80, 1 (1949). — PIOCH, W.: Über die Darstellung saurer Mucopolysaccharide mit dem Kupferphthalocyaninfarbstoff Astrablau. Virchows Arch. path. Anat. 330, 337 (1957). — POCHE, R., u. Mitarb.: Statistische Untersuchungen über das Bronchialkarzinom in Nordrhein-Westfalen. Z. Krebsforsch. 66, 87 (1964). — PROBST, R.: Die Häufigkeit des Lungenkarzinoms. Z. Krebsforsch. 25, 431 (1927). — REID, J.D., and A.H. CARR: The validity and value of histological and cytological classification of lung cancer. Cancer (Philad.) 14, 673 (1961). — SCHWYTER, H.: Über das Zusammentreffen von Tumoren und Mißbildungen der Lunge. Frankfurt. Z. Path. 36, 146 (1928). — SEYFARTH, C.: Lungenkarzinome in Leipzig. Dtsch. med. Wschr. 44, 1497 (1924). — SIEGENTHALER, W.: Das Adenokarzinom der Lunge. Schweiz. med. Wschr. 85, 29 (1955). — STOBBE, H.: Beziehungen zwischen histologischem Feinbau und relativer Malignität beim Bronchialkarzinom. Chirurg 23, 468 (1952). — STRAUSS, B., and C.D. WELLER: Bronchogenic carcinoma. Arch. Path. 63, 602 (1957). — WÄTJEN, J.: Das Bronchialkarzinom. Med. Klin. 36, 349 (1940). — WALTER, J.B., and D.M. PRYCE: The histology of lung cancer. Thorax 10, 107 (1955). — WALTHER, H.E.: Krebsmetastasen. Basel: Benno Schwabe 1948. — WEGELIN, C.: Der Bronchial- und Lungenkrebs. Schweiz. med. Wschr. 72, 1053 (1942). — WELLER, C.: Primary carcinoma of the lung. Arch. Path. 7, 478 (1929). — WILLIS, R.A.: Pathology of Tumors. London: Butterworth and Co. Ltd. 1948. — WITTEKIND, S., u. R. STRÜDER: Beitrag zur Histogenese des Bronchialcarcinoms. Frankfurt. Z. Path. 64, 294 (1953).

C. I. 2. Das sog. Alveolarzellcarcinom

ADLER: zit. bei SMITH, KNUDTSON and WATSON. — ALBERTINI, A. v.: Pathologisch-anatomisches Kurzreferat zum Thema Lungenkrebs. Schweiz. med. Wschr. 81, 659 (1951). — BALÓ, J.: Der Alveolarzellkrebs der Lunge. Frankfurt. Z. Path. 68, 530 (1957). — BARBOLINI, G.: Su un caso di carcinosi endolinfantica generalizzata sistemica polmonare da adenocarcinoma pancreatico. Arch. ital. Anat. Istol. pat. 31, 360 (1957). — Battaglia, S.: Beitrag zur Frage der Aspirationsmetastasen. Zbl. allg. Path. path. Anat. 90, 272 (1953). — Borst, M.: Die Lehre von den Geschwülsten. Wiesbaden: Bergmann 1902. — Boyd, D.P., u. Mitarb.: Carcinoma of the lung. A report of 403 cases. J. thorac. Surg. 28, 392 (1954). — Briese: Zur Kenntnis des primären Lungenkarzinoms mit statistischen Angaben. Frankfurt. Z. Path. 23, 48 (1920). — Brunner, A.: Der Lungenkrebs. Schweiz. med. Wschr. 81, 653 (1951). — Büngeler, W.: Das Problem der gutartigen Geschwülste. Münch. med. Wschr. 105, 121 (1963) und Bild S. 147. — Bubis, S., and J.H. Erwin: Pulmonary adenomatosis. Ber. allg. spez. Path. 9, 345 (1951). — Cain, H.: Die pneumonische Form der karzinomatösen Lungenmetastasen. Virchows Arch. path. Anat. 323, 194 (1953). — Caplan, H.: Honeycomb lung and malignant pulmonary adenomatosis in Scleroderma. Thorax 14, 89 (1959). — Collins, D.H., u. Mitarb.: Scleroderma with honeycomb lung and bronchiolar carcinoma. Ber. allg. spez. Path. 46, 64 (1959). — Cramer, H.: Über Bronchialkarzinome der letzten 10 Jahre, ihre Ätiologie und Histologie. Inaug.Diss. Hamburg 1937. — Davis, M.W., and T.R. Simon: Alveolar cell tumor of the lung. Ber. allg. spez. Path. 9, 345 (1951). — Decker, H.R.: Alveolar-cell carcinoma of the lung (pulmonary adenomatosis). A study of 155 cases, 10 reported for the first time. J. thorac. Surg. 30, 230 (1955). — Delarue, J., et J. Roujeau: A propos des cancers alvéolaires du poumon. Ber. allg. spez. Path. 39, 44 (1958). — Dietrich, A.: Lungenkarzinom mit Ausbreitung in Form einer diffusen Krebspneumonie. Z. Krebsforsch. 51, 296 (1941). — Dikstein: zit. bei Baló. — Divis, J., u. F. Skorpil: Klinischer und pathologisch-anatomischer Beitrag zur einseitigen Lobektomie wegen Lungenkrebses alveolar-epithelialer Abstammung. Arch. klin. Chir. 202, 611 (1941). — Dufourt, A., u. Mitarb.: Adénomatosis et soidisant cancer alvéolaire. Les proliférations epithéliales intraalvéolaires de type bronchique. Ber. allg. spez. Path. 27, 49 (1955). — Dungal, N.: Jaagsiekte und die sog. Strongylus-Adenomatose der Lunge des Schafes. Gibt es Jaagsiekte in Deutschland? Dtsch. tierärztl. Wschr. 47, 178 (1939). — Duprez, A., et H.W. Mattheiem: L'adénomatose pulmonaire maligne (Symposium de chirurgie thoracique). Ber. allg. spez. Path. 31, 80 (1956). — Eck, H.: Über Miniatur- und Mikrokarzinome der Bronchien. Zbl. allg. Path. path. Anat. 86, 306 (1950). ~ Das sog. Alveolarzellkarzinom („Lungenadenomatose"). Leipzig: VEB Georg Thieme 1957. — Effert, S.: Über das primäre diffuse Alveolarepithelkarzinom der Lunge. Zbl. allg. Path. path. Anat. 85, 162 (1949). — Eismayer, G.: Über ein primäres Gallertkarzinom der Lunge. Z. Krebsforsch. 21, 203 (1924). — Erbse, H.: Über die Entwicklung sekundärer Karzinome durch Implantation. Inaug.Diss. Halle 1884. — Fanconi, A.: Lungenadenomatose. Schweiz. med. Wschr. 86, 408 u. 434 (1956). — Farber, S.M., u. Mitarb.: Pulmonary adenomatosis. Ber. allg. spez. Path. 27, 49 (1955). — Fasano, E., e E. Miceli: Adenomatosi maligna sistematica dei polmoni. Studio anatomoclinico. Ber. allg. spez. Path. 27, 49 (1955). — Felix, W.: Dss Bronchialkarzinom. Dtsch. Gesundh.-Wes. 1957, 353. — Ferrier, P., et M. Chauvet: L'adénomatose pulmonaire. Helv. med. Acta 23, 192 (1956). — Finestone, A.I.: Esophagial carcinoma with alveolar cell tumor of the lung. Dis. Chest 23, 304 (1953). — Fischer, W.: Die Gewächse der Lunge und des Brustfells. In: Handbuch der spez. path. Anatomie und Histologie, Bd. III/3, S. 519. Berlin: Springer 1931. ~ Der Lungenkrebs. Zbl. allg. Path. path. Anat. 85, 193 (1949). ~ Krebsfragen. Zur Ätiologie, Pathogenese, Diagnostik, Heilung und Prophylaxe des Krebses. Jena: Gustav Fischer 1949. ~ Adenomatose und Krebsbildung bei chronischer Pneumonie des Meerschweinchens. Zbl. allg. Path. path. Anat. 94, 555 (1956). — Fisher, H.J., and W.J. Holley: Primary alveolar cell carcinoma of the lung. Arch. Path. 55, 162 (1953). — Fitzpatrick, F., u. Mitarb.: Bronchiolar carcinoma of the lung. A review of 33 patients. J. thorac. cardiovasc. Surg. 42, 310 (1961). — Friederici, L., u. A. Solbach: Primäres Lungenalveolarkarzinom mit bemerkenswerten klinischen Erscheinungen. Zbl. allg. Path. path. Anat. 89, 109 (1952). — Fruhling, L., et D. Horrenberger: Données anatomo-pathologiques sur le cancer pulmonaire. Ber. allg. spez. Path. 19, 334 (1954). — Furth: Experiments on the spread of neoplastic cells through the respiratory passages. Amer. J. Path. 22, 1101 (1946). — Fux, B.B.: Intrabronchial dissemination of malignant adenomatosis of the lung. Arch. Path. 19, 46 (1957). — Gagné, F.: zit. bei Kahlau. — Gardiol, G., et O. Jallut: Étude histologique du carcinome pulmonaire de type alvéolaire, à propos d'un cas à structure epidermoide. Ber. allg. spez. Path. 33, 56 (1957). — Gebauer, P.W.: Die Unterscheidung des Bronchialkarzinoms. J. thorac. Surg. 10, 373 (1941). — Gödel, A.: Geschwulstpathologische Beiträge. Frankfurt. Z. Path. 29, 375 (1923). — Good, C.A., u. Mitarb.: Alveolar cell tumors of the lung. Amer. J. Roentgenol. 64, 1 (1950). — Gornak, K.A., u. Mitarb.: Zum Problem der malignen Lungenadenomatose. Ber. allg. spez. Path. 25, 45 (1955). — Grady, H.G., and H.L. Stewart: Histogenesis of induced pulmonary tumors in a mice strain. Amer. J. Path. 16, 417 (1940). — Griffith, E.R., u. Mitarb.: Alveolar-cell-tumors of the lung. J. thorac. Surg. 20, 949 (1950). — Gutzeit, K.: Über einen Fall von primärem Bronchialschleimdrüsenkrebs. Z. Krebsforsch. 19, 30 (1923). — Hamperl, H.: Die pathologische Anatomie der Lungentumoren. Wien. klin. Wschr. 62, 109 (1950). — Hambach, R.: Über ein schleimbildendes Pankreaskarzinom mit Lungenmetastasen. Zbl. allg. Path. path. Anat. 94, 455 (1956). — Hanbury,

W.J., and I.M. Hill: Localized "alveolar cell" tumour with bronchial involvement. Ber. allg. spez. Path. **33**, 56 (1957). — Haslhofer, L.: Mukoides Adenokarzinom mit diffuser Metastasierung in den Lungen. Zbl. allg. Path. path. Anat. **90**, 149 (1953). — Heck, H.: Alveolarzellkarzinom und Lungenfibrose. Zbl. allg. Path. path. Anat. **104**, 495 (1963). — Heimann, R., and G. Gompel: Le carcinome alvéolaire du poumon. Présentation de 3 cas suivie d'une discussion critique du concept. Bull. Ass. franc. cancer **47**, 96 (1960). — Helly, K.: Ein seltener primärer Lungentumor. Z. Heilk. **28**, 105 (1907). — Herbut, P.H.: Alveolar cell tumor of the lung. Arch. Path. **41**, 175 (1946). — Hewer, T.F.: The metastatic origin of alveolarcell tumours of the lung. J. Path. Bact. **81**, 323 (1961). — Hildebrand, E.: zit. bei Baló. — Hofmann, W.: Bemerkenswerte Hirnmetastasierung eines primären Bronchialkarzinoms. Zbl. allg. Path. path. Anat. **101**, 295 (1960). — Homma, H.: Zur Nomenklatur der sog. Lungenadenomatose. Zbl. allg. Path. path. Anat. **98**, 509 (1960). — Hutchison, H.E.: Pulmonary adenomatosis and alveolarcell carcinoma. A review. Ber. allg. spez. Path. **18**, 343 (1953). — Ikeda, B.K.: Alveolar cell carcinoma of the lung. Amer. J. clin. Path. **15**, 50 (1945). — Jellinger, K., u. J. Zeitlhofer: Sekundäre Meningealkarzinose bei Lungenadenomatose. Krebsarzt **18**, 323 (1963). — Johansen, C., and S. Olsen: "Alveolar-cell" carcinoma. Intraalveolar propagation of primary and secondary tumours in the lung. Acta path. microbiol. scand. **41**, 187 (1957). — Josef, H.O.: Ein Beitrag zur Lungenadenomatose (Alveolarzellkarzinom). Ärztl. Mschr. **11**, 934 (1956). — Kahlau, G.: Der Lungenkrebs. Ergebn. allg. Path. path. Anat. **37**, 258 (1954). — Kischkel, U.: Unter dem Bild eines sog. Alveolarzellkarzinoms metastasierende Hypernephrome. Zbl. allg. Path. path. Anat. **98**, 385 (1958). ∼ Über die Diagnose „Alveolarzellkarzinom der Lunge". Inaug.Diss. Leipzig 1958. — Koch, O.: Pathologische Anatomie des Lungenkrebses. Verh. dtsch. Ges. inn. Med. **57**, 295 (1951). — Koye, W.: Über das sog. Alveolarzellkarzinom der Lunge. Bruns' Beitr. klin. Chir. **193**, 452 (1956). — Laipply, T.C., u. Mitarb.: Bronchiolar (alveolar cell) tumors. Ber. allg. spez. Path. **30**, 61 (1956). — Langer, E., u. G. Gusmano: Zur Morphologie epithelialer Lungengeschwülste nach Untersuchungen am Operationsmaterial. Z. Krebsforsch. **60**, 259 (1955). — Langer, E., u. K.H. Willmann: Beitrag zum sog. Alveolarzellkarzinom (Lungenadenomatose). Fortschr. Röntgenstr. **82**, 64 (1955). — Langer, E.: Lungenadenomatose (Morphologie und Pathogenese). Beitr. Klin. Tuberk. **124**, 39 (1961). — Lapp, H., u. F. Lütgerath: Über das diffuse schleimbildende Zylinderzellkarzinom der Lunge. Tuberk.-Arzt **8**, 333 (1954). — Liebow, A.A.: Tumors of the lower respiratory tract. In: Atlas of Tumor Pathology, Sect. V, Fasc. 17. Armed Forces Institute of Pathology, Washington 1952; zit. nach Hamperl. — Lindberg, K.: Über die Histologie des primären Lungenkrebses. Arbeiten aus dem Pathologischen Institut der Universität Helsingfors, N.F. VIII (1935). — Löhlein, M.: Cystisch-papillärer Lungentumor. Verh. dtsch. Ges. Path. **12**, 111 (1908). — Look, K.H., u. K. Krückenmeyer: Klinische und morphologische Untersuchungen an 11 Alveolarzellkarzinomen. Ärztl. Wschr. **1958**, 225. — Lucas, E., u. H. Pollak: Zur Erkennung der Lymphangitis carcinomatosa in der Lunge. Dtsch. med. Wschr. **57**, 532 (1931). — Lüders, J.C.: Weitere Beiträge zur Pathologie und Häufigkeit des peripheren Lungenkrebses. Berl. Med. **10**, 93 (1959). — Lüdeke, H.: Bronchialkarzinom und Obstruktionspneumonitis. Langenbecks Arch. klin. Chir. **277**, 36 (1953). — Malassez, L.: Note sur le siège et la structure des granulations tuberculeuses du testicule. Arch. physiol. (Paris) **1876**, 56. — Mason: zit. bei Schlungbaum. — Meister, W.: Diffuse, progressive, interstitielle Lungenfibrose und Lungenkarzinom. Samml. seltener klin. Fälle, H. **21**, 7 (1964). — Molnár, J.: Diffuses alveoläres Lungenkarzinom. Schweiz. Z. allg. Path. **18**, 328 (1955). — Morelli, G.: Ein Fall von primärem Leberkrebs. Dtsch. med. Wschr. **23**, 805 (1907). — Neubuerger, K.T., and E.F. Geever: Alveolar cell tumor of the human lung. Arch. Path. **33**, 551 (1942). — Nicholson, W.: Über lokale Destruktion und multiple Lungenmetastasen beim Pseudomucinkystom des Eierstockes. Z. Geburtsh. Gynäk. **64**, 252 (1909). — Oberndorfer, S.: Zellmutationen und multiple Geschwulstentstehung in den Lungen. Virchows Arch. path. Anat. **275**, 728 (1929). — Obiditsch-Mayer, J.: Zur histologischen Klassifizierung des Bronchuskarzinoms. Thoraxchirurgie **10**, 125 (1962/63). — Pallaske, G.: Beitrag zur sog. Lungenadenomatose der Schafe. Berl. Münch. tierärztl. Wschr. **1954**, 23. — Pansa, E., u. F. Mollo: Atypische Epithelwucherungen in den Kaninchenlungen nach haemorrhagischer Infarzierung des Lungenparenchyms. Z. Krebsforsch. **64**, 149 (1961). — Paul: zit. bei Koye. — Pernod, J., u. Mitarb.: Sclérodermie et cancer du poumon de type dit „alvéolaire". Presse méd. **70**, 1265 (1962). — Pick, L.: Zur Kritik der primären Lungenadenome. Z. Geburtsh. Gynäk. **64**, 270 (1909). — Pohl, R.: Das Alveolarzellkarzinom der Lunge (Lungenadenomatose). Fortschr. Röntgenstr. **82**, 70 (1955). — Ranft, C.: Zur Frage der unizentrischen Entstehung des sogenannten Alveolarzellkarzinoms. Z. Tuberk. **114**, 194 (1960). — Riemann, H.: Über die Lungenadenomatose. Radiologie **1**, 69 (1961). — Roelsen, E., u. Mitarb.: Primary alveolar carcinomatosis (carcinoma) of the lung (so-called pulmonary adenomatosis or alveolarcell-tumor). Acta med. scand. **163**, 367 (1959). — Rössle, R.: Über die Metastasierung bösartiger Geschwülste auf dem Schleimhautwege und ihre Bedeutung für das Problem der Malignität. Virchows Arch. path. Anat. **316**, 501 (1949). — Rossmann, P.:

Lungenmetastasen des Pankreaskrebses mit klinischem Bild des Alveolarzellkarzinoms. Zbl. allg. Path. path. Anat. 99, 301 (1959). — ROSSMANN, P., and V. VORTEL: Pulmonary metastases imitating alveolar-cell carcinoma. J. Path. Bact. 81, 313 (1961). — ROTTE, K. H.: Zur Klinik, Diagnose und Therapie des Alveolarzellkarzinoms. Arch. Geschwulstforsch. 22, 131 (1963). — SAPHIR, O.: Das Atmungssystem (IV). Spezielle Pathologie für die klinische und pathologische Praxis, Bd. I. Stuttgart: Georg Thieme 1960. — SCHÄFER, A.: Multizentrische Krebsentstehung in einer Cystenlunge. Frankfurt. Z. Path. 53, 262 (1939). — ŠKORPIL, F.: Beitrag zur Pathologie und Histologie des Alveolarepithelkarzinoms. Frankfurt. Z. Path. 55, 347 (1941). — SCHMINCKE, A.: Demonstrationen zur Geschwulstpathologie. Zbl. allg. Path. path. Anat. 33, 17 (1922); oder Münch. med. Wschr. 69, 874 (1922). — SCHLUNGBAUM, W.: Zur sogenannten Lungenadenomatose. Fortschr. Röntgenstr. 86, 679 (1957). — SCHLUNGBAUM, W., u. F. STEIN: Zur Kenntnis des Alveolarzellkarzinoms der Lunge. Ärztl. Wschr. 1958, 565. — SEIDEL, H.: Die Klinik der Lungenadenomatose. Beitr. Klin. Tuberk. 124, 45 (1961). — SIEGENTHALER, W.: Das Adenokarzinom der Lunge. Bronchogene Adenokarzinome und Lungenadenomatose. Schweiz. med. Wschr. 85, 29 (1955). — SMITH, R. R., u. Mitarb.: Terminal bronchiolar of "alveolar cell" cancer of the lung. (A report of twenty cases). Cancer (Philad.) 2, 972 (1949). — SPAIN, M.: The association of terminal bronchiolar carcinoma with chronic interstitial inflammation and fibrosis of the lungs. Amer. Rev. resp. Dis. 76, 559 (1957). — SPENCER, H., and C. RAEBURN: Pulmonary (bronchiolar) adenomatosis. Ber. allg. spez. Path. 32, 65 (1956). — STEIN, H.: Zur Frage des Alveolarzellkarzinoms der Lunge. Zbl. allg. Path. path. Anat. 96, 414 (1957). — STEPHENS, H. B., and S. J. SHIPMAN: Pulmonary alveolar adenomatosis. Cancerous pulmonary adenomatosis, alveolar cell carcinoma of the lung, jaagsiekte? J. thorac. Surg. 19, 589 (1950). — STOBBE, H.: Über Krebsmetastasierung in die Lungen und aus den Lungen und deren differentialdiagnostische Schwierigkeiten unter besonderer Berücksichtigung der primären Multiplizität der Lungenkarzinome. Z. ges. inn. Med. 7, 279 (1952). — STOREY, C. F., u. Mitarb.: Bronchiolar ("alveolar cell") carcinoma of the lung. J. thorac. Surg. 26, 331 (1953). — STOREY, F.: "Bronchiolar carcinoma". (Alveolar cell tumor. — Pulmonary adenomatosis). Amer. J. Surg. 89, 515 (1955). — STRANCE, J. G.: Pulmonary adenomatosis and its relationship to the problem of malignant tumors of the lung. Ber. allg. spez. Path. 21, 167 (1954). — STRAUSS, G.: Über das „flächenhafte papilläre Schleimhautkarzinom der Gallenblase" und das Krebswachstum in situ. Z. Krebsforsch. 59, 468 (1953). — SWAN, L. L.: Pulmonary adenomatosis of man. Arch. Path. 47, 517 (1949). — TAUCHI, H., and S. GOTO: On the histogenesis of the primary cancer of the lung. Ber. allg. spez. Path. 23, 54 (1954). — UEBERMUTH, H., u. A. GLÄSER: Über den Alveolarzellkrebs der Lunge. Bruns' Beitr. klin. Chir. 205, 36 (1962). — UEHLINGER, E.: Briefliche Mitteilung 1958. — UPENSKY, A.: Ein Fall von alveolarem Lungenkrebs, im Laufe von 8 Jahren beobachtet. Röntgenpraxis 9, 38 (1937).— VIRAGH, u. WOODS: zit. bei ROTTE. — WÄTJEN, J.: Zur Kenntnis der Metastasierung bösartiger Geschwülste auf den Schleimhautwegen. Zbl. allg. Path. path. Anat. 92, 222 (1954). — WALTHER, H. E.: Untersuchungen über Krebsmetastasen. Schweiz. Z. Tuberk. 4, 319 (1947). ~ Krebsmetastasen. Basel: Benno Schwabe 1948. — WALTHER, G., u. F. HEUCK: Die Klinik und Differentialdiagnose des Alveolarzellkarzinoms. Internist (Berl.) 3, 378 (1962). — WEICKSEL, P., u. H. CAIN: Zur Klinik und Pathologie der Lungenadenomatose. Z. klin. Med. 155, 310 (1958). — WERNER, H.: Zur Morphogenese des miliar-nodulären Lungenkarzinoms. Zbl. allg. Path. path. Anat. 88, 115 (1951). — WERNER, W.: Zu den Miniatur- und Mikrokarzinomen der Bronchien und ihren Beziehungen zum „Alveolarzellkarzinom" der Lunge. Zbl. allg. Path. path. Anat. 90, 1 (1953). — WILLIAMS, W. J.: Alveolar metaplasia: Its relationship to pulmonary fibrosis in industry and the development of lung cancer. Brit. J. Cancer 11, 30 (1957). — WILLIS, R. A.: Pathology of tumors. London: Butterworth & Co. Ltd. 1953. — ZADEK, I., u. K. H. LOOK: Klinische und morphologische Untersuchungen an 500 Bronchialkarzinomen. Dtsch. med. J. 1957, 122. — ZATUCHNI, J., u. Mitarb.: Pulmonary fibrosis and terminal bronchiolar ("alveolar-cell") carcinoma in Scleroderma. Cancer (Philad.) 6, 1147 (1953). — ZSCHIESCHE, H.: Über das sog. Alveolarzellkarzinom der Lunge. Fortschr. Röntgenstr. 86, 691 (1957). — ZIEGLER, G.: Verkalkendes Alveolarzellkarzinom der Lunge. Fortschr. Röntgenstr. 82, 780 (1955). — ZIEMER, C.: Noch ein Fall von Lungenadenomatose (Alveolarzellkarzinom). Z. Tuberk. 113, 194 (1959).

C. I. 3. Das Narbencarcinom. a) Aus natürlicher Ursache

ATTINGER, E.: Über die Kombination von Lungenkarzinom mit Lungentuberkulose. Oncologia (Basel) 3, 140 (1950). — BALÓ, J.: Der Alveolarzellkrebs der Lunge. Frankfurt. Z. Path. 68, 530 (1957). — BAUER, K. H.: Das Krebsproblem. Berlin-Göttingen-Heidelberg: Springer 1963. — BEITZKE, H.: Pathologische Anatomie des Tracheobronchialdrüsendurchbruchs. Ergebn. ges. Tuberk.- u. Lung.-Forsch. 12, 19 (1954). — BÉLA, H., u. W. HEIM: Carcinoma bronchiolare multiplex. Beitrag zur Entstehung des Narbenkrebses. Z. ges. inn. Med. 17, 322 (1962). — BERKHEISER, S. W.: Epithelial proliferation of the lung. Associated with cortisons administration. A pathological and experimental study. Cancer (Philad.) 16, 1354 (1963). — BÖHME, A.: Asbestose und Lungencarcinom. Arch. Gewerbepath. Gewerbehyg. 17, 384 (1959). — BODEN, G.: Silikose und Lungenkrebs. Inaug. Diss. Hamburg 1960. — BÜRGEL, E., u. K. H. THEMEL: Zur Pathologie und Klinik des Lungennarbenkarzinoms. Oncologia (Basel) 11, 254 (1958). — BUSCH, W.: Beitrag zur Genese des Narbenkrebses der Lungen. (Systematische Untersuchungen an 190 Lungennarben). Virchows Arch. path. Anat. 329, 94 (1956). — CASTLEMAN, B.: Healed pulmonary infarcts. Arch. Path. 30, 130 (1940). — CREMER, J., u. A. KAUFMANN: Über die Ursache des gehäuften Zusammentreffens von Bronchialcarcinom und Tuberkulose der Lunge. Beitr. Klin. Tuberk. 10, 329 (1953). — DAHLMANN, J.: Das traumatische Lungenkarzinom. Beitrag zur Pathogenese des Narbenkrebses der Lungen. Fortschr. Röntgenstr. 75, 628 (1951). — DUFOURT, A., u. A. DEPIERRE: Klinik des Tracheobronchialdrüsendurchbruchs. Ergebn. ges. Tuberk.- u. Lung.-Forsch. 12, 48 (1954). — EHRHARDT, W.: Differentialdiagnostik von Silikose und Lungenkrebs und die Frage der ursächlichen Beziehungen beider Erkrankungen. Z. ärztl. Fortbild. 43, 208 (1949). — ESCHBACH, H.: Der Pancoast-Tumor, ein Sonderfall des Bronchuskrebses. Z. ges. inn. Med. 3, 34 (1948). — FASSKE, E., u. K. v. WINDHEIM: Das Narbenkarzinom der Lunge. Dtsch. med. Wschr. 90, 1819 (1965). — FISCHER, W.: Der Lungenkrebs. Zbl. allg. Path. path. Anat. 85, 193 (1947). — FISCHER-WASELS, B.: In: FISCHER-MOLINEUS „Das ärztliche Gutachten im Versicherungswesen", Bd. I, Abschnitt „Bösartige Geschwülste". Leipzig: J. A. Barth 1939. — FLECKSEDER, R.: Über den Bronchialkrebs und einige seiner Entstehungsbedingungen. Münch. med. Wschr. 2, 1585 (1936). — FREY, E. K., u. H. LÜDEKE: Bösartige Lungengeschwülste. In: Handbuch der Thoraxchirurgie, Bd. III, S. 554. Hrsg. von E. DERRA. Berlin-Göttingen-Heidelberg: Springer 1958. — FRIEDRICH, G.: Periphere Lungenkrebse auf dem Boden pleuranaher Narben. Virchows Arch. path. Anat. 304, 231 (1939). — GELZER, J. M.: Über die peripheren Lungenkrebse im Bereich von Lungennarben. Inaug. Diss. Würzburg 1956. — GROSSE, H.: Silikose und Lungenkrebs. Arch. Gewerbepath. Gewerbehyg. 14, 357 (1956). — HEINE, J.: Mikrokarzinome der Lunge. Z. ges. inn. Med. 7, 331 (1952). — HEINICKE, G.: Über Narbenkarzinome der Lunge. Dtsch. Gesundh.-Wes. 21, 289 (1966). — ICKERT, F., u. A. KEUTZER: Das Krebs- und das Tuberkuloseproblem im Lichte der Statistik. Beitr. Klin. Tuberk. 109, 241 (1953). — JACOB, G., u. H. BOHLIG: Über Häufigkeit und Besonderheiten des Lungenkrebses bei Asbestose. Arch. Gewerbepath. Gewerbehyg. 14, 10 (1955). — JUHÁSZ, J., u. Mitarb.: Über die geschwulsterzeugende Wirkung des Isonikotinsäurehydazid (INH). Z. Krebsforsch. 62, 188 (1957). — KAHLAU, G.: Der Lungenkrebs. Ergebn. allg. Path. path. Anat. 37, 258 (1954). — KÜHN, H.: Lymphonodogene Bronchialwandschädigungen und Bronchialkarzinom. Zbl. allg. Path. path. Anat. 108, 91 (1965). — LEICHER, F.: Narbenkrebse der Lunge als Wehrdienstbeschädigung. Münch. med. Wschr. 98, 599 (1956). — LÜDERS, C. J.: Weitere Beiträge zur Pathologie und Häufigkeit des peripheren Lungenkrebses. Berl. Med. 10, 93 (1959). — LÜDERS, C. J., u. K. G. THEMEL: Die Narbenkrebse der Lungen als Beitrag zur Pathogenese des peripheren Lungenkarzinoms. Virchows Arch. path. Anat. 325, 499 (1954). — MONTGOMERY, G. L.: zit. bei RAEBURN u. SPENCER. — MUNTEAN, E., u. R. AMON: Gleichzeitiges Vorkommen von Lungentuberkulose und Lungenkrebs. Fortschr. Röntgenstr. 73, 156 (1950). — NACHTIGALL, G.: Über das Kavernenkarzinom. Z. Tuberk. 92, 73 (1949). — NORDMANN, M.: Lungenasbestose und Lungenkrebs. Bericht über den 1. internat. Kongreß für Unfallmedizin. Leipzig 1939, 2, 983. — OTTO, H.: Morphologie und patholog.-anat. Begutachtung der Silkose. Würzburg: Georg Grosser 1963. — POHL, R.: Die Unterteilung der Bronchuscarcinome. Z. Krebsforsch. 50, 407 (1940). — RAEBURN, C., and H. SPENCER: A study of the origin and development of lung cancer. Thorax 8, 1 (1953). — RINK, H.: Der Lungenkrebs. Klinik - Praxis - Problematik. Stuttgart: F. K. Schattauer 1965. — RÖSSLE, H.: Die Narbenkrebse der Lungen. Schweiz. med. Wschr. 73, 1200 (1943). — ROTHE, G., u. D. KURPAT: Die Bedeutung des Krebsnabels in der Diagnostik des peripheren Bronchialkarzinoms. Zbl. Chir. 153, 153 (1966). — RÜTTNER, G.: Kann der Silikose eine ätiologische Bedeutung für die Geschwulstentstehung zugesprochen werden? Oncologia separatum (Basel) 2, 2 (1949). — RÜDIGER, U.: Beitrag zur Histogenese regenerativer Epithelwucherungen in Lungennarben. Zbl. allg. Path. path. Anat. 101, 258 (1960). — SCHAUTZ, R., u. W. KLEIN: Bronchial-Carcinom und Silikose. Chirurg 31, 135 (1960). — SCHMORL, G.: Über die Beziehung anthrakochalikotischer bronchialer Lymphknoten zur Bronchialerkrankung und über Bronchitis deformans. Münch. med. Wschr. 72, 757 (1925). — SCHWARTZ, P.: Einbrüche tuberkulöser Lymphknoten in das Bronchialsystem und ihre pathogenetische Bedeutung. Beitr. Klin. Tuberk. 103, 182 (1950). ~ Bronchialwandschädigungen durch tuberkulöse Lymphknoten und ihre Beziehungen zu primären Bronchialtumoren. Beitr. Klin. Tuberk. 103, 192 (1950). ~ Lungentuberkulose und Lungenkarzinom. Wien. Z. inn. Med. 37, 261 u. 305 (1956). ~ Lymph node tuberculosis. Pulmonary tuberculosis and pulmonary cancer. Acta tuberc. scand. 44, 1 (1964). — SEYFARTH, K. A.: Über das gleichzeitige Vorkommen von Krebs und Tuberkulose in der Lunge. Acta davos. 4, 20 (1952). — SSIPOWSKY, P. W.: Zur Pathogenese des primären Lungenkrebses (primärer Lungenkrebs nach einem chronischen Abszeß). Z. Krebsforsch. 36, 67 (1932). — SUTER, F., u. H. INSELIN: Hat die tuberkulöse Hiluslymphknotenperforation beim Erwachsenen praktische Bedeutung? Schweiz. med. Wschr. **82**, 273 (1952). — UEHLINGER, E., u. R. BLANGEY: Anatomische Untersuchungen über die Häufigkeit der Tuberkulose. Beitr. Klin. Tuberk. **90**, 339 (1937). — WESTERMANN, E.: Häufigkeit und klinische Symptomatologie des Lungenkrebses bei Silikosen. Beitr. Silikose-Forsch. **12**, 3 (1951). — WITTEKIND, D., u. R. STRÜDER: Beitrag zur Histogenese des Bronchialcarcinoms. Frankfurt. Z. Path. **64**, 294 u. 405 (1953). — WURM, H.: Lungenkrebs und Tuberkulose. Hippokrates (Stuttg.) **33**, 801 (1962). — YOKOO, H.M.D., and E. SUCKOW: Peripheral lung cancers arising in soars. Cancer (Philad.) **14**, 1205 (1961).

C. I. 3. b) Nach Projektilverletzung

BAUER, K.H.: Das Krebsproblem. Berlin-Göttingen-Heidelberg: Springer 1963. — BÜNGELER, W., u. K. KLOOS: In: FISCHER-HERGET-MOLINEUS „Das ärztliche Gutachten im Versicherungswesen", Bd. I, Abschnitt „Bösartige Geschwülste". München: J.A. Barth 1955. — CORNIL, L., u. Mitarb.: Cancer du poumon développée sur le trajet d'un corps étranger transfixant. Ref.: Ber. allg. spez. Path. **6**, 103 (1950). — DAHLMANN, J.: Das traumatische Lungenkarzinom. Fortschr. Röntgenstr. **75**, 628 (1951). — DIETRICH, A.: Krebs im Gefolge des Krieges. Stuttgart: S. Hirzel 1950. — DREYFUS, J.R.: Lungenkarzinom bei Geschwistern nach Inhalation von eisenoxydhaltigem Staub in der Jugend. Z. klin. Med. **130**, 256 (1936). — ECK, CH.: Krebs und Trauma. Zbl. Chir. **84**, 1103 (1959). — FISCHER-WASELS, B.: In: FISCHER-MOLINEUS „Das ärztliche Gutachten im Versicherungswesen", Bd. I, Abschnitt „Bösartige Geschwülste". Leipzig: J.A. Barth 1939. — FRIEDRICH, G.: Periphere Lungenkrebse auf dem Boden pleuranaher Narben. Virchows Arch. path. Anat. **304**, 230 (1939). — GRÄFF, S.: Das Kavernenkarzinom. Dtsch. med. Wschr. **72**, 465 (1947). — GRUBER, G.B.: Krieg und tödliche Geschwülste. Z. Krebsforsch. **55**, 1 (1944). — HANSEMANN, D. v.: Hat der Krieg die Entstehung bösartiger Geschwülste beeinflußt? In: Handbuch der ärztlichen Erfahrungen im Weltkrieg, Bd. VIII. Leipzig: J.A. Barth 1921. — HASLHOFER, L.: Zwei Fälle von Spättod nach Kriegsverletzung. Wien. klin. Wschr. **62**, 569 (1950). — KALBFLEISCH, H.H.: Lungenkarzinom in der Schußnarbe 25 Jahre nach Lungendurchschuß. Frankfurt. Z. Path. **55**, 220 (1941). ~ Krebs in Ableitungsbronchien des chronischen Lungenabszesses. Frankfurt. Z. Path. **59**, 461 (1948). — KANDT, D., u. G. SCHOEFER: Das Rostgranulom der Lunge. Thoraxchirurgie und caskul-Chir. **12**, 81 (1964). — KÖNIG, J.: Lungenkarzinom durch Splittersteckschuß. Zbl. allg. Path. path. Anat. **88**, 271 (1952). — KUNZE, P.: Karzinogenese nach Kriegsverletzungen. Arch. Geschwulstforsch. **25**, 97 (1965). — LUCKOW: Lungenkarzinom als Folge von Stecksplitter 14 Jahre nach der Verwundung. Z. ärztl. Fortbild. **30**, 702 (1933). — LÜDERS, C.J., u. G.K. THEMEL: Die Narbenkrebse der Lungen als Beitrag zur Pathogenese des peripheren Lungenkarzinoms. Virchows Arch. path. Anat. **325**, 499 (1954). — PETER, L.: Lungenkarzinom nach Granatstecksplitterverletzung. Zbl. allg. Path. path. Anat. **109**, 158 (1966). — SCHEID, P.: Über Geschwulstbildung nach Schußverletzung. Frankfurt. Z. Path. **51**, 446 (1938). — SCHÜTZ, W.: Narbenkrebs der Lunge nach Thoraxschußverletzung. Langenbecks Arch. klin. Chir. und Dtsch. Chir. **284**, 197 (1956). — SCHÜTZ, W., u. FR. STEIN: Lungenkrebs nach Granatsplitterverletzung. Thoraxchirurgie **3**, 429 (1956). — SIDDONS, A.H.M., and A.M. McARTHUR: Carcinomata developing at the site of foreign bodies in the lung. Brit. J. Surg. **39**, 542 (1952).

C. I. 4. Mikro- und Miniaturcarcinome

AUERBACH, O.: The pathology of carcinoma of the bronchus. N.Y. St. J. Med. **49**, 900 (1949). — AUERBACH, O., u. Mitarb.: Carcinoma in situ and early invasive carcinoma occuring in the tracheo-bronchial trees in cases of bronchial carcinoma. J. thorac. Surg. **34**, 289 (1957). — AUFSES, A.H., and H. NEUHOF: Minute carcinoma of the major bronchi. J. thorac. Surg. **23**, 219 (1952). — CURETON, R.J.R., and J.M. HILL: Malignant change in bronchiektasis. Thorax **10**, 131 (1955). — ECK, H.: Über Miniatur- und Mikrokarzinome der Bronchien. Zbl. allg. Path. path. Anat. **86**, 306 (1950). ~ Bemerkungen zu LÖBLICHS „neurogener Gruppe der Tumoren mit Pancoast-Syndrom". Z. Krebsforsch. **59**, 479 (1953). — FISCHER, W.: Gewächse der Lunge und des Brustfells. In: Handbuch der spez. pathol. Anatomie und Histologie, Bd. III/3, S. 509. Hrsg. von HENKE-LUBARSCH. Berlin: Springer 1931. — FROBOESE, C.: Pathologisch-anatomische Betrachtungen über die Eigenheiten und Polymorphie, Paradoxien und Extravaganzen des Lungenkarzinoms. Z. ges. inn. Med. **6**, 321 (1951). — GIESE, W.: Die Atmungsorgane. In: Lehrbuch der spez. Path. u. Anatomie, 11. u. 12. Aufl. Hrsg. von KAUFMANN u. STAEMMLER. Berlin: Walter de Gruyter u. Co. 1960. — GRAY, S.H., and J. CORDONNIER: Early carcinoma of the lung. Arch. Aurg. **19**, 1618 (1929). — HACKENSELLNER, H.A.: Über das Verhalten der Bronchialschleimhaut bei Lungenkrebs. 1. Mitteilung. Frankfurt. Z. Path. **68**, 361 (1957). ~ Über das Verhalten der Bronchialschleimhaut bei Lungenkrebs. 2. Mitteilung. Frankfurt. Z. Path. **68**, 383 (1957). — HAMPERL, H.: Über die Gutartigkeit und Bösartigkeit von Geschwülsten. Verh. dtsch. Ges. Path. **35**, 29 (1952). — HORELL, J.B., and J.S. HOWE: Multiple microscopic primary bronchiolar carcinomas. Cancer (Philad.) **5**, 911 (1952). — JAMES, J., and W. PAGEL: Miniature scar-carcinoma of the lung and the "upper sulcus tumour" of Pancoast. Brit. J. Surg. **32**, 85 (1944/45). — KAHLAU, G.: Der Lungenkrebs. Ergebn. allg. Path. path. Anat. **37**, 258 (1954). — KING, L.S.: Atypical proliferation of bronchiolar epithelium. Arch. Path. **58**, 59 (1954). — KRÜCKEMEYER, K.: Über ein Mikrokarzinom des Bronchus. Ärztl. Wschr. **1955**, 1036. — LÖBLICH, H.-J.: Die neurogene Gruppe der Tumoren mit Pancoast-Syndrom. Z. Krebsforsch. **58**, 576 (1952). — NISKANEN, K.O.: Observations on metaplasia of the bronchialepithelium and its relation to carcinoma of the lung. Inaug. Diss. Helsinki 1949. — PETERSEN, A.B., u. Mitarb.: Histological study of five minute neoplasms believed to represent early bronchiogenic carcinoma. Cancer (Philad.) **2**, 991 (1949). — PREISSNER, TH.: Schwierigkeiten bei der Diagnose der Bronchialkarzinome. Seltene Knochenmetastasen. Zbl. Chir. **73**, 696 (1948). — PRIOR, J.T.: Minute peripheral pulmonary tumours. Amer. J. Path. **29**, 703 (1953). — PRIOR, J.T., and D.B. JOHNES: Minute peripheral pulmonary tumours. J. thorac. Surg. **23**, 224 (1952). — RAEBURN, C.: Primary carcinomas in peripheral bronchi. Lancet **261**, 474 (1951). — RAEBURN, C., and H. SPENCER: A study of the origin and development of the carcinoma of the lung. Z. Tuberk. **114**, 194 (1960). — SCHMIDT, W.: Zur Frage des primären Leberkarzinoms — insbesondere des sog. Mikrokarzinoms — in zirrhotischen Lebern. Beitr. path. Anat. **120**, 13 (1959). — STEWART, M.J., and P.R. ALLISON: A microscopic focus of oat-cell-carcinom in a bronchiektatic lung. J. Path. Bact. **55**, 105 (1943). — STOBBE, H.: Psammokarzinom der Lunge. Zbl. allg. Path. path. Anat. **92**, 105 (1954). — TURNER, E.K., and R.A. WILLIS: Paraplegia due to metastasis from a symptomless, almost invisible, bronchial carcinoma. Med. J. Aust. **25**, 866 (1938). — VOLUTER, G.: Microcarcinome et Cancers cicatriciels du Poumon. Ann. Méd. **57**, 147 (1956). — VOLUTER, G., and Y. KAPANCI: Micro-adeno-carcinomas multiloculaires intracicatriciels du poumon. J. Radiol. Électrol. **37**, 427 (1956). — WERNER, H.: Zur Morphogenese des miliar-nodulären Lungenkarzinoms. Zbl. allg. Path. path. Anat. **88**, 115 (1951). — WERNER, W.: Zu den Miniatur- und Mikrokarzinomen der Bronchien und ihre Beziehungen zum „Alveolarzellkarzinom" der Lunge. Zbl. allg. Path. path. Anat. **90**, 1 (1953). — WHITWELL, F.: Tumourlets of the lung. J. Path. Bact. **70**, 529 (1955). — WILLIS, R.A.: Pathologie of tomours. Second edition. London: Butterworth & Co. Ltd. 1953. — WOMACK, N., and E. GRAHAM: Mixed tumours of lung; so-called bronchial of pulmonary adenoma. Arch. Path. **26**, 165 (1938). — WOOLNER, L.B., u. Mitarb.: "Occult" carcinoma of the bronchus: A study of 15 cases of *in situ* or early invasive bronchogenic carcinoma. Dis. Chest **33**, 278 (1960).

C. I. 5. Sitz und Ausbreitungsform des Bronchialcarcinoms

ANACKER, H.: Lungenkrebs und Bronchographie. Mit Untersuchungen über Ursprung und Ursprungsbedingungen des Bronchialkarzinoms. Stuttgart: Georg Thieme 1955. ~ Das Frühstadium des Lungenkrebses. Strahlentherapie **104**, 259 (1957). — ARMSTRONG, R.S., u. Mitarb.: Bronchogenic carcinoma: a clinico-pathologic study of 75 fatal cases. Neb. St. med. J. **40**, 315 (1955). — BALÓ, J.: Lungenkarzinom und Lungenadenom. Budapest: Akademischer Verlag 1957. — BERKHEISER, S.W.: The prognostic significance of lung cancer of peripheral origin. Dis. Chest **42**, 392 (1962). — BJÖRK, O.: Bronchogenic carcinoma. Acta chir. scand. **95**, Suppl. 123 (1947). — BLAHA, H., u. Mitarb.: Kleinzellige Bronchialkarzinome. Stuttgart: Georg Thieme 1965. — BOSER, K.: Pathologisch-anatomischer Befund und Schicksal operierter Bronchialkarzinome. Inaug.Diss. München 1956. — BRUNNER, A.: Der Lungenkrebs. Schweiz. med. Wschr. **81**, 653 (1951). — BRUNS, P., u. Mitarb.: Die Segmentpathologie der Lunge vom pathologisch-anatomischen Gesichtspunkt. Z. Tuberk. **115**, 268 (1961). — BÜCHNER, F.: Spezielle Pathologie. München-Berlin: Urban & Schwarzenberg 1962. — COLLINS, V.P., u. Mitarb.: Observations on growth rates of human tumors. Amer. J. Roentgenol. **76**, 988 (1956). — DELARUE, J., et J. PAILLAS: Fréquence relative et reparatition des formes histologiques des carcinomes bronchiques. J. franç. Méd. Chir. thor. **9**, 1 (1955). — DÜBEN, M.: Über den Gestaltwandel des Bronchialkarzinoms in den letzten 25 Jahren. Inaug.Diss. Berlin 1955. — ECK, H.: Der „Pancoast-Tumor". Arch. Geschwulstforsch. **7**, 247 (1954). — EDWARDS, A.T.: zit. nach STOLPER 1966. Brit. J. Surg. **26**, 166 (1938). — ESCHBACH, H.: Der Pancoasttumor, ein Sonderfall des Bronchuskrebses. Z. ges. inn. Med. **3**, 35 (1948). — FISCHER, W.: Primärer Lungenkrebs. Zbl. allg. Path. path. Anat. **85**, 193 (1949). — FREY, F.K., u. H. LÜDEKE: Bösartige Lungengeschwülste. In: DERRA, Handbuch der Thoraxchirurgie, Bd. III/2, S. 554. Berlin-Göttingen-Heidelberg: Springer 1958. — FRISSEL, F.L., and L.C. KNOX: Primary carcinoma of the lung. Amer. J. Cancer **30**, 219 (1937). — GARLAND, L.H., u. Mitarb.: Rate of growth and apparent duration of untreated primary bronchial carcinoma. Cancer (Philad.) **16**, 694 (1963). — GARLAND, L.H.: The rate of growth and natural duration of primary bronchial cancer. Amer. J. Roentgenol. **96**, 604 (1966). — GEBAUER, P.W.: J. thorac. Surg. **10**, 373 (1941). — GELZER, J.: Über die peripheren Lungenkrebse im Bereich von Lungennarben. Virchows Arch. path. Anat. **329**, 504 (1956). — GERSHON-COHEN, J., u. Mitarb.: Cancer (Philad.) **16**, 961 (1963). — GER-

STENBERGER, E.: Die Wachstumsrate maligner Tumoren. Münch. med. Wschr. 106, 670 (1964). — HABER, R. W.: A review of 995 cases of primary carcinoma of the lung. Med. J. Aust. 1, 551 (1964). — HAEFLINGER, D. v., u. G. MARK: Segment- und Lungentuberkulose. Berlin-Göttingen-Heidelberg: Springer 1956. — HAMPERL, H.: Die pathologische Anatomie der Lungentumoren. Wien. klin. Wschr. 62, 109 (1950). — HAUPT, R., u. H. STOLPER: Lokalisation, Wuchsform und Metastasierung des Bronchialkarzinoms. Ein Vergleich zwischen Sektions-und Operationsgut. a) Das Bronchialkarzinom im Sektionsgut. b) Das Bronchialkarzinom im Operationsgut und Vergleich. Zbl. allg. Path. path. Anat. 111, 192-202 (1968). — HEWLETT, TH. H., u. Mitarb.: Bronchiolar carcinoma of the lung. J. thorac. cardiovasc. Surg. 48, 614 (1964). — JENNY, R. H., u. R. BUCHBERGER: Ergebnisse der chirurgischen Behandlung des Bronchialkarzinoms. Langenbecks Arch. klin. Chir. 299, 485 (1962). — KAHLAU, G.: Der Lungenkrebs. Ergebn. allg. Path. path. Anat. 37, 258 (1954). — KIRILUK, L. B.: Carcinoma of the lung. Amer. J. Surg. 102, 217 (1961). — KIRSCH, M.: Zum Problem der Früherfassung des Bronchialkarzinoms durch den Volksröntgenkataster. Mschr. Tuberk.-Bekämpf. 79, 187 (1962). — KLEINSORG, H., u. H. FINKE: Erkrankungen der Atmungsorgane. In: SUNDERMANN, Lehrbuch der inneren Medizin, Bd. II, S. 76. Jena: Gustav Fischer 1965. — KROKOWSKI, E.: Die Verdopplungszeit von bösartigen Tumoren — ihr Wert für die Krebsbekämpfung. Wien. klin. Wschr. 77, 258 (1965). — LISA, J. R., u. Mitarb.: Site of origin, histogenesis and cytostructure of bronchogenic carcinoma. Amer. J. clin. Path. 44, 375 (1965). — LINDIG, W.: Volksröntgenkataster und Lungenkarzinom. Z. Tuberk. 115, 153 (1961). ~ Sind wir berechtigt, heute von einer Früherkennung des Bronchialkarzinoms zu sprechen? Z. Tuberk. 122, 220 (1964). — LÜDEKE, H.: Bronchialkarzinom und Obstruktionspneumonie. Langenbecks Arch. klin. Chir. 277, 36 (1953). — LÜDERS, C. J.: Weitere Beiträge zur Pathologie und Häufigkeit des peripheren Lungenkrebses. Berl. Med. 10, 93 (1959). — LÜDERS, C. J., u. K. G. THEMEL: Die Narbenkrebse der Lunge als Beitrag zur Pathogenese des peripheren Lungenkarzinoms. Virchows Arch. path. Anat. 325, 499 (1954). — LULU, D. J., and L. J. LAWSON: Carcinoma of the lung. Arch. Surg. 88, 213 (1964). — LÜTHI-MICHAUD, M. L.: Vergleichende Untersuchungen über die Häufigkeit der verschiedenen Typen des Bronchialkarzinoms im pathologisch-anatomischen und chirurgischen Material. Diss. Zürich 1949. — MAASSEN, W., u. Mitarb.: Indikationen und vorläufige Ergebnisse bei 300 Mediastinoskopien. Praxis. Pneumolog. und Tuberk.-Arzt 18, 2 (1964). — MEESSEN, H.: Morphologische Beiträge zum Problem des Lungenkarzinoms. Ärztl. Forsch. 8, 481 (1954). — MAYER, J. H., and L. V. ACKERMANN: Amer. Rev. Tuberc. 63, 399 (1951). — MÜLLY, K.: Das Bronchialkarzinom und Lungenkarzinom. In: Handbuch der inneren Medizin, 4. Aufl., Bd. IV/4. Berlin-Göttingen-Heidelberg: Springer 1955. — OBIDITSCH-MAYER, J., u. E. STRAHBERGER: Klinik, anatomisches Verhalten und Prognose des Bronchialkarzinoms. Langenbecks Arch. klin. Chir. 271, 281 (1952). — OCHSNER, A. P. T., u. Mitarb.: Bronchogenic carcinoma. Dis. Chest 37, 1 (1960). ~ Bronchogenic carcinoma, its frequency, diagnosis and early treatment. J. Amer. med. Ass. 148, 691 (1952). ~ Cancer of the lung: A review of experience with 1457 cases of bronchogenic carcinoma. Amer. Rev. Tuberc. 70, 763 (1954). — OESER, H., u. Mitarb.: Die Bedeutung der Verdoppelungszeit von Tumoren für die Krebsbekämpfung. Münch. med. Wschr. 106, 675 (1964). — POHL, R.: Die Unterteilung der Bronchialkarzinome. Z. Krebsforsch. 50, 407 (1940). — PRÉVÔT, R.: Zur Röntgendiagnostik des Lungenkarzinoms. In: Krebsforschung und Krebsbekämpfung, Bd. III, S. 64. München: Urban & Schwarzenberg 1959. — ROTHE, G., u. Mitarb.: Das Tuberkulom der Lunge. Leipzig: J. A. Barth 1960. — ROTHE, G.: Fünfjahresergebnisse operativer Bronchialkarzinombehandlung. Z. Tuberk. 122, 229 (1964). — RIGLER, L. G.: The natural history of untreated lung cancer. Cancer (Philad.) 14, 2 (1964). ~ The natural history of untreated lung cancer. Ann. N.Y. Acad. Sci. 114, 755 (1964). — RINK, H.: Der Lungenkrebs. Stuttgart: F. K. Schattauer 1965. — SALZER, G., u. Mitarb.: Das Bronchialkarzinom. Wien: Springer 1952. — SAPHIR, O.: Spezielle Pathologie für Klinik und pathologische Praxis. Stuttgart: Georg Thieme 1961. — SCHILL, H.: Die Feinstruktur des Bronchialkarzinoms in ihrer Bedeutung für Prognose und Therapie. Z. ärztl. Fortbild. 58, 3 (1964). — SCHOLTZE, H., u. H. ST. STENDER: Röntgenologische Segmentdiagnostik der umschriebenen Lungentuberkulose. Fortschr. Röntgenstr. 93, 44 (1960). — SCHRÖDER, H.: Zur Leistungsfähigkeit der Resektionsbehandlung bei Bronchialkarzinom. Chirurg 35, 305 (1964). — SPRATT, J. S., jr., u. Mitarb.: Frequency distribution of rates of growth and estimated duration of primary pulmonary carcinomas. Cancer (Philad.) 16, 687 (1963). — STOBBE, H.: Beziehungen zwischen histologischem Feinbau und relativer Malignität beim Bronchialkarzinom. Chirurg 23, 468 (1952). ~ Über Krebsmetastasierung in die Lunge und aus der Lunge und deren differentialdiagnostische Schwierigkeiten unter besonderer Berücksichtigung der primären Multiplizität des Lungenkarzinoms. Z. ges. inn. Med. 7, 279 (1952). — STOLPER, H.: Form und Sitz des Bronchialkarzinoms im Sektionsmaterial im Vergleich mit dem Operationsmaterial (1930—1939 und 1950—1963). Diss. Leipzig 1966. — STRAUCH: zit. nach SAPHIR. — STRNAD, F.: Tumoren des Bronchialsystems unter besonderer Berücksichtigung bronchoskopischer und röntgenologischer Untersuchungsmethoden. Berlin-Göttingen-Heidelberg: Springer 1956. — STRUWE, F. E.: Über Metaplasien der Bronchialschleimhaut bei Fällen von Bronchialkarzinom. Beitr. path. Anat. 122, 57 (1960). — Theiss, E.: Über die Beziehungen zwischen anatomischem Bau des Bronchialkarzinoms und seinem klinischen Verhalten. Diss. Frankfurt/Main 1951. — Thomas, P.: Bronchuskarzinom. Diss. Leiden 1963. — Walther, H.E.: Krebsmetastasen. Basel: Benno Schwabe 1948. — Walther, S.: 2 Jahre Chirurgie des Bronchialkarzinoms am Krankenhaus St. Georg (1952—1953). Diss. Leipzig 1955. — Walter, J.B., and D.M. Pryce: The histology of lung cancer. Thorax 10, 107 (1955). ~ The site of origin of lung cancer and its relation of histological type. Thorax 10, 117 (1955). — Wätjen, J.: Das Bronchialkarzinom. Med. Klin. 36, 349 (1940). — Welin, S., u. Mitarb.: Amer. J. Roentgenol. 90, 673 (1963). — Werner, u. Becker: zit. nach Anacker 1957. — Wolff, G., u. Mitarb.: Die Früherkennung des Lungenkrebses durch die Röntgenreihenuntersuchung. Dtsch. Gesundh.-Wes. XVII, 768 (1962). — Wolff, G.: Die Bedeutung der Verdopplungszeit für die Differentialdiagnose von Rundherden. Fortschr. Röntgenstr. 101, 366 (1964). — Wolff, G., u. H. Schwarz: Über das Wachstum des Bronchialkarzinoms. Dtsch. Gesundh.-Wes. XIX, 2129 (1964). — Wolff, G., u. Mitarb.: Über das Wachstum von benignen Lungengeschwülsten und Lungenmetastasen. Med. Klin. 59, 1817 (1964). — Wurnig, P.: Zur Methode der Beurteilung kurativer Erfolge der Karzinomchirurgie anhand des Bronchialkarzinoms. Thoraxchirurgie 2, 281 (1954). ~ Die derzeitigen Grenzen der Diagnose des zentralen Bronchialkarzinoms. Wien. klin. Wschr. 73, 42 (1961). — Wiklund, T.: Bronchogenic carcinoma. Acta chir. scand. Suppl. 162 (1951). — Werner, W.: Eine Karzinomsektionsstatistik 1920—1951 (22619 Sektionen — 4377 Karzinome). Arch. Geschwulstforsch. 5, 334 (1953). — Zadek, J., u. K.H. Look: Klinische und morphologische Untersuchungen an 500 Bronchialkarzinomen. Dtsch. med. J. 8, 122 (1957).

C. I. 6. Häufigkeit

Abelin, Th.: Lungenkrebs und Rauchen in der Schweiz. Eine Analyse der Rauchgewohnheiten aller Lungenkrebstodesfälle in der Schweiz, 1951—1960. Schweiz. med. Wschr. 95, 253 (1965). — Adler, D., and D. Fuller: Bronchogenic carcinoma. A review illustrated by 100 cases. S. Afr. med. J. 1953, 841 u. 874. — Albertini, A. v.: Histologische Geschwulstdiagnostik. Stuttgart: Georg Thieme 1955. — Anderson, A.A., u. Mitarb.: Bronchogenic carcinoma in young men. Amer. J. Med. 16, 404 (1954). — Baló, J.: Lungenkarzinom und Lungenadenom. Budapest: Akademischer Verlag 1957. — Bartel, M.: Häufigkeit und Altersrelation von Carcinomen und Sarkomen. Z. Alternsforsch. 16, 317 (1963). — Batley, F.: The dilemma of cancer statistics. Arch. Surg. 88, 163 (1964). — Bauer, K.H.: Das Krebsproblem. Berlin-Heidelberg-New York: Springer 1965. — Becker, W.H.: Das Bronchialcarcinom, Statistik, Fehldiagnosen und Differentialdiagnosen. Chirurg 21, 453 (1950). — Becker, H.: Zur Häufigkeit und Verteilung maligner Neoplasmen im Obduktionsmaterial. Arch. Geschwulstforsch. 28, 125 (1966). — Bericht über 7 Jahre Geschwulsterfassung im Bezirk Leipzig. Ergebnisse der Hollerithauswertungen 1953—1959. Rat des Bezirkes Leipzig Abt. Gesundheitswesen, Geschwulstbetreuung. Bezirksbeauftragter Prof. Dr. Aresin, Stat. Mitarbeiterin Dr. M. Becker, Leipzig. — Berman, C.: Malignant disease in the Bantu of Johannisburg and the Witwatersrand gold miner. S. Afr. J. med. Sci. 1, 12 (1935). — Berndt, H.: Über die Notwendigkeit der epidemiologischen Krebsforschung. Dtsch. Gesundh.-Wes. XIX, 985 (1964). ~ Das Bronchialkarzinom der Frau. Dtsch. med. Wschr. 90, 594 (1965). ~ Zur Epidemiologie des Lungenkrebses. Arch. Geschwulstforsch. 28, 28 (1966). — Best, E.W.R.: Lung cancer mortality trends in Canada, 1931—1960. Canad. med. Ass. J. 88, 133 (1963). — Bjarnason, O.: Briefliche Mitteilung vom 22. 10. 1966. — Blümlein, H., u. H. Schmidt: Die Geschlechtsdifferenz der Kehlkopf- und Lungenkarzinome. Z. Laryng. Rhinol. 40, 639 (1961). — Bopp, F.: Lungentumoren bei jüngeren Menschen. Beitr. Klin. Tuberk. 130, 26 (1965). — Boser, K.: Pathologisch-anatomischer Befund und Schicksal operierter Bronchialkarzinome. Diss. München 1956. — Boucot, K.R., and H. Percy: Lung cancer in women. Dis. Chest 38, 587 (1960). — Brantigan, O.C., and C.Y. Hadidian: Cancer of the lung. Amer. Aurg. 21, 851 (1955). — Breyher, H.: Ein Beitrag zum Problem des Bronchialkarzinoms, seiner Entwicklung, Häufigkeitszunahme und Behandlungsmöglichkeiten. Ber. allg. spez. Path. 9, 186 (1951). — Buchberger, R., u. R.H. Jenny: Ergebnisse der chirurgischen Behandlung beim Bronchialkarzinom. Med. Klin. 60, 629 (1965). — Bučić, M.: Tumeurs malignes du poumon sur la table l'autopsie. Srpski Arkh. tselok. Lek. 80, 54 (1952). — Budinger, J.M.: Untreated bronchogenic carcinoma. A clinico-pathological study of 250 autopsie cases. Cancer (Philad.) 11, 106 (1958). — Buechley, R., u. Mitarb.: Excess lung-cancer mortality rates among mexican women in California. Cancer (Philad.) 10, 63 (1957). — Buell, P., and J.E. Dunn: Cancer mortality among Japanese and Nisei of California. Cancer (Philad.) 18, 656 (1965). — Businco, A.: Primary carcinoma of the lung. A survey of its pathological anatomy. Sci. med. ital. 1, 656 (1950). — Cameron, Ch.S.: Cancer statistics: incidence, mortality and results of treatment. Med. Clin. N. Amer. 40, 581 (1956). — Cancer registration and survival in California. California Tumor Registraty. State of California Department of Public Health, California 1963. — Case, R.A.M.:

The mortality from cancer of the lungs in England and Wales. In: Carcinoma of the lung. Ed. by J.R. BIGNAL. London: Livingstone Ltd. 1958. — CAYLEY, C.K., u. Mitarb.: Primary bronchogenic carcinoma of the lung in children. Review of the literature; report of a case. Amer. J. Dis. Child. 82, 49 (1951). — CHRISTIANSEN, T.: Primary epithelial lung tumours in autopsy material at Rikshospitalet 1925—1952. Brit. J. Cancer 7, 428 (1953). — CLEMMESEN, J., u. Mitarb.: The increase in incidence of carcinoma of the lung in Denmark, 1931—1950. — COMPTON, H.L., and C.F. KITTLE: Bronchogenic carcinoma in the young. Amer. Surg. 29, 26 (1963). — COORAY, G.H., and N.D.G. LESLIE: Bronchial neoplasms among the ceylonese. Brit. J. Cancer 12, 1 (1958). — CORNAT, E., u. Mitarb.: A propos de deux cas de cancer du poumon chez le jeune enfant. Poumon 12, 355 (1956). — CORREA, P.: Statistical study of cancer in Antioquia. Schweiz. Z. allg. Path. 18, 491 (1955). — CORREA, P., and G. LLANDOS: Morbidity and mortality from cancer in Cali, Colombia. J. nat. Cáncer Inst. 36, 717 (1966). — CORTEGUERA JIMÉNEZ, H.: Revision estadistica del carcinoma bronchopulmonary 25 annos en el Institutio des Cancer (1929—1953). Revision de sus archivos. Bol. Liga Cancer (Habana) 31, 1 (1956). — CUTLER, G.J., and H. EISENBERG: Cancer in the aged. Ann. N.Y. Acad. Sci. 114, 771 (1964). — DAVIES, J.N.P.: Pathology of central African natives, Mulago hospital postmortem studies. 6: Cancer in Africans. E. Afr. med. J. 25, 117 (1948). — DAVIES, J.N.P., u. Mitarb.: Cancer in an African community, 1897—1956. An analysis of the records of Menga hospital, Kampala, Uganda. Part I. Brit. med. J. 1964, 259 u. 336. — DEAN, G.: Lung cancer among white South Africans. Brit. med. J. 1959 II, 852. ~ Lung cancer among white South Africans. Report of a further study. Brit. med. J. 1961 II, 1599. ~ Lung cancer in Australia. Med. J. Aust. 49, I, 1003 (1962). ~ The complex aetiology of lung cancer. Acta Un. int. Cancr. 19, 721 (1963). — DENK, W., u. Mitarb.: Die Krebshäufigkeit in Österreich. Wien. klin. Wschr. 78, 333 (1966). — DOBBERSTEIN, J.: Zur Statistik der Geschwülste bei Tieren. S.-B. dtsch. Akad. Wiss., Kl. med. Wiss., Jg. 1951, Nr. 3, 3. ~ Der Krebs der Tiere im Vergleich zum Krebs des Menschen. Strahlentherapie 96, 259 (1955). — DOERR, W.: Über ein spontanes Bronchuscarcinom beim Hauskaninchen. Frankfurt. Z. Path. 63, 82 (1952). — DOLL, R.: Bronchial carcinoma: incidence and aetiology. Brit. med. J. 4836, 585 (1953). — DÜBEN, M.: Über den Gestaltwandel des Bronchialkarzinoms in den letzten 25 Jahren. Diss. Berlin 1955. — DUNGAL, N.: Lung carcinoma in Iceland. Lancet 1950 II, 245. ~ Cancer in Iceland. Moynihan lecture delivered at the Royal College of Surgeons of England. Ann. roy. Coll. Surg. Engl. 16, 211 (1955). — EARLE, K.M.: Primary carcinoma of the lung in the male veteran. A study based on 3946 consecutive necropsies at the veterans administration center, Los Angeles, from 1948 through 1952. Arch. Path. 57, 106 (1954). — EASTCOTT, D.F.: The epidemiology of lung cancer in New Zealand. Lancet 1956 I, 37. — EINFALT, W.: Vergleichende Krebs-Sektionsstatistik in Bayern 1945—1950. Über alle an den Pathologischen Instituten in Bayern während der ersten sechs Nachkriegsjahre durchgeführten 28285 Obduktionen, mit besonderer Berücksichtigung der 5576 Krebsfälle und die Notwendigkeit einer allgemeinen fortlaufenden und einheitlichen Sektionsstatistik. Z. Krebsforsch. 58, 711 (1952). — EISENBERG, H., u. Mitarb.: Cancer of the bronchus and lung: Connecticut 1935—1959. J. chron. Dis. 17, 1033 (1964). — EMMINGER, E., u. W. EINFALT: Über Zunahme des Bronchialcarcinoms im bayrischen Sektionsmaterial. Z. Krebsforsch. 56, 556 (1950). — ENDREI, E.: 25 lebende Patienten 5—15 Jahre nach der Operation wegen Lungenkarzinom. Schweiz. med. Wschr. 94, 32, 1109 (1964). ~ Lungentuberkulose und Lungenkarzinom. Schweiz. med. Wschr. 94, 36, 1256 (1964). ~ Lungenkarzinome bei jüngeren Menschen. Schweiz. med. Wschr. 96, 1420 (1966). — FERRARI, E., and L. KREYBERG: Histological types in a lung cancer material in Venice. Brit. J. Cancer 14, 609 (1960). — FERRARI, E.: Der Bronchialkrebs in Venedig. Ein Beitrag zur geographischvergleichenden Pathologie. Med. Welt 1963, 457. — FERRI, A.G., and E. TAUSK: Primary pulmonary carcinomas of the dog. J. comp. Path. 65, 159 (1955). — FINGERLAND, A., u. J. KOPECNÝ: Lungenkrebs (seine Beziehungen zum Rauchen und anderen Faktoren im Sektionsgut des Krankenhauses. Hradec Králové in den Jahren 1960—1962). J. Tuberk. 122, 273 (1964). — FISCHER, W.: Der Lungenkrebs. Zbl. allg. Path. path. Anat. 85, 193 (1949). ~ Der Krebs im hohen Alter. Z. Krebsforsch. 5, 141 (1951). ~ Thüringer Krebsstatistik. Arch. Geschwulstforsch. 4, 215 (1952). ~ Einige über die Krebsstatistiken in Deutschland und in China. Zbl. allg. Path. path. Anat. 97, 493 (1958). — FLEISCHMANN, E., u. K. KARRER: Krebsvorschau für Österreich bis 1980. Wien. med. Wschr. 116, 422 (1966). — FÖLGER, A.F.: Geschwülste bei Tieren. Ergebn. allg. Path. path. Anat. 18, 372 (1917). — FOWLER, R.: Some observations on the epidemiology of lung cancer. Med. J. Aust. 1955 I, 485. — FREUDENBERG, K.: Statistische Überlegungen zur Karzinogenese. Dtsch. med. Wschr. 90, 944 (1965). ~ Die Höhe der Krebssterblichkeit. Z. Krebsforsch. 35, 178 (1932). ~ Die scheinbare Zunahme der Krebssterblichkeit. Arch. Hyg. (Berl.) 136, 129 (1952). ~ Statistik des Lungenkrebses. Berl. Med. 11, 393 (1960). — FRÜHLING, L., et D. HORRENBERGER: Données anatomo-pathologiques sur le cancer pulmonaire. Strasbourg méd. 3, 345 (1952). — GAUSTAD, V.: Bronchialkarzinom bei einem 13jährigen Knaben. Nord. méd. 45, 640 (1951). — GELFAND, M.: Malignancy in the african. S. Afr. med. J. 23, 1010 (1949). — GIANNINI, G.: Sui carcinomi bronco-polmonari negli animali demestici. Descrizione e interpretazione istogenetica di un caso in sogetto di specie bovina. Riv. Anat. pat. 1, 406 (1948). — GILLIAM, A. G., u. Mitarb.: Trends of mortality attributed to carcinoma of the lung. The declining rate of increase. Cancer (Philad.) 14, 622 (1961). — GLÄSER, A., u. H. TRIMPE: Vergleichende Sektionsstatistik 1900—1954. Arch. Geschwulst-forsch. 14, 368 (1959). — GOTTLIEB, O.: Bronchiogenic carcinoma. Autopsy material from non-specialized departments. Acta path. microbiol. scand. Suppl. 105, 49 (1955). — GRAMM, H.: Die Krebssterblichkeit in Leipzig in den letzten 20 Jahren. Dtsch. Gesundh.-Wes. 3, 562 (1948). ~ Die Krebssterblichkeit in Japan in internationalem Vergleich. Z. Alternsforsch. 11, 200 (1958). — GROSSE, H.: Kritische Gedanken zur Krebsstatistik auf Grund der Sektionen des Stadtkrankenhauses Dresden-Friedrichstadt. Z. Krebsforsch. 59, 316 (1953). ~ 100 Jahre Lungenkrebsstatistik des Pathologischen Institutes Dresden-Friedrichstadt. Arch. Ge-schwulstforsch. 5, 318 (1953). ~ Echte oder nur scheinbare Krebszunahme? Arch. Geschwulst-forsch. 9, 280 (1956). ~ Wird die Lungenkrebszunahme durch eine Abnahme anderer Ge-schwulstformen kompensiert? Z. ges. inn. Med. 12, 131 (1957). — GRUSHKA, T.: Zur Verteidi-gung des amerikanischen Berichtes „Smoking and Health". Oncologia (Basel) 19, 495 (1965). — GSELL, O., u. M. STROBEL: Die Entwicklung der Malignomsterblichkeit in der Schweiz 1910 bis 1962, Häufigkeit der Organkrebse 1962 — Wandlung in bezug auf Alter und Geschlecht. Schweiz. med. Wschr. 95, 1119 (1965). — GSELL, O., u. C. JUNG: Lungenkrebs in alpinem länd-lichem Gebiet ohne Luftverschmutzung. Dtsch. med. Wschr. 89, 909 (1964). — GSELL, O., u. TH. REICH: Bronchialkarzinom: Bemerkungen zu einer Sektionsstatistik. Med. Klin. 60, 1886 (1965). — HABER, R. W.: A review of 995 cases of primary carcinoma of the lung. Med. J. Aust. 1964 I, 551. — HABIBI, A.: Cancer in Iran. A survey of the most common cases. J. nat. Cancer Inst. 34, 553 (1965). — HALPERT, B.: Cancer of the lung. J. Amer. med. Ass. 117, Nr. 13 (1941). — HAMMOND, E. C.: Lung cancer death rates in England and Wales compared with those in the USA. Brit. med. J. Nr. 5097, 649 (1958). — HAMPERL, H.: Die pathologische Ana-tomie der Lungentumoren. Wien. klin. Wschr. 62, 109 (1950). — HANBURY, W. J.: Broncho-genic carcinoma in young persons. Brit. J. Cancer 12, 202 (1958). — HANSEN, J. L.: Die Häu-figkeit des bronchogenen Carcinoms. Ugeskr. Læg. 111, 455 (1948). — HANSLUWKA, H.: Die Krebskrankenstatistik in Österreich. Krebsarzt 20, 68 (1965). — HASLHOFER, L.: Sektions-statistik 1946 (zugleich ein Beitrag über die Häufigkeit einiger bösartiger Geschwülste). Klin. Med. (Wien) 2, 412 (1947). — HAUPT, R.: Relationen von Magen- und Lungenkarzinomen. Vortrag zum 115. wissenschaftlichen Fortbildungsabend des Bezirkskrankenhauses St. Georg, Leipzig, am 13. 1. 1965. — HAUPT, R., u. J. ZÖMISCH: Negative und positive Fehldiagnosen beim Bronchialkarzinom. Z. Tuberk. 126, 67 (1967). — HAUPT, R., u. H. STOLPER: Lokali-sation, Wuchsform und Metastasierung des Bronchialkarzinoms. Ein Vergleich zwischen Sek-tions- und Operationsgut. a) Das Bronchialkarzinom im Sektionsgut, b) Das Bronchialkarzi-nom im Operationsgut und Vergleich. Zbl. allg. Path. path. Anat. 111, 192-202 (1968). — HAUPT, R., u. K. WEBER: Häufigkeitenverschiebungen von Lungen- und Magenkarzinom im Sektionsgut. Zbl. allg. Path. path. Anat. 111, 222 (1968). — HAUSER, H.: Cancer of the lung in infancy. Radiology 39, 33 (1942). — HEADY, J. A., and E. L. KENNA-WAY: The increase in deaths attributed to cancer of the lung. Brit. J. Cancer 3, 311 (1949). — HEINICKE, G.: Über Narbenkarzinome der Lungen. Dtsch. Gesundh.-Wes. XXI, 289 (1966). — HENDERSON, M., and N. P. CURWEN: Cancer of the lung in South-West England and London: an epidemiological study of histological type. Brit. J. Cancer 15, 19 (1961). — HER-BICH, J., u. R. NEUHOLD: Häufigkeit und Verteilung des Bronchialkrebses in Österreich. Z. Krebsforsch. 60, 139 (1954). — HERDAN, G.: The increase in the mortality due to cancer of the lung in the light of the distribution of the disease among the different social classe and occupa-tions. Brit. J. Cancer 12, 492 (1958). — HIGGINSON, J.: Malignant neoplastic disease in the South African Bantu. Cancer (Philad.) 4, 1224 (1951). — HIGGINSON, J., and A. G. OETTLÉ: Cancer incidence in the Bantu and "Cape Colored" races of South Africa: Report of a cancer survey in the Transvaal (1953—1955). J. nat. Cancer Inst. 24, 589 (1960). — HSIEH, C. K., u. Mitarb.: Primary carcinoma of the lung in the Chinese: report of twenty-one cases. Chin. med. J. 58, 381 (1940). — HORBACH, L.: Kritische Untersuchungen der internationalen Sterblich-keitsstatistik der Krebskrankheiten im Vergleich mit anderen Todesursachen. Z. Krebsforsch. 63, 311 (1960). — HU, C. H., and K. CH'IN: A statistical study of 2179 tumors occurring in the Chinese. Chin. med. J. 50, 43, Suppl. I (1936). — HUSFELDT, E.: Carcinoma of the lung. In-dian J. Surg. 15, 135 (1953). — HUSTU, O. H., and J. J. NICKSON: Carcinoma of the lung: Results of radiological treatment. Amer. J. Roentgenol. XCI, 95 (1964). — HUTT, M. S. R.: Malignant Disease in the tropics. The Practitioner (Symposium on Tropical Medicine) 193, 175 (1964). — ICKERT, F., u. A. KEUTZER: Das Krebs- und Tuberkuloseproblem im Lichte der Statistik. Beitr. Klin. Tuberk. 109, 241 (1953). — IGUCHI, J.: Statistical observation of the mortality from cancer. Gann 26, 137 (1932). — JAKOBSEN, A.: Primary epithelial lung tumours in post mortem material from Ollevaal Hospital (Oslo City Hospital). Brit. J. Cancer 7, 423 (1953). — JAFFO: zit. bei P. E. STEINER (1954). — JENNY: zit. bei HAMPERL (1950). — JENNY, R. H., u. R. BUCHBERGER: Ergebnisse der chirurgischen Behandlung des Bronchialkarzinoms. Langenbecks Arch. klin. Chir. **299**, 485 (1962). — Kahlau, G.: Der Lungenkrebs. Ergebn. allg. Path. path. Anat. **37**, 258 (1954). — Kennaway, E.L., and N.M. Kennaway: Studies of the incidence of cancer of the lung and larynx. Brit. J. Cancer **5**, 153 (1951). — Khoo, F.Y., and J.L. Luan: Primary carcinoma of the lung. Chin. med. J. **62 A**, 171 (1944). — Kirchhoff, H., and R.H. Rigdon: Cancer of the lung. The sex ratio. A review of the problem. Tex. Rep. Biol. Med. **17**, 29 (1959). — Kleindienst, R.: Beitrag zur Häufigkeit und Ätiologie des Bronchialkarzinoms. Diss. Leipzig 1966. — Kleinsorg, H., u. H. Finke: Erkrankungen der Atmungsorgane. In: Sundermann, Lehrbuch der inneren Medizin, Bd. II, S. 76. Jena: Gustav Fischer 1965. — Knopp, J.: Ein Vergleich von Sektionszahlen aus Berlin und Barquisimeto (Venezuela, S.A.) und seine Grenzen. Arch. Hyg. (Berl.) **146**, 363 (1962). — Knorr, G.: Häufigkeit und Aufgliederung des Lungenkarzinoms im Sektionsgut einer großen Prosektur. Zbl. allg. Path. path. Anat. **85**, 77 (1949). — Koch, O.: Der Lungenkrebs. Z. Tuberk. **94**, 23 (1950). — Koller, S.: Bemerkungen zu der Arbeit von R. Poche, O. Mittmann u. O. Kneller: Statistische Untersuchungen über das Bronchialkarzinom in Nordrhein-Westfalen. Z. Krebsforsch. **66**, 87 (1964). — Korpela, A., and K. Magnus: The incidence of lung cancer in Finland and Norway. Brit. J. Cancer **15**, 393 (1961). — Korteweg, R.: Mortality from lung cancer in the Netherlands during and after the last war. Brit. J. Cancer **8**, 34 (1954). — Krahnert, R.: Lungenkrebs der Tiere. Dtsch. tierärztl. Wschr. **1954**, 449. — Kreyberg, L.: One hundred consecutive primary epithelial lung tumours. Brit. J. Cancer **6**, 112 (1952). ~ The occurence of lung cancer in Norway. Brit. J. Cancer **8**, 209 (1954). ~ Histological lung cancer types. Oslo: Norwegian Universities Pres 1962. — Kusanna, H.: Statistical study of cancer mortality in Japan. Gann **22**, 23 (1928). — Kwong, K.H., and P.R. Slade: Carcinoma of the bronchus young odults. Brit. J. Dis. Chest **58**, 124 (1964). — Lambert, A.: Carcinoma of the lung. Amer. J. Med. Soc. **215**, 1 (1948). — Lancaster, H.O.: Cancer statistics in Australia. II. Respiratory system. Med. J. Aust. **49 I**, 1006 (1962). ~ The mortality in Australia from cancer. Med. J. Aust. **1954 II**, 93. — Langsch, H.-G.: Die Fortsetzung einer Karzinom-Sektionsstatistik von 1951—1960. Zbl. allg. Path. path. Anat. **105**, 129 (1963). — Large, S.E., and W.K. Morgan: Bronchial carcinoma in young adults. Brit. J. Tuberc. **52**, 185 (1958). — Lasch, C.H.: Krebskrankenstatistik / Beginn und Aussaat. Z. Krebsforsch. **50**, 245 (1940). — Lee, S.H., and T.O.T. Ts'o: Histological typing of lung cancers in Hong Kong. Brit. J. Cancer **17**, 37 (1963). — Leschke, H.: Die Zunahme des Bronchialkarzinoms in einer Sektionsstatistik (1895—1950). Virchows Arch. path. Anat. **321**, 101 (1952). — Levin, M.L., u. Mitarb.: Cancer incidence in urban and ural areas of New York State. J. nat. Cancer Inst. **24**, 1234 (1960). — Lickint, F.: Ätiologie und Prophylaxe des Lungenkrebses. In: Beiträge zur Krebsforschung, Bd. 2. Dresden u. Leipzig: Th. Steinkopff 1953. ~ Nimmt der Lungenkrebs in der Sowjetunion nicht zu ? Dtsch. med. Wschr. **81**, 173 (1956). — Linder, F.: Bronchialkrebs. In: Krebsforschung und -bekämpfung, Bd. III, S. 51. München-Berlin: Urban & Schwarzenberg 1959. ~ Klinik und Therapie des Bronchialkarzinoms. Wien. klin. Wschr. **77**, 659 (1965). — Lombard, H.L.: The increase in lung cancer in Massachusetts. Cancer (Philad.) **9**, 667 (1956). — Lüdeke, H.: Bronchialkarzinom und Obstruktionspneumonie. Langenbecks Arch. klin. Chir. **277**, 36 (1953). — Lulu, D.J., and L.J. Lawson: Carcinoma of the lung. A review of 321 cases. Arch. Surg. **88**, 213 (1964). — Mardsen, A.T.H.: The geographical pathology of cancer in Malaya. Brit. J. Cancer **12**, 161 (1958). — Mariani, P.L., e C. Caldonazzo: Contributo statistico-critico sui tumori dei polmoni riscontrati nell istituto di anatomia pathologica dell ospedale maggiore di Cremona dal 1928—1951. Arch. Chir. Torace **10**, 117 (1953). — Maurer, H.J.: Umwelteinflüsse und Lungen-Bronchialkrebs. Strahlentherapie **123**, 392 (1964). — Meessen, H.: Morphologische Beiträge zum Problem des Lungenkrebses. Ärztl. Forsch. **8**, 481 (1954). — Mikat, B.: Die Grundzüge der Todesursachenstatistik. Med. Welt **443**, **1965**. — Milmore, B.K.: Trend of lung-cancer mortality in the United States: Some limitations of available statistica. J. nat. Cancer Inst. **16**, 267 (1955). — Mittmann, O.: Über ausgleichende Verteilungen maligner Tumoren. Krebsarzt **18**, 337 (1963). ~ Bemerkungen zu den statistischen Untersuchungen über den Lungenkrebs in „Smoking and Health". Med. Welt **1832**, **1964**. ~ Zur Frage einer ausgleichenden Verteilung maligner Tumoren in großen Bevölkerungen. Krebsarzt **19**, 196 (1964). ~ Zum Mortalitätsbegriff. Ärztl. Forsch. **XX**, 57 (1966). ~ Das statistische Hauptprinzip und der Mortalitätsbegriff. Ärztl. Forsch. **XX**, 359 (1966). — Moore, R.A.: Some observations on the incidence of cancer in South-East-Asia. Schweiz. Z. allg. Path. **16**, 624 (1953). — Moore, R.L.: Primary carcinoma of the lung. A ten-year study at the Presbyterian Hospital in the city of New York. Cancer (Philad.) **4**, 663 (1951). — Muir, C.S.: Cancer of the lung, trachea and larynx in Singapore. Brit. J. Cancer **14**, 1 (1960). — Müller, C., u. L. Ružička: Krebsmortalität in der CSSR im internationalen Vergleich. Dtsch. Gesundh.-Wes. **XX**, 1167 (1965). — Mülly, K.: Die Geschwülste der Lunge, Pleura und Brustwand. In: Handbuch der inneren Medizin, 4. Aufl., Bd. IV/1, S. 1. Berlin-Göttingen-Heidelberg: Springer 1956. — Mulligan, R.M., and F.R. Harper: The morphology of primary carcinoma of the human lung. J. thorac. Surg. **12**, 734 (1943). — Mulligan, R.M.: Geriatric cancer. Analysis of 257 autopsied cancer patients 70 years of age and older. Cancer

12, 970 (1959). — NAGAYO, M.: Statistical studies on cancer in Japan. Gann, Extra-Nr. 176 (1933). — NAGAYO, M., and R. KINOSITA: Some significant features of cancer incidence in Japan. Yale J. Biol. Med. 12, 301 (1940). — NEUMANN, H.W., u. Mitarb.: Bronchogenic carcinoma in persons under fourty years of age. New Engl. J. Med. 254, 502 (1956). — NUNDY, D.M.: Geographical pathology of cancer in Malaga. Acta Un. int. Cancr. 17, 558 (1961). — NUNDY, D.M., and M. MYA THOUNG: Geographical pathology of cancer in Burma. Acta Un. int. Cancr. 17, 964 (1961). — OCHSNER, A., u. Mitarb.: Bronchogenic carcinoma, its frequency, diagnosis and early treatment. J. Amer. med. Ass. 148, 691 (1952). — OCHSNER, A.P.T., u. Mitarb.: Bronchogenic carcinoma. Dis. Chest 37, 1 (1960). — OESER, H.: Krebs: Zahlen und Folgerungen. Med. Mschr. 3, 48 (1949). — O'NEAL, R.M., u. Mitarb.: Bronchogenic carcinoma. An evaluation from autopsy data, with special reference to incidence, sex ratio, histological type and accuracy of clinical diagnosis. Cancer (Philad.) 10, 1031 (1957). — OKINAKA, A.J., and C.W. HOLMAN: Carcinoma of the lung in the elderly. Amer. Rev. resp. Dis. 93, 578 (1966). — OTT, G., u. R. DAUM: Lungenkrebs bei Frauen. Langenbecks Arch. klin. Chir. 310, 93 (1965). — PAGLICCI, A.: Cancro primitivo del polmone: considerazioni statistische su 242 casi esainati nell istituto dal 1943—1942. Radiologia (Roma) 9, 273 (1953). — PANZER, R., u. W. LAMMEL: Das Bronchialkarzinom bei der Frau. Z. ärztl. Fortbild. 60, 905 (1966). — PAYMASTER, J.C.: Cancer and its distribution in India. Cancer (Philad.) 17, 1026 (1964). — PHILLIPS, A.J., and M. OWCHAR: Mortality trends in Canada for various sites of cancer. Canad. med. Ass. J. 73, 626 (1955). — PHILLIPS, A.J.: Cancer mortality trends in Canada 1941—1958. Brit. J. Cancer 15, 1 (1961). ~ Geographic aspects of malignant disease. Canad. med. Ass. J. 90, 1095 (1963). ~ Cancer mortality trends in Canada 1944—1963. Canad. med. Ass. J. 93, 63 (1963). — PIYARATN, P.: Relative incidence of malignant neoplasms in Thailand. Cancer (Philad.) 12, 693 (1959). — POCHE, R., u. Mitarb.: a) Statistische Untersuchungen über das Bronchialkarzinom in Nordrhein-Westfalen. Z. Krebsforsch. 66, 87 (1964). ~ b) Statistische Untersuchungen über das Bronchialkarzinom in Nordrhein-Westfalen. Schlußwort zu den Bemerkungen von S. KOLLER in der Zeitschrift für Krebsforschung 66, 187 (1964). Z. Krebsforsch. 66, 250 (1964). — PRATES, M.D.: Malignant neoplasms in Mozambique / A frequency ratio survey from 1944 to december 31, 1957 and comparison with other parts of Africa. Brit. J. Cancer 12, 177 (1958). — QUINLAND: zit. bei P.E. STEINER (1954). — RAKOWER, J.: Lung cancer in Israel. Cancer (Philad.) 10, 67 (1957). — RASEDALE, u. McKAY: zit. bei P.E. STEINER (1954). — RATTKA, P.: Zur Frage der Altersdisposition der Karzinomsterblichkeit in Polen. Krebsarzt 21, 108 (1966). — REICH, TH., u. H.R. SCHINZ: Statistische Untersuchungen zur Malignomsterblichkeit in der Schweiz. I. Ist das Sektionsgut der Züricher Pathologie repräsentativ für die Schweiz oder nicht? Schweiz. med. Wschr. 1954, 388. — RIGDON, R.H., and H. KIRCHOFF: Cancer of the lung from 1900—1930. Surg. etc. (Abstr. 107, 105 [1959]). — RINK, H.: Der Lungenkrebs. Klinik - Praxis - Problematik. Stuttgart: F.K. Schattauer 1965. — RIVKIN, L.M., and J.M. SALYER: Bronchogenic carcinoma in men under 40 years of age. Dis. Chest 34, 521 (1958). — ROZIN, S.F.: Autopsy data on cancer from Orenburg fort 1946—1955. Arch. Path. (Mosk.) 21, 55 (1959). — ROTHE, G.: Fünfjahresergebnisse operativer Bronchialkarzinombehandlung. Z. Tuberk. 122, 229 (1964). — RUNNE, H.-J.: Vergleichende Onkologie der Sarkom- und Karzinomerkrankungen bei Tieren. Arch. Geschwulstforsch. 2, 219 (1950). — SAMSONOV, V.A.: Tumours, according to autopsy data of pathological departments of Ivanoco hospitals for 1932—1951. Arch. Path. (Mosk.) 20, 55 (1958). — SARASIN, R., et C. SAYEGH: Traitment du cancer pulmonaire par le télécobalt. Radiol. clin. (Basel) 33, 143 (1964). — SAXÉN, E., and M. HAKAMA: Cancer illness in Finland with a note on the effects of age adjustment and early diagnosis. Ann. Med. exp. Fenn. 42, Suppl. 2 / Helsinki 1964. — SCHILL, H.: Die Feinstruktur des Bronchialkarzinoms in ihrer Bedeutung für Prognose und Therapie. Z. ärztl. Fortbild. 58, 3 (1964). — SCHINZ, H.R.: Statistische Untersuchungen zur Malignomsterblichkeit in der Schweiz. III. Karzinomhäufigkeit in der Stadt Zürich auf Grund der Mortalitätsstatistik 1926—1945. Schweiz. med. Wschr. 1954, 535; IV. Wandlungen der Todesursachen in der Stadt Zürich seit der Jahrhundertwende. Schweiz. med. Wschr. 1954, 566. — SCHINZ, H.R., u. E. BILLETER: Statistische Untersuchungen zur Malignomsterblichkeit in der Schweiz. VII. Die Organdisposition der Karzinome in der Schweiz 1952. Schweiz. med. Wschr. 1954, 906. — SCHINZ, H.R., u. TH. REICH: Wandlungen der Karzinomgefährdung in den Vereinigten Staaten von Amerika im Vergleich mit 4 europäischen Ländern und Japan. Oncologia (Basel) 13, 1 (1960); Dtsch. med. Wschr. 84, 2166 (1959). ~ Die Wandlungen der Karzinomgefährdung in der Schweiz seit der Jahrhundertwende und deren Erklärung durch vorgetäuschte Altersdisposition. Dtsch. med. Wschr. 1954, 1893. ~ Statistische Untersuchungen zur Malignomsterblichkeit in der Schweiz. XI. Wandlungen in der Organgefährdung durch die häufigsten Karzinome in der Schweiz seit der Jahrhundertwende bis 1952. Oncologia (Basel) 9, 317 (1956). ~ Wandlungen der Karzinomhäufigkeit in der Bundesrepublik Deutschland im Vergleich mit Frankreich und der Schweiz. Oncologia (Basel) 12, 1 (1959). ~ Wandlungen der Karzinomgefährdung in England und Wales und in Japan im Vergleich mit der Bundesrepublik Deutschland, Frankreich und der Schweiz. Dtsch. med. Wschr. 84, 1328 (1959). ~

Wandlungen der Krebsgefährdung einer Altersklasse im Verlauf der Jahrzehnte. Schweiz, med. Wschr. 95, 941 (1965). ~ Karzinogenese im Lichte der Statistik. Dtsch. med. Wschr. 91. 135 (1966). — Schubert, K.: Statistik der Krebssterblichkeit in Österreich während der Jahre 1950—1952. Wien. med. Wschr. 1953, 801. — Schwarzbauer, F.: Die Krebshäufigkeit in der Bundesrepublik 1952/53 im Vergleich zu Dänemark, Frankreich und den USA. Strahlentherapie 105, 357 (1958). — Sedelmeyer, H., u. E. Dahme: Morphologie und Histogenese des Lungenkarzinoms bei Fleischfressern. Berl. Münch. tierärztl. Wschr. 71, 416 (1958). — Segi, M., u. Mitarb.: Geographical comparison of deaths from malignant neoplasms. A study of age-adjust death rates for malignant neoplasms in various countries. Acta Un. int. Cancr. 14, 591 (1958). — Segi, M., and M. Kurihara: Cancer mortality for selected sites in 24 countries. Nr. 3 (1960—1961). Department of Public Health, Tohoku University School of Medicine, Sendai, Japan 1964. ~ Geographische Krebsstudien. Ein Vergleich der standardisierten Sterbeziffern. Mitt.-Dienst GBK 3, 69 (1963). ~ Trends in cancer mortality for selected sites in 24 countries, 1950—1959 (Graphic edition). Department of Public Health, Tohoku University School of Medicine, Sendai, Japan 1963. ~ Cancer mortality for selected sites in 24 countries, Nr. 1 (1950—1957). Department of Public Health, Tohoku University School of Medicine. Sendai, Japan 1959. — Sellers, A. H.: The problem of lung cancer in Ontario. Symp. Canad. J. publ. Hlth 54, 249 (1963). — Serebrenneekov, V. S.: Lung cancer frequency in Sverdlovsk and Sverdlovsk district. Vop. Onkol. 3, 486 (1957). — Shapiro, M. P., u. Mitarb.: Malignant disease in the Transvaal. II. Tumours of the musculoskeletal system. III. Cancer of the respiratory tract. First statistical report of the Radiation Therapy Department of the Johannesbourg group of hospitals. S. Afr. med. J. 1955, 95 (1955). — Simmross, E.: Über die Zunahme des Lungen- und Bronchialkrebses im Göttinger Sektionsgut. Virchows Arch. path. Anat. 285, 183 (1932). — Sjolte, I. P.: Primäre maligne Tumoren der Lungen bei Tieren. Virchows Arch. path. Anat. 312, 35 (1941). — Schmidt, F.: Zigarette oder allgemeine Luftverunreinigung? Eine Argumentation über die Ursachen des Lungenkrebses. Dtsch. Gesundh.-Wes. XX, 197 (1965). ~ Zigarette und Lungenkrebs. Med. Welt (Berl.) 1965, 1948—1956. — Smith, R. L.: Recorded and expected mortality among the Japanese of the United States and Hawaii, with special reference to cancer. J. nat. Cancer Inst. 17, 459 (1956). — Smoking and Health: Royal College of Physicians. London: Pitman 1962. ~ Report of the Advisory Committee to the Surgeon General of the Public Health Service. U.S. Dep. of Health, Education and Welfare 1964. — Snyder, R. L., u. H. L. Ratcliffe: Bronchialkarzinom bei Zootieren. Cancer Res. 26, 514 (1966). — Statistik der Bundesrepublik Deutschland. Bd. 255: Gesundheitswesen 1958. Stuttgart: Kohlhammer 1960. ~ Bd. 232: Gesundheitswesen 1957. Stuttgart: Kohlhammer 1959. ~ Bd. 187: Gesundheitswesen 1956. Stuttgart: Kohlhammer 1958. ~ Bd. 174: Gesundheitswesen 1955. Stuttgart: Kohlhammer 1957. ~ Bd. 148: Gesundheitswesen 1954. Stuttgart: Kohlhammer 1956. ~ Bd. 127: Gesundheitswesen 1953. Stuttgart: Kohlhammer 1955. ~ Bd. 89: Gesundheitswesen 1952. Stuttgart: Kohlhammer 1954. — Statistisches Jahrbuch 1966 der Deutschen Demokratischen Republik: Staatsverlag der Deutschen Demokratischen Republik 1966, S. 568 ff. — Steiner, P. E.: Cancer: Race and geography. Some etiological, environmental, ethnological, epidemiological and statistical aspects in Caucasoids, Mongoloids, Negroids and Mexicans. Baltimore: Williams & Wilkins Co. 1954, XIII. — Steiner, P. E., u. Mitarb.: Pulmonary carcinoma revealed at necropsy, with reference to increasing incidence in the Los Angeles County Hospital. J. nat. Cancer Inst. 11, 497 (1950). — Steinmann, E. P.: Das Lungenkarzinom der Frau. Z. Laryng. Rhinol. 41, 870 (1962). — Stenstrom, J. D., and H. S. Ford: Carcinoma of the lung: analysis of 222 cases. Canad. med. Ass. J. 71, 14 (1954). — Stenstrom, J. D.: Bronchogenic carcinoma analysis of ninety-four cases. Canad. Med. Ass. J. 64, 409 (1951). — Stewart, H. L.: Pulmonary cancer and adenomatosis in captive wild mammals and birds from the Philadelphia Zoo. J. nat. Cancer Inst. 36, 117 (1965). — Stitnimankarn, T., and R. Rosahn: Carcinoma of the lung at the Siriraj Hospital, Bangkok. Cancer (Philad.) 16, 510 (1965). — Stocks, P.: Cancer death rates in Japan contracted with those in England and Wales and Canada. Brit. J. Cancer 10, 257 (1956). ~ Studies of cancer death rates at different ages in England and Wales in 1921—1950: uterus, breast and lung. Brit. J. Cancer 7, 283 (1953). ~ On the relations between atmospheric pollution in ruban and rural localities and mortality from cancer bronchitis and pneumonia, with particular reference to 3,4-benzopyrene, beryllium, molybdenum, vanadium and arsenic. Brit. J. Cancer 14, 397 (1960). — Strauss, B., and C. V. Weller: Bronchogenic carcinoma. A statistical analysis of 29 necropsias to relationships between cell types and age, sex and metastasis. Arch. Path. 63, 602 (1957). — Sträubli, P.: Der Lungenkrebs bei Frauen. Schweiz. med. Wschr. 88, 897 (1958). — Stünzi, H.: Zur Pathologie des Lungenkarzinoms der Katze. Zbl. Vet.-Med. 5, 665 (1958). ~ Zur Pathologie des Lungenkarzinoms bei Katze und Hund. Schweiz. Z. allg. Path. 22, 311 (1959). ~ Der Lungenkrebs in vergleichender pathologischer Sicht. Schweiz. med. Wschr. 95, 1744 (1965). — Suter, L.: Primäres Bronchialcarcinom im Kindesalter. Ann. paediat. (Basel) 179, 361 (1952). — Švejda, J., and J. Brychtová: Remarks on morbid anatomy of bronchus carcinoma. Lék. Listy 8, 400 (1953). — Svoboda, J.: Maligne Lungentumoren bei jungen Menschen.

Rozhl. Tuberk. **22**, 570 (1962). — Swoboda, R.: Beitrag zum primären Lungenkarzinom unter besonderer Berücksichtigung der Zoo- und Wildtiere. Zbl. Vet.-Med. **7**, 967 (1960). ~ Über das Lungencarcinom bei Tieren mit besonderer Berücksichtigung des Rindes. Path. vet. (Basel) **1**, 409 (1964). — Teutschlaender, O.: Beiträge zur vergleichenden Onkologie mit Berücksichtigung der Identitätsfrage. Z. Krebsforsch. **17**, 285 (1920). — Thomas, P.: Bronchuskarzinom. Diss. Leiden 1963. — Tripolo, u. Holland: zit. bei P. E. Steiner (1954). — Troy, M. A.: Bronchogenic carcinoma in the cat. J. Amer. vet. med. Ass. **126**, 410 (1955). — Tuyns, A.: Étude statistique des tumeurs des voles respiratoires en 1953. J. belge Radiol. **37**, 283 (1954). — Uttley, K. H.: The cancer death rate in the coloured population of Antigua, West Indies, over the last seventy years. Brit. J. Cancer **13**, 153 (1959). — Varnier, G.: Mortalità per tumore maligno durante gli anni 1950—1951—1952 nel comune e provincia di Treviso. Boll. Oncol. **27**, 639 (1953). — Vincent, T. N., u. Mitarb.: Carcinoma of the lung of women. Cancer (Philad.) **18**, 559 (1965). — Volgareva, N. P.: Oncological diseases according to data of Pathological Department of the first Moscow I. M. Sechenov Medical Institute for 20 years (1939—1958). Arch. Path. (Mosk.) **25**, 72 (1963). — Walther, H. E.: Krebsmetastasen. Basel: Benno Schwabe 1948. — Warren, S., and O. Gates: Lung cancer and metastasis. Arch. Path. **78**, 467 (1964). — Watler, D. C., u. Mitarb.: The incidence of malignant neoplasms in Jamaica. Path. et Microbiol. (Basel) **24**, 698 (1961). — Wenz, W.: Nimmt der Krebs im hohen Alter zu ? Vjschr. naturforsch. Ges. (Zürich) **98**, 1 (1953). — Werner, W.: Eine Karzinomstatistik 1920—1951 (22619 Sektionen, 4377 Karzinome). Arch. Geschwulstforsch. **5**, 334 (1953). — Westphal, K. H.: Bereinigte Häufigkeiten von Krebs als Todesursache. Düsseldorf: Statistisches Amt 1954. — Wildner, G. P.: Zur Statistik der bösartigen Geschwulsterkrankungen in der DDR in den Jahren 1953 und 1954. Dtsch. Gesundh.-Wes. **14**, 494 und 543 (1959). ~ Zur Diagnose und Therapie des Lungenkrebses. Dtsch. Gesundh.-Wes. **XX**, 1809 (1965). — Wildner, G. P., u. T. Umbreit: Die voraussichtliche Entwicklung der Krebsmorbidität in der Deutschen Demokratischen Republik. Dtsch. Gesundh.-Wes. **XVI**, 1071 (1961). — Wildner, G. P., u. H. J. Herold: Die absolute Heilziffer der Krebskranken in Berlin. Dtsch. Gesundh.-Wes. **XIX**, 226 (1964). — Wolff, B.: Über ein Blastom bei einem Aal (*Anguilla vulgaris*) nebst Bemerkungen zur vergleichenden Pathologie der Geschwülste. Virchows Arch. path. Anat. **210**, 365 (1912). — Wydler, U.: Häufigkeit der Lungenkarzinome im Zürcher Obduktionsgut. Diss. Zürich 1968. — Zácek, A.: Bronchogenic and lung carcinoma mortality in a chronological observation. Lék. Listy **8**, 383 (1953). — Zylmann, E.: Ein statistischer Beitrag zur Krebshäufigkeit. Z. Krebsforsch. **58**, 239 (1952).

C. I. 7. Ätiologie

Abelin, Th., and G. K. Tokuhata: Maternal age at birth and susceptibility to lung cancer. Lancet **1965 II**, 1121. — Agricola, G.: D re metallica. Basel 1957; zit. bei Hueper (1966). — Ahlendorf, W.: Silikose und Bronchialkarzinom. Krebsforschung und Krebsbekämpfung **3**, 125 (1959). — Akimoto, S., u. Mitarb.: Überblick über die neuesten Berichte der Spätschäden durch die Atombombenexplosionen in Hiroshima und Nagasaki 1965. Dtsch. Gesundh.-Wes. **XXI**, 1206 (1966). — Aleksandrow, K.: Der Arsengehalt in bulgarischen Zigarren. Wopr. onkol. **8**, H. 11, 48 (1962). — Altmann, H.-W., u. Mitarb.: Strahleninduzierte (Sr^{90}) Lungencarcinome bei Ratten. Naturwissenschaften **46**, 85 (1959). ~ Über Lungenveränderungen und Lungentumoren bei Ratten nach Bestrahlung mit radioaktivem Strontium (Sr 90). Beitr. path. Anat. **124**, 145 (1961). — Anacker, H.: Lungenkrebs und Bronchographie. Mit Untersuchungen über Ursprung und Ursprungsbedingungen des Bronchialkarzinoms. Stuttgart: Georg Thieme 1955. — Anderson, jr., A. E., u. Mitarb.: Emphysema in lung macrosections correlated with smoking habits. Science **144**, 1025 (1964). — Anderson, J., and F. A. Campagna: Asbestosis and carcinoma of the lung. Case report and review of the literature. Arch. environm. Hlth **1**, 27 (1960). — Anderson, D. O., and B. G. Ferris, jr.: Role of tobacco smoking in causation of chronic respiratory diseases. New Engl. J. Med. **267**, 787 (1962). — Anderson, D. O.: Smoking and respiratory disease. Amer. J. publ. Hlth **54**, 1856 (1964). — Anderson, D. O., u. Mitarb.: Levels of air pollution and respiratory disease in Berlin, New Hampshire. Amer. Rev. resp. Dis. **90**, 877 (1964). — Andrievskaya, Z. K., and M. M. Mislavskaya: Silicosis in an chromatite mine and its prophylaxis. Gig. i Sanit. **5**, 28 (1949). — Argus, M. F., u. C. Hoch-Liget: Über die carcinogene Wirkung der Nitrosamine. J. nat. Cancer Inst. **27**, 695 (1961). — Asang, E.: Chronische Chromschädigung mit Entwicklung eines Lungentumors. Zbl. Arbeitsmed. **2**, 181 (1952). — Attinger, E.: Über die Kombination von Lungencarcinom mit Lungentuberkulose. Oncologia (Basel) **3**, 140 (1950). — Auerbach, O., u. Mitarb.: The anatomical approach to the study of smoking and bronchogenic carcinoma. A preliminary report of fourty-one cases. Cancer (Philad.) **9**, 76 (1956). ~ Changes in the bronchial epithelium in relation to smoking and cancer of the lung. A report of progress. New Engl. J. Med. **256**, 97 (1957). ~ Changes in bronchial epithelium in relation to cigarette smoking and in relation to lung cancer. New Engl. J. Med. **265**, 253 (1961). ~ Changes in bronchial epithelium in relation to sex, age, residence, smoking and pneumonia. New Engl. J. Med. 267, III (1962). ~ Bronchial epithelium in former smokers. New Engl. J. Med. 267, 119 (1962). ~ Smoking habits, age and changes of lung. New Engl. J. Med. 269, 1045 (1963). — AUERBACH, O., and A.P. STOUT: Histopathological aspects of occult cancer of the lung. Ann. N.Y. Acad. Sci. 114, 803 (1964). — AUERBACH, O., u. Mitarb.: Interrelationships among various histologic changes in bronchial tubes and lung parenchyma. Amer. Rev. resp. Dis. 90, 867 (1964). — BAADER, E.W.: Der Lungenkrebs als gewerbemedizinisches Problem. Verh. dtsch. Ges. inn. Med. 57, 322 (1951). ~ Gewerbekrankheiten, 4. Aufl. München-Berlin: Urban & Schwarzenberg 1954. — BAAS, C., and J. STRACKER: Lung cancer and month of birth. Lancet 1964 I, 47. — BACKMANN, R., u. H.J. GRÜTER: Nachweis von radioaktiver Substanz in der Lunge eines Uranbergarbeiters. Verh. dtsch. Ges. Path. 49, 300 (1965). — BAETJER, A.M.: Pulmonary carcinoma in chromate workers. I. A review of the literature and report of case. Arch. industr. Hyg. 2, 487 (1950). — BAILAR, J.C., and J.M. GURIAN: Month of birth and cancer mortality. J. nat. Cancer Inst. 33, 2 237 (1964). — BALDAMUS, U.: Gemeinsames Vorkommen von Lungentuberkulose und Bronchialcarcinom. Arch. Geschwulstforsch. 15, 219 (1959). — BALDWIN, R.W., u. Mitarb.: Studies at the carcinogenic action of motor engine oil additives. Brit. J. Cancer 15, 123 (1961). — BALLENGER, J.J., u. Mitarb.: Effects of nicotine on ciliary activity in vitro. Ann. Otol. (St. Louis) 74, 303 (1965). — BALÓ, J., u. Mitarb.: Über durch Urethan verursachte experimentelle Lungenadenome. Acta morph. Acad. Sci. hung. 3, 101 (1953). — BANDMANN, F.: Über gewerblich hervorgerufene Lungenkrebse bei Gaswerksarbeitern. Dtsch. Gesundh.-Wes. XI, 347 (1956). — BARIÉTY, M., et R. RULLIERE: Carcinome bronchique et tuberculose pulmonaire. Rev. Tuberc. (Paris) 27, 1 (1963). — BARKER, G.S.: Lung function in elderly male heavy smokers and nonsmokers. Amer. Rev. resp. Dis. 91, 409 (1965). — BARNES, J.M., and F.A. DENZ: Beryllium bone sarcomata in rabbits. Brit. J. Cancer 4, 212 (1950). — BARNETT: zit. bei K.H. BAUER (1963). — BARSKI, G., and R. CASSINGENA: Malignant transformation in vitro of cells from C57B. mouse normal pulmonary tissue. J. nat. Cancer Inst. 30, 865 (1963). — BARTH, W.: Bronchialkarzinom und Lungentuberkulose. Z. Tuberk. 123, 12 (1965). — BARZEL, G., u. H. KERN: Lungentuberkulose und Lungenkrebs. Z. Tuberk. 104, 1 (1954). — BAUER, K.H.: Der Bronchialkrebs, ein Produkt inhalierter Karzinogene. Dtsch. med. Wschr. 1954, 615. ~ Über Krebsverhütung. Oncologia (Basel) 10, 187 (1957). ~ Das Krebsproblem. Berlin-Göttingen-Heidelberg: Springer 1963. ~ Das Bronchialkarzinom als Modell der Krebsentstehung beim Menschen. Mitteilungsdienst der Gesellschaft zur Bekämpfung der Krebskrankheit 4, 457 (1967). — BAUER, ST.: Carcinoma arising in a congenital lung cyst. Report of a case. Dis. Chest 40, 552 (1961). — BEATTIE, jr., E.J., u. Mitarb.: Bronchogenic carcinoma produced experimentally in the dog. J. thorac. cardiovasc. Surg. 42. 615 (1961). — BEHOUNEK, F.: Über die Verhältnisse der Radioaktivität im Uranpecherzbergbaurevier von St. Joachimsthal in Böhmen. Physik. Zschr. 28, 333 (1927). — BEHOUNEK, F., u. M. FORT: Joachimsthaler Bergmannskrankheit. Strahlentherapie 70, 487 (1941). — BERGER, K.C., u. Mitarb.: Polonium-210 analyses of vegetables, cured and incured tobacco and associated soils. Science 150, 1738 (1965). — BERGERHOFF, W.: Die Silikose der bergischen Metallschleifer. Arch. Gewerbepath. Gewerbehyg. 8, 339 (1937). — BERKHEISER, S.W.: The significance of bronchiolar atypia and lung cancer. Cancer (Philad.) 18, 516 (1965). — BERKSON, J.: The statistical study of association between smoking and lung cancer. Proc. Mayo Clin. 30, 319 (1955). ~ The statistical investigation of smoking and cancer of the lung. Proc. Mayo Clin. 34, 206 (1959). ~ Smoking and cancer of the lung (Symposium). Proc. Mayo Clin. 35, 367 (1960). — BERNDT, H.: Zur Epidemiologie des Lungenkrebses. Arch. Geschwulstforsch. 28, 28 (1966). — BERNDT, H., u. G.P. WILDNER: Krebs und Geburtsmonat. Z. Krebsforsch. 68, 303 (1966). — BEST, E.W.R., u. Mitarb.: A Canadian study of mortality in relation to smoking habits. A preliminary report. Canad. J. publ. Hlth. 52, 99 (1961). — BETKE: zit. nach K.H. BAUER (1963). — BIANCIFIORI, C., and R. RIBACCHI: Pulmonary tumours in mice induced by oral isoniazid and its metabolites. Nature (Lond.) 194, 488 (1962). — BIDSTRUP, P.L., and R.A.M. CASE: Carcinoma of the lung workmen in the bichromates-producing industry in Great Britain. Brit. J. industr. Med. 13, 260 (1956). — BJARNASON, O.: Briefliche Mitteilung vom 22. 10. 1966. — BLACKLOCK, J.W.S.: The production of lung tumours in rats by 3:4 benzpyrene, methylcholanthrene and the condensate from cigarette smoke. Brit. J. Cancer 11, 181 (1957). — BLACKLOCK, J.W.: An experimental study of the pathological effects of cigarette condensate in the lung with special reference to carcinogenesis. Brit. J. Cancer 15, 746 (1961). — BLOOM, J.L.: Body size and lung-tumor susceptibility in cubred mice. J. nat. Cancer Inst. 33, 599 (1964). — BLOOM, J.L., and D.S. FALCONER: A gene with major effect on susceptibility to induced lung tumors in mice. J. nat. Cancer Inst. 33, 607 (1964). — BOCK, F.G., and G.E. MOORE: Carcinogenic activity of cigarette-smoke condensate. I. Effect of trauma and remonte irradiation. J. nat. Cancer Inst. 22, 401 (1959). — BODEN, G.: Silikose und Lungenkrebs. Inaug.Diss. Berlin 1960. — BOEMKE, FR.: Das Lungenkarzinom in der Asbeststaublunge. Med. Mschr. 7, 77 (1953). — BÖHME, A.: Asbestose und Lungencarcinom. I. Arch. Gewerbepath. Gewerbehyg. 17, 384 (1959). ~ Asbestose und Lungenkarzinom. II. Arch. Gewerbepath. Gewerbehyg. 17, 457 (1959). —

Böhlke, E.: Zur Problematik des Bronchial-Karzinoms bei Lungentuberkulose. Praxis Pneumol. **20**, 1 (1966). — Bohlig, H., u. G. Jacob: Die Häufigkeit des Lungenkrebses bei deutschen Asbestarbeitern. Dtsch. Gesundh.-Wes. **XIII**, 1101 (1958). — Bohlig, H., u. Mitarb.: Über Morbidität und Pathologie des Asbestlungenkrebses. Z. Unfallmed. Berufskr. **52**, 64 (1959). — Bohnenkamp, H.: Über chronische Arsenvergiftung. Ber. 8. Internat. Kongr. f. Unfallmed. u. Berufskr. **2**, 1069 (1938). ~ Beitrag zu den exogenen Ursachen des Lungenkrebses auf Grund eines Falles von wahrscheinlichem Arsenkrebs. Krebsarzt **13**, 318 (1958). — Bonnet, J., et S. Neukomm: Résultats actuels des recherches chimiques sur la composition de la fumée du tabac. Oncologia (Basel) **10**, 124 (1957). — Bonser, G.M., and G.M. Thomas: Data relevant to the apparently rising incidence of lung cancer in Great Britain and the effects of treatment on survival. Schweiz. Z. allg. Path. **18**, 885 (1955). — Boucot, K.R., u. Mitarb.: Cigarettes, cough and cancer of the lung. J. Amer. med. Ass. **196**, 985 (1966). — Boyland, E., u. Mitarb.: Induction of pulmonary tumours in mice by Nitrosonornicotine, a possible constituent of tobacco smoke. Nature (Lond.) **202**, No. 4937, 1126 (1964). ~ The carcinogenicity of nitrosoanabasine, a possible constituent of tobacco smoke. Brit. J. Cancer **18**, 265 (1964). — Bower, J.W.: Persönliche Mitteilung an W.C. Hueper (1955); zit. bei W.C. Hueper (1966). — Braun, H.: Silikose und Bronchialkarzinom. Med. Klin. **51**, 1863 (1956). — Braun, P., u. Mitarb.: A propos du cancer bronchique chez les mineurs de fer. Rev. méd. Nancy **85**, 702 (1960). — Breslow, L.: Occupational factors in lung cancer. A preliminary report. Publ. Hlth Rep. (Wash.) **68**, 286 (1953). ~ Industrial aspects of bronchiogenic neoplasms. Dis. Chest **28**, 421 (1955). — Brooke, C.O.S.Bl.: The incidence of cancer of the lung 1932—1956. Brit. J. Cancer **12**, 481 (1958). — Brown, Cl.E.: Carcinoma of the rat lung from intrapleural methylcholanthrene. Arch. Path. **76**, 347 (1963). — Burch, P.J.R.: Genetic carrier frequency for lung cancer. Nature (Lond.) **202**, 711 (1964). — Burian, K., u. L. Stockinger: Elektronenmikroskopische Untersuchungen an der Nasenschleimhaut. I. Das Flimmerepithel nach lokalen Schädigungen. Acta oto-laryng. (Stockh.) **56**, 376 (1963). — Buytendijk, H.J., et F. Maesen: Het familiair voorkomen van het bronchuscarcinoom. Acta tuberc. belg. **54**, 503 (1963). ~ Het voorkomen van bronchuscarcinoom bij patienten met een myocard infarct. Acta tuberc. belg. **55**, 318 (1964). — Cathie, J.A.B.: Zur Frage der Leistungsfähigkeit der Bronchoskopie für die Diagnostik der Bronchialkarzinome. Schweiz. med. Wschr. **75**, 15 (1945). — Cailleau, R., u. Mitarb.: Attempted long-term culture of human bronchial mucosa and bronchial neoplasms. J. nat. Cancer Inst. **22**, 1027 (1959). — Campbell, J.A.: Effects of precipitated silica and of iron oxid on the incidence of primary lung tumours in mice. Brit. med. J. **2**, 275 (1940). — Campbell, R.E., and F.A. Hughes: The development of bronchogenic carcinoma in patients with pulmonary tuberculosis. J. thorac. cardiovasc. Surg. **40**, 98 (1960). — Campbell, A.H.: The relationship between cancer and tuberculosis mortality rates. Brit. J. Cancer **15**, 10 (1961). — Carey, J.M., and A.E. Greer: Bronchogenic carcinoma complicating pulmonary tuberculosis. A report of 8 cases and a review of 140 cases since 1932. Ann. intern. Med. **49**, 161 (1958). — Carr, D.T.: Is cigarette smoking a cause of carcinoma of the bronchus? Proc. Mayo Clin. **35**, 358 (1960). — Carroll, R.: Changes in the bronchial epithelium in primary lung cancer. Brit. J. Cancer **15**, 215 (1961). — Cember, H.: Radiogenic lung cancer. Progr. exp. Tumor Res. (Basel) **4**, 251 (1964). — Chang, S.Ch.: Microscopic properties of whole mounts and sections of human bronchial epithelium of smokers and non-smokers. Cancer (Philad.) **10**, 1246 (1957). — Chauvet, M.: Tuberculose pulmonaire et cancer du poumon. Rev. méd. Suisse rom. **73**, 402 (1953). — Chemin, T., et A.D. Roche: Carcinomes bronchiques et cancers à localisation O.R.-L. développés chez des tuberculeux pulmonaires en milieu sanatorial. Presse méd. **71**, 1047 (1963). — Christian, H.A.: Cancer of the lung in employees of a public utility. A fifteen-years-study (1946—1960). J. occup. Med. **4**, 133 (1962). — Christians, H.: Bronchialkarzinom und Silikose. Diss. Bochum 1963. — *Cigarette smoking and lung cancer.* A statistical snare. Med. Proc. **2**, 341 (1956). — Clarke, J.M.: The problem of the cancer in New Zealand. N.Z. med. J. **63**, 788 (1964). — Clemmesen, J.: The status of genetical studies in human cancer. Brit. J. Cancer **5**, 474 (1949). — Clemmesen, J., and A. Nielsen: The geographical and racial distribution of cancer of the lung. Schweiz. Z. allg. Path. **18**, 803 (1955). — Clemmesen, J.: The use of statistic in the etiological study of malignant neoplasms. Int. Rev. exp. Path. **2**, 139 (1963). — Clemo, G.R., and E.W. Miller: A comparison of the response to two inbred strains mice to the carcinogenic action of city smoke. Brit. J. Cancer **11**, 403 (1957). — Cohen, J., and R.K. Heiman: Heavy smokers with low mortality. Industr. Med. Surg. **31**, 115 (1962). — Cornfield, J., u. Mitarb.: Smoking and lung cancer. Recent evidence and a discussion of the questions. J. nat. Cancer Inst. **22**, 173 (1959). — Crener, J., u. A. Kaufmann: Über die Ursachen des gehäuften Zusammentreffens von Bronchialcarcinom und Tuberkulose der Lungen. Klinische und pathologisch-anatomische Untersuchungen. Beitr. Klin. Tuberk. **109**, 329 (1953). — Croninger, A.B., and V. Suntzeff: The malignancy of a cigarette tar carcinoma. VI. A description of 102 successive transplantations and metastasis to lung and node. Cancer (Philad.) **12**, 731 (1959). — Cutler, S.J., and D.B. Loveland: The risk of developing lung cancer and its relationship to smoking. J. nat. Cancer Inst. (Bethesda) **15**, 201 (1954). —

Cutler, S. J.: The probability of developing lung cancer for smokers and nonsmokers. Schweiz. Z. allg. Path. 18, 902 (1955). — Dalgaard, J. B.: Pulmonary cancer in a case of tracheopathia chondro-osteo-plastica. Nord. méd. 53, 572 (1955). — Davies, D. F.: A review of the evidence on the relationship between smoking and lung cancer. J. chron. Dis. 11, 579 (1960). — Davies, J. M.: Lung cancer and month of birth. Lancet 1963 II, 1283. — Davis, J. M. G.: An electron microscopy study of the effect of asbestos dust on the lung. Brit. J. exp. Path. 44, 454 (1963). — Dean, G.: Lung cancer among white South Africans. Report of a further study. Brit. med. J. 1965, No. 5502, 1506. ~ The complex aetiology of lung cancer. Acta Un. int. Cancr. 19, 721 (1963). — Deelman, H. T.: Betrachtungen über das Lungencarcinom. Ned. T. Geneesk. 1952, 1850. — Deichmann, W. B., u. Mitarb.: Nitro-olefins as potential carcinogens in air pollution. Industr. Med. Surg. 34, 800 (1965). — Delarue, J., u. Mitarb.: A propos de l'association de la tuberculose et des cancers primitifs des bronches. J. franç. Méd. Chir. thor. 7, 449 (1953). — Delarue, J., et J. Paillas: Les lésion tuberculeuses associées aux cancers bronchique. Étude anatomique. Presse méd. 1955, 1788. — Della Porta, G., u. Mitarb.: Induction of tracheobronchial carcinomas in the Syrian golden hamster. Cancer Res. 18, 592 (1958). — Denoix, P. F., et X. Gellé: Estimation de l'importance comparée du cancer bronchopulmonaire en France et dans d'autres pays. Bull. Ass. franç. Cancer 42, 247 (1955). — Denoix, P. F., u. Mitarb.: L'enquête française sur l'étiologie du cancer broncho-pulmonaire. Analyse détaillée. Bull. Ass. franç. Cancer 45, 1 (1958). — Deringer, M. K., and W. E. Heston: Development of pulmonary tumors in mice segregated with respect to the three genes: dominant spotting, caracul and rused. J. nat. Cancer Inst. 16, 763 (1955). — di Biasi, W.: Zur pathologischen Anatomie der Silikose. Verh. dtsch. Ges. Path. 33, 371 (1949). — Die Verunreinigung der Luft (Ursachen, Wirkungen, Gegenmaßnahmen). Hrsg. World Health Organization. Weinheim/Bergstr.: Verlag Chemie G.m.b.H. 1964. — Dijkstra, B. K. S.: Carcinoma of the bronchus. A survey of 278 cases. Pract. oto-rhino-laryng. (Basel) 23, 145 (1961). ~ Origin of carcinoma of the bronchus. J. nat. Cancer Inst. 31, 3, 511 (1963). — di Leo, F. P., i. U. Milia: Problemi biochemici nella tumorigenesi polmonare sperimentale da isoniazide e idrazina. Lav. Ist. Anat. Univ. Perugia 23, 129 (1963). — di Paolo, J. A.: Effect of cigarette smoke condensates on homografts of neonatal lung tissue in mice. Nature (Lond.) 204, (1964), No. 4946, 1159. — di Paolo, J. A., and M. L. Levin: Tumor incidence in mice after oral painting with cigarette smoke condensate. J. nat. Cancer Inst. 34, 595 (1965). — Doglioni, L.: Su tre casi di silicosi associata a carcinoma polmonare. Riv. Anat. pat. 8, 1137 (1954). — Doll, R., and A. B. Hill: Smoking and carcinoma of the lung. Preliminary report. Brit. med. J. 4682, 739 (1950). — Doll, R.: The causes of death among gas-workers with special reference to cancer of the lung. Brit. J. industr. Med. 9, 180 (1952). — Doll, R., and A. B. Hill: A study of the arteriology of carcinoms of the lung. Brit. med. J. 4797, 1271 (1952). ~ Mortality from lung cancer among non-smokers. Brit. J. Cancer 7, 303 (1953). ~ Mortality from lung cancer in asbestos workers. Brit. J. industr. Med. 12, 81 (1955). — Doll, R., and A. B. Hill: Lung cancer and other causes of death in relation to smoking. A second report of the mortality of British doctors. Brit. med. J. 5001, 1071 (1956). — Doll, R.: Cancer of the lung and nose in nickel workers. Brit. J. industr. Med. 15, 217 (1958). ~ Cancer of the lung and nose in nickel workers. Med. Literature Abstr. J. Amer. med. Ass. 169, 1004 (1959). — Doll, R., u. Mitarb.: Lung cancer mortality and the length of cigarette ends. An international comparison. Brit. med. J. 1959 I, 322. — Doll, R.: Occupational lung cancer: A review. Brit. J. industr. Med. 16, 181 (1959). — Doll, R., and A. B. Hill: Mortality in relation to smoking: ten years observations of British doctors. Brit. med. J. 5396, 1460 (1964). — Doll, R., u. Mitarb.: Mortality of gasworkers with special reference to cancer of the lung and bladder, chronic bronchitis and pneumoconiosis. Brit. J. industr. Med. 22, (1965) I. — Dontenwill, W., u. U. Mohr: Über Tracheal- und Bronchial-carcinome bei Goldhamstern nach Behandlung mit Diäthylnitrosamin. Klin. Wschr. 39, 493 (1961). ~ Experimentelle Untersuchungen zum Problem der Carcinomentstehung im Respirationstrakt. I. Die unterschiedliche Wirkung des Benzpyrens auf die Epithelien der Haut, der Mundhöhle und der Trachea des Goldhamsters. Z. Krebsforsch. 65, 56 (1962). ~ Experimentelle Untersuchungen zum Problem der Carcinomentstehung im Respirationstrakt. II. Die Wirkung von Tabakrauchkondensaten und Zigarettenrauch auf die Lunge des Goldhamsters. Z. Krebsforsch. 65, 62 (1962). ~ Experimentelle Erzeugung metastasierender Strumen nach Behandlung von Goldhamstern mit Tabakrauchkondensaten. Z. Krebsforsch. 65, 69 (1962). — Dontenwill, W.: Die jetzigen Kenntnisse und theoretischen Vorstellungen von der Ätiologie und Pathogenese bösartiger Geschwülste. Med. Klin. 58, 1949 (1963). — Dontenwill, W., u. B. Wiebecke: Autoradiographische Untersuchungen während der experimentellen Carcinomentstehung im Respirationstrakt des Goldhamsters nach Behandlung mit Diäthylnitrosamin. Z. Krebsforsch. 66, 321 (1964). — Dontenwill, W.: Experimentelle Untersuchungen zur Lungenkrebsentstehung. Sonderband 57 zur Strahlentherapie 143 (1964). — Dontenwill, W., u. Mitarb.: Vergleichende autoradiographische Untersuchungen über die Wirkung von Carcinogenen, Zigarettenrauchkondensaten und Lösungsmitteln auf die Mäusehaut. Z. Krebsforsch. 66, 466 (1965). — Dormanns, E.: Konstitution und Krebs. Strahlentherapie 37, 50

(1957). — Dorn, H.H.: Tobacco consumption and mortality from cancer and other diseases. Publ. Hlth Rep. (Wash.) 74, 581 (1959). — Dreyfus, J.R.: Lungenkarzinom bei Geschwistern nach Inhalation von eisenoxydhaltigem Staub in der Jugend. Z. klin. Med. 130, 256 (1936). — Driessens, J., u. Mitarb.: L'adénome pulmonaire expérimental à l'uréthane de la souris Swiss. Etudes histologique et cytologique. Bull. Ass. franç. Cancer 50, 171 (1963). — Druckrey, H., u. R. Preussmann: Zur Entstehung carcinogener Nitrosamine am Beispiel des Tabakrauches. Naturwissenschaften 49, 498 (1962). — Dungal, N.: Lung carcinoma in Iceland. Lancet 1950 II, 245. ~ Cancer in Iceland. Moynihan lecture delivered at the Royal College of Surgeons of England. Ann. roy. Coll. Surg. Engl. 16, 211 (1955). — Dunn, J., u. Mitarb.: Lung cancer mortality experience of men in certain occupations in California. Amer. J. publ. Hlth 50, 1475 (1960). — Dutra, Fr.R., u. Mitarb.: Osteogenic sarcoma after inhalation of beryllium oxide. Arch. industr. Hyg. 4, 606 (1951). ~ Persistence of beryllium oxide in lungs after inhalation of dust. Arch. industr. Hyg. 4, 65 (1951). — Dutra, F.R., and J.D. Carney: Asbestosis and pulmonary carcinoma. Arch. environm. Hlth 10, 416 (1965). — Eastcott, D.F.: The epidemiology of lung cancer in New Zealand. Lancet 1956 I, 37. — Ehrhardt, W.: Differentialdiagnostik von Silikose und Lungenkrebs und die Frage ursächlicher Beziehungen beider Erkrankungen. Z. ärztl. Fortbild. 43, 208 (1949). ~ Differentialdiagnostik von Silikose und Lungenkrebs und die Frage ursächlicher Beziehungen beider Erkrankungen. Arch. Geschwulstforsch. 1, 249 (1949). — Elias, K., and A.H. Aufses: Squamos cell carcinoma securing in an "intralobar pulmonary sequestration". Exp. Med. Surg. 18, 36 (1960). — Endrei, E.: Das Lungenkarzinom bei Lungentuberkulose. Schweiz. med. Wschr. 93, 882 (1963). — Engelbrecht-Holm, J., and J. Ahlmann: Production of carcinoma in St/Eh mice with cigarette tar. Acta path. microbiol. scand. 41, 267 (1957). — Ermala, P., and L.R. Holsti: Distribution and absorption of tobacco tar in the organs of the respiratory tract. Cancer (Philad.) 8, 673 (1955). — Essenberg, J.M.: Cigarette smoke and the incidence of primary neoplasm of the lung in the albino mouse. Science 116, 561 (1952). — Farpour, A., u. Mitarb.: Transplantable lung cancer in rats. Arch. Surg. 89, 942 (1964). — Faulds, J.S.: Pulmonary disease in iron ore miners. J. clin. Path. 25, 126 (1955). ~ Carcinoma of the lung in haematite miners. J. Path. Bact. 72, 353 (1956). — Faulds, J.S., and M.J. Stewart: Carcinoma of the lung in haematite miners. J. comp. Path. 72, 353 (1956). — Ferin, J., u. Mitarb.: Influence of tobacco smoke on the elimination of particles from the lung. Nature (Lond.) 206, No. 4983, 515 (1965). — Ferri, E.S., and E.J. Baratta: Polonium-210 in tobacco, cigarette smoke and selected human organs. Publ. Hlth Rep. (Wash.) 81, 121 (1966). — Ferris, B.G., and D.O. Anderson: Epidemiological studies related to air pollution: A comparison of Berlin, New Hampshire and Chilliwack, British Columbia. Symposium No. 6, Sect. I, Medical and Epidemiological Aspects of Air pollution. Proc. roy. Soc. Med. 57, No. 10, part 2, 9797 (1964). — Fingerland, A.: Lungenkrebs. Z. Tuberk. 122, 273 (1964). — Fiore, Donate, L., u. Mitarb.: Development of pulmonary adenomas in mice suckled by mothers receiving urethan. Naturwissenschaften 48, 409 (1961). — Firth, E.A., and F.J.C. Roe: Pulmonary tumours in urethane-treated mice: failure to demonstrate an underlying infectivs aetiology. Brit. J. Cancer 9, 300 (1955). — Fischer, W.: Über Tumoren, die durch Azetylaminofluoren hervorgerufen werden, insbesondere über Lungentumoren bei Ratten. Zbl. allg. Path. path. Anat. 99, 392 (1959). ~ Über Lungenveränderungen und Lungentumoren bei Ratten nach Verabreichung von Acetylaminofluoren. Arch. Geschwulstforsch. 17, 1 (1960). — Flaks, A.: Toxicity of whole Tobacco tar. Nature (Lond.) 204, No. 4958, 581 (1964). — Flamant, R., u. Mitarb.: Differences in sex ratio according to cancer site and possible relationship with use of tobacco and alcohol. Review of 65000 cases. J. nat. Cancer Inst. 32, 1309 (1964). — Ford, D.K., u. Mitarb.: Dysplastic lesion of the bronchial tree. Cancer (Philad.) 14, 1226 (1961). — Fox, H.: Bronchialcarcinoma in a ovarian cystic teratoma (dermoid). J. clin. Path. 18, 164 (1965). — Freudenberg, K.: Fehlschlüsse aus einer Sektionsstatistik über das Bronchialkarzinom. Bundesgesundheitsblatt 7, 99 (1964). — Friedlaender, K.: Cancroid einer Lungenkaverne. Z. klin. Med. 1885. — Fruhling, L., et F. Marcoux: Cancer pulmonaire et tuberculose pulmonaire. Strasbourg méd. 3, 375 (1952). — Fruhling, L., et A. Oppermann: Cancer pulmonaire et silicose pulmonaire. Strasbourg méd. 3, 389 (1952). — Fuchs, G.: Zur Frage der Strahleneinwirkung in der Pathogenese des Bronchialkarzinoms. Krebsarzt 20, 91 (1965). — Gabus, P.: Silicose, tuberculose et carcinome bronchique associée. Schweiz. Z. Tuberk. 16, 10 (1959). — Gardner, L.U.: zit. nach Worth-Schiller: Die Pneumokoniosen (1940); zit. nach Christians (1963). — Gates, O., and S. Warren: Histogenesis of lung carcinoma in mice, induced by gamma radiation. Arch. Path. 71, 693 (1961). — Geisler, P., u. I. Saraf: Zur Frage der Beziehungen zwischen Blutgruppenzugehörigkeit und Bronchuskarzinom. Zbl. Chir. 90, Jg. 2301 (1965). — Gellhorn, A.: The cocarcinogenic activity of cigarette tobacco tar. Cancer Res. 18, 510 (1958). — Giese, W.: Die Lunge. In: Lehrbuch der Spez. path. Anat., 2. Bd., 3. Teil. Hrsg. von Kaufmann u. Staemmler. Berlin: Walter de Gruyter u. Co. 1960. — Goldmann, K.P.: The diagnosis of lung cancer in coal-miners with pneumoconiosis. Brit. J. Dis. Chest 59, 141 (1965). — Goodbody, R.A., and A.J. Taylor: Sarcoidosis and bronchialcarcinom. Description of a case.

Tubercle (Edinb.) **38**, 419 (1957). — GSELL, O.: Bronchialkarzinome und Tabak. Ursache des Lungenkrebses. Schweiz. med. Wschr. **81**, 662 (1961). ~ Tabak und Krebs. Klinische und statistische Erhebungen (mit besonderer Berücksichtigung der Schweiz). Oncologia (Basel) **10**, 157 (1957). — GSELL, O., u. C. JUNG: Lungenkrebs in alpinen ländlichen Gebieten ohne Luftverschmutzung. Dtsch. med. Wschr. **89**, 909 (1964). — GSELL, O.: Epidemiologie des Bronchialkarzinoms. Erhebungen über die Umgebungseinflüsse in der Schweiz. Oncologia (Basel) **19**, 194 (1965). — GRÄFF, S.: Die Kaverne der Lungentuberkulose vom pathologisch-anatomischen Standpunkt aus. Ergebn. ges. Tuberk.- u. Lung.-Forsch. **1935**, 7. ~ Das Kavernencarcinom. Seine Bedeutung für den Arzt und für die Begutachtung. Dtsch. med. Wschr. **1947**, 465. — GRÄF, W.: Über natürliches Vorkommen und Bedeutung der kanzerogenen polyzyklischen, aromatischen Kohlenwasserstoffe. Med. Klin. **60**, 54 (1965). — GRAFFI, A., u. H. BIELKA: Probleme der experimentellen Krebsforschung. Leipzig: Akademische Verlagsgesellschaft Geest und Portig K.G. 1959. — GRAHAM, E.A.: Primary cancer of the lung with special consideration of its etiology. Bull. N.Y. Acad. Med. **27**, 261 (1951). ~ Remarks on the aetiology of bronchogenic carcinoma. Lancet **1954 I**, 1305. ~ A brief discussion of the etiology of bronchiogenic carcinoma. Dis. Chest **27**, 357 (1955). — GRAHAM, E.A., u. Mitarb.: Experimental production of carcinoma with cigarette tar. IV. Successful experiments on rabbits. Cancer Res. **17**, 1058 (1957). — GREENBERG, S.D., u. Mitarb.: Coexistence of carcinoma and tuberculosis of the lung. Amer. Rev. resp. Dis. **90**, 67 (1965). — GROSSE, H.: Mischstaubinduration der Hiluslymphknoten und Lungenkrebs. Frankfurt. Z. Path. **67**, 220 (1956). ~ Silikose und Lungenkrebs. Arch. Gewerbepath. Gewerbehyg. **14**, 375 (1956). ~ Krebssyntropien. Jena: Gustav Fischer 1960. — GRYNKRAUT, B.: Lungenkrebs und Rauchen. Rev. bras. Med. **11**, 831 (1954). — GUÉRIN, M.: Tumeurs pulmonaires et cancer buccal chez le rat soumis à l'inhalation de fumée de cigarette. Bull. Ass. franç. Cancer **46**, 295 (1960). ~ Étude sur le pouvoir cocarcinogène du goudron de fumée de cigarette. Bull. Ass. franç. Cancer **48**, 365 (1961). — GÜTHERT, H.: Lungencarcinom und Lungentuberkulose. Ärztl. Wschr. **1949**, 513. — HACKENSELLNER, H.A.: Über das Verhalten der Bronchialschleimhaut beim Lungenkrebs. I. Mitt. Beziehungen zwischen Bronchialcarcinom, Epithelmetaplasie und Rauchen. Frankfurt. Z. Path. **68**, 361 (1957). ~ Über das Verhalten der Bronchialschleimhaut beim Lungenkrebs. II. Mitt. Beziehungen zwischen Bronchialcarcinom, Epithelmetaplasie und chronischer Bronchitis; Beziehungen zwischen Carcinom, Oberflächencarcinom und Mikrocarcinom. Frankfurt. Z. Path. **68**, 383 (1957). — HACKETHAL: zit. bei F. ROTH. Zbl. allg. Path. path. Anat. **96**, 417 (1957). — HÄRTING, F.H., u. W. HESSE: Der Lungenkrebs, die Bergkrankheit in den Schneeberger Gruben. Vjschr. gerichtl. Med. **30**, 296 (1879); **31**, 102 (1879); **31**, 313 (1879). — HAENSZEL, W., and M.B. SHIMKIN: Smoking patterns and epidemiology of lung cancer in the United States: are they compatible? J. nat. Cancer Inst. **16**, 1417 (1956). — HAENSZEL, W., u. Mitarb.: A retrospective study of lung cancer in women. J. nat. Cancer Inst. **21**, 825 (1958). ~ Lungcancer mortality as related to residence and smoking histories. I. White males. J. nat. Cancer Inst. **28**, 947 (1962). — HAMBLY, A.S., jr.: Combined pulmonary tuberculosis and carcinoma of the lung. U.S. armed Forces med. J. **3**, 75 (1952). — HAMILTON, J.D., u. Mitarb.: Morphological changes in smoker's lungs. Canad. med. Ass. J. **77**, 177 (1957). — HAMMOND, E.C., u. D. HORN: Relationship between human smoking habits and death rates, follow study of 187 766 men. J. Amer. med. Ass. **155**, 1316 (1954). ~ Smoking and death rates on 44 months of follow up of 187 783 men. J. Amer. med. Ass. **166**, 1159 und 1294 (1958). — HAMMOND, E.C.: Prospective studies on smoking in relation to death rates. Bull. Inst. int. Statist. **33**, 132 (1961). ~ The effects of smoking. Sci. Amer. **207**, 39 (1962). ~ Smoking relation to mortality and morbidity. Findings in first thirty spective study started in 1959. J. nat. Cancer Inst. **32**, 1161 (1964). ~ Special report to the surgeon General Advisory Committee on Smoking and Health, U.S. Dept. of Health, Education and Welfare 1964; zit. in: Smoking and Health 1964. — HANSER, R., u. L. SIMON: Carcinom auf der Basis chronischer Arsenvergiftung. (Zur Frage der Berufskrebse.) Z. Krebsforsch. **51**, 305 (1941). — HARDING, H.E., and A.P. MASSIE: Pneumoconiosis in boiler scaler. Brit. J. industr. Med. **8**, 256 (1951). — HARDY, H.L.: Beryllium disease: A continuing diagnostic problem. Amer. J. med. Sci. **242**, 150 (1961). ~ Reaction to toxic beryllium compounds: Terminology. J. occup. Med. **53**, 2 (1962). ~ Beryllium case registry progress report: 1962. Arch. environm. Hlth **5**, 265 (1962). ~ Asbestos related disease. Amer. J. med. Sci. **250**, 381 (1965). — HAYASHI, Y., u. Mitarb.: Microscopic properties of the basement membrane and elastic fibers of trachea and bronchus of smokers and nonsmokers. Cancer (Philad.) **14**, 1175 (1961). — HAUPT, R., u. J. ZÖMISCH: Negative und positive Fehldiagnosen beim Bronchialkarzinom. Z. Tuberk. **126**, 67 (1967). — HEIMANN, H.: Auswirkungen der Luftverunreinigung auf die Gesundheit der Menschen. In: Verunreinigung der Luft (Ursachen, Wirkungen, Gegenmaßnahmen). Hrsg. World Health Organization. — HENSLER, N.M., u. D.J. GIRON: Lungenfunktionsprüfung bei Rauchern und Nichtrauchern. J. Amer. med. Ass. **186**, 885 (1963). — HERMANN, B., u. W. HEIM: Carcinoma bronchiolare multiplex. Beitrag zur Entstehung des Narbenkrebses. Z. ges. inn. Med. **17**, 322 (1962). — HERRMANN, H.: Lungentuberkulose und Bronchialcarcinom. Mschr. Tuberk.-Bekämpf. **7**, 156 (1965). — HESS, H.:

Arseninhalation und Bronchialkarzinom bei Winzern. Dtsch. Z. Chir. 283, 274 (1956). — HESTON, W.E., and M.A. SCHNEIDERMAN: Analysis of dose-response in relation to mechanism of pulmonary tumor induction in mice. Science 117, 109 (1953). — HESTON, W.E., u. Mitarb.: Occurence of pulmonary tumors in strain A mice following totalbody x-radiation and injection of nitrogen mustard. Cancer Res. 13, 573 (1953). — HILDING, A.C.: On cigarette smoking, bronchial carcinoma and ciliary action. I. Smoking habits and measurement of smoke intake. New Engl. J. Med. 254, 775 (1956). ~ On cigarette smoking, bronchial carcinoma and ciliary action. II. Experimental study on the filtering action of cow's lungs, the disposition of tar in the bronchial tree and removal by ciliary action. New Engl. J. Med. 254, 1155 (1956). ~ On cigarette smoking, bronchial carcinoma and ciliary action. III. Accumulation of cigarette tar upon artificially produced deciliated Island in the respiratory epithelium. Ann. Otol. (St. Louis) 65, 116 (1956). ~ Ciliary streaming in the bronchial tree and the time element in carcinogenesis. New Engl. J. Med. 256, 634 (1957). ~ Possible relation of the manner of disposition and disposition of cigarette smoke in the bronchial tree to carcinoma. With special reference to the pattern of ciliary streaming in the bronchial tree. Acta oto-laryng. (Stockh.) 48, 26 (1957). ~ Phagocytosis, mucous flow and ciliar action. Arch. environm. Hlth 6, 61 (1963). — HILL, A.B., and E.L. FANING: Studies on the incidence of cancer in a factory handling inorganic compounds of arsenic. Brit. J. industr. Med. 5, 32 (1948). — HINSON, K.F.: Cancer of the lung and other diseases after exposure to asbestos dust. Brit. J. Dis. Chest 59, 121 (1965). — HOAGLAND, M.B., u. Mitarb.: Beryllium and growth. I. Beryllium-induced osteogenic sarcomata. Cancer Res. 10, 629 (1950). — HÖRNECKE, A., u. H. BERNDT: Familiäre Krebshäufung. Münch. med. Wschr. 106, 336 (1964). — HOLLAND, R.H., u. Mitarb.: The arsenic content of bronchial mucosa and submucosa in man. A comparison of specimens from lung cancer victims and control tissue. Brit. J. Cancer 14, 169 (1966). — HOLLAND, W.W., and D.D. REID: The urban factor in chronic bronchitis. Lancet 1965, 445. — HOLLMANN, W., u. W. SCHNEIDER: Lungentumor und Lungentuberkulose. Tuberkulosebibliothek Nr. 88. Leipzig: J.A. Barth 1956. — HOLTHUSEN: zit. bei F. ROTH. Zbl. allg. Path. path. Anat. 96, 417 (1957). — HOMBURGER, F., u. Mitarb.: Mouse-skin painting with smoke condensates from cigarettes made of pipe, cigar and cigarette tobaccos. J. nat. Cancer Inst. 31, 1145 (1963). —HORST-MEYER, ZUR H., u. A. BANKOLE: Körpergröße und Manifestationsalter von Magen- und Dickdarmkarzinom bei Mann und Frau. Z. ges. inn. Med. 21, 649 (1966). — HOU, L.-T., and R.A. WILLIS: Effect of cigarette-smoke condensates in homografts of embryonic lung tissue in rats. J. Path. Bact. 86, 199 (1963). — HOWELL, J.S.: Intranasal administration of 9,10-dimethyl-1,2-benzantracene to rats. The development of breast and lung tumours. Brit. J. cancer 15, 263 (1961). — HUEPER, W.C.: Experimental studies in metal cancerigenesis. I. Nickel cancer in rats. Tex. Rep. Biol. Med. 10, 167 (1952). ~ Lung cancer and the tobacco smoking habit. Industr. Med. Surg. 23, 13 (1954). — Experimental studies in metal cancerogenesis. IV. Cancer produced by parenterally introduced metallic nickel. J. nat. Cancer Inst. 16, 55 (1955). ~ A question to the environmental causes of cancer of the lung. Publ. Hlth Monograph No. 36. U.S. Public Hlth Serv. Publ. 452, 1955. ~ Environmental causes of cancer of the lung other than tobacco smoke. Dis. Chest 30, 141 (1956). ~ Role occupational and environmental air pollutants on production of respiratory cancers. Arch. Path. 63, 427 (1957). ~ Experimental studies in metal cancerigenesis. X. Cancerigenic effect of chromite ore roast deposited in muscle tissue and pleural cavity of rats. Arch. industr. Hlth 18, 284 (1958). — HUEPER, W.C., and W.W. PAYNE: Experimental cancers in rats produced by chromicum compounds and their significance to industry and public health. Amer. industr. Hyg. Ass. J. 20, 274 (1959). — HUEPER, W.C.: Der Chromatkrebs der Menschen und Tiere. Proc. 5th Session, Commission for Occupational Cancer, Dtsch. Forschungsgemeinschaft 1959, publ. 1960. ~ Experimental studies in metal cancerigenis. Chromium, Nickel, Iron, Arsenic. Arch. environm. Hlth 5, 445 (1962). ~ Berufskrebs. In: Beiträge zur Krebsforschung, Bd. 9. Dresden und Leipzig: Th. Steinkopff 1964. ~ Occupational and Environmental Cancers of the Respiratory System. Fortschritte der Krebsforschung 3. Berlin-Heidelberg-New York: Springer 1966. — HUEBSCHMANN, P.: Acera del cáncer del pulmón. Gac. méd. esp. 27, 684 (1953). — HUECK, W.: Aussprache zum Referat 12. K.H. BAUER, Referat über Berufsschäden und Krebs. Verh. dtsch. Ges. Path. 40, 286 (1937). — HUSTEN, K.: Die Steinstauberkrankung der Ruhrbergleute. Klin. Wschr. 1931, 506. — IDE, G., u. Mitarb.: A comparison of the histopathology of trachea and bronchial epithelium of smokers and nonsmokers. Cancer (Philad.) 12, 473 (1959). — INGEBOS, P.: Forschungsergebnisse der „British Empire Compeign". Krebsarzt 2, 114 (1947). — ISSEL-BACHER, K.J., u. Mitarb.: Asbestosis and bronchogenic carcinoma. Report of one case and review of the available literature. Amer. J. Med. 15, 721 (1953). — JÄRVINEN, KL. A.J., and K. THOMANDER: Long history of heavy smoking as a factor causing obstructive pulmonary emphysema. Ann. Med. intern. Fenn. 48, 211 (1959). — JAFFÉ, W.J.: Possible linkage between th development of local tumors and pulmonary adenomas induced by methylcholandrene in non-inbred mice. Cancer Res. 7, 117 (1947). — JACOB, G., u. H. BOHLIG: Über Häufigkeit und Besonderheiten des Lungenkrebses bei Asbestose. Arch. Gewerbepath. Gewerbehyg.

14, 10 (1955). — James, W.R.L.: Primary lung cancer in South Wales cial-workers with pneumoconiosis. Brit. J. industr. Med. 12, 87 (1955). — Jammet, H.P.: Die radioaktive Verseuchung der Luft. In: Verunreinigung der Luft, Ursachen, Wirkungen, Gegenmaßnahmen. Hrsg. World Health Organization. — Jefferson, M., u. Mitarb.: A report of two cases of sarcoidosis with bronchial carcinoma. Thorax 9, 291 (1954). — Jonas: zit. bei K.H. Bauer (1963). — Kahlau, G.: Der Lungenkrebs. Ergebn. allg. spez. Path. 37, 258 (1954). ~ Pathologisch-anatomische und tierexperimentelle Untersuchungen zur Frage Silikose und Lungenkrebs. Frankfurt. Z. Path. 71, 3 (1961). — Kaiser, H.E.: Gedanken über die Genese des primären epidermoiden Bronchialcarcinoms. Arch. Geschwulstforsch. 24, 15 (1964). — Kandt, D., u. G. Schoefer: Das Restgranulom der Lunge. Ein Beitrag zum Verrottungsvorgang von Metallsplittern im Körper. Thoraxchirurgie 12, 81 (1964). — Kaplan, J.: Relationship of noxious gases to carcinoma of the lung in railroad workers. J. Amer. med. Ass. 171, 2039 (1959). — Katz, M.: Die physiologische und chemische Natur der Luftverunreinigung. In: Die Verunreinigung der Luft, Ursachen, Wirkungen, Gegenmaßnahmen. Hrsg. World Health Organization. — Kawahata, K.: Über die berufliche Entstehung des Lungenkrebses bei der Generatorgasfabrikation. Gann 30, 341 (1936). ~ Über die gewerblich hervorgerufenen Lungenkrebse bei Generator-Gas-Arbeitern in den Stahlwerken. Gann 32, 367 (1938). — Kennaway, E.L., and N.M. Kennaway: Further study on the incidence of cancer of the lung and larynx. Brit. J. Cancer 1, 260 (1947). ~ Studies of the incidence of cancer of the lung and larynx. Brit. J. Cancer 5, 153 (1951). ~ The incidence of cancer of the lung in coal miners in England and Wales. Brit. J. Cancer 7, 10 (1953). — Kennaway, S.E., and A.J. Lindsey: Some possible exogenous factors in the causation of lung cancer. Brit. med. Bull. 14, 124 (1958). — Kosak, A.I.: The chemistry of cigarette smoke and its relation to lung cancer. Trans. N.Y. Acad. Sci. Ser. 2, 18, 585 (1956). — Kotin, P., u. Mitarb.: Aromatic hydrocarbons. I. Presence in the Los Angeles atmosphere and the carcinogenecity of atmospheric extracts. Arch. industr. Med. 9, 153 (1954). — Kotin, P.: The role of atmospheric pollution in the pathogenesis of pulmonary cancer. A review. Cancer Res. 16, 375 (1956). — Kotin, P., and H.L. Falk: The experimental induction of pulmonary tumors in strain-A mice after their exposure to an atmosphere of ozonized gasoline. Cancer Res. 9, 910 (1956). — Kotin, P., u. Mitarb.: III. The experimental induction of pulmonary tumors and changes in the respiratory epithelia, in C57BL mice following their exposure to an atmosphere of ozonized gasoline. Cancer Res. 11, 473 (1958). — Kotin, P.: Air pollution with cancerigenic substance. Acta Un. int. Cancr. 19, 469 (1963). — Kotin, P., and H.L. Falk: Polluted urban air and related environmental factors in the pathogenesis of pulmonary cancer. Dis. Chest 45, 236 (1964). — Kotschietkowa, T.A., u. G. Awrunina: Veränderungen in den Lungen und in anderen Organen bei intratrachealer Einführung einiger Radio-Isotope (Na^{24}, P^{32}, Au^{198}). Arch. Gewerbepath. Gewerbehyg. 16, 24 (1957). — Kreyberg, L.: Occurence and aetiology of lung cancer in Norway in the light of pathological anatomy. Brit. J. prev. Soc. Med. 10, 145 (1956). ~ Lung tumours: Histology, aetiology and geographic pathology. Acta Un. int. Cancr. 15, 78 (1959). — Kreshover, S.J.: The effect of tobacco on epithelial tissues of mice. J. Amer. dent. Ass. 45, 528 (1952). — Kensler, C.J., u. S.P. Battista: Bestandteile des Zigarettenrauches mit hemmender Wirkung auf die Beweglichkeit der Cilien. New Engl. J. Med. 269, 1161 (1963). — Kesztele, V.: Über das gleichzeitige Auftreten von Bronchuskarzinom und Lungentuberkulose. Wien. med. Wschr. 1957, 524. — Keutzer, A.: Die tabakrauchbedingte Zunahme der Lungenkrebse. Einige Bemerkungen zum Thema „Rauchen und Lungenkrebs". Entgegnung zu F. Lickint. Hippokrates (Stuttg.) 28, 81 (1957). — Koecke, H.U.: Untersuchungen zur Empfindlichkeit der Alveolarepithelzellen in der Mäuselunge gegen cancerogene Stoffe (Methylcholanthren). Z. Zellforsch. 47, 331 (1958). — Koelsch, P.: Krebs der Luftwege und seine berufliche Verursachung. Arch. Gewerbepath. Gewerbehyg. 5, 454 (1934). — König, J.: Über Asbestose. Arch. Gewerbepath. Gewerbehyg. 18, 159 (1960). — Körbler, J., u. Mitarb.: Abhängigkeit der kanzerogenen Wirkung der Tabakdestillate vom Einwirkungsort. Oncologia (Basel) 12, 22 (1959). — Klärner, P., u. R. Gieseking: Zur Ultrastruktur des Urethan-Lungentumors der Maus. Naturwissenschaften 47, 66 (1960). — Klein, M.: Induction of lung adenomas following exposure of pregnant, newborn and immature male mice to urethan. Cancer Res. 14, 438 (1954). — Kleindienst, R.: Beitrag zur Häufigkeit und Ätiologie des Bronchialkarzinoms. Diss. Leipzig 1966. — Klotz, M.O.: The association of silicosis and carcinoma of the lung. Amer. J. Cancer 35, 38 (1939). — Knudtson, K.P.: The pathologic effect of smoking tobacco on the trachea and bronchial mucosa. Amer. J. clin. Path. 33, 310 (1960). — Koller, S.: Bemerkungen zu der Arbeit von R. Poche, O. Mittmann u. O. Kneller: Statistische Untersuchungen über das Bronchialkarzinom in Nordrhein-Westfalen. Z. Krebsforsch. 66, 87 (1964). — Krug, H.: Ein Beitrag zum Lungenkrebs. Z. ges. inn. Med. 14, 426 (1959). — Krumholz, R.A., u. Mitarb.: Cardiopulmonary function in young smokers. Ann. intern. Med. 60, 603 (1964). ~ Cardiopulmonale Funktion bei Abstinenz von Rauchen. Ann. intern. Med. 62, 197 (1965). ~ A comparison of pulmonary compliance in young smokers and nonsmokers. Amer. Rev. resp. Dis. 92, 102 (1965). — Krush, A.J., u. Mitarb.: Attitudes toward cancer in a "Cancer Family". Implications for cancer detection. Science **249**, 96 (1965). — Kühn, H.: Lymphonodogene Bronchialwandschädigungen und Bronchialkarzinome. Zbl. allg. Path. path. Anat. **108**, 91 (1965). — Kurobane, T., u. Mitarb.: Metastasis bone cancer originated from a sequestration cyst of the lung. Sci. Rep. Res. Inst. Tohoku Univ., Ser. C **9**, 213 (1960). — Kuroda, S., u. K. Kawahato: Über die gewerbliche Entstehung des Lungenkrebses bei Generatorgasarbeitern. Z. Krebsforsch. **45**, 36 (1936). — Kurz, H.: Zur Frage des Lungenkrebses (Karzinome und Sarkome) bei Steinstaublungen. Diss. Würzburg 1952. — Lahmann, E.: Probleme der Luftverunreinigung. Ther. d. Monats (Boehringer) **13**, 211 (1963). ~ Luftverunreinigung — ein Problem des technischen Zeitalters. Ther. d. Gegenw. **103**, 1195 (1964). — Lasnitzki, I.: The effect of 3,4-benzpyrene on human foetal lung grown *in vitro*. Brit. J. Cancer **10**, 510 (1956). ~ Observation on the effects of condensates from cigarette smoke on human foetal lung *in vitro*. Brit. J. Cancer **12**, 547 (1958). — Lehmann, K. B.: Ist Grund zu einer besonderen Beunruhigung wegen des Auftretens von Lungenkrebs bei Chromatarbeitern vorhanden ? Zbl. Gewerbepath. Gewerbehyg. **9**, 168 (1932). — Leicher, F.: Über die Silikose der mediastinalen Lymphknoten und ihre Komplikationen. Virchows Arch. path. Anat. **315**, 341 (1948). — L'Eltore, G.: Il cancro des Polmone e un tumore da fumo ? Difesa soc. **33**, 21 (1954). — Lemon, F. R., u. Mitarb.: Cancer of the lung and mouth in Seventh-Day-Adventists preliminary report on a population study. Cancer (Philad.) **17**, 486 (1964). — Letterer, E.: Untersuchungen einer Chromat-Silikose-Lunge. Arch. Gewerbepath. Gewerbehyg. **9**, 496 (1938—1939). Letterer, E., u. Mitarb.: Chromatlungenkrebs und Chromatstaublunge. Arch. Gewerbepath. Gewerbehyg. **12**, 323 (1944). — Leuchtenberger, C., u. Mitarb.: A correlated tree and lungs of mice exposed to cigarette smoke. I. Bronchitis with atypical epithelial changes in mice exposed to cigarette smoke. Cancer (Philad.) **11**, 490 (1958). ~ A correlated histological, cytological and cytochemical study of the tracheobronchial tree and lungs of mice exposed to cigarette smoking. II. Varying responses of major bronchi to cigarette smoke, absence of bronchogenic carcinoma after prolonged exposure, and disappearance of bronchial lesions after cessation of expure. Cancer (Philad.) **13**, 721 (1960a). — Leuchtenberger, R., u. Mitarb.: III. Unaltered incidence of grossly visible adenomatous lung tumors in female CF_1 mice after prolonged exposure to cigarette smoke. Cancer (Philad.) **13**, 956 (1960b). — Leuchtenberger, C., and R. Leuchtenberger: A correlated histological, cytological and cytochemical study of the tracheobronchial tree and lungs of mice exposed to cigarette smoke. Acta med. scand. **170**, 102 (1961). ~ Kumulative Wirkung von Zigarettenrauchinhalation und Influenza-Virus-Infektion bei der Entstehung von atypischen Proliferationen im Bronchialepithel von Mäusen. Oncologia (Basel) **19**, 81 (1965). — Lickint, F.: Ätiologie und Prophylaxe des Lungenkrebses als ein Problem der Gewerbehygiene und des Tabakrauches. Beitrag zur Krebsforschung. Bd. 2. Hrsg. von R. Schröder. Dresden und Leipzig: Th. Steinkopff 1953. ~ Neuere Erkenntnisse auf dem Gebiet der Beziehungen zwischen Raucherbronchitis und Bronchialkrebs. Verh. dtsch. Ges. Path. **62**, 121 (1956). ~ Diskussionsbem. auf 6. wiss. Tgg., Zentralausschuß f. Krebsbekämpf. und Krebsforsch. e.V., Berlin 1959. Krebsforsch., Krebsbekämpf. **3**, 211 (1959). — Lindop, P. J., and J. Rotblat: Induction of lung tumours by action of radiation and urethane. Nature (Lond.) **210**, No. 5043, 1352 (1966). — Lindsay, A. J.: The composition of cigarette smoke: Studies in stubs and tips. Brit. J. Cancer **13**, 195 (1959). — Lisco, H.: Autoradiographic and histopathologic studies in radiation carcinogenesis of the lung. Lab. Invest. **8**, 162 (1959). — Lloyd: zit. bei F. Roth. Zbl. allg. Path. path. Anat. **96**, 417 (1957). — Löhr, B., u. A. Wagner: Die Beziehungen von Geschwulstart und Lokalisation der Bronchialcarcinome zur Lungenbelüftung und Veränderungen durch exogene Einflüsse. Langenbecks Arch. klin. Chir. **280**, 492 (1955). — Loginov, E. N.: Lungenkrebs in der Wand einer tuberkulösen Kaverne. Wopr. onkol. **9**, 95 (1963). — Løken, A.: Lungenkarzinom bei Nickelarbeitern. T. norske Laegeforen. **70**, 376 (1950). — Lombard, H. L.: An epidemiological study in lung cancer. Cancer (Philad.) **18**, 1301 (1965). — Lorant, M.: Ist Polonium (Po^{210}) der krebsauslösende Faktor bei übermäßigem Zigarettenkonsum ? Med. Klin. **59**, 1106 (1964). — Loxton, G. E.: Lung cancer and month of birth. Lancet **1964** I, 217. — Lüders, C. J.: Weitere Beiträge zur Pathologie und Häufigkeit des peripheren Lungennarbenkrebses. Berl. Med. **10**, 93 (1959). — Lull, L., u. A. Wallach: zit. bei W. C. Hueper (1966). — Lynch, H. T, u. Mitarb.: Hereditary factors in cancer. Arch. intern. Med. **117**, 206 (1966). ~ Etiology of carcinoma: Genetic determinism. Neb. St. med. J. **51**, 8 (1966). — Macklin, Ch. C.: Induction of bronchial cancer by local massing of carcinogen concentrate in outdrifting mucus. J. thorac. Surg. **31**, 238 (1956). — Maurer, H. J.: Umwelteinflüsse und Lungen-Bronchialkrebs. Strahlentherapie **123**, 392 (1964). — McDermott, M., u. Mitarb.: Acute effects of smoking on lung airways resistance in normal and bronchichic subjects. Thorax **20**, 562 (1965). — McLaughlin, A. I. G., and H. E. Harding: Pneumoconiosis and other causes of death in iron and steel foundry workers. Arch. industr. Hlth **14**, 350 (1956). — Meessen, H.: Morphologische Beiträge zum Problem des Lungenkrebses. Ärztl. Forsch. **8**, 481 (1954). — Meiklejohn, A.: Silicosis in sandstroneworkers. Some observations based on 275 necropsies. Brit. J. industr. Med. **6**, 241 (1949). ~ Silicosis in potteries, some observations based on 750 necropsies. Brit. J. industr. Med. **6**, 230 (1949). —

MELLORS, R.C., u. Mitarb.: Cellular localization of tobacco smoke products. I. The skin of mice painted with cigarette tars. Cancer Res. **17**, 698 (1957). — MEREWETHER, E.R.A.: Annual report of the chief inspector for factories for the year 1947. Medical section. London: H.K. Stationary Office 1948. — MEYER, E.C., u. Mitarb.: The relations of anticedent tuberculosis to bronchogenic carcinoma. A study of the tuberculin test, radiologic and pathologic evidence. J. thorac. Surg. **38**, 384 (1959). — MEYER, E.C., and A.A. LIEBOW: Relationship of interstitial pneumonia honeycombing and atypical epithelial proliferation to cancer of the lung. Cancer (Philad.) **18**, 322 (1965). — MITCHELL, R.S., u. Mitarb.: Cigarette smoking, chronic bronchitis and emphysem. J. Amer. med. Ass. **188**, 12 (1964). — MILLER, E.W., and F.C. PYBUS: The effect of methylcholandrene on the incidence of lung tumours in two inbred strains of mice and their reciprocal hybrids. Brit. J. Cancer **8**, 466 (1954). — MITTMANN, O.: Statistisches zur Frage Silikose und Lungenkrebs. Verh. dtsch. Ges. Path. **43**, 320 (1959). — MODY, K.M., and G. POOLE: Coexistent lung carcinoma and tuberculosis. Brit. J. Dis. Chest **57**, 167 (1963). — MONLIBERT, L., u. Mitarb.: A propos du cancer bronchique chez le mineur de fer. J. franç. Méd. Chir. thor. **14**, 435 (1960). — MOORE, C., and A. MILLER: Effect of cigaretts smoke tar on the hamster pouch. Arch. Surg. **76**, 786 (1958). — MOORE, C., and W.M. CHRISTIPHERSON: The effect of cigarette-smoke condensate on hamster tissues. Arch. Surg. **84**, 425 (1962). — MOORE, C.: Smoking and mouth-throat cancer. Amer. J. Surg. **108**, 565 (1964). ~ Smoking and cancer of the mouth, pharynx and larynx. J. Amer. med. Ass. **191**, 279 (1965). — MORI, K., and I. HIRAFUKU: Histogenesis of lung carcinoma in mice induced by 4-nitroquinoline I-oxyde: carcinoma arising from areas of adenoma (Plates XXVIII—XXIX). Gann **55**, 205 (1964). — MORI, K.: Indurative of pulmonary and uterine tumors in rats by subcutaneous injections of 4-nitroquinoline 1-oxide. Gann **55**, 277 (1964). ~ Induction and transplantation of cancer of the lung in rats. Gann **54**, 415 (1963). ~ Acceleration of experimental lung cancers in rat by inhalation of cigarette smoke. Gann **55**, 175 (1964). — MORI-CHAVEZ, P.: Lung tumors induced at high altitude by urethan (ethyl carbamate) in strain A mice. J. nat. Cancer Inst. **29**, 945 (1962). ~ Development of spontaneous pulmonary tumors at high altitude in strain A mice. J. nat. Cancer Inst. **28**, 55 (1962). — MORISON, J.B., u. Mitarb.: Health education and cigarette smoking. A report on a three-year-program in the Winnipeg School Division 1960—1963. Canad. med. Ass. J. **91**, 49 (1964). — MOSTOFI, F.K., and C.D. LARSEN: The histopathogenesis of pulmonary tumors induced in strain A mice by urethan. J. nat. Cancer Inst. **11**, 1187 (1951). — MÜHLBOCK, O.: Karzinogenese, Endogenese und Exogenese. Strahlentherapie **37**, 13 (1957). — MÜLLER, E., u. W. ERHARDT: Experimenteller Beitrag zur Frage der Carcinogenität des Eisenoxydstaubes. Z. Krebsforsch. **61**, 65 (1957). — MÜLLER, H.-A.: Morphologische Untersuchungen zur Wirkung von N-Nitrosommorpholin auf die Lunge der Maus. Z. Krebsforsch. **66**, 303 (1964). — MURASAWA, K., and CL. ALTMANN: Primary lung cancer and pulmonary tuberculosis. A study based on 570 postmortal examinations. Sea View Hosp. Bull. **17**, 37 (1958). — NACHTIGALL: Über das Kavernenkarzinom. Inaug. Diss. Hamburg 1943. — NAKANISHI, Y.H., u. Mitarb.: Smoke condensates on lung cells in tissue culture with special reference to chromosomal changes. Tex. Rep. Biol. Med. **17**, 542 (1959). — NEITZEL, E.: Berufsschädigungen durch radioaktive Substanzen. Arbeitsmed., Heft 1 (1935). — NEMES-BALOGH, E. v.: Influenzavirusinfektion und bronchogene Karzinome. Krebsarzt **20**, 20 (1965). — NEUKOMM, S.: Recherches expérimentales sur le pouvoir cancérogène de la fumée tabac et d'autres polluants de l'atmosphère. Oncologia (Basel) **10**, 137 (1957). ~ Untersuchungen über die Rolle der Luftverseuchung und besonders des Tabakrauchens in der Ätiologie des Lungenkrebses. Oncologia (Basel) **13**, 252 (1960). — NEUMANN, S.: Co-carcinogenic of various fractions of tobacco smoke. Acta Un. int. Cancr. **18**, 33 (1962). — NICKS, R.: Primary lung cancer. Med. J. Aust. **49**, I, 997 (1962). — NIEMÖLLER, H.K.: zit. bei K.H. BAUER (1963). ~ Spätcarcinome durch Berylliumaerosole beim Menschen. Int. Arch. Gewerbepath. **20**, 180 (1963). — NISKANEN, K.O.: Observations of metaplasia of the bronchial epithelium and its relation to carcinoma of the lung. Patho-anatomical and experimental researches. Acta path. microbiol. scand. Suppl. Bd. **80**, Helsinki 1949. — NORDÉN, G., and F. LINELL: Studies of the action of carcinogenic hydrocarbons on the skin of the rabbit. V. Penetration and metabolism of 3,4-benzpyrene in the skin of the inguinal focus. Acta path. microbiol. scand. **35**, 433 (1954). — NOENINEKX, F.: Asbestose et cancer. Acta tuberc. belg. **55**, 102 (1964). — NOVICK, W.H.: Malignant neoplasms of the mesopharynx. Canad. med. Ass. J. **93**, 303 (1965). — OBIDITSCH-MAYER, J.: Über Thorotrastablagerung in der Lunge. Wien. med. Wschr. **1949**, 121. — OCHSNER, A., u. Mitarb.: Bronchogenic carcinoma with emphasis on early diagnosis. Geriatrics **9**, 15 (1954). — OCHSNER, A.: The relationship of smoking and cancer of the lung. Amer. Surg. **21**, 517 (1955). ~ Bronchogenic carcinoma. Dis. Chest **37**, 1 (1960). — O'DONNELL, W.M., u. Mitarb.: Asbestos an extriuric factor in the pathogenesis of bronchogenic carcinoma and mesothelioma. Cancer (Philad.) **19**, 1143 (1966). — OETTEL, H.: Lungenkrebs und Luftverunreinigung aus der Sicht des Gewerbetoxikologen. In: MARTIUS u. HARTL, Krebs und Krebsbekämpfung, Bd. III, S. 190. München u. Berlin: Urban & Schwarzenberg 1959. ~ Discussion remarks to HUEPER: Der Chromatkrebs der Menschen und Tiere. Proc. 5th Session, Commission for Occupational Cancer, Deutsche Forschungsgemeinschaft 1959, publ. 1960. — OLDOFREDI, F.J.: Auspuffgase der Automobile und Krebs. Krebsarzt 3, 86 (1948). — ORRIS, L., u. Mitarb.: The carcinogenicity for mouse skin and the aromatic hydrocarbon content of cigarettesmoke condensates. J. nat. Cancer Inst. 21, 557 (1958). — OTTO, H.: Zur pathologisch-anatomischen Begutachtungspraxis von Asbestlungenerkrankungen in Verbindung mit Lungenkrebs. Med. Sachverständige 57, 131 (1961). ~ Morphologie und pathologisch-anatomische Begutachtung der Silikose. Berufskrankheiten in der keramischen und Glasindustrie, 13. Sonderband. Würzburg: Georg Graßer 1963. — OUDET, P., u. Mitarb.: Conditions générales de diagnostic des cancers bronchiques. A propos de 200 cas prouvés histologiquement par prélèvements endo-bronchiques. Strasbourg méd. 3, 413 (1952). — PARSONS, W.D.: Lung cancer in a fluorspar mining community. II. Prevalence of respiratory symptoms and disability. Brit. J. Industr. Med. 21, 110 (1964). — PASSEY, R.D.: Some problems of lung cancer. Lancet 1962 II, 107. — PAXON, T.G.: A study of tuberculosis and cancer mortality rates with special reference to lung cancer rates. Brit. J. Cancer 10, 623 (1956). — PAYNE, M., and M. KJELSBERG: Respiratory symptoms, lung function and smoking habits in adult population. Amer. J. publ. Hlth 54, 261 (1964). — PEACOCK, P.H.: Experimental cigarette smoking by domestic fowls. Brit. J. Cancer 9, 461 (1955). — PEIN, H. v.: Untersuchungen über die chronische Arsenvergiftung der Weinbauern. Dtsch. Arch. klin. Med. 186, 200 (1940). ~ Über die Krebsentstehung bei der chronischen Arsenvergiftung. Dtsch. Arch. klin. Med. 190, 429 (1943). — PELL, S., and A.J. FLEMING: Cancer of the lung in an industrial population. Arch. environm. Hlth 4, 135 (1962). — PELNER, L.: Host-tumor anaginism. XXVI. The controversy on smoking and lung cancer: Application of Occam's Razor and Loeb's law. Amer. Geriat. Soc. 10, 571 (1962). — PETER, L.: Lungenkarzinom nach Granatsplitterverletzung. Zbl. allg. Path. path. Anat. 109, 158 (1966). — PICKRODT, W., u. W. KÜHNE: Lungentumoren bei weißen Mäusen nach Inhalation von Urethan-Ultraschall-Aerosolen. Naturwissenschaften 48, 408 (1961). — PLAIR, C.M., and S.L. WILENS: Cancer and life span in smokers and nonsmokers. Amer. J. Med. 34, 88 (1963). — POCHE, R., u. Mitarb.: Statistische Untersuchungen über das Bronchialkarzinom in Nordrhein-Westfalen. Z. Krebsforsch. 66, 97 (1964). — POLISSAR, M.J., and M.B. SHIMKIN: A quantitative interpretation of the distribution of induced pulmonary tumors in mice. J. nat. Cancer Inst. 15, 377 (1954). — PROETZ, A.W.: Some preliminary experiments in study of cigarette smoke and ots effects upon respiratory tract. Ann. Otol. (St. Louis) 48, 176 (1939). — PULLMAN, A., and B. PULLMAN: Cancerisation par les substances chimiques et structure moleculaire. Preface de A. LACASSAGNE. Paris: Masson 1955. — RADFORD, E.P., jr., and V.R. HUNT: Polonium-210, a volatile radioelement in cigarettes. Science 143, 247 (1964). — RAJEWSKY, B., u. Mitarb.: Experimentelle Geschwulsterzeugung durch Einatmung von Radiumemanation. Naturwissenschaften 31, 170 (1943). — RAKOWER, J., and B. FATAL: Study of narghile smoking in relation to cancer of the lung. Brit. J. Cancer 16, 1 (1962). — RAND, H.J., u. Mitarb.: A study of cigarette smoke and cigarette paper smoke alone. Amer. J. Surg. 94, 438 (1957). — RANDIG, K.: Untersuchungen zur Ätiologie des Bronchialkarzinoms. Öff. Gesundh.-Dienst 16, 305 (1954). ~ Zur Ätiologie des Lungenkrebses. Fragen und Ergebnisse. Dtsch. med. Wschr. 1955, 718 (1955). ~ Die Ursachen des Lungenkrebses. Umschau 56, 49 (1956). — REDDY, D.G., u. Mitarb.: Experimental production of cancer with tobacco tar and heat. Cancer (Philad.) 13, 263 (1960). — REDING, R.: Influence de certaines industrialisations outrancière sur la santé et particulièrement sur la progression continue de la morbidité cancereuse. Prophylaxie du cancer. Bruxelles: Imprim. Méd. Sci. 1955, 508. — REID, D.D., and C. BUCK: Cancer in coking plant workers. Brit. J. industr. Med. 13, 265 (1956). — REIMANN, ST.P.: The pathologic anatomy of the bronchial tree and lung. Methode used for cooperative study. Arch. Path. 70, 757 (1960). — REINGOLD, J.M., u. Mitarb.: Bronchogenic carcinoma: a study of 60 necropsies. Amer. J. clin. Path. 20, 515 (1950). — RELE, J.R.: Brit. J. prev. soc. Med. 14, 181 (1960); zit. bei F. SCHMIDT (1965). — RIGDON, R.H.: Effect of methylcholandrene on the respiratory tract of the white Pekin duck. A.M.A. Arch. Path. 68, 578 (1959). ~ Effect of tobacco condensate on respiratory tract of white Pekin ducks. A.M.A. Arch. Path. 69, 55 (1960). — RIGDON, R.H., and S.M. McANELLY: Lesions in ducks given methylcholanthrene. Lesions in respiratory tract with intratracheal administration. Arch. Path. 72, 455 (1961). — RIGDON, R.H.: Pulmonary neoplasms produced by methylcholanthrene in the white Pekin duck. Cancer Res. 21, 571 (1961). — RINK, H.: Carcinoma of the lungs caused by chromates: An occupational disease. Medizinische 1956, 342. — RINGERTZ, N.: Environmental factors and smoking in the causation of cancer of the lung. Schweiz. Z. allg. Path. 18, 866 (1955). ~ Environmental factors and smoking in the causation of cancer of the lung. Verh. 5. Konf. d. Internat. Ges. f. Geograph. Pathol., Washington, D.C., 6.—11. Sept. 1954. Basel u. New York: S. Karger 1955, S. 866. — ROBERTSON, L.S., u. Mitarb.: Carcinogens in cigarette smoke. S. Afr. med. J. 38, 617 (1964). — ROBBINS, E., and G. SILVERMAN: Coexistent bronchogenic carcinoma and active pulmonary tuberculosis. Cancer (N.Y.) 2, 65 (1949). — ROCKEY, E.E., u. Mitarb.: The effect of tobacco tar on the bronchial mucosa of dogs. Cancer (Philad.) 11, 466 (1958). ~ Experimental study on effect of cigarette smoke condensate on bronchial mucosa. J. Amer.

med. Ass. **182**, 1094 (1962). — ROCKSTROH, H.: Zur Ätiologie des Bronchialkrebses in arsenverarbeitenden Nickelhütten. Beitrag zur Syncarcinogenese des Berufskrebses. Arch. Geschwulstforsch. **14**, 151 (1959). — ROE, F.J.C., u. Mitarb.: Tumours of many sizes induced by injection of chemical carcinogens into newborn mice, a sensitive test for carcinogenesis. The implications for certain immunological theorise. Brit. J. Cancer **15**, 515 (1961). — ROE, F.J.C.: The role of 3,4-benzpyrene in experimental tobacco carcinogenesis. Acta Un. int. Cancr. **19**, 730 (1963). — ROGERS, ST.: The *in vitro* initiation of pulmonary adenomas in fetal mouse lung by a single exposure to ultraviolet irridiation of wavelength 2,537 A. J. nat. Cancer Inst. **15**, 1001 (1955). ~ Studies of the mechanism of action of urethan in initiating pulmonary adenomas in mice. I. The indirect nature of its ocogenic influence. J. nat. Cancer Inst. **15**, 1675 (1955). — ROBERS, S.: Studies of the mechanism of action of urethane in initiating pulmonary adenomas in mice. II. Its relation to nucleic acid synthesis. J. exp. Med. **105**, 279 (1957). — ROITZSCH: Über Koinzidenz von Asbestose und Mesotheliom. 4. Tgg. Arbeitsgemeinschaft Morphologie, DDR, Leipzig 1964. — ROSAHN, P.D.: Cancer of the lung in Thailand. Schweiz. Z. allg. Path. **18**, 898 (1955). — ROSENBOHM, A.: Beeinflussung der Lungentumorrate der Maus durch subcutane Benzpyreninjektionen. Z. Krebsforsch. **56**, 352 (1949). — ROSIN, A.: Early changes on the lungs of rats treated with urethane. Cancer Res. **9**, 583 (1949). — ROSTOSKI, SAUPE u. SCHMORL: Die Bergkrankheit der Erzbergleute in Schneeberg in Sachsen („Schneeberger Lungenkrebs"). Z. Krebsforsch. **23**, 360 (1926). — ROTH, F.: Über die chronische Arsenvergiftung der Moselwinzer unter besonderer Berücksichtigung des Arsenkrebses. Z. Krebsforsch. **61**, 287 (1956). ~ Thorotrastcarcinom der Bronchien. Zbl. allg. Path. path. Anat. **96**, 147 (1957). ~ Über den Bronchialkrebs bei chronischer Arsenvergiftung. Zbl. allg. Path. path. Anat. **96**, 418 (1957). ~ Über den Bronchialkrebs bei chronischer Arsenvergiftung. Bericht über Verhandlungen der Arbeitsgemeinschaft Rheinisch-Westfälischer Pathologen 1957; ref. in Zbl. allg. Path. path. Anat. **96**, 418 (1957). ~ Über den Arsenkrebs der Winzer. Sitzungsbericht der Kommission für Berufskrebs, 20. Juli 1957. Deutsche Forschungsgemeinschaft Bad Godesberg. ~ Über den Bronchialkrebs arsengeschädigter Winzer. Virchows Arch. path. Anat. **331**, 119 (1958). — ROUSSEL, J., u. Mitarb.: Pneumoconiose des mineurs de fer et cancer du poumon. J. Radiol. Électrol. **41**, 660 (1960). — ROUSSEL, J.C., u. Mitarb.: Considérations statistiques sur le cancer bronchique du mineur de fer du bassin de Lorraine. J. Radiol. Électrol. **45**, 541 (1964). — RÜTTNER, J.R.: Kann der Silikose eine ätiologische Bedeutung für die Geschwulstbildung zugesprochen werden? Oncologia (Basel) **2**, 115 (1949). — SADOWSKY, D.A., u. Mitarb.: The statistical association between smoking and carcinoma of the lung. J. nat. Cancer Inst. **13**, 1237 (1953). — SANDERUD, K.: Squamous metaplasia of the respiratory tract epithelium. An autopsy study of 214 cases. IV. Relation to bronchial carcinoma. Acta path. microbiol. scand. **44**, 329 (1958). — SALBER, E.J., and J. WORCESTER: Change in women's smoking patterns. Cancer (Philad.) **17**, 32 (1964). — SCALA, C., u. F. VICARI: Experimentelle Tabakinhalation bei weißen Mäusen. Riv. Pat. Clin. **10**, 673 (1955). — SCHAUTZ, R., u. W. KLEIN: Bronchial-Carcinom und Silikose. Chirurg **31**, 135 (1960). — SCHEPERS, G.W.H.: Neoplasia experimentally induced by beryllium compounds. Progr. exp. Tumor Res. (Basel) **2**, 203 (1961). — SCHINZ, H.R.: Krebs und Vererbung. Schweiz. med. Wschr. **1948**, 701. — SCHINZ, H.R., u. H. STEINMANN: Uterusadenome und Lungenkarzinom bei einem mit Methylcholanthren behandelten Kaninchen. Oncologia (Basel) **2**, 185 (1949). — SCHMÄHL, D., u. C. THOMAS: Vergleichende Prüfung von Tabakrauchkondensaten bei subcutaner und oraler Applikation auf kanzerogene Wirkung bei Ratten. Z. Krebsforsch. **66**, 291 (1964). ~ Erzeugung von Lungen- und Lebertumoren bei Mäusen mit N,N-Dinitrosopiperazin. Z. Krebsforsch. **67**, 11 (1965). ~ Experimentelle Untersuchungen zur Synkarzinogenese. Z. Krebsforsch. **67**, 235 (1965). — SCHMIEDEKNECHT, H.: Zur Frage des Narbenkrebses in silikotischer Schwiele der Lunge. Inaug.Diss. Bochum 1953. — SCHMIDTMANN, M.: Zur Frage der Entstehung des Bronchialkrebses. Haben wir im Zigarettenrauchen die Ursache entdeckt? Path. et Microbiol. (Basel) **27**, 835 (1964). — SCHMIDT, F.: Zigarette oder Luftverunreinigung? Eine Argumentation über die Ursachen des Lungenkrebses. Dtsch. Gesundh.-Wes. **XX**, 197 (1965). ~ Zigarette und Lungenkrebs. Med. Welt **1965**, 1948. — SCHMIDT, O.P.: Chronische Tabakrauch. Inhalation. Med. Klin. **59**, 1117 (1964). ~ Die gegenwärtige Bedeutung des chronischen bronchitischen Syndroms. Med. Klin. **61**, 308 (1966). — SCHOEN, I., and M. PIZER: Eosinophilia apparently related to cigarette smoking. New Engl. J. Med. **270**, 1344 (1964). — SCHOENTAL, R., and P.N. MAGES: Induction of squamous of the lung and of the stomach and oesophagus by diazomethane and N-methyl-N-nitroso-urethane respectively. Brit. J. Cancer **16**, 92 (1962). — SCHUBERT, R., u. Mitarb.: Tumorbedingter Verfall beim Bronchialkarzinom. Münch. med. Wschr. **102**, 173 (1960). — SCHULTE, G.: Pneumokoniosen der Ruhrbergleute und Lungenkarzinom. Fortschr. Röntgenstr. **41**, 444 (1930). — SCHWARTZ, PH.: Die automatische, endogene, lymphadeno-bronchogene Reinfektion in der Initialperiode der Tuberkulose. Folia Pathologica. Istanbul 1948. ~ Bronchialwandschädigungen durch tuberkulöse Lymphknoten und ihre Beziehungen zu primären Bronchialtumoren. Beitr. Klin. Tuberk. **103**, 192 (1950). ~ Neue Beiträge zur Pathogenese der Lungenphthisis. Folia Pathologica II. Wien 1952. ~ Die lymphadenogenen Bronchialschädigungen und ihre Bedeutung für die Entwicklung der Lungenschwindsucht. Beitr. Klin. Tuberk. 110, 106 (1953). ~ Lungentuberkulose und Lungenkarzinom. Wien. Z. inn. Med. 37, 261 (1956). ~ Tuberkulose bronchique et carcinome bronchique. Ann. Méd. 57, 533 (1956). ~ Pulmonary cancer and pulmonary tuberculosis. Report on patho-anatomical and statistical investigation. Acta tuberc. scand. 38, 195 (1960). ~ Lymph node tuberculosis, pulmonary tuberculosis and pulmonary cancer. Acta tuberc. pneumol. scand. 44, 1 (1964). ~ Beziehungen zwischen tuberkulösen Lungenveränderungen und primären Lungengeschwülsten. Praxis der Pneumologie, vereinigt mit Tuberk.-Arzt 19, 80 (1965). — SELBIE, F.R., and A.C. THACKRAY: Lung adenomas induced by urethane in CBA-mice. Brit. J. Cancer 2, 380 (1948). — SELIKOFF, I.J., u. Mitarb.: Asbestos exposure and neoplasia. J. Amer. med. Ass. 188, 22 (1964). — SEVERI, L., u. Mitarb.: Tumour induction by methylcholandrene in mice: sites of tumour growth as related to the carcinogen dose and to endogenous hormonal stimulation. Acta Un. int. Cancr. 18, 25 (1962). — SHABAD, L.M.: Experimental cancer of the lung. J. nat. Cancer Inst. 28, 1305 (1962). — SHABAD, L.A.: Interview mit dem Präsidenten des internationalen Komitees gegen den Krebs. Méd. et Hyg. (Genève) 22, 75 (1964). — SHABAD, L.M., u. Mitarb.: Importance of the deposition of carcinogens for cancer induction in lung tissue. J. nat. Cancer Inst. 33, 135 (1964). — SHAW, H.J.: Glottic cancer of the larynx 1947—1956. J. Laryng. 79, 1 (1964). — SHIMKIN, M.-B., and J.N. Mc-CLELLAND: Induced pulmonary tumors in mice. J. nat. Cancer Inst. 10, 597 (1949). — SHIMKIN, M.B., and M.J. POLISSAR: Some quantitative observations on the induction and growth of primary pulmonary tumors in strain A mice receiving urethan. J. nat. Cancer Inst. 16, 75 (1955). — SIGURJONSSON, J.: Trends in mortality from cancer, with special reference to gastric cancer in Iceland. J. nat. Cancer Inst. 36, 899 (1966). — SIMONS: zit. bei W.C. HUEPER (1966). — SIRTORI, C.: Relationship between cancer and senile changes in the lung. Electron-microscopy study. Gerontologia (Basel) 9, 239 (1964). — SLADDEN, A.F.: Silica content of the lung. Lancet 1933 II, 123. — SMITH, W.E., and P. ROUS: The neoplastic potentiolities of mouse embryo tissue. J. exp. Med. 88, 529 (1948). — Smoking and Health. Royal college of physicians. London: Pitman 1962. ~ Report of the Advisory Committee to the Surgeon General of the Public Health Service. U.S. Dep. of Health, Education and Welfare 1964. — SNEGIREFF, L.S., and O.M. LOMBARD: Arsenic and cancer. Arch. industr. Hyg. 4, 199 (1951). — SNELL, K.C., and H.L. STEWART: Pulmonary adenomatosis induced in DBA/2 mice by oral administration of dibenz(a,n)-anthracene. J. nat. Cancer Inst. 28, 1043 (1962). — SOMMER-MEYER, K.: Vortrag auf dem Kolloquium über radioaktive Partikel. Bad Schwalbach 1959. — SOMMERS, SH., and G. MCMANUS: Multiple arsenical cancers of skin and internal organs. Cancer (N.Y.) 6, 347 (1953). — SOMMERS, SH.C.: Host factors in fatal human lung cancer. Arch. Path. 65, 104 (1958). — SPANNAGEL, H.: Lungenkrebs und andere Organschäden durch Chromverbindungen. In: Arbeitsmedizin, Heft 28. Hrsg. von E.W. BAADER u. Mitarb. Leipzig: J.A. Barth 1953. — SPÖRLEIN, S.: Schützt die Silikose vor Lungenkrebs? Zbl. allg. Path. path. Anat. 89, 197 (1952). — SPRANGER, J., u. Mitarb.: Untersuchungen zur Frage der Erblichkeit des Krebses. Nachuntersuchungen an der auslesefreien Zwillingsserie. Z. menschl. Vererb.- u. Konstit.-Lehre 37, 549 (1964). — STANTON, M.F., and R. BLACKWELL: Induction of epidermoid carcinoma in lung of rats: A "new" method based upon deposition of methylcholanthrene in areas of pulmonary infarction. J. nat. Cancer Inst. 27, 375 (1961). — STASZEWSKI, J.: Smoking and cancer in Poland. Brit. J. Cancer 14, 419 (1960). — STAUB, E.W., u. Mitarb.: Bronchogenic carcinoma produced experimentally in the normal dog. J. thorac. cardiovasc. Surg. 49, 364 (1965). — STEINER, P.E., and C.G. LOOSLI: The effect of human influenza virus (Type A) on the incidence of lung tumors in mice. Cancer Res. 10, 385 (1950). — STEINITZ, R.: Pulmonary tuberculosis and carcinoma of the lung. A survey from two population-based disease registers. Amer. Rev. resp. Dis. 92, 758 (1965). — STEWART, M.J., and J.S. FAULDS: The pulmonary fibrosis of haematite miners. J. Path. Bact. 39, 233 (1934). — STEWART, H.L.: The pathology of chemical carcinogenesis. Amer. J. Path. 19, 1095 (1949). — STOCKS, P.: Statistics of cancer of the lung. J. Fac. Radiol. (Lond.) 6, 166 (1955). — STOCKS, P., and J.M. CAMPBELL: Lung cancer death rates among non-smokers and pipe and cigarette smokers. An evaluation in relation to air pollution by benzpyrene and other substances. Brit. med. J. No. 4945, 923 (1955). — STOCKS, P.: Cancer and bronchitis mortality in relation to atmospheric deposit and smoke. Brit. med. J. 1959 I, 74. ~ On the relation between atmospheric pollution in urban and rural localities and mortality from cancer, bronchitis and pneumonia, with particular reference to 3,4-benzopyrene, beryllium, molybdenum, vanadium and arsenic. Brit. J. Cancer 14, 397 (1960). — STRACHAN: zit. nach BÜTTNER (1949). — STROBEL, M., u. O. GSELL: Mortalität in Beziehung zum Tabakrauchen. 9 Jahre Beobachtungen bei Ärzten in der Schweiz. Helv. med. Acta 32, 547 (1965). — STRUWE, F.E.: Über Metaplasien der Bronchialschleimhaut bei Fällen von Bronchialcarcinom. Beitr. path. Anat. 122, 57 (1960). — STUR, D.: Karzinomexitus und Geburtsmonat. Wien. klin. Wschr. 65, 898 (1953). — SUNDERMAN, F.W., and F.W. SUNDERMAN jr.: Nickel poisoning. VIII. Dithiocarb.: a new therapeutic agent for persons exposed to nickel carbonyl. Amer. J. med. Sci. 236, 26 (1958). ~ Nickel poisoning. XI. Implications of nickel as a pulmonary carcinogen in tobacco smoke. Amer. J. clin. Path. 35, 203 (1961). — SUNDERMAN, F. W., and J. DONELLY: Studies of nickel carcinogenesis metastasizing pulmonary tumors in rats induced by the inhalation of nickel carbonyl. Amer. J. Path. 46, 1027 (1965). — SUNTZEFF, V., u. Mitarb.: Use of sebaceous-gland test of primary cigarette-tar fractions and of certain noncarcinogenic polycyclic hydrocarbons. Cancer (Philad.) 10, 250 (1957). — SUTHERLAND, C. L.: Review of GERNEZ-RIEUX, C., et al.: Broncho-pneumopathies professionelles. Paris: Masson & Cie 1961; Bull. Hyg. (Lond.) 37, 457 (1962). — SWEANY, H. C., u. Mitarb.: Chemical and pathological study of pneumoconiosis. Arch. Path. 22, 593 (1936). — TAUBENHAUS, L. J., u. Mitarb.: Smoking and oral pathology. An epidemiological study. J. Amer. Geriat. Soc. 12, 871 (1964). — TAYER, P. S., and C. J. KENSLER: Cigarette smoke. Science 146, No. 3644, 642 (1964). — TELEKY, L.: Gewerbliche Vergiftungen. Berlin-Göttingen-Heidelberg: Springer 1955. — THAMSEN, A.: Tumorinduction in transplantated tissues. I. Homografts of fetal lung tissue with methylcholanthrene transplanted to the anterior chamber of the eye in four strains of mice. Acta path. microbiol. scand. 32, 137 (1953). — THOMAS, C., u. D. SCHMÄHL: Zur Morphologie der durch intravenöse Injektion von Nitrosomethylurethan erzeugten Lungentumoren bei der Ratte. Z. Krebsforsch. 65, 294 (1963). — TIPTON, D. L., and T. T. CROCKER: Duration of bronchial aquamous metaplasia produced in dogs by cigarette smoke condensate. J. nat. Cancer Inst. 33, 487 (1964). — TOKUHATA, G. K.: Smoking habits in lung-cancer proband families and comparable control families. J. nat. Cancer Inst. 31, 1153 (1963). ~ Familial factors in human lung cancer and smoking. Amer. J. publ. Hlth 54, 24 (1963). — TOKUHATA, G. K., and A. M. LILIENFELD: Familiar aggregation of lung cancer in human. J. nat. Cancer Inst. 30, 299 (1963). ~ Familiar aggregation of lung cancer in humans. J. nat. Cancer Inst. 30, 289 (1963). — TOTH, B., and P. SHUBIK: Mammary tumor inhabition and lung adenoma induction by isonicitinis acid hydrazide. Science 152, No. 3727, 1376 (1966). — TSUCHIYA, K.: The relation of occupation to cancer, especially cancer of the lung. Cancer (Philad.) 18, 136 (1965). — TURNER, H. M., and H. G. GRACE: An investigation into cancer mortaly among males in certain sheffield trades. J. Hyg. (Lond.) 38, 90 (1938). — VALENTINE, E. H.: Squamous metaplasia of the bronchus. A study of metaplastic changes occuring in the epithelium of the major bronchi in cancerous and noncancerous cases. Cancer (Philad.) 10, 272 (1957). — VILLIERS, A. J., and J. P. WINDISH: Lung cancer in a Fluorspar mining community. I. Radiation, dust and mortality experience. Brit. J. industr. Med. 21, 94 (1964). — VINCENT, T. N., u. Mitarb.: Carcinoma of the lung in women. Cancer (Philad.) 18, 559 (1965). — VOEGTLI, J.: Morphologie und Ätiologie der Bronchialwandnarben und ihre Beziehung zum primären Bronchialkrebs. Schweiz. Z. allg. Path. 17, 161 (1954). — VOEGTLI, J., u. W. MINDER: Über Thorotrastschäden nach Bronchographie, retrograder Pyelographie, Salpingographie und Arteriographie. Radiol. clin. (Basel) 21, 96 (1952). — VOIGTMANN, S.: Über das Vorkommen von Siderosen bei Walzern. Arch. Gewerbepath. Gewerbehyg. 14, 260 (1956). — VORWALD, A. J., and J. W. KARR: Pneumoconiosis and pulmonary carcinoma. Amer. J. Path. 14, 49 (1938). — VORWALD, A. J., and A. L. REEVES: Inhaled atmospheric in the genesis of lung cancer. Acta Un. int. Cancr. 15, 715 (1959). — WACHSMUTH, W., u. H.-J. VIERECK: Beitrag zur Histologie des Bronchialkarzinoms. Dtsch. med. Wschr. 89, 606 (1964). — WÄTJEN, J.: Das Bronchialkarzinom. Med. Klin. 1940 I, 349. ~ Über Lungenhilusveränderungen und ihre Bedeutung bei Staublungen. Arch. Gewerbepath. Gewerbehyg. 4, 301 (1933) und 12, 171 (1944). — WAGONER, J. K., u. Mitarb.: Radiation as the cause of lung cancer among uranium miners. New Engl. J. Med. 273, 181 (1965). — WAL, A. M. VAN DE: Lung cancer and month of birth. Lancet 1964 I, 114. — WEBER, R. E., u. Mitarb.: Air pollution in a city street. Brit. J. industr. Med. 22, 128 (1965). — WATSON, W. L., and A. J. CONTE: Smoking and lung cancer. Cancer (Philad.) 7, 245 (1954). ~ Lung cancer and smoking. Amer. J. Surg. 89, 447 (1955). — WELLER, R. W.: Metaplasia of bronchial epithelium. A postmortem study. Amer. J. clin. Path. 23, 768 (1953). — WENDEL, H.: Beziehungen zwischen Nikotinabusus und Lungenemphysem. Z. ges. inn. Med. 21, 777 (1966). — WERNER, K., u. J. BECKER: Das Bronchus-Karzinom in strahlenklinischer Sicht. I. Teil. Strahlentherapie 101, 217 (1956). — WESTERMANN, E.: Häufigkeit und klinische Symptomatologie des Lungenkrebses bei Silikose. Beitr. Silikose-Forsch., Heft 12. Bochum: Bergbau-Berufsgenossenschaft 1951. — WILLIAMS, W. J.: Asbestosis and lung cancer. Arch. environm. Hlth 10, 444 (1965). — WINSLER: zit. bei K. H. BAUER (1963). — WITKOWSKI, F.: A morphological and pathological characteristic of the metaplasia of the bronchial epithelio and its role in the histogenesis of the primary bronchogenic carcinoma. Acta Un. int. Cancr. 19, 1318 (1963). — WITTEKIND, D., u. R. STRÜDER: Beitrag zur Histogenese des Bronchialcarcinoms. I. Über Epithelmetaplasie im Bronchialbaum. Frankfurt. Z. Path. 64, 294 (1953). ~ Beitrag zur Histogenese des Bronchialcarcinoms. II. Über die Beziehungen zwischen Epithelmetaplasien und Carcinombildung im Bronchialbaum. Frankfurt. Z. Path. 64, 405 (1953). — WYNDER, E. L., and E. A. GRAHAM: Tobacco smoking as a possible etiologic factor in bronchiogenic carcinoma. J. Amer. med. Ass. 143, 329 (1950). — WYNDER, E. L., u. Mitarb.: Lung cancer in women. A study of environmental factors. New Engl. J. Med. 255, 1111 (1956). ~ Experimental production of carcinoma with cigarette tar. II. Tests with different mouse strains. Cancer Res. 15, 445 (1955). — WYNDER, E.L.: Towards a solution of the tobacco-cancer problem. Brit. Med. J. 5009, 1 (1957). — WYNDER, E.L., u. Mitarb.: Experimental production of cancer with cigarette tar: strain differences. Brit. J. Cancer 10, 507 (1956). — WYNDER, E.L., and R.F. LEMON: Cancer, coronary artery disease and smoking. A preliminary report on differences in incidence between seventh-day adventists and others. Calif. Med. 89, 267 (1958). — WYNDER, E.L., u. Mitarb.: Study of environmental factors in cancer of the respiratory tract in Cuba. J. nat. Cancer Inst. 20, 665 (1958). — WYNDER, E.L., and G. WRIGHT: A study of tobacco carcinogenesis. I. The primary fractions. Cancer (Philad.) 10, 255 (1957). — WYNDER, E.L., u. Mitarb.: Cancer and coronary artery disease among seventh-day-adventists. Cancer (Philad.) 12, 1016 (1959). ~ A study tobacco carcinogenesis. VI. The role of precursors. Cancer (Philad.) 12, 1073 (1959). ~ A study tobacco carcinogenesis. V. The role of pyrolysis. Cancer (Philad.) 11, 1140 (1958). ~ Lung cancer in Venice. An epidemiological study. Lancet 1961, 1347. — WYNDER, E.L., and D. HOFFMANN: A study of tobacco carcinogenesis. VII. The role of higher polycyclic hydrocarbons. Cancer (Philad.) 12, 1079 (1959). — WYNDER, E.L.: Laboratory contributions to the tobacco-cancer problem. Acta med. scand. 170, 63 (1961). — WYNDER, E.L., and D. HOFFMANN: Present study of laboratory studies on tobacco carcinogenesis. Acta path. microbiol. scand. 52, 119 (1961). — WYNDER, E.L., u. Mitarb.: A method for determining cilistatic components in cigarette smoke. Cancer (Philad.) 16, 1222 (1963). — WYNDER, E.L., u. D. HOFFMANN: Ein experimenteller Beitrag zur Tabakrauchkanzerogenese. Dtsch. med. Wschr. 88, 623 (1963). — WYNDER, E.L., u. Mitarb.: Ciliatoxic components in cigarette smoke. III. In vitro comparison of different smoke components. Cancer (Philad.) 18, 1652 (1965). — WYNDER, E.L., and D. HOFFMANN: Reduction of tumorigenicity of cigarette smoke. J. Amer. med. Ass. 192, 88 (1965). — WYNDER, E.L., u. Mitarb.: Ciliatoxic components in cigarette smoke. Cancer (Philad.) 18, 505 (1965). — WYNDER, E.L., and N. MANTEL: Some epidemiological features of lung cancer among Jewish males. Cancer (Philad.) 19, 191 (1966). — WURM, H.: Lungenkrebs und Tuberkulose. Hippokrates (Stuttg.) 33, 801 (1962). — ZWI, S., u. Mitarb.: Cigarette smoking and pulmonary function in health young adults. Amer. Rev. resp. Dis. 89, 73 (1964).

C. I. 8. Metastasen

ALBERTINI, A. v.: Histologische Geschwulstdiagnostik. Stuttgart: Georg Thieme 1955. — AZZOPARDI, J.G., and A.R. BELLAU: Carcinoid syndrome and oat-cell-carcinoma of the bronchus. Thorax 20, 393 (1965). — BALLANTYNE, A., u. Mitarb.: Vascular invasion in bronchogenic carcinoma. Thorax 12, 294 (1957). — BAUER, K.H.: Das Krebsproblem. Springer 1962. — BERKHEISER, S.W.: Epithelial proliferation of the lung associated with cortisone administration. Cancer (Philad.) 16, 1354 (1963). — BERNDT, H.: Bronchialkarzinom und Ulcus peoticum. Med. Klin. 57, 1397 (1962). ~ Zur Epidemiologie des Lungenkrebses. Arch. Geschwulstforsch. 28, 28 (1966). — CALKINS, E.A.: The superior vena cava syndroma: Report of 21 cases. Dis. Chest 30, 404 (1956). — CARANASOS, G., and B.H. HUEBNER: Adrenal width and metastasis in bronchogenic carcinoma. Arch. Path. 76, 263 (1963). — CARLENS, E.: Mediastinoscopy. Dis. Chest 36, 343 (1959). — COLLIER, F.C., u. Mitarb.: Carcinoma of the lung. Factors which influenza five years survival, with special reference to blood vessel invasion. Ann. Surg. 146, 417 (1957). — DEL CASTILLO, E.B., u. Mitarb.: Rev. clín. esp. 18, 94 (1945); zit. bei LABHART (1962). — ECK, H.: Das sog. Alveolarzellkarzinom (Lungenadenomatose). Leipzig: Georg Thieme 1957. — FISCHER, W.: Der Lungenkrebs. Zbl. allg. Path. path. Anat. 85, 193 (1949). — FROBOESE, C.: Pathologisch-anatomische Betrachtungen über die Eigenheiten — Polymorphie, Paradoxie und Extravaganzen des Lungencarcinoms. Z. ges. inn. Med. 6, 321 (1951). — GABLER, G., u. I. PECKHOLZ: Die Metastasierung des Bronchialkarzinoms. Stuttgart: Gustav Fischer 1960. — HAAS, H.G.: Paraneoplastisches Cushing-Syndrom bei ektopischer ACTH-Bildung. Schweiz. med. Wschr. 97, 88 (1967). — HARRISON, M.T., u. Mitarb.: Cushing's syndrome with carcinoma of bronchus and with features suggesting carcinoid tumour. Lancet 1957 I, 23 (1957). — HAUPT, R., u. J. ZÖMISCH: Negative und positive Fehldiagnosen beim Bronchialkarzinom. Z. Tuberk. 126, 67 (1967). — HEDINGER, CHR.: Die Pathologie des Carcinoidsyndroms und seiner Grenzgebiete. In: H. NOWAKOWSKI, Gewebs- und Neurohormone, Physiologie des melanophoren Hormons, S. 67. 8. Symposion der Dtsch. Ges. f. Endokrinologie, München, 1.—3. März 1961. Berlin-Göttingen-Heidelberg: Springer 1962. — HENSON, R.A.D., u. Mitarb.: Carcinomatous neuropathy and myopathy. A clinical and pathological study. Brain 77, 82 (1954). — KINLOCH, J.D., u. Mitarb.: Carcinoid syndrome associated with oat-cell-carcinoma of bronchus. Brit. med. J. 1965 I, 1533. — KRACHT, J., u. N. HANTSCHMANN: Tumorsyntropien des Cushingsyndroms. Acta Endocrinolog. 38, 490 (1961). — LABHART, A.: Endokrine Überfunktionssyndrome der Gewebehormone. In: H. NOWAKOWSKI, Gewebs- und Neurohormone, Physiologie des melanophoren Hormons, S. 77. 8. Symposion der Dtsch. Ges. f. Endokrinologie, München, 1.—3. März 1961. Berlin-Göttingen-Heidelberg: Springer 1962. — MAJCHER, ST.J., u. Mitarb.: Carcinoid syndrome in bronchogenic carcinoma. Arch. intern.

Med. **117**, 57 (1966). — MARMORSTON, J., u. Mitarb.: Urinary excretion of Estrone, Estradiol and Estriol by patients with lung cancer and emphysema. Amer. Rev. resp. Dis. **92**, 417 (1965). — MEADOR, C.K., u. Mitarb.: Cause of Cushing's syndrome in patients with tumor arising from "nonendocrine" tissue. J. clin. Endocr. **22**, 693 (1962). — NOHL, H.C.: Thorax 11, 357 (1956). ~ The spread of carcinoma of the bronchus. London: Lloyd, Luke Ltd. 1962. — PARISH, D.J., u. Mitarb.: The secretion of 5-hydroxytryptamine by a poorly-differentiated bronchial carcinoma. Thorax **19**, 62 (1964). — PLIMPTON, C.H., and A. GELLHORN: Hypercalcaemia in malignant diseases without evidence of bone destruction. Amer. J. Med. **21**, 750 (1956). — PREISSNER, TH.: Schwierigkeiten bei der Diagnose der Bronchialkarzinome. Seltene Knochenmetastasen. Zbl. Chir. **73**, 696 (1948). — RICHARDS, P., and W. McKISSOCK: Intracranial metastases. Brit. med. J. **1**, 13 (1963). — RICHTER, H.: Bronchialkarzinom mit Metastasen in einer Zehe und im Penis. Zbl. allg. Path. path. Anat. **90**, 24 (1953). — RINK, H.: Der Lungenkrebs. Klinik, Praxis und Problematik. Stuttgart: F.K. Schattauer 1965. — RÖSSLE, R.: Über die Metastasierung bösartiger Geschwülste auf dem Schleimhautwege und die Bedeutung für das Problem der Malignität. Virchows Arch. path. Anat. **316**, 501 (1949). — SCHWARZ, G., u. Mitarb.: Ein bisher unbekannter Mechanismus der Entstehung von Hypercalcaemien bei der Leukämie. Dtsch. med. Wschr. **48**, 2153 (1966). — SIEGENTHALER, D., u. Mitarb.: Atypisches Carcinoidsyndrom bei kleinzelligem Bronchuskarzinom. Schweiz. med. Wschr. **95**, 869 (1965). — STEIN, F.: Über hormonale und morphologische Malignität bei Nebennierengeschwülsten. Veröffentlichungen aus der morphologischen Pathologie, Heft 59. Stuttgart: Gustav Fischer 1954. — TANNER, E.: Klinische Frühdiagnostik des Bronchus-Karzinoms. In: E. HAEFLIGER, Aktuelles aus Diagnostik und Therapie der Lungenerkrankungen. Basel und New York: S. Karger 1965. — UEHLINGER, E.: Hypercalcaemiesyndrome. Münch. med. Wschr. **106**, 692 (1964). ~ Lungenkarzinom und paraneoplastische Syndrome. Münch. med. Wschr. **107**, 693 (1965). ~ Das Lungenkarzinom: Metastasensyndrom. In: E. HAEFLIGER, Aktuelles aus Diagnostik und Therapie der Lungenerkrankungen. Basel und New York: S. Karger 1965. ~ Grundlagenwissenschaften für die ärztliche Praxis: Paraneoplastische Syndrome. Almanach ärztl. Fortbildung **1966**, 17. München: J.F. Lehmann 1966. — WALTHER, H.E.: Untersuchungen über Krebsmetastasen. Z. Krebsforsch. **48**, 468 (1939). ~ Untersuchungen über Krebsmetastasen. Z. Krebsforsch. **46**, 313 (1937). ~ Krebsmetastasen. Basel: Benno Schwabe 1948. — WARNER, R., u. Mitarb.: Carcinoid syndrome produced by metastasizing bronchial adenoma. Amer. J. Med. **24**, 903 (1958). — WHEELER, C.E., u. Mitarb.: Gynecomastia. Ann. intern. Med. **40**, 985 (1954). — WILLIAMS, E.D., and J.G. AZZOPARDI: Tumours of the lung and the carcinoid syndroma. Thorax **15**, 30 (1960). — WORATZ, G.: Lungenmetastase oder Bronchialkarzinom? Radiol. diagn. (Berl.) **6**, 609 (1965).

C. II. *Ergänzungen und Besonderheiten. 1. Primäre Multiplizität*

ACKERMANN, B.: Über die Häufigkeit maligner Doppeltumore. Inaug.Diss. Dresden 1959. — ARNSTEIN, A.: Über den sog. „Schneeberger Lungenkrebs". Verh. dtsch. Ges. Path. **16**, 332 (1913). — BEATJER, A.M.: Pulmonary carcinoma in chromate workers. Arch. industr. Hyg. **2**, 487 (1950). — BEYREUTHER, H.: Multiplizität von Carcinomen bei einem Fall von sog. „Schneeberger Lungenkrebs" mit Tuberculose. Virchows Arch. path. Anat. **250**, 230 (1924); Allgemeine chirurgische Pathologie und Therapie, Berlin 1882. — BILLROTH, TH.: Die allgemeine chirurgische Pathologie und Therapie in einmal fünfzig Vorlesungen. 13. Aufl., S. 868. Berlin 1887. — BIRKNER, R., u. M. BRANDT: Über Doppelseitigkeit und ungewöhnliche Durchbruchsarten von Pancoast- und Ausbrecherformen des Bronchialkrebses. Fortschr. Röntgenstr. **72**, 641 (1951). — BORST, M.: Allgemeine Pathologie der malignen Geschwülste. Leipzig: S. Hirzel 1924. — BRITT, C.J., u. Mitarb.: Bilateral simultaneous aquamous cell carcinoma of the lung. J. thorac. Surg. **40**, 102 (1960). — COCCHI, U.: Zur Frage der echten Multiplizität. Schweiz. Z. allg. Path. **3**, 270 (1941). — DRAGONI, G., u. Mitarb.: Sui tumori doppi del pulmone. Minerva med. **52**, 1188 (1961). — DRASH, E.C., and R.N. DE NICORD: Bilateral primary simultaneous bronchiogenic carcinoma. Dis. Chest **34**, 226 (1958). — ECK, H.: Über das Lungencarcinom. Z. ges. inn. Med. **7**, 721 (1952). — FEYRTER, F.: Zur Histologie des Bronchialcarcinoms. Wien. klin. Wschr. **20**, 648 (1927). — FRIEDRICH, W.: Morphologisch differenziertes Doppelcarcinom des Bronchialbaumes. Zbl. allg. Path. path. Anat. **97**, 446 (1958). — FUCHS, U.: Zur Frage der Lungen-Doppelcarcinome. Langenbecks Arch. klin. Chir. **285**, 29 (1957). — GLENNIE, J.S., u. Mitarb.: Multiple primary carcinoma of the bronchus. J. thorac. Surg. **48**, 40 (1964). — GOETZE, O.: Bemerkungen über Multiplizität primärer Carcinome in Anlehnung an einen Fall von 3fach Carcinom. Z. Krebsforsch. **17**, 281 (1913). — HARTSOCK, R.J., and R.E. FISHER: Bilateral primary invasive carcinoma of the lung. Dis. Chest **39**, 421 (1961). — HANBURY, W.: Two histologically different carcinoms in the same lung. J. Path. Bact. **81**, 540 (1961). — HANSEMANN, D. v.: Das gleichzeitige Vorkommen verschiedener Geschwülste bei derselben Person. Z. Krebsforsch. **1**, 183 (1904). — HOWARD, S.A., and M.J. WILLIAMS: Bilateral simultaneous occurence of primary spamous cell carcinoma of the lung. Cancer (Philad.)

10, 1182 (1957). — HUGHES, R. K., and B. BLADES: Multiple primary bronchiogenic carcinoma. J. thorac. Surg. 41, 421 (1961). — KARGER, J. v.: Zur Statistik der multiplen malignen Primärgeschwülste. Arch. Geschwulstforsch. 11, 211 (1957). — KLAINBERGER, F.: Über einen Fall von doppelten primären Bronchuscarcinomen. Klin. Med. (Wien) 10, 351 (1955). — KISCHKEL, U.: Unter dem Bild eines sog. Alveolarzellkarzinoms metastasierende Hypernephrome. Zbl. allg. Path. path. Anat. 98, 385 (1958). — LANGSTON, H. T., and J. C. SHERRICK: Bilateral simultaneous bronchiogenic carcinoma. J. thorac. Surg. 43, 741 (1962). — LE GAL, Y., and W. C. BAUER: Second primary bronchiogenic carcinoma. J. thorac. Surg. 41, 114 (1961). — MEYENBURG, H. v., u. B. CATHOMAS: Über die Häufigkeit des Prostatakarzinoms in Zürich. Beitrag zur Frage des „okkulten" Karzinoms. Schweiz. med. Wschr. 78, 473 (1948). — MÜLLER, R. F.: Über multiple nicht systematisierte Primärcarcinome und ihre Häufigkeit. Z. Krebsforsch. 31, 339 (1930). — NICOD, J. L., et D. GARDIOL: La cancerisation large ou multicentrique du carcinome bronchique a structure epidermoide. Bull. schweiz. Akad. med. Wiss. 13, 518 (1957). — NORDMANN, M.: Der Berufskrebs der Asbestarbeiter. Z. Krebsforsch. 47, 288 (1938). — O'COLLINS, W. I. B.: Multiple carcinomata of the lung. Brit. J. Dis. Chest 56, 144 (1962). — PIRCHAN, A., and H. SIKL: Cancer of the lung in the miners of Joachimov. Amer. J. Cancer 16, 681 (1932). — ROBINSON, A. O., and C. A. JACKSON: Multiple primary cancer of the lung. J. thorac. Surg. 36, 166 (1958). — ROBSON, A. O., and A. JENNIFFE: Medicinal arsenic poisoning and lung cancer. Brit. med. J. 2, 207 (1963). — SCHMIDT, W.: Zur Frage des primären Lungenkarzinoms — insbesondere des sog. Mikrokarzinoms — zirrhotischen Lebern. Beitr. path. Anat. 120, 13 (1903). — SCHMORL: Die Bergkrankheit der Erzbergleute in Schneeberg in Sachsen „Schneeberger Lungenkrebs". Z. Krebsforsch. 23, 360 (1926). — SIEBKE, H.: Über den Lungenkrebs der Bergleute in Joachimsthal. Z. Krebsforsch. 32, 609 (1926). — STOBBE, H.: Über Krebsmetastasierung in der Lunge und aus den Lungen und deren differentialdiagnostische Schwierigkeiten unter besonderer Berücksichtigung der primären Multiplizität der Lungencarcinome. Z. ges. inn. Med. 7, 279 (1952). — WARREN, S., and O. GATES: Multiple primary malignant tumors. Amer. J. Cancer 16, 1358 (1932). — WATSON, T. A.: Incidence of multiple Bronchialcarcinome. Verh. dtsch. Ges. Path. 37, 309 (1954). ~ Multiple primary bronchial carcinoma. Report of two cases and a review. Brit. J. Dis. Chest 58, 181 (1964). — WILUND, T.: Bronchiogenic carcinoma: A clinical study of 259 cases, 100 of which were resected. Follow-up study of the resected cases. Acta chir. scand., Suppl. 162 (1951). — WITTEKIND, D.: Über primär multiple Bronchialcarcinome. Verh. dtsch. Ges. Path. 37, 309 (1954). — ZORN, G.: Zur Frage der doppelten primären Bronchialcarcinome. Zbl. Chir. 78, 1041 (1953).

C. II. 2. Zur cytologischen Diagnose des Bronchialkrebses

ANDREWS, G. S., and T. ROSSER: Clinical value of exfoliative cytology in neoplasia of the lung. Thorax 19, 279 (1964). — BALÓ, J.: Lungenkarzinom und Lungenadenom. Verlag der Ungarischen Akademie der Wissenschaften, Budapest 1959. — BATZ, K.: Die Bedeutung der Zytodiagnostik und der endoskopischen Biopsie in der Erfassung von Bronchus- und Lungentumoren. Med. Diss. Basel 1962. — BERTALANFFY, F. D.: Fluorescence microscopy for cytodiagnosis of cancer. Postgrad. Med. 28, 627 (1960). ~ Fluorescence microscopy for the rapid diagnosis of malignant cells by exfoliative cytology. Mikroskopie 15, 67 (1960). ~ Diagnostic reliability of the acridine organe fluorescence microscope method for cytodiagnosis of cancer. Cancer Res. 21, 422 (1961). ~ Exfoliative Krebsdiagnose mit Akridinorange. Fluoreszenzmikroskopie. Krebsarzt 16, 521 (1961). ~ Ein neues Verfahren der Krebsdiagnostik. Spectrum (Pfizer, Karlsruhe) 5, 183 (1963). — BERTALANFFY, L. v., F. MASIN and M. MASIN: Use of acridine orange fluorescence technique in exfoliative cytology. Science 124, 1024 (1956). — BERTALANFFY, L. v., and F. D. BERTALANFFY: Akridinorange-Fluoreszenz-Zytodiagnostik in der Früherkennung des Krebses. Ärztl. Mitt. (Köln) 47./59. Jg., 2393 (1962). — FARBER, S. M., u. Mitarb.: Cytologic studies of sputum and bronchial secretions in primary carcinoma of the lung. Dis. Chest 14, 633 (1948). — FELTEN, R., u. Mitarb.: Klinische Bedeutung der Bronchialsekretcytologie. Med. Klin. 58, 827a (1963). — FISCHER, W.: Über die Frühdiagnose des Krebses. Arch. Geschwulstforsch. 1, 19 (1949). — FRENZEL, H., u. A. PAPAGEORGIOU: Klinische Bedeutung der Bronchialsekretcytologie. Med. Klin. 58, 827 (1963). — GRAY, B.: Sputum cytodiagnosis in bronchial carcinoma. Lancet 12, 549 (1964). — GRUNZE, H.: Klinische Zytologie der Thoraxkrankheiten. Stuttgart: Ferdinand Enke 1955. ~ Cytologie der Bronchien, Lunge und Mediastinum. Internat. Symp. über klin. Cytodiagnostik, Erlangen 1957. Stuttgart: Georg Thieme 1958 (184). ~ Die Zytodiagnose des Bronchialkarzinoms aus dem Bronchialsekret. Fortschr. Med. 77, 493 (1959). ~ In: H. BARTELHEIMER u. H. J. MAURER, Diagnostik der Geschwulstkrankheiten. Stuttgart: Georg Thieme 1962. ~ Zytodiagnostik der Lunge. I. Tagung d. dtsch. Ges. f. angewandte Zytologie, München 1963, S. 13. — HAIN, E., u. J. ENGEL: Erfahrungen mit der Papanicolaou-Färbung bei der zytologischen Diagnostik des Lungenkarzinoms. Praxis Pulmol. 19, 110 (1965). — HARTMANN, P.: Die Cytologie des Bronchialsekretes. Stuttgart: Georg Thieme 1955. — HECKNER, F.: Über die Cytodiagnostik des Bronchialkarzinoms. Internat. Symp. über klin. Cytodiagnostik, Erlangen 1957. Stuttgart: Georg Thieme 1958 (207). — KAHLAU, G.: Über cytologische Untersuchungen von Expectoratien und Punktionsflüssigkeiten mittels der Methode von L. SILVERSTOLPE. Klin. Wschr. **28**, 574 (1957). ~ Zur zytologischen Diagnostik des Bronchialkarzinoms aus dem Sputum. Verh. dtsch. Ges. Path. **162** (1952). ~ Die praktische Bedeutung der cytologischen Untersuchungen des Bronchialsekrets. Dtsch. med. Wschr. **83**, 835 (1958). ~ Zytodiagnostik. In: Krebsforschung und Krebsbekämpfung, Bd. III, S. 76. München-Berlin: Urban & Schwarzenberg 1959. ~ Über den Lungenkrebs und seine Zytodiagnostik. Landarzt **37**, 649 (1961). ~ Zytologische Lungenkrebsdiagnostik. Deutscher, Schweizerischer, Österreichischer Krebskongreß, Salzburg 1961. Krebsarzt **16**, 266 (1961). ~ Gibt es eine zytologische Frühdiagnostik des Lungenkrebses? Therapeutische Berichte **34**, 187 (1962). ~ Über die Zytodiagnostik des Lungenkrebses. Mitt. Dienst GBK **2**, 512 (1962). — KERN, G., u. Mitarb.: Die Akridinorange-Fluorochromierung in der Zytodiagnostik von Carcinomata *in situ* und Collumkarzinomen. Arch. Gynäk. **196**, 394 (1961). — KJAER, T., u. Mitarb.: zit. nach H. FRENZEL u. A. PAPAGEORGIOU 1963. — KNORRE, D.: Akridinorange-Fluorochromierung und zytochemische Kontrolluntersuchungen an Karzinomen im zytologischen Ausstrichpräparat. Zbl. allg. Path. path. Anat. **108**, 39 (1965). ~ Akridinorange-Fluorochromierung an Karzinomen im histologischen Schnittpräparat im Hinblick auf die Zytodiagnostik. Zbl. allg. Path. path. Anat. **109**, 15 (1966). — Koss, L.G., u. Mitarb.: Pulmonary cytology — a brief survey of diagnostik resulte from July 1st 1952 until December 31st 1961. Acta cytol. (Philad.) **8**, 104 (1964). — KRAUSE, H.G., u. K. PADANY: Die Früherfassung des Bronchialkarzinoms durch Katheterbiopsie nach FRIEDEL. Z. Tuberk. **119**, 323 (1963). — LIEBOW, A.A., u. Mitarb.: Cytological studies of sputum and bronchial secretions in the diagnosis of cancer of the lung. Cancer (Philad.) **1**, 223 (1948). — MAVROMMATIS, F.: Zur Zytodiagnostik des Bronchialkarzinoms. Thoraxchirurgie **9**, 503 (1962). — MORAWETZ, F., u. E. SCHNETZ: Die zytologische Diagnose des Bronchialkarzinoms. Krebsarzt **18**, 408 (1863). — PAPAGEORGIOU, A.: Kritische Bemerkungen zur Akridinorange-Fluorochromierung in der zytologischen Krebsdiagnostik. Vorläufige Mitteilung eigener Untersuchungen am Bronchialsekret. Med. Welt **113**, (1963). — PETER, L., u. B. SCHEFFEL: Zur zytologischen Krebsdiagnose aus dem Bronchialsekret. Z. Tuberk. **126**, 21 (1967). — RINK, H.: Das primäre Lungensarkom. In: Der Lungenkrebs. Stuttgart 1965. — RÖSSLE, R.: Über die Metastasierung bösartiger Geschwülste auf dem Schleimhautwege und die Bedeutung für das Problem der Malignität. Virchows Arch. path. Anat. **316**, 501 (1949). — RUSSEL, W.O., u. Mitarb.: Cytodiagnosis of lung cancer. Acta cytol. (Philad.) **7**, 11 (1963). — SABOUR, M.S., u. Mitarb.: Carcinoma of the lung: review of cases. Dis. Chest **41**, 530 (1962). — SCHADE, R.: Die Bedeutung der Cytodiagnostik für die Früherkennung von Karzinomen des Respirations- und Digestionstraktes. Med. Welt **8**, 1403 (1960). — SCHEFFEL, B.: Beitrag zur zytologischen Diagnostik des Bronchialkarzinoms. Inaug. Diss. Leipzig 1966. — UMIKER, W.: False positive reports in the cytologic diagnosis of lung cancer. Brit. J. Cancer **11**, 391 (1957). — WACHSMUTH, W., u. H.J. VIERECK: Beitrag zur Ätiologie des Bronchialkarzinoms. Dtsch. med. Wschr. **89**, 606 (1964). — WELLMANN, K.: Zur Bewertung der Akridinorange-Fluorochromierung in der Zytodiagnostik des Krebses. Münch. med. Wschr. 1428 (1962). — WINTER, G.: Zur Symptomatik und Diagnostik des Bronchialkarzinoms. Langenbecks Arch. klin. Chir. **291**, 143 (1959). — ZIMMER, S.: Anleitung zur praktischen Zytodiagnostik des Lungenkrebses. Leipzig: Georg Thieme 1963.

C. II. 3. Körpergewichte bei Bronchialkarcinomen

GEYER, H.: Das Körpergewicht beim Bronchialkarzinom im Vergleich zum Karzinom des Magens. Inaug.Diss. Leipzig 1965.

C. II. 4. Tödliche pulmonale Massenblutung bei Bronchialkarcinomen

BÜRGER, M.: Altern und Krankheit, 2. Aufl. Leipzig: Georg Thieme 1954. — CUDKOWICZ, L., and J.B. ARMSTRONG: Blood supply malignant pulmonary neoplasmen. Thorax **8**, 152 (1953). — DELARUE, J., u. Mitarb.: La vascularisation des tumeurs malignes. Presse méd. **73**, 73, 1517 (1965). — FLORANGE, W.: Anatomie und Pathologie der Arteria bronchialis. Ergebn. allg. Path. path. Anat. **39**, 152 (1960). — HACKL, H.: Todesursachen bei Tumoren im Respirationstrakt. Med. Welt **581**, 1960. — HATZENBERGER, H.: Die suffokatorische Haemoptoe. Beitr. Klin. Tuberk. **130**, 326 (1965). — HAUPT, R.: Tödliche pulmonale Massenblutung durch Bronchialcarcinom. Frankfurt. Z. Path. **75**, 412 (1966). — HAUPT, R., u. K. WEBER: Häufigkeitsverschiebungen und Relationen von Lungen- und Magenkarzinomen im Sektionsgut. Zbl. allg. Path. **111**, 222 (1968). — JUNGHANS, H.: Eine Krebsstatistik über 35 Jahre. Z. Krebsforsch. **29**, 623 (1929). — KOCH, O.: Der Lungenkrebs. Z. Tuberk. **94**, 23 (1950). — KRAUS, H.: Eigenartiger Fall tödlicher Haemoptoe bei Bronchuskarzinom. Wien. med. Wschr. 1931, 500. — LESCHKE, W.: Das Bronchialkarzinom, seine Häufigkeit, Metastasierung und Frühdiagnose.

Arch. Geschwulstforsch. **11**, 294 (1957). — LINDBERG, K.: Arbeiten aus dem Path. Inst. der Universität Helsingfors, Bd. 8. Jena: Gustav Fischer 1935. — OGILVIE, R.W., u. Mitarb.: The arterial supply to experimental metastatic VX and XV tumors in rabbit lungs. Cancer Res. **24**, 1418 (1964). — RUTISHAUSER, M.: Die maligne Lungenkaverne. Schweiz. med. Wschr. **95**, 349 (1965). — SCHOENMACKERS, J., and H. VIETEN: Atlas postmortaler Angiogramme. Stuttgart: Georg Thieme 1954. — SEYFARTH, C.: Lungenkarzinome in Leipzig. Dtsch. med. Wschr. **50**, 1497 (1924). — STOBBE, H.: Die Massenblutung beim Bronchialkarzinom. Zbl. allg. Path. path. Anat. **90**, 394 (1953). — WOOD, D.A., and M. MILLER: The role of the dual pulmonary circulations in various pathologie conditions of the lung. J. thorac. Surg. **7**, 644 (1937). — WRIGHT, R.D.: The blood supply of abnormal tissues in the lung. J. Path. Bact. **47**, 489 (1938).

C. II. 5. Endometriome der Lunge

BAUER, K.H.: Das Krebsproblem, 2. Aufl., S. 109. Berlin-Göttingen-Heidelberg: Springer 1963. — GÖGL, H., u. F.J. LANG: Geschlechtsorgane. In: Lehrbuch der spez. path. Anatomie, II. Bd., 1. Teil, S. 251. Begründet von E. KAUFMANN, herausgegeben von M. STAEMMLER. Berlin: Walter de Gruyter u. Co. 1957. — MERKEL, H.: Verdauungsorgane. In: Lehrbuch der spez. path. Anatomie, I. Bd., 2. Hälfte, S. 1242. Begründet von E. KAUFMANN, herausgegeben von M. STAEMMLER. Berlin: Walter de Gruyter u. Co. 1956. — SCHULZ, A., u. G. ZEHRER: Tumorförmige Endometriose am Oberschenkel. Zbl. Chir. **78**, 708 (1953). — SCHUERMANN, H.: Krankheiten der Mundschleimhaut und der Lippen, 2. Aufl. München u. Berlin: Urban & Schwarzenberg 1958. — SCHRÖDER, R.: Lehrbuch der Gynäkologie, 5. Aufl. Leipzig: Georg Thieme 1959. — STOECKEL, W.: Lehrbuch der Gynäkologie, 12. Aufl. Leipzig: S. Hirzel 1952. ZANGGER, J., u. F. HEPPNER: Endometriose im Wirbelloch als Ursache einer periodischen Wurzelneuralgie. Geburtsh. u. Frauenheilk. **22**, 1482 (1962). — ZIEGAN, J.: Endometriom der Lunge. Zbl. allg. Path. **110**, 442 (1967).

C. III. Mischgeschwülste der Lunge (Carcino-Sarkome)

BARNARD, W.G.: Embryoma of the lung. Thorax **7**, 299 (1952). — BERGMANN, M., u. Mitarb.: Carcinosarcoma of the lung. Review of the literature and report of two cases treated by Pneumonectomy. Cancer (Philad.) **4**, 919 (1951). — BÖSENBERG, M.: Über Carcinosarkome. Z. Krebsforsch. **36**, 416 (1932). — BOSS, J.H.: Mixed embryonic tumor of the lung in a three-year-old girl. Amer. Rev. res. Dis. **85**, 735 (1962). — CAMPESI, G., i V. SOMMARIVA: Rarissima neoformazione polmonare di tipo adeno-sarcomatoso. Sua possible interpretazione in rapporto a nuove vedute embriogenetiche. Arch. De Vecchi Anat. pat. **36**, 109 (1961). — DIRKSTEIN, E.A.: Patologichkaia anatomiia pervichnogo raka legkoge (Pathological anatomy lung cancer). Rostov-on-Don (1939). — DRURY, R., and R. STIRLAND: Carcinosarcomous tumors of the respiratory tract. J. Path. Bact. **77**, 543 (1939). — FISCHER, W.: Zur Kenntnis der Lungenkrebse. Acta Un. int. Cancr. **3**, 221 (1938). — FRANK, A.: Ein Karzinosarkom der Lunge. Schmidts Jb. ges. Med. **322**, Erg.H., 149 (1915). — GOL'BERT, Z.V.: Vopr. esksp. i. klin. onkol. (Problems of experimental and clinical oncology.) Medgiz (1953). — HOCHBERG, L.A., u. Mitarb.: Multiple primary tumors with fibrosarcoma and coexisting carcinoma of the lung. Arch. Surg. **59**, 166 (1949). — KIKA, G.: Gann **2**, 84 (1908). Ref. G. HERXHEIMER u. F. REINKE, Pathologie des Krebses. Ergebn. allg. Path. path. Anat. **16**, 2. Abt. 1 (1913). — MEYER, R.: Beitrag zur Verständigung über die Namengebung in der Geschwulstlehre. Zbl. allg. Path. path. Anat. **30**, 291 (1919/20). — MOORE, T.C.: Carcinosarcoma of the lung. Surgery **50**, 886 (1961). — NOWICKI, W.: Carcinom und Sarkom als Kollisionsgeschwulst. Virchows Arch. path. Anat. **289**, 564 (1933). — OBIDITSCH-MEYER, I., u. J. ZEITLHOFER: Über das maligne Hamartom der Lunge. Krebsarzt **17**, 102 (1962). — OGAWA, K.: Über einen Fall von sehr seltenem primären Carcinosarkom der Lunge, mit besonderer Berücksichtigung der histologischen Untersuchungen. Ref. Z. Krebsforsch. **31** (2. Teil) 53 (1930). — PEABODY, C.N.: Carcinosarcoma of the lung of peripheral origin. J. thorac. Surg. **37**, 766 (1959). — PEE, D.: Über einen Fall von Karzinosarkom der Lunge mit Kalkkugeln. Inaug.Diss. Kiel 1936. — PRIVE, L., u. Mitarb.: Carcinosarcoma of the lung. Arch. Path. **72**, 351 (1961). — SALTYKOW, S.: Beiträge zur Kenntnis des Karzinosarkoms. Verh. dtsch. Ges. Path. **17**, 351 (1914). — SAPHIR, O., and A. VASS: Carcinosarcoma. Amer. J. Cancer **33**, 331 (1938). — SCHIØDT, T., and K.G. JENSEN: Malignant teratoid tumor of the lung: Malignant hamartoma. Thorax **15**, 120 (1960). — SCHULZ, H., u. R. RUMMELD: Carcino-Sarkom des Bronchus. Frankfurt. Z. Path. **74**, 721 (1965). — SELYE, H.: Über zwei bemerkenswerte Fälle von Karzinosarkom. Med. Klin. **24**, 1197 (1928). — SEREBRIANNIKOVA, E.M.: Arkh. pat. anat. pat. fiziol. 1—2 (1940). — SOBIN, H.: Carcinosarcoma of the lung. Pat. pol. **13**, 389 (1962). — SPENCER, H.: Pulmonary blastomas. J. Path. Bact. **82**, 161 (1961). — STEPHANOPOULOS, C., and H. CATSARAS: Myxosarcoma complicating a cystic hamartoma of the lung. Thorax **18**, 144 (1963). — TAYLOR, H.E., and M.V. RAE: Endobronchial carcinosarcoma. J. thorac. Surg. **24**, 93 (1952). — THEMEL, K.G.: Über ein Karzinom und Sarkom als Kollisionstumoren in einer tuberkulösen Lungennarbe. Zbl. allg. Path. path. Anat. **93**, 155 (1955). — Thierbach, R., u. H. Gerlach: Bösartige Mischgeschwülste in der Lunge. Zbl. allg. Path. path. Anat. **107**, 271 (1965). — Weber, F.: Ein Karzinosarkom der Lunge. Zbl. allg. Path. path. Anat. **72**, 113 (1939). — Willis, R.A.: Pathology of tumours. London 1953.

C. IV. Sarkome

Ahren, C., and L. Zettergreen: Primary lymphosarcoma of the lung. Opusc. med. (Stockh.) 8/9, 255 (1963). — Ali,, M.Y., and G.S. Lee: Sarcoma of the pulmonary artery. Cancer (Philad.) **17**, 1220 (1964). — Bacsa, S., u. Mitarb.: Das primäre Sarkom der Lunge. Z. Tuberk. **124**, 341 (1965). — Ball, H.A.: Primary pulmonary sarcoma. Amer. J. Cancer **15**, 2319 (1931). — Bankamp, G.: Das primäre Lungensarkom. Med. Diss. München 1954. — Barnard, W.J.: The nature of the oat-called sarcoma of the mediastinum. J. Path. Bact. **29**, 241 (1926). — Baron, M.G., and W.M. Whitehouse: Primary lymphosarcoma of lung. Amer. J. Roentgenol. **85**, 294 (1961). — Bartel, M.: Häufigkeit und Altersrelationen von Karzinomen und Sarkomen. Z. Alternsforsch. **16**, 317 (1962). — Bauer, K.H.: Das Krebsproblem, 2. Aufl. Berlin-Göttingen-Heidelberg: Springer 1963. — Beck, W.C., and J.C. Reganis: Primary lymphoma of lung; review of literature, report of one case and addition of 8 other cases. J. thorac. Surg. **22**, 323 (1951). — Berghuis, J., u. Mitarb.: Surgical treatment of primary malignant lymphoma of lung. Dis. Chest **40**, 29 (1961). — Bolschowski, W.: Über primäres Lungensarkom. Frankfurt. Z. Path. **9**, 239 (1912). — Brandt, M.: Angiomyomatose der Lungen mit Wabenstruktur. Virchows Arch. path. Anat. **321**, 585 (1952). — Brass, K.: Die Leiomyome der Lunge. Frankfurt. Z. Path. **55**, 423 (1941). — Brindley, G.V.: Primary malignant tumors of the lung other than bronchiogenic carcinoma. Ann. Surg. **149**, 936 (1959). — Brzosko, W., u. Mitarb.: Ein ungewöhnlicher Fall (Lymphosarkom) von Pneumothorax und Pneumomediastinum bei einem 4jährigen Kind. Pediat. pol. **35**, 912 (1960) [polnisch]. — Churchill, E.D.: Malignant lymphoma of lung and pulmonary coccidiomycosis; clinic on surgical lesions of lung with consolidation. S. Clin. North. America **27**, 1113 (1947). — Chevalier, J., u. Mitarb.: Lymphosarcoma primitif du polm. Sem. Hôp. Paris **33**, 3652 (1957). — Cichero, P.: Sarcoma primitivo de polmone. Pathologica **44**, 9 (1956). — Clagett, O.Th., u. Mitarb.: The surgical treatment of pulmonary neoplasmas. A 10-years experience. J. thorac. cardiovasc. Surg. **48**, 391 (1964). — Conquest, H.F., u. Mitarb.: Primary pulmonary rhabdomyosarcoma. Ann. Surg. **161**, 688 (1965). — Cooley, J.C., u. Mitarb.: Primary lymphoma of the lung. Ann. Surg. **143**, 18 (1956). — Crofts, N.F., and G.B. Forbes: Malignant Neurilemmoma of the lung metastasizing to the heart. Thorax **19**, 334 (1964). — Deussing, R.: Multiple primäre Myome der Lunge. Diss. München 1912. — Domico, C.: In tema di neoplasie mesenchymali maligne del polmone: sull' osservazione di alcune varietadi sarcoma promitivo. G. Pneumol. **3**, 249 (1959). — Drewes, J., u. K.H. Willmann: Das primäre Lungensarkom. Langenbecks Arch. klin. Chir. **274**, 95 (1953). — Dvoracek, C.: Primarni lymfosarcoma plic. Lék. Listy **7**, 545 (1952). — Dwischka, P., u. J. Eljaschew: Primäres Lungensarkom und Silikose. Vop. Onkol. **3**, 638 (1957) [russisch]. — Dyson, B.C., and A.E. Trentalance: Resection of primary pulmonary sarcoma. J. thorac. cardiovasc. Surg. **47**, 577 (1964). — Eck, H., u. W. Wagner: „Selbstheilungs"vorgänge bei einem Lungensarkom. Frankfurt. Z. Path. **71**, 283 (1961). — Eerland, L.D.: Long- en Pleura-Sarcom. Ned. T. Geneesk. **1955**, 759. — Ehrlich, J.C., and I.E. Gerber: The histogenesis of lymphosarcomatosis. Cancer (Philad.) **24**, 1 (1935). — Essbach, H.: Zur Frage der Lungensarkome. Verh. dtsch. Ges. Path. **31**, 415 (1939). — Ewing, J.: Neoplastic diseases. Philadelphia 1928. — Falconer, E.H., and M.E. Leonard: Pulmonary involvment in lymphosarcoma and lymphatic leukemia. Amer. J. med. Sci. **195**, 294 (1938). — Fasske, E.: Über ein Hamartochondrosarkom der Lunge. Zbl. allg. Path. path. Anat. **107**, 514 (1965). — Fischer, W.: Die Gewächse der Lunge und des Brustfells. In: Henke-Lubarsch, Handbuch der spez. path. Anat. u. Hist., Bd. III/1. Berlin 1931. — Frey, E.K., u. H. Lüdeke: Lungensarkom. In: E. Derra, Handbuch der Thoraxchirurgie, Bd. 3. Berlin-Göttingen-Heidelberg: Springer 1958. — Friedmann, L.: Ein Fall von rhabdomyoplastischem Sarkom geringer Gewebsreife. Med. Klin. **25**, 1326 (1929). — Gall, E.A., and T.B. Mallory: Malignant lymphoma. Clinicopathologic study of 619 cases. Amer. J. Path. **18**, 381 (1942). — Geisler, P., u. R. Haan: Der Lungenrundherd. Bruns' Beitr. klin. Chir. **208**, 97 (1964). — Grimes, O.F., u. Mitarb.: Primary lymphosarcoma of lung. Report of two cases. J. thorac. Surg. **27**, 378 (1954). — Gubler, R.: Primäres polypöses Spindelzellsarkom der Bronchialschleimhaut bei einem neunjährigen Mädchen. Med. Diss. Zürich 1958 und Thoraxchirurgie **5**, 320 (1957/58). — Gütgemann, A., u. H.W. Schreiber: Die Chirurgie des Magensarkoms. Stuttgart 1960. — Haag, S.: Das primäre Lungensarkom. Med. Diss. Heidelberg 1961. — Hall, E.R., and B. Blades: Primary lymphosarcoma of lung. Dis. Chest **36**, 571 (1959). — Haupt, R., u. R. Glöckner: Das primäre Lymphosarkom der Lunge. Z. Tuberk. (1967) [im Druck]. — Havard, V.W.H., and W.J. Hanbury: Leiomyosarkom of the lung. Lancet **1960**,

902. — HERING, N., u. Mitarb.: Primary sarcoma of the lung. Dis. Chest 42, 315 (1962). — HERINK, M., u. F. LINDNER: Zur Diagnostik und Prognose der malignen Rundherde in der Lunge. Dtsch. med. Wschr. 86, 576 (1961). — HOLZNER, J.A., u. J. ZEITLHOFER: Primäres Retothelsarkom der Lunge. Krebsarzt 17, 433 (1962). — HICKS, H.G.: Bronchogenic Leiomyosarkoma. Verh. dtsch. Ges. Path. 29. Tgg., S. 135 (1937). — HOCHBERG, L.A., and PH. CRASTNOPOL: Primary sarcoma of the bronchus and lung. Arch. Surg. 73, 84 (1956). — HUECK, O., u. U. MATZANDER: Bericht über ein primäres Leiomyosarkom der Lunge. Thoraxchirurgie 5, 494 (1958). — IRMER, W., u. Mitarb.: Solitäre Rundschatten der Lunge. Z. Tuberk. 111, 270 (1958). — IVERSON, L.: Bronchopulmonary Sarcoma. J. thorac. Surg. 27, 130 (1954). — JACKSON, H., and F. PARKER: Hodgkin's disease and allied disorders. New York: Oxford Univ. Press 1947. — JÄGER, E.: Beitrag zur Kenntnis der muskulären Lungenzirrhose. Verh. dtsch. Ges. Path. 29. Tagg., S. 135 (1937). — JOHNSON, G.K., u. Mitarb.: Leiomyosarcoma of the lung treated by pneumonektomy. Surgery 32, 1010 (1952). — JONES, B., and W.G. KLINGBERG: Lymphosarcoma in children. J. Pediat. 63, 11 (1963). — JUSTIN-BESANÇON, L., u. Mitarb.: Lymphomatose maligne a localisations viscerales succesive; survie de huit annes. Bull. Soc. méd. Hôp. Paris 75, 759 (1959). — KEIBEL, E., u. Mitarb.: Über das Retothelsarkom der Lungen. Beitr. path. Anat. 126, 454 (1962). — KIRKLIN, B.R., and H.W. HEFKE: Roentgenologic study of intrathoracic lymphoblastoma. Amer. J. Roentgenol. 26, 681 (1931). — KRESS, M.B., and O.C. BRANTIGAN: Primary lymphosarcoma of lung. Ann. intern. Med. 55, 582 (1961). — KÜHN, H.: Über die primären Lungensarkome. Zbl. allg. Path. path. Anat. (im Druck). — KUNDRAT, M.: Über Lympho-Sarkomatosis. Wien. klin. Wschr. 6, 211 und 234 (1893). — KUNZ, H.: Leiomyoma adenomatosum der Lunge. Dtsch. Z. Chir. 249, 109 (1937). — LINDBERG: zit. nach BOGOWSLAWSKI. — LINDSKOG, u. LIEBOW: zit. nach MÜLLY. — LORBECK, W.: Zur Frage der Fibrosarkome der Lunge. Thoraxchirurgie 2, 142 (1954/55). — LORING, W.E., and S.R. WOLMAN: Idiopathic multiple hemorrhagic sarcoma of lung (Kaposi's sarcoma). N.Y. St. J. Med. 65, 668 (1965). — MALLORY, T.B. (Ed.): Case 22441 Mass. Gen. Hosp. New Engl. 215, 837 (1936). — MASCHIO, C.: Rhabdomyosarcoma del Polmone. Riv. Anat. pat. 11, 1161 (1956). — MATTEIS, A., DE, and C.A. ANGELETTI: Primary Fibrosarcoma of the lung. Path. et Microbiol. (Basel) 27, 129 (1964). — MAUS, H.: Leiomyomatosus pulmonum disseminata maligne. Frankfurt. Z. Path. 69, 95 (1958). — MELVILLE, F.: X-rays in the diagnosis of intrathoracic growths. Lancet 213, 604 (1927). — MÉSZÁROS, G., u. J. SIMÂRSKY: Primäres Leiomyosarkom der Lunge. Z. Tuberk. 115, 83 (1960). — MÜLLY, K.: Die Geschwülste der Lunge, Pleura und Brustwand. In: Handbuch Inn. Med., Bd. IV/4, Teil III. Berlin-Göttingen-Heidelberg: Springer 1956. — MUNK, J., u. Mitarb.: Primary mesenchym of the pulmonary artery. Brit. J. Radiol. 38, 104 (1965). — MYLIUS, E.A., and T. AAKHUS: Primary pulmonary leiomyosarcoma. Acta path. microbiol. scand., Suppl. 148, 149 (1961). — NEUMANN, R.: Leiomyosarkom der Lunge. Frankfurt. Z. Path. 52, 576 (1938). — NOEHREN, T.H.: Sarcoma of the lung. Amer. J. Surg. 89, 547 (1955). — NOEHREN, T.H., and F.W. McKEE: Sarcoma of the lung. Dis. Chest 25, 663 (1954). — NOVI, J., i F. CECCONI: I tumori connettivali del polmone. Capelli Ed. Bologna 1957; zit. nach BONO. — ORBÁN, T., u. T. BOROS: Über das pulmonale myogene Sarkom. Orv. Hetil. 106, 259 (1965) [ungarisch]. — OTTO, G., u. R. FREY: Klinik, Behandlung und Statistik der Sarkome. Ergebn. Chir. Orthop. 43, 410 (1961). — PEKELIS, E.: Linfosarcoma peribronchiale consviluppo prevalentemente intrapulmonare rapido. Pathologica 23, 66 (1931). — PRICHARD, R.W., and H.H. BRADSHAW: Primary lymphoid tumors of lung. Arch. Path. 71, 420 (1961). — RANDALL, W.S., and B. BLADES: zit. nach G. MÉSZÁROS u. J. SIMÂRSKY. Arch. Path. 42, 543 (1946). — RINK, H.: Das primäre Lungensarkom. In: Der Lungenkrebs. Stuttgart 1965. — ROBBINS, L.L.: The roentgenological appearance of parenchymal involvment of the lung by malignant lymphoma. Cancer (Philad.) 6, 80 (1953). — ROSENBERG, S.A., u. Mitarb.: Lymphosarcoma. A review of 1269 cases. Medicine 40, 31 (1961). — ROTHE, G.: Resektionen beim primären Lymphosarkom. Zbl. Chir. 90, 883 (1965). ~ Primäre Lymphosarkome der Lunge. Z. Tuberk. 123, 99 (1965). — SALTZSTEIN, S.L.: Pulmonary malignant lymphomas and pseudolymphomas: classification, therapy and prognosis. Cancer (Philad.) 16, 928 (1963). — SCHEIDEGGER, S.: Karzinom und Sarkom der gleichen Lunge. Beitr. path. Anat. 104, 402 (1940). — SCHMORL, G.: Über den Schneeberger Lungenkrebs. Verh. dtsch. Ges. Path. 19, 192 (1923). — SCHRÖDER, H.: Beitrag zur Klinik der Lungensarkome. Zbl. Chir. 88, 158 (1963). — SCHÜTZ, W., u. K. KÖHN: Das primäre Retothelsarkom der Lunge. Thoraxchirurgie 4, 272 (1956). — SCHULZE, W.: Das primäre Lymphosarkom der Lunge. Fortschr. Röntgenstr. 91, 457 (1959). — SHAW, R.R., u. Mitarb.: Primary pulmonary Leiomyosarcoma. J. thorac. cardiovasc. Surg. 41, 430 (1961). — SHIMKIN, M.B., u. Mitarb.: Lymphosarcoma: A analysis of frequency, distribution and mortality at the University of California Hospital 1913—1948. Ann. intern. Med. 40, 1096 (1954). — SMITH, E.A., u. Mitarb.: Primary chondrosarcoma of the lung. Ann. intern. Med. 53, 838 (1960). — STEINER, F.A.: Reticuläres Lungensarkom. Oncologia (Basel) 9, 310 (1956). — STERNBERG, W.H., and H. SIDRANSKY: Pathologic observations on primary malignant lymphomas of lung. Bull. Tulane med. Fac. 19, 1 (1959). — STÖCKER, E.: Leiomyomatosis pulmonum

disseminata maligna. Zbl. allg. Path. path. Anat. 99, 143 (1959). — SUGARBAKER, E. D., and L. D. CRAVER: Lymphosarcoma. Study of 196 cases with biopsy. J. Amer. med. Ass. 115, 17 (1940). — SZYMÁNSKI, A.: Ein Fall von Leiomyosarkom. Gruźlica 30, 163 (1962) [polnisch]. — VIETA, J. O., and L. F. CRAVER: Intrathoracic manifestations of the lymphomatoid diseases. Radiology 37, 138 (1941). — WATSON, W. L., and A. J. ANLYAN: Primary leiomyosarcoma of the lung. Cancer (Philad.) 7, 250 (1954). — WEISSMANN, J., and J. M. CHRISTIE: Primary lymphosarcoma of lung. Report of case. A.M.A. Arch. Surg. 62, 129 (1951).

C. V. Das Lymphogranulom der Lunge

ALIX Y ALIX, J.: Die primäre Lymphogranulomatose der Lunge. Rev. clín. esp. 2, 337 (1941); Ref. Kongreßbl. inn. Med. 110, 382 (1942). — DELARUE, J., u. Mitarb.: Les localisations respiratoires intrathoraciques de la maladie de Hodgkin. Ann. Anat. path. 5, 5 (1960). — FAVRÉ, M.: zit. bei DELARUE. — FRESEN, O.: a) Anatomie und Nosologie der Lymphogranulomatose. Ergebn. inn. Med. Kinderheilk. 9, 38 (1958); b) Pathologie der Lymphogranulomatose. Folia haemat. (Frankfurt) 8, 110 (1963). — GIL, C.: Über einige seltene Formen von Lymphogranulomatose in der Lunge. Fortschr. Röntgenstr. 53, 246 (1936). — HAZEL, W. VAN, and R. J. JENSIK: Lymphoma of the lung and pleura. J. thorac. Surg. 31, 19 (1956). — HEILMEYER, L., u. H. BEGEMAAN: In: Handbuch der inneren Medizin, Bd. II, S. 661; Bd. III, S. 910. Berlin-Göttingen-Heidelberg: Springer 1951. — JACKSON, H., and F. PARKER: Hodgkin's disease as allied disorders. New Engl. J. Med. 234, 103 (1946). — HELD, A.: Die Hodgkinschen Erkrankungen der Lungen. Fortschr. Röntgenstr. 41, 191 (1930). — KÖLE, W., u. L. KRONBERGER: Über das Lymphogranulom der Lunge. Dtsch. med. J. 12, 680 (1961). — MOOLTEN, S. E.: Hodgkin's disease of the lung. Amer. J. Cancer 21, 253 (1934). — SACHS, H. W.: Ein Fall von primärer Lymphogranulomatose der Lunge. Med. Klin. 1, 271 (1935). — SCHÄFER, A., u. H. WURM: Lymphogranulomatose der Lungen und Kavernenbildungen. Fortschr. Röntgenstr. 47, 254 (1933). — STEPHANI, ST.: Ungewöhnliche Formen der Lymphogranulomatose. Virchows Arch. path. Anat. 300, 495 (1937). — STERNBERG, C.: Lymphogranulomatose und Retikuloendotheliose. Ergebn. allg. Path. path. Anat. 30, 1 (1936). — VERSÉ, M.: Die Lymphogranulomatose der Lunge und des Brustfelles. In: Handbuch der spez. path. Anat., Bd. III/3, S. 280 (1931). — WEBER, H.: Lungenlymphogranulomatose. Beitr. path. Anat. 84, 1 (1930). — ZECHNALL, W.: Über die Lymphogranulomatose in Südbaden. Dtsch. Arch. klin. Med. 179, 38 (1936).

Literaturanhang

Zusammenstellung von wichtigen Veröffentlichungen über gut- und bösartige Lungengeschwülste, die nach Abschluß des Manuskriptes Ende 1966 bis Ende 1968 erschienen sind bzw. uns zugängig wurden. Auf diese Schrifttumsmitteilungen wird im Text meist nicht mehr eingegangen.

A. Gutartige und vorwiegend gutartige Lungengeschwülste

I. Mesenchymale Geschwülste. 1. Reticulocytome und hierher gehörige Geschwülste

BENSON, W. R.: Granular cell tumors (myoblastomas) of the tracheobronchial tree. J. thorac. cardiovasc. Surg. 52, 17—30 (1966). — BROCARD, H., G. THOYER, L.-M. BOUVIER et M. G. TURPIN: Plasmocytome bronchique. Bull. Mém. Soc. méd. Hôp. Paris 117, 841—851 (1966). — BUCHBERGER, R.: Gutartige Lungengeschwülste. Langenbecks Arch. klin. Chir. 312, 19—40 (1965). — CHARETTE, E. E., V. M. ARCANGELO et E. G. LAFORET: Une tumeur bronchique rare: La tumeur a cellules granuleures d'Abrikosoff. Poumon 10, 1069 (1964). ~ Solitary mast cell "tumor" of lung. Its place in the spectrum of mast cell disease. Arch. intern. Med. 118, 358—362 (1966). — DINES, D. E., J. C. LILLIE, L. L. HENDERSON and J. M. STICKNEY: Solitary plasmacytoma of the trachea. Amer. Rev. resp. Dis. 92, 949—951 (1965). — GALLIVAN, G. J., C. T. DOLAN, R. E. STAM, B. S. EGGERTSEN and J. D. TOREY: Granular-cell myoblastoma of the bronchus. J. thorac. cardiovasc. Surg. 52, 875 (1966). — HAAG, W.: Lokalisation und Malignität des sog. Abrikossoff-Tumors. Med. Welt 1965, 838—841. — HILBUN, B. M., and CH. M. CHAREZ: Lymphoma of the lung. J. thorac. cardiovasc. Surg. 53, 721—725 (1967) und Berichte 75, 67 (1968). — KAPANCI, Y., and CH. HAMZEPOUR: Lymphomes lymphocytaires du poumon. Oncologia (Basel) 20, 195—208 (1966). — KERNEN, J. A., and B. W. MEYER: Malignant plasmocytoma of the lung with metastases. J. thorac. cardiovasc. Surg. 51, 739 (1966). — KINDLER, U.: Über das extraossale Plasmozytom. Dtsch. med. Wschr. 90, 1043—1048 (1965). — KITTREDGE, R. D., A. GELLER and N. FINBY: The reticuloendotheliosis in the lung. Amer. J. Roentgenol. 100, 588—592 (1967). — LENHARDT, A., u. H. CZITIBER: Zur Frage des „atypischen" Plasmocytoms. Wien. med. Wschr. 115, 782—784

(1965). — MARTINSON, F.D., and R.J. PULVERTAFT: Clinical and live-cell study of extramedullary plasmacytoma of the upper respiratory tract. Brit. J. Surg. **54**, 8 (1967). — REECH, R.: Über Geschwülste des retikulären Systems der Lunge an Hand eines Retikulozytoms. Zbl. allg. Path. path. Anat. **110**, 112—118 (1967). — SHERWIN, R.P., W.H. KERN and J.C. JONES: Solitary mast cell granuloma (histiocytoma) of the lung. Cancer (Philad.) **18**, 634 (1965).

A. I. 2. Fibrome, Lipome, Leiomyome

CORNOG, J.L., and H.T. ENTERLINE: Lymphangiomyoma, a benign lesion of chyliferous lymphatics synonymous with lymphangiopericytoma. Cancer (Philad.) **19**, 1909 (1966). — FLEGE, J.B., G. VALENCIA and G. ZIMMERMANN: Obstruction of a child's trachea by a polypoid hemangioendothelioma. J. thorac. cardiovasc. Surg. **56**, 144 (1968). — GÖRGÉNYI-GÖTTCHE, O., J. HORÁNYI u. J. SZÖTS: Über Bronchusarteriome. Prax. Pneumolog., Tuberkulosearzt **22**, 157 (1968). ~ Das Bronchialarteriom. Orv. Hetil. **108**, 1831 (1967). — HORÁNYI, J., u. J. KERÉNYI: Ein von der Kapsel eines Bronchusbasalioms ausgehendes Fibroma pendulans. Mschr. Ohrenheilk. **97**, 550 (1963). — HORÁNYI, J., u. Mitarb.: Über das Bronchusfibrom. Zbl. Chir. **93**, 1639 (1968). — KÁLLÓ, A., J. TAKÓ, J. HAMVAS u. I. SZIJÁRTÓ: Über die angiokavernomatöse Form der fibrozystischen Lunge. Zbl. allg. Path. path. Anat. **108**, 215—222 (1965). — KAMMERO, V., u. H. KOLBE: Über Lymphangioleiomyomatose der Lungen. Med. Welt **1967**, 1711. — PADÁNYI, A., E. BESZNYÁK, E. PINTÉR u. A. BAJTAY: "Destroyed lung" als Folge eines intrapulmonalen Lipoms. Z. Tuberk. **127**, 347 (1967).

A. II. Hamartochondrome

BATESON, E.M., u. Mitarb.: Endobronchial teratoma associated with bronchiectasis and bronchioliectasis. Thorax **23**, 68 (1968). — HAUPT, R., CHR. GLÖCKNER u. M. KÜNSTLER: Über Hamartome der Lunge. Thoraxchirurgie **15**, 125 (1967). — HAYWARD, R.H., and R.J. CARABASI: Malignant hamartoma of the lung: Fact or fiction? J. thorac. cardiovasc. Surg. **53**, 457 (1967). — KARPAS, CH.M., and N. BLACKMANN: Adenocarcinoma arising in a hamartoma (adenolipomyoma) of the bronchus associated with multiple benign tumors. Report of a case. Amer. J. clin. Path. **48**, 383—388 (1967). ~ Adenocarcinoma arising in a hamartoma (adenolipomyoma) of the bronchus associated with multiple benign tumors. Amer. J. Chir. Path. **48**, 383 (1967). — MADANI, M.A., C.S. DAFOE and C.A. ROSS: Multiple hamartoma of the lung. Thorax **21**, 468 (1966). — OLDHAM jr., H.N., W.GL. YOUNG and W.C. SEALY: Hamartoma of the lung. J. thorac. cardiovasc. Surg. **53**, 735—742 (1967). — PARKER jr., J.C., W.S. PAYNE and L.B. WOOLNER: Pulmonary blastoma (embryoma). Report of two cases. J. thorac. cardiovasc. Surg. **51**, 694—699 (1966). — SÜLE, T., L. GOFMAN u. J. CZIGNER: Ein Fall mit endobronchialem Chondrom. Orv. Hetil. **109**, 368 (1968). — ZENTNER, P.: Das Hamarto-Chondrom der Lunge. Ergebn. Chir. Orthop. **48**, 84—102 (1966).

A. III. Neurogene Tumoren

BARTLEY, T.D., and V.M. AREAN: Intrapulmonary neurogenic tumors. J. thorac. cardiovasc. Surg. **50**, 114—132 (1965). — ECKERT, H.: Über einen Fall von vaskulärer Neurofibromatose der Lungen. Zbl. allg. Path. path. Anat. **108**, 285—292 (1965). — STANULLA, H.: Zur Kenntnis der Lungenchemodektome. Thoraxchirurgie **16**, 204—205 (1968). — TESSMANN, D., u. E. KOCHAN: Bronchogenes granuläres Neurom mit syntopischem Plattenepithelkarzinom. Thoraxchirurgie, vascul. Chir. **11**, 702 (1964).

A. IV. Fibroepitheliale Polypen und Papillome

BOHN, W., u. F. SPRENGER: Ein endobronchiales Fibrom als ungewöhnliche Komplikation nach Bronchusanastomosierung. Schweiz. med. Wschr. **98**, 1358—1361 (1960). — DREMAN, J.N., and A.C. DOUGLAS: Solitary papilloma of a bronchus. J. clin. Path. **18**, 401 (1965). — GARDIOL, D.: Le papillome bronchique à forme épidermoide de l'adulte Plaie nosologique et diagnostic par biopsie. Schweiz. med. Wschr. **98**, 1902—1906 (1968). — THURNER, J., u. M. MOSER: Polypoid-hyperplastische chronische Endobronchitis. Prax. Pneumolog. **23**, 22 (1969).

B. Semimaligne Geschwülste

I. Bronchialadenome vom Carcinoid- und Cylindromtyp

BRINDLEY, G.V., and J.D. BONNET: Bronchial adenoma and the carcinoid syndrome. Ann. Surg. **165**, 670 (1967). — ENGEL, J.: Die Diagnose des Bronchusadenoms. Dtsch. med. Wschr. **93**, 215 (1968). — ERMANI, A.: Über die intrabronchiale Behandlung des Bronchusadenoms. Pract. oto-rhino-laryng. (Basel) **25**, 371 (1967). — GLÄSER, A., u. W. GROHMANN: Zur Pathologie und Klinik der Bronchialadenome. Bruns' Beitr. klin. Chir. **212**, 47—68 (1966). — GMELICH, J.T., KL.G. BENSCH and A.A. LIEBOW: Cells of Kultschitzky type in bronchioles and their relation to the origin of peripheral carcinoid tumor. Lab. Invest. **17**, 88—98 (1967). — KÄHLER, H.J.: Das Karzinoid. Klinik, Endokrinologie, pathologische Anatomie, Pathogenese und Therapie. Exp. Medizin, Pathologie u. Klinik Bd. XI/19. Berlin-Heidelberg-New York: Springer 1967. — MORSE, W.J., N. KERENYI and D.H. NELSEN: Prolonged hyperadrenocorticotrophism and pigmentation associated with bronchial carcinoid tumor. Canad. med. Ass. J. 86, 104—109 (1967). — OPATONY, K., V. LÁHN, J. SOVA, J. SIMON, S. VIRT, A. SCHWARTZ u. J. LEVÝ: Ausscheidung der 5-hydroxyindolessigsäure beim Karzinoidsyndrom. Z. ges. inn. Med. 23, 553—556 (1968). — OPATONY, K., A. SIDLOVÁ, J. SOVA, J. HŮLA, L. CAJZL, M. VEKOVÁ, V. LÁHN, V. ČEPELÁR, A. SCHWARTZ, M. CERHOVÁ u. J. LAVÝ: 5-Hydrocytryptamin im Blut bei Kranken mit Karzinoidsyndrom. Z. ges. inn. Med. 23, 556—561 (1968). — PARIENTE, R., P. EVEN et J. BROUET: Etude ultrastructurale des carcinoides bronchiques. Presse méd. 25, 183 (1967). — POPOLTSY, A.: Pulmonary adenoma. Vestn. Khir. 101, 20 (1968) [russisch]. — PRIMER, G., u. W. QUARZ: Zum Erscheinungsbild seltener intrathorakaler Tumoren. Z. Tuberk. 126, 267 (1967). — SPERLING, E.: Die chirurgische Behandlung des Bronchusadenoms. Zbl. Chir. 93, 665 (1968). — STOJANOVIC, V., et al.: Adénome bronchique avec syndrome carcinoide. Poumon XXIV, 797 (1968). — STROBEL, H.: Zur Pathogenese der Zylindrome. Z. Laryng. Rhinol. 45, 33 (1966). — VOIGT, K.-G., u. H. SCHRÖDER: Zur Klinik und Diagnostik benigner Lungentumoren. Arch. Geschwulstforsch. 30, 237 (1967).

B. II. Schleimbildende cystische Bronchialadenome

KROE, D.J., and J.A. PITCOCK: Benign mucous gland adenoma of the bronchus. Arch. Path. 84, 539 (1967).

B. III. Mucoepidermoidtumoren

GEORGSSON, G.: Über eine besondere Form von Bronchuscarcinom. Z. Krebsforsch. 70, 320—324 (1968). — REICHEL, F.A., and G.P. ROSEMOND: Mucoepidermoid tumors of the bronchus. J. thorac. cardiovasc. Surg. 51, 443—448 (1966).

C. Bösartige und überwiegend bösartige Lungengeschwülste

I. Das Bronchialcarcinom. 1. Klassifikation

ARNAL, M.L., U. DOLD, C.TH. EHLERS, E. GÖGLER, H. HAMPERL, K. KARRER, G. OBERHOFFER, G. OTT, W. PASCHER, A. PROPPE, O. SCHEIBE, E. SCHMOLLING, W. SCHWAB, B. SPIESSL, R. THURMAYER, G.P. WILDNER u. F. WUSTROW: Das TNM-System zur Beschreibung der Ausdehnung maligner Tumoren. Dtsch. med. Wschr. 93, 694—698 (1968). — ASHLEY, O.J.B., and H.D. DAVIES: Cancer of the lung. Histology and biological behaviour. Cancer (Philad.) 20, 165—174 (1967). — BARIÉTY, M., J. DELARUE, J. PAILOS et R. RULLIÉRE: Les carcinomes bronchiques primitifs. Paris: Masson & Cie. 1967. — BARSON, A.J., u. Mitarb.: Pulmonary blastoma. J. chir. Path. 21, 480 (1968). — COHEN, S., and MD. SAHA-ADAT HOSSEIN: Primary carcinoma of the lung. A review of 417 histologically proved cases. Dis. Chest 49, 67—74 (1966). — ČUNDERLÍK, J., u. E. POZDECHOVÁ: Beitrag zur Problematik kleinzelliger Carcinome. Beitr. Klin. Tuberk. 134, 353 (1967). — EICHHORN, H.J.: Über die Häufigkeit histologisch vollständiger Tumorzerstörung nach präoperativer Bestrahlung bei Bronchialkarzinom. (Überprüfung an Hand histologischer Untersuchung der Resektionspräparate.) Strahlentherapie 136, 414 (1968). — GEORGSSON, G.: Über eine besondere Form von Bronchuscarcinom. Z. Krebsforsch. 70, 320—324 (1968). — GREENE, J.G., u. Mitarb.: Small cell carcinoma of lung. Arch. intern. Med. 122, 333 (1968). — GRUNDMANN, E.: Das Bronchialkarzinom aus der Sicht des Pathologen. Hippokrates (Stuttg.) 38, 1—6 (1967). — GUILLAN, R.A., S. ZELMAN and R.A. ALONSO: Adenocarcinoma of the lung. Amer. J. chir. Path. 47, 580 (1967). — HORMER, M., P. DENOIX u. H. HAMPERL: Das TNM-System zur Klassifikation von Tumorkrankheiten. Klin. Wschr. 46, 1181—1185 (1968). — HARTMANN, W.H.: Peculiar proliferation of bronchial cartilage. Its association with bronchogenic carcinoma. Arch. Path. 84, 422—424 (1967). — HERMAN, D.I., W.K. BULLOCK and J.K. WAKEN: Giant cell adenocarcinoma of the lung. Cancer (Philad.) 19, 1337—1446 (1966). — JONAS, A.M., and P.B. HUKILL: Histogenesis of a pulmonary adenocarcinoma in the cat. Arch. Path. 85, 573 (1968). — KALIFOT, S.R., M. BOUTEILLE et J. DELARUE: Critères ultrastructuraux de differenciation des cancers bronchiques primitifs. Ann. Anat. path., N.S. 12, 137—164 (1967). — KARRER, K., u. P. WURNIG: Die Verwendbarkeit der histologischen Einteilung des Bronchuskarzinoms für die Klinik. Krebsarzt 21, 325—333 (1966). — KREYBERG, L.: Histological typing of lung tumours. In collaboration with A.A. LIEBOW and E.A. UEHLINGER. (Internat. Histol. Classification of Tumours Nr. 1), Genf. — KUTSCHERA, W.: Zur Chirurgie des Bronchuskarzinoms. Wien. med. Wschr. 118, 378 (1968). — LEHAR, T., u. Mitarb.: Roentgenographic appearance of bronchogenic adenocarcinoma. Amer. Rev. resp. Dis. 96, 245 (1967). — LE ROUX, B.T.: Bronchialcarcinoma. Thorax 23, 136 (1968). — LINDNER, F., u. J. VOGT-MOYKOPF: Die chirurgische Behandlung des Bronchialkarzinoms. Dtsch. med. Wschr. 92, 1193—1194 (1966). — MALAJA, L.T.: Der Lungenkrebs [russisch]. Kiew: Isd.-wo „Sdorowja" 1965. Ref. in Arch. Geschwulstforsch. 32, 277 (1968). — Malignant tumours of the lung. Commission/Committee on TNM-Classification. UICC. 1967, Genf. — OBIDITSCH-MAYER, J.: Zur pathologischen Anatomie des kleinzelligen

Bronchialkarzinoms. Beitr. Klin. Tuberk. **135**, 55—58 (1967). — Pariente, R.: Étude ultrastructurale des carcinoides bronchiques. Presse méd. **75**, 221 (1967). — Rosenblatt, M.B., J.R. Lisa and F. Collier: Criteria for the histologic diagnosis of bronchogenic carcinoma. Dis. Chest **51**, 587—595 (1967). — Schulze, I.: Das Vorkommen saurer Mucopolysaccharide in Karzinomen und ihren Metastasen. Inaug. Diss. Leipzig 1967. — Shimazaki, M., H. Kurimoso, A. Shiozaki and K. Hamba: A case of adenocarcinoma of the lung, accompanied by congenital lung cysts. Wakayama med. Rep. **9**, 217—224 (1965). — Sighart, H., G. Schwarz u. E. Wrbka: Zur klinischen Verlaufsform des kleinzelligen Bronchuscarcinoms. Beitr. Klin. Tuberk. **135**, 106—110 (1967). — Stochner, P., Y. Cussac, A. Poste and Y. Le Gal: Ultrastructure of anaplastic bronchial carcinomas. Cancer (Philad.) **20**, 286—294 (1967). — Wildner, G.P.: Probleme der klinisch-chirurgischen und histologischen Klassifizierung des Bronchialkarzinoms. Dtsch. Gesundh.-Wes. **XXI**, 1829 (1966). — Wynder, E.L., and J.W. Berg: Cancer of the lung among nonsmokers. Special reference to histologic patterns. Cancer (Philad.) **20**, 1161—1172 (1967).

C. I. 2. Das sog. Alveolarzellcarcinom

Bertalan, K., u. M. Zoltán: Über das alveolarzellige Lungenkarzinom. Orv. Hetil. **107**, 1309 (1966). — Jakob, W.: Die Pathologie der Lungenadenomatose des Schafes im Vergleich zu den Alveolarzelltumoren des Menschen. Gegenbaurs morph. Jb. **109**, 63—65 (1966). — Kurpat, D., G. Rothe u. A. Baudrexl: Pathologie und Klinik des als Rundherd in Erscheinung tretenden Alveolarzell-Karzinoms. Z. Tuberk. **127**, 161 (1967). — Lennartz, K.J., J.H. Theune u. H. Venrath: Lungenfunktion und anatomische Besonderheiten bei dem Alveolarzellcarcinom (Lungenadenomatose). Beitr. Klin. Tuberk. **131**, 121—130 (1965). — Mariani, B., et A. Bisetti: Les divers syndromes cliniques des néoplasies alvéolaires du poumon. Formes primitives et secondaires (non metastatiques). Med. thorac. **24**, 237—254 (1967). — Munnell, E.R., R.C. Lawson and D.F. Keller: Solitary bronchiolar (alveolar cell) carcinoma of the lung. J. thorac. cardiovasc. Surg. **52**, 261—270 (1966). — Rahn, K.H., A. Elmohamed u. B. Hahn: Gleichzeitiges Auftreten einer Lungenadenomatose bei Mutter und Tochter. Med. Welt N.F. **19**, 1165—1168 (1968). — Wolf, M., Th. Matthes, K.H. Rotte u. G.P. Wildner: Zur Chirurgie und Prognose des Alveolarzellkarzinoms. Dtsch. Gesundh.-Wes. **23**, 1202—1206 (1968).

C. I. 3. Das Narbencarcinom. a) Aus natürlicher Ursache

Anastasiev, V.S.: Differential diagnosis of tuberculoma and peripheral cancer of the lung. Probl. Tuberk. **1968**, Nr. 9, 18. — Bárász, Z., u. Mitarb.: Das Vorkommen von Lungencarcinom bei aktiver Lungentuberkulose. Orv. Hetil. **108**, 536 (1967). — Damon, A., and J.P. McClung: Previous pulmonary disease and lung cancer: A case-control study. J. chron. Dis. **20**, 59 (1967). — Denoix, P.: Mechanisms of Invasion in Cancer. UICC-Monograph. Series, Vol. **6**, 1967, VIII. Berlin-Heidelberg-New York: Springer 1967. — Dornetzhuber, V.: Morphologische Veränderungen des Lungennervengewebes bei fibrotisierenden Prozessen. Beitr. Klin. Tuberk. **134**, 347 (1967). — Emerson, G.L., u. Mitarb.: Spontaneous regression of bronchogenic carcinoma. J. thorac. cardiovasc. Surg. **55**, 225 (1968). — Fox, B., and R.A. Risdon: Carcinoma of the lung and diffuse interstitial pulmonary fibrosis. J. clin. Path. **21**, 486 (1968). — Galy, P., J. Brune, R. Loire et G. Collombel: L'infarctus pulmonaire au cours de l'évolution des cancers bronchiques. Poumon **23**, 323 (1967). — Haberland, U.: Das periphere Alveolar-(Bronchiolar-)zellkarzinom in Lungennarben. Inaug. Diss. Berlin 1964. — Haenselt, V.: Das periphere Narbenkarzinom der Lunge. Med. Bild **10**, 80 (1967). ~ Das Narbenkarzinom der Lunge. Habil.-Schrift, Erfurt 1966. — Haupt, R., u. H. Kühn: Narben und Vernarbungen in Bronchialkarzinomen. Z. Krebsforsch. **71**, 301—307 (1968). ~ Vernarbungen in Krebsmetastasen der Lunge. Z. Krebsforsch. **1969** [im Druck]. — Milne, E.N.C.: Zur Durchblutung primärer und metastatischer Lungengeschwülste. Amer. J. Roentgenol. **100**, 603 (1967). — Montes, M., R.H. Adler and J.C. Brennan: Bronchiolar apocrine tumor. Amer. Rev. resp. Dis. **93**, 946—950 (1966). — Nicod, J.L.: Silicose et cancer. Schweiz. med. Wschr. **97**, 365 (1967). — Ripstein, C.B., D.M. Spain and J. Bluth: Scar cancer of the lung. J. thorac. cardiovasc. Surg. **56**, 362—368 (1968). — Roujeau, J., P. Beauchard, P. Jobard et J. Pelletier: A propos des cancers broncho-pulmonaires sur cicatrice. J. franç. Méd. Chir. thor. **21**, 421—430 (1967). — Rüttner, J.R., u. H.R. Heer: Silikose und Lungenkarzinom. Schweiz. med. Wschr. **99**, 245—248 (1969). — Shah-Mirany, J., A.F. Reimann and W.E. Adams: Coexisting bronchogenic carcinoma and tuberculosis. Dis. Chest **50**, 258—264 (1966). — Sherman, P.H., u. Mitarb.: Carcinoma of the lung in a tuberculosis hospital population. Amer. Rev. resp. Dis. **56**. 451 (1967). — Sighart, H., u. G. Opl: Gleichzeitiges Auftreten von Lungentuberkulose und Bronchuskarzinom. Prax. Pneumolog., Tuberkulosearzt **21**, 627 (1967). — Simiceck, C., u. B. Simeckova: Zur Frage des gemeinsamen Vorkommens von Lungentuberkulose und Lungenkarzinom. Z. Tuberk. **126**, 277 (1967). — Tegtmeier, A.: Das Bronchialkarzinom unter besonderer Berücksichtigung des peripheren Karzinoms, Diagnostik und Klinik der peripheren Karzinome. Z. Tuberk. **124**, 90 (1965). — Vinner, M.G.: Differential diagnosis

of tuberculomas and peripheral cancer of the lung. Probl. Tuberk. **1968** Nr. 9, 23. — WIND-
HEIM, K. v.: Zur Röntgendiagnose der Narbenkrebse der Lunge. Radiologie 7, 317 (1967). —
WYDLER, U.: Lungenkarzinom und Silikose. Eine statistische Studie. Inaug. Diss. Zürich 1968.

C. I. 3. b) Nach Projektilverletzung

DONTENWILL, W.: Krebs im Gefolge von Kriegs- und Berufsschädigung. Med. Sachverständige **63**, 63—69 (1967).

C. I. 4. Mikro- und Miniaturcarcinome

HAUSMAN, D. H., and R. B. WEIMANN: Pulmonary tumorlet with hilar lymph node metastasis. Cancer (Philad.) **20**, 1515 (1967). — MAC MAHON, H. E., J. WERCH and K. SORGER:
Tumorlet of bronchus. Arch. Path. **83**, 359 (1967). — KITAGAWA, M., and K. OOTA: Two cases
of minute lung cancer apparenthy developing on the basis of chronic bronchitis. Acta path.
jap. **17**, 83—90 (1967). — SILVERBERG, S. G., u. Mitarb.: Localy advanced lung carcinoma
with faborable prognosis. J. thorac. cardiovasc. Surg. **53**, 218 (1967).

C. I. 5. Sitz und Ausbreitungsform des Bronchialcarcinoms

ANSTETT, F.: Röntgenologische Operabilitätsbeurteilung. Z. Tuberk. **128**, 159—161 (1968).
— BARTH, L., S. SIEGEL, M. LÜDER, H. RITZOW u. E. RITZOW: Die endoskopische Diagnose
des Bronchialkarzinoms. Ergebnisse von 9841 diagnostischen Bronchoskopien bei 2767 histologisch gesicherten Bronchialkrebsen. Arch. Geschwulstforsch. **32**, 81—94 (1968). — BAU-
DREXL, A., u. L. BAUDREXL: Ergebnisse bei 326 resezierten solitären Lungenrundherden. Z.
Tuberk. **129**, 107—125 (1968). — BAUDREXI., A.: Spätergebnisse beim operierten Kataster-
lungenkrebs. Z. Tuberk. **129**, 245—249 (1968). — BAUDREXL, A., u. G. ROTHE: Beitrag zur
Entwicklung des Lungenkrebses. Die Umwandlung eines peripheren Rundherdkarzinoms in
einen zentralen Lungenkrebs. Z. Tuberk. **129**, 225—235 (1968). — BIGNALL, J. R., M. MARTIN
and D. W. SMITHERS: Survival in 6086 cases of bronchial carcinoma. Lancet **1967** I, 1067. —
BRUNNER, A.: Der Stand der Lungenchirurgie. Münch. med. Wschr. **110**, 1674—1678 (1968). —
BUCHBERGER, R., u. H. JENNY: Zwei Jahrzehnte Resektionsbehandlung beim Bronchialkarzinom. Krebsarzt **22**, 318 (1967). — DELARUE, N. C., and J. STARR: A review of some im-
portant problems concerning lung cancer. Canad. med. Ass. J. **96**, 8 (1967). — DAVIES, D. F.:
A review of detection methods for the early diagnosis of lung cancer. J. chron. Dis. **19**, 818—845
(1966). — DYER, N. H., u. Mitarb.: Bronchiolar carcinoma: a case report with pulmonary
function studies. Thorax **22**, 260 (1967). — EISENREICH, F.: Die Operabilität der Bronchuskarzinome aus der Sicht der Spätergebnisse. Z. Tuberk. **128**, 205—207 (1968). — FAVEZ, G.:
Le diagnostic du cancer bronchique. Praxis **57**, 1025 (1968). — GOTTSCHALK, W., u. W. US-
BECK: Ergebnisse und Beobachtungen bei der chirurgischen Behandlung des Bronchialkarzinoms. Bruns' Beitr. klin. Chir. **215**, 295 (1967). — HIGGINS, G. A., and G. W. BEEBE: Bronchogenic carcinomata. Factors in survival. Arch. Surg. **94**, 539—549 (1967). — HOPE-STONE,
H. F.: Radiotherapy in the management of carcinoma of the lung. Brit. J. Dis. Chest **LXI**, 57
(1967). — IKEDA, M., T. NEŸAZAKI, S. CHIBA, M. YONETI and CH. SÜZÜKI: Bronchial vascular
pattern of various pulmonary diseases, with particular emphasis on its diagnostic value in pulmonary cancer. J. thorac. cardiovasc. Surg. **55**, 642 (1968). — JOHNSTON, R. N., and D. H.
SMITH: Symptoms and survival in lung cancer. Lancet **1968** II, No. 7568, S. 588. — KIRSCH,
M.: Röntgenkataster und Lungenkrebs. Z. Tuberk. **129**, 251—253 (1968). — LAWTON, R. L.,
N. P. ROSSI, H. B. LATOURETTE and J. R. FLYNN: Preoperative irradiation in the treatment of
clinically operable lung cancers. J. thorac. cardiovasc. Surg. **51**, 745 (1966). — LENNOX, S. C.,
u. Mitarb.: Results of resection for oat-cell-carcinoma of the lung. Lancet **1968** II, No. 7575,
S. 925. — LINDIG, W.: Die Bedeutung des Röntgenkatasters für die Diagnostik des Lungenkrebses. Z. Tuberk. **129**, 237—244 (1968). — MATTHES, TH.: Erweiterung der Operationsindika-
tion durch sparsame Lungenresektion. Z. Tuberk. **128**, 191—195 (1968). — NEPTUNE, W. B.,
F. M. WOODS and R. H. OVERHOLT: The operation for bronchogenic carcinoma. J. thorac. cardiovasc. Surg. **52**, 342—350 (1960). — NORDENSTRÖM, B.: Selective catheterization with Tifocyl
injection of bronchomediastinal arteries in bronchial carcinoma. Acta radiol. (Stockh.) 4, 258
(1966). — OKA, S., K. SHIRAISHI, T. ISAWA, Y. GOTO and T. YASUDA: Pulmonary diffusing
capacity and its evaluation by scintillation scanning of the lung in lung cancer. Amer. Rev.
resp. Dis. **95**, 239 (1967). — OTTO, H.: Bilder von fünf Ausbrecherkarzinomen. Arch. Geschwulstforsch. **27**, 251 (1966). — PEARSON, F. G.: An evaluation of mediastinoscopy in the
management of presumably operable bronchial carcinoma. J. thorac. cardiovasc. Surg. **55**,
617 (1968). — PERESLEGIN, J. A., and A. J. BARKANOV: The treatment of cancer of the lung
complicated by exudative pleurisy. Klin. Med. (Mosk.) **XLV**, 50 (1967). — PIÉRON, R., u.
Mitarb.: Carcinome épidermoide d'un poumon six ans après résection d'un carcinome épidermoide du poumon opposé. J. franç. Méd. Chir. thor. **21**, 345 (1967). — REIF, F.: Verschleppung
der Diagnose eines Lungenkrebses infolge des histologischen Hinweises einer Lymphknoten-
tuberkulose in den bei der Mediastinoskopie entnommenen Lymphknoten. Z. Tuberk. **129**,
255—258 (1968). ~ Fehldiagnose Tuberkulose in der Lungendiagnostik. Konsequenzen für den

Erkrankten. Münch. med. Wschr. 110, 2274—2282 (1968). — ROSENBLATT, M.B., and J.R. LISA: Simulation of lung cancer by metastases. Amer. Geriat. Soc. 15, 921—930 (1967). — ROSENBLATT, M.B., J.R. LISA and S. TRINIDAD: Pitfalls in the clinical and histologic diagnosis of bronchogenic carcinoma. Dis. Chest 49, 396—404 (1966). — ROTHE, G., A. BAUDREXL u. D. KURPAT: Lungenkrebs, Röntgenkataster und Alter. Z. ges. inn. Med. 28, 70—75 (1969). — RUCKES, J., u. Mitarb.: Morphologische Befunde an Trachea und Bronchien nach Betatronbestrahlung von Bronchialkarzinomen. Strahlentherapie 136, 515 (1968). — RÜBE, W.: Der Lungenherd. Klinik, Kasuistik, Pathogenese und röntgenologische Differentialdiagnose. Stuttgart: Georg Thieme 1967. — RYAN, J.: Azygographie und Lungengeschwülste. Fortschr. Röntgenstr. 108, 314 (1968). — SCHICKEDANZ, H.: Impfmetastasen nach Lungen- und Pleurapunktionen beim Bronchialkarzinom. Arch. Geschwulstforsch. 28, 347 (1967). — SCHMÄHL, D.: Zusammenhänge zwischen Tumorwachstum und Organresistenz. Fortschr. Med. 84, 543—544 (1968). — SCHNITZLER, J., u. S. BACSA: Spätprognose von wegen Bronchialcarcinom operierten Kranken aus dem Gesichtspunkt der Stadieneinteilung nach SALZER. Orv. Hetil. 106, 243 (1965). — SPECHT, G., u. E. JOHST: Sind wir in der operativen Behandlung der Bronchialkarzinome vorangekommen? Münch. med. Wschr. 110, 2491—2498 (1968). — SCRIBOONMA, V.: Spätergebnisse der chirurgischen Behandlung des Bronchialkarzinoms. Bruns' Beitr. klin. Chir. 215, 90 (1967). — STEPHAN, G., u. Mitarb.: Röntgendiagnostischer Nachweis und Lokalisation von Bronchialkarzinommetastasen in Beziehung zum Tumorstadium (TNM), zur Tumorlokalisation und Histologie. Fortschr. Röntgenstr. 108, 319 (1968). — THEURING, F.: Die Spätrezidive im Obduktionsmaterial von 1954—1963 des Institutes für Pathologie der Medizinischen Akademie Magdeburg. Arch. Geschwulstforsch. 27, 24—38 (1966). — VASSALLO, C.L., I.B.L. GEE, M.H. WHOLEY and J.W. VESTER: Lung scanning in hilar bronchogenic carcinoma. Amer. Rev. resp. Dis. 97, 851 (1968). — WEISS, W., K.R. BOUCOT and D.A. COOPER: Survival of men with peripheral lung cancer in relation to histologic characteristics and growth rate. Amer. Rev. resp. Dis. 98, 75 (1968).

C. I. 6. Häufigkeit

ANAND, S.V., u. Mitarb.: Tumours of the jaw in West-Africa. Brit. J. Surg. 54, 901 (1967). — ANDERSON, L.J., and A.T. SANDISON: Pulmonary tumours found in a British abattoir survey. Primary carcinomas in cattle and secundary neoplasms in cattle, sheep and pigs. Brit. J. Cancer 22, 47—57 (1968). — BECKER, H.: Zur Häufigkeit und Verteilung maligner Neoplasmen im Obduktionsmaterial. Arch. Geschwulstforsch. 28, 125 (1966). — BIENER, K.: Tabak und Jugend. Med. Welt 1967, 2664. — CHOMETTE, G., M. AURIOL, C. BRONCHERIOU et Y. PINAUDEAU: Relation statistique entre cancer et athérosclérose. Etude sur 2500 autopsies. Bull. Cancer (Philad.) 54, 95—102 (1967). — COY, P., u. Mitarb.: Lung cancer mortality according to birth-place. Canad. med. Ass. J. 99, 476 (1968). — DAVIS, J.N.P., J. KNOWELDEN and B.A. WILSON: Incidence rates of cancer in Kyadondo county, Uganda 1954 to 1960. J. nat. Cancer Inst. 35, 789—821 (1965). — DEAN, C.: Lung cancer and bronchitis in Northern Ireland, 1960—1962. Brit. med. J. 1966 I, 1506—1154. — DORN, C.R., D.O.N. TAYLOR, F.L. FRYE and H.H. HIBBARD: Survey of animal neoplasms in Hamenda and Contra Corfa Counties, California. J. nat. Cancer Inst. 40, 295 (1968). — DORN, C.R., D.O.N. TAYLOR, R. SCHNEIDER, H.H. HIBBARD and M.R. KLAUBER: Survey of animal neoplasms in Alemeda and contra costa counties, California. II. Cancer morbidity in dogs and cat from Alameda County. J. nat. Cancer Inst. 40, 307 (1968). — FEIT, J., u. S. LAUTERBACH: Eine Auswertung zum Vorkommen des Bronchial- und Magenkarzinoms im Sektionsmaterial des I. Pathologischanatomischen Instituts zu Brno. Arch. Geschwulstforsch. 30, 199 (1967). — GROSSE, H.: Über die Kombinationsfälle von Myokardinfarkt und Krebs. Frankfurt. Z. Path. 77, 293—298 (1967). — GSELL, O.: Epidemiologie des Bronchialkarzinoms. Erhebungen über die Umgebungseinflüsse in der Schweiz. Oncologia (Basel) 19, 194—217 (1965). — HÄNICHEN, T., u. B. SCHIEFER: Zur Histologie und Häufigkeit primärer Geschwülste der Nasenhöhlen und Nasennebenhöhlen bei Hund und Katze. Z. Krebsforsch. 71, 255—266 (1968). — HAENSZEL, W., and M. KURIHARA: Studies of Japanese migrants. I. Mortality from cancer and other diseases among Japanese in the United States. J. nat. Cancer Inst. 40, 43—68 (1968). — HIGGINSON, J.: The role of geographical pathology in cancer. Schweiz. med. Wschr. 97, 565—568 (1967). — HUTT, M.S.R., and D. BURKITT: Geographical distribution of cancer in East Africa: A new clinicopathological approach. Brit. med. J. 1965 II, 719—722. — JONAS, A.M., and P.B. HUKILL: Histogenesis of a pulmonary adenocarcinoma in the Cat. Arch. Path. 85, 573 (1968). — KARÁCSONY, G., J. ORMOS, F. BILICZKI u. F. SZÖNYI: Das Vorkommen des Lungenkarzinoms in Szeged. Orv. Hetil. 109, 921 (1968). — KATZ, J., S. KUNOFSKY, R.E. PATTON and N.C. ALLAWAY: Cancer mortalaty among patients in New York mental hospitals. Cancer (Philad.) 20, 2194—2199 (1967). — KLIMKOVICH, J.G., u. Mitarb.: Tumors and neoplastic diseases of the lung in children. Khirurgiya (Mosk.) 1967 No. 6, 12. — *Krebs — Dokumentation und Statistik maligner Tumoren.* Verhandlungsbericht der 10. Internat. Jahrestagung des „Arbeitsausschuß Medizin" in der Deutschen Gesellschaft für Dokumentation e.V. vom 25.—28. 10. 1965 in

Berlin. Gustav Wagner, Stuttgart: F.K. Schattauer 1966. — LOMBARD, H.I.: An epidemiological study in lung cancer. Cancer (Philad.) **18**, 1301—1309 (1965). — LOMBARD, H.L., and E.P. HUYCK: An epidemiological study of lung cancer among females. Growth **32**, 41—56 (1968). — MARTON, G.: Der Bronchialkrebs im jüngeren Lebensalter. Orv. Hetil. **107**, 1647 (1966). — MÜLLER, Č., u. L. RUŽIČKA: Krebsmortalität in der ČSSR im internationalen Vergleich. Dtsch. Gesundheitswesen **XX**, 1167 (1965). — NASH, F.A.,u. Mitarb.: South London lung cancer study. Brit. med. J. **1968 II**, No. 5607, 715. — PHILIPPS, A.J.: An analysis of the increase in lung cancer in Canada. Canad. med. Ass. J. **95**, 1172 (1966). — POCHE, R., u. H. ALTENKÄMPER: Vergleichende Untersuchungen über die Altersverteilung der Sterbefälle der allgemeinen Bevölkerung und der Obduktionsfälle des Pathologischen Instituts in Düsseldorf von 1908—1963. Ergebn. allg. Path. path. Anat. **50**, 1—25 (1968). — POCHE, R., u. K. HOFFMANN: Über die allgemeine Krebshäufigkeit und die Altersverteilung einzelner Organkrebse in Düsseldorf von 1908—1964. Ergebn. allg. Path. path. Anat. **50**, 26—62 (1968). — RITTENBACH, P.: Über Tumoren bei Katzen. Gegenbaurs morph. Jb. **109**, 78—81 (1966). — SAWYER, K.G., R.B. SAWYER, A.E. LUBCHENCO and D.A. McKINNON: Fatal primary cancer of the lung in a teen-age smoker. Cancer (Philad.) **20**, 451 (1967). — SEIDMAN, H.: Lung cancer among Jewish, Catholic and Protestant males in New York City. Cancer (Philad.) **19**, 185—190 (1966). — SHIMKIN, M.B.: Distribution of cancer in the United States. Arch. environm. Hlth **16**, 503—512 (1968). — SNELLING, M.R.J., and CHOOI MUN KAM: Racial incidence of carcinoma of the bronchus in Malaya. Thorax **21**, 434 (1966). — SNYDER, R.I., and H.L. RATCLIFFE: Primary lung cancers in birds and mammals in the Philadelphia Zoo. Cancer Res. **26**, 514—518 (1966). — THEURING, F.: Krankheiten und Krankheitskomplexe jenseits der 60er Jahre auf Grund von Obduktionsergebnissen. Z. Alternsforsch. **21**, 213—232 (1968). — ÜBERREITER, O.: Über das Vorkommen und die Behandlungserfolge von Neubildungen bei Tieren (Hund, Katze, Pferd). Statistischer Bericht über 1079 operierte Fälle. Zbl. Vet.-Med. A, **12**, 711 (1965). — URAGODA, C.G.: Incidence of bronchial carcinoma in a Cylon chest Clinic. Brit. J. Dis. Chest **61**, 154—158 (1967). — ZALDÍVAR, R.: Spontaneous tumors in beagles. Z. Krebsforsch. **71**, 7—15 (1968).

C. I. 7. Ätiologie

ABELIN, TH.: Smoking habits and survival of lung cancer patients. Application of the temporary expectation of life as a measure of survival. Amer. J. Epidemiol. **84**, 110—119 (1966). — ABELIN, TH., and O.R. GSELL: Relative risk of pulmonary cancer in cigar and pipe smokers. Cancer (Philad.) **20**, 1288—1296 (1967). — ADELSTEIN, A.M., and J. RINNINGTON: Smoking and pulmonary tuberculosis: an analysis based on a study of voluntiers for mass miniature radiography. Tubercle (Lond.) **48**, 219 (1967). — ANGHILERI, L.J.: Effects of other Hydrocarbons on the "in vitro" binding of 3,4-Benzpyorene by plasma proteins. Naturwissenschaften **54**, 249—250 (1967). — ANJIVEL, L., and M. THURLBECK: The incidence of asbestos bodies in the lungs at random necropsies in Montreal. Canad. med. Ass. J. **95**, 1179 (1966). — ASHCROFT, T.: Asbestos bodies in routine necropsies on Tyneside: a pathological and social study. Brit. med. J. **1968 I**, 614. — ASHLEY, D.J.B.: The distribution of lung cancer and bronchitis in England and Wales. Brit. J. Cancer **21**, 243—254 (1967). ~ Lung cancer in minors. Thorax **23**, 87 (1968). — AUERBACH, O., E.C. HAMMOND, D. KIRMAN, L. GARFINKEL and A.P. STOUT: Histologic changes in bronchial tubes of cigarette smoking dogs. Cancer (Philad.) **20**, 2055 (1967). — BERKHEISER, S.W.: Atypias of bronchiolar epithelium associated with 6-mercaptopyrine (6-MP) and triethylene melanine (TEM). An experimental study. Cancer (Philad.) **20**, 1071—1078 (1967). — BLENKINSOPP, W.K.: Relationship of injury to chemical carcinogenesis in the lungs of rats. J. nat. Cancer Inst. **40**, 652—661 (1968). — BRETT, G.Z., and B. BENJAMIN: Smoking habits of men employed in industry, and mortality. Brit. Med. J. **1968 III**, No. 5610, 82. — BOHLIG, H.: Berufs- und Umgebungsgefährdung durch Arbeit. Dtsch. med. Wschr. **93**, 1525—1531 (1968). — BROSS, J.D., and R. GIBSON: Risk of lung cancer in smokers who switch to filter cigarettes. Amer. J. publ. Hlth **58**, 1396 (1968). — BUELL, P., J.E. DUNN and L. BRESLOW: Cancer of the lung and Los-Angeles-type air pollution. Cancer (Philad.) **20**, 2139 (1967). — COLLINS, T.F.B.: Asbest — the lethal dust. S. Afr. med. J. **41**, 639 (1967). — CUTHERBERT, J.: Die Gefahren des Asbest für die Allgemeinheit. Münch. med. Wschr. **110**, 1369 (1967). — DAY, T.O.: Carcinogenic action of cigarette smoke condensate on mouse skin. An attempt of a quantitative study. Brit. J. Cancer **21**, 56—81 (1967). — DANNENBERG, H., J. BRACHMANN u. C. THOMAS: Über Beziehungen zwischen Steroiden und krebserzeugenden Verbindungen (V.). Z. Krebsforsch. **71**, 74—80 (1968). — DENNY, N.G., H. ADLER: Asbestose und Malignität. Amer. J. Roentgenol. **100**, 597 (1967). — DICKENS, F., H.E.H. JONES and H.B. WAYNFORTH: Oral, subcutaneous and intratracheal administration of carcinogenic lactones and related substances: the intratracheal ministration of cigarette tar in the rat. Brit. J. Cancer **20**, 134—144 (1966). — DIVERTIE, M.B., R.G. SHORTER and J.L. TITUS: Cell kinetics and tumour formation. Cell tumours in the lungs of mice with hereditery lung tumours. Thorax **23**, 83—86 (1968). — DONTENWILL, W.: Krebsentstehung und Begutachtung. Münch. med.

Wschr. 109, 1481—1493 (1967). ~ Erzeugung von Tumoren durch endogenhormonelle Faktoren. Handbuch der experimentellen Pharmakologie, VII. Berlin-Heidelberg-New York: Springer 1966. — DRUCKREY, H., R. PREUSSMANN, S. IVANKOVIC u. D. SCHMÄHL: Organotrope carcinogene Wirkungen bei 65 verschiedenen N-Nitroson-Verbindungen an BD-Ratten. Z. Krebsforsch. 68, 103 (1967). — DUUREN B.I., v., A. SIVAK, L. ORRIS and I. LANGSETH: The tumor-promoting agents of tobacco smoke condensate. J. nat. Cancer Inst. 37, 519—526 (1966). — ELMENHORST, H., u. W. DONTENWILL: Nachweis cancerogener Kohlenwasserstoffe im Rauch beim Grillen über Holzkohlenfeuer. Z. Krebsforsch. 70, 157 (1967). — ELMENHORST, H., u. G. GRIMMER: Polycyclische Kohlenwasserstoffe aus Zigarettenrauchkondensat. Eine Methode zur Fraktionierung großer Mengen für Tierversuche. Z. Krebsforsch. 71, 66—73 (1968). — FEIT, J., u. M. HOFFMANN: Experimentelle bronchiale Präkanzerosen und Karzinome der Rattenlunge. Zbl. allg. Path. path. Anat. 110, 506—517 (1967). — FREUNDLICH, J.M., and R.R. GREENING: Asbestosis and associated medical problems. Radiology 89, 224 (1967). — FULUHAN, F.J.D.: Effect of corticosteroides on pulmonary function in chronic bronchitis with airway obstruction. Amer. Rev. resp. Dis. 96, 678 (1967). — GEIGER, H.: Epigenetisches Denken einer zukünftigen Krebsforschung. Krebsarzt 21, 410 (1966). — GEISLER, P., u. I. SARAF: Zur Frage der Beziehungen zwischen Blutgruppenzugehörigkeit und Bronchuskarzinom. Zbl. Chir. 90, 2301—2306 (1965). — GELFAND, M., A.J.P. GRAHAM and E. LIGHTMAN: Carcinoma of bronchus and the smoking habit in Rhodesian Africans. Brit. med. J. 1968 III, No. 5616, 461. — GOLDENBERG, V.E., u. Mitarb.: Lung carcinomas in irradiated parabiotic rats. J. thorax. cardiovasc. Surg. 53, 441 (1967). — GRAHAM, S.: Cancer of lung related to smoking. Cancer (Philad.) 21, 523—530 (1968). — GREEN, G.M., and D. CAROLIN: The depressant effect of cigarette smoke on the in vitro antibacterial activity of alveolar macrophages. New Engl. J. Med. 276, 421—427 (1967). — GRIEM, W., u. K. ENGELHARDT: Geschwülste der Vormagenschleimhaut von Mäusen nach Verfütterung von Benzpyren. Z. Krebsforsch. 71, 109—112 (1968). — GRUNDMANN, E.: Über intrazelluläre Vorgänge während der Karzinogenese. Münch. med. Wschr. 1966, 1662. — HAMMOND, E.C., I.J. SCHITZOFF and F.H. ROBITZEK: Isoniazid therapy in relation to later occurence of cancer in adults and in infants. Brit. med. J. 1967 II, 792—795. — HAMMOND, E.C., and L. GARFINKEL: Changes in cigarette smoking 1959—1965. Amer. J. publ. Hlth 58, 30 (1968). — HARNACK, G.-A. v., CH. LINN u. E. REINECKE: Über die Verbreitung des Rauchens bei Kindern und Jugendlichen. Dtsch. med. Wschr. 92, 329 (1967). — HARRIS, R.J.C., and G. NEGRONI: Production of lung carcinomas in C 57 BL mice exposed to a cigarette smoke and air mixture. Brit. med. J. No. 5580, 637 (1967). — HEIN, J.: Zigarettenabusus und Früherkennung des Bronchialcarcinoms. Internist (Berl.) 9, 229—238 (1968). — HEYDEN, S.: Epidemiologie des Karzinoms der Brust, des Magens, der Speiseröhre, der Lunge, der Harnblase und des Morbus Hodgkin. Dtsch. med. J. 20, 3—9 (1969). — HUMPERDINCK, K.: Kadmium und Lungenkrebs. Med. Klin. 63, 948—951 (1968). — JAHN, E.: Bronchitishäufigkeit in einer Großstadtbevölkerung bei Rauchern und Nichtrauchern. Arbeitsmedizin. Sozialmedizin, Arbeitshygiene 3, 229 (1968). — JUHÁSZ, J., J. BALÓ u. B. SZENDE: Über die geschwulsterzeugende Wirkung des Hydrazins. Z. Krebsforsch. 70, 150 (1967). — KAWAI, M., H. AMAMOTO and K. HARADA: Epidemiologic study of occupational lung cancer. Arch. environm. Hlth 14, 859—864 (1967). — KIRYU, S., and M. KURATSUNE: Polycyclic aromatic hydrocarbons in the cigarette tar produced by human smoking. Gann 57, 317—322 (1966). — KÖNN, G.: Chronische Bronchitis und Krebs vom Standpunkt des Morphologen. Hefte Unfallheilk. 87, 8—15 (1966). — KNOX, J.F.: Mortality from lung cancer and other causes among workers in an asbestos textile factory. Brit. J. industr. Med. 25, 293 (1968). — KRANZ, D., u. J. KUNZ: Vergleichende Untersuchung der Lungenveränderungen des Kaninchens nach Thoraxbestrahlung mit 200-kV-Röntgen-, Kobalt-Strahlen und 17,3 McV-Elektronen. Frankfurt. Z. Path. 76, 361—369 (1967). — KUSCHNER, M.: The J. Burns Amberson Lecture. The causes of lung cancer. Amer. Rev. resp. Dis. 98, 573 (1968). — LASNITZKI, I.: The effect of a hydrocarbon-enriched fraction from cigarette smoke on mouse tracheas grown in vitro. Brit. J. Cancer 22, 105—109 (1968). — LESCH, R., u. W. OEHLERT: Regeneration und Fehlregeneration im menschlichen Bronchialepithel. Verh. dtsch. Ges. Path. 50, 155 (1966). — LYNCH, H.T.: Hereditary factors in carcinoma. Berlin-Heidelberg-New York: Springer 1967. — McCLUNG, J.P.: Previous pulmonary infection in lung cancer. A review. J. chron. Dis. 20, 65 (1967). — MEISELS, A., and CH. AUGER: Tumors of the lung in mice treated with intravaginal application of 9,10-dimethyl-1,2-benzanthracene. Acta cytol. (Baltimore) 12, 237—242 (1968). — MOORE, G.E., J. BROSS, R. SHAMBERGER and F.G. BOCK: Tar and nicotine retrieval from fifty-six brands of cigarettes. Cancer (Philad.) 20, 323 (1967). — MORI, K.: Enhancement of experimental lung cancer in mice by inhalations of cigarette smoke. Gann 57, 537—541 (1966). — MORI, K., and M. KONDO: Induration of pulmonary tumors by a simple dose of 4-nitroquinoline 1-oxide injected in newborn mice. Gann 57, 543—548 (1966). — MÜHLBOCK, O.: Welche Schlüsse lassen sich aus der experimentellen Tumorforschung über die Beziehungen zwischen Hormonen und Tumorbildung ziehen ? Verh. dtsch. Ges. inn. Med. 73, 477—481 (1967). — MÜLLER, R.W.: Fragen der Luftverunreinigung in der Welt. Prax. Pneumolog., Tuberk.-Arzt 21, 351 (1967). — Muñoz, N., P. Correa and F.G. Bock: Comparative carcinogenic effect of two types of tobacco. Cancer (Philad.) 21, 376—389 (1968). — Nagy, J.: Zur Beobachtung von Bronchialkarzinomen bei drei Brüdern. Prax. Pneumolog. vereinigt mit Tuberkulosearzt 22, 718 (1968). — Neef, W., u. H. Köhler: Chronische Bronchitis und Bronchialkarzinom. Z. Tuberk. 127, 337 (1967). — Oehlert, W.: Autoradiographische Untersuchungen zur Regeneration und Kanzerisierung. Acta histochem. Suppl. VIII, 257—272 (1968). — Oettel, H., A.M. Thiess u. C. Uhl: Beitrag zur Problematik berufsbedingter Lungenkrebse. Zbl. Arbeitsmed. 18, 291 (1968). — Otto, H., u. H. Elmenhorst: Experimentelle Untersuchungen zur Tumorinduktion mit der Gasphase des Zigarettenrauches. Z. Krebsforsch. 70, 45 (1967). — Parade, D.: Cor pulmonale und Rauchen. Med. Klin. 64, 80—84 (1969). — Raine, C.S., E.J. Field and G. Joyce: Virus-like bodies associated with spontaneous lung neoplasm in a Mouse. Beitr. path. Anat. 135, 117 (1967). — Reeves, A.L., D. Dutch and A.J. Vorwald: Beryllium carcinogenesis. I. Inhalation exposure of rats to beryllium sulfate aerosol. Cancer Rev. 27, 435—445 (1967). — Reeves, A.L., and A.J. Vorwald: Beryllium carcinogenesis. I. Pulmonary deposition and clearance of inhaled beryllium sulfate in the rat. Cancer Res. 27, 446—451 (1967). — Rigdon, R.H., and J. Neal: Gastric carcinomas and pulmonary adenomas in mice fed with Benzo(A)Pyrene. Tex. Rep. Biol. Med. 24, 195—207 (1966). — Rockey, E.: Evolution of cigarette smoking technics in dogs. Intern. Surg. 46, 409 (1966). — Rockey, E.E., and F.D. Speer: The ill effects of cigarette smoking in dogs. Intern. Surg. 46, 520 (1966). — Roe, F.J., G.A. Grant and D.M. Millican: Carcinogenerity of hydrazine and 1,1-dimethylhydrazine for mouse lung. Nature (Lond.) 216, No. 5113, 375 (1967). — Saffiotti, U., R. Montesano, A.R. Sellamumer and S.A. Borg: Experimental cancer of the lung; inhibition by vitamin A of the induction of tracheobronchial squamous metaplasia and squamous cell tumors. Cancer (Philad.) 20, 857—864 (1967). — Saffiotti, U., F. Cefis and L.H. Kolb: A method for the experimental induction of bronchogenic carcinoma. Cancer Res. 28, 104—124 (1968). — Salvato, G.: Some histological changes in chronic bronchitis and asthma. Thorax 23, 168 (1968). — Santamaria, L., G.G. Giordano, M. Alfisi and F. Cascione: Effects of light on 3,4-Benzpyrene carcinogenesis. Nature (Lond.) 210, 824 (1966). — Schievelbein, H., u. H. Grumbach: Der Einfluß von Tabakrauchbestandteilen auf den Tryphoplanstoffwechsel. Z. Krebsforsch. 70, 48 (1967). — Selikoff, I.J., E.C. Hammond and J. Churg: Asbestos exposure, smoking and neoplasia. J. Amer. med. Ass. 204, 106—112 (1968). — Selikoff, I.J., R.A. Bader, M.E. Bader, J. Churg and E.C. Hammond: Asbestosis and neoplasia. Amer. J. Med. 42, 487 (1967). — Shabad, L.H.: Organ culture of lung tissue, as a methode of the study of lung tumours and the blastomogenic action of substances that can induce them. Z. Krebsforsch. 70, 198 (1968). — Stocks, P.: Lung cancer and bronchitis in relation to cigarette smoking and fuel consumption in twenty countries. Brit. J. prev. soc. Med. 21, 181 (1967). — Stünzi, H.: Der Lungenkrebs in vergleichender pathologischer Sicht. Schweiz. med. Wschr. 95, 1744 (1965). — Villiers de, A.J., and P. Gross: Morphologic changes induced in the lungs of hamsters and rats by external radiation (X-rays). A study in experimental carcinogenesis. Cancer (Philad.) 19, 1399—1410 (1966). — Wada, S., M. Miyanishi, Y. Nishimoto, S. Kambe and R.W. Miller: Mustard gas as a cause of respiratory neoplasia in man. Lancet 1968 I, 1161—1163 (1968). — Walinder, G., B. Fries and U. Billaudelle: Incorporation of uranium. Brit. J. industr. Med. 24, 305 (1967). — Wanebo, C.K., K.J. Johnson, K. Sato and T.W. Thorslund: Lung cancer following atomic radiation. Amer. Rev. resp. Dis. 98, 778 (1968). — Werner, T., H.O. Simm u. Kh. Croeber: Gesundheitliche Schäden durch Rauchen. Med. Klin. 64, 143—156 (1969). — Wynder, E.L., K.T. Taguchi, V. Baden and D. Hoffmann: Tobacco carcinogenesis. IX. Effect of cigarette smoke on respiratory tract of mice after passive inhalation. Cancer (Philad.) 21, 134—153 (1968). — Zenker, N., J.S. Hanker, Y. Morizono, Ch. Deb and A.M. Seligman: Carcinogenesis by 3,4-benzpyrene and 3-methylcholanthrene: Induction of mitochondrial oxidative enzymes. Science 159, No. 3819, 1102 (1968).

C. I. 8. Metastasen

Abdelhainid, S., K.-J. Hempel u. H.-J. Lange: Zur Frage einer Syntropie von Bronchialkarzinom und schwerer Arteriosklerose ausschließlich Koronarsklerose. Dtsch. med. Wschr. 92, 442 (1967). — Azzopardi, J.G., and T. Lehner: Systemic amyloidosis and malignant disease. J. clin. Path. 19, 539—548 (1966). — Bagnoud, F.: Coagulopathies et carcinomes riches en mucopolysaccharides. Thrombos. Diathes. haemorrh. (Stuttg.) 15, 143—160 (1966). — Bariéty, M., J. Delarue, J. Paillas et R. Rullière: Les carcinomes bronchiques primitifs. Paris: Masson & Cie. 1967. — Barden, R.P.: Paraendokrine Syndrome in Verbindung mit Bronchialkarzinomen. Amer. J. Roentgenol. 100, 626 (1967). — Baumann, G.: Sensible Polyneuropathie beim Bronchialkarzinom. Schweiz. Arch. Neurol. Neurochir. Psychiat. 101, 1 (1968). — Bergmann, F., W. van der Linden and J. Sönderström: The relation of malignant disease to myocardial infarction as observed in an autopsy series.

Arch. Geschwulstforsch. **32**, 231—238 (1968). — Bower, B.F., and G.S. Gordon: Hormonal effects et nonendocrine tumors. Ann. Kev. Med. **16**, 83—118 (1965). — Brocard, H., G. Akoun, M. Bruhat et D. Bayard: L'élimination urinaire de la 5-hydroxyproline dans le cancer du poumon. Sem. Hôp. Paris **44**, 2157 (1968). — Brorson, J.: Concentration of corticosterone and cortisol in peripheral plasma of patients with adrenocortical hyperplasia and normal subjects. Acta endocr. (Kbh.) **58**, 445 (1968). — Brunner, W.: Subakute Polyarthritis bei Bronchialkarzinom — ein paraneoplastisches Syndrom. Schweiz. med. Wschr. **97**, 611—612 (1967). — Brzechwa-Ajdukiewcz, A., C.F. McCarthy, W. Austad, J. Cornes, W.J. Harrison and A.E.A. Read: Carcinoma, villous atrophy and steatorrhoea. Gut **7**, 572—577 (1966). — Butler, J.J., H. Tulinius, M.L. Ibanez, A.J. Ballantyne and R.L. Clark: Significance of thyroid tissue in lymph nodes associated with carcinoma of the head, neck or lung. Cancer (Philad.) **20**, 103 (1967). — Byrd, R., M.B. Divertie and J.A. Sprittell jr.: Bronchogenic carcinoma and thromboembolic disease. J. Amer. med. Ass. **202**, 1019 (1967). — Croft, P.B., H. Urich and M. Wilkinson: Peripheral neuropathy of sensorimotor type associated with malignant disease. Brain **90**, 31—66 (1967). — Daprà, L.: Patogenesi delle metastasis crociate polmonari del carcinoma bronchiale. Minerva med. **58**, 435 (1967). — Dymock, J.W., N. MacKay, V. Miller, P.J. Thomson, B. Gray, E.H. Kennedy and J.F. Adams: Small intestinal function in neoplastic disease. Brit. J. Cancer **21**, 505—511 (1967). — Ehlert, C.P., u. A. Schmitt-Köppler: Über zwei Fälle von Bronchialkarzinommetastasen in der Schilddrüse — eine Struma maligna vortäuschend. Zbl. Chir. **92**, 2614 (1967). — Elmqvist, D., and E.H. Lambert: Detailed analysis of neuromuscular transmission in a patient with the myasthenic syndrome sometimes associated with bronchogenic carcinoma. Proc. Mayo Clin. **43**, 689 (1968). — Faiman, C., u. Mitarb.: Gonadotropin secretion from a broncheogenic carcinoma. Demonstration by radio immuno assay. New Engl. J. Med. **277**, 1395 (1967). — Frenzel, H.: Paraneoplastische Syndrome unter besonderer Berücksichtigung gastro-intestinaler Tumoren. Dtsch. med. J. **19**, 594—599 (1968). — Fusco, F.D., and S.W. Rosen: Gonadotropin-producing anaplastic large-cell carcinomas of the lung. New Engl. J. Med. **275**, 507—515 (1966). — Gault, M.H., u. Mitarb.: Serum enzymes in patients with carcinoma of lung. Canad. med. Ass. J. **96**, 87 (1967). — Gault, M.H., T.D. Kinsella and A. Aronoff: Adrenocortical hyperfunction associated with bronchogenic carcinoma. Report of five cases. Canad. med. Ass. J. **93**, 1243—1249 (1965). — Godley, M.L., and W. Locke: Abnormal antidiuresis in bronchogenic carcinoma. Amer. J. Surg. **115**, 413—419 (1968). — Grimes, G.P., B. Fisher, F. Finn and T.S. Danowski: Steroid-resistant hypercalcaemia and parathyroid hyperplasia in non-osseous cancer. Acta andocr. (Kbh.) **56**, 510—520 (1967). — Grosse, H.: Über die Kombinationsfälle von Myokardinfarkt und Krebs. Frankfurt. Z. Path. **77**, 293—298 (1967). — Hanschke, H.J.: Die chromosomale Geschwulstbestimmung beim Portiokarzinom und beim Bronchialkarzinom des Mannes. Z. Krebsforsch. **63**, 232 (1960). — Hallauer, W., J. Schirmeister u. W. Oehlert: Hyperkalzämiesyndrom bei lymphoretikulärem Sarkom. Med. Klin. **63**, 379 (1968). — Hempel, K.-J., u. H.-J. Lange: Ergebnisse von Syntropieuntersuchungen am Obduktionsgut. Beitr. path. Anat. **137**, 203—237 (1968). — Hennekeuser, H.H., u. R. Fischer: Extramedulläre Blutbildung und leukämoide Reaktion bei bösartigen Tumoren. Dtsch. med. Wschr. **92**, 479 (1967). — Hills, E.A.: Adenocarcinoma of the bronchus with Cushing's syndrome, carcinoid-syndrome, neuromyopathie and urticaria. Brit. J. Dis. Chest **62**, 88—92 (1968). — Horáček, J., u. P. Kraus: Die Rekurrenslähmung als Symptom des Lungenkrebses. Z. Laryng. Rhinol. **45**, 21 (1966). — Jacobasch, K.-H.: Endokrine paraneoplastische Syndrome. Arch. Geschwulstforsch. **30**, 245 (1967). — Kashef, R., and T.K. Das Gupta: Segmental demyelination of peripheral nerves in the presence of malignant tumours. Brit. J. Cancer **21**, 411—417 (1967). — Kaye, M.: An investigation into the cause of hyponatremia in the syndrome of inappropriate secretion of antidiuretic hormone. Amer. J. Med. **41**, 910 (1966). — Kendel, K., u. K. Meier-Ewert: Die Diagnose von Hirnmetastasen aus dem Liquorzellausstrich. Dtsch. med. Wschr. **93**, 2075—2076 (1968). — Kleinschmidt, H.-J.: Tonsillenmetastasen bei primärem Bronchial- und Magenkarzinom. Z. Laryng. Rhinol. **45**, 389—394 (1966). — Konrad, R.M., u. H.D. Schulte: Die Aussagefähigkeit der Mediastinoskopie zur Beurteilung der Operabilität des Bronchuskarzinoms. Dtsch. med. Wschr. **94**, 368—372 (1969). — Kracht, J.: Pathologie der ektopisch hormonbildenden Tumoren. Verh. dtsch. Ges. inn. Med. **73**, 488—495 (1967). — Krüger, G., u. J. Ruckes: Zur Morphologie des Tumorbefalles der A. pulmonalis beim Bronchialcarcinom. Frankfurt. Z. Path. **76**, 81—86 (1966). — Landon, J., u. Mitarb.: Cushing' syndrome associated with a "corticotrophin"- producing bronchial neoplasma. Acta endocr. (Kbh.) **56**, 321 (1967). — Lichter, I., and N.E. Sirett: Plasma cortisol levels in lung cancer. Brit. med. J. **1968 II**, No. 5598, 154. — Linquette, M., P. Fossati, A. Racedot et C. Voisin: Sécrétion inappropriée d'hormone antidiurétique chez deux malades porteurs die cancers bronchiques a petites cellules. Etude des clearances de l'eau libre et mesure du sodium échangeable. Arch. Endocr. (Paris) **26**, 779—780 (1965). — Lohmann, D., S. Zimmermann u. A. Gläser: Über das Auftreten zusätzlich abgrenzbarer γ-Globulin-Fraktionen in der Agargel-Elektrophorese bei Geschwulstkranken.

Dtsch. med. Wschr. 94, 213—217 (1969). — LYNCH, W.J., and R.A. JOSKE: The occurrence of abnormal serum proteins in patients with epithelial neoplasma. J. clin. Path. 19, 461—463 (1966). — MARS, H., O.P. SCHUMACHER and L.J. MCCORMACK: Intra-abdominal extrapancreatic neoplasm (Leimyosarcoma) associated with severe recurrent hypoglycemia. Report of a case. Cancer (Philad.) 20, 1155—1160 (1967). — MARQUARDT, K.: Erythrozytose bei Krebs. Arch. Geschwulstforsch. 29, 167 (1967). — MCNAMARA, J.J., H.H. VARON, D.L. PAULSON, I. SHA and H.C. URSCHEL jr.: Steroid hormone abnormalities in patients with carcinoma of the lung. J. thorac. cardiovasc. Surg. 56, 371—377 (1968). — MCPEAK, CH.J., and A.N. PAPANIOANNOU: Nonpancreatic tumors associated with hypoglycemia. Arch. Surg. 93, 1019 (1966). — MESSMER, B., u. W. SINNER: Der vertebrale Metastasierungstyp. Dtsch. med. Wschr. 91, 2061—2066 (1966). — MEURER, K.A., u. Mitarb.: Zur Differentialdiagnose des Bartler-Syndroms. Med. Welt N.F. 19, 2886 (1968). — MIGUÉRÈS, J., u. Mitarb.: Un syndrome paranéoplasique rare: L'érythème gyratum repens. Ses rapports avec le cancer bronchique. J. franç. Méd. Chir. thor. 21, 313 (1967). ~ Un syndrome paranéoplasique rare: L'érythème "Gyratum repens" ou syndrome de Gammal. Thorax 22, 1238 (1967). — MÜLLER, J., A. HRABEL, A. KUNKOVÁ u. I. VLČHOVÁ: Über die symptomatische Dermatomyositis und Ichthyosis beim Malignom. Z. ges. inn. Med. 22, 344 (1967). — NIEBURGS, H.E., and A.F. GOLDBERG: Changes in polymorphonuclear leukocytes as a manifestation of malignant neoplasia. Cancer (Philad.) 22, 35 (1968). — NIEBURGS, H.E., A.F. GOLDBERG, B. BERTINI, J. SILAGI, B. PACHECO and H. REISMANN: Malignancy associated changes (MAC) in blood and bone marrow cells of patients with malignant tumors. Acta cytol. (Baltimore) 11, 415—423 (1967). — NISSAN, S., u. Mitarb.: Hypoglykemia associated with extrapancreatic tumors. Two cases with biochemical investigation of glucose and fatty acid metabolism. New Engl. J. Med. 278, 177 (1968). — NOTARIO, A., G. MALVICINI e E.B. PALLAVICINI: Analisi gascromatografica degli acidi grassi tessuali nei carcinomi polminari a pertenza dallépitelio bronchiale. Minerva med. 58, 941 (1967). — O'NEAL, L.W., u. Mitarb.: Secretion of various endocrine substances by ACTH-secreting tumors: gastrin melanotropin, norepinephrine, serotonin, parathormone, vasopressin, glucagon. Cancer (Philad.) 21, 1218 (1968). — ONUIGBO, W.B.: Lung cancer metastase to the pancreas and its surrounding lymph nodes. Brit. J. Dis. Chest 60, 152—155 (1966). — PEARSON, F.G.: An evaluation of mediastinoscopy in the management of presumbably operable bronchial carcinoma. J. thorac. cardiovasc. Surg. 55, 617—625 (1968). — PETERS, G.: Aldosteron in der Pathogenese der metabolischen Alkalose. Med. Klin. 63, 1357—1359 (1968). — PERRAULT, M., u. Mitarb.: Syndrome de Cushing paranéoplastique. Sem. Hôp. Paris 44, 2031 (1968). — PFEIFFER, E.F., F. GARMENDIA, E. VAUBEL u. K. RETIENE: Exogene und endogene ACTH-Aktivitäten im nativen Plasma des Menschen. Ergebn. inn. Med. Kinderheilk. N.F. 20, 127—168 (1963). — RAYMOND, J.P.: Formes endocriniennes du cancer bronchique primitif. Presse méd. 76, 1465 (1968). — REMACLE, P.: A propos des modifications endocriniennes dans l'association: Ostéoarthropathie hypertrophiante pneumonique, gynécomastie, cancer pulmonaire. Acta tuberc. belg. 55, 261 (1964). — REVOL, A., J. BRUN et P. QUENEAU: Les tumeurs malignes corticotropes a localisation pulmonaire et bronchique. Poumon 22, 121—146 (1966). — RICHTERS, A., and R.P. SHERWIN: Mitotic lymphocytes in primary tissue cultures of normal and neoplastic human lung. Lab. Invest. 14, 2122—2132 (1965). — RIECHE, K.: Blutgerinnung und Tumormetastasierung. Arch. Geschwulstforsch. 33, 66—75 (1969). ~ Blutgerinnungsstörungen bei menschlichen Geschwulsterkrankungen. Arch. Geschwulstforsch. 32, 262—276 (1968). — ROSS, L.: Bronchogenic squamous cell carcinoma, metastasizing to Bowman's capsula. Brit. J. clin. Path. 19, 375 (1966). — SACHS, B.A.: Endocrine disorders by nonendocrine malignant tumors. Bull. N.Y. Acad. Med. 41, 1069—1086 (1965). — ŠIMEČKOVÁ, B., u. C. ŠIMEČK: Paramaligne Symptome des kleinzelligen Lungenkarzinoms. Beitr. Klin. Tuberk. 134, 354—355 (1967). — STAUB, J.J., u. Mitarb.: Die verschiedenen Ätiologien und die therapeutischen Möglichkeiten beim Cushing-Syndrom. Praxis 57, 1446 (1968). — STEEL, K., R.O. BAERG and D.O. ADAMS: Cushing's syndrome in association with a carcinoid tumor of the lung. J. clin. Endocr. 27, 1285—1289 (1967). — STEINER, H., O. DAHLBÄCK and J. WALDENSTRÖM: Ectopic growth-hormone production and osteoarthropathy in carcinoma of the bronchus. Lancet 1968 I, 783. — STEPHAN, G., M. MERADJI, H.P. HAUG u. H.D. FRANKE: Röntgendiagnostischer Nachweis und Lokalisation von Bronchialkarzinom-Metastasen in Beziehung zum Tumorstadium (TNM) zur Tumorlokalisation und Histologie. Fortschr. Röntgenstr. 108, 319 (1968). — STRICKLAND, N.J., A.M. BOLD and W.E. MEDD: Bronchial carcinoma with hypercalcaemia simulating cerebral metastases. Brit. med. J. 1967 III, 590—592. — STOJANOW, G.: Proteolytische Enzyme und Krebs. Krebsarzt 23, 373 (1968). — TABAHASKI, T.: Experimental studies on lung tumor by implantation of tumor cells through the air passage. Gann 57, 337—352 (1966). — TAMM: Ektopische hormonbildende Tumoren. 73. Tagung der Deutschen Gesellschaft für innere Medizin 1967, Wiesbaden. Ref. in Med. Klin. 62, 790 (1967). — TANDON, R.K.: The significance of pleural effusions associated with bronchial carcinoma. Brit. J. Dis. Chest 60, 48 (1966). — TEUBNER, M.: Die Bedeutung der extramedullären Blutbildung für Geschwulstmetastasen in der Milz bei Knochenmarkskarzinose. Z. Krebsforsch. **70**, 331—336 (1968). — TURKINGTON, R.W., J.K. GOLDMAN, B.W. RUFFNER and J.L. DOBSON: Bronchogenetic carcinoma simulating hyperparathyroidism. Cancer (Philad.) **19**, 406—414 (1966). — ULRICH, J., H. SPIESS u. R. HUBER: Neurologische Syndrome als Fernwirkung maligner Tumoren. Ammonshornsklerose bei Bronchuskarzinom. Schweiz. Arch. Neurol. Neurochir. Psychiat. **99**, 83—100 (1967). — WICHERT, P. v.: Skelettveränderungen als paraneoplastisches Syndrom bei Lungentumoren. Dtsch. med. Wschr. **92**, 2396 (1967). — WIELAND, C., H. KLEINERT u. H. KUTTIG: Über die Beteiligung des Herzens bei malignen Tumoren des Brustraumes. Strahlentherapie **135**, 148 (1968). — WISE, R.P., and V. MACDERMOT: A myosthenic syndrome associated with bronchial carcinoma. J. Neurol. Neurosurg. Psychiat. N.S. **25**, 31 (1962). — YACOUB, M.H., G. SIMON and J. OHNSORGE: Hypertrophic pulmonary osteoarthropathy in association with pulmonary metastases from extrathoracic tumours. Thorax **22**, 226—231 (1967). — ZSCHOCH, H.: Über die Beziehungen zwischen Arteriosklerose und Carcinom. Virchows Arch. path. Anat. **341**, 102—107 (1966). — ZSCHOCH, H., u. B. KOBER: Sektionsstatistische Untersuchungen zur Metastasierung des Bronchialkarzinoms. Arch. Geschwulstforsch. **30**, 126 (1967).

C. II. Ergänzungen und Besonderheiten. 1. Primäre Multiplizität

COOK, G.B.: A comparison of single and multiple primary cancers. Cancer (Philad.) **19**, 959—966 (1966). — DUSTMANN, H.O., u. F. LINDLAR: Maligne Doppelblastome. Berl. Med. **16**, 598—605 (1965). — HODENBERG, G. v., u. K. BAUER: Beitrag zur Klinik und Pathologie der Tumor-Multiplizität. Z. ärztl. Fortbild. **61**, 675 (1967). — LEAFSTEDT, S.W., W.R. SWEETMANN, O.L. CHESTER and J.D. THORPE: Multiple primary neoplasms of the lung. J. thorac. cardiovasc. Surg. **55**, 626 (1968). — LEHMAN, J.A., and F.S. CROSS: Bilateral multiple carcinoma of the lung. Cancer (Philad.) **19**, 1931 (1966). — LYNCH, H.T., A.J. KRUSH and A.L. LARSEN: Heredity and multiple primary malignant neoplasms. Six cancer families. Amer. J. med. Sci. **254**, 322 (1967). — MOERTEL, CH.G.: Multiple primary malignant neoplasms. Their incidence and significance. Berlin-Heidelberg-New York: Springer 1966. — SENN, H.J., u. U. SCHEURER: Multiple Primärkarzinome in verschiedenen Organen. Schweiz. med. Wschr. **96**, 979—985 (1966). — WALTHER, H.: Primäres Bronchusdoppelkarzinom. Z. ges. inn. Med. **23**, 539—541 (1968).

C. II. 2. Zur cytologischen Diagnose des Bronchialkrebses

BARTH, L., S. SIEGEL, M. LÜDER, H. RITZOW u. E. RITZOW: Die endoskopische Diagnose des Bronchialkarzinoms. Arch. Geschwulstforsch. **32**, 81—84 (1968). — CHOMETTE, G., M. AURIOL, Y. PINANDEAU, C. BROCHERIOU et R. DEPIERRE: Les épitheliomas broncho-pulmonaires à cellules géantes. Etude anatomo-clinique et signification. Bull. Cancer **54**, 103—116 (1967). — COTTIN, S., P. VERAN, G. BODIN et G. BODIN: Le diagnostic des cancers bronchopulmonaires et pleuraux par le test de fluorescence induite par les cyclines. Presse méd. **74**, 1362 (1966). — DAVIDSON, E., and W. BULKIN: Long marker chromosome in bronchogenic carcinoma. Lancet **1966 II**, 227. — DRUKIN, E.Y., and B.Y. KOVNATOR: Cytologic investigation of punctures of the bifurcation lymph nodes in diagnosis of the pulmonary cancer metastases. Vestn. Khir. **101**, 23 (1968). — EBENER, H.J., B. LEDERER u. W. SANDRITTER: Möglichkeiten und Probleme eines erfolgversprechenden und rationellen Einsatzes der Sputumzytologie. Dtsch. med. Wschr. **92**, 1901 (1967). — GUSINDE, R.-E., E. DISSMANN u. E. IGLAUER: Die Bedeutung zytologischer Sputumuntersuchungen für die Früherfassung des Bronchialkarzinoms. Dtsch. med. Wschr. **93**, 1994—1999 (1968). — HAAN, R.: Praktische Diagnostik beim Verdacht auf Bronchuskarzinom. Med. Klin. **63**, 690 (1968). — KAHLAU, J.: Zytodiagnostik des Bronchialkarzinoms. Therapiewoche **18**, 491—494 (1968). — KOPROWSKA, I., S.H. AN, D. CORSEY, I. DRACOPOULOS and P.S. VASKELLIS: Cytologic patterns of developing bronchogenic carcinoma. Acta cytol. (Baltimore) **9**, 424—430 (1965). — KÜHNERT, M., u. S. ZIMMER: Kurze Mitteilung über den Nachweis von Tumorzellen im Blut der regionalen V.v. pulmonales. Z. Tuberk. **129**, 259—260 (1968). — KUPER, S.W.A., and D. SHORTRIDGE: A method for concentrating cancer cells in sputum. Lancet **1967 II**, No. 7524, 999. — MORAWETZ, F., u. E. SCHNETZ: Zytologische Erfahrungen bei 500 Fällen von Bronchuskarzinom. Wien. klin. Wschr. **79**, 730 (1967). — MORAWETZ, F.: Zytologische Befunde bei seltenen Lungentumoren. Krebsarzt **23**, 381 (1968). ~ Die Zytologie des Pleurapunktates. Wien. Z. inn. Med. **50**, 7—33 (1969). — NASIELL, M.: Abnormal columnar cell findings in bronchial epithelium. A cytologic and histologic study of lung cancer and non-cancer cases. Act. zytol. **11**, 397—402 (1967). — OPPENHEIMER, E.A., M. RIGATTO, S.W.A. KUPER and D. SHORTRIDGE: Cytological examination of the sputum. Lancet **1967 II**, No. 7524, 1001. — PEARSON, F.G., D.W. THOMPSON and N.C. DELARUE: Experience with the cytologic detection, focalization, and treatment of radiographically undemonstrable bronchial carcinoma. J. thorac. cardiovasc. Surg. **54**, 371—382 (1967). — PETER, L., u. R. SCHEFFEL: Zur zytologischen Krebsdiagnose aus dem Bronchialsekret. Z. Tuberk. **126**, 81 (1967). — RIMINGTON, J.: Smoking, sputum and lung cancer. Brit. med. J. 1968 I, No. 5594, 732. — SACCOMANNO, G., R.P. SAUNDERS, V.E. ARCHER, O. AUERBACH, M. KUSCHNER and P.A. BECKLER: Cancer of the lung: the cytology of sputum prior to the development of carcinoma. Acta cytol. (Baltimore) 9, 413—423 (1965). — SCHEIDEGGER, S.: Zur Frage der histopathologischen Untersuchungen von Tracheal- und Bronchialbiopsien. Pract. oto-rhino-laryng. (Basel) 29, 1 (1967). — SHERWIN, R.P., V. RICHTERS and A. RICHTERS: Behavior of cancers of the human lung in short-term tissue cultures. Cancer (Philad.) 20, 1—22 (1967). — ŠIMEČEK, C., u. J. MUSIL: Cytologie des kleinzelligen Lungencarcinoms vom prognostischen Gesichtspunkt. Beitr. Klin. Tuberk. 134, 351 (1967). — TAKAHASHI, M., K. HASHIMOTO and H. OSADA: Parenteral administration of chymotrypsin for the early detection of cancer cells in sputum. Acta cytol. (Baltimore) 11, 61 (1967). — VOEGELI, R., u. B. KELLERHABS: Erfahrungen mit der Zytodiagnostik zur Erfassung von Bronchus- und Lungentumoren. Pract. oto-rhino-laryng. (Basel) 28, 299—304 (1966). — ZIMMER, S.: Die Entwicklung der Lungenzytologie seit 1965. Teil I: Methodik der Zytodiagnostik. Arch. Geschwulstforsch. 33, 189—193 (1969).

C. II. 3. Körpergewichte bei Bronchialcarcinomen

ELMENDORFF, H. v.: Die Lebenserwartung von Patienten mit inoperablem Karzinom. Z. Krebsforsch. 71, 289—300 (1968). — GEYER, H.: Das Körpergewicht bei verschiedenen Organcarcinomen unter besonderer Berücksichtigung des Bronchialkarzinoms. Z. Krebsforsch. 69, 217—222 (1967).

C. II. 4. Tödliche pulmonale Massenblutung bei Bronchialcarcinomen

ZORINI, A.O.: Primary carcinomatous cavities of the lung; possible role of neoplastic cell autophagism. Dis. Chest 52, 329—337 (1967).

C. II. 5. Endometriome der Lunge

EGIDY, H. v., R. BÄSSLER, F. KÜMMERLE u. B. HAHN: Endometriose der Lunge. Ein Beitrag zur Differentialdiagnose ungewöhnlicher Hämoptysen. Dtsch. med. Wschr. 92, 1220—1225 (1967). — JELIHOVSKY, T., and A.F. GRANT: Endometriosis of the lung. Thorax 23, 434 (1968). — ZIEGAN, J.: Endometriom der Lunge im Resektionspräparat. Zbl. allg. Path. path. Anat. 110, 442—448 (1967).

C. III. Mischgeschwülste der Lunge (Carcino-Sarkome)

DIACONITA, G., u. O. SARULEANU: Beiträge zum Studium des Carcinosarkoms der Lunge. Frankfurt. Z. Path. 76, 102 (1966). — JENKINS, B.J.: Carcinosarcoma of the lung. J. thorac. cardiovasc. Surg. 55, 667 (1968). — REMMELE, W., u. R. GRUENAGEL: Kollisionstumoren der Lunge. Dtsch. med. Wschr. 93, 1583—1586 (1968). — ROTTE, K.H., J.P. WILDNER u. M. WOLF: Karzinosarkom der Lunge. Bericht über 2 eigene Fälle und Literaturübersicht. Arch. Geschwulstforsch. 31, 376—386 (1961). — SCHULZ, H., u. R. RUMMELD: Carcino-Sarkom des Bronchus. Frankfurt. Z. Path. 74, 721—732 (1965).

C. IV. Sarkome

DANIELS, A.C., G.H. CONSER and F.H. STRAUS: Primary chondrosarcoma of the tracheobronchial tree. Report of a unique case and brief review. Arch. Path. 84, 615—624 (1967). — DUME, T., u. R. HUEBER: Primäres Osteochondrosarkom der Lunge. Dtsch. med. Wschr. 93, 1235—1237 (1968). — ESKENASY, AC.: Les réticulosarcomes primitifs du poumon. Ann. Anat. path. N.S. 12, 35—48 (1967). — GUÉRIN, J.CL., L. ODE, H. BRUNET et J. BERARD: Maladie de Kaposi localisation pulmonaire. Poumon 23, 341—347 (1967). — HAUPT, R., u. R. GLÖCKNER: Das primäre Lymphosarkom der Lunge. Z. Tuberk. 126, 253 (1967). — HUECK, O.: Lymphoblastom der Lunge. Thoraxchirurgie 15, 379 (1967). — KÜHBÖCK, J., E. LOTENWEIN u. E. RIEGLER: Retothelsarkom der Lunge. Med. Klin. 63, 670 (1968). — KÜHN, H.: Über die primären Lungensarkome. Zbl. allg. Path. path. Anat. 110, 222—233 (1967). — KÜHN, H., R. HAUPT u. W.-H. OERTEL: Über bösartige vasoformative Neoplasien anhand eines Angiosarkoms der Lunge. Zbl. allg. Path. path. Anat. (1969) [im Druck]. ~ Über primäre Haemangioperizytome der Lunge und Pleura. Beitr. Klin. Tuberk. (1969) [im Druck]. ~ Über primäre gefäßbildende Geschwülste der Lunge. Z. Tuberk. (1969) [im Druck]. — MUNSCHECK, H.: Das bilaterale Lymphosarkom der Lungen. Thoraxchirurgie 14, 210—215 (1966). — ORBÁN, I., u. T. BOROS: Das myogene Lungensarkom. Orv. Hetil. 106, 259 (1965). — SCHOUTENS, A., u. Mitarb.: Un cas de lymphosarcome pulmonaire primitif. Acta tuberc. pneumol. belg. 56, 190 (1965). — SCHNETZER, J.: Primäre Lymphoblastome der Lunge. Wien. med. Wschr. 118, 382 (1968). — UEHLINGER, E.: Follikuläre Bronchitis und Bronchiektasie. Med. thorac. 24, 30 (1967).

C. V. Das Lymphogranulom der Lunge

GESSNER, G.: Über die Lymphogranulomatose der Lunge. Zbl. allg. Path. path. Anat. **110**, 423—427 (1967). — KLUGE, A.: Pathologische Anatomie intrathorakaler Manifestation der Lymphogranulomatose. Med. Klin. **63**, 321—327 (1968). — LIESER, H.: Die kavernöse Lymphogranulomatose der Lunge. Beitr. Klin. Tuberk. **135**, 377—387 (1967). — PERESLEGIN, J. A., u. Mitarb.: Clinico-Roentgenological diagnosis of lymphogranulomatosis of the lung. Vestn. Roentgenol. Radiol. **XLII**, 43 (1968). — SCHEURLEN, P.: Die intrathorakalen Manifestationen der Lymphogranulomatose. Prax. Pneumolog., Tuberkulosearzt **21**, 609 (1967).